名院·名科·名医精品图书出版工程

北京协和醫院
PEKING UNION MEDICAL COLLEGE HOSPITAL

慢性腹泻

Chronic Diarrhea

主　编　钱家鸣　吴　东

编者名单　（按姓氏汉语拼音排序）

陈伟光　方秀才　费贵军　冯云路　郭　涛
蒋青伟　康维明　赖雅敏　李　骥　李　玥
李景南　李乃适　李晓青　刘　炜　刘晓清
芦　波　吕　红　钱家鸣　侍效春　舒慧君
孙　钢　孙晓红　谭　蓓　王　澎　王　强
王莉瑛　吴　东　吴　晰　伍东升　肖　盟
徐　东　徐　蕙　严雪敏　杨　红　杨爱明
姚　方　张　峰　张晟瑜　郑威扬　周炜洵
朱朝晖　朱丽明　朱庆莉　庄俊玲

人民卫生出版社
PEOPLE'S MEDICAL PUBLISHING HOUSE

图书在版编目(CIP)数据

慢性腹泻/钱家鸣,吴东主编. —北京:人民卫生出版社,2018

ISBN 978-7-117-27832-4

Ⅰ. ①慢… Ⅱ. ①钱…②吴… Ⅲ. ①腹泻—慢性病—诊疗 Ⅳ. ①R574.62

中国版本图书馆 CIP 数据核字(2018)第 287117 号

人卫智网	www.ipmph.com	医学教育、学术、考试、健康,购书智慧智能综合服务平台
人卫官网	www.pmph.com	人卫官方资讯发布平台

版权所有,侵权必究!

慢性腹泻

主　　编:钱家鸣　吴　东
出版发行:人民卫生出版社(中继线 010-59780011)
地　　址:北京市朝阳区潘家园南里 19 号
邮　　编:100021
E - mail:pmph @ pmph.com
购书热线:010-59787592　010-59787584　010-65264830
印　　刷:北京顶佳世纪印刷有限公司
经　　销:新华书店
开　　本:787 × 1092　1/16　　印张:32
字　　数:779 千字
版　　次:2018 年 12 月第 1 版　2018 年 12 月第 1 版第 1 次印刷
标准书号:ISBN 978-7-117-27832-4
定　　价:349.00 元
打击盗版举报电话:010-59787491　E-mail:WQ @ pmph.com
(凡属印装质量问题请与本社市场营销中心联系退换)

主编简介

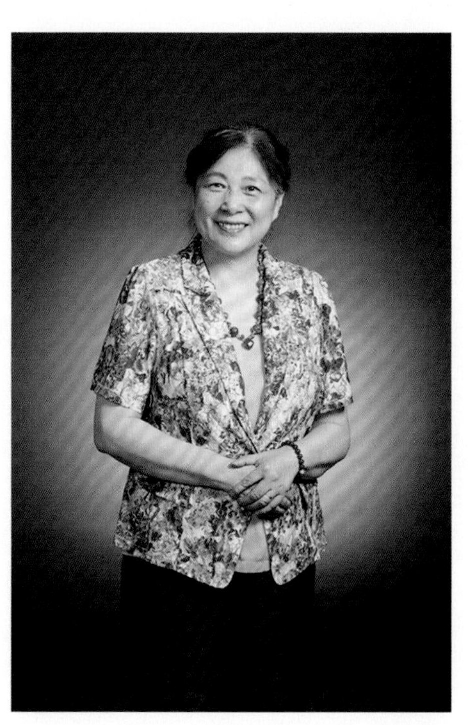

钱家鸣

北京协和医院消化科主任医师、博士生导师。现任北京医学会常务理事，消化病学分会前任主任委员，肠道微生态和幽门螺杆菌分会主任委员；中国医师协会胰腺病学专委会副主任委员；2108 年亚洲炎症性肠病联盟（AOCC）主席；中国健康促进会消化专项基金专家委员会主任委员；医学参考报《消化频道》主编。曾任中华医学会消化病学分会 5 届常委和 4 届副主任委员，炎症性肠病学组组长、胰腺病学组副组长和胃肠激素学组组长；中国医师协会消化医师分会副会长和会长。

主编简介

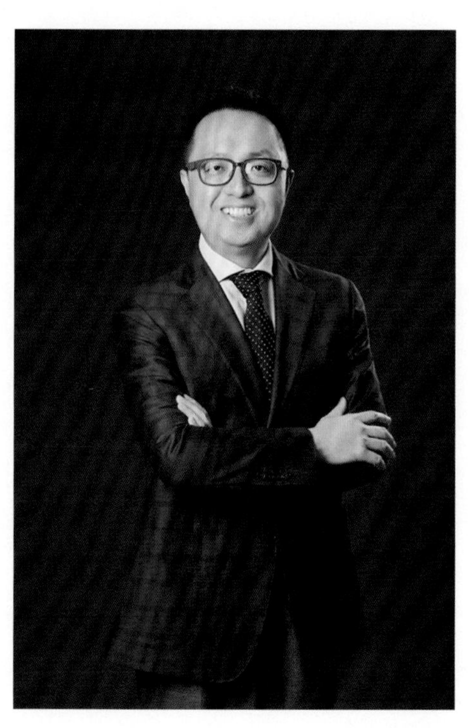

吴东

北京协和医院消化科副教授，硕士生导师。全国卫生行业青年岗位能手。现任中华医学会内科学分会青年委员、循证医学学组委员，中华医学会消化病学分会青年委员、胰腺病学组委员、疑难重症与临床思维协作组委员、营养支持协作组委员；中国医师协会胰腺病学专业委员会青年委员，内镜专业委员会委员；北京医学会内科学分会委员和消化病学分会委员；《中华消化杂志》《中华消化内镜杂志》《中国实用内科杂志》通讯编委；卫健委青年创新中心主任；全国青联第12届委员。

序

慢性腹泻是世界范围内的常见病，其病因构成受遗传背景、饮食习惯、社会发展水平、卫生条件等诸多因素影响，不同国家和地区之间有一定的差异。近年来，我国肠道感染趋于减少，功能性疾病（如肠易激综合征）和恶性肿瘤（如结直肠癌）发病率居高不下，一些非特异性肠道炎性疾病（如炎症性肠病）的患者数量则快速增加。

慢性腹泻的异质性强，鉴别诊断范围广，不同患者之间差异甚大。有的病例诊断尤为困难，需要消化科医生具备丰富的学识，必要时借助多学科协作的力量才能攻克。部分患者难以根治，病程迁延，反复发作，严重影响生活质量，并造成可观的社会经济损失。整体来看，该病影响面广，耗费医疗资源多，治疗效果却不尽如人意，对人民健康影响很大。

慢性腹泻相关疾病常需要消化科和其他专科共同参与诊疗，包括外科、感染、免疫、内分泌、病理、影像、检验等，在一定程度上可以反映一家医院的综合实力。然而长期以来，我国消化界却缺少一本以慢性腹泻为专题的学术著作，可谓遗憾。北京协和医院团队通过努力，终于填补了这一空白。全书共分四篇：第一篇“总论”从定义和流行病学入手，依次分析了慢性腹泻的发病机制、分类方法和临床思维；第二篇“疾病评估”介绍了实验室检查、影像、动力、内镜、病理等评估手段；第三篇“对症治疗”讨论了水电平衡、营养、微生态制剂和止泻药物；第四篇是“疾病篇”，囊括了肠道、胰胆、全身及医源性疾病。阅后掩卷，我深深感到本书内容丰富、全面、新颖，有独到见解，是一部高质量的学术著作。更可贵的是，全书行文流畅，图文并茂，可读性好，反映出北京协和医院的深厚底蕴与蓬勃朝气。

本书主编是钱家鸣教授和吴东副教授。我与钱家鸣教授相识多年，她是我国著名的消化病学专家，长期致力于胃肠激素、胰腺疾病和炎症性肠病的研究，作出了卓越的学术贡献。钱教授多年来耕耘的这些领域，恰好都与慢性腹泻有着千丝万缕的关联。更欣喜看到以吴东副教授为代表的协和中青年团队的成长。所以，由她领导北京协和医院的多学科团队来完成这部著作，可谓实至名归。

我相信，这部学术著作将有助于推动国内肠病事业的发展，有助于提高国内慢性腹泻的诊疗能力，故乐为之序。

中山大学附属第一医院消化科教授
中华医学会消化病学分会主任委员

2018 年 12 月

前　言

慢性腹泻是一个常见、复杂而又重要的症候群。

首先是“常见”，慢性腹泻是多发病。无论消化科门诊还是病房，这类患者均占很高的比例。仅以肠易激综合征（IBS）为例，该病在我国的人群患病率约为 6.5%，这就意味着约有 1 亿国人受 IBS 影响。在小学到大学的学生群体中，IBS 患病率更是高达 15%～20%。其次，慢性腹泻颇为“复杂”。消化道的吸收和分泌受一个庞大而又精细的网络调控，包括神经、内分泌、免疫、肠道微生态等多个系统参与，任何环节异常均可能导致腹泻。单以肠道菌群而言，已知人体肠道内定植着 30 个属 500 种以上的细菌，总量达 10^{13}～10^{14} 个，是人体细胞数的 10 倍，所含遗传信息是人的 150 倍，但这还仅仅是影响消化吸收的一个“子系统”。故慢性腹泻病因众多，不仅见于消化道病变，也可继发于很多系统性疾病。最后，“重要”一词至少有两层含义。一方面，腹泻影响患者生活质量，并造成巨大的社会经济损失。例如，美国每年因慢性腹泻而造成的误工费用达 35 亿美元。另一方面，慢性腹泻临床处理难度大。不仅鉴别诊断不易，即使确诊，疗效也未必理想，病情容易迁延反复。炎症性肠病就是一个典型的例子。

尽管慢性腹泻常见、复杂而且重要，但以“慢性腹泻”为专题的学术著作却少之又少。事实上，研究某个疾病（例如结直肠肿瘤）或某项技术（例如消化内镜）的书籍相对常见，而探讨像慢性腹泻这样一个症候群的著作却不易见到，甚至完全缺如。这或许是因为疾病或技术的内涵和外延比较明确，撰写时相对容易把握；而症候群的涉及面广，既要探究症状背后不同的发病机制和诊疗方法（同中求异），又要在不同疾病中以腹泻作为论述重点加以阐述（异中求同），从而大大增加了写作难度。但是，症状是患者就医的原因，也是临床工作的出发点。越是复杂、疑难的临床问题，越要求医生具有完备的知识和清晰的头脑。医生若能充分掌握慢性腹泻的知识要点和临床思维，对患者无疑是有利的。这也是我们知难而进，花费很大力气写出这本书的缘由。

本书执笔者是北京协和医院消化、感染、免疫、内分泌、血液、普外、影像、病理、检验等多个学科的中青年骨干。可以说，这本书是北京协和医院多学科团队通力协作的成果。为保证书稿质量和文风统一，各章节作者完成初稿后提交给主编，由主编逐一审稿并提出增删、修改和润色的具体意见，然后发回给作者，作者修改后再度发回。这样的过程常常要往来数次，主编和作者才能同时满意。最后，全书各章节由资深专家审阅、定稿，最大限度地保证了学术水平。书中有很多高质量的影像、内镜和病理图片，绝大多数图片来自我们在临床工作中的积累，很多资料是首次发表，有助于读者掌握本书内容。最后，还有一个悲痛的消息要告诉大家。就在本书撰写过程中，编者之一、北京协和医院检验科王澎医师因病辞世。王澎医师生前是一位业务精湛、工作忘我的临床微生物学青年学者，很多疑难危重的患者由于她的工作而得以确诊、痊愈。以解决临床问题为最高目标，以患者满意为最高褒奖，这是协和的优秀传统，也是王澎医师的自觉追求。她的不幸离世，意味着我们失去了一位志同道合、足可信赖的好同事、好战友。逝者已矣，心痛无声！本书付梓，也寄托着我们对她的纪念和缅怀。

在这个纷繁复杂的世界上，个人的努力或许难以产生巨大的正面效果。但倘若每个人都能发挥一点正能量，涓滴细流汇成大海，这个世界一定会变得更美好。愿我们不忘初心，砥砺前行。

虽然付出了很多心血和时间，但毕竟这是我们首次尝试撰写这样体例的著作，本书必然还有诸多不尽如人意之处，敬请读者批评指正，以俟将来修订完善。

钱家鸣　吴　东

2018 年 10 月

目　录

第一篇　总　论

第二篇　疾病评估

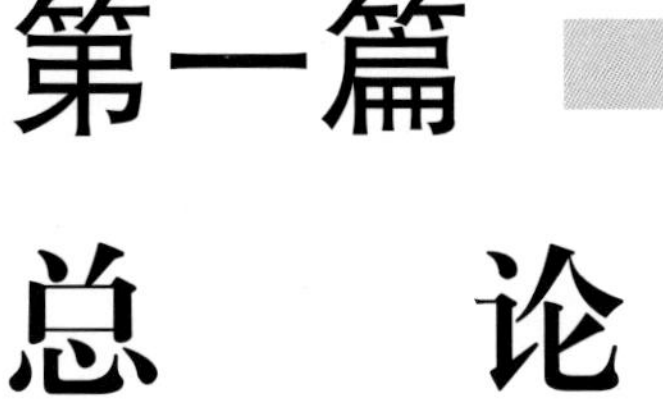

第一篇 总 论

第1章 定义和流行病学

第1节 慢性腹泻的定义

知识要点

1. 目前广泛使用的慢性腹泻定义为“粪便稀薄，排便次数≥3次/天，排便量在200g/d以上，且持续超过4周”。
2. 粪便稀薄是腹泻的首要特征和诊断依据。排便次数和排便量增加是腹泻患者的常见表现，但并不反映腹泻的本质，因而不是诊断腹泻的必要条件。
3. 粪便稀薄的原因是粪便中水分含量增加以及固体成分的持水性（water-holding capacity）下降。
4. 病程超过4周是区分急性腹泻（感染性病因为主）和慢性腹泻（非感染性病因为主）的时间线。
5. 患者对“腹泻”一词常常有自己的理解，医生应注意澄清其真正含义，避免不假思索地加以认定。
6. 假性腹泻、大便失禁以及粪块嵌塞的症状可类似腹泻，但病因机制和治疗方法完全不同，临床工作中应注意鉴别和区分。

腹泻（diarrhea）是最常见的消化道症状之一，但也是一个容易引起混淆的概念。我国第7版《现代汉语词典》对腹泻的释义是：“指排便次数增多，大便稀薄或呈水状，有的带脓血，常兼有腹痛。多由于肠道感染，消化功能障碍而引起”。《牛津英语词典》对“diarrhea”的释义与之接近，其具体表述是：“液体状粪便从肠道频繁排出”（A condition in which feces are discharged from the bowels frequently and in liquid form）。并加注说明：在古英语中“diarrhea”的拼法是“diarrhein”，该词的两个词根均来源于拉丁语，其中“dia”的原义是“通过”（through），“rhein”代表“流动”（flow），合起来意思就是“流出”（to flow through）。由此可见，东西方对“腹泻”字面意义的理解均包括两个方面：①粪便中水分含量增加；②排便次数增多。

然而，临床实践中对“腹泻”一词的理解和使用有时却混淆不清。Talley等进行了一项针对1644位普通居民的调查，发现将不适感描述为“腹泻”的个体中，其真实症状却多种多样，包括松散粪或水样粪（loose or watery stool）、排便急迫感（urgency）、便不尽感（feeling of incomplete evacuation）等；而在粪便性状符合腹泻定义的患者中，仅有39%的受访者认为自己存在“腹泻”。不仅患者对腹泻有不同的理解，医务人员对腹泻的看法也并不统一。Lordani等对78位ICU医护人员进行的问卷调查显示，半数受访者将腹泻定义为“粪便稀薄”，另外半数则定义为“排便次数增加”。在另一项纳入了 22 位患者、57 位护士和 33 位营养师的研究中，Majid 等发现三组人群对于腹泻相关临床表现（粪便稀薄、便次增加、便量增加、大便失禁、难闻的气味等）的看法也很不一致。患者认为大便失禁是腹泻最严重的症状，而医护人员则更重视粪便性状和排便次数，其中护士将难闻的气味列为腹泻最令人不快的表现。由此可见，“腹泻”一词在应用中存在一定的差异，不同的人有不同的理解，因此有必要适度规范和统一关于腹泻的概念，以利于临床医疗和科学研究。

目前学术界广泛使用的慢性腹泻定义是：“粪便稀薄，排便次数≥3 次 / 天，排便量增加（200g/d 以上），且持续超过 4 周。”该定义对粪便性状、便次、便量及病程这 4 个方面均做出了明确的规定，较为清晰和完整，有利于患者、医生和研究人员取得一致认识。我国医学教材也沿用了这一定义。然而，目前大多数教科书并未对慢性腹泻的概念做深入的剖析，因此仍有一些疑问有待澄清。例如，这 4 个规定之间的逻辑关系是怎样的？是否相互独立？患者是否需要符合所有要求才能被认定为慢性腹泻？粪便性状、排便次数和排便量，哪一个是腹泻的首要（必备）特征？为何慢性腹泻的病程被定义为 4 周以上而不是 6 周或 8 周？分析这些问题对理解慢性腹泻这一临床常见症状十分关键，值得深入讨论。本节将从腹泻的发病机制入手，分别探讨粪便性状、便次和便量对腹泻的诊断价值，以及病程对慢性腹泻的意义。同时为加深临床认识，本节还将简要介绍腹泻的分类，希望有助于澄清一些常见的理解误区。

一、肠道吸收水分不完全是引起腹泻的根本原因

为正确理解腹泻的定义，有必要复习一下腹泻的病理生理机制。正常人每天摄入的食物和饮水中约含有 2L 的水分，同时还分泌约 7L 的消化液，包括 1L 唾液、2L 胃液、2L 胰液、0.5～1L 胆汁和 1～2L 肠液。这 9L 液体大部分在小肠被吸收，其中空肠吸收约 6L，回肠吸收约 2L，到达回盲部时仅剩 1L。剩余水分在结肠进一步吸收，至直肠时只剩下约 0.1L 液体。这意味着约 99% 的肠道液体在到达直肠之前已被吸收。若肠道吸收水分减少 1%，则直肠的液体将达到 0.2L，就有可能引起腹泻。因此，腹泻的本质可以认为是粪便中的水分吸收不完全。水分吸收不完全有两种可能的原因：①肠道吸收液体减少；②肠道分泌液体增加。少数分泌性腹泻病（例如一些罕见的神经内分泌肿瘤）可引起肠上皮大量分泌水分和电解质，超出了肠道最大吸收能力，从而造成腹泻。但在多数情况下，肠道吸收水分不足是慢性腹泻的主要病因，或两种机制同时存在，而以吸收不足为主。

生理情况下，十二指肠以远的肠内容物渗透压总是保持与血浆和组织渗透压一致，以维持肠上皮细胞的正常形态和功能，被称为肠内容物的“等渗原理”。这一原理决定了肠道吸收水分主要是一个被动的过程，即水分在肠黏膜两侧的移动继发于肠腔内电解质和营养物质的移动，以维持肠腔内的等渗状态。已知电解质和营养物质的吸收主要通过被动扩散、主动转运、溶剂牵拉三种机制来完成，这一过程受人体神经内分泌网络的严密调控。其中，肠道调控神经包括中枢神经、周围神经和肠道内源性神经等；参与调节肠上皮吸收电解质、水分的内分泌物质有血管活性肠肽、生长抑素、神经降压素、阿片肽、醛固酮、前列腺素等；此外还有肥大细胞、淋巴细胞、嗜酸性粒细胞、组胺、5- 羟色胺等免疫因素的参与。腹泻是这些复杂的调控机制出现障碍的结果。从病理生理机制来考虑，肠道吸收水分不足的原因有 4 个方面：①功能性肠段减少造成肠黏膜有效吸收面积下降，例如短肠综合征。②肠道

吸收水分的能力下降，例如炎症性肠病产生细胞因子和炎性介质，抑制了肠上皮细胞的吸收功能。③肠道运动加快，导致上皮细胞与肠内容物接触时间过短，如甲状腺功能亢进。④肠腔内存在难以吸收的高渗透性物质，为维持渗透压平衡，致使肠腔内保留了过多液体。这种高渗透性物质可以是内源性的，例如机体不能消化吸收的营养物；也可以是外源性的，例如导泻剂。

二、粪便稀薄是腹泻的首要特征

从上述机制可以看出，导致腹泻的核心因素是肠道内存有多余的水分。故讨论腹泻的定义需首先考虑粪便性状（consistency），即粪便中含水量的多少。含水量增加造成粪便稀薄（疏松或水样）是腹泻的首要特征，其重要性超过排便次数和排便量。Pimparker 曾报道正常人粪便中含水量平均为 70%，而功能性腹泻患者粪便含水量平均为 78%。Goy 等发现，正常人粪便含水量平均为 73%，而特发性腹泻患者平均为 79%。我国学者陈元方等将粪便含水量超过 85% 列为腹泻的定义之一。

深入研究发现，影响粪便性状的因素颇为复杂，不仅与粪便中水分含量有关，还取决于所含水分的类型。这是由于粪便中的水分可分为自由流动水（free water）和非自由流动水，前者是决定粪便性状的主要因素，而后者与粪便中的固体成分相结合，对粪便性状影响较小。粪便中固体成分的持水性（water-holding capacity）是决定自由水和非自由水相对比例的主要因素。持水性是指不溶于水的固体物质吸收和保有水分的能力。在所含水分总量相同的情况下，固体物质的持水性越强，混合物中自由流动水就越少，其最终形态就越趋于成形。打一个比方，就好比不同的面粉吸水能力（持水性）有差别，因而在和面时需要加入不同比例的水。粪便中的固体物质主要来自未消化的食物残渣、膳食纤维、脱落的肠上皮细胞以及部分肠道菌群，其总量、成分及持水性在不同个体之间以及同一个体的不同时段均存在很大差异。某些疾病（如肠易激综合征）的患者排便习惯易于变化，在短时间内（如 1 周）粪便性状可多次改变，甚至出现腹泻与便秘交替，很可能与粪便固体成分的持水性易变化有关。

关于含水量和持水性对粪便性状的影响，Wenzl 等进行了一项很有意义的研究。作者比较了正常人群、非脂肪泻和脂肪泻患者的粪便性状、排便量、水分含量、固体成分含量及其持水性。结果发现：①正常人的排便量虽变化较大（39～235g/d），但成形便中总体水分（72%）和固体成分（28%）比例总是保持相对恒定；②随着水分比例的增加，粪便确实变得更加稀薄；③脂肪泻患者的排便量显著高于非脂肪泻；④在粪便水分比例不变的情况下，脂肪泻患者的粪便比非脂肪泻更稀薄（表 1-1-1）。作者认为这是由于粪便中的脂肪为疏水性物质，不能吸收水分，持水性很弱，因而导致脂肪泻患者的大便相对更不成形。为验证持水性对粪便性状的影响，作者给予部分腹泻患者服用车前子，发现在粪便含水量不变的情况下，服用车前子的患者粪便却趋于成形，原因在于车前子持水性很强，可吸收大量的水分，使得粪便中自由流动水减少。吸附剂八面蒙脱石散等可用于治疗腹泻，也是基于同样的原理。

由于粪便水分含量的测定较为烦琐，难以在临床应用。目前也缺少辅助检查可定量评估粪便性状，仍以目测为主，故推荐使用布里斯托尔粪便性状量表（Bristol stool form scale，BSFS）来描述粪便性状，以提高评估的客观性和可重复性。BSFS 的 1 型和 2 型为便秘，3 型、4 型和 5 型在正常范围，而 6 型（疏松）或 7 型（水样）粪便才属于腹泻范畴（图 1-1-1）。

1

表 1-1-1 不同类型个体的粪便性状及成分差异

	粪便性状	N	排便量(g/d)	脂肪含量(%)	水分含量(%)	固体含量(%)
正常个体	成形	17	116±17	0	72.0±1.2	28.0±1.3
非脂肪泻	半成形	24	216±19	1.9±0.2	81.7±1.3	18.3±1.3
	不成形	27	399±45	1.4±0.2	86.3±0.9	13.7±0.9
	半水样便	21	394±42	1.3±0.2	88.5±0.6	11.5±0.6
	水样便	41	584±56	1.0±0.2	91.2±0.6	8.8±0.6
脂肪泻	半成形	6	378±88	13.0±2.2	70.3±2.1	29.7±2.1
	不成形	5	649±84	6.9±1.8	79.7±2.0	20.3±2.0
	半水样便	5	785±158	9.3±2.8	81.5±2.8	18.5±2.8
	水样便	6	1033±248	3.4±1.0	91.2±1.8	8.8±1.8

[引自：Wenzl HH，Fine KD，Schiller LR，et al. Determinants of decreased fecal consistency in patients with diarrhea. Gastroenterology，1995，108(6)：1729-1738.]

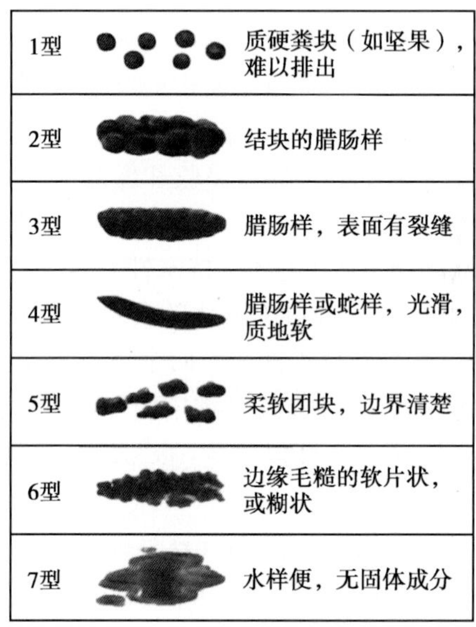

图 1-1-1 布里斯托尔粪便性状量表

排便受饮食习惯、精神心理因素、生活环境、文化背景、种族等诸多因素的影响。20 世纪 80 年代和 90 年代，我国学者曾在老年人及上海市进行国人排便习惯的调查，但系非随机抽样，且范围较窄，缺乏全面性和系统性。方秀才等通过分层、随机、整群抽样方法，调查了 1952 位 18～70 岁的北京地区常住居民，发现其中 1754 人(89.86%)的大便为成形或半成形软便，71 人(3.64%)为干球状便，21 人(1.08%)排疏松便或水样便(腹泻)，106 人(5.43%)大便为干稀均有。上述数据说明通过评估粪便性状变化，可有效区分少数腹泻患者和大多数正常人群。

三、排便次数和排便量增加可反映腹泻的严重程度

除了粪质稀薄，排便次数增加(hyperdefecation)也是腹泻的重要特征。Davies 等报道，

西方国家正常成年男性每个月的排便次数（frequency）平均为 25 次，不同个体之间排便次数差异很大，但一般在每天 2 次到每周 3 次。方秀才等调查发现，北京地区居民排便次数≥3 次 / 天者占人群比例为 0.92%，<3 次 / 周者占比为 2.92%，96.16% 的受访者排便次数在每天 2 次到每周 3 次。这一结果与西方人群较为接近。因此，现行腹泻定义中将 3 次 / 天作为正常个体排便次数的上限，有一定的依据。

但也有学者对于排便次数≥3 次 / 天的腹泻定义提出质疑。例如，Stotzer 等分析了 139 例粪便性状为 BSFS 的 6 型或 7 型患者，其中 91 例为器质性腹泻，48 例为功能性腹泻。研究发现，139 例患者中仅有 53 例（38.1%）平均腹泻次数≥3 次 / 天。在 91 例诊断为器质性疾病的腹泻患者中，73 例（80%）粪便呈糊状（mushy）或水样（watery），43 例（47%）腹泻次数≥3 次 / 天；而在 48 例功能性腹泻患者中，仅有 17 例（35%）排糊状粪或水样粪，有 10 例（21%）腹泻次数≥3 次 / 天。两组相比，粪便性状和排便次数均有显著差异，但粪便性状差异更大。据此作者认为，根据粪便性状判断器质性疾病准确性更高；排便次数≥3 次 / 天提示腹泻病情较重，患器质性疾病的可能性增加，但不应该将其作为腹泻的诊断标准，否则将漏诊较多患者。

有关排便量（stool weight）对慢性腹泻的诊断价值则更富争议。原因在于，一方面临床难以常规检测粪便重量，因此该指标实用意义有限；另一方面排便量受饮食因素影响较大，不同个体之间以及同一个体摄入不同食物后会有显著差异。正常成人排便量平均约为 100g/d，摄入较多高纤维食物时便量可增加至 300g/d。在正常进食的情况下，成人排便量一般不超过 200g/d，故采用该数值作为正常上限。然而，有 10%～30% 的正常个体排便量可能超过这一数值。例如，在 Wenzl 等的研究中，17 例正常个体中有 3 例（17.6%）排便量高于 200g/d，但粪便成形，患者无器质性疾病，亦无不适主诉。更重要的是，约 20% 的慢性腹泻患者排便量实际在 200g/d 以下，其中不乏器质性疾病所致。例如，Steffer 等研究了 158 例病因不明的慢性腹泻患者，其中 33 例（20.9%）排便量在 200g/d 以下。结果发现，其中至少 7 例患者为碳水化合物吸收不良，4 例为脂肪泻，1 例为滥用泻剂（镁盐）。排便量较少的慢性腹泻患者可进一步分为两种情况：①便次较多但每次排便量少；②大便不成形或水样，但排便次数正常。反之，排便量超过 300g/d 的慢性腹泻患者大多同时存在粪便稀薄和排便次数增加。由此可见，在排便量不增加的情况下，粪便稀薄和便次增加可单独存在，而在排便量增加时二者往往并存，提示腹泻更为严重。但迄今并无证据表明，200g/d 这一标准有助于区分腹泻患者和正常人群。

基于上述理由，排便次数和排便量增加应被视为支持腹泻的诊断，并且反映腹泻的严重程度，但将其作为腹泻的“硬性”诊断标准则值得商榷。

四、病程对慢性腹泻的诊断意义

腹泻病程与病因之间关联较为紧密，急性腹泻和慢性腹泻的疾病谱差异很大。因此，在慢性腹泻定义中，合理规定病程的低限十分重要。急性腹泻（病程≤2 周）多系病毒或细菌感染所致，病情通常自限，经治疗多数在 1 周内即可恢复，很少超过 2 周。因此，部分学者曾提出，成人腹泻病程在 3 周以上即可归类于“慢性腹泻”。但在部分儿童，感染性肠炎有时病程可迁延至 2～4 周，被称为“持续性腹泻”（persistent diarrhea，PD）。持续性腹泻除常见肠道致病菌之外，还要重点排除寄生虫感染。但这类患儿病程一般也不会超过 4 周。因此，综合考虑成人和儿童腹泻的病情规律，将4周作为慢性腹泻病程的低限是有依据的，有助于排除多数感染。需要指出的是，尽管少数病原体（如贾第鞭毛虫、隐孢子虫、结核分枝杆菌、艰难梭菌、气单胞菌、耶尔森菌等）感染造成的腹泻可持续4周以上，但在经济发达、卫生条件较好的国家和地区，肠道感染仅占慢性腹泻的10%～15%，大多数慢性腹泻患者是由非感染性疾病所致。当然，在发展中国家及卫生设施不完善的地区，感染性肠道疾病仍不容忽视。

五、慢性腹泻的分类

慢性腹泻的病因众多，鉴别诊断范围较广，临床调查有时颇有难度。在慢性腹泻病因不明时，经验性对症治疗往往效果欠佳。因此，确定患者存在慢性腹泻后，需将其病情做一定的分类以利于鉴别诊断。目前存在两种慢性腹泻的分类系统：病理生理分类和临床分类。按照病理生理机制，可将慢性腹泻大致分为渗透性、渗出性、分泌性、动力性和吸收不良性这5类。其中，渗透性腹泻是由于肠腔内存在较多难以吸收的物质，使肠腔内渗透压增高，水分被动进入肠腔而引起。渗出性腹泻是由于肠黏膜完整性被破坏，炎症渗出而造成的腹泻。分泌性腹泻是由于液体和电解质跨肠上皮转运障碍所致，可能是水分的净分泌（net secretion）增加，也可能是净吸收（net absorption）减少。动力性腹泻是由于肠蠕动加速，使肠腔内水和电解质与肠黏膜接触时间缩短，影响吸收所致。吸收不良性腹泻是由于营养物质（主要是脂肪）消化不良和（或）吸收不良导致。

慢性腹泻的病理生理分类在我国医学教材和消化病学专著中已沿用多年，对于临床加深对腹泻发病机制的认识发挥了重要作用。然而，事实上几乎没有哪一个腹泻疾病是由上述单一机制所引起，往往是多种机制并存，而以某一种为始动或主导因素。譬如，短肠综合征（short bowel syndrome，SBS）属于典型的肠道吸收面积不足引起的吸收不良性腹泻，但其发病与肠道动力异常、肠腔渗透压过高以及肠上皮分泌增加等因素均密切相关（详见第11章第4节）。具体来说，SBS患者的肠道运动调节机制常发生障碍，肠蠕动加速，加之功能性肠段减少，其肠道通过时间必然缩短，故腹泻有动力因素参与；再者，由于肠腔内存在较多消化吸收不完全的营养物质，可通过渗透压的影响而使肠腔内存留过多的水分；最后，SBS还可能合并胆汁酸吸收不良，过量的胆汁酸进入结肠，可刺激肠上皮细胞分泌更多的电解质和水分。综上所述，慢性腹泻的病理生理分类只能是一个大致的、相对的区分，无法与疾病做到严丝合缝、一一对应。有鉴于此，目前越来越多的学者倾向于使用临床分类，即按照临床表现和粪便性状将慢性腹泻分为3类：水样泻、脂肪泻和炎症性腹泻。2013年亚太地区关于慢性腹泻的专家共识即采用这一分类方法。临床分类的好处是简明直观，容易入手。诚然，在理解慢性腹泻的发病机制方面病理生理分类的优点不容忽视，但临床分类从腹泻症状出发来推测、分析病因，更符合临床思维的习惯，两者可互为补充（详见第2章）。我国2015年出版的第3版八年制《内科学》教材中，“慢性腹泻”一章就同时采纳了病理生理分类和临床分类。

六、患者对“腹泻”的理解可能和医生不同

如前所述，不同的个体对“腹泻”一词的理解可能有很大差异。遇有主诉“腹泻”的患者，医生应详细了解病情后再下诊断，而不是不假思索地直接认定。有的患者用“腹泻”一

词来形容排便异常，但其实并不属于腹泻范畴，需要医生充分询问病史并结合体格检查（例如直肠指诊），才能做出正确的判断。容易与腹泻发生混淆，因而需要鉴别的情况主要有 3 种：假性腹泻、大便失禁和粪便嵌塞。

1. **假性腹泻**（pseudodiarrhea）　假性腹泻患者排便次数增多，但粪便性状和排便量无明显变化，因此并不是真正意义上的腹泻。该症状常见于肠易激综合征，患者因内脏神经敏感性增高而产生频繁便意，反复多次如厕但并无真正的大便排出。假性腹泻也可继发于多种盆腔疾病引起的直肠刺激症状，包括直肠癌、盆腔脓肿、妇科肿瘤、前列腺疾病等，临床对此需保持警惕。

2. **大便失禁**（incontinence）　这是由于肛门括约肌功能障碍，直肠内容物不受控制地溢出或流出，其病因多为神经肌肉疾病或盆底疾患。严重腹泻可伴有大便失禁，老年人尤其常见。但腹泻和大便失禁的发病机制存在根本性的区别，是不同的两个概念。由于缺乏医学知识或出于心理原因，大便失禁的患者或家人有时会用“腹泻”形容这一症状。通过详细询问病史，以及指诊了解肛门括约肌收缩力有助于鉴别。检视患者内衣发现粪便污渍，可作为大便失禁的诊断线索。

3. **粪便嵌塞**（fecal impaction）　此种情形大多见于顽固性便秘的患者。由于体积较大的质硬粪块无法顺利排出而滞留于直肠，可反射性地引起近端结肠分泌液体增多和肛门内括约肌舒张，肠液通过粪块与肠腔间的空隙而流出（overflow），造成“腹泻”的假象。通过了解患者既往便秘病史和此次排便特点，辅以直肠指诊可以做出判断。

综上所述，全面、准确、深入地理解慢性腹泻的概念，是统一临床认识、提供优质医疗服务和开展科学研究的前提。慢性腹泻的现行定义得到了广泛采纳和应用，但这并不意味着问题的终结。恰好相反，英国哲学家卡尔•波普尔（Karl Popper）曾经说过：“迄今为止所有的科学命题终将被证明是谬误”（In so far as a scientific statement speaks about reality, it must be falsifiable）。“试错”是推动科学前进的动力，科学概念不可能尽善尽美，只有通过不断地探讨和修订才能逐渐趋于完善。从这个角度来看，目前采用的慢性腹泻定义仍有一些值得商榷之处，主要体现在对排便次数的要求（3 次 / 天以上）可能导致排除了一部分腹泻患者，而对排便量的规定（200g/d 以上）依据并不充分，而且实用意义有限。通过剖析发病机制可以得知，引起腹泻的根本原因在于肠道吸收水分减少或分泌水分增加，多数情况下前者是主因。因此，粪便性状稀薄应被视为腹泻的核心要素，其原因可能是粪便中水分含量增加和（或）固体成分持水性下降。排便次数和排便量增加虽是腹泻的常见表现，在一定程度上可反映病情严重程度，但并非诊断所必需。病程持续 4 周以上是诊断慢性腹泻的必要条件。当患者主诉“腹泻”时，医生一定要设法理解其确切含义，并注意区分容易被误认为腹泻的其他症状。

迄今为止，关于腹泻定义和粪便特征的临床研究大多都来自欧美国家。我国人群相关数据虽见诸报道，对规范中国人群的腹泻定义起到了很大的推动作用，但研究数量仍然较少。由于国人在饮食习惯和种族特征上与西方人差异甚大，上述定义是否完全适合中国腹泻患者还需要进一步验证。今后需要加强这方面的工作，探讨适合中国人群的慢性腹泻诊断标准。

（吴　东　李景南　方秀才）

参考文献

1. 潘国宗，曹世植. 现代胃肠病学. 北京：科学出版社，1994：255-268.
2. Mearin F，Lacy BE，Chang L，et al. Bowel disorders. Gastroenterology，2016. pii：S0016-5085（16）00222-5.
3. Schiller LR. Definition，pathophysiology and evaluation of chronic diarrhea. Best Pract Res Clin Gastroenterol，2012，26（5）：551-562.
4. Bytzer P，Stokholm M，Andersen L，et al. Aetiology，medical history and faecal weight in adult patients referred for diarrhoea：A prospective study. Scand J Gastroenterol，1990，25（6）：572-578.
5. Talley NJ，Weaver AL，Zinsmeister AR，et al. Self-reported diarrhea：what does it mean? Am J Gastroenterol，1994，89（8）：1160-1164.
6. Lordani CR，Eckert RG，Tozetto AG，et al. The knowledge of intensive care professionals about diarrhea. Rev Bras Ter Intensiva，2014，26（3）：299-304.
7. Majid HA，Emery PW，Whelan K. Definitions，attitudes，and management practices in relation to diarrhea during enteral nutrition：a survey of patients，nurses，and dietitians. Nutr Clin Pract，2012，27（2）：252-260.
8. Pimparker BD，Tulsky EG，Kalser WH，et al. Correlation of radioactive and chemical fecal fat determinations in various malabsorption syndromes. Am J Med，1961，30（6）：927-939.
9. Goy JA，Eastwood MA，Mitchell WD，et al. Fecal characteristics contrasted in the irritable bowel syndrome and diverticular disease. Am J Clin Nutr，1976，29（12）：1480-1484.
10. Wenzl HH，Fine KD，Schiller LR，et al. Determinants of decreased fecal consistency in patients with diarrhea. Gastroenterology，1995，108（6）：1729-1738.
11. 杨蕊敏，张建，诸骏仁. 老年人排便习惯与便秘的调查. 中华老年医学杂志，1987，6（2）：72-73.
12. 李实忠，屠岳，郭冀湘. 上海地区正常成人自然排便频率调查. 中国肛肠病杂志，1998，18（1）：39.
13. 方秀才，鲁素彩，潘国宗，等. 北京地区成年非病人人群排便习惯的流行病学调查. 中华医学杂志，2001，81（27）：1287-1290.
14. Davies GJ，Crowder M，Reid B，et al. Bowel function measurements of individuals with different eating patterns. Gut，1986，27（2）：164-169.
15. Stotzer PO，Abrahamsson H，Bajor A，et al. Are the definitions for chronic diarrhoea adequate? Evaluation of two different definitions in patients with chronic diarrhoea. United European Gastroenterol J，2015，3（4）：381-386.
16. Steffer KJ，Santa Ana CA，Cole JA，et al. The practical value of comprehensive stool analysis in detecting the cause of idiopathic chronic diarrhea. Gastroenterol Clin North Am，2012，41（3）：539-560.
17. O'Donnell LJ，Virjee J，Heaton KW. Detection of pseudodiarrhea by simple clinical assessment of intestinal transit rate. BMJ，1990，300（6722）：439-440.
18. Schiller LR，Pardi DS，Spiller R，et al. Gastro 2013 APDW/WCOG Shanghai working party report：chronic diarrhea：definition，classification，diagnosis. J Gastroenterol Hepatol，2014，29（1）：6-25.
19. Lewis SJ，Heaton KW. Stool form scale as a useful guide to intestinal transit time. Scand J Gastroenterol，1997，32（9）：920-924.

第2节 慢性腹泻的流行病学

知识要点

1. 慢性腹泻是世界范围内的常见病，其病因构成受人种、社会经济水平、文化及医疗卫生条件等因素影响，各国家和地区间存在明显差异。
2. 在我国，肠道传染病有下降趋势，而非感染性肠病例如功能性疾病、炎症性肠病及消化道肿瘤等却不断增高。
3. 在全世界，肠易激综合征是最常见的慢性腹泻病，东西方国家无明显差异。该病消耗大量医疗资源，带来沉重的经济负担，且降低患者生活质量。
4. 随着国人生活方式和饮食结构的西方化，我国炎症性肠病的发病率快速升高。该病难以根治，往往造成终生患病，因此病例数增长较快。
5. 某些慢性腹泻性疾病以往受关注较少，但其真实患病率并不低，如胆汁酸性腹泻和显微镜下结肠炎。

腹泻是最常见的消化系统症状之一，也是许多患者就诊的主要原因。急性腹泻大多由肠道感染所致，病情较轻，病程自限；而慢性腹泻病因众多，临床表现和疾病预后差异甚大。根据2013年的统计结果，我国腹泻的总体发病率为0.17～0.70/(人•年)，其中法定报告为74.78/10万。在世界范围内，慢性腹泻的病因构成受人种、社会经济、医疗卫生、饮食习惯等因素的影响，不同国家和地区之间有显著的不同。据世界卫生组织估计，全世界儿童慢性腹泻的患病率为3%～20%。成人慢性腹泻的流行病学资料相对较少，美国估计约5%的人群受慢性腹泻的困扰，每年仅误工损失就高达35亿美元。随着我国城市化程度的提高和国人生活方式的转变，慢性腹泻的病因也有了一定变化，即感染性疾病下降，而功能性、炎症性和肿瘤性疾病的发病率却不断升高。总体而言，我国慢性腹泻的流行病学特征有以下几方面的特点。

1. 肠道感染趋于减少 自新中国成立初期开始，我国即将霍乱、伤寒和痢疾等肠道传染病列为法定报告和重点防治的病种，并采取了一系列有针对性的防控措施。1961年埃尔托霍乱传入后，又将其列入"甲类"传染病与古典霍乱并列。20世纪50年代，我国已基本消灭了在旧中国肆虐百年的古典霍乱，控制了伤寒、副伤寒、痢疾和血吸虫病的大面积流行，同时也大幅度降低了其他感染性肠病的发生率，为人民健康提供了有力保障。这是我国卫生事业取得的重大成就。近年来，随着社会经济的高速发展，人民生活水平不断提高，卫生设施趋于完善，我国各类肠道传染病包括细菌、病毒和寄生虫感染整体呈下降趋势。但也应该看到，我国幅员辽阔，各地区经济、文化及卫生水平发展不平衡，肠道感染仍然是我国各类传染病中发病率最高的一组疾病。例如，2013年全国共报告法定肠道传染病3 165 954例，其中325人死亡，因此仍需临床高度重视。

2. 与西方国家有相似之处，但也有一定的差异 某些腹泻疾病在全世界广泛分布，我国也不例外，例如肠易激综合征（irritable bowel syndrome，IBS）。IBS人群患病率很高（平均为11.2%），我国IBS流行情况与西方国家相仿。IBS好发于青壮年，易造成较高的医疗花费和社会经济损失，且严重影响患者生活质量。研究表明，IBS 患者的生活质量甚至低于哮喘和冠状动脉粥样硬化性心脏病（简称冠心病）。还有一些肠道疾病原本在西方国家高发，但近年来随着经济发展、国人饮食结构及生活方式的转变，我国的发病率也呈直线上升趋势，例如炎症性肠病（inflammatory bowel disease，IBD）。最后，一些在西方国家常见的慢性腹泻病，在我国目前尚属少见，不同人群的遗传背景差异可能是主要原因，也可能与目前临床对其认识不充分、检测手段不足有关。乳糜泻（celiac disease，CD）就是这方面的例子。

3. **某些慢性腹泻病的患病率可能被低估** 一些慢性腹泻病曾被认为少见，但近年来随着基础和临床研究的不断深入，发现其真实患病率并不低，甚至在某些人群中属于高发，例如胆汁酸性腹泻（bile acid diarrhea，BAD）和显微镜下结肠炎（microscopic colitis，MC）。这两种疾病我国也屡有报道，推测病例数并不少，但暂时还没有大样本的流行病学调查资料。

4. **恶性肿瘤所致慢性腹泻值得重视** 结直肠癌（colorectal cancer，CRC）和胰腺癌（pancreatic adenocarcinoma，PAC）的发病率在我国均呈快速增长的趋势。尚有一些肿瘤造成慢性腹泻，虽然单个发病率较低，但由于种类较多，因此作为一个整体其病例数并不少，其重要性也不容低估，例如胃肠胰神经内分泌肿瘤（gastroenteropancreatic neuroendocrine neoplasm，GEP-NEN）。

一、肠道感染

肠道感染的流行情况不仅与社会经济水平、医疗卫生条件相关，还取决于宿主免疫情况。欧美发达国家的经验提示，随着经济及医疗卫生水平的提高，感染性腹泻病通常呈下降趋势，而非感染性炎症性肠病发病率不断增高。以旅行者腹泻（travellers'diarrhea，TD）为例，该病在拉丁美洲、非洲、东南亚及南亚地区发病率最高，上述地区也被列为发生 TD 的高危地区（表 1-2-1）。来自欧美等发达国家（低危地区）的旅行者在高危地区旅游后，罹患 TD 的风险可高达 40%。TD 的主要病原体为细菌（61%），例如产肠毒素性大肠杆菌、侵袭性大肠杆菌、志贺菌、沙门菌等，也包括病毒、寄生虫等其他致病体。在亚洲旅行期间发生 TD 的患者 10%～20% 系诺沃克病毒感染所致。蓝氏贾第鞭毛虫是 TD 最常见的寄生虫病原体。从表 1-2-1 也可以看出，该病的发病风险与旅行目的地的经济社会发展水平密切相关。

表 1-2-1 不同国家和地区之间旅行者腹泻发病率的差异

危险度分级	代表地区
高危地区（罹患率约 40%）	南亚和东南亚 中美洲 南美洲 西非、北非和东非
中危地区（罹患率 8%～15%）	俄罗斯 中国 加勒比群岛 南非
低危地区（4% 以下）	北美 西欧、北欧 澳大利亚和新西兰 日本

另一方面，不同免疫状态的机体罹患感染性腹泻，其病原体亦存在差异。例如，寄生虫感染是导致慢性腹泻的常见病原体，包括原虫和蠕虫。免疫力正常的患者罹患寄生虫肠炎以阿米巴最为常见，蓝氏贾第鞭毛虫次之；而获得性免疫缺陷综合征（acquired immunodeficiency syndrome，AIDS）患者或普通变异型免疫缺陷病（common variable immunodeficiency disease，CVID）患者，主要寄生虫病原体则为蓝氏贾第鞭毛虫和隐孢子虫。AIDS 患者感染性腹泻的常见病原体还包括各类细菌、真菌、巨细胞病毒等。

除了普通人群肠道感染之外，还需重视医源性腹泻（iatrogenic diarrhea）。广义上的医源性腹泻包括药物、手术、放疗等治疗因素引起的腹泻。其中对抗生素相关性腹泻研究较多，其典型代表为艰难梭菌感染，也是最受关注的一种医源性感染性肠炎。艰难梭菌感染占抗生素相关性腹泻的 15%～25%，是非常重要的院内感染致病体。在住院患者中该菌的感染率达 0.15%～10%，可导致伪膜性肠炎的院内暴发流行。罹患该病的危险因素包括免疫缺陷状态、高龄、腹部手术、慢性基础疾病、抗生素的种类和疗程、应用抑酸药、住院时间延长等。我国现阶段抗生素应用还存在诸多不规范的现象，容易滋生耐药菌，因此艰难梭菌的流行情况需要医务界高度重视，并采取有效的应对措施。

二、非感染性肠炎

这类疾病欧美国家的患病率整体上高于亚洲国家。以炎症性肠病（inflammatory bowel disease，IBD）为例，这是非感染因素导致慢性腹泻的代表疾病。IBD 在西方国家是常见病，特别是北欧和加拿大的白人，发病率分别为 34.9/10 万和 39.4/10 万，患病率高达 827/10 万和 567/10 万。在我国现阶段 IBD 仍不属常见病，但近 20 年来，我国 IBD 的发病率不断增高。在广州、武汉、大庆三个地区的流行病学调查表明，现阶段我国 IBD 的发病率在 1.77/10 万～3.14/10 万，其中溃疡性结肠炎的发病率是克罗恩病的 2～3 倍。随着国人生活方式西方化以及诊断水平的进步，预计 IBD 在我国的发病率仍将持续增高。由于 IBD 病程迁延，难以根治，常造成终生患病，因此患者数量增长较快，加之我国人口基数较大，不排除未来 IBD 可能成为我国的常见消化病。

乳糜泻（celiac disease，CD）又称麦胶性肠病，是一种在遗传易感人群中由于摄入含麦胶食物而引起的慢性自身免疫性肠道疾病，最常见于欧洲、北美及澳大利亚人群。西方国家 CD 的患病率可高达 0.3%～3%，好发于儿童和青年人，男女比例为 1∶3～1∶2，约 90% 的 CD 患者为 HLA-DQ2 单倍体（正常人群表达率约为 1/3），另有 5% 为 HLA-DQ8 单倍体，其他 5% 部分表达 HLA-DQ2 基因。目前，CD 在我国尚属少见病，缺少基于大规模人群的流行病学调查。检索北京协和医院住院患者资料，自 1985—2015 年住院患者中诊断为 CD 的患者仅有 28 例（未发表资料）。但值得注意的是，近年来 CD 病例报道在我国有增多的趋势。在上海、武汉、济南和成都进行的一项多中心研究中，一组 199 例慢性腹泻儿童共筛查出 14 例 CD 患儿，提示该病在我国的发病率可能被低估。因此，我国 CD 的真实疾病负担值得今后进一步研究。

显微镜下结肠炎（microscopic colitis，MC）包括淋巴细胞性结肠炎（lymphocytic colitis，LC）和胶原性结肠炎（collagenous colitis，CC）。研究发现，LC 和 CC 在欧洲和北美的患病率分别为 5.5%～12.9% 和 2.3%～6.1%，在慢性水样泻患者中的比例达 10%，尤其在 70 岁以上的慢性腹泻患者中更是达到 20%。MC 在我国现阶段报道尚少，缺乏人群研究资料。造成MC东西方患病率差异的原因是多方面的，包括不同的遗传背景、居住生存环境、医疗卫生条件和流行病学研究方法等。随着临床重视程度的提高和诊断方法的普及，或许今后会发现本病在我国并非真的少见。

三、功能性肠病

肠易激综合征（irritable bowel syndrome，IBS）是全世界最常见的慢性腹泻病。全球IBS患病率为3%～22%，10%～20%的成人和青少年具有IBS的症状，其患病率在东西方国家差异不大。IBS作为一种常见的功能性肠病，其腹痛或腹部不适伴随排便或排便习惯的改变，约2/3的患者表现为慢性腹泻或腹泻与便秘交替。IBS的医疗花费和间接经济损失非常巨大。以美国为例，有医疗保险的人群中，IBS患者直接医疗费用比非IBS患者高50%，并造成大量误工和生活质量下降。我国IBS患病率约为5%。2000年，潘国宗等进行的一项整群、分层、随机的流行病学研究提示，北京地区有症状符合Manning标准的IBS患病率高达7.3%，且发现痢疾、受凉和凉食等可能是诱发IBS的危险因素。

功能性腹泻（functional diarrhea，FD）是指持续或反复出现腹泻，且至少75%不伴有腹痛或腹部不适症状。功能性胃肠病罗马Ⅳ标准规定诊断FD之前上述症状出现应至少6个月，近3个月满足以上标准。FD是导致慢性腹泻的另一种常见的功能性肠病，我国患病率约为1.54%，显著低于西方人群，但FD在亚洲其他国家患病率较高，可达到4.5%，严重影响人们的正常生活和工作。

在诊断功能性肠病时，需除外导致肠病的器质性疾病，包括已经熟知的感染性腹泻、非感染性炎症性腹泻、肿瘤性腹泻、药物相关性腹泻等。其中，一些器质性疾病临床表现可类似IBS，但其真实患病率长期被低估，譬如胆汁酸性腹泻（bile acid diarrhea，BAD）。BAD是胆汁酸的肝肠循环障碍造成过量胆汁酸进入结肠，从而对结肠造成刺激引发腹泻。多项研究发现，以往诊断为IBS的患者中30%～60%存在不同程度的胆汁酸吸收不良，据估计西方人群中BAD的患病率约为1%，因此有可能相当部分的IBS患者其实系BAD所致。有理由相信，通过对慢性腹泻病因及发病机制的进一步研究，会有更多的功能性肠病患者病因被发现和阐明。

四、肿瘤

巨大结直肠绒毛状腺瘤可引起严重水样泻，被称为McKittrick-Wheelock综合征（详见第11章第8节）。某些恶性肿瘤可引起慢性腹泻，其中结直肠癌（colorectal cancer，CRC）和胰腺癌（pancreatic adenocarcinoma，PAC）相对常见。CRC是我国高发恶性肿瘤之一，在西方国家也位居恶性肿瘤的第2～3位。随着国人生活水平提高和饮食习惯改变，我国的CRC发病率逐年增高。2014年，全国新发CRC共31万人，死亡18万人，发病率居所有恶性肿瘤第3位，死亡率居第5位。CRC患病高危因素包括年龄（好发于40～70岁人群）、高脂肪饮食、腺瘤型肠息肉、慢性结肠炎、吸烟、家族史等。约20%等CRC发病与遗传因素有关。蔬菜、水果等纤维含量较高膳食对CRC可能有保护作用。

胰腺癌（pancreatic adenocarcinoma，PAC）是目前预后最差的实体恶性肿瘤之一，过去30年来其5年生存率无根本改观。PAC的发病率在全球范围均呈快速上升趋势，其原因可能与人口老龄化以及PAC危险因素的患病率增高有关。2014年统计数据显示，美国PAC

新发病例数男性居第 10 位，女性居第 9 位，占恶性肿瘤死亡率的第 4 位。据《2014 年中国恶性肿瘤发病和死亡分析》报道，PAC 位居我国男性恶性肿瘤发病率的第 8 位，人群恶性肿瘤死亡率的第 6 位。该病的高危因素包括糖尿病、肥胖、吸烟、酗酒、慢性胰腺炎等，接触萘胺及苯类化合物者患 PAC 风险显著增加。糖尿病是 PAC 的危险因素之一，特别是老年、体重低、无糖尿病家族史的新发 2 型糖尿病患者，应注意随访并警惕 PAC 的可能。PAC 具有一定的遗传易感性，约 10% 的患者具有遗传背景，患有 Peutz-Jeghers 综合征、遗传性胰腺炎、家族性恶性黑色素瘤及其他遗传性肿瘤疾病的患者，罹患 PAC 的风险明显增加。近 30 年来，尽管外科技术和肿瘤药物研发取得了长足进步，但 PAC 患者的预后却无根本改观，其 5 年生存率仍不足 5%。提示今后的研究应聚焦于早期诊断，以及合理的多学科综合诊疗。

另外，引起慢性腹泻的疾病多种多样，应重视临床资料的采集。具有可疑表现的个体患者勿忽略罕见病，譬如可造成慢性腹泻的胃肠胰神经内分泌肿瘤（gastroenteropancreatic neuroendocrine neoplasm，GEP-NEN）。GEP-NEN 位于胃、小肠、结肠、直肠或胰腺，是神经内分泌肿瘤（NEN）中最为常见的一种类，占全部 NEN 的 65%～75%。它们起源于胚胎神经内分泌细胞，可合成、储存、分泌各种激素和介质。根据有无内分泌功能，将 GEP-NEN 分为无功能和功能性两类，前者占大多数。功能性 GEP-NEN 又依据其分泌激素而命名，如胃泌素瘤、血管活性肠肽瘤、胰高血糖素瘤、生长抑素瘤、胆囊收缩素瘤等。GEP-NEN 在东西方均为少见病，但伴随诊断技术的进步，其病例数增长很快。国外资料显示，GEP-NEN 的发病率从 1973 年的 2.1/10 万升至 2004 年的 9.3/10 万，上升近 5 倍，是过去 40 年来发病率上升最快的肿瘤之一。日本的调查显示，胰腺神经内分泌肿瘤（pancreatic neuroendocrine neoplasm，pNEN）的发病率为 2.23/10 万，其中 47% 为无功能性。我国尚缺乏全国范围的大规模流调数据，但 2012 年针对已发表文献的系统综述发现，1954—2011 年我国报道 GEP-NEN 共计 11 671 例，其中以 pNEN 最为常见（5807 例），占 49.8%。在 pNEN 中，功能性 pNEN 为 5205 例，占 pNEN 的 89.6%，其中以胰岛素瘤例数最多，共 4962 例（85.4%）。作者同时还指出，我国 GEP-NEN 的误诊率高达 55.1%。

GEP-NEN 是由多种罕见病组成的一大类疾病，除类癌发病率达到 2/10 万～3/10 万之外，其单病种 GEP-NEN 发病率均在 1/10 万以下，但由于该病种类多，故整体患病率并不低。图 1-2-1 是美国国家癌症研究中心（National Cancer Institute，NCI）统计的该国消化道肿瘤患病人数，显示 GEP-NEN 的患者数量约为胰腺癌的 2 倍，位居消化道肿瘤的第 2 位，仅

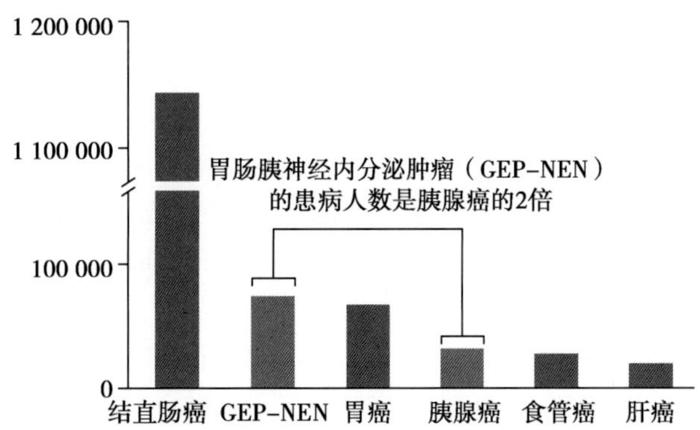

图 1-2-1　美国国家癌症研究中心（NCI）统计的各类消化系统肿瘤的患者数量

次于结直肠癌。GEP-NEN 临床识别困难，诊断方法特殊，治疗较为棘手。迄今为止，尚不清楚其病因和发病机制。

以上简要总结了可导致慢性腹泻的一些代表性消化病的流行情况，尚有许多全身性疾病可引起慢性腹泻，因篇幅所限难以一一介绍，可参阅本书相关章节。整体而言，慢性腹泻病因众多，患者人群庞大，对公共卫生和社会经济都造成了沉重负担，消化医师对此应高度重视。掌握各类慢性腹泻病的流行病学特点，有助于临床诊断与鉴别诊断，也为预防和治疗慢性腹泻疾病提供了重要线索。

（李 骥 吴 东）

参考文献

1. 王丽萍，曾令佳，任翔，等. 中国 2013 年报告法定传染病发病及死亡特征分析. 中华流行病学杂志，2015，36(3)：194-198.
2. Mearin F，Lacy BE，Chang L，et al. Bowel disorders. Gastroenterology，2016. pii：S0016-5085(16)00222-5.
3. 肖东楼，宋应同，王长鳌，等. 我国腹泻病控制规划的现状. 中华流行病学杂志，1996，17(5)：296-298.
4. 钱家鸣. 非感染性慢性腹泻. 传染病信息，2007，20(4)：197-198.
5. Kaplan GG. The global burden of IBD：from 2015 to 2025. Nat Rev Gastroenterol Hepatol，2015，12(12)：720-727.
6. Guandalini S，Assiri A. Celiac disease：a review. JAMA Pediatr，2014，168(3)：272-278.
7. Wang XQ，Liu W，Xu CD，et al. Celiac disease in children with diarrhea in 4 cities in China. J Pediatr Gastroenterol Nutr，2011，53(4)：368-370.
8. Munch A，Langner C. Microscopic colitis：clinical and pathologic perspectives. Clin Gastroenterol Hepatol，2015，13(2)：228-236.
9. Barrett J，Brown M. Travellers' diarrhoea. BMJ，2016，353：i1937.
10. Aziz I，Mumtaz S，Bholah H，et al. High Prevalence of Idiopathic Bile Acid Diarrhea Among Patients With Diarrhea-Predominant Irritable Bowel Syndrome Based on Rome Ⅲ Criteria. Clin Gastroenterol Hepatol，2015，13(9)：1650-1655.
11. Yang H，Li Y，Wu W，et al. The incidence of inflammatory bowel disease in Northern China：a prospective population-based study. PLoS One，2014，9(7)：e101296.
12. 潘国宗，鲁素彩，柯美云，等. 北京地区肠易激综合征的流行病学研究：一个整群、分层、随机的调查. 中华流行病学杂志，2000，21(1)：126-129.
13. 黄丹，梁列新，方秀才，等. 精神心理因素对腹泻型肠易激综合征患者生命质量的影响. 中华消化杂志，2015，35(9)：599-605.
14. Chen W，Zheng R，Zeng H，et al. Annual report on status of cancer in China，2011. Chin J Cancer Res，2015，27(1)：2-12.
15. Modlin IM，Lye KD，Kidd M. A 5-decade analysis of 13，715 carcinoid tumors. Cancer，2003，97(4)：934-959.
16. 郭林杰，唐承薇. 中国胃肠胰神经内分泌肿瘤临床研究现状分析. 胃肠病学，2012，17(5)：276-278.
17. CSCO 神经内分泌肿瘤专家委员会. 中国胃肠胰神经内分泌肿瘤专家共识. 临床肿瘤学杂志，2013，18(9)：815-832.

第2章
慢性腹泻的病因和分类

第1节　水和电解质的吸收和分泌

知识要点

1. 肠道每天要吸收约9L的液体和大量的电解质，仅有约100ml水从粪便排出。
2. 十二指肠以远的肠内容物渗透压与血浆及组织渗透压保持一致，这是肠上皮完成水、电解质和营养物质吸收的前提，也是理解慢性腹泻发病机制的关键。
3. 水分在肠道的吸收是被动的，继发于营养物质和电解质的吸收，以维持肠道和组织之间的渗透压平衡。决定水分吸收的阳离子主要是钠，阴离子主要是氯。
4. 大部分营养物质、钠和水以共同转运的方式在近端小肠吸收，其机制是依靠肠上皮细胞基底膜上的Na^+-K^+-ATP酶的作用，产生细胞内Na^+的低浓度和低电位，因此属于被动吸收。
5. 认识到钠和水的吸收伴随葡萄糖的吸收，是口服补液治疗腹泻的理论基础。
6. 小肠上皮细胞排列较结肠疏松，除了跨细胞途径吸收外，也可从细胞旁途径吸收水、电解质和部分小分子营养物质。结肠上皮排列紧密，细胞旁途径吸收很少。
7. 随着肠内容物从近段小肠向结直肠移动，肠腔内Na^+浓度逐渐下降而K^+浓度逐渐增高，同时上皮细胞排列趋于紧密，吸收方式由被动吸收向主动吸收转变。
8. 肠道上皮细胞的分泌作用以氯离子为主，碳酸氢根为辅。

水和电解质平衡是人体生命活动的前提。消化系统对水和电解质的分泌和吸收，是维持人体内环境稳定的重要因素。胃肠道上皮既有对水、电解质的吸收（absorption），也有分泌（secretion），故用转运（transport）一词加以统称。每天胃肠道分泌大约7L的消化液，包括唾液1L、胃液2L、胰液2L、胆汁0.5～1L、小肠液1～2L、大肠液0.2L，再加上每天摄入约2L的水分，正常情况下胃肠道平均每天要吸收近9L的液体。这些液体还包含约800mmol的钠离子、700mmol的氯离子、100mmol的钾离子以及大量营养物质。如此大量的消化液将食糜稀释至等渗状态，维持肠内容物的流动性，以保证消化酶和食糜颗粒充分接触，便于营养物质的吸收和利用。

一、肠黏膜和上皮细胞的结构特点

小肠是吸收水、电解质及营养物质的主要场所，结肠也吸收一部分水和电解质，但数量远远不及小肠。正常成人小肠的长度为3～4m，尸检时长5～7m。小肠由十二指肠、空肠和回肠三个部分组成。十二指肠和空肠又被称为近端小肠，回肠为远端小肠。环形皱襞(plicae circulares)是小肠独有的一种结构，环绕约 2/3 肠腔，使小肠的吸收面积增加了 3 倍。环形皱襞在十二指肠和空肠最为密集，在远端小肠逐渐稀疏、消失。环形皱襞上有无数的小肠绒毛(villi)，绒毛主要由肠上皮细胞、杯状细胞和内分泌细胞构成(图 2-1-1)。在环形皱襞的基础上，绒毛又将小肠吸收面积扩大了 10 倍。肠上皮细胞的肠腔一侧还有很多的微绒毛(microvilli)结构，又称刷状缘(brush border)，其将小肠吸收面积进一步增加了 20 倍。微绒毛上附有消化酶，可水解多糖和蛋白质，产生单糖、氨基酸和短肽。微绒毛也是水、电解质和脂肪吸收的主要部位。通过环形皱襞、绒毛和微绒毛这三级结构，小肠的实际吸收面积比浆膜面增加了 600 倍，达到约 200m^2。

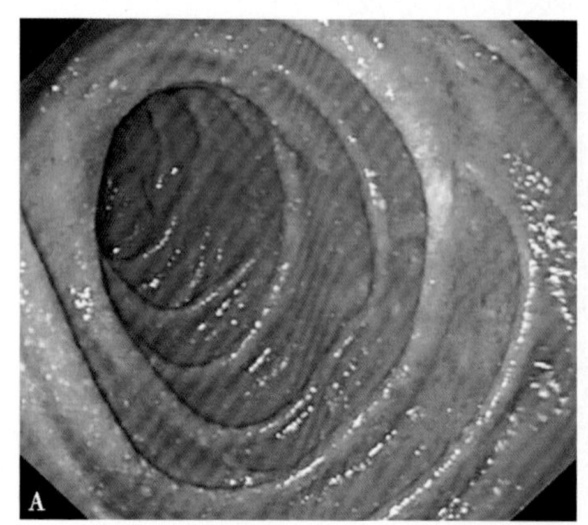

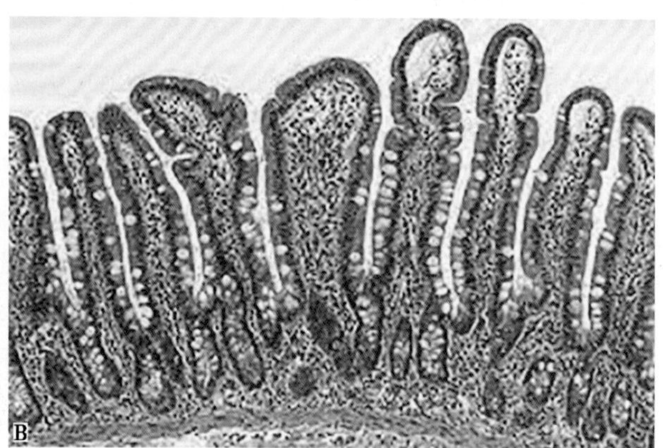

图 2-1-1 小肠黏膜的肉眼和微观结构

A. 内镜下可见空肠环形皱襞和绒毛；B. 小肠绒毛的组织学表现(HE 染色，中倍)

结肠没有绒毛结构，加之长度短于小肠，因此吸收面积大大减少，约 0.2m^2。右半结肠内容物以液体为主，为增加吸收面积，升结肠和横结肠的黏膜层和部分黏膜下层向腔内凸起形成皱襞样结构，其中升结肠皱襞最为深大(图 2-1-2)。从降结肠开始，结肠皱襞开始变得不完整，乙状结肠和直肠的皱襞较少。与小肠不同，结直肠黏膜平坦，无绒毛结构，其细

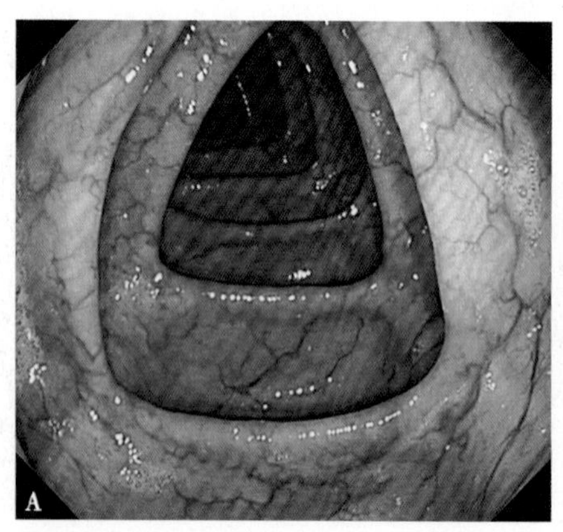

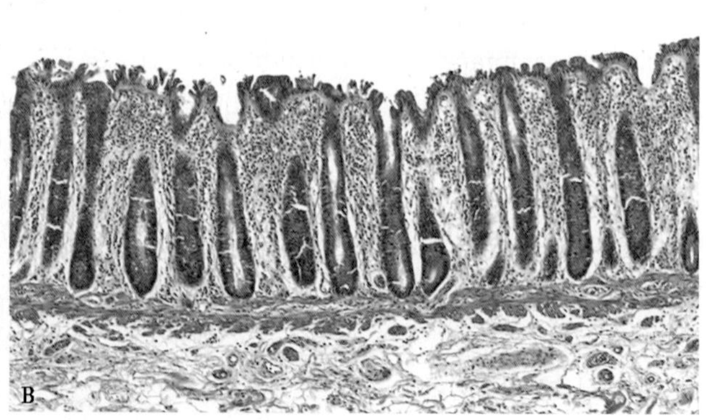

图 2-1-2 结肠黏膜的肉眼和微观结构

A. 升结肠皱襞较深大；B. 结肠黏膜平坦，无绒毛结构(HE 染色，中倍)

胞排列较为紧密，为单层柱状上皮，含有较多杯状细胞。结直肠上皮的这些组织学特点，决定了其吸收水分和电解质的机制有别于小肠。

小肠绒毛的底部被称为利氏隐窝（crypt of Lieberkühn），由柱状细胞、杯状细胞、内分泌细胞和潘氏细胞组成。隐窝的生理功能包括两个方面：①作为小肠腺体分泌水和电解质；②作为小肠黏膜的生发中心，提供新生上皮细胞替代衰老细胞（图 2-1-3）。新生上皮细胞从隐窝达到绒毛顶端的过程中逐渐分化成熟，然后衰老、凋亡，并最终脱落入肠腔。整个周期为 3～5 天。结肠隐窝的结构和功能与小肠类似，但无潘氏细胞。隐窝结构破坏和炎细胞浸润往往提示肠道慢性损伤，见于炎症性肠病、小肠细菌过度生长、自身免疫性肠病、放射性肠炎、移植物抗宿主病等。临床常见某些肠道感染患者在病原体被清除后，腹泻症状依然持续存在，被称为感染后腹泻。其部分原因在于急性感染后的肠黏膜修复过程中，隐窝细胞代偿性增生，以补充原来坏死、凋亡的肠上皮细胞。这些新生的、不成熟的肠上皮细胞吸收电解质和水分的能力较弱，但隐窝细胞分泌 Cl^- 和 HCO_3^- 的能力却相对完好，导致肠上皮吸收和分泌功能不平衡，故容易引起腹泻。

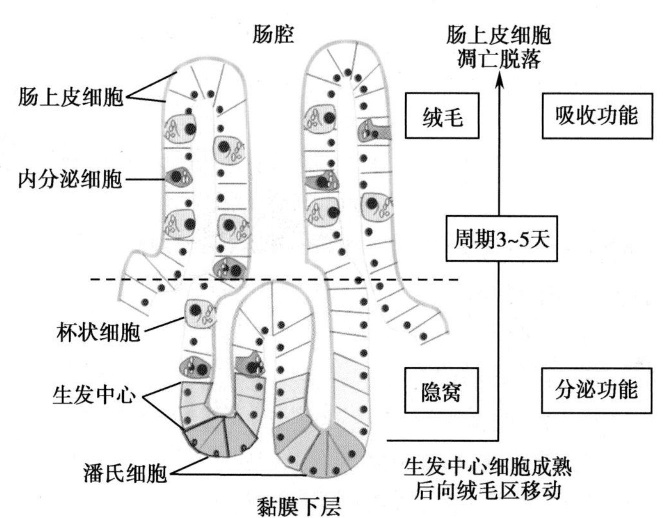

图 2-1-3　小肠绒毛及隐窝组织学结构和各类细胞成分

每个肠上皮细胞均有两种不同的细胞膜，其结构具有非对称性。一种是肠腔面的顶端膜（apical membrane）；另一种是除顶端膜之外的基底外侧膜（basolateral membrane），简称基底膜。这两种细胞膜含有不同的蛋白质，在水、电解质的吸收和分泌方面发挥不同的功能。在不同部位的肠道，顶端膜的通透性和转运电解质、营养物质的功能变化也很大，并可被激素（如 1，25 羟 - 维生素 D、醛固酮等）和其他生物信使所调节。基底膜含有许多生物酶，其中最重要的是 Na^+-K^+-ATP 酶。每个肠上皮细胞在其顶端膜附近和其相邻的细胞膜相连，被称为紧密连接（tight junction，TJ；图 2-1-4）。TJ 有重要的生理功能。它既是水和小分子物质（<300Da）细胞旁吸收（paracellular absorption）的通道，又是相邻细胞间化学信息传递的一个途径。小肠上皮细胞间隙较大，水、电解质和营养物质可通过 TJ 被动扩散而吸收；而结肠上皮细胞排列紧密，因此 TJ 不是其主要的吸收途径。当结肠 TJ 通透性增加时（例如炎症性肠病），组织间液反而会渗漏进入肠腔引起腹泻。

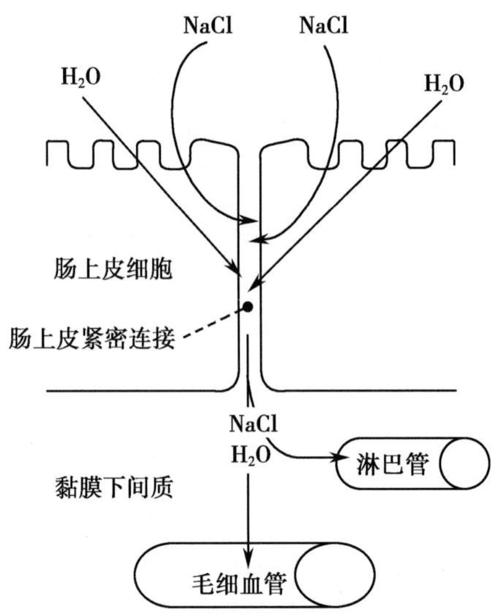

图 2-1-4 水和氯化钠通过肠上皮之间的紧密连接而被动吸收

二、肠内容物保持等渗状态

胃研磨并初步消化食物后将食糜排入十二指肠，食糜迅速被胰液、胆汁和十二指肠液稀释。十二指肠内容物受食物影响，因此渗透压变化较大。例如，摄入大量高糖时渗透压可升高至 600mmol/L 以上，摄入蛋白质较多时渗透压又可低至 290mmol/L。十二指肠黏膜具有高度通透性，当进食高渗性或低渗性食物时，可通过液体的分泌或吸收而迅速调节肠内容物的渗透压。当食糜到达上段空肠时，渗透压已接近血浆渗透压，此后基本维持不变。小肠和结直肠内容物始终保持等渗状态，是肠道正常吸收营养物质、电解质和水分的前提，也是理解诸多腹泻疾病发病机制的关键。以倾倒综合征（dumping syndrome）为例，该病见于胃切除术后的患者，其发病机制在于残胃容积缩小，进餐后胃的舒张和容受功能障碍，加之失去了幽门的调节，导致餐后大量高渗性食糜迅速入进十二指肠或空肠。为保持肠腔内容和肠壁组织间的渗透压平衡，肠腔内高渗碳水化合物和肠壁细胞外液迅速交换，严重时多达 1/4 的有效循环血容量的液体在短时间内进入肠腔，容易引起血糖升高和血容量下降。患者可出现上腹不适、腹痛、恶心呕吐、腹泻等症状，伴心悸、脉搏增快、出汗、血压下降等血容量不足表现。

不同部位肠道的生理功能各异，水和电解质的吸收和分泌机制有所区别，其肠段内消化液的离子浓度差异较大，但渗透压维持不变（表 2-1-1）。任何因素造成肠道在一定时间内不能完全吸收水分，譬如消化液分泌量过大、肠内容物渗透压过高、食物颗粒与肠黏膜接触时间过短、肠黏膜有效吸收面积减少等，都将导致粪便中水分增加，其临床结局就是腹泻。

被肠道上皮细胞吸收的电解质（主要是钠离子）和营养物质在肠上皮两侧产生渗透压差，为了保持肠腔 - 组织之间的渗透压平衡，成比例的水分随着营养物质和电解质的移动而移动。据估计，肠腔内的水分在空肠被吸收 60%～70%（5～6L），在回肠被吸收 15%～20%（约 2L），到回盲部时仅剩 1L 左右。经过结肠进一步吸收，到达直肠的液体只剩 0.1～0.2L。肠道有很强的储备吸收能力。有试验表明，正常人小肠的吸收速度最高可达 0.75L/h，相当

表 2-1-1　消化道各段所含电解质平均浓度、渗透压及与血浆的比较

部位	液体流量(L/d)	离子浓度(mmol/L)			渗透压(mOsm/L)
		Na^+	K^+	Cl^-	
血浆	—	140	4	100	300
口腔	1	15	30	15	不定
胃	2	70	20	110	不定
十二指肠	7	60	15	60	不定
胆汁	0.5～1	140	5～10	100	300
胰液	2	140	5～10	85	300
空肠	4	140	5	100	300
回肠	2	125	23	90	300
近端结肠	1.5	40	80	30	300
直肠	0.1	40	90	15	300

于每日 12～18L，但其上皮细胞排列较疏松，被动吸收比例较高，因此保存钠的能力相对较差。结肠则相反，它的吸收容量比小肠小得多，每日平均仅 1～2L，但受醛固酮等激素的调控，其主动保存钠的能力较强。结肠上皮与肾小管上皮细胞一样受醛固酮的调节，可能与其胚胎发育同源有关。当肠内容物向直肠移动的过程中，其钠离子的浓度逐渐下降，而钾离子浓度逐渐增高(见表 2-1-1)。因此，当患者腹泻量大时，应注意补钾，否则容易发生低钾血症。结肠吸收水分的能力虽然弱于小肠，但在小肠病变(如短肠综合征)的患者，结肠吸收水分可代偿性增高至 4～5L/d，对防止腹泻有重要作用。因此，大范围小肠切除的患者应尽可能完整地保留结肠。

三、水和电解质在肠道吸收概况

由于空肠以远肠内容物基本维持在等渗状态，故水在肠道的吸收相对简单，其伴随和继发于溶质的吸收。溶质(营养物质、电解质等)在肠道的吸收有主动吸收和被动吸收之分。主动吸收要克服跨膜的电化学梯度，因此需要能量；被动吸收由跨膜电化学梯度(electrochemical gradient)决定，不需要能量。肠上皮细胞间的紧密连接(tight junction，TJ)是细胞旁吸收的途径，其机制主要是被动扩散，因此属于被动吸收。近端小肠的细胞排列较为松散，TJ 间隙较大，因此水分和 NaCl 的细胞旁吸收主要发生在近端小肠，而远端小肠和结直肠上皮排列更加紧密，故经 TJ 被动吸收趋于减少。与细胞旁吸收完全依靠被动扩散不同，跨细胞吸收(transcellular absorption)可以是被动的，也可以是主动的。跨细胞吸收的分子机制主要分为以下三种。

1. 转运泵　离子转运泵(pump)是介异细胞膜主动转运的蛋白质。迄今发现的哺乳动物细胞膜上的离子泵均为三磷酸腺苷酶(ATPase)。对肠细胞基底膜的 Na^+-K^+-ATP 酶研究比较充分，其分子结构和原理均已清楚。Na^+-K^+-ATP 酶由两个分别称为 α 和 β 的亚单位构成。每分解一个分子的 ATP 可将 3 个钠离子转运至细胞外，同时将 2 个钾离子转运至细胞内。小肠和结肠上皮细胞基底膜均含有 Na^+-K^+-ATP 酶，其主要功能是维持细胞内低钠浓度和低电位，由此产生的细胞内外电化学梯度，构成了钠和营养物质跨细胞被动吸收的基础。

某些慢性腹泻疾病（如炎症性肠病）可下调基底膜 Na^+-K^+-ATP 酶的活性，从而抑制肠上皮细胞的吸收功能，最终导致腹泻。

2. **载体** 载体（carrier）可分为两种：①运载单一物质，为单一载体；②同时运载两种或两种以上物质，为共同载体。共同载体可以运载电解质或营养物质向相同方向转运（symport），也可以反方向转运（antiport），后者又被称为交换载体（exchanger carrier）。例如，钠和葡萄糖共同转运系统（sodium-glucose transporter system，SGLT）就是一种同向转运载体。SGLT 利用 Na^+-K^+-ATP 酶所产生并维持的细胞内低钠，将葡萄糖与钠离子一起转运至细胞内，这一过程由细胞内外的钠离子梯度差所驱动，属于被动吸收。SGLT 途径主要存在于小肠（尤其是空肠）。除葡萄糖外，氨基酸、二肽、三肽及水溶性维生素在肠道的转运也是和钠离子共同进行的，其基础也是 Na^+-K^+-ATP 酶产生的有利的电化学梯度。主要通过这一途径，除脂肪外其他营养物质在近端小肠就已基本吸收完毕。

反向转运（交换载体）主要有两种：① Na^+/H^+ 交换载体：将 H^+ 转运入肠腔而将 Na^+ 吸收入肠上皮细胞。该载体在回肠和右半结肠表达较为明显，十二指肠和空肠也有一定的表达。② Cl^-/HCO_3^- 交换载体：将 HCO_3^- 转运至肠腔内而将 Cl^- 吸收入肠上皮细胞。这一载体主要在回肠和右半结肠发挥作用，在空肠和左半结肠无表达。反向转运需要消耗能量以克服细胞内外的电化学梯度，因此属于主动吸收。随着肠内容物由空肠向结直肠移动，同向转运趋于减少而反向转运趋于增加。

3. **离子通道** 离子通道（channel）大多数是跨膜蛋白质，多存在于顶端膜。通道有特异性，只允许相应的离子通过。通道有开放和关闭等状态。细胞内的第二信使，如钙离子等可以调节离子通道的活动状态、开放时间等。电解质可以在离子通道中双向通过，流动的方向取决于细胞内外的电化学梯度。所以，离子通道主要介导电解质的被动转运。离子通道是细胞膜上电解质转运的重要途径，其转运能力很强，可以允许大量离子通过而不处于饱和状态。有些激素（如醛固酮）不但影响离子通道的活性，而且可以改变膜上离子通道的数量。目前，已经明确的肠上皮离子通道有钠离子通道、氯离子通道和钾离子通道，主要在结直肠发挥吸收作用。

不同部位的肠道各有自己的解剖和生理特点，水分和溶质的吸收机制也有区别。空肠的跨上皮电位差较小，黏膜电阻较低，肠上皮紧密连接的孔径较大，因而通透性大，钠离子和水可通过细胞旁途径和跨细胞途径被动吸收，有利于肠内容物迅速达到并保持与血浆和组织等渗的状态。而由回肠至结肠，肠腔内钠离子浓度不断下降，跨上皮电位差递增，黏膜电阻变大，同时上皮间孔径变小，上皮细胞排列愈加紧密，通透性下降（表 2-1-2）。由于这两方面的原因，水分由小肠向结肠移动时，由被动吸收逐渐变为主动吸收。整体来看，小肠

表 2-1-2 肠道各段黏膜上皮的生理特征及 NaCl 和水的吸收机制

	空肠	回肠	结肠
跨上皮电位差（mV）	−3	−6	−20
黏膜电阻	低	中等	高
上皮细胞紧密连接的平均半径（nm）	700	300	230
Na^+ 净吸收所需要的肠腔内［Na^+］（mmol/L）	133	70	30
电解质和水的被动吸收	大量	少量	微量

吸收电解质和水分量较大，但以被动吸收为主，调控余地较小；而结肠吸收量虽少，但以主动吸收为主，受机体调控程度较高，因此这两个过程可分别视为消化道对水分吸收的粗调和细调。

四、不同部位肠道吸收机制的差异

1. 空肠的吸收　空肠对电解质和水的吸收主要包括 3 种机制：① Na^+ 和营养物质跨细胞的同向转运；② Na^+/H^+ 交换，Na^+ 被吸收而 H^+ 被转运入肠腔，而肠上皮细胞内产生的 HCO_3^- 则通过基底膜被吸收入血；③水和 Cl^- 经细胞旁途径被动扩散。其中①不仅是电解质吸收的重要机制，也是小肠吸收小分子营养物质的主要途径，最为关键。整体来看，空肠以被动吸收为主，在吸收水和 NaCl 的同时大量吸收营养物质及 HCO_3^-（图 2-1-5）。

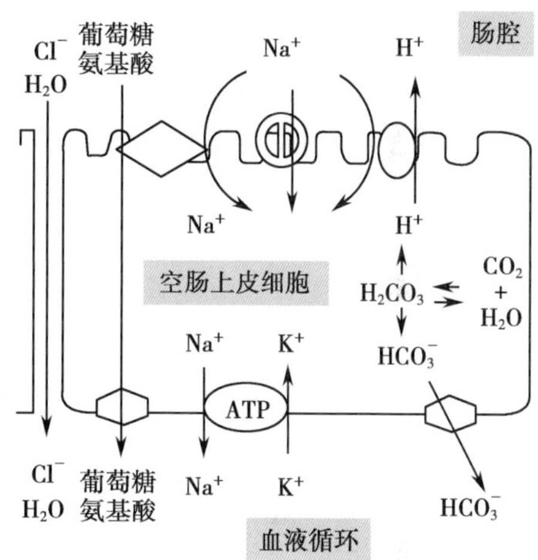

图 2-1-5　空肠上皮细胞的吸收机制

如前所述，Na^+ 和营养物质的共同转运由细胞顶端膜 SGLT 载体介导，受肠上皮细胞内外的电化学梯度控制，是一种被动吸收。空肠上皮细胞刷状缘（微绒毛）的葡萄糖、氨基酸、短肽、水溶性维生素等，一同随 Na^+ 转运至上皮细胞内。由于 Na^+ 带正电荷，在这一转运过程中均伴有 Cl^- 经细胞旁途径被动扩散，以平衡电荷的移动。水分也随之被吸收，以保持细胞内外的等渗。由此可见，葡萄糖和其他营养物的吸收与水、钠关联十分紧密。这种溶质和钠离子共同转运的机制仅存在于小肠，尤其是近端 100cm 的小肠。正常情况下，这也是绝大部分营养物质被吸收的肠段。

认识到葡萄糖和钠离子的吸收相关联，有助于理解口服补液的治疗机制。1 个分子的葡萄糖和 2 个分子的钠离子可带动 260 个水分子被肠上皮吸收，相当于每天可吸收 5L 的水分。市售各类运动饮料除含有电解质外，往往也含有一定的葡萄糖，原因就在于少量葡萄糖可促进肠道吸收 Na^+，有利于在短时间内迅速补充水分。这也是口服补液治疗霍乱等肠道传染病的理论基础。世界卫生组织推荐的口服补液盐（oral rehydration salts，ORS）配方是氯化钠 2.6g、氯化钾 1.5g、枸橼酸钠 2.9g、葡萄糖 13.5g，加水至 1000ml 饮用。实践证明，ORS 可在短时间内有效补充容量，成功挽救了第三世界数百万腹泻儿童的生命，被誉为 20 世纪最重要的医学发明之一。

除了与营养物质一起被动吸收外，十二指肠和空肠上皮细胞还有 Na^+/H^+ 交换载体（Na^+-H^+ exchanger，NHE），这是一种主动吸收的机制。细胞内的水和二氧化碳结合产生碳酸，经碳酸酐酶作用产生 H^+ 和 HCO_3^-，HCO_3^- 进入血液循环，H^+ 则被转运出细胞外交换 Na^+。进入细胞内的 Na^+ 随后被 Na^+-K^+-ATP 酶运出细胞，以维持细胞内外的钠离子电化学梯度。NHE 属于 SLC9 载体家族，共有 3 种亚型：NHE2（*SLC9A2*）、NHE3（*SLC9A3*）、NHE8，其中 NHE3 发挥主要作用。某些先天性腹泻病（congenital diarrhea disease，CDD）就是 NHE 的遗传缺陷所致（详见第 11 章第 10 节）。例如，*SLC9A3* 基因突变可造成 NHE3 功能缺陷，肠道 Na^+/H^+ 交换障碍导致大量的 Na^+ 经粪便丢失，粪便中［Na^+］> 90mmol/L，被称为先天性失钠性腹泻

(congenital sodium diarrhea，CSD)。CSD 患者易出现血容量不足和低钠血症，同时 H^+ 无法被转运至肠腔而被过度吸收，可引起严重的代谢性酸中毒。另一种罕见的遗传性腹泻病——微绒毛包涵体病(microvillus inclusion disease，MVID)也与 NHE3 功能障碍有关。NHE3 也参与了一些获得性腹泻病的发病机制。例如，肠黏膜炎症可下调 NHE3 载体功能，引起腹泻、肠道菌群失调、肠黏膜屏障功能受损。这可能也是炎症性肠病(IBD)患者易合并慢性腹泻的原因之一。在感染性肠病中，某些细菌(如沙门菌、志贺菌、空肠弯曲菌)可增加肠上皮细胞内的 Ca^{2+} 浓度，抑制 NHE3 功能，从而造成腹泻。

2. **回肠的吸收** 回肠的吸收机制与空肠相近，但也有重要区别，表现在以下几个方面：①大部分营养物质在空肠已被吸收完毕，故回肠的 Na^+ 和营养物质共同转运减少，而 Na^+/H^+ 交换机制增强。②回肠是维生素 B_{12} 和胆汁酸的主要吸收场所。维生素 B_{12} 需要和内因子结合，才能被回肠上皮细胞所吸收。胆汁酸在末端回肠被吸收，其机制与 Na^+- 葡萄糖共同转运相似。因此，回肠切除或病变的患者易发生维生素 B_{12} 缺乏和胆汁酸性腹泻(详见第 12 章第 9 节)。③回肠上皮细胞膜有 Cl^-/HCO_3^- 交换载体，这是空肠所缺少的，但在十二指肠有分布。回肠是吸收 Cl^- 的主要肠段。在回肠，Cl^- 不是像空肠那样经过细胞旁途径被动吸收，而是通过与 HCO_3^- 交换被主动吸收入细胞内，HCO_3^- 则被上皮细胞转运进入肠腔。Na^+/H^+ 交换载体和 Cl^-/HCO_3^- 交换载体共同发挥作用的结果，是 NaCl 被吸收入上皮细胞，而 H_2CO_3 被分泌入肠腔，并分解为 H_2O 和 CO_2。由于胆汁和胰液中含有大量的 HCO_3^-，需依赖空肠的主动吸收，加之回肠细胞为了吸收 Cl^- 而将 HCO_3^- 转运入肠腔，故腹泻量大的患者易丢失 HCO_3^-，造成高氯性代谢性酸中毒。图 2-1-6 总结了回肠吸收和分泌电解质及水分的机制。

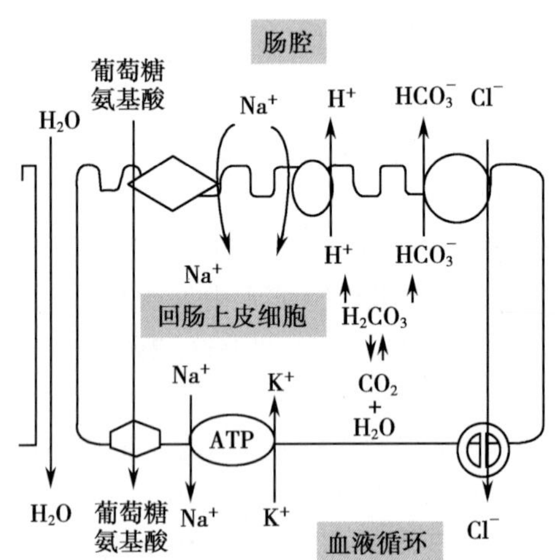

图 2-1-6 回肠上皮细胞的吸收和分泌机制

至少有两种 Cl^-/HCO_3^- 交换载体表达于十二指肠、回肠和结肠上皮细胞，被分别称为 *SLC26A3* 和 *SLC26A6*。其中，*SLC26A3* 基因在结直肠腺瘤中表达下调，因此又被称为腺瘤下调基因(down-regulated in adenoma，DRA)；而 *SLC26A6* 基因又被称为假定阴离子转运蛋白 1(putative anion transporter-1，PAT-1)。PAT-1 不仅是 Cl^-/HCO_3^- 的交换载体，还介导其他阴离子在肠上皮的交换，包括 Cl^-/ 草酸、SO_4^{2-}/ 草酸、SO_4^{2-}/Cl^-、Cl^-/OH^-、Cl^-/ 甲酸等。当基因突变导致 Cl^-/HCO_3^- 交换载体丧失功能时，大量的 Cl^- 无法被吸收，可造成严重的分泌性腹泻，被称为先天性失氯性腹泻(congenital chloride diarrhea，CCD)。CCD 是一种常染色体隐性遗传病，表现为大量水样泻，患儿粪便中[Cl^-]> 90mmol/L，伴有低钠血症、低钾血症、低氯血症和代谢性碱中毒。某些获得性腹泻疾病也可通过抑制 Cl^-/HCO_3^- 交换载体导致腹泻发生，例如炎症性肠病、胆汁酸性腹泻、显微镜下结肠炎等。

3. **结肠的吸收** 结肠上皮细胞间的紧密连接(TJ)孔径较小，因此黏膜通透性明显下降，仅有 K^+ 可通过 TJ 被动吸收，水和钠的吸收不通过细胞旁途径。这是可以理解的，因为经过小肠对 Na^+ 的大量吸收，到达结肠的消化液中[Na^+]已明显降低(约 40mmol/L)，Na^+ 的被动吸收已无法自动实现。相反，跨上皮细胞的电化学梯度却有利于血液和组织中的 Na^+ 向肠腔内扩散，但由于TJ的屏障功能而未发生（见表2-1-1和表2-1-2）。疾病状态下，若TJ通透性轻微增加，即可导致大量电解质和水分渗漏入肠腔。例如，艰难梭菌感染可以上调结肠上皮细胞内钙离子浓度，抑制小GTP结合蛋白（small GTP-binding protein，SGBP）活性。SGBP的主要功能是维持细胞骨架和TJ功能，其被细菌毒素抑制后结肠黏膜通透性增加，从而造成腹泻。

近端结肠的吸收机制与回肠相似，主要是通过 Na^+/H^+ 和 Cl^-/HCO_3^- 交换载体，相当于吸收了电中性的NaCl（electrical neutral NaCl absorption），而分泌 H_2O 和 CO_2 入肠腔。而在远端结肠，上皮钠离子通道（epithelial sodium channel，ENaC）是主要的吸收途径。Na^+ 在ENaC的流动方向取决于细胞内外的电化学梯度，同样也有赖于细胞基底膜 Na^+-K^+-ATP酶的作用。所以，ENaC介导的是 Na^+ 的被动吸收，这一点与小肠的钠离子和营养物质共同载体是一致的。为维持电中性，在 Na^+ 通过ENaC进入肠上皮细胞的同时，Cl^- 从细胞外间质经基底膜也进入细胞内。醛固酮可以上调ENaC的数量并增加其活性，从而增强结肠对水、钠的重吸收。炎症性肠病患者的慢性腹泻，其部分原因就是炎症介质引起肠上皮的 Na^+/H^+ 和 Cl^-/HCO_3^- 交换载体功能下调，造成液体吸收减少。

结肠细菌可分解肠道内未被消化的淀粉和膳食纤维，合成短链脂肪酸（short chain lipid acid，SCFA）。SCFA是结肠上皮细胞的主要能量来源和营养底物，参与维持结肠黏膜形态和功能。研究发现，SCFA可上调结肠上皮 Na^+/H^+ 交换载体活性，从而促进NaCl和水的吸收。这是结肠与小肠吸收机制的另一个重要区别。

结肠吸收 K^+ 的机制有2种，一是通过细胞旁途径，二通过细胞基底膜，均为被动扩散。由于 Na^+-K^+-ATP酶的作用，细胞内 K^+ 浓度较高而 Na^+ 浓度较低。结肠上皮细胞基底膜对 K^+ 有一定的通透性，K^+ 可以从细胞内被动扩散至细胞外，这一机制也是结肠所独有的，小肠上皮细胞不能被动扩散 K^+。结肠上皮细胞还可通过顶端膜的离子通道将 K^+ 转运入肠腔，因此结肠内容物[K^+]明显升高（80～90mmol/L）。在胆汁酸性腹泻（bile acid diarrhea，BAD）的患者，过量的胆汁酸进入结肠，可刺激肠上皮细胞分泌 K^+ 和 Cl^-，抑制 Na^+/H^+ 交换载体及ENaC通道吸收 Na^+，还可下调TJ粘连蛋白JAM-3的表达，从而增加黏膜通透性，这些异常机制共同导致BAD患者的水样泻。图2-1-7总结了结肠上皮细胞的吸收和分泌机制。

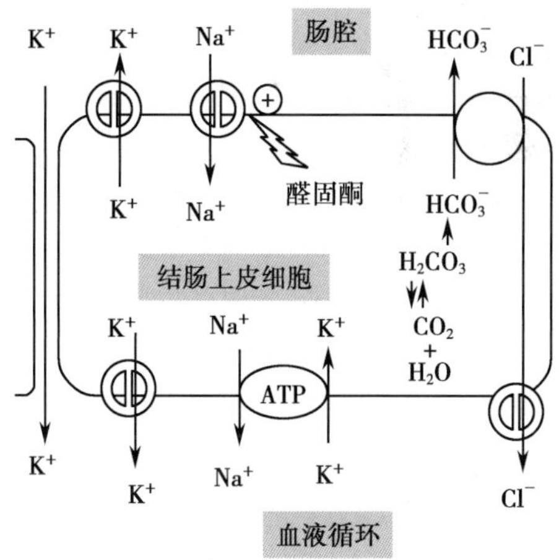

图2-1-7　结肠上皮细胞的吸收和分泌机制

五、水和电解质的分泌

整个肠道的分泌以氯离子的分泌为中心，碳酸氢根的分泌依赖于氯离子的分泌。现分别叙述其机制如下。

1. **氯离子的分泌**　血液中的 Cl^- 通过 Na^+-K^+-Cl^- 共同载体由基底膜进入肠上皮细胞。进入细胞后的 Na^+ 由基底膜的 Na^+-K^+-ATP酶泵出细胞，K^+ 通过顶端膜和基底膜的钾离子通道回到细胞外，而 Cl^- 则由顶端膜分泌至肠腔。为平衡电荷的移动，Na^+ 和水分随之经细胞旁途径被动分泌入肠腔。Cl^- 的这一分泌过程是主动的，受细胞内第二信使 cAMP 的调控。cAMP 由腺苷酸环化酶（adenylate cyclase，AC）合成，然后活化蛋白激酶 A（protein kinase A，PKA）。PKA 通过磷酸化（PO_4^{3-}）激活细胞顶端膜的氯离子通道，一种叫囊性纤维化跨膜转运调节体（cystic fibrosis transmembrane conductance regulator，CFTR）的蛋白。当顶端膜上的氯离子通道（CFTR 蛋白）开放时，Cl^- 由顶端膜分泌至肠腔（图 2-1-8）。

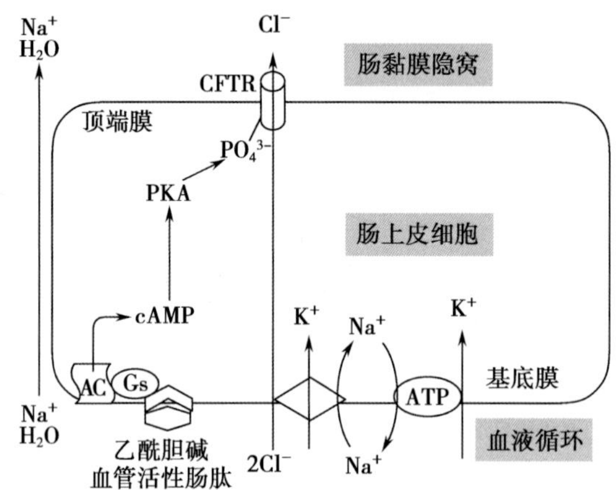

图 2-1-8 肠上皮细胞分泌氯离子的机制

很多分泌性腹泻病的发病机制与肠上皮细胞分泌 Cl^- 有关。例如，血管活性肠肽（vasoactive intestinal peptide，VIP）瘤分泌的 VIP 可通过 G 蛋白（Gs）激活腺苷酸环化酶（AC），造成细胞内 cAMP 浓度持续升高和细胞顶端膜的氯离子通道（CFTR）持续开放，大量 Cl^- 被分泌至肠腔。为维持电荷和渗透压平衡，Na^+ 和水分也从细胞旁途径被分泌入肠腔，其结果就是分泌性腹泻。霍乱毒素和大肠杆菌毒素则是通过催化 G 蛋白的 α 亚基失去 GTP 酶活性，导致对 AC 的持续激活，其刺激肠上皮分泌 Cl^- 的效应与 VIP 一致。这些细菌毒素同时还下调细胞顶端膜上的钠和葡萄糖共同转运系统（SGLT）和 Na^+/H^+ 交换载体，抑制钠、水的吸收，从而造成大量水样泻。与之相反，囊性纤维化（cystic fibrosis）的患者由于基因突变造成 CFTR 失活，上皮细胞不能正常分泌 Cl^-，严重影响了 Na^+ 和水分的输出，导致外分泌腺的分泌物黏稠，可引起肠梗阻、便秘、小肠细菌过度生长、胰腺外分泌功能减退、慢性胰腺炎等。

2. **碳酸氢根离子的分泌** 近年来，有学者认识到十二指肠分泌 HCO_3^- 的重要性。十二指肠上皮细胞大量表达 Cl^-/HCO_3^- 交换载体（特别是 PAT-1），以吸收排入十二指肠的胃液中的 Cl^-，并分泌 HCO_3^- 入肠腔。HCO_3^- 同时也是胆汁和胰液中的主要阴离子。十二指肠液、胆汁、胰液中均含有大量的 HCO_3^-，有利于迅速中和胃酸，并平衡肠内容物的渗透压，为消化酶发挥活性提供了合适的理化环境（详见第 2 章第 2 节）。经过十二指肠内液体的稀释，自空肠以远，肠内容物开始保持与血浆和组织渗透压相等的状态。与胃酸中和之后，近端小肠所剩余的 HCO_3^- 不多。在远端小肠和结肠，HCO_3^- 通过 Cl^-/HCO_3^- 交换载体被分泌，成为吸收肠腔 Cl^- 的主要途径。

综上所述，肠道对水、电解质的转运受到复杂精细的调控，不同部位肠道的吸收和分泌受不同的机制介导。经过胆汁、胰液、十二指肠液的稀释，以及后续肠道的转运，从近端小肠到结直肠其内容物始终保持等渗状态。为维持这一等渗状态，成比例的水分随着电解质和营养物质的转运而被转运。在肠内容物向远端移动的过程中，被动吸收逐渐减少，主动吸收趋于增多。掌握电解质和水在肠道的转运过程，有助于深入理解各类腹泻疾病的发病机制。

（吴　东　李　玥　钱家鸣）

参考文献

1. 潘国宗，曹世植．现代胃肠病学．北京：科学出版社，1994：255-268.
2. Trowers E，Tischler M. Gastrointestinal physiology：a clinical approach. London：Springer，2014.
3. Kiela PR，Ghishan FK. Physiology of intestinal absorption and secretion. Best Pract Res Clin Gastroenterol，2016，30（2）：145-159.
4. Fordtran JS. Stimulation of active and passive sodium absorption by sugars in the human jejunum. J Clin Invest，1975，55（4）：728-737.
5. Thomson AB，Keelan M，Thiesen A，et al. Small bowel review：normal physiology part 1. Dig Dis Sci，2001，46（12）：2567-2587.
6. Thomson AB，Keelan M，Thiesen A，et al. Small bowel review：normal physiology part 2. Dig Dis Sci，2001，46（12）：2588-2607.
7. Ghishan FK，Kiela PR. Small intestinal ion transport. Curr Opin Gastroenterol，2012，28（2）：130-134.
8. Kato A，Romero MF. Regulation of electroneutral NaCl absorption by the small intestine. Annu Rev Physiol，2011，73：261-281.
9. Walker NM，Simpson JE，Yen PF，et al. Down-regulated in adenoma Cl/HCO3 exchanger couples with Na/H exchanger 3 for NaCl absorption in murine small intestine. Gastroenterology，2008，135（5）：1645-1653.
10. Astbury SM，Corfe BM. Uptake and metabolism of the short-chain fatty acid butyrate，a critical review of the literature. Curr Drug Metab，2012，13（6）：815-821.
11. Payne CM，Fass R，Bernstein H，et al. Pathogenesis of diarrhea in the adult：diagnostic challenges and life-threatening conditions. Eur J Gastroenterol Hepatol，2006，18（10）：1047-1051.
12. Camilleri M，Sellin JH，Barrett KE. Pathophysiology，evaluation，and management of chronic watery diarrhea. Gastroenterology，2017，152（3）：515-532.

第 2 节　营养物质的消化和吸收

知识要点

1. 消化是将食物中的大分子营养物质转变为容易吸收的小分子物质，吸收是将这些小分子物质经过肠道上皮转运进入人体。
2. 消化的主要化学过程是水解，营养物质吸收的主要途径是跨细胞转运，少数通过细胞旁途径转运。
3. 人体消化和吸收的主要场所是在小肠，需要各类消化酶参与。
4. 膳食中所有碳水化合物必须分解为单糖才能被吸收，缺乏相应的分解酶（如乳糖酶、海藻糖酶等）可引起渗透性腹泻。

5. 葡萄糖和钠离子一起被转运入肠上皮细胞，这一点是口服补液治疗腹泻的理论基础。
6. 蛋白质的消化主要依靠胰腺分泌的各种蛋白消化酶，其中胰蛋白酶被小肠黏膜刷状缘的肠肽酶所激活，随后胰蛋白酶催化自身并活化其他类型的蛋白消化酶。
7. 肠上皮细胞可吸收氨基酸和短肽，短肽在细胞内分解为氨基酸，然后经门静脉系统转运至肝脏。
8. 食糜和胃酸可刺激促胰液素和胆囊收缩素的释放，从而增加胰液和胆汁的排泌。
9. 在胰液、胆汁及胃肠液的作用下，膳食中的脂肪降解为甘油三酯后和胆汁酸一起形成微胶粒，是脂肪近一步分解和吸收的基础。
10. 胆汁酸在十二指肠和空肠不被吸收，而是在肠腔内循环利用，最后在末端回肠吸收并被转运回肝脏（肠肝循环）。肠肝循环障碍可引起胆汁酸性腹泻。
11. 长链甘油三酯吸收后以乳糜微粒的形式通过淋巴系统运输至全身，而中、短链甘油三酯可直接通过门静脉吸收，这一点对某些疾病（如小肠淋巴管扩张）有治疗价值。
12. 肠道细菌合成的短链脂肪酸是结肠上皮细胞的主要能量来源，对于维持肠上皮细胞形态和功能起重要作用，同时与多种疾病的发病机制有关。
13. 肠道对钙、磷和镁离子等其他营养物质的吸收均受到严密的调控。

消化和吸收营养物质是胃肠道最主要的生理功能。食物中的碳水化合物、蛋白质和脂肪等大分子物质通过胃肠道的运动、消化液的稀释以及各类消化酶的水解作用，被转化为可溶于水的利于吸收的小分子，这一过程被称为“消化”（digestion）。这些小分子营养物质（单糖、氨基酸和短肽、甘油三酯）经胃肠道上皮细胞吸收然后被转运进入人体的过程，被称为“吸收”（absorption）。消化和吸收是同一个生理过程紧密关联的两个部分。

小肠是消化与吸收的主要部位，其长度占消化道的2/3。小肠被分为十二指肠、空肠和回肠三部分，其中十二指肠长度占小肠的8%～10%，空肠占30%～40%，回肠占50%～60%。十二指肠是胰液和胆汁进入肠道的部位，胃酸在十二指肠被胰液中的碳酸氢根中和，从而为胰腺消化酶发挥活性提供了适宜的酸碱环境。各类疾病若造成胆汁或胰液分泌不足，或胃酸分泌过多引起消化酶失活，均可引起吸收不良和腹泻。正常状态下，绝大部分营养物质吸收由近端100cm小肠完成，包括糖类、氨基酸、脂肪、铁、钙、叶酸、维生素（维生素B_{12}除外）等，而远端小肠主要吸胆汁酸、维生素B_{12}以及剩余营养物。胃肠道的再循环机制保证了绝大部分消化液可以被重吸收。

小肠肠壁可分为4层，即黏膜层、黏膜下层、肌层和浆膜层。小肠黏膜面有许多瓣状环形皱襞，皱襞表面有许多呈指状突起的绒毛。绒毛外层柱状上皮细胞表面还有许多突起的微绒毛（micro-villi），又称刷状缘（brush border），其上附有大量消化酶，作用是将营养物质水解为容易吸收的小分子。这些结构大大增加了小肠黏膜面积，使之比相应的浆膜层面积增加600倍。小肠巨大的吸收面积、食物在小肠内停留较长时间（3～8h），加上小肠蠕动和绒毛运动，保证了食物颗粒可充分接触黏膜面，有利于营养物质的消化和吸收。某些疾病造成小肠长度减少（如短肠综合征）、小肠绒毛萎缩（如乳糜泻）或肠道通过时间缩短（如甲状腺功能亢进），可引起消化吸收障碍和腹泻。

从营养物质转运的角度来看，消化吸收过程可分为 3 个阶段。

1. **腔内期**（intraluminal phase）　腔内期是一个单纯“消化”的过程。食物颗粒经消化液稀释为等渗状态，并经肠腔内消化酶的水解作用，为下一步被小肠上皮细胞吸收做好了准备。腔内期所需消化酶大多来自胰腺，包括胰蛋白酶、糜蛋白酶、脂肪酶等；少量来自胃和小肠上皮细胞分泌，前者主要是胃蛋白酶，后者包括肠肽酶、蔗糖酶、乳糖酶等。

2. **黏膜期**（mucosal phase）　这是消化和吸收“交接”的环节。被部分消化的营养物质进一步在上皮细胞刷状缘水解，然后被转运入上皮细胞。绝大部分营养物质需要通过跨细胞途径吸收入肠上皮细胞，才能运送出小肠黏膜固有层，少数分子量较小的营养物质（如少量单糖、氨基酸、电解质等）也可通过细胞旁途径直接吸收。跨细胞吸收可大致分为载体介导和被动扩散两种方式（图 2-2-1）。

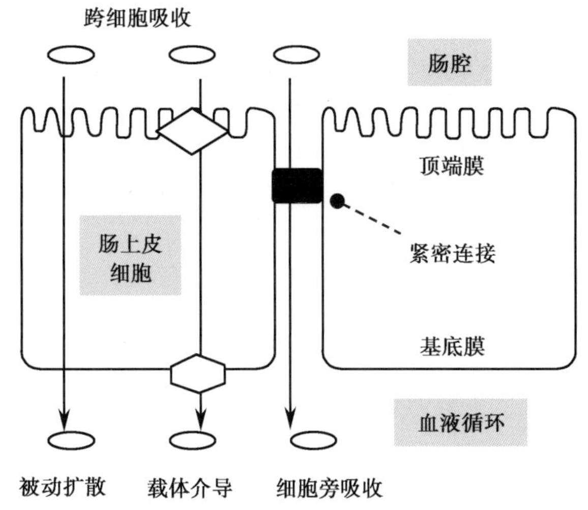

图 2-2-1　营养物质吸收和转运的两个途径：跨细胞吸收和细胞旁吸收

3. **运送期**（transport phase）　营养物质经肠上皮细胞离开黏膜固有层，经门静脉（单糖、氨基酸、中短链甘油三酯）或淋巴系统（含长链甘油三酯的乳糜微粒）进入体循环，被输送至身体其他脏器储存或代谢。

下面按照不同类型的营养物质及肠道的不同部位，对消化吸收生理做简要介绍，重点是理解慢性腹泻疾病的发病机制。

一、小肠对碳水化合物的消化吸收

膳食中 60%～70% 可消化吸收的碳水化合物是分子量较大的多糖（polysaccharides），主要是直链淀粉（amylose）和少数支链淀粉（amylopectin）。其余尚有一些双糖（disaccharides），包括乳糖（lactose）、蔗糖（sucrose）、麦芽糖（maltose）和海藻糖（trehalose）等。它们均需水解为单糖（monosaccharide）后才能被小肠吸收。一部分淀粉以及不以 α-1，4 键连接的多糖如纤维素等不能在小肠消化，而以未被消化的原型进入结肠，其中部分可以被结肠细菌酵解利用，以合成短链脂肪酸。

1. **腔内期**　淀粉的消化开始于口腔，唾液中含有一定量的淀粉酶，可以催化淀粉水解。

但食物在口腔内停留时间短，进入胃后唾液淀粉酶在酸性环境中迅速失活。所以，淀粉的消化主要在小肠内进行。在十二指肠，多糖的消化主要靠来自胰腺分泌的淀粉酶，水解过程中产生分子大小不一的中间产物，最后产物为麦芽糖（maltose）、麦芽三糖（maltotriose）和α- 糊精（α-dextrin）等。

2. **黏膜期** 从淀粉水解而产生的麦芽糖、麦芽三糖和 α- 糊精，以及从食物摄入的双糖均需进一步水解为单糖才能被吸收，这一步是在近端 100cm 小肠进行的。这部分小肠的肠上皮细胞刷状缘有较多类型的寡糖酶，如麦芽糖酶（maltase）、异麦芽糖酶（isomaltase）、蔗糖酶（sucrase）、乳糖酶（lactase）、海藻糖酶（trehalase）等。这些寡糖酶进一步水解由淀粉酶产生的中间产物，最终形成葡萄糖（glucose）、半乳糖（galactose）和果糖（fructose）。葡萄糖进入肠上皮细胞由刷状缘上特异的载体所介导，是一个主动转运的过程，即当肠腔中葡萄糖浓度低于血糖浓度时，仍能逆浓度梯度而转运。该载体被称为钠离子和葡萄糖转运系统（sodium-glucose transporter system，SGLT），SGLT 可同时与 2 个钠离子和 1 个葡萄糖分子结合。肠上皮细胞基底膜 Na^+-K^+-ATP 酶产生并维持细胞内低钠浓度，在细胞内外形成钠离子的浓度梯度差，为葡萄糖与钠离子同方向转运提供了能量。半乳糖也是通过 SGLT 载体来转运，而果糖则通过 GLUT-2 和 GLUT-5 载体被吸收，后者是一个易化扩散（facilitated diffusion）的过程，不能逆浓度差转运。大多数葡萄糖由 SGLT 系统转运，少数也可经 GLUT-5 载体转运。

由于葡萄糖与钠、水的吸收相关联，少量的葡萄糖有利于促进肠道吸收水分，因此由世界卫生组织开发的“口服补液盐”含有比例合适的电解质和葡萄糖，腹泻患者口服后补充容量的效果较好。

3. **运送期** 单糖吸收后主要通过门静脉系统运送。关于碳水化合物的吸收机制如图 2-2-2 所示。

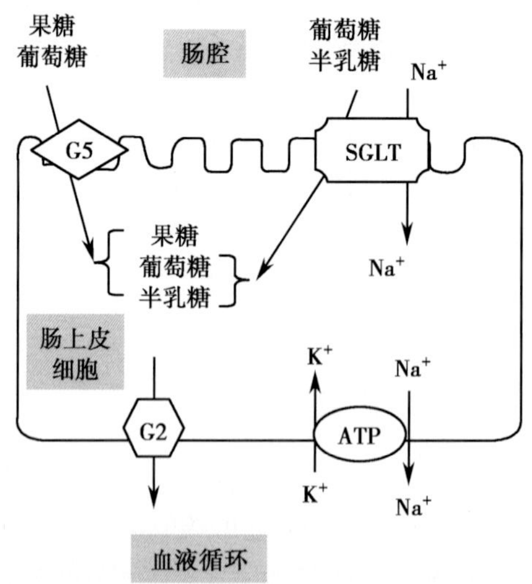

图 2-2-2 单糖（葡萄糖、半乳糖、果糖）的吸收机制

寡糖酶缺乏造成双糖无法降解为单糖，不被吸收的双糖引起肠腔内渗透压增高，水分向肠腔内移动以维持肠内容物的等渗状态，可导致渗透性腹泻。例如，乳糖不耐受（lactose intolerance）的患者其小肠上皮细胞刷状源缺乏乳糖酶，无法降解乳糖，因此饮用乳制品后可发生渗透性腹泻。生活在格陵兰岛的因纽特人体内缺乏海藻糖酶，不能消化吸收海藻糖，因此食用含海藻糖丰富的食物（如海藻、蘑菇、豆类等）容易引起腹泻。

二、小肠对蛋白质的消化吸收

蛋白质是维持人体健康和正氮平衡的必需营养物质。正常情况下，国人每天从膳食中摄入的外源性蛋白质 50～80g，还产生 20～30g 的内源性蛋白质，包括分泌的消化液、脱落的胃肠道上皮细胞以及正常情况下肠道分泌的少量血浆蛋白。然而，每日从粪便中排出的氮仅 1～2g，相当于 6～12g 的蛋白质，这说明肠道消化和吸收蛋白质的效率很高（约 90%）。

1. **腔内期**　蛋白质必须分解成氨基酸或短肽（2～3 个残基）才能被小肠上皮所吸收和转运。蛋白质的消化始于胃内的胃蛋白酶（pepsin）。在 pH 为 1～3 的酸性环境中，胃蛋白酶原（pepsinogen）可自动活化为胃蛋白酶，后者可水解蛋白质中的芳香族氨基酸链，产生分子量不等的蛋白质中间产物以及少量多肽、寡肽和氨基酸。但是蛋白质在胃中的消化是很不完全的，其消化的主要场所是在小肠。当肠道内 pH 升至 5 以上时，胃蛋白酶即失活。因此，进入十二指肠（pH 6.0～6.5）的胃蛋白酶无法发挥作用，也并非人体消化食物蛋白质所必需，证据之一就是全胃切除的患者依然可以进食。

蛋白质在小肠内彻底水解主要依靠胰腺分泌的蛋白消化酶，以及小肠黏膜刷状缘中蛋白水解酶。胰腺分泌的蛋白消化酶包括胰蛋白酶（trypsin）、糜蛋白酶（chymotrypsin）、羧肽酶（carboxypeptidase）和弹力蛋白酶（elastase）等，在分泌入肠道之前它们均以无活性的酶原形式储存于胰腺中。胃内的食物颗粒可促使肠黏膜的内分泌细胞分泌促胰液素（secretin）和胆囊收缩素（cholecystokinin，CCK），同时也促进肠上皮细胞刷状缘释放肠肽酶（enteropeptidase）。促胰液素主要刺激胰腺分泌水和碳酸氢盐，而 CCK 主要刺激胰腺分泌蛋白消化酶原。肠肽酶可以选择性激活胰蛋白酶原而产生胰蛋白酶，胰蛋白酶进一步活化自身，并激活其他胰腺消化酶。这些酶联合作用的结果，使肠腔内蛋白质消化为氨基酸（占 1/3）和一些 2～6 个氨基酸残基组成的寡肽（占 2/3）。

2. **黏膜期**　小肠上皮细胞刷状缘和胞质内有大量氨肽酶（amiopeptidase）和寡肽酶（oligpeptidase），将寡肽进一步水解为氨基酸和 2～3 个残基的短肽。与碳水化合物的吸收不同，蛋白质可以氨基酸、二肽或三肽的形式被吸收。氨基酸和短肽的吸收分属两个不同的转运系统，前者通过特异的氨基酸载体，而后者则通过肽转运蛋白（peptide transporter，PEPT）进行。PEPT 有 2 种类型，即 PEPTl 和 PEPT2。其中，PEPT2 主要表达于肾小管上皮细胞膜，其功能是重吸收原尿中的短肽。对肠道短肽吸收更重要的是 PEPTl，这是一种 H^+ 依赖的、低亲和力高容量转运体，主要表达于小肠上皮细胞刷状缘，另外在近端肾小管上皮细胞、胆管上皮细胞和部分免疫细胞中亦有表达。短肽通过 PEPT1 被吸收入肠上皮细胞后，被胞质中的肽酶最终水解为氨基酸，然后被运送出小肠黏膜固有层。H^+ 和短肽的共同转运需利用 Na^+/H^+ 交换载体所产生并维持的胞内低氢离子浓度，因而间接依赖于钠离子的吸收。PEPT1 在肠道的分布有两种趋势：①在垂直方向上，从小肠绒毛顶部至隐窝 PEPT1 表达逐渐减少；②在水平方向上，PEPT1 在全小肠均有表达，但从十二指肠至回肠其分布密度逐渐减低。PEPT1 在结肠通常无表达，但在某些病理情况下（如炎症性肠病、短肠综合征）结肠也可少量表达 PEPT1，从而获得一定的吸收蛋白质的能力。除了吸收短肽，PEPTl 还可转运很多结构类似短肽的药物，如β-内酰胺类抗生素、血管紧张素转化酶抑制剂、肾素抑制剂等，因此成为很多新药开发的靶点蛋白。关于蛋白质的吸收机制见图2-2-3。

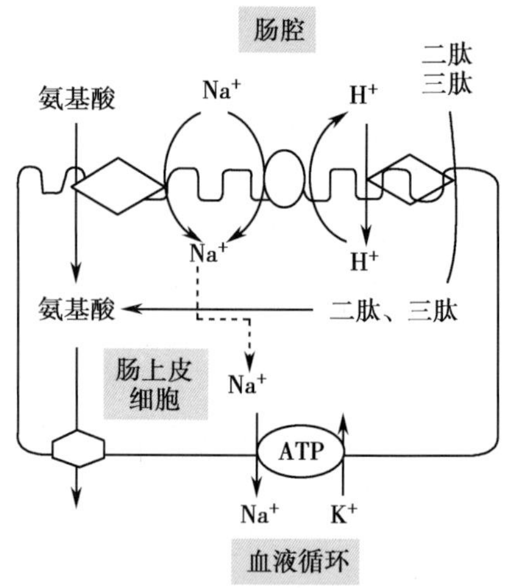

图 2-2-3 氨基酸和短肽的吸收机制

与短肽不同，氨基酸在小肠的吸收涉及多个类型的载体，较为复杂，其中部分载体的转运机制类似于葡萄糖，即氨基酸、钠离子和载体结合后，利用基底膜 Na^+-K^+-ATP 酶创造的细胞内外钠离子电化学梯度，将氨基酸和钠离子共同转运入细胞内。也有部分载体为非钠离子依赖性。目前，已经明确的各类氨基酸转运载体及编码基因总结于表2-2-1。编码这些转运载体的基因发生突变，可引起氨基酸吸收不良。由于人体肾小管上皮吸收氨基酸的载体与小肠有高度同源性，因此这类患者也容易出现氨基酸尿。例如，B^0 载体基因突变可引起色氨酸加氧酶缺乏症（Hartnup病）。该病最早于1956年由Baron等发现于一个姓Hartnup的家族中，其临床表现包括糙皮病、神经系统损害和氨基酸尿等。b^0 载体基因突变可引起胱氨酸吸收障碍，胱氨酸在粪便和尿中浓度增高，后者可引起泌尿系统结石。

表 2-2-1 目前已知的小肠上皮细胞各类氨基酸转运载体

名称（按字母排列）	具体功能以及编码基因和蛋白质名称
ASC	钠离子依赖性电中性L-氨基酸交换载体（主要针对丙氨酸、丝氨酸和半胱氨酸） 编码基因：*SLC1A5*；蛋白质：ASCT2
B^0	钠离子依赖性电中性L-氨基酸转运载体（对氨基酸对特异性类似ASC） 编码基因：*SLC6A19*；蛋白质：B^0AT1
$B^{0,+}$	钠和氯离子依赖性电中性和正电荷L-氨基酸转运载体，也包括部分电中性D-氨基酸 编码基因：*SLC6A14*；蛋白质：ATB^{0+}
$b^{0,+}$	钠离子非依赖性电中性和正电荷L-氨基酸转运载体，也包括胱氨酸 编码基因：*SLC7A9* 和 *SLC3A1*；蛋白质：b^{0+}AT 和 rABT 构成的双聚体
β	钠和氯离子依赖性特异性β-氨基乙磺酸（牛磺酸）和β-丙氨酸转运载体 编码基因：*SLC6A6*；蛋白质：TAUT
IMINO	钠和氯离子依赖性含亚氨基的氨基酸转运载体，如脯氨酸、羟脯氨酸、哌啶酸 编码基因：*SLC6A20*；蛋白质：SIT1
N	钠和氢离子交换载体，针对谷氨酸、天冬氨酸、组氨酸，主要位于隐窝 编码基因：*SLC38A3* 和 *SLC38A5*；蛋白质：SN1 和 SN2
PAT	氢离子和氨基酸共同转运载体，针对短链氨基酸如甘氨酸、丙氨酸、脯氨酸等 编码基因：*SLC36A1*；蛋白质：PAT1
X^-_{AG}	钠和氢离子依赖性负电荷氨基酸转运载体，如天冬氨酸 编码基因：*SLC1A1*；蛋白质：EAAC1

3. **运送期** 肠上皮细胞内的氨基酸通过基底膜的各类载体（已知至少有6种）转运至黏膜固有层毛细血管，最终通过门静脉系统运输至肝脏和全身其他器官。

三、小肠对脂肪的消化吸收

国人正常膳食平均每日摄入脂肪 50～80g。多数膳食性脂肪是长链甘油三酯（triacylglycerol），含饱和脂肪酸如棕榈酸（palmitic acid）和硬脂酸（stearic acid），以及不饱和脂肪酸如油酸（oleic acid）、亚油酸（linoleic acid）和亚麻酸（linolenic acid）。此外，还有少量磷脂（phospholipid）和胆固醇（cholesterol）。正常情况下，摄入的脂肪至少 95% 被吸收。

1. **腔内期**　脂肪在胃内消化很少，其消化主要发生在小肠。舌基底部的味腺（Von Ebner 腺）可分泌舌脂肪酶（lingual lipase），胃黏膜壁细胞也产生少量的胃脂肪酶，加之食物中的酸性脂肪酶和磷脂酶共同作用，其结果是 10%～30% 的膳食脂肪在胃内水解。进食可通过神经反射引起胰酶分泌，食糜促进十二指肠黏膜释放胆囊收缩素（CCK），促进胆囊收缩和 Oddi 括约肌松弛以增加胆汁排量，CCK 还可刺激胰酶分泌。胃酸和食糜同时还引起十二指肠黏膜释放促胰液素，刺激胰腺分泌水和碳酸氢盐，使十二指肠液的 pH 有利于脂肪水解。经胆汁、胰液在合适的 pH（≥6）作用下，脂肪在十二指肠消化的最终产物是一种乳化液，主要由甘油三酯组成。这种乳化液在肠腔内形成微滴，大大增加了表面积，为下一步胰腺脂肪分解酶发挥活性创造了有利条件。

胰腺可分泌多种类型的脂肪分解酶，包括脂肪酶（lipase）、磷脂酶 A2（phospholipase A2，PLA2）和胆固醇酯酶（cholesterol easter hydrolase，CEH）。其中脂肪酶是分解膳食脂肪的“主力”。脂肪酶发挥活性还需要一个分子量较低的辅酶——共脂酶（colipase）。进食后胰腺以 1∶1 的比例同时分泌脂肪酶和前体共脂酶（procolipase），后者在胰蛋白酶（trypsin）的作用下被活化为共脂酶。共脂酶的生理作用有二：①促进脂肪分解酶吸附在脂肪微滴的水 - 油界面上，提高酶的活性以水解脂肪；②脂肪酶可被胆盐灭活，共脂酶替代脂肪酶与胆盐结合，以保留脂肪酶的活性。经酶的水解作用，脂肪被消化产生游离脂肪酸、甘油一酯（monoglyceride）、甘油（glycerin）等，然后与胆盐作用形成混合微粒（mixed micelles）。胆盐分子兼有亲水性及亲脂性。数个胆盐分子围在一起，亲水端向外，亲脂端向内，可将脂肪消化产物包围，形成水溶性直径约 5nm 的水溶性微粒。微粒上的极性基团能帮助脂类扩散达到肠上皮细胞表面。

磷脂酶 A2（PLA2）和胆固醇酯酶（CEH）分别负责磷脂和胆固醇的消化。人平均每日摄入卵磷脂约 2g，胆汁中含磷脂约 12g，均可被 PLA2 水解，产生溶血卵磷酸和脂肪酸。溶血卵磷脂被肠上皮细胞完整吸收后，肠上皮细胞中的酶系统使之酰化为卵磷脂，成为细胞内乳糜微粒的一部分。肠道中的胆固醇有 3 个来源，即来自胆汁、食物和脱落的上皮细胞。其中以胆汁中的胆固醇占总量的 2/3，这部分胆固醇是游离的。食物中的胆固醇大部分也是游离的，仅 10%～15% 以胆固醇酯的结合形式存在。胆固醇酯必须经过 CEH 水解为游离的胆固醇，才能进入混合微胶粒，并被运输至肠上皮细胞而吸收。大约 80% 的食物胆固醇在肠上皮细胞中再酯化，然后进入乳糜微粒，最后经由淋巴系统运输进入血循环。

2. **黏膜期和运送期**　脂肪消化产生的混合微粒到达小肠微绒毛后，其吸收可分为 4 个步骤，分别包括：①微粒在小肠微绒毛上分解，释放出胆汁酸和脂肪分解产物，包括甘油一酯、游离脂肪酸、卵磷脂和胆固醇等。胆汁酸留在肠腔内被重新利用，并最终在回肠末段被吸收，经门静脉运输回到肝脏。这一过程被称为胆汁酸的“肠肝循环”，若发生障碍可引起胆汁酸性腹泻（详见第 12 章第 9 节）。②微绒毛上的脂肪分解产物通过被动扩散进入上皮细胞。在肠上皮细胞内内质网的酶作用下，长链脂肪酸和甘油一酯在细胞内迅速重新酯化为甘油三酯。③这些甘油三酯为胆固醇和磷脂所包裹，加上载脂蛋白（apoprotein）形成乳糜微粒（chylomicron），储存于高尔基复合体。载脂蛋白仅占乳糜微粒的1%～2%，但不可缺少，否则会发生脂肪吸收不良。④乳糜微粒体积较大，无法进入毛细血管，因此通过肠上皮细胞的基底膜的胞吐作用（exocytosis）被运送至毛细淋巴管，再先后经过肠干、乳糜池、胸导管而进入血液循环。

营养物质吸收不良引起的慢性腹泻中，脂肪的吸收不良最为重要。从上述过程来看，很多疾病可能干扰脂肪消化和吸收，从而引起脂肪泻，例如：①胰腺外分泌功能不全时胰脂酶产生减少，无法充分水解脂肪；②胃酸分泌过多（例如胃泌素瘤和胆囊收缩素瘤）可灭活十二指肠的胰腺消化酶，还可损伤小肠微绒毛，并加速胆汁酸吸收，引起胆汁酸相对不足；③慢性肝病及胆道梗阻造成胆汁酸分泌量减少，小肠细菌过度生长时细菌可分解胆汁酸，均可干扰肠腔内形成脂肪微胶粒；④一些基因突变可造成乳糜微粒形成和转运障碍，如血β脂蛋白缺乏症（abetalipoproteinemia，ALP）和乳糜微粒潴留病（chylomicron retention disease，CRD）等。

上述介绍的是长链甘油三酯的消化和吸收过程。与长链甘油三酯不同，中链和短链甘油三酯易分散，可被脂肪酶完全水解，因此多以脂肪酸和甘油的形式被吸收，直接通过毛细血管而进入门静脉。由于中、短链脂肪的转运不依赖于淋巴系统，因此吸收效率较高，且不增加淋巴系统的负担，故用来治疗某些脂肪吸收不良性疾病，包括小肠淋巴管扩张症、胰腺外分泌功能不全、慢性肝病等。

四、结肠对短链脂肪酸的吸收

小肠主要吸收膳食脂肪，而结肠上皮可吸收短链脂肪酸（short chain fatty acid，SCFA）并为自身供能，这是近年来消化生理的研究热点之一。SCFA 又称挥发性脂肪酸（volatile fatty acid），是指碳原子数目为1～6的小分子脂肪酸。95%的结肠SCFA由乙酸、丙酸、丁酸构成，其他还包括异丁酸、戊酸、异戊酸、己酸、异己酸。饮食中约20%的淀粉和所有的膳食纤维会进入结肠，尤其是那些来源于谷类和土豆的淀粉。这部分淀粉和纤维素会被结肠中的厌氧菌分解代谢，产生SCFA、氢气和甲烷。SCFA是结肠上皮细胞主要的能量来源，对于维持结肠黏膜形态和功能有重要意义。肝脏也可以少量生成SCFA，但是人体所需绝大多数SCFA是由结肠内细菌发酵产生的，其中又以近端结肠含量最高（70～140mmol），远端结肠和末端回肠分别只有20～70mmol和20～40mmol。虽然近端和远端结肠的SCFA的含量不同，但其成分比例基本相同（乙酸：丙酸：丁酸约为60：25：15）。由于SCFA对人体生命活动有重要的特殊功能，因此WHO推荐每1000kcal热量摄入中应含有20g的膳食纤维。关于结肠常驻菌及合成SCFA的情况见表2-2-2。

SCFA供能占结肠上皮细胞消耗能量的60%～70%以上。除了提供能量外，SCFA还有很多重要的生理作用，包括：

1. 促进结肠吸收水分和电解质 SCFA可上调结肠上皮细胞钠离子通道表达，提高结肠对水分和电解质的吸收能力。目前正在研发的新一代口服补液盐中，除了传统的葡萄糖和电解质成分还加入了SCFA，有望进一步减少粪便中的水分，减轻腹泻症状。

2. 调节肠道微生态 SCFA可增加肠道益生菌（例如拟杆菌、乳杆菌）的数量，并抑制病

表 2-2-2　结肠内主要细菌数量及其合成短链脂肪酸的情况

细菌种类	细菌数量 log10（CFU/g 粪便）	主要发酵产物
链球菌属	8.3	乙酸、乳酸
乳杆菌属	9.6	乳酸
梭菌属	9.8	乙酸、丙酸、丁酸、乳酸
消化链球菌属	10.1	乙酸、乳酸
瘤胃球菌属	10.2	乙酸
双歧杆菌属	10.2	甲酸、乙酸、乳酸
真杆菌属	10.7	乙酸、丁酸、乳酸
拟杆菌属	11.3	乙酸、丁酸、琥珀酸

原微生物（例如大肠杆菌、沙门菌）增殖。SCFA 的抗菌作用可能和以下机制有关：① SCFA 可降低结肠肠腔内 pH，抑制病原菌生长；② SCFA 可促进结肠上皮细胞合成抗菌肽（antimicrobial peptides），后者具有强大的非选择性抗菌作用；③ SCFA 对致病菌有渗透性毒性，并且其有效浓度远低于人体正常细胞毒性阈值。

3. **抗肿瘤作用**　SCFA 通过抑制组蛋白去乙酰化酶（histone deacetylase）活性，从而下调端粒酶的活性。已知高活性端粒酶是结直肠癌和其他恶性肿瘤保持高恶性度和快速增殖的重要原因，因此 SCFA 通过抑制端粒酶活性可发挥抗肿瘤作用。此外，SCFA 还可抑制高机动组基因 1 的表达，诱导肿瘤细胞凋亡。

4. **抗炎、抗氧化作用**　SCFA 有多种抑制炎性反应的功能，包括抑制免疫细胞趋化、减少活性氧和细胞因子释放。已知丁酸可以抑制单核细胞中 IL-12、TNF-α、IL-1β 及 NO 的释放，降低 NF-κB 的活性，上调 IL-10 的表达，从而发挥抗炎作用和调节免疫的作用。研究发现，SCFA 与炎症性肠病（IBD）、过敏性疾病以及多种结缔组织病的发病相关。SCFA 主要由单羧酸转运蛋白（monocarboxylate transporter 1，MCT1）运输至结肠上皮细胞内。IBD 患者 MCT1 功能下降，可引起结肠上皮摄入 SCFA 不足，从而诱发肠黏膜炎症反应。

5. **调节能量代谢**　某些 SCFA 分子（如乙酸）可充当化学信使，在机体能量代谢中发挥作用。例如，近年来研究发现，某些肠道细菌合成乙酸增多，进而激活副交感神经系统并刺激饥饿素（ghrelin）和胰岛素释放。饥饿素刺激人体过度进食，胰岛素增加脂肪合成，最终引起肥胖和代谢综合征。认识到肠道菌群参与调节人体诸多生理过程，并与肠道、中枢神经系统有密切的联系，有学者建议将过去的“脑 - 肠轴”改名为“脑 - 肠 - 微生态轴”（brain-gut-microbiota axis）。

五、其他营养物质的消化吸收

除了糖类、蛋白质和脂肪外，胃肠道还吸收其他很多重要的营养物质。这里主要介绍钙、磷和镁的吸收，关于维生素和微量元素（铁、锌、铜等）的相关信息详见第 9 章第 3 节。

1. **钙的吸收**　钙的吸收主要位于小肠（93%），结肠吸收的钙离子约占总量的 7%，但在短肠综合征等病理情况下，可代偿性增加。食物中的钙约 75% 来自乳制品，其他来源还包括谷物、豆类和蔬菜等。乳糖可促进钙的吸收，而膳食中的植酸（phytic acid）、草酸（oxalate）和纤维可以牢固地结合钙，抑制钙的吸收。由于肠道只能吸收游离的离子钙，80%～90% 膳食中的钙以结合形式存在，无法被机体利用而随粪便排出。因此，所谓的"补钙"治疗的要义并不在于服用多少钙，而在于肠道能够吸收多少钙。

钙的吸收受许多因素影响，包括食物在肠道的停留时间、人体消耗和丢失钙的速度、肠道内离子钙的含量（主要取决于 pH）等，但最重要的调节因素是维生素 D。人体摄入的维生素 D 和皮肤合成并被日光化学激活的维生素 D，都需要在肝脏羟化为 25- 羟维生素 D（25-hydroxycholecalciferol），随后在肾脏进一步羟化为 1，25- 二羟维生素 D（1，25-dihydroxycholecalciferol），才能转变为促进小肠钙吸收的活性维生素 D。已知钙在肠道的吸收有 2 种途径：①细胞旁途径；②跨细胞途径。当膳食中钙含量较丰富时，通过细胞旁途径被动扩散是钙主要的吸收方式。尽管是被动扩散，但也受紧密连接蛋白（claudin，Cldn）的调控，其中 Cldn-2、Cldn-12 和 Cldn-15 可促进钙离子通过细胞间的紧密连接，而 Cldn-5 则限制其通过。1，25- 羟维生素 D 可上调 Cldn-12 和 Cldn-15 的表达，从而增加钙离子从细胞旁途径吸收。当食物中钙含量明显减少时，跨细胞途径的主动转运成为钙的主要吸收方式。肠上皮细胞表膜可表达 TRPV6、TRPV5 以及 Cav1.3 等多种类型的钙离子通道。钙由这些离子通道进入细胞内，并与钙结合蛋白 D9k（calbindin-D9k）相结合，以防止胞内钙浓度过高诱发细胞凋亡。最后，钙在基底膜由两种载体转运出细胞：Ca^{2+}-ATP 酶（80%）和 Na^{+}/Ca^{2+} 交换载体（20%）。已知 1，25- 羟维生素 D 可上调这两种载体表达。

2. 磷的吸收　人体内有丰富的磷元素，其中约 85% 沉积在骨骼，15% 位于其他人体细胞内。细胞内磷的浓度为 1～3mmol/L。磷和钙一样，在骨骼形成和能量代谢中发挥重要作用，很多重要的生物分子中均含有磷，例如肌酐、磷酸盐、三磷酸腺苷（ATP）等。磷含量比较丰富的膳食包括肉类、谷物和乳制品。磷的吸收主要在小肠完成，按吸收效率高低排序依次是十二指肠、空肠和回肠。但由于空肠长度较长，因此大部分膳食中的磷均在空肠吸收。小肠吸收磷的途径也分为跨细胞和细胞旁两种，其中跨细胞转运的载体是钠 - 磷酸盐转运蛋白 NaPi-Ⅱb（SLC34A2），属于 SLC34 载体家族的一员。该载体需依赖 1，25- 羟维生素 D 才能发挥作用，糖皮质激素可下调其表达。长期服用糖皮质激素造成骨质疏松，部分与此有关。进入肠上皮细胞的磷随后在其基底膜通过易化扩散（facilitated diffusion）的方式被运出细胞。当食物中磷含量较高时，通过细胞旁途径被动扩散也是磷吸收的重要途径。

3. 镁的吸收　镁的吸收主要位于空肠和回肠（以回肠为主），结肠也可吸收一部分镁。镁可通过肠上皮细胞之间的紧密连接进行被动扩散（细胞旁途径），也可通过肠上皮表膜上的 TRPM6 和 TRPM7 离子通道进行跨细胞转运。在细胞旁途径的转运中，镁的被动扩散主要由浓度梯度决定，但也受溶质牵拉效应（solvent drag effect）的影响。已知甲状旁腺素（PTH）可增加 1，25- 羟维生素 D 合成，后者可促进肠道吸收镁。

（吴　东　费贵军　李景南）

参考文献

1. Janson LW，Tischler ME. The digestive system（Chapter 11）// Janson LW，Tischler ME. The big picture：medical biochemistry. New York：McGraw Hill，2012：149-166.
2. Kiela PR，Ghishan FK. Physiology of intestinal absorption and secretion. Best Pract Res Clin Gastroenterol，2016，30（2）：145-159.
3. Chen L，Tuo B，Dong H. Regulation of intestinal glucose absorption by ion channels and transporters.

Nutrients，2016，8（1）. pii：E43.
4. Binder HJ，Brown I，Ramakrishna BS，et al. Oral rehydration therapy in the second decade of the twenty-first century. Curr Gastroenterol Rep，2014，16（3）：376.
5. 王洁，何桂珍，王玉康，等. 小肽的吸收转运机制及生理学. 中华临床营养杂志，2013，21（5）：300-303.
6. Nauli AM，Nauli SM. Intestinal transport as a potential determinant of drug bioavailability. Curr Clin Pharmacol，2013，8（3）：247-255.
7. 万晓，王新颖，李宁. 短链脂肪酸的研究进展. 中华胃肠外科杂志，2015，18（9）：958-960.
8. Perry RJ，Peng L，Barry NA，et al. Acetate mediates a microbiome-brain-β-cell axis to promote metabolic syndrome. Nature，2016，534（7606）：213-217.
9. De Preter V，Rutgeerts P，Schuit F，et al. Impaired expression of genes involved in the butyrate oxidation pathway in Crohn's disease patients. Inflamm Bowel Dis，2013，19（3）：E43-E44.
10. Bouillon R，Van Cromphaut S，Carmeliet G. Intestinal calcium absorption：Molecular vitamin D mediated mechanisms. J Cell Biochem，2003，88（2）：332-339.
11. Weisinger JR，Bellorín-Font E. Magnesium and phosphorus. Lancet，1998，352（9125）：391-396.
12. Agus ZS. Hypomagnesemia. J Am Soc Nephrol，1999，10（7）：1616-1622.
13. Kraft MD，Btaiche IF，Sacks GS，et al. Treatment of electrolyte disorders in adult patients in the intensive care unit. Am J Health Syst Pharm，2005，62（16）：1663-1682.

第3节 慢性腹泻的病理生理分类

知识要点

1. 若小肠或结肠吸收减少或分泌增加，造成粪便中水分含量稍有增多，即可造成腹泻。
2. 肠道对水分的吸收和分泌受到神经、内分泌和免疫系统的调控，肠道菌群也有参与。
3. 慢性腹泻的发病机制与脑-肠-微生态轴调控障碍有关。
4. 腹泻按病理生理机制主要分为5类：①渗透性腹泻；②吸收不良性腹泻；③渗出性腹泻；④分泌性腹泻；⑤动力性腹泻。
5. 多数腹泻并非由某种单一机制引起，而是由多种因素和机制共同导致，因此慢性腹泻的病理生理分类是相对的、大致的分类。

腹泻是多种病理生理机制引起胃肠道功能障碍的结果。正常人每日约有9L的水分和电解质进入肠道，其中2L来自饮食，7L来自分泌的消化液。小肠可吸收其中90%的液体，仅有1L左右排至结肠。结肠又吸收其中90%的水分，最终仅有100～200ml水分随粪便排出。如果小肠或结肠吸收液体减少或分泌液体增加，粪便中水分增多，即可造成腹泻。

为加深对腹泻病理生理的认识，有必要回顾一下肠上皮细胞的吸收机制。已知肠道吸收电解质和水分的机制主要包括5种：①营养物质和钠共同吸收（nutrients-coupled sodium absorption）：其中以钠和葡萄糖转运系统（SGLT）为代表。该机制在全小肠均有表达，但以近端小肠为主，是肠道吸收大部分营养物质（葡萄糖、氨基酸、短肽、水溶性维生素等）和水分的途径。② Na^+/H^+ 交换载体（NHE3）：主要在近端小肠发挥作用。该载体功能受胞内信使如环单磷酸腺苷(cAMP)、环单磷酸鸟苷(cGMP)和 Ca^{2+} 的调控。③电中性 NaCl 吸收(electroneutral NaCl absorption):其实质是 Na^+/H^+ 交换载体和 Cl^-/HCO_3^- 交换载体同时发挥作用,最终结果是 NaCl 被吸收入上皮细胞,而 H_2CO_3(分解为 H_2O 和 CO_2)进入肠腔。该机制主要存在于回肠和近端结肠。④上皮钠离子通道(ENaC):在远端结肠表达。⑤短链脂肪酸(SCFA)介导的水分吸收:这是结直肠特有的一种吸收机制。

胃肠道不仅是消化吸收营养的器官,也是人体最大的神经、内分泌和免疫系统。了解消化系统的生理调控机制,有助于深入理解慢性腹泻的病理生理异常。

一、肠上皮细胞吸收和分泌的生理调控

1. **神经调控** 胃肠道是人体内唯一由中枢神经系统(CNS)、自主神经系统(ANS)和肠神经系统(enteric nervous system,ENS)共同支配的器官。19 世纪末消化生理学界就已提出"脑 - 肠轴"的概念,即消化道与中枢神经之间存在双向沟通的机制。随着众多参与大脑功能调节的神经递质与神经肽在消化道中被陆续发现,上述假说得以证明。已知胃肠道的神经调控可分为 3 个层次:①最上层是 CNS,由各级脑中枢和脊髓接受并整合内外环境传入的各种信息,并由 ANS 和内分泌系统将调控信息传递至胃肠道。②中间层即 ANS,位于椎前神经节,接受和处理来自 ENS 和 CNS 两方面的信息。③最底层是 ENS,由两个神经丛分别构成,其中肠肌间神经丛支配肠道平滑肌的运动,黏膜下神经丛则负责调控肠黏膜感觉、吸收和分泌。ENS 并未进入肠腔,但肠腔内的化学和物理信息却可通过肠嗜铬细胞(enterochromaffin cell,EC)传递至 ENS 的黏膜下神经丛。ENS 的主要神经介质是乙酰胆碱(ACh)、血管活性肠肽(VIP)和去甲肾上腺素(NE)。因此,不难理解,过度分泌 VIP 的神经内分泌肿瘤和过量合成 NE 的嗜铬细胞瘤可激活 ENS,从而引起腹泻。

2. **内分泌调控** 已知胃肠道内分泌细胞可合成、分泌 40 多种激素或活性肽参与调节胃肠功能,其中肠嗜铬细胞(EC 细胞)数量最多,与肠道吸收和分泌的关系也最为密切。EC 细胞分布于全消化道,可通过自分泌(autocrine)、旁分泌(paracrine)、内分泌(endocrine)等方式调控肠上皮吸收和分泌。EC 细胞产生的活性物质中,研究较充分的包括 5- 羟色胺(5-HT)、甘丙肽(galanin)、神经降压素(neurotension)、鸟苷素(guanylin,GN)、尿鸟苷素(uroguanylin,UGN)、激肽(如 P 物质)等。EC 细胞还是肠道微环境的感受细胞,可感受肠内容物的浓度、渗透压、pH、肠腔内刺激性物质和病原微生物等,然后合成并释放多种活性物质(5-HT 为代表)以激活 ENS 神经丛,并促进肠上皮分泌电解质和水分。5-HT 是类癌综合征引起腹泻的主要活性物质,同时与多种慢性腹泻病如炎症性肠病、肠易激综合征等关系密切。

另外,由胃窦 G 细胞分泌的胃泌素、小肠 S 细胞分泌的促胰液素、小肠 I 细胞分泌的胆囊收缩素,以及由胰岛、胃和小肠黏膜的 D 细胞分泌的生长抑素等,均参与调控胃肠上皮的吸收和分泌(详见第 5 章第 1 节)。肾上腺皮质激素可调控结肠上皮对钠离子的吸收,其机制与肾小管上皮细胞类似。

3. **免疫调控** 胃肠道黏膜是人体最重要的生理屏障,在免疫系统发育、免疫耐受和免疫调节中起重要作用。已知肠黏膜肥大细胞和 T 辅助细胞与很多慢性腹泻病关系密切。在疾病(如肠道感染)状态下,肠黏膜肥大细胞数量增多,释放组胺及花生四烯酸代谢产物,后者包括前列腺素 E_2(PGE_2)和干扰素 -γ(IFN-γ)等炎症介质。PGE_2 可通过增加肠上皮细胞内 cAMP 浓度而下调 Na^+/H^+ 交换载体(NHE3)的功能,而 IFN-γ 可抑制 NHE3 的表达,其结

果是肠上皮细胞吸收功能下降，造成腹泻。PGE_2 还可作用于 ENS 和肠道平滑肌，引起肠道感觉、运动功能改变。部分患者在病原体被清除之后，肠黏膜仍持续存在轻度炎症，表现为肥大细胞数量增多及促炎和抗炎细胞因子失衡。这有助于解释为何较多肠道感染患者在感染痊愈后仍有持续消化道不适，并且其中 1/4 会发展为肠易激综合征或功能性腹泻。

由此可见，肠上皮细胞对水分的吸收或分泌，受到神经、内分泌和免疫系统复杂而严密的调控（图 2-3-1，表 2-3-1）。

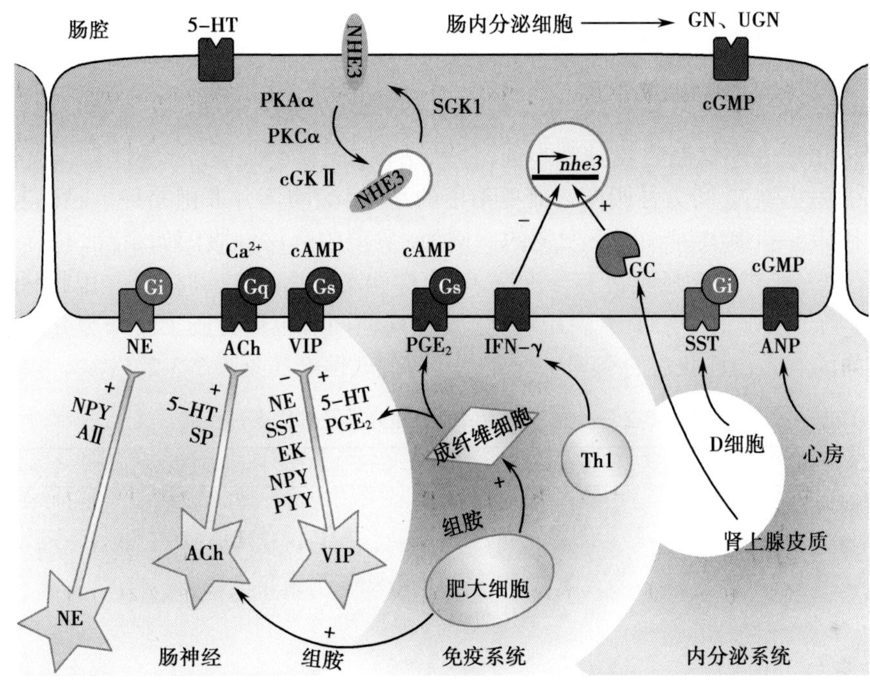

图 2-3-1　神经、内分泌及免疫系统对肠上皮细胞吸收和分泌功能的调控

5-HT：5- 羟色胺；AⅡ：血管神经降压素Ⅱ；ACh：乙酰胆碱；ANP：心房利钠肽；cGKⅡ：cGMP 依赖性蛋白激酶Ⅱ；EK：脑啡肽；GC：糖皮质激素；GN：鸟苷素；IFN-γ：干扰素 -γ；NE：去甲肾上腺素；NHE3：Na^+/K^+ 交换载体 3；NPY：神经肽 Y；PGE_2：前列腺素 E_2；PKAα：cAMP 依赖性蛋白激酶 Aα；PKCα：蛋白激酶 Cα；PYY：YY 肽；SGK1：血清和糖皮质激素调控性蛋白激酶 1；SP：P 物质；SST：生长抑素；Th1：T 辅助细胞 1；VIP：血管活性肠肽；UGN：尿鸟苷素

表 2-3-1　参与调控肠上皮细胞吸收和分泌的活性物质

	促进肠上皮吸收水分	促进肠上皮分泌水分
胃肠神经系统	去甲肾上腺素、神经肽 Y、YY 肽、脑啡肽、生长抑素	乙酰胆碱、血管活性肠肽、5- 羟色胺、P 物质等
胃肠内分泌系统	生长抑素	5- 羟色胺、胃泌素、胆囊收缩素、神经降压素、鸟苷素、尿鸟苷素
胃肠免疫系统	花生四烯酸代谢产物、氧自由基、NO、细胞因子	不详
血液循环	肾上腺糖皮质激素、肾上腺盐皮质激素、肾上腺素、血管紧张素	心房利钠肽、降钙素、前列腺素、血管活性肠肽

近年研究还发现，肠道微生态在慢性腹泻疾病中扮演越来越重要的角色。由肠道菌群分解膳食纤维而产生的短链脂肪酸，可促进肠上皮细胞吸收水分和电解质，肠道菌群的改变可影响结肠的吸收功能。目前认为，由神经通路、内分泌途径和免疫系统共同介导，并包括大量肠道菌群参与而构成的“脑 - 肠 - 微生态轴”(brain-gut-enteric microbiota axis)在调控肠道功能与维持宿主健康方面发挥着重要作用。大脑可通过中枢神经系统调节胃肠道吸收和分泌，以及肠道微生物的组成与行为。消化道及其微生物也可借助多种通路参与对大脑信号的调节，从而触发双向应答机制。很多慢性腹泻疾病包括功能性肠病、炎症性肠病、小肠细菌过度生长、食物不耐受等，其病因均与脑 - 肠 - 微生态轴障碍有关。

二、腹泻的病理生理分类

腹泻按病理生理机制主要分为 5 类：①渗透性腹泻；②吸收不良性腹泻；③渗出性腹泻；④分泌性腹泻；⑤动力性腹泻。需要指出的是，多数腹泻并非由某种单一机制引起，而是在多种因素和机制共同作用下发生的。例如，典型的分泌性腹泻如霍乱，也伴有一定的肠道动力改变；艰难梭菌肠炎可有分泌性、渗出性和动力性因素同时参与；甲状腺功能亢进所致腹泻，肠运动加快是主要原因(动力性腹泻)，但同时也伴有肠上皮细胞分泌液体增加等其他致病因素。慢性腹泻的病理生理分类及各代表性疾病见表 2-3-2。

表 2-3-2 慢性腹泻的病理生理分类及其代表性疾病

类型	代表性疾病
渗透性腹泻	
药物	● 泻剂(包含 Mg^{2+}、SO_4^{2-}、PO_4^{3-} 等)
不能消化的碳水化合物	● 食物或饮料(山梨醇、甘露醇) ● 消化酶缺乏(乳糖酶、果糖酶等)
渗出性腹泻	● 溃疡性结肠炎 ● 克罗恩病 ● 放射性肠炎 ● 嗜酸性粒细胞肠炎 ● 侵袭性肠道感染(如艰难梭菌、志贺菌、沙门菌、空肠弯曲菌、耶尔森菌、结核分枝杆菌等) ● 结肠癌 ● 肠道淋巴瘤 ● 缺血性肠炎 ● 自身免疫性肠病 ● 肥大细胞结肠炎 ● 肛交相关性直肠炎
吸收不良性腹泻	
消化不良	● 胆盐下降(肝病、胆道梗阻、回肠切除) ● 胰腺外分泌功能不全(如慢性胰腺炎)
吸收不良	● 乳糜泻、Whipple's 病 ● 短肠综合征 ● 小肠细菌过度生长 ● 淋巴管阻塞 ● 非侵袭性感染：蓝氏贾第鞭毛虫等

续表

类型	代表性疾病
动力性腹泻	● 肠易激综合征 ● 功能性腹泻 ● 类癌综合征 ● 糖尿病 ● 甲状腺功能亢进 ● 手术后（如迷走神经切断术） ● 硬皮病 ● 药物不良反应
分泌性腹泻	● 显微镜下结肠炎 ● 小肠细菌过度生长 ● 内分泌性疾病：肾上腺皮质功能不全 ● 肿瘤：胃泌素瘤、甲状腺髓样癌，VIP 瘤 ● 结直肠分泌性绒毛状腺瘤 ● 胆汁酸性腹泻（回肠切除、胆囊切除术后） ● 非侵袭性肠道感染：隐孢子虫等

三、各类腹泻的发病机制和临床特点

1. **渗透性腹泻**（osmotic diarrhea）　正常人食糜经过十二指肠进入空肠后，其分解产物已被胃液、胰液、胆汁及十二指肠液稀释，空肠、回肠及结直肠内容物呈等渗状态。如果摄入某些不被吸收的物质（镁盐、聚乙二醇、乳果糖等），将增加肠腔内液体的渗透压。如此则肠壁组织与肠内容物之间的渗透压差增大，过多的水分将留存于肠腔从而造成腹泻。某些患者因先天性缺乏消化酶而不能水解多糖，进食这类碳水化合物可形成高渗透压的肠内容物，从而引起腹泻，以先天性乳糖酶缺乏最常见。

渗透性腹泻的特点为：①禁食或停药后腹泻停止；②粪便渗透压差增加。其计算方法为：粪便渗透压差 = 血浆渗透压 − 2 ×（粪$[Na^+]$ + 粪$[K^+]$），其中血浆渗透压取 290mOsm/kg。这是由于渗透性腹泻患者肠腔内除了 Na^+ 和 K^+ 之外，还存在其他不可吸收的物质并对渗透压有所贡献，故上述公式的计算结果增加。正常人粪便渗透压差在 50～125mOsm/kg，渗透性腹泻患者粪便渗透压差 > 125mOsm/kg。

2. **吸收不良性腹泻**（malabsorption diarrhea）　可大致分为消化不良和吸收不良两大类。前者可见于胃切除术后、萎缩性胃炎、胃癌患者，其胃液分泌减少，食物未经初步消化即进入小肠。慢性胰腺炎、胰腺癌、胰腺切除术后的患者胰液分泌减少，食物不能被充分消化；严重肝病或胆管梗阻可导致胆汁分泌或排泄减少，这些疾病使食物中的大分子营养物质不能被分解和吸收，致使高渗性肠内容物增多而造成腹泻。吸收不良则见于肠黏膜吸收功能减损、肠黏膜面积减少、小肠细菌过度生长、肠黏膜瘀血、先天性选择性吸收障碍、肠黏膜淋巴管堵塞等疾病。吸收不良性腹泻的特点是粪便中脂肪含量增高，以甘油三酯为主时（胰源性消化不良）可有恶臭。粪便中可能含有未经消化的食物残渣。

3. **分泌性腹泻**（secretory diarrhea）　肠道上皮分泌主要由黏膜隐窝细胞完成，吸收则靠肠绒毛腔面上皮细胞的作用，当肠道分泌量超过吸收量时即可导致分泌性腹泻。分泌性腹泻可产生于肠黏膜分泌液体过多，也可源自吸收液体过少，后者更加常见。分泌性腹泻的病因可大致分为 4 类：①外源性促分泌物：包括细菌肠毒素、某些刺激性泻药（如酚酞、番泻叶）等。②内源性促分泌物：某些功能性神经内分泌肿瘤可分泌肽类物质，包括血管活性肠肽、胃泌素、降钙素、5- 羟色胺等，可刺激胃肠道过度分泌。回肠切除术后胆汁酸重吸收障碍，而胆汁酸可刺激结肠上皮细胞造成分泌增多；此外，较大的结直肠绒毛状腺瘤亦可引起分泌性腹泻（详见第 11 章第 8 节）。③先天性肠黏膜离子吸收缺陷：如先天性氯泻和先天性钠泻。④广泛肠黏膜病变：如各种原因引起的肠道炎症伴绒毛萎缩的疾病，如乳糜泻和小肠淋巴瘤，肠上皮细胞吸收水、电解质减少，也可表现为分泌性腹泻。

分泌性腹泻的特点为：①肠黏膜组织学基本正常；②肠液与血浆的渗透压相同；③大便呈水样、量大、无脓血；④禁食后腹泻无明显减轻。

4. **渗出性腹泻**（exudative diarrhea） 又称炎症性腹泻（inflammatory diarrhea），可分为感染性和非感染性两大类。肠黏膜炎症时渗出大量黏液、脓血，可致腹泻。渗出性腹泻时常有肠黏膜细胞损害、死亡，绒毛萎缩及隐窝细胞增生，使水和电解质吸收减少、分泌增加。此外，黏膜炎症严重可引起免疫介导的血管损害或溃疡，使蛋白从毛细血管和淋巴管中渗出，肠内渗透压增加；炎症时淋巴细胞和吞噬细胞活化释放多种炎症介质如前列腺素等，刺激肠黏膜分泌，也可引起腹泻。

肠道炎症的具体病因包括：①炎症性肠病，如克罗恩病和溃疡性结肠炎；②侵袭性肠道感染，主要来自侵入性病原体，如艰难梭菌、志贺菌、沙门菌、弯曲杆菌、耶尔森菌、结核分枝杆菌、阿米巴等的感染；③肿瘤如结肠癌、淋巴瘤等；④缺血性炎症；⑤放射性肠炎；⑥嗜酸性粒细胞肠炎等。

渗出性腹泻的特点包括：①粪便多含有黏液脓血，结肠尤其是左半结肠炎症多有肉眼黏液脓性便，如有溃疡或糜烂，往往带有血液。小肠炎症所致腹泻往往无肉眼脓血便，但粪便常规检查可见红细胞和白细胞。②腹泻和全身症状、体征的严重程度取决于肠道受损的部位和程度。

5. **动力性腹泻**（motility diarrhea） 许多药物、疾病和胃肠道手术可改变肠道正常的运动功能，促使肠蠕动加速，以致肠内容物过快通过肠腔，与黏膜接触时间过短，因而影响消化和吸收，发生腹泻。肠动力过缓也可导致腹泻，其原因为结肠型的细菌在小肠定植和过度生长，从而使脂肪、胆盐和碳水化合物的吸收受到影响。

动力性腹泻的常见病因包括：①肠易激综合征；②甲状腺功能亢进；③糖尿病；④硬皮病；⑤类癌综合征；⑥药物性腹泻，如奎尼丁等可改变肠道正常的肌电控制。

动力性腹泻的特点：①粪便呈水样，无炎性渗出物；②腹泻常伴肠鸣音亢进或腹痛；③禁食后腹泻量通常也会减少。

从上述分析和讨论可以看出，引起慢性腹泻的根本原因是肠上皮吸收液体减少或分泌液体增多。但具体到某一疾病，其发病机制常常是复杂的，有多种因素参与。因此，若根据病理生理对慢性腹泻进行分类，其依据只能是其中的主导性或特征性因素，故是一个相对的、大致的分类，无法做到一一对应、面面俱到。另一方面，病理生理分类的前提是已经确认为特定疾病，而这正是临床诊断工作需要解决的问题，故在诊断和鉴别诊断的过程中，病理生理分类的帮助不大。由此可见，病理生理分类在一定程度上有助于加深对腹泻发病机制的了解，适合临床教学或研究用途，但在实际工作中，可能还是应用另一种分类方法更便于慢性腹泻的鉴别诊断。这就是下一节的内容——“慢性腹泻的临床分类”。

（吕 红 钱家鸣）

参 考 文 献

1. Rhee SH，Pothoulakis C，Mayer EA. Principles and clinical implications of the brain-gut-enteric microbiota axis. Nat Rev Gastroenterol Hepatol，2009，6（5）：306-314.
2. Furness JB，Callaghan BP，Rivera LR，et al. The enteric nervous system and gastrointestinal innervation：integrated local and central control. Adv Exp Med Biol，2014，817：39-71.
3. Schiller LR，Pardi DS，Spiller R，et al. Gastro 2013 APDW/WCOG Shanghai working party report：chronic diarrhea：definition，classification，diagnosis. J Gastroenterol Hepatol，2014，29（1）：6-25.
4. Kato A，Romero MF. Regulation of electroneutral NaCl absorption by the small intestine. Annu Rev Physiol，2011，73：261-281.
5. Surawicz CM. Mechanism of diarrhea. Curr Gastroenterol Rep，2010，12（4）：236-241.
6. Schiller LR. Definitions，pathophysiology，and evaluation of chronic diarrhoea. Best Pract Res Clin Gastroenterol，2012，26（5）：551-562.
7. Camilleri M. Chronic diarrhea：a review on pathophysiology and management for the clinical gastroenterologist. Clin Gastroenterol Hepatol，2004，2（3）：198-206.
8. Juckett G，Trivedi R. Evaluation of chronic diarrhea. Am Fam Physician，2011，84（10）：1119-1126.
9. Abdullah M，Firmansyah MA. Clinical approach and management of chronic diarrhea. Acta Med Indones，2013，45（2）：157-165.
10. 郑悦，张维，王化虹．腹泻就是胃肠道疾病的症状?．中华内科杂志，2015，54（7）：642-643.

第4节　慢性腹泻的临床分类

知识要点

1. 根据临床表现、粪便性状和初步化验结果可将慢性腹泻分为三类：脂肪泻、炎症性腹泻、水样泻。
2. 慢性腹泻的“脂肪泻”对应病理生理分类的“吸收不良性腹泻”；“炎症性腹泻”对应“渗出性腹泻”；“水样泻”则对应三种病理生理机制分类，即“渗透性腹泻”“分泌性腹泻”和“动力性腹泻”。
3. 基于病史、体格检查、粪便性状和初步化验即可对慢性腹泻进行临床分类，有利于诊断和鉴别诊断。
4. 受病理生理机制影响，同一慢性腹泻疾病的不同患者或病程的不同阶段，可出现不同的腹泻类型。
5. 慢性腹泻的两种分类方法各有其优点和不足，在实际工作中可互为补充。
6. 慢性腹泻的临床分类和病理生理分类是对疾病的两种不同的研究思路。从方法论的角度来看，反映了西方哲学史上两种哲学思潮（“唯名论”与“唯实论”）的长期争鸣。

依据病理生理学机制对慢性腹泻进行分类，有助于理解其发病机制，但在临床应用中显得不够便利。在实际工作中，更倾向于根据患者症状、粪便性状及初步化验将慢性腹泻分为三类：①脂肪泻（fatty diarrhea）；②炎症性腹泻（inflammatory diarrhea）；③水样泻（watery diarrhea）。上述三类腹泻分别具有不同的病理生理学异常，通过病史、体检和基本的粪便检查即可区分，有助于展开临床思维，缩小鉴别诊断范围。

慢性腹泻的临床分类及其代表性疾病见表 2-4-1。从该表不难发现，临床分类与病理生理分类并不矛盾，也无根本性差异。例如，临床分类的“脂肪泻”对应病理生理分类的“吸收不良性腹泻”；“炎症性腹泻”对应“渗出性腹泻”；“水样泻”则包含了三种病理生理机制引起的腹泻，分别是“渗透性腹泻”“分泌性腹泻”和“动力性腹泻”（表 2-4-2）。既然是这样，为何还要引入临床分类？这并非多此一举，慢性腹泻临床分类的主要用途是诊断和鉴别诊断，第 2 章第 3 节已经指出特定的腹泻疾病往往有不止一种发病机制参与，有时难以归入某一病理生理类别中；另一方面，在腹泻病因未明时，常常难以确定具体的发病机制，只能先从患者临床表现入手以探求腹泻病因。

表 2-4-1 慢性腹泻的临床分类及其代表性疾病

脂肪泻	炎症性腹泻	水样泻
吸收不良 • 短肠综合征 • 肠黏膜疾病（乳糜泻、淀粉样变性、淋巴瘤等） • 小肠细菌过度生长 • 肠系膜淋巴回流受阻（心力衰竭、淋巴瘤、腹腔结核） • 肠系膜缺血 • 胃肠手术后腹泻 • 肠瘘 • Whipple 病 • 非侵袭性小肠感染（如贾 • 第鞭毛虫） **消化不良** • 胰腺外分泌功能不全（慢性胰腺炎、胰腺癌、胰腺囊性纤维化、胰腺切除术后） • 胆汁淤积（肝内 / 肝外梗阻） • 胆汁缺乏（严重肝病、梗阻性黄疸） • 胆汁分解（小肠细菌过度生长）	**炎症性肠病** • 溃疡性结肠炎 • 克罗恩病（轻症病例也可为水样泻） **感染性肠炎** • 伪膜性肠炎 • 肠结核 • 侵袭性细菌感染（耶尔森菌、志贺菌等） • 真菌感染 • 侵袭性寄生虫感染（阿米巴） • 侵袭性病毒感染（巨细胞病毒、单纯疱疹病毒） **肿瘤** • 淋巴瘤 • 结直肠癌 **嗜酸性粒细胞性胃肠炎** **缺血性肠病** **放射性肠炎** **白塞病累及肠道** **肠道血管炎**	**渗透性（粪便渗透压差 > 125mOsm/kg）** • 乳糖不耐受 • 药物（渗透性泻剂、镁剂、铝剂） **分泌性（粪便渗透压差 < 50mOsm/kg）** • 胆汁酸性腹泻 • 显微镜下结肠炎 • 细菌内毒素（如霍乱） • 药物（化疗药、抗生素、刺激性泻剂等） • 神经内分泌肿瘤（胃泌素瘤、血管活性肠肽瘤、胆囊收缩素瘤、类癌等） • 结直肠分泌性绒毛状腺瘤 • 手术后（胃切除、胆囊切除、回肠切除等） **动力性（粪便渗透压差正常）** • 肠易激综合征 • 甲状腺功能亢进 • 糖尿病 • 类癌综合征

表 2-4-2 慢性腹泻病理生理分类和临床分类之间的对应关系

病理生理分类	动力性腹泻	渗透性腹泻	分泌性腹泻	吸收不良性腹泻	渗出性腹泻
临床分类	水样泻			脂肪泻	炎症性腹泻

注：轻度吸收不良性腹泻虽然粪便脂肪含量增加，但粪便外观可为水样，此时仅凭肉眼观察难以区分，需通过辅助检查鉴别

一、脂肪泻

脂肪泻是由于肠道对营养物质（尤其是脂肪）吸收不完全，导致粪便中脂肪含量异常增多。这类患者往往有明显的消瘦和营养不良，但腹痛可能并不严重。在摄入脂肪足够的前提下，患者粪便可有恶臭，便中可见油滴和不消化食物。该现象以胰源性脂肪泻最为突出，原因在于食物中所含长链甘油三酯未被分解。脂肪泻患者腹泻量一般较大（甚至可达 1000ml/d 以上），且与进食相关，摄入不易消化食物可加重腹泻，完全禁食则腹泻减轻甚至消失。需注意的是，小肠黏膜病变所致脂肪泻（如乳糜泻），以及脂肪泻程度相对较轻时，粪便无恶臭，或仅表现为水样泻，需要行粪便苏丹Ⅲ染色、粪便脂肪定量等检查来确定。Fine 等还发现，即使患者无脂肪吸收不良的病理生理基础，在水样泻排便量较大时，粪便中脂肪含量也可有非特异性的轻中度升高（7～13.6g/d）。推测原因可能是由于肠道通过时间缩短，从而导致脂肪吸收不完全。因此，判断是否为脂肪泻不能单纯依靠粪便脂肪含量测定，必须结合其他临床表现进行综合分析和判断。

从营养物质消化和吸收的角度来看，脂肪的正常吸收需要满足以下条件：①良好的小肠吸收和转运功能，包括小肠有足够的吸收面积、完好的肠道血供和淋巴管运输等；②胰液和胆汁的分泌正常；③食糜在肠道内停留足够的时间。上述条件任何一个得不到满足，即可能导致脂肪泻的发生。因此，对于临床特点符合脂肪泻的患者，采集病史和体格检查时需注意以下要点：①既往有无腹部手术史（短肠综合征、肠瘘）；②既往有无长期酗酒、腹痛、糖尿病病史，有无复发性急性胰腺炎病史（胰腺外分泌功能不全）；③黄疸（慢性肝病、胆系梗阻）；④不洁饮食史（肠道寄生虫感染）；⑤有无多系统受累（淀粉样变性、Whipple 病）。根据病史和体检的初步结果，可缩小鉴别诊断范围，在此基础上进行针对性的检查，多能有所发现。

二、炎症性腹泻

炎症性腹泻的特征是肠黏膜炎症渗出物增多，因此粪便中有大量的白细胞和较多的红细胞，严重者肉眼即为脓血便。根据病因不同，炎症性腹泻可分为感染性和非感染性两大类，前者包括慢性菌痢、阿米巴肠炎、肠结核等，后者则见于炎症性肠病、缺血性肠炎、放射性肠炎等。炎症性腹泻的特点是排便次数相对较多（多者每日可超过 10 次），而每次排便量相对较少。直肠受累严重的患者上述特征更为明显，可伴有里急后重、直肠下坠感。

腹痛是炎症性腹泻患者的重要症状。在慢性腹泻的三个临床分类中，通常炎症性腹泻的腹痛最为显著。通常而言，肠道等空腔脏器疼痛以阵发性绞痛最具代表性，部位大多较为弥散，压痛不明显。脐周痛者病变多位于小肠，下腹痛者病变多位于结肠。低位小肠或结直肠病变所致腹泻，其腹痛常在排便后减轻。动态观察腹痛变化也很重要。例如克罗恩病早期腹痛系由于慢性肠梗阻所致，疼痛时轻时重，部位也不固定，而随着炎症加重，逐渐出现慢性穿孔和肠瘘，此时壁腹膜开始受到炎症刺激，腹痛即转变为固定部位的剧烈疼痛，且有局限性压痛。因此，炎症性腹泻患者若腹痛性质发生改变，常提示病情变化，需引起高度重视。除腹痛外，以下症状及体征在炎症性腹泻也比较常见：①发热：高热见于痢疾、出血性坏死性肠炎等，低热可见于肠结核和炎症性肠病；②里急后重：提示病变位于直肠；③腹部包块：右下腹包块是肠结核和克罗恩病的特征性表现，其他还可见于恶性肿瘤、肠套叠、白塞病、血吸虫性肉芽肿等；④肛周疼痛：提示肛瘘、肛周脓肿，好发于克罗恩病、感染性结肠炎以及免疫力受损的特殊人群，肛周脓肿严重的患者甚至不敢坐下。

对于炎症性腹泻，了解粪便性状有助于推测病因。例如，脓血便见于痢疾、炎症性肠病、结肠癌及血吸虫病等；蛋花汤样便见于艰难梭菌肠炎、轮状病毒肠炎；腥臭血水样便则见于出血性坏死性肠炎。在临床工作中，病史结合简单的粪便检查往往可以确定炎症性腹泻。这类患者粪便常规常有较多红细胞、白细胞，粪便病原学检查有助于发现某些致病微生物（例如志贺菌、沙门菌、阿米巴等）。感染性肠炎患者可有外周血白细胞升高。C反应蛋白作为全身炎症的标志物，在炎症性腹泻常有升高，且升高程度与病情活动度平行。

三、水样泻

水样泻并不一定指粪便成水样，其意谓粪便中水分增加导致粪便稀薄。其发病机制特点是肠黏膜无明显炎症，且脂肪吸收能力相对完好。这是一大类慢性腹泻病，病因较为复杂。从病理生理学的角度，可进一步将水样泻分为三类：①渗透性：即肠道内渗透压增高，例如乳糖不耐受、滥用泻剂等，其粪便渗透压差（fecal osmotic gap）超过125mOsm/kg（详见第4章第4节）。由于渗透性物质往往系外源性摄入，故此类腹泻在严格禁食后可好转。②分泌性：即肠黏膜分泌水分增加或吸收水分减少，见于显微镜下结肠炎、胆汁酸性腹泻、胃泌素瘤等。这类患者腹泻常量大，多有夜间腹泻，腹痛常常较轻，禁食后腹泻量无明显减少。其粪便渗透压差低于50mOsm/kg。③动力性：其特点是排便次数增加，但每次排便量较少，与内脏神经敏感性增加和肠道运动增强有关，其粪便渗透压差正常。代表性疾病是肠易激综合征和甲状腺功能亢进。

需要指出的是，慢性腹泻是一类病因复杂的症状群。根据病理生理机制进行分类固然难以做到一一对应，而临床分类也并不是截然的。同一种疾病完全可以表现为不同临床类型的腹泻。例如克罗恩病（Crohn’s disease）可造成肠黏膜炎症、溃疡，引起炎症腹泻，但该病若广泛累及回肠，可影响胆汁酸在末端回肠的重吸收，从而造成胆汁酸性腹泻，此时又具有水样泻的特点。少数克罗恩病还可合并肠内瘘，患者肠道有效吸收面积减少，可导致脂肪泻。又如乳糜泻（celiac disease），该病造成小肠绒毛萎缩，影响营养物质吸收，可引起典型的脂肪泻。但该病轻重程度差异极大，轻症病例仅有轻度水样泻，临床表现类似肠易激综合征，部分患者甚至无自觉症状。上述三种类型的慢性腹泻可同时出现于同一患者。以放射性肠炎为例，盆腔放疗可能损伤直肠和乙状结肠，造成肠黏膜炎症、坏死、溃疡，引起炎症性腹泻；位于盆腔的回肠因放疗损伤而重吸收胆汁酸的能力减弱，可造成水样泻；若小肠受累严重，加之肠系膜缺血等其他因素，还引起营养物质吸收障碍，发生脂肪泻。

因此，慢性腹泻目前应用的两种分类方法均有欠缺，有待继续完善。科学理论通常只能近似地反映客观现实，不可能分毫不差，甚至可能与真理相去甚远。慢性腹泻的病理生理分类试图把握病情背后的科学规律，但由于腹泻的发病机制过于复杂，因此该分类只能提供一个大概、笼统的区分，且存在很多难以划分的“中间地带”。临床分类从疾病具体表现出发，不涉及病因机制，因此在某种程度上还停留在“经验法则”（empirical rule）的阶段，与真正意义上的科学理论之间尚有不小的距离。虽然都不完美，但在现阶段，慢性腹泻鉴别诊断的最好办法可能是将两种分类方法结合起来。具体而言，可优先确定或排除特征相对明显的脂肪泻和炎症性腹泻。在水样泻患者中，可根据禁食后腹泻量的变化、粪便渗透压差及其他临床表现，将其分为渗透性、分泌性和动力性腹泻，最后再确定具体病因。

如果从更深层次去探究，临床分类和病理生理分类的区别主要在于前者从疾病的“现象”出发，根据不同类型的腹泻表现（症状、体征和粪便性状等）去探寻病因，是一种“由果溯因”的思维方式。而病理生理分类则着眼于腹泻的发病机制，试图通过揭示疾病的“本质”而理解和区分其现象，是一种“由因及果”的思维方式。这是科学研究和哲学思考常用的两种不同方法，各有其优势和不足。疾病现象千变万化，但理论却显得简单。爱因斯坦曾经说过：“不应否认任何理论的终极目标都是尽可能让不可削减的基本元素变得更加简单且更少，但也不能放弃对任何一个单一经验数据的充分阐释”(It can scarcely be denied that the supreme goal of all theory is to make the irreducible basic elements as simple and as few as possible without having to surrender the adequate representation of a single datum of experience)。为了更深入地研究慢性腹泻这一庞杂的疾病和症候群，适当的分类理论显然是必要的，加入一些哲学讨论或许也不无裨益。

从科学哲学的角度来看，慢性腹泻的两种分类方法隐含着两种不同的思路，临床分类更重视腹泻的“具体现象”，而病理生理分类更重视腹泻的“普遍本质”。现象和本质的区分与联系是重要的西方哲学命题，从古希腊直至今天，争论仍未完全停止。在西方哲学史上，“现象先于本质”属于“唯名论”(nominalism)的观点，“本质先于现象”则是“唯实论”(realism)的主张。唯名论持经验主义立场，认为探求现实事物的普遍本质是徒劳的，真实存在的只有具体个体。英国哲学家穆勒(John Stuart Mill)就曾说过：“除了名字以外没有什么东西是普遍的”(There is nothing general except names)。这一流派的鼻祖是古希腊哲学家亚里士多德。唯实论则持先验主义立场，认为事物的本质独立存在于感官、概念、信仰、理论之外。我们所能感受到的世界，只是真实(reality)的一种投射或近似，而非真实本身。唯实论的源头则是柏拉图。自古希腊时期至今，这两个哲学流派的对立与争鸣从未消歇，并且伴随着科学研究深度和广度的不断延伸，甚至愈发激烈。但如果我们能以客观、辩证的视角去看，就不难发现慢性腹泻的两种分类并不是非此即彼、互相排斥的关系，而是互为表里、相辅相成的。

慢性腹泻分类的局限性很像一个哲学命题，即古希腊哲学家柏拉图在《理想国》一书中提出的著名的“洞穴隐喻”(allegory of the cave)。一群囚徒在一个很深的山洞里背对出口，面朝墙壁。他们被套上枷锁，头部也无法转动，因此看不到他人，只能看见眼前的墙壁。他们身后有一堆篝火，火光照映在墙壁上而出现影子。在这样环境中的囚徒们终其一生都不会知道，这个世界上还有其他任何东西。在他们眼中，墙壁上的影子就是全部的真实世界(图2-4-1)。这一隐喻的深意在于强调了人类倘若无法摆脱感官的局限性，相当于被囚禁于自己的身体之中而难以认识事物的本质。寻求科学真理的过程，就是不断挣脱枷锁的过程。必要时勇于自我否定是科学家的必备素质，而片面的、自以为是的、机械化的思维方式，往往是临床工作的大敌。

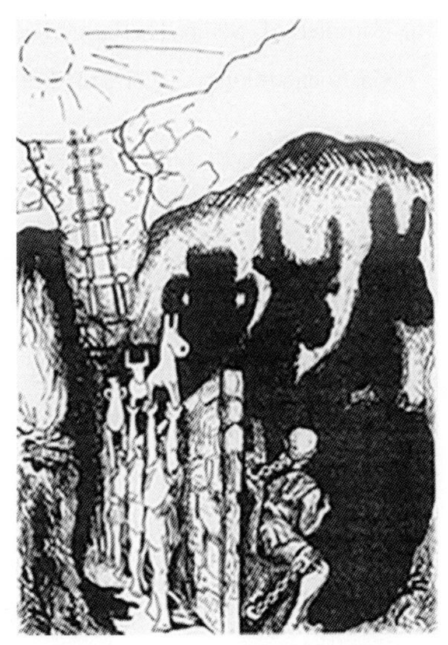

图2-4-1 柏拉图的“洞穴隐喻”

科学探索的脚步不会停歇，更不会永远停留在经验法则的层面。因此，慢性腹泻的分类理论必将不断演化和进步。科学哲学史家柯瓦雷曾说过："科学思想总是试图透过经验，到达其背后去探求现象的产生机制"。现象背后的机制才是科学探求的本源。从经验到机制，从操作到真实，是科学活动的终极目标。在描述、刻画和预测真实世界时，任何理论通常都会有一定的偏差。而这样的偏差恰恰是指引我们不断前进的方向。从这个意义上说，临床分类和病理生理分类只是我们现阶段研究慢性腹泻的暂时立足点。随着基础和临床研究不断深入，大数据研究、人工智能、精准医学（precision medicine）的思潮方兴未艾，个体化医疗的时代正在来临。有理由期待在不久的将来，会有更精确、更实用的腹泻分类理论问世，更好地服务于临床工作和科学研究。

（吴 东 李景南）

参 考 文 献

1. Guandalini S，Vaziri H. Diarrhea：diagnostic and therapeutic advance. Springer Science：New York，2011：16-23.
2. 刘新光. 慢性腹泻诊治的临床思维. 中国实用内科杂志，2009，29（12）：1075-1077.
3. 钱家鸣. 非感染性慢性腹泻. 传染病信息，2007，20（4）：197-198，201.
4. Juckett G，Trivedi R. Evaluation of chronic diarrhea. Am Fam Physician，2011，84（10）：1119-1126.
5. Corinaldesi R，Stanghellini V，Barbara G，et al. Clinical approach to diarrhea. Intern Emerg Med，2012，Suppl 3：S255-S262.
6. 陈嘉映. 关于科学实在论的几点思考. 世界哲学，2006（6）：15-24.
7. Greenough P，Lynch MP. Truth and realism. New York：Oxford University Press，2006.
8. Fine KD，Fordtran JS. The effect of diarrhea on fecal fat excretion. Gastroenterology，1992，102（6）：1936-1939.
9. Schiller LR. Definitions，pathophysiology，and evaluation of chronic diarrhoea. Best Pract Res Clin Gastroenterol，2012，26（5）：551-562.
10. Camilleri M，Sellin JH，Barrett KE. Pathophysiology，evaluation，and management of chronic watery diarrhea. Gastroenterology，2017，152（3）：515-532.

第3章

慢性腹泻的诊断步骤

慢性腹泻人群患病率约5%，相关医疗费用和误工损失巨大，给社会带来沉重负担。在美国，慢性腹泻每年造成的经济损失达6亿2000万美元。不仅如此，慢性腹泻还严重影响患者生活质量，例如部分患者需限制摄入某些食物以避免腹泻加重；肠易激综合征引起排便急迫感，患者因此不敢参加正常的社交活动；因腹泻出现体重减轻、贫血和营养不良，无法正常生活和工作等。

只有明确腹泻病因，才能给予针对性治疗。然而慢性腹泻病因复杂，需全面了解病史、细致地体格检查，并针对性地应用辅助检查方能确诊，这一切的前提是具备正确的临床思维方法。目前，各种检验手段日趋完善，为医生提供了更多样、更精良的诊断武器。但如果没有养成高效、缜密的临床思维，单纯以“撒大网”(shotgun approach)的方式不加选择地做各种检查，不仅不能解决临床问题，而且严重浪费资源，甚至造成医源性损伤。因此，本章将从病史、体检、辅助检查和诊断思路这几个方面，探讨慢性腹泻的诊断步骤，希望能够帮助读者建立正确的临床思维方法。

第1节 病史采集

未诊先问，最为有准。

——孙思邈

Listen to your patient, he is telling you the diagnosis.

——William Osler

知识要点

1. 大多数慢性腹泻可以通过详细询问病史获得诊断线索。
2. 首先要通过病史弄清患者口中“腹泻”一词的真实含义，其次要鉴别器质性腹泻和功能性腹泻。
3. 根据临床表现和粪便性状，慢性腹泻可分成水样泻、炎症性腹泻和脂肪泻3类。
4. 在不明原因的慢性水样泻中，显微镜下结肠炎(microscopic colitis)和胆汁酸性腹泻(bile acid diarrhea)占有重要地位。
5. 经验性治疗不仅可控制腹泻症状，也是重要的诊断方法。

病史是对患者就医原因、病情变化以及过往诊治情况的总结，其对诊断的意义十分重大，无论怎样强调都不为过。即使在辅助检查高度发展的今天，仍有约 50% 的疾病可以通过病史得出诊断，或至少提示诊断方向。疑难病例的诊断更加凸显了病史的价值。笔者在病房工作期间，曾收治一位慢性水样泻的中年男性，每天腹泻十余次，严重影响生活和工作。曾在外院反复住院，接受了包括血液、影像、内镜在内的全面检查仍诊断不明。通过仔细询问病史，得知患者因胃食管反流病而长期自行服用质子泵抑制剂。结合结肠镜下未见异常，当即想到"显微镜下结肠炎"的可能。停用抑酸药后腹泻很快消失，后来通过结肠黏膜活检得以确诊本病。又如另一位慢性腹泻、恶液质的青年男性患者，从病史得知既往曾患鹅口疮，再三追问下患者承认自己曾有多次冶游史，遂高度怀疑获得性免疫缺陷综合征（简称艾滋病），经检查很快确诊。

从这些病例中不难看出，病史是构建诊断大厦的基石，是诊断的第一手材料。若第一手材料有遗漏、偏差、错误，后续的误诊和漏诊将很难避免，甚至造成临床工作方向性的失误，浪费医疗资源且增加患者痛苦。这样的损失是无法通过大量的辅助检查来补救的，因为那些毕竟是第二手的、辅助性的材料。反之，若能通过问诊尽可能完整地获取病情信息，并根据时间顺序、病理生理学原理和逻辑规则加以组织，以准确、生动地勾勒出病情变化的脉络，这样一份高质量的病史就不仅仅是临床资料，而且具有了相当的科学研究价值。

病史质量很大程度上可以反映医生的临床能力。这一能力要经历漫长而艰苦的训练，在看似枯燥重复的日常工作中点滴积累，不可能一蹴而就。采集病史的过程可大致分为三个阶段。

1. **第一阶段（聆听）** 医生用开放式的问题引导患者叙述病情，例如"您是怎么不舒服？"医生应鼓励患者用自己的语言充分讲述病情，避免打断。频繁打断患者不仅极其不礼貌，而且会造成患者思路中断，容易遗漏重要病情信息。国外有研究表明，在医生不打断的情况下，约 3/4 的患者可以在 2 分钟内完成病史叙述，中位叙述时间仅为 92 秒。因此，即使临床工作再繁忙，也要尽可能先让患者"把话说完"。

2. **第二阶段（提问）** 在初步了解病史梗概的基础上，医生通常对病情已有一定的了解，对诊断已形成初步思路。接下来通过针对性地询问患者，以掌握病情要点，并验证或排除自己的诊断假设。以慢性腹泻为例，询问重点将包括腹泻病程、起病情况、排便特点、伴随症状、诱发 / 缓解因素、既往病史等。

3. **第三阶段（总结）** 医生将患者叙述的病情和自己的初步判断加以综合，得出一份相对完整的病史记录，并据此制订诊疗计划。在后续诊疗过程中，某些病史信息可能还需要核实、补充或修正。

采集病史是一个动态的，不断修正、丰富和完善的过程。在临床调查（clinical investigation）走向深入的过程中，医生可能会产生新的诊断设想。当病情需要时，医生应当再次回到床旁与患者讨论，有针对性地获取更多病史信息以验证或排除自己的设想。另一方面，患者自己不一定能认识到某些诊断线索的重要性，因而即便掌握了相关信息，在临床晤谈（clinical interview）时也不一定会主动叙述，这时也需要医生加以询问。例如，一位中年女性患吸收不良综合征，在其粪便中检出了蓝氏贾第鞭毛虫。通过追问病史得知患者就餐环境不卫生，有不洁饮食史，这样就从侧面印证了辅助检查结果。因此，与其说病史是医生单方面采集的（take a history），倒不如说是医患双方经过密切合作而共同构建的（build a history）。这并不是要否定病史的客观性，而是强调为获得高质量的准确的病史，需要医患双方的共同努力。将患者所有叙述的内容事无巨细全部记录在案，并不会自动生成一份“病史”，医生的主动取舍很重要。取舍的标准当然是医生对病情的整体判断，而这样的判断是否准确，是否合乎事实，恰恰反映了医生的经验和能力。打个比方，患者提供的病情资料好比一块布料，医生就像裁缝，需要将布料进行巧妙的剪裁才能做出合体的衣服。

腹泻是消化科的常见症状。慢性腹泻病因尤其复杂，很多诊断线索就“埋藏”在病史里，需要医生主动识别和挖掘。以下是采集和整理慢性腹泻病史需注意的几个方面。

一、确定慢性腹泻存在

患者对“腹泻”一词的使用，常常和医生并不一致。因此，询问病史的第一步是要确认，患者所谓“腹泻”的真实含义是什么。很多患者用“腹泻”一词来形容粪便性状变稀薄，但排便次数和总量并未增加。这类患者往往病程较久，一般情况良好，无其他伴随症状，患器质性疾病的可能性很小。有学者建议在与患者讨论腹泻症状时使用布里斯托尔粪便性状量表(Bristol stool form scale)，其中6型或7型粪便才是真正意义上的腹泻(详见第1章第1节)。

少数患者存在假性腹泻(pseudodiarrhea)，即排便次数增多(hyperdefecation)，但粪便性状和总量无变化。假性腹泻需警惕直肠癌或盆腔疾病(如盆腔脓肿、妇科肿瘤等)刺激直肠而产生的频繁便意。少数肠易激综合征(irritable bowel syndrome，IBS)患者由于内脏神经敏感性过高而便意频繁，也属于假性腹泻的范畴。仔细询问病史不难发现，患者虽然排便次数较多，但每次排便量少，有时甚至缺乏粪质。及早进行肛门指诊或其他检查不难确诊。此外，腹泻还需与大便失禁、粪便嵌塞等其他症状相鉴别。

二、鉴别功能性和器质性腹泻

确定腹泻症状的真实含义后，应通过病史和体格检查初步判断腹泻属于功能性(functional)还是器质性(organic)，这在繁忙的医疗工作中显得尤为重要。一般认为，以下临床表现高度提示器质性腹泻：①腹泻症状为持续性而非间歇性；②腹泻持续时间较短(3～6个月内)，但体重明显减轻；③夜间腹泻；④突发腹泻；⑤水样便为主，平均排便量>300g/d；⑥合并贫血；⑦红细胞沉降率(简称血沉)或C反应蛋白增高；⑧血白蛋白水平下降。

IBS是功能性疾病造成慢性腹泻的代表性疾病。诊断IBS要求在过去6个月中腹泻症状持续至少3个月，且患者无解剖或生化方面的异常。从医疗原则来说，功能性疾病属于排他性诊断，须除外器质性疾病后方能诊断。然而，究竟怎样才算“除外”器质性疾病？是否意味着必需要做全面检查才能诊断为“功能性疾病”？其实，无论从诊断学还是从卫生经济学的角度来看，排除器质性疾病是否需要辅助检查以及需要何种辅助检查，主要取决于患者的具体情况。对慢性腹泻患者不加选择地进行大量检查必然是事倍功半，甚至徒劳无功。正确的做法是从具体临床表现出发，对腹泻病因形成初步估计(验前概率)，在此基础上做一些针对性的检查以验证或排除，必要时还可以给予经验性治疗，根据治疗反应来印证初步诊断，这是比较合理的策略。当然，这需要以充分、深入和坦诚的医患沟通为前提。目前世界各地医疗机构均存在过度使用辅助检查的倾向，被称为“防御性医疗”(defensive medicine)。防御性医疗不仅推动了诊疗费用快速上涨，还易引起医源性损伤。缺乏有效的医患沟通是其主要原因。

以IBS为例，已有较多研究证明，病史对IBS的诊断价值较高，特别是一组症状均符合

IBS 特点时诊断把握更大（表 3-1-1）。对于病程较长的年轻患者，若 IBS 症状典型且无报警征象，粪便隐血等常规化验阴性，可酌情先给予经验性治疗，下消化道内镜检查并非必须。若经验性治疗无效，再考虑完善内镜等相应检查。

表 3-1-1　症状学对于肠易激综合征的诊断价值

症状	敏感性	特异性	阳性似然比	阴性似然比
下腹痛	0.90	0.32	1.3	0.29
粪便中有黏液	0.45	0.65	1.2	0.88
便不尽感	0.74	0.45	1.3	0.62
腹痛发作伴粪便变稀	0.58	0.73	2.1	0.59
腹痛发作伴便次增加	0.53	0.72	1.9	0.67
排便后腹痛缓解	0.60	0.66	1.8	0.62
腹胀	0.39	0.77	1.7	0.79

临床判断非常重要，腹泻患者起病年龄＜40 岁、病程长、一般情况好、无其他不适支持功能性腹泻；若起病年龄＞50 岁，合并便血、发热、里急后重、消瘦、腹部包块、肿瘤家族史等报警征象（alarm signs），提示器质性疾病可能性大（表 3-1-2）。一般来说，无夜间腹泻相对更支持功能性疾病，而半夜或清晨为便意扰醒者多属器质性原因。IBS 患者的典型症状是晨起（早餐前后）连续排 2～3 次不成形便，而中午以后则较少排便。当然，存在报警征象并不能完全除外功能性腹泻。例如，合并焦虑、抑郁状态的重度 IBS 患者夜间常难以入睡或凌晨早醒，可伴有不同程度的夜间腹泻和消瘦。此时，需要全面、深入地评估方能确定病因。

表 3-1-2　慢性腹泻的报警症状及其临床意义

报警症状	严重病因	非严重病因
体重下降	• 食欲正常：甲亢、吸收不良综合征 • 体重下降发生于腹泻之前：恶性肿瘤、糖尿病、结核病、吸收不良	焦虑、抑郁状态
发热	• 肠道感染：沙门菌、志贺菌、空肠弯曲菌、艰难梭菌 • 炎症性肠病 • 淋巴瘤	药物热
血便	• 肠道肿瘤 • 炎症性肠病 • 缺血性肠病 • 肠道感染	痔
夜间腹泻	• 首先考虑器质性疾病如炎症性肠病、糖尿病、恶性肿瘤等	特发性分泌性腹泻
肿瘤家族史	• 结直肠癌	结直肠腺瘤
发病年龄＞50 岁	• 首先考虑器质性疾病	药物不良反应
免疫抑制状态	• 首先考虑肠道感染	焦虑、抑郁状态

三、重点关注腹泻的诱因、排便情况和伴随症状

确认腹泻症状存在，并评估器质性疾病的可能性后，应进一步详细了解腹泻的诱因（特别是食物对排便的影响）、粪便性状、排便次数、排便量以及腹泻的伴随症状。

1. **腹泻诱因**　慢性腹泻大多起病隐匿，少数患者急性发病，此后迁延不愈。仔细询问腹泻的诱因十分重要。我国传统医学典籍《内经》的“素问•征四失论”中写到：“不适贫富贵贱之居，坐之薄厚，形之寒温，不适饮食之宜，不别人之勇怯，不知比类，足以自乱，不足以自明，此治之三失也。”意思是说诊治疾病必须考虑患者的生活环境、体质、食物和性格特点，否则难以奏效。这一点在消化疾病的诊疗中体现得极为充分。很多慢性腹泻病如嗜酸性粒细胞胃肠炎、炎症性肠病、肠道感染等，发病都和食物因素有关。此外，摄入含麦胶类食品（面粉、啤酒、一些调味品等）病情加重者见于乳糜泻，饮用牛奶导致腹泻提示乳糖酶缺乏，由某些食品诱发不适者应考虑食物不耐受。过量饮用咖啡也可引起腹泻，其机制与咖啡因增加肠上皮内环单磷酸腺苷（cAMP）浓度有关。类癌综合征可由某些食物（如奶酪）所诱发，甚至出现类癌危象。禁食对腹泻的影响也有诊断价值。一般认为，禁食 48h 后若腹泻仍无明显减轻，往往提示分泌性腹泻；若禁食后腹泻明显好转甚至完全消失，则强烈提示腹泻症状与食物因素有关，见于吸收不良综合征、乳糖不耐受、食物过敏等。

旅行者腹泻（travellers’diarrhea，TD）多为急性，少数亦可转为慢性病程。此时应重点考虑蓝氏贾第鞭毛虫（*Giardia lambliasis*）、环孢子虫（*Cyclospora cayetanensis*）、隐孢子虫（*Cryptosporidium*）等寄生虫感染。蓝氏贾第鞭毛虫呈世界性分布，被世界卫生组织列为危害人类的主要 10 种寄生虫之一。文献报道世界范围内人群感染率为 1%～30%，西方国家成人感染率约为 2%，中国平均感染率为 2.52%。蓝氏贾第鞭毛虫是水源性肠道感染的主要病原体，主要累及近端小肠，大多数感染者无症状，少数出现慢性吸收不良性腹泻。生活环境不卫生、有不洁饮食史更加支持本病的诊断。了解患者旅行目的地有助于判断病原体，例如俄罗斯圣彼得堡地区蓝氏贾第鞭毛虫感染率较高，可能与当地河流湖泊较多有关。在尼泊尔旅游，应警惕环孢子虫感染。

除食物之外，药物相关性腹泻也很常见，约占所有药物不良反应的 7%，而其真实发生率很可能为临床所低估。据估计，约 4% 的慢性腹泻是药物所致，在老年人尤其常见。因此，采集病史时应详加询问。理论上几乎所有药物均有引起腹泻的可能，明确有腹泻不良反应的药物超过 700 种，其中最常见的是抗生素（约占 1/4），其他还包括非甾体类抗炎药（NSAIDs）、质子泵抑制剂、他汀类降脂药、血管紧张素受体拮抗剂、5- 羟色胺再摄取抑制剂、化疗药等。某些不规范的保健品声称有控制体重的效用，其实含有甲状腺素，服用后往往造成腹泻，应提醒患者注意。一旦怀疑腹泻为药物所致并及时停用，腹泻多可好转。但也有例外，奥美沙坦相关性肠病（olmesartan-associated enteropathy）就是一个例子，停药后部分患者仍需要糖皮质激素、免疫抑制剂治疗（详见第 14 章第 3 节）。少数应用 NSAIDs 的患者可出现肠溃疡、狭窄、穿孔等并发症，严重者需要手术治疗。

2. **排便情况**　应仔细了解腹泻患者的粪便性状及其随时间变化。在短时间内粪便性状多次改变，甚至出现腹泻 - 便秘交替，是 IBS 的症状特点。根据粪便性状可将慢性腹泻分为 3 类：水样泻（watery diarrhea）、炎症性腹泻（inflammatory diarrhea）和脂肪泻（steatorrhea）。该分类相对容易识别和区分，有利于缩小鉴别诊断范围。从病理生理机制来看，分泌性、渗透性和动力性腹泻一般为水样泻。典型脂肪泻患者粪便常有油滴，伴有恶臭气味。但若粪便脂肪含量仅轻、中度升高或以脂肪酸为主，则外观也可近似水样泻，需做粪便脂肪定量检测才能确定。脓血便是炎症性腹泻的典型表现，特别是结直肠炎症性病变。小肠病变出血或渗出物与粪便均匀混合，因此除非大量出血、渗出或肠蠕动过快，一般无肉眼脓血，需显微镜观察方能发现。

排便量对于诊断有一定的提示意义，分泌性腹泻的排便量最大（每天数升至十余升），小肠炎症性腹泻和渗透性腹泻次之，结肠炎症性腹泻量最少，但便意频繁。便中有黏液是结直肠病变的特点，见于 IBS、溃疡性结肠炎等，后者不但便中有黏液，还有脓血。IBS 患者便量很少超过 500ml/d，而便量在 1000ml/d 以下的患者通常不会是血管活性肠肽瘤。慢性腹泻患者排便量若超过 2000ml/d，往往提示病情严重，易发生水、电解质紊乱，需静脉输液等支持治疗。

3 **3. 伴随症状** 腹泻的伴随症状包括腹痛、腹胀、恶心、呕吐等，其中腹痛最为重要，应详细了解。表 3-1-3 总结了慢性腹泻患者可能出现的腹痛特征及其临床意义。详细了解腹痛的部位、程度及与排便的关系，有利于缩小鉴别诊断范围。

表 3-1-3 腹泻患者伴随腹痛的症状特点及其临床意义

腹痛特征		临床意义
部位	● 位于脐周	● 考虑小肠疾病
	● 位于下腹部	● 考虑结肠疾病，右下腹痛考虑回盲部病变
	● 肛门坠痛、便不尽感、里急后重	● 直肠病变如溃疡性结肠炎、痢疾、直肠癌等
	● 腹痛部位弥散	● 肠易激综合征、缺血性肠病、乳糜泻
程度	● 以剧烈腹痛起病	● 缺血性肠病
	● 腹痛程度较重	● 炎症性腹泻、缺血性肠病
	● 腹痛轻微甚至缺如	● 小肠病变可能性大
影响因素	● 腹痛与排便相关	● 肠易激综合征
	● 排便后腹痛减轻	● 结直肠病变（包括肠易激综合征、结肠癌等）
	● 排便后腹痛加重	● 肠易激综合征

腹泻伴腹胀见于乳糖不耐受、乳糜泻、小肠细菌过度生长、抗生素相关性腹泻等。排便后腹胀明显减轻，提示病变位于结直肠或低位小肠。腹泻与便秘交替常见于肠易激综合征、肠结核以及糖尿病自主神经病变的患者，亦见于结肠憩室炎或结肠癌。腹泻合并恶心、呕吐者，应考虑肠梗阻。动力性肠梗阻可伴有小肠细菌过度生长，从而引起腹胀、腹泻、吸收不良综合征。腹泻伴严重烧心、反酸者提示胃酸过量分泌，要警惕胃泌素瘤和胆囊收缩素瘤。

四、其他病史不可遗漏

除了消化系统症状，医生还应该注意慢性腹泻患者有无其他部位的异常。现病史以外的其他病情信息有时对诊断帮助很大，因此不可忽视。

1. 肠道外症状 应了解有无肠道外症状（extraintestinal symptoms）。结缔组织病所致慢性腹泻常表现为多系统受累。例如，青年女性若出现腹泻合并双侧肾盂扩张、膀胱壁增厚，要想到系统性红斑狼疮；腹泻合并胆汁性肝硬化、肺间质病等见于干燥综合征；伴有关节炎、尿道炎和结膜炎的腹泻患者应考虑 Reiter 综合征。慢性腹泻合并关节肿痛见于溃疡性结肠炎或克罗恩病，偶尔也可见于慢性胰腺炎。腹泻同时伴心悸、面部潮红者，应考虑类癌综合征、系统性肥大细胞增生症。有的肠外症状是腹泻的并发症所致，例如短肠综合征和小肠细菌过度生长的患者可能合并 D- 乳酸酸中毒。长期腹泻而不能进食者容易缺乏维生素 B_1 而引发 Wernicke 脑病，出现意识障碍、眼球震颤、共济失调等。回肠切除的患者可

因缺乏维生素 B_{12} 而出现巨幼细胞贫血、脊髓亚急性联合变性、精神异常、痴呆等。

2. **既往史**　除了现病史，既往史同样值得关注。近期曾有住院史或抗生素应用史需怀疑抗生素相关性腹泻及艰难梭菌肠炎。具有长期应用抗生素、不能正常进食、高龄等高危因素，应加倍怀疑此病。腹部手术病史十分重要，既往广泛小肠切除史应考虑短肠综合征，有胆囊切除或回肠切除史的患者首先怀疑胆汁酸性腹泻。曾接受腹盆腔放疗的患者可能出现放射性肠炎，起病时间在放疗后数年至数十年不等。对于幼年时反复发生呼吸道感染、生长发育迟缓的青少年腹泻患者，应考虑遗传性免疫缺陷，如寻常变异型免疫缺陷症（CVID）。有明确免疫力受损基础病（如艾滋病）的患者好发多种肠道感染，其病原体包括鸟分枝杆菌复合群（*Mycobacterium avium complex*，MAC）、巨细胞病毒、隐孢子虫、微孢子虫等孢球虫等。

3. **个人史**　个人史提供了患者的生活习惯，其中有些可能是慢性腹泻的病因。起病前曾去外地长途旅行的患者若发生腹泻，属于旅行者腹泻的范畴，需重点考虑肠道传染病。男性同性恋可通过肛交行为罹患多种传染性疾病，病原体包括志贺菌、沙门菌、空肠弯曲菌、奈瑟菌、衣原体、单纯疱疹病毒、蓝氏贾第鞭毛虫等，这些病原体均可造成慢性腹泻。家中饲养爬行类宠物（如乌龟、蜥蜴）者可能感染沙门菌。长期酗酒者易患慢性胰腺炎，并且酗酒本身就可损伤肠上皮细胞，加快肠道通过时间，并造成小肠细菌过度生长，从而引起腹泻。吸烟是胰腺癌、缺血性肠病和克罗恩病的高危因素。

4. **家族史**　慢性腹泻家族史提示炎症性肠病或多发性内分泌腺瘤病（multiple endocrine neoplasia，MEN）。MEN 与慢性腹泻关系较为密切，其中 MEN-1 型（Werner 综合征）表现为胰腺神经内分泌肿瘤（包括胃泌素瘤、胰岛素瘤、胰高血糖素瘤、血管活性肠肽瘤、无功能瘤等）、甲状旁腺功能亢进和垂体腺瘤，MEN-2 型（Sipple 综合征）表现为甲状腺髓样癌、嗜铬细胞瘤和甲状旁腺功能亢进。

以上简要介绍了采集病史的一般原则，以及慢性腹泻的病史要点。面对慢性腹泻患者，应首先通过询问确定患者所用“腹泻”一词的确切含义，然后大致判断功能性或器质性疾病的可能性。须重点了解腹泻诱因、排便情况、腹部伴随症状以及有无肠外表现，既往史、个人史及家族史有时也可提供重要的病情线索。值得强调的是，采集、整理和书写病史是医生的基本功，也是诊断疑难疾病最有力的武器，需时时磨炼，用时方能得心应手。

（吴　东　孙　钢　钱家鸣）

参考文献

1. 张孝骞. 漫谈临床思维. 医学与哲学. 1984，5（2）：1-5.
2. 潘国宗，曹世植. 现代胃肠病学. 北京：科学出版社，1994：255-268.
3. 吴东，曾学军，沈悌，等. 物理诊断过时了吗？中华内科杂志，2009，48（7）：533-534.
4. Davies GJ，Crowder M，Reid B，et al. Bowel function measurements of individuals with different eating patterns. Gut，1986，27（2）：164-169.
5. Talley NJ，Weaver AF，Zinsmeister AR，et al. Self-reported diarrhea：what does it mean. Am J Gastroenterol，1994，89（8）：1160-1164.
6. Schiller LR. Diarrhea and malabsorption in the elderly. Gastroenterol Clin N Am，2009，38（3）：481-502.
7. 方秀才. 我国肠易激综合征的诊断现状. 中华消化杂志，2015，35（7）：438-440.

8. 吴东，陈嘉林，方卫纲. 物理诊断对内科门诊功能性疾病的诊断价值. 中华全科医师杂志，2010，9（5）：308-310.
9. 赵林，朱峰，陆星华. 胃-肠瘘引起腹泻的临床分析（附5例报告）. 北京医学，2001，23（6）：332-334.
10. Longstreth GF，Thompson WG，Chey WD，et al. Functional bowel disorders. Gastroenterology，2006，130（5）：1480-1491.
11. 张小萍，朱倩，何艳燕，等. 水样和粪便中蓝氏贾第鞭毛虫PCR检测. 中国公共卫生，2014，30（4）：531-533.
12. Ford AC，Talley NJ，Veldhuyzen van Zanten SJ，et al. Will the history and physical examination help establish that irritable bowel syndrome is causing this patient's lower gastrointestinal tract symptoms?. JAMA，2008，300（15）：1793-1805.
13. Polage CR，Solnick JV，Cohen SH. Nosocomial diarrhea：evaluation and treatment of causes other than Clostridium difficile. Clin Infect Dis，2012，55（7）：982-989.
14. Henderson MC，Tierney LM，Smentana GW. The patient history：an evidence-based approach to differential diagnosis. 2nd ed. New York：McGraw-Hill，2012.
15. Abdullah M，Firmansyah MA. Clinical approach and management of chronic diarrhea. Acta Med Indones，2013，45（2）：157-165.
16. Camilleri M，Sellin JH，Barrett KE. Pathophysiology，evaluation，and management of chronic watery diarrhea. Gastroenterology，2017，152（3）：515-532.
17. Arasaradnam RP，Brown S，Forbes A，et al. Guidelines for the investigation of chronic diarrhoea in adults：British Society of Gastroenterology，3rd edition. Gut，2018，67（8）：1380-1399.

第2节 体格检查

体格检查的细致性、全面性是没有限度的，但是在一定程度上人们只能看到自己要求的东西；若是没有正确的思想指导（包括病史的指导），头脑中无准备，对于一些体征（如听诊、触诊的发现）就可能视而不见，听而不闻。

——张孝骞

Wherever the art of medicine is loved, there is also a love of Humanity.

——Hippocrates

知识要点

1. 体格检查是临床调查的重要环节，不仅有助于医生全面了解病情，对于建立良好的医患关系也十分重要。
2. 检查慢性腹泻的患者不仅要注意腹部体征，还要重视生命体征、一般情况、皮肤黏膜等有无异常。
3. 在体格检查中，慢性腹泻的诊断线索并非都来自腹部，也常来自于其他部位。
4. 直肠指诊必须列为慢性腹泻患者的常规体检项目。
5. 慢性腹泻患者某些体征虽然阳性率较低，但一经发现即有诊断意义，对病因提示意义很大。

体格检查是临床调查（clinical investigation）的重要环节。在充分了解病史的基础上，体格检查可以提供更多信息，以确定慢性腹泻的病因和评估病情严重程度。历史上，东西方医学均高度重视体格检查的重要性。一般认为，现代意义上的西医的物理诊断学（physical diagnosis）始于 1760 年。当时奥地利医生奥恩布鲁格（Leopold Auenbrugger，1722—1809 年）出版了一本专著，名为《应用叩诊发现胸腔内病变的新方法》。在该书中，他首次提出将叩诊法用于临床诊断。1808 年法国医生科维萨尔（Jean-Nicolas Corvisart，1755—1821 年）将该书从拉丁文译成法文，在欧洲广为传播。远在秦汉时期，我国中医典籍《内经》中就已明确指出："善诊者，察色按脉，先别阴阳；审清浊而知部分；视喘息，听音声，而知所苦；观权衡规矩，而知病所主。"在辅助检查高速发展的今天，体格检查在诊断中的地位有一定下降，但仍然是医生最重要的基本技能之一。

病史和体格检查虽然是诊断工作两个不同的部分，但却相互影响、密不可分。在采集病史的过程中，有经验的医生已经开始关注患者的某些体征（sign）。例如，当患者进入诊室时，医生即开始评估患者的一般情况和营养状态。在临床晤谈（clinical interview）过程中，医生不仅采集病史，同时也在观察患者的衣着、神态、表情、语速等，这些都是很有价值的诊断信息。通过了解病史，医生可能已经产生一些初步的诊断假设。根据这些假设，患者可能具备或不具备某些体征，在接下来的体格检查过程中将予以针对性的检查，以验证或排除某一诊断。体格检查若有特殊发现，可能还需要针对性地补充询问有关病史。因此，体格检查是病史的延续，以病史为基础的体格检查往往是有目的、有指向的，而不是缺少重点、面面俱到的。我国内科学泰斗、消化病学奠基人张孝骞教授曾经说过："在一定程度上人们只能看到自己要求的东西"。体格检查能否有所发现、怎样评估这些发现，取决于医生的学识、经验，以及对病情的整体判断。

通过病史和体格检查，医生可以形成对病情的初步印象，缩小鉴别诊断范围，为后续检查提示方向。同时，还应当努力了解患者的个人信息，例如职业特点、饮食偏好、生活习惯、社会经济地位等。只有避免"看病不看人"，才能建立良好的医患关系。西方医学大家奥斯勒（Sir William Osler）曾经说过："医生应优先关注患者个人而不是疾病，要把自己置于患者的位置"（Care more for the individual patient than for the special features of the disease. Put yourself in his place）。因此，医生心中应该装着患病的个人，而不仅仅是个人所患的疾病，这一原则我们应当牢记在心。最典型的例子是肠易激综合征（IBS），大量研究表明心理应激和紧张情绪是 IBS 发病的重要因素，而良好的医患关系、充分的医患沟通和必要的心理干预则是成功诊治 IBS 的基础。如果把注意力完全集中到腹泻症状上，治疗效果往往不佳。

对慢性腹泻而言，尽管多数患者未必有阳性体征，体格检查也不一定能直接确诊某病，但某些体征（阳性或阴性）对诊断帮助很大，一定要认真关注。

一、生命体征

慢性腹泻伴发热需考虑感染、炎症及肿瘤性疾病，包括细菌性痢疾、阿米巴肠炎、炎症性肠病和肠道淋巴瘤等。腹泻伴血压升高、心率增快者要考虑甲状腺功能亢进、嗜铬细胞瘤和惊恐障碍。单纯心率增快者还见于贫血、甲状腺功能亢进和焦虑状态。腹泻严重者多有容量不足，可能出现直立性低血压。分泌性绒毛状腺瘤（McKittrick-Wheelock 综合征）患者甚至可因大量水样泻而造成急性肾功能不全。类癌综合征患者发作时产生大量 5- 羟色胺、组胺、缓激肽等舒血管物质，在引起腹泻的同时也可能造成血压下降。腹泻患者若合并顽固性休克（对补液治疗反应不好），应警惕肾上腺皮质功能不全。反之，若收缩压稳定在110mmHg以上，则该病可能性很小。笔者曾收治一例慢性腹泻伴食欲下降、消瘦的患者，在多家医院反复行CT、MRI、内镜甚至PET等检查未能明确病因。住院当晚即出现顽固性休克，伴意识障碍、低钠血症和低血糖，后证实为垂体瘤卒中导致全垂体前叶功能减低，继发肾上腺危象。确诊该病后迅速补充糖皮质激素治疗，患者次日早晨即“戏剧性”好转。

二、一般情况

患者的一般情况对于判断病情严重度很有帮助。慢性腹泻患者常有不同程度的消瘦和营养不良，在恶性肿瘤等消耗性疾病表现得更为明显。一些功能性疾病如肠易激综合征（IBS）的患者往往病程较久而一般情况良好，但中重度IBS常合并焦虑/抑郁状态，患者多因进食减少和失眠而有显著的体重减轻。一般情况还取决于同一种疾病的不同类型，例如直肠型溃疡性结肠炎（UC）患者可有排便习惯改变及便中带血，但很少出现发热、消瘦等全身症状，而广泛型UC患者多有不同程度的贫血、消瘦和低白蛋白血症。少数慢性腹泻患者虽体重下降明显但情绪饱满，甚至对自身状况感到满意，此时应考虑神经性厌食、滥用泻剂（laxative abuse）及甲状腺功能亢进。

评估意识状态很重要。由于吸收不良导致B族维生素缺乏的患者，常合并神经精神异常。例如缺乏维生素B_1可造成Wernicke脑病，出现精神异常、眼肌麻痹和共济失调。缺乏维生素B_{12}不仅是巨幼细胞贫血的病因，还可引起记忆力减退、急躁、易怒、焦虑、抑郁甚至痴呆。某些结缔组织病累及肠道造成慢性腹泻者，也可能合并中枢神经系统受累，例如系统性红斑狼疮。腹泻伴发热的患者若反应淡漠、嗜睡甚至昏迷，要警惕颅内病变、肾上腺皮质功能不全、伤寒等。

有经验的医师在患者就诊时还会留意他们的衣着服饰、谈吐举止。从诊断疾病的角度来看，也可将其视为一种“体征”。着装可以反映患者的工作性质和社会阶层，对诊断有提示作用。一般的规律是，患者对自己的服饰越是在意，患重病的可能性就越小。穿着考究、举止从容的患者一般病情不会太严重，病程也不会太久。在门诊，这类患者是功能性腹泻和肠易激综合征的好发人群。相对而言，社会经济地位较低的患者更容易患某些传染病，例如菌痢、阿米巴肠炎和蓝氏贾第鞭毛虫感染，但这一人群患功能性胃肠病的风险也很高。着装和举止提示特殊性取向的男性患者，应想到同性恋引起艾滋病的可能。很多慢性腹泻疾病可引起脱发，严重脱发多见于肿瘤化疗、结缔组织病、重金属中毒、Cronkhite-Canada综合征等，为此女性患者喜带帽子以掩饰脱发。化妆和首饰也很重要，首饰的昂贵与得体程度，反映了患者的经济状况和文化修养；一个化妆仔细、佩戴首饰的女性，通常不会是晚期肿瘤等严重消耗性疾病。很多人婚后会戴戒指，如果发现一位情绪低落的患者左手无名指有戒指印痕，要想到可能近期离异。很多功能性肠病（如肠易激综合征）与心理事件和精神压力有关，若排除了其他器质性疾病，离异这样的心理应激事件可以解释患者的腹泻症状。

三、皮肤黏膜

很多消化系统疾病合并皮肤黏膜异常，一些体征对于提示诊断有重要价值，例如巩膜黄染之于胰头癌、阵发性皮肤潮红之于类癌综合征、双下肢对称性出血点之于腹型紫癜等。

因此，仔细观察皮肤黏膜可以获得很多宝贵的诊断线索。类癌综合征可出现皮肤潮红和出汗，常伴有皮肤毛细血管扩张，累及心脏还可引起发绀。原发性肾上腺皮质功能减退症（艾迪生病）的患者多有皮肤色素沉着，在暴露部位和易摩擦部位更为明显，例如脸部、齿龈、颊部、足背、束腰带部位等，还可出现明显的腋毛、阴毛脱落。合并锌缺乏的慢性腹泻患者也可有明显的毛发脱落。部分乳糜泻患者可出现疱疹样皮炎（dermatitis herpetiformis），这也是该病的特征性皮肤损害。

慢性腹泻患者常有不同程度的营养不良和贫血，可造成指甲凹陷、脱落。Cronkhite-Canada 综合征有特征性的指甲萎缩、皮肤色素沉着、脱发等外胚层受累表现。观察指甲还有助于判断病程。据估计，人的指甲生长速度约为 0.1mm/d，有些患者原先喜爱涂抹指甲油，生病后即不再涂抹，故根据指甲油的下缘和甲沟之间的距离，可以大致估计病程的长短。另外，口腔也是慢性腹泻患者体格检查的重点。口腔溃疡可见于炎症性肠病、白塞病、系统性红斑狼疮、血管炎等；舌炎和口角炎见于巨幼细胞贫血、吸收不良综合征、胰高血糖素瘤等；“鹅口疮”提示患者免疫力严重受损（如艾滋病）；舌体肥大则是淀粉样变性的典型表现。

接触皮肤并进行一些浅表触诊（甲状腺、淋巴结、皮下结节等）很有意义，例如皮肤出汗多见于年轻的甲亢患者，甲状腺肿大伴结节者要考虑甲亢和甲状腺髓样癌，鉴别要点在于前者可有震颤和血管杂音，而后者没有。多发性浅表淋巴结肿大合并慢性腹泻要考虑艾滋病、淋巴瘤及癌症广泛转移。慢性胰腺炎还可引起胰源性脂膜炎，其发生率为 2%～3%，最早由 Chiari 于 1883 年报道，表现为痛性皮肤结节红斑，好发于远端肢体，尤其是膝、踝关节周围。其病因可能是胰腺炎症造成胰酶释放，从而分解破坏了皮肤软组织所含脂肪。

某些疾病有特征性皮疹，一旦发现则有诊断意义。以炎症性肠病（IBD）为例，已知皮肤黏膜损害见于 9%～19% 的克罗恩病（CD）和 9%～23% 的溃疡性结肠炎（UC），包括口腔溃疡、肛裂、结节红斑、坏疽性脓皮病、大疱性表皮松解症等。皮肤黏膜病变可出现在 IBD 之前、与 IBD 平行或在 IBD 诊断之后。其中，大疱性表皮松解症的病因系Ⅶ型胶原的 NC1 区域的自身抗体所致，CD 和 UC 均可产生这种抗体。CD 还有一种罕见的皮肤黏膜损害，其临床和组织学特征与肠道病变一致，受累皮肤黏膜也可出现溃疡、结节和“铺路石”征，病理也是慢性肉芽肿性炎症，因此被称为“转移性克罗恩病”（metastatic Crohn’s disease）。关于 CD 和 UC 的皮肤损害及发生率见表 3-2-1。

表 3-2-1　炎症性肠病相关性皮肤损害及并发症

	克罗恩病	溃疡性结肠炎
转移性克罗恩病	罕见	无
皮肤结节性多动脉炎	罕见	罕见
大疱性表皮松解症	可见	罕见
坏疽性脓皮病	0.5%～1%	2%～3%
结节红斑	4%～6%	2%～3%
肛裂	约 1/3	无
口腔阿弗他溃疡	常见	常见

与其他腹泻疾病相关的皮肤损害还包括坏死松解性游走性红斑（胰高血糖素瘤）、色素性荨麻疹（系统性肥大细胞增生症）、疱疹样皮炎（乳糜泻）等。长期慢性腹泻可因维生素和

微量元素缺乏，出现一系列皮肤黏膜损害，熟悉其表现有助于诊断（详见第 9 章第 3 节）。例如脂肪泻患者缺乏维生素 K 时，因出血倾向可有皮肤瘀斑。烟酸缺乏症多见于长期酗酒、营养不良的患者，可表现为特征性皮肤红斑、疱疹、溃疡，然后结痂、色素沉着（糙皮病）。图 3-2-1 和图 3-2-2 为北京协和医院收治的 2 例慢性腹泻伴皮肤损害的患者。

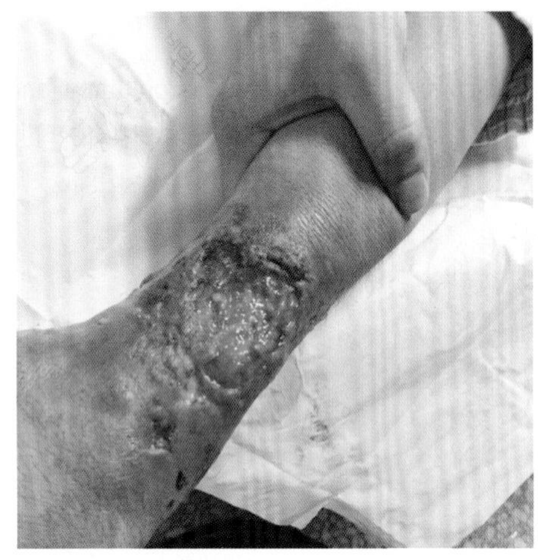

图 3-2-1　炎症性肠病合并坏疽性脓皮病

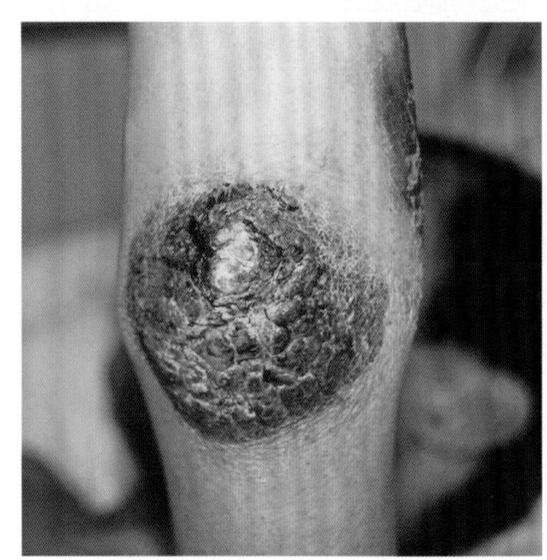

图 3-2-2　因长期酗酒引起的烟酸缺乏症（糙皮病）

北京协和医院还曾报道一例罕见的 Degos 病。Degos 病又名恶性萎缩性丘疹病、致死性肠 - 皮肤综合征，属罕见病。Degos 病具体病因不明，发病机制为血管血栓形成，易造成皮肤损害和胃肠道缺血，出现腹痛、腹泻，严重者可有肠穿孔，预后不佳。该患者为 51 岁男性，因“腹痛 2 年，腹泻半年，高热 5 天”入院。体检发现该患者具有 Degos 病特征性皮肤损害，皮疹开始为粉红色或灰黄色丘疹，主要分布于躯干和四肢，最后形成中央瓷白色凹陷且有细小鳞屑的斑片状皮损。内镜在十二指肠降部发现多发溃疡，其周边隆起、中央凹陷，亦符合 Degos 病的特点。最终经皮肤活检确诊本病（图 3-2-3）。

皮肤水肿提示低白蛋白血症，常见于吸收不良综合征和小肠淋巴管扩张症（失蛋白肠病），后者水肿更为突出。血白蛋白减低通常考虑以下几个因素：①营养摄入不足；②肠道吸收营养物质减少；③机体消耗增加（恶性肿瘤、长期发热等）；④合成白蛋白能力下降（慢性肝病、肝硬化）；⑤丢失白蛋白过多（经肾脏或肠道丢失）。若血白蛋白减低明显，且排除了摄入、吸收、消耗及合成这几个方面的异常，同时尿蛋白阴性，则应考虑失蛋白肠病，尤其当血淋巴细胞计数下降时，更应高度怀疑小肠淋巴管扩张症（详见第 11 章第 5 节）。

四、肌肉关节

肌肉关节是结缔组织病的好发部位，理论上几乎所有结缔组织病都可能累及消化道并造成慢性腹泻（详见第 13 章第 4 节）。此外，一些表现为慢性腹泻的消化道疾病也可累及肌肉关节，出现肌痛、关节痛、关节炎等表现。例如，IBD 可累及髋、膝等大关节，也可累及手部小关节。HLA-B27 阳性的 IBD 患者还可出现强直性脊柱炎表现，造成脊柱和骶髂这样的中轴关节受累。少数慢性胰腺炎患者也可有关节受累，与胰源性脂膜炎同时或单独发生，好发于踝、膝、掌指关节，可为一过性、持续性或游走性。肌肉关节受累是 Whipple 病的常

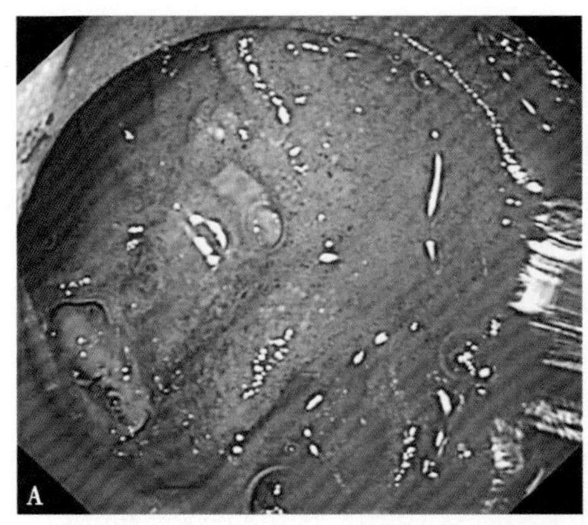

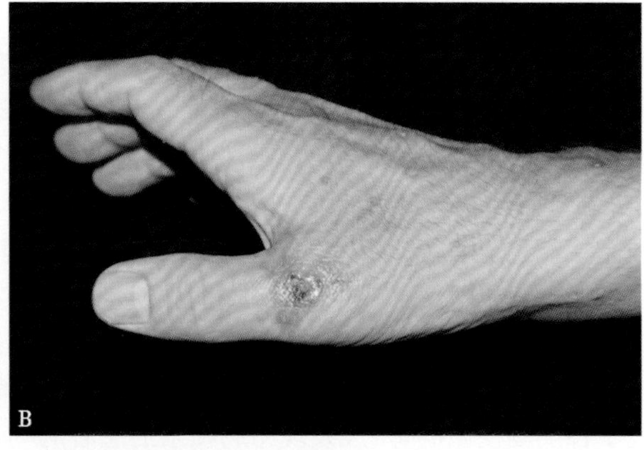

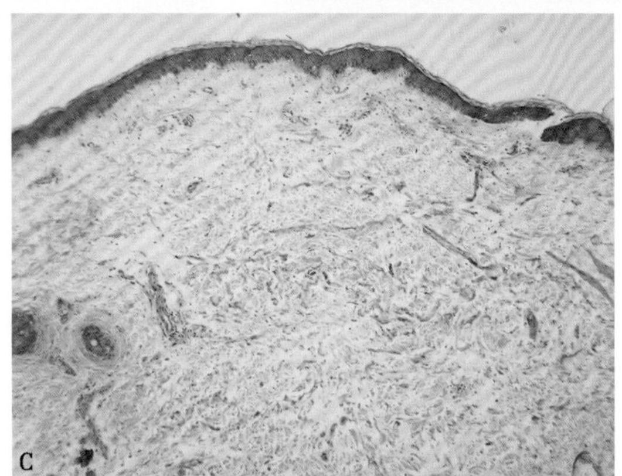

图 3-2-3　Degos 病患者的临床资料

A. 十二指肠降部多发溃疡，周围隆起，中央凹陷；B. 本病特征性皮疹；C. 皮肤活检病理见真皮浅中层血管壁增厚，纤维素样变性，胶原纤维稀疏，符合 Degos 病（HE 染色，低倍）

见临床表现，可先于胃肠道症状出现。肌肉疼痛和痉挛较为常见。部分 Whipple 病患者以关节痛或关节炎为首发症状，通常为游走性，累及大多数关节，但以对称性踝、膝、肩和腕关节最常见。Whipple 病关节受累与胃肠道症状无关，关节可有肿胀但罕见关节畸形，7% 的患者可出现骶髂关节炎。

五、腹部体征

多数慢性腹泻患者缺乏明显的腹部体征，但这不代表腹部体格检查不重要。首先，在部分患者仔细体格检查仍能发现有诊断价值的重要体征，例如肿瘤造成的腹部包块、回盲部病变（如克罗恩病）的右下腹压痛等。其次，阴性体征对于某些疾病的重要性并不亚于阳性发现，例如腹痛剧烈但腹部触诊柔软，无明显压痛、肌紧张的患者，要想到缺血性肠病。最后，腹部体格检查要求医生来到床旁亲自诊视患者，医患之间可以直接对话和交流。如此则有助于患者消除紧张情绪，建立对医生的信任，这对于构建良好的医患关系是十分重要的。

1. **视诊**　通过视诊，首先了解腹部有无手术瘢痕。胃肠手术可以多种形式影响消化吸收，从而引起慢性腹泻。例如，胆囊切除或回肠切除的患者因胆汁酸的肠肝循环受阻，过量胆汁酸进入结肠，可造成慢性水样泻（详见第 12 章第 9 节）。胃切除术后可有倾倒综合征等并发症，小肠广泛切除可引起短肠综合征。既往腹部手术改变了胃肠道正常解剖结构或引起粘连性肠梗阻，可继发小肠细菌过度生长并造成腹泻。假性肠梗阻患者可有肠型和蠕动波，患者大多自己可以发现。慢性腹泻合并严重营养不良者可呈“舟状腹”。

2. **听诊** 腹部听诊偶尔可闻及血管杂音，见于缺血性肠病等。听诊肠鸣音有重要的诊断意义。假性肠梗阻患者肠鸣音稀少、减弱，但有时与蠕动波同步出现高亢的肠鸣音，患者自己就可以听到。肠鸣音亢进提示肠梗阻，尤其是早期机械性肠梗阻。为了提高腹部听诊的客观性和准确性，现已研发出电子听诊器，可用于记录肠鸣音的时长（duration）、间隔（interval）、主要频率（dominant frequency）和峰频率（peak frequency）。Ching 等用该方法研究了各类肠梗阻的患者，发现结肠梗阻的患者肠鸣音平均时长（0.81s vs 0.55s，$P=0.021$）和主要频率（440Hz vs 288Hz，$P=0.003$）均显著超过小肠梗阻；而需要手术治疗的小肠梗阻患者，其肠鸣音平均间隔明显长于经保守治疗好转者（1.29s vs 0.63s，$P<0.001$）。该研究结果说明，仔细听诊肠鸣音不仅有助于诊断肠梗阻，还可提示梗阻部位和性质。从另一角度来看，该研究也提示物理诊断需要“与时俱进”。与现代科技手段相结合，将有助于这一传统学科焕发新的生命力。

3. **叩诊** 腹部叩诊有助于发现腹水。腹水本身一般不会引起腹泻，但引起积液的基础疾病（肝硬化、腹腔结核、恶性肿瘤等）合并腹泻并不鲜见。浆膜型嗜酸性粒细胞胃肠炎的患者易出现大量腹水，甚至合并腹膜刺激征，腹水常规可检出大量嗜酸性粒细胞。胃肠高度胀气的患者（肠梗阻、肠麻痹等）腹部叩诊为弥漫性鼓音。对于鼻饲肠内营养的患者，若叩诊发现胃泡鼓音区明显缩小，应警惕大量胃内容物潴留而可能引起误吸。

4. **触诊** 腹部触诊应注意有无肝大，以及有无局限性压痛、肌紧张、腹部包块等。肝脏是结直肠癌、胰腺癌和神经内分泌肿瘤常见的转移部位，转移灶较大时可引起肝大。很多胃肠胰神经内分泌肿瘤（GEP-NEN）在转移至肝脏后，激素相关性症状才变得明显，例如有类癌综合征表现的类癌患者几乎均合并肝转移。原因在于正常肝脏具有“首过效应”，可灭活 GEP-NEN 合成的激素和生物活性物质，而发生肝转移的 GEP-NEN 可绕过门静脉系统，直接将介质释放入血。肝脾肿大还见于一些容易合并腹泻的血液病，如淀粉样变性和系统性肥大细胞增生症等。慢性胰腺炎可有上腹部压痛，形成假性囊肿时腹部可扪及光滑包块。右下腹压痛和包块是克罗恩病的常见体征，局部肌紧张和反跳痛往往提示肠瘘。右下腹包块也可见于结肠癌、肠结核及肠道淋巴瘤。某些 GEP-NEN 如胰高血糖素瘤、生长抑素瘤等，被发现时往往原发灶瘤体已经较大，有可能通过触诊扪及。

六、直肠指诊

直肠指诊（digital rectal examination）对于肛门和直肠疾病的诊断有着不可替代的重要价值，应列为慢性腹泻患者的常规检查。视诊肛周可发现肛瘘（炎症性肠病）、溃疡（白塞病）、痔等异常。指诊对诊断直肠肿瘤、溃疡性结肠炎、克罗恩病（肛周脓肿）等意义重大。直肠巨大绒毛状腺瘤还可引起分泌性腹泻，被称为“McKittrick Wheelock 综合征”（详见第 11 章第 8 节）。指诊时嘱患者收缩肛门括约肌，医生可通过手指感觉来简易评估括约肌张力，有助于判断有无大便失禁的可能。大便失禁有时可能与腹泻相混淆或同时存在，大便失禁多见于老年人、神经肌肉疾病患者以及长期卧床体质虚弱者。除肛门括约肌松弛外，在内衣里放置卫生垫也是大便失禁的诊断线索之一。青年男性肛门括约肌明显松弛应考虑同性恋，系艾滋病高危人群。肛诊还有助于发现盆腔病变（例如盆腔脓肿），患者可能因直肠刺激症状而产生里急后重和频繁便意（“假性腹泻”）。

一言以蔽之，患者是医生最好的老师。仔细聆听病史和细致体格检查既是医生应尽的本份，也是增长临床才干的必经之路。马克思曾在《论费尔巴哈的提纲》中掷地有声地说：“人的本质并不是单个人所固有的抽象物，在其现实性上，它是一切社会关系的总和。”这句话是辩证唯物主义哲学的著名论断，其价值并不仅仅是理论上的，还有助于鞭策我们深刻认识“病患”二字的含义，努力重建良好的医患关系。

生活于现实社会中的患者，他们的一切行为（包括疾病本身）都不可避免地要与周围所有人发生各种各样、千丝万缕的联系，而这样的联系反过来又必然对患者的心理、情绪、行为乃至疾病本身产生影响。毫无疑问，患者首先是一个有血有肉的、活生生的“人”，有人的尊严、价值、理想、烦恼、痛苦、悲伤和欢乐。医生的首要任务是确诊并有效治疗疾病，但仅仅做到这些其实是不够的。眼中只有疾病而无患者，不能算是真正的“医生”（doctor），更谈不上“医者”（healer）。“医者有割股之心，而无为己之念”，古今中外一切伟大医者的共同点，就是对人类同胞（fellowman）的苦难和病痛有着感同身受的悲悯。即使自己的修养暂时还达不到那样的高度，“虽不能至，心向往之”，我们也应当尽量从患者的角度去思考，将患者置于他们曾经（正常）生活过社会背景中考察，才能完整地理解环境、疾病和患者三个方面的关系。这样做不仅是为了掌握疾病信息以完成诊断，更重要的是理解和体察疾病对于患者作为一个“人”的影响，在此基础上才能建立相互信任、和谐融洽的医患关系。这是优质医疗服务的应有之义，也是我们不懈努力的方向。

（吴　东　孙　钢　钱家鸣）

参考文献

1. 张孝骞. 漫谈临床思维. 医学与哲学，1984，5（2）：1-5.
2. Schiller LR，Pardi DS，Spiller R，et al. Gastro 2013 APDW/WCOG Shanghai working party report：chronic diarrhea：definition，classification，diagnosis. J Gastroenterol Hepatol，2014，29（1）：6-25.
3. 吴东，赵静，张化冰，等. 疑难病例析评第 161 例：发热 - 腹泻 - 昏迷. 中华医学杂志，2008，88（31）：2226-2227.
4. Williams ME. Bedside Sherlock Holmes：the case of the missing patient. J Am Geriatr Soc，2003，51（12）：1813.
5. 吴东，王迁. 细节决定诊断. 中华全科医师杂志，2009，8（10）：734-735.
6. Thrash B，Patel M，Shah KR，et al. Cutaneous manifestations of gastrointestinal disease：Part Ⅱ. J Am Acad Dermatol，2013，68（2）：211. e1-e33，quiz 244-246.
7. 田原，李俊霞，王化虹，等. 溃疡性结肠炎患者皮肤表现及影响因素分析. 中华内科杂志，2016，55（7）：505-509.
8. 吴东. 物理诊断学的循证之路. 中华全科医师杂志，2012，11（7）：1-3.
9. Ford AC，Talley NJ，Veldhuyzen van Zanten SJ，et al. Will the history and physical examination help establish that irritable bowel syndrome is causing this patient's lower gastrointestinal tract symptoms?. JAMA，2008，300（15）：1793-1805.

10. 杨莹韵，高柳，张昀，等. 协和内科大查房：发热、咳嗽、腹泻、皮肤溃疡. 协和医学杂志，2014，5(4)：464-469.
11. Tan SY，Uyehara P. William Osler(1849-1919)：medical educator and humanist. Singapore Med J，2009，50(11)：1048-1049.
12. 陈罡，李景南，钱家鸣. 皮疹、腹痛、腹泻、发热、球麻痹. 基础医学与临床，2009，29(6)：667-672.
13. Juckett G，Trivedi R. Evaluation of chronic diarrhea. Am Fam Physician，2011，84(10)：1119-1126.
14. Ching SS，Tan YK. Spectral analysis of bowel sounds in intestinal obstruction using an electronic stethoscope. World J Gastroenterol，2012，18(33)：4585-4592.
15. Reintam Blaser A，Starkopf J，Malbrain ML. Abdominal signs and symptoms in intensive care patients. Anaesthesiol Intensive Ther，2015，47(4)：379-387.

第3节 辅助检查

大道至简，知易行难。

——《道德经》

Do as little as possible, but as much as necessary.

——George H. Morris

知识要点

1. 慢性腹泻的辅助检查种类较多，应结合患者病史和体格检查的信息形成初步诊断假设，然后有的放矢地加以选择，不可漫无目的。
2. 为明确慢性腹泻病因，选择各项辅助检查是否合理，一定程度上可以反映医生的思维水平和决策能力。
3. 慢性腹泻的辅助检查可分为常规检查、特殊实验室检查、影像和内镜检查这几类。选择时应遵循“从简单到复杂、从无创到有创、既精简又全面”的原则，始终将患者利益至于首要位置。
4. 试验性治疗是一种特殊的诊断方法，适用于诊断不明的疑难病例(如怀疑为肠结核的回盲部溃疡)，以及所需检查较为特殊但治疗相对简单且收效较快的疾病(如胆汁酸性腹泻)。

全面、细致、有条理的病史采集和体格检查，可以为慢性腹泻提供有价值的诊断线索或大致给出鉴别诊断的范围。在病史和体格检查的基础上选择针对性的实验室检查，是慢性腹泻最合理的诊治策略；反之，不加选择地进行大量不必要的检查，只会产生一大堆庞杂的检验数据，于医疗工作无补。检验数据本身无意义，需要医生的思想才能赋予其意义。倘若没有正确的临床思维作为指导，检查再多也只会治丝益棼，误导诊断方向。

和实验室检查一样，高质量的病史和可靠的体征本身就具有诊断价值。约75%的慢性腹泻可通过病史、体格检查及少量针对性检查而获确诊。研究发现，对于肠易激综合征(IBS)的患者，详尽的临床评估结合少量实验室筛查，诊断该病的准确性可以达到很高的水平。

例如，一项研究纳入了 318 例具有下消化道症状（腹痛、腹泻、下腹不适等）的疑似 IBS 患者，结果发现单纯应用罗马Ⅲ标准诊断 IBS 的敏感性为 69.6%，特异性为 82.0%，阳性似然比（likelihood ratio，LR）为 3.87，阴性似然比为 0.37。其诊断效力只能说差强人意。但若患者血常规和 C 反应蛋白水平均正常，且汉密尔顿焦虑抑郁评分≥8 分，则阳性 LR 升高至 5.04。若发现患者有明显的躯体化征象（心理疾患表现为躯体症状），诊断 IBS 的阳性 LR 可升高至 7.27。在此基础上，若确认患者无夜间腹泻，且有明显躯体化征象，则阳性 LR 可进一步升高至 17.3，诊断特异性在 95% 以上。因此，2016 年美国胃肠病学会（AGA）在罗马Ⅳ功能性胃肠病指南中明确指出，IBS 的诊治应基于深思熟虑的评估（thoughtful approach）、少量的检查（limited diagnostic test）和仔细的随诊（careful follow-up）。

由此可见，选择辅助检查应以病史和体格检查为主要依据，不可漫无目的。不同的临床情境（clinical scenario）中，体格检查的目的也有所区别。例如，一位青年女性慢性腹泻伴心悸、消瘦、月经不规律，体格检查发现患者心率增快、皮肤潮湿、甲状腺肿大。这些都是甲亢的典型症状和体征，临床已有较大的把握作出诊断，通过甲状腺功能检查即可确诊该病。对另外一些患者，完善检查则是为了排除严重疾病。例如门诊接诊一位老年男性，其症状特点符合功能性腹泻（functional diarrhea，FD），不过患者年龄较大且有结直肠癌家族史，虽然病史和体格检查未发现肿瘤证据，但本着优先除外器质性疾病的原则，仍有必要安排内镜等检查以排除肠道肿瘤及炎症性疾病，然后再按照 FD 治疗。

总之，为慢性腹泻患者安排辅助检查时，应遵循“先简单后复杂、先无创后有创、既精简又全面”的原则。在确定诊断的同时，还要保证医疗安全，减轻患者负担。慢性腹泻病因庞杂，诊断常有难度，因此选择的检查项目是否合理、高效，在一定程度上可以反映出医师的专业水平。

一、常规检查

1. 粪便检查

（1）常规化验：粪便常规（红 / 白细胞、原虫、虫卵、脂肪滴）和隐血试验。经典的观察粪便中白细胞的方法是 Wright 染色，并在显微镜下观察。该方法受检验者技术经验的影响。为避免食物中的某些成分对隐血检测的影响，以往采用的愈创木试验（guaiac test）应用逐渐减少，而代之以粪便免疫化学法（fecal immunochemical test，FIT）。FIT 对下消化道出血（如结直肠癌）检测敏感性较高，但对于胃和十二指肠出血（尤其是慢性隐匿出血）敏感性较低。

（2）病原学检测：疑诊感染性腹泻的患者可做粪便培养，由于粪便中含有大量微生物，因此临床要明确拟培养的菌种（例如沙门菌、志贺菌、空肠弯曲菌等），必要时还要和实验室沟通以保证检测质量。一般来说，免疫力正常的个体罹患细菌性肠炎大多病程较短，但少数细菌确实可导致慢性腹泻，特别是气单孢菌属（*Aeromonas*）和邻单胞菌属（*Plesiomonas*）。曾饮用生水或在户外环境（如湖泊、溪流等）中游泳的患者应怀疑这两种细菌感染。对于长期应用抗生素的住院患者，可通过粪便毒素检测等方法诊断艰难梭菌感染（伪膜性肠炎）。肠道真菌感染多见于免疫力严重受损的患者，如恶性肿瘤、器官移植、艾滋病等，但白色念珠菌肠炎偶尔也可见于免疫力正常的个体。可引起慢性腹泻的常见寄生虫包括阿米巴、蓝氏贾第鞭毛虫、滴虫、类圆线虫、隐孢子虫等。需要指出的是，肠道寄生虫也可见于少数健康个体，因此并非所有粪便中检测到的寄生虫包囊 / 虫卵均有临床意义。例如，迪斯帕内阿米巴与溶组织阿米巴形态相似，但前者无致病性，在粪便中出现并不代表存在阿米巴肠病，临床应注意鉴别。

（3）脂肪检测：粪便脂肪定性检测（苏丹Ⅲ染色）简便，用于脂肪泻患者的初筛，其原理是苏丹Ⅲ染色可令粪便中的脂肪滴着色，在显微镜下可计数脂肪滴数量。当粪便中的脂肪以甘油三酯为主时（胰源性脂肪泻），可直接染色观察；当粪便中的脂肪以游离脂肪酸为主时（肠源性脂肪泻），将玻片加热后观察可提高阳性率。苏丹Ⅲ染色同时受脂肪摄入量和吸收量的影响。有文献报道，当脂肪吸收率为85%～94%时，该试验的敏感性可达87%～100%；当脂肪吸收率>95%时，其特异性为86%。脂肪吸收率的计算公式是：脂肪吸收率=（饮食所含脂肪－粪脂肪）/饮食所含脂肪×100%。

由于苏丹Ⅲ染色试验受干扰因素较多，必要时应加做粪便脂肪定量检测（中国人正常值为2～5g/d）。值得一提的是，在严重水样泻的患者，即使脂肪消化和吸收机制正常，粪便中脂肪含量也可有中等程度的升高（7～14g/d），被称为“继发性脂肪泻”（secondary steatorrhea）。因此，有学者建议粪便脂肪定量14g/d作为临界值，以增加脂肪泻的诊断把握，减少假阳性。

（4）粪电解质和渗透压差：对于大量水样泻，检测粪电解质和粪渗透压差（fecal osmotic gap）有助于鉴别诊断。正常情况下，粪便的渗透压与血浆和组织渗透压保持一致（约290mOsm/kg）。粪渗透压差的计算公式为：FOG=290－（粪[Na^+]+粪[K^+]）×2。

FOG>125mOsm/kg提示渗透性腹泻，因其粪便中含有其他高渗性物质，故Na^+和K^+浓度较低；FOG<50mOsm/kg则支持分泌性腹泻，因其粪便中渗透压几乎全部由电解质提供，Na^+和K^+浓度较高。之所以用290mOsm/kg而不是粪便实际测得的渗透压，原因是在体外环境中细菌可降解粪便中纤维成分并合成短链脂肪酸，在短时间内即可造成粪便渗透压明显增高，对检测结果影响较大。

2. **其他常规检查** 包括尿常规、血常规、肝肾功能、电解质、C反应蛋白和红细胞沉降率等。

（1）尿液化验：尿蛋白阴性而血白蛋白明显减低，可能提示失蛋白肠病。尿比重升高往往提示血容量不足，见于腹泻量大而脱水的患者。

（2）血常规：血常规可提示有无贫血，慢性腹泻合并缺铁性贫血提示消化道失血或小肠吸收不良（如乳糜泻），慢性腹泻伴巨幼红细胞贫血提示维生素B_{12}和（或）叶酸缺乏，见于回肠切除、胃切除、脂肪泻、小肠细菌过度生长等。慢性腹泻患者血淋巴细胞减低要怀疑小肠淋巴管扩张症，合并低蛋白血症者更要怀疑此病。嗜酸性粒细胞升高伴腹痛、腹泻者，见于胃肠道肿瘤（如淋巴瘤）、Addison’s病、食物不耐受、结缔组织病（如Churg-Strauss血管炎）、蠕虫感染（如类圆线虫）、嗜酸性粒细胞胃肠炎等。血小板减少伴腹泻要考虑巨幼细胞贫血、慢性肝病、结缔组织病（如干燥综合征）、白血病、药物不良反应等；血小板升高则见于某些疾病的活动期，如炎症性肠病、腹型紫癜等。

（3）血生化和炎症指标：这些检验项目有助于评估慢性腹泻的严重程度，缩小鉴别诊断范围。例如，补体C4升高见于胆汁酸性腹泻，C4正常不利于该病诊断；补体水平明显减低则见于系统性红斑狼疮、慢性肝病等。前白蛋白和白蛋白减低是确定腹泻患者合并营养风险的有力指标。失蛋白肠病患者血白蛋白多有明显减低，可低至20g/L以下。活动期溃疡性结肠炎患者白蛋白下降和C反应蛋白增高，且与病情严重度相平行。直接胆红素、碱性磷酸酶（ALP）及谷氨酰转肽酶（GGT）升高提示胆系梗阻，在慢性腹泻患者中要考虑胰腺癌、慢性胰腺炎、胆管癌等。某些肝转移瘤可引起 ALP 升高，常见于神经内分泌肿瘤、结肠癌和胰腺癌。贫血患者应检测体内铁、叶酸及维生素 B_{12} 的含量。

二、特殊实验室检查

根据症状特点和大便性状，可将慢性患者分为炎症性腹泻、水样泻和脂肪泻三类。在病史、体格检查及初步判断病因的基础上，选择一些特殊检查以确诊（详见本书相关章节）。表 3-3-1 总结了三类慢性腹泻患者经常需要进行的检查，某些疾病可能表现出不止一种腹泻类型，因此该表关于辅助检查的划分只是相对性的。

1. 粪便检验

（1）粪便白细胞及蛋白检测：粪便钙卫蛋白（calprotectin）和乳铁蛋白（lactoferrin）均系中性粒细胞所含蛋白。粪便中两种蛋白水平升高，见于炎症性腹泻、乳糜泻、结直肠癌等多种疾病。对于确诊炎症性肠病的患者，检测粪便钙卫蛋白水平可反映黏膜炎症程度，是评估疾病活动性的无创性方法。

（2）粪便弹力蛋白酶和糜蛋白酶检测：两种蛋白酶在粪便中含量下降，对胰腺外分泌功能不全有一定的诊断价值。

2. 尿检验　尿液中也可检测多种神经内分泌肿瘤标志物，包括 5- 羟吲哚乙酸（见于类癌综合征）、香草扁桃酸（vanillylmandelic acid，VMA）和 3- 甲氧基肾上腺素（metanephrine，MN；见于嗜铬细胞瘤）、组胺（见于类癌综合征、肥大细胞病）等。

3. 血化验

（1）血清抗体与 HLA 抗原：血清自身抗体检测有助于诊断乳糜泻（抗 EmA 抗体、抗 tTG 抗体等）、自身免疫性肠病（抗肠上皮细胞抗体、抗杯状细胞抗体等）、结缔组织病（抗核抗体、ANCA 等）。HLA-DQ2/8 检测阴性，有助于除外乳糜泻。血清免疫球蛋白严重减低的腹泻患者，应考虑普通变异型免疫缺陷病（common variable immunodeficiency disease，CVID）、Good's 综合征等免疫缺陷疾病。血 $CD4^+$ 淋巴细胞严重减低且反复罹患机会性感染的腹泻患者，要警惕艾滋病。血清抗溶组织阿米巴（*Entamoeba histolytica*）抗体还可协助诊断阿米巴肠病。

（2）神经内分泌肿瘤标志物：常用的血标志物包括血嗜铬粒蛋白 A（共同标志物）、血管活性肠肽（VIP 瘤）、胃泌素（胃泌素瘤）、降钙素（甲状腺髓样癌）、胰高血糖素（胰高血糖素瘤）、胆囊收缩素（胆囊收缩素瘤）等。

（3）内分泌疾病：根据患者临床表现，可检测甲状腺激素、甲状旁腺素、肾上腺皮质激素、儿茶酚胺等，并结合相应的影像学检查（详见第 13 章第 2 节）。

4. 消化吸收功能的生理性试验

（1）D- 木糖试验：服用 D- 木糖 1 小时后检测血浆 D- 木糖水平，并收集服药后 5 小时的排尿量以检测尿 D- 木糖排出量，可用于评估小肠吸收功能。D- 木糖不需消化即可被小肠黏膜吸收，其血浆水平及尿排泄量减少可反映空肠吸收不良。本试验可用于诊断和评估各类小肠疾病（尤其是近端小肠病变），例如乳糜泻、小肠细菌过度生长等，并与胰腺和胆系疾病导致的吸收不良相鉴别。D- 木糖试验结果可能受多种因素影响而出现假阳性，在解释试验结果时应予注意（详见第 5 章第 3 节）。

3

表 3-3-1 慢性腹泻常用的辅助检查及其临床意义

慢性腹泻类型	检查项目	临床意义
炎症性腹泻	粪便红、白细胞	确定存在炎症性腹泻
	粪便钙卫蛋白、乳铁蛋白	反映结直肠黏膜炎症，可用于评估炎症性肠病是否为活动期
	粪便 / 血 / 组织病原学检查	包括结核分枝杆菌、志贺菌、耶尔森菌、沙门菌、肠侵袭性大肠杆菌、艰难梭菌、阿米巴、某些蠕虫、真菌、巨细胞病毒、HIV 等
	血沉、C 反应蛋白	反映全身炎症状态
	血清自身抗体	诊断炎症性肠病、结缔组织病等
	小肠 / 结肠影像学	了解有无肠道形态结构改变
	下消化道内镜 / 活检	评估肠黏膜炎症程度，确诊恶性肿瘤
水样泻	粪便渗透压差	鉴别渗透性、分泌性和动力性腹泻
	粪便病原学检查	检出包括肠产毒素性大肠杆菌、霍乱弧菌、气单胞菌、邻单胞菌、隐孢子虫、环孢子虫等
	乳糖氢呼气试验	诊断乳糖不耐受
	胃肠激素、嗜铬粒蛋白	诊断胃泌素瘤、血管活性肠肽瘤、胆囊收缩素瘤、类癌等
	其他内分泌激素或活性物质	包括甲状腺素（甲亢）、儿茶酚胺（嗜铬细胞瘤）、降钙素（甲状腺髓样癌）等
	胆汁酸吸收实验	诊断胆汁酸性腹泻
	胃肠造影	了解有无肠道结构改变及假性肠梗阻
	腹部 CT/MRI/ 生长抑素受体显像、超声内镜	诊断胰腺癌、胃肠胰神经内分泌肿瘤等
	消化内镜及病理活检	诊断乳糜泻、显微镜下结肠炎、自身免疫性小肠炎等
脂肪泻	粪便脂肪定量	诊断脂肪泻的“金标准”
	粪便病原学	蓝氏贾第鞭毛虫（轻症可为水样泻）
	粪便弹力蛋白酶、粪便糜蛋白酶	诊断胰腺外分泌功能不全
	HLA-DQ2、HLA-DQ8	诊断乳糜泻
	血清相关抗体	诊断乳糜泻、自身免疫性肠病
	D- 木糖试验	诊断小肠吸收不良，并与胰源性吸收不良相鉴别
	H_2 或 $^{13}CO_2$ 呼气试验	诊断小肠细菌过度生长
	促胰液素试验、PABA 等	评估胰腺外分泌功能，诊断慢性胰腺炎等疾病
	胃肠激素、嗜铬粒蛋白	诊断胃肠胰神经内分泌肿瘤，如胰高血糖素瘤、生长抑素瘤等
	胃肠造影	了解有无肠道结构改变，如肠瘘、盲襻等
	腹部 CT/MRI/ 生长抑素受体显像、超声内镜	诊断慢性胰腺炎、胰腺癌、胃肠胰神经内分泌肿瘤等
	消化内镜及病理活检	诊断乳糜泻、小肠淋巴瘤、Whipple 病等

（2）胰腺外分泌功能试验：用于评估有无胰源性吸收不良，可分为直接试验和间接试验两大类。前者包括促胰液素 - 胆囊收缩素试验、内镜促胰液素试验、促胰液素 -MRCP 试验、Lundh 试验等；后者包括 BT-PABA 试验、粪便糜蛋白酶活性测定、粪弹力蛋白酶检测等。其中，促胰液素 - 胆囊收缩素试验的敏感性和特异性较高，被认为是评估胰腺外分泌功能的"金标准"（详见第 5 章第 5 节）。

（3）呼气试验：有多种呼气试验用于诊断和评估慢性腹泻病，详见各疾病章节，具体包括：①乳糖氢呼气试验：用于诊断乳糖不耐受；②蔗糖氢呼气试验：用于诊断蔗糖不耐受；③葡萄糖氢呼气试验：用于诊断小肠细菌过度生长（small intestinal bacterial overgrowth，SIBO）；④乳果糖氢呼气试验：用于诊断 SIBO 及测定肠道通过时间；⑤ ^{13}C-D- 木糖 CO_2 呼气试验：用于评估小肠吸收功能；⑥ ^{13}C- 肝胆酸 CO_2 呼气试验：用于诊断 SIBO；⑦ ^{13}C- 甘油三酯 CO_2 呼气试验：用于评估胰腺外分泌功能。

（4）胆汁酸吸收试验：硒 -75- 同型胆酸牛磺酸（selenium-75-homocholic acid taurine，^{75}SeHCAT）试验是诊断胆汁酸性腹泻的"金标准"，详见第 5 章第 6 节。

三、影像学和内镜检查

消化道影像学和内镜检查可发现结构性病变，内镜检查可同时行黏膜活检，对一些疾病的诊断很有帮助。影像检查虽然无创，但有一定的射线暴露，内镜系有创性检查，因此需正确把握适应证。

1. 影像学检查

（1）X 线钡剂检查：包括口服钡剂、气钡双重对比和灌肠造影，可动态观察全胃肠道形态和运动，初步判定有无结构性病变。类癌、硬皮病的口服小肠造影可有特征性改变。慢性溃疡性结肠炎的患者灌肠造影可表现为"铅管征"。在其他慢性腹泻患者，小肠造影可为肠淋巴瘤、乳糜泻、Whipple 病、克罗恩病等提供诊断线索。消化道造影是发现肠内瘘较为灵敏的方法，内镜却不一定能检出。

（2）腹部超声、CT 和 MRI：可了解肝、胆、胰等内脏病变。CT 是诊断胰腺占位性病变（如胰腺癌、胰腺神经内分泌肿瘤）的首选检查方法。CT 或 MRI 还可进行消化道造影和血管造影，尤其多层螺旋小肠 CT 重建和小肠 MRI 在肠道疾病应用日益增多，已成为主要检查方法。磁共振胰胆管造影（MRCP）有助于显示胆道和胰管异常。超声在发现和评估肠道疾病方面也有了很大进展。

（3）核医学显像：生长抑素受体显像（somatostatin receptor scintigraphy，SRS）对功能性或无功能性胃肠胰神经内分泌肿瘤（GEP-NEN）及副神经节瘤等具有很高的诊断价值，对垂体腺瘤、嗜铬细胞瘤及甲状腺疾病也有一定的价值。SRS 不仅用于 GEP-NEN 及其转移灶的诊断定位，还适用于肿瘤分期、选择治疗方法、评价预后以及观察疗效。PET-CT 融合了核医学生理显像技术和 CT 的高空间分辨率，在神经内分泌肿瘤、胰腺癌等疾病中显示出广阔的应用前景。PET-MR 也已在临床投入使用，对部分疾病的诊断效力优于 PET-CT。

2. 内镜检查　胃镜、结肠镜、小肠镜和胶囊内镜检查可基本做到无"盲区"地检查全胃肠道，并根据病情需要实施活检。胃镜在十二指肠降部活检是诊断乳糜泻的标准方法。胶囊内镜和小肠镜在诊断和评估小肠黏膜病变的应用不断增多。在内镜下吸取空肠液体行细菌定量培养，是诊断小肠细菌过度生长的金标准。超声内镜和逆行性胰胆管造影（ERCP）

在胰胆疾病诊治中的作用日益凸显。北京协和医院的资料表明，超声内镜对于胰腺占位性疾病（尤其是体积较小的神经内分泌肿瘤、囊性肿瘤）、胰腺癌和慢性胰腺炎诊断敏感性较高，优于CT和生长抑素显像等其他方法。

结肠镜是慢性腹泻的重要检查手段。结直肠黏膜活检有助于确诊以下疾病：显微镜下结肠炎、结直肠癌、肠道淋巴瘤、系统性肥大细胞增生症、嗜酸性粒细胞胃肠炎、淀粉样变、Whipple病、阿米巴肠病等。内镜活检不一定能确诊，但可提供诊断线索的疾病包括：小肠淋巴管扩张、肠结核、炎症性肠病、乳糜泻、自身免疫性肠病等。内镜还可用于评估某些慢性腹泻病的严重程度，监测有无恶变等，例如评估炎症性肠病（IBD）黏膜愈合情况，在长病程IBD患者中监测有无异型增生或癌变等。慢性腹泻患者若内镜检查提示结肠黑变病（melanosis coli），应考虑滥用泻剂（laxative abuse）。为评估结肠镜对慢性腹泻的诊断意义，Fine等设计了一项研究，连续纳入809例非肉眼血便、HIV阴性的慢性腹泻患者。结果示122例（15%）患者通过结肠镜检查及活检得以诊断，其病因包括显微镜下结肠炎80例（9.9%）、克罗恩病23例（2.8%）、结肠黑变病8例（1.0%）、溃疡性结肠炎5例（0.6%）、其他类型的结肠炎5例（0.6%）、结节性淋巴组织增生1例（0.1%）。

四、试验性治疗

试验性治疗（therapeutic trial）又称诊断性治疗，在治疗的同时兼有诊断目的，因此可将其视为一种特殊的诊断"试验"。少数慢性腹泻患者即使经充分的检查和评估仍不能确诊，但病情又不适合单纯观察，此时可考虑给予试验性治疗。

在这些疾病中，有的是因为现有检查手段特异性不强或敏感性不够，不足以确诊或排除某一疾病。例如，回盲部溃疡的患者在克罗恩病（CD）和肠结核（ITB）之间实在难以区分时，一般先给予试验性抗结核治疗。治疗后若症状在短期内（2～4周）改善，2～3个月后复查结肠镜示黏膜病变明显好转或愈合，则临床诊断为ITB，并继续完成抗结核疗程；否则应按照CD给予相应治疗。国内高翔等报道，ITB经3个月的正规抗结核治疗后，回盲部溃疡的消失率为90.9%（20/22），结节样病变的消失率为58.8%（10/17）；而对照组的CD患者经抗结核治疗内镜下表现无明显好转。上述说明当ITB和CD鉴别困难时，试验性抗结核治疗不失为一种有效的方法。

另一种可能是临床表现高度提示某一疾病，但确诊该病所需检查比较特殊，暂时无条件进行，而该病治疗方法比较特异，不良反应较小并且可在短期内奏效。在这种情况下，给予试验性治疗不失为合理的选择。例如，胆汁酸性腹泻（BAD）的诊断金标准是一种核医学检查——硒-75-同型胆酸牛磺酸（^{75}SeHCAT）试验。该试验在世界上大多数医院都不能进行，若临床高度怀疑BAD且除外其他疾病，给予胆汁酸螯合剂（如考来烯胺等）试验性治疗是可行的诊疗策略。

另外，在艾滋病合并慢性腹泻的患者中，机会性感染是最常见的病因。但仅有半数左右的患者可明确病原体，因此经验性抗感染治疗在所难免。当然，在这些情形下给予试验性治疗是迫不得已的选择。诊断不明时治疗不可避免地带有一定的盲目性，而且有造成医源性损伤（药物不良反应等）的风险，因此须尽量避免。随着诊断水平的提高，通过治疗效果来判断病因的做法应当会趋于减少。

慢性腹泻相关辅助检查种类繁多，上述内容只是简略的一般性介绍。临床工作实践性很强，患者的情况也千差万别，没有哪一个理论能够“放之四海而皆准”。在具体工作中，还要根据病情特点和诊断思路，合理选择检查项目。检查项目尽可能做到少而精，用较小的代价解决更多的临床问题。对于价格昂贵、有一定创伤性的检查项目，更要谨慎选择，最大限度地保护患者利益。

（吴 东 孙 钢 钱家鸣）

参考文献

1. 潘国宗，曹世植. 现代胃肠病学. 北京：科学出版社，1994：298-411.
2. Dosanjh G，Pardi DS. Chronic unexplained diarrhea：a logical and cost-effective approach to assessment. Curr Opin Gastroenterol，2016，32（1）：55-60.
3. Mearin F，Lacy BE，Chang L，et al. Bowel disorders. Gastroenterology，2016. pii：S0016-5085（16）00222-5.
4. Thomas PD，Forbes A，Green J，et al. Guidelines for the investigation of chronic diarrhoea，2nd edition. Gut，2003，52（Suppl 5）：v1-v15.
5. Polage CR，Solnick JV，Cohen SH. Nosocomial diarrhea：evaluation and treatment of causes other than Clostridium difficile. Clin Infect Dis，2012，55（7）：982-989.
6. Fine KD，Schiller LR. AGA technical review on the evaluation and management of chronic diarrhea. Gastroenterology，1999，116（6）：1464-1486.
7. 钱家鸣. 慢性非感染性腹泻. 传染病信息，2007，20（4）：197-198，201.
8. 李晓波. 小肠消化吸收功能评价. 诊断学理论和实践，2008，7（1）：114-116.
9. Fine KD，Seidel RH，Do K. The prevalence，anatomic distribution，and diagnosis of colonic causes of chronic diarrhea. Gastrointest Endosc，2000，51（3）：318-326.
10. Juckett G，Trivedi R. Evaluation of chronic diarrhea. Am Fam Physician，2011，84（10）：1119-1126.
11. Sood R，Camilleri M，Gracie DJ，et al. Enhancing diagnostic performance of symptom-based criteria for irritable bowel syndrome by additional history and limited diagnostic evaluation. Am J Gastroenterol，2016，111（10）：1446-1454.
12. 高翔，何瑶，陈瑜君，等. 试验性抗结核治疗鉴别肠结核与克罗恩病的临床与内镜分析. 中华消化内镜杂志，2011，28（8）：446-451.
13. Vijayvargiya P，Camilleri M，Shin A，et al. Methods for diagnosis of bile acid malabsorption in clinical practice. Clin Gastroenterol Hepatol，2013，11（10）：1232-1239.

第4节 诊断思路

指挥员的正确部署来源于正确的决心，正确的决心来源于正确的判断，正确的判断来源于周到的和必要的侦察，和对于各种侦察材料的连贯起来的思索。

——毛泽东

Good judgment comes from experience and experience comes from bad judgment.

——Mark Twain

知识要点

1. 慢性腹泻的鉴别诊断较为复杂，正确的临床思维最为关键。
2. 没有科学高效的临床思维，就没有高质量的医疗服务，而临床思维能力需要经过长期艰苦的训练才能养成。
3. 从鉴别诊断的角度出发，慢性腹泻的临床分类（水样泻、脂肪泻和炎症性腹泻）可能比传统的病理生理分类更加实用。
4. 慢性腹泻的诊断可以分为以下几个步骤：①判断是否属于真正意义上的腹泻；②排除医源性腹泻；③据患者人群和临床表现对腹泻进行分类；④在分类的基础上进一步明确腹泻病因。
5. 临床医学是关于可能性的科学和艺术。能够在复杂而不确定的情境中，运用临床思维做出合理决策，是医生这一职业最令人自豪的标志。

腹泻是一个临床症状，而不是一个单独的疾病。慢性腹泻患者众多、病情复杂，时常会遇到诊断不明的疑难病例。不少患者的腹泻病因超出了消化系统的范畴，而是全身性疾病如结缔组织病、内分泌疾病、血液病等在胃肠道的表现，故对医生的学识和经验提出了更高的要求（详见第13章）。更何况在繁忙的日常工作中，医生常常要阅读和分析大量的病情资料，并尽可能在短时间内做出合理的决策，其难度不言而喻。这一点在门急诊工作中体现得尤为明显。临床问题越有挑战性，就越需要正确的临床思维（clinical reasoning）。没有科学高效的临床思维，就没有高质量的医疗服务。那么，什么是临床思维呢？1984年，我国内科学和消化病学奠基人张孝骞教授在《漫谈临床思维》一文中给出了完整的回答："临床思维就是对疾病现象进行调查、分析、综合、判断、推理等一系列的思维活动，以认识疾病的本质。它既是重要的诊断方法，也适用于疾病的治疗。"

诊断工作可以分为两个部分，一是临床调查（clinical investigation），需要搜集包括病史、体征、实验室检查结果、影像资料、治疗经过在内的诸多信息；二是整理、评估和分析这些信息，并将其综合在一起形成某种结论，以指导诊疗决策。后者属于临床思维的范畴。事实上，这两个过程是难以截然分开的。在任何科学实验中，观察总是受理论的指导和影响，完全脱离理论的"纯粹"观察是不存在的。同理，在病史、体格检查及选择辅助检查的过程中，起主导作用的是医生的临床判断（clinical judgment）。随着阅历增长，医生的经验趋于丰富，临床判断的准确性和把握性也随之提高，日常工作中很多判断会变成条件反射般的下意识过程，即启发式思维（heuristic thinking）。例如，一位青年女性主诉慢性脓血便伴里急后重，医生通常会首先考虑"溃疡性结肠炎"；一位长期酗酒者出现慢性腹泻、腹痛、体重减轻，容易令人想到"慢性胰腺炎"；一位胆囊切除术后的患者出现水样泻，伴有排便急迫感，医生会怀疑可能是"胆汁酸性腹泻"。如此这般，根据某个典型临床情境（不完整的信息）迅速做出决策的方法被称为"模式识别"（pattern recognition）。模式识别的特征是抓住临床要点，与医生脑海中储存的各类"模式"相比对，可在短时间内做出判断和决策，在临床工作中应用非常广泛，大多数医疗决策所依据的就是模式识别这一方法。其优点是迅捷高效，缺点是存在误诊、误判的可能。就上述三种情形来说，第一印象确实是最合理的诊断假设，但并不意味着已经排除了其他可能性。譬如，直肠癌也可以表现为慢性黏液血便和直肠下坠感，而青年直肠癌患者在我国并不少见；酗酒者出现腹泻、腹痛和消瘦，病因也可能是胰腺癌、小肠细菌过度生长或酒精性肝病，而非慢性胰腺炎；胆囊切除术后腹泻的发病机制较为复杂，胆汁酸吸收不良是最常见的病因（详见第12章第9节），但也不排除其他问题所致，包括小肠动力异常、脂肪吸收不良等，甚至可能是手术并发症（如肠内瘘）引起。因此，即使经验丰富的医生，也应当给自己留有一定的余地，避免把话说"死"，力戒主观、绝对。

更何况在一定意义上也可以说，经验是从错误中习得的。法国外科医生勒内•莱里克（René Lerich）曾有一句名言："每个外科医生心中都有一块墓地，他必须时常去那里看一看，反省自己的错误"（All surgeons have a cemetery within themselves that they have to visit regularly to contemplate their mistakes）。外科如此，其他专科也不例外。谦虚谨慎是医生的美德，常怀"戒慎恐惧"之心是必要的，一定要注意动态观察和随访病情变化，随时纠正偏差、错误。

以上是关于临床思维的一般原则，具体对慢性腹泻的诊断而言，可分为以下几个步骤来思考：①确定患者所谓"腹泻"的真实含义；②优先排除医源性腹泻；③根据患者人群特点和临床表现对腹泻进行分类；④在对腹泻分类的基础上进一步作鉴别诊断，以探明病因。整体思路见图3-4-1。

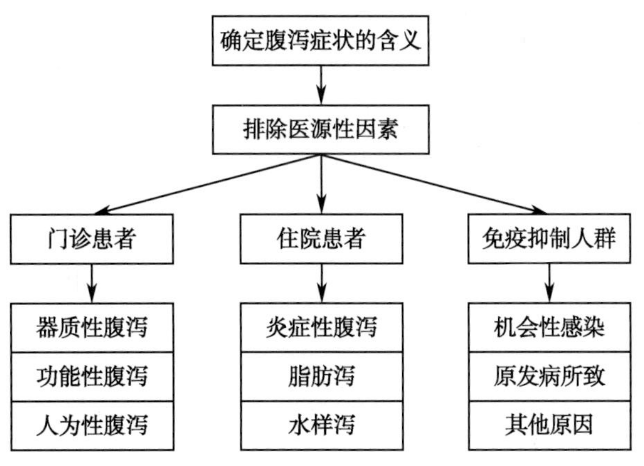

图3-4-1　慢性腹泻的诊断思路

一、确定"腹泻"的真实性

慢性腹泻临床调查的第一步，是确定患者所叙述的"腹泻"一词的真实含义。本书第1章第1节已经指出，容易与腹泻相混淆的情况有3种，临床需注意鉴别：①大便失禁；②粪便嵌塞；③假性腹泻。

1. 大便失禁　大便失禁（fecal incontinence）的定义是指直肠内容物不自主地溢出或流出，而不受患者控制。其病因大多是神经-肌肉病变或盆底疾患造成的肛门括约肌功能障碍。大便失禁者排出的直肠内容物常常也是不成形的，而且患者（很多是老年人）有时出于羞怯等心理原因，会用"腹泻"而不是"失禁"来描述自己的症状，从而增加了医生判断的难度。鉴别诊断需要仔细询问病史，同时注意检视患者内衣（包括衣服里的卫生垫）有无排泄物残留。直肠指诊有助于评估肛门括约肌功能。

2. 粪便嵌塞　需要与腹泻相鉴别的另一种情况是粪便嵌塞（fecal impaction），多见于顽固性便秘的患者。其发病机制在于大块、质硬的粪便嵌塞于直肠无法排出，造成两个后果：①梗阻近端的结肠分泌黏液增多；②肛门括约肌反射性松弛。这些黏液可通过粪块与肠壁之间的空隙流出肛门，造成腹泻的假象。鉴别要点在于了解既往便秘病史并进行直肠指诊。

3. **假性腹泻** 在临床工作中有时还会遇到一种“假性腹泻”(pseudodiarrhea)，多见于内脏神经敏感性异常增高的肠易激综合征患者。另外，远端结直肠癌可通过刺激直肠而产生频繁便意，引起假性腹泻。盆腔的某些疾病也可能造成类似症状，例如胃癌种植转移至道格拉斯窝(Douglas pouch)、宫外孕破裂致腹腔内出血、盆腔脓肿等。这类患者直肠刺激症状较重，便意明显，但每次排便量较少，往往仅有少量黏液而无粪质，及早行肛门指诊，结合影像和内镜等检查有助于确诊。

二、排除医源性因素所致腹泻

由于人口老龄化和疾病谱的变迁，各类慢性病如心脑血管疾病、代谢性疾病、恶性肿瘤及退行性病变的患者明显增多，相应药物的处方量也迅速增加。常见可引起腹泻的药物包括降压药、抗心律失常药、质子泵抑制剂(PPI)、抗生素、肠内营养制剂、5-羟色胺再摄取抑制剂(如舍曲林、氟西汀)、化疗药、非甾体类抗炎药(NSAIDs)等。事实上，几乎所有药物理论上都有可能导致腹泻，故在评估慢性腹泻时优先排除药物因素往往是明智之举。例如，降压药如奥美沙坦(一种血管紧张素受体拮抗剂)可引起小肠绒毛萎缩和吸收不良性腹泻，其临床表现类似乳糜泻(celiac disease)，被称为奥美沙坦相关性肠病(olmesartan-associated enteropathy)。厄贝沙坦和缬沙坦也有类似不良反应的报道。PPI 是消化科的常用药，此类药物可增加显微镜下结肠炎的发病风险，应用 PPI 的患者出现慢性水样泻应怀疑本病，结肠镜下未见黏膜异常者更应加倍怀疑(详见第 11 章第 15 节)。各类化疗药物容易造成腹泻，已为临床所熟知。一位因骨关节炎而长期服用 NSAIDs 的患者出现腹泻，在考虑其他疾病之前，应当首先排除 NSAIDs 的不良反应。

确定用药和腹泻之间存在时间先后关系，是诊断药物相关性腹泻(drug-induced diarrhea，DID)的前提，此外还需结合患者腹泻特点以及药物不良反应的相关知识。停药后，腹泻大多在短时间内好转或消失，这也是优先考虑 DID 的重要原因(详见第 14 章第 3 节)。除药物外，很多腹部手术可引起术后腹泻(post-surgery diarrhea)，包括迷走神经切断术、胃大部切除(倾倒综合征)、小肠广泛切除(短肠综合征)、肠道解剖结构改变(小肠细菌过度生长)、回肠切除(胆汁酸性腹泻)、胆囊切除(胆汁酸性腹泻)等。腹盆腔的放疗可造成放射性肠炎，慢性腹泻是该病的主要表现。这些也属于广义上的医源性腹泻。

优先排除医源性因素，符合尽量用一个病因来解释疾病全貌的临床思维原则。在哲学领域，这一原则亦称为奥卡姆剃刀(Occam's razor)。奥卡姆(William of Occam，1287—1347年)是中世纪英国哲学家，他提出了“如无必要，勿增实体”(Entities should not be multiplied unnecessarily)的思维经济原理，主张剔除所有不必要的冗余概念，使理论更加简明、清晰。奥卡姆剃刀反映在临床医学领域，即以简驭繁、善作减法的思维方式，就是人们常说的“一元论”。

三、根据患者人群和临床表现对腹泻进行分类

在不同人群中，慢性腹泻的病因有很大差异。首先，患者年龄和性别有助于缩小鉴别诊断的范围。例如，肠易激综合征和炎症性肠病好发于青壮年人群，某些结缔组织病(如系统性红斑狼疮)多见于青年女性。老年人若发生慢性腹泻，其病因构成与临床处理和青壮

年患者有较大区别，临床应予注意：①老年人患恶性肿瘤等严重疾病的风险增加，诊断功能性疾病需慎重。②老年人糖尿病、心脑血管疾病患病率上升，易累及消化系造成糖尿病胃肠道并发症、缺血性肠病等。③很多老人同时服用多种药物，药物相关性腹泻风险较高。④某些慢性腹泻病好发于老年人，如显微镜下结肠炎。⑤有些疾病在老年患者临床表现可以很不典型，例如老年人缺乏维生素 B_{12} 常表现为记忆力减退和精神异常，而不出现巨幼细胞贫血；高龄甲亢患者反而会出现神志淡漠、反应迟钝、嗜睡等（淡漠型甲亢），不同于年轻患者的怕热、心悸、出汗等典型表现。⑥老年人器官功能储备减少，腹泻量大时更容易出现水、电解质平衡紊乱，甚至休克。

消化科的病种与诊疗场所有关，门诊和住院患者的疾病谱常有很大差异。因“慢性腹泻”而住院的患者中，大多为器质性疾病，功能性疾病的比例较低。相反，门诊患者慢性腹泻最常见的原因是功能性腹泻，尤其以肠易激综合征（irritable bowel syndrome，IBS）为代表。IBS 是社会心理因素和胃肠道生理紊乱通过脑 - 肠轴相互作用的临床产物，其发病率很高。世界范围内 IBS 患病率为 5%～20%。国内研究发现，北京市 IBS 人群患病率为 7.3%，占消化科门诊患者的 23.6%。约半数 IBS 患者合并精神心理障碍，抗焦虑抑郁治疗对合并精神心理问题的 IBS 患者有效，可缓解腹痛、腹泻等胃肠道症状。当然，在门诊患者中器质性疾病所致腹泻也不少见，而且从医疗原则上来说，功能性疾病应放在器质性疾病之后考虑。这并不意味着患者必须接受一系列检查才能诊断为功能性腹泻，是否需要检查以及怎样检查取决于患者个体情况以及医生的临床判断。对于年轻、病程较长、症状典型的疑诊 IBS 患者，可以先按 IBS 处理，观察病情变化。但对于不符合功能性疾病特点、有报警征象以及经验性治疗效果不好的患者，应该积极完善检查，以免漏诊（详见第 11 章第 1 节）。

另一类比较特殊的患者是免疫抑制人群，包括恶性肿瘤、长期服用糖皮质激素和（或）免疫抑制剂、免疫缺陷症等。这类患者发生慢性腹泻首先应考虑机会性感染，但也可能与原发病或治疗用药相关，或是其他因素导致。例如，AIDS 患者腹泻可有多种病因，包括感染、肿瘤或药物所致（详见第 13 章第 3 节）。其中，感染是 AIDS 患者腹泻的首要病因，多数系肠道感染引起的炎症性腹泻，某些微生物（如隐孢子虫）易造成水样泻，还有少数病原体（如巨细胞病毒）还可造成 AIDS 相关性胰腺炎和胰腺外分泌功能不全，从而引起脂肪泻。除感染外，淋巴瘤、Kaposi 肉瘤等 AIDS 相关性恶性疾病也可导致腹泻，接受抗反转录病毒治疗药物也有致腹泻的不良反应。

以往的教科书多根据病理生理机制，将慢性腹泻分为分泌性腹泻、渗透性腹泻、渗出性腹泻、动力性腹泻和吸收不良性腹泻 5 大类。这样的分类有利于深入理解腹泻的发病机制。然而，绝大多数腹泻并非一种单一机制引起，而是多种机制并存，甚至在疾病的不同亚型、不同阶段，腹泻的发病机制也会有变化。因此，腹泻的病理生理类别和不同疾病之间缺乏固定的对应关系，而且不同的分类之间其腹泻表现可能很相近，例如渗透性腹泻和动力性腹泻均表现为水样泻，这无疑会增加腹泻鉴别诊断的难度，对探明病因不利。下面我们以 3 个疾病为例，试探讨一下病理生理分类的潜在不足。

1. **胃泌素瘤**　胃泌素瘤的特征是大量分泌胃酸，通常被视为分泌性腹泻的代表疾病。然而，胃泌素瘤其实也存在脂肪泻，原因是大量胃酸造成胰酶失活并破坏近端小肠绒毛，从而造成脂肪消化和吸收不良。还有研究发现，该病患者食糜在小肠通过时间明显缩短，因此腹泻也有动力性因素的参与。

2. **炎症性肠病** 顾名思义，炎症性肠病（IBD）一般被归类于典型的炎症性腹泻，因其肠道存在炎症、溃疡，造成肠黏膜完整性被破坏，大量渗出造成腹泻。但在黏膜愈合的静止期 IBD 患者，腹泻症状仍然很常见，说明其腹泻病因不止有肠道炎症一个因素。深入研究发现，IBD 的腹泻系炎症、动力和分泌多个因素共同造成。例如，IBD 可引起肠蠕动加速，使肠腔内水和电解质与肠黏膜接触时间缩短，影响吸收。累及末端回肠的克罗恩病可造成胆汁酸性腹泻，而胆汁酸抑制结肠重吸收水和电解质，并刺激结肠黏膜分泌水分，故属于分泌性腹泻。有学者指出，IBD 结肠上皮的 Na^+/H^+ 和 Cl^-/HCO_3^- 交换机制受损，上皮细胞间的紧密连接被破坏，造成结肠吸收水分能力下降，这可能是缓解期 IBD 患者腹泻的主要原因。

3. **IBS** IBS 通常被归类于动力性腹泻，因其肠蠕动加速，肠道通过时间缩短。然而，肠蠕动加速是很多腹泻疾病的共同特征，例如乳糜泻、自身免疫性肠病等也存在这一现象，并非仅见于动力性腹泻。研究发现，IBS 患者肠黏膜也存在炎症和免疫异常，肥大细胞、T 淋巴细胞、嗜酸性粒细胞及产 5- 羟色胺的肠嗜铬粒细胞数量均有不同程度增加，其中肥大细胞在该炎症网络中起“桥梁”的作用。有学者因此提出“IBS 和 IBD 重叠综合征”（IBS-IBD）的概念。并且有报道指出，IBS 结肠上皮分泌水分和电解质也高于对照人群。所以，IBS 腹泻的机制其实是很复杂的，既有动力异常，也有慢性炎症和分泌增加等因素参与。

通过上述分析不难发现，病理生理分类有其合理的一面，但在临床应用中有诸多不便，甚至窒碍难行。在具体工作中，若根据腹泻症状特点和粪便性状来进行分类，可能更有利于临床思维展开。原因在于这些都是比较简单、直观的临床信息，可随时获得。据此，慢性腹泻的临床分类是将其分为炎症性腹泻、脂肪泻和水样泻三大类，以此为出发点似乎更方便。必要时还可以将两种分类方法结合起来思考，以取两者之长。例如，水样泻的患者可先按照分泌性、渗透性和动力性这三个方面去分析，这样缩小了疾病范围之后再从病理生理机制入手，思维会更加高效。

四、在腹泻分类的基础上鉴别诊断，探明病因

将腹泻分为炎症性腹泻、脂肪泻和水样泻后，再根据患者临床特点进行相应的检查，以明确病因，其思路见图 3-4-2。

1. **炎症性腹泻** 炎症性腹泻的特点是排便次数多，而每次便量较少，便中带有脓血，可伴有发热、腹痛、里急后重等症状，粪便化验见较多白细胞或白细胞分解产物（钙卫蛋白、乳铁蛋白等）。炎症性腹泻可分为感染性和非感染性两大类，前者常见病原体包括沙门菌、志贺菌、艰难梭菌、结核分枝杆菌、巨细胞病毒、溶组织阿米巴等；后者最常见于溃疡性结肠炎和克罗恩病，其次包括缺血性肠炎、放射性肠炎及恶性肿瘤。炎症性腹泻的病变部位主要在结直肠，结肠镜是病因诊断的重要工具（详见第 8 章第 3 节）。

2. **脂肪泻** 典型脂肪性患者粪便有恶臭，便中带油滴，难以冲净，且伴消瘦、水肿、贫血等营养素缺乏表现。较轻的脂肪泻可仅有水样便。粪便脂肪定量为确定有无脂肪泻的金标准。在每天摄入 80～100g 脂肪的条件下，粪脂 >6g/24h 表示有脂肪吸收不良。营养物质（特别是脂肪）消化和吸收不良造成脂肪泻的原因。由于消化酶缺乏或肠道通过时间过短，食物中的大分子营养物不能充分分解为小分子物质，难以被肠上皮细胞吸收，称为消化不良（maldigestion）。食物消化后形成小分子物质如氨基酸、脂肪酸、糖、维生素、矿物质、电

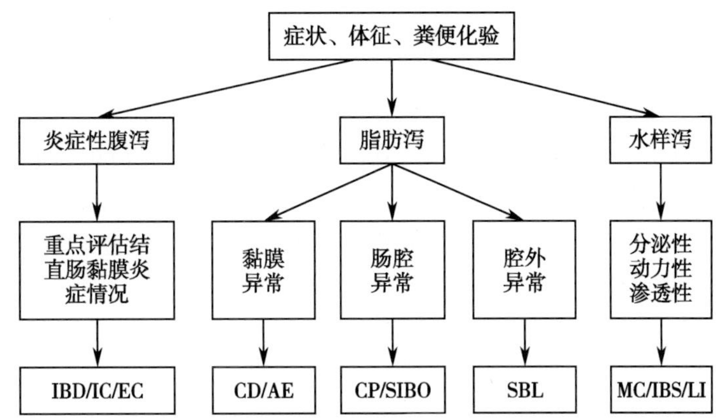

图 3-4-2 三种不同类型腹泻的诊断思路和代表性疾病

IBD：炎症性肠病；IC：感染性结肠炎；EC：嗜酸细胞性结肠炎；CD：乳糜泻；AE：自身免疫性肠病；CP：慢性胰腺炎；SIBO：小肠细菌过度生长；SBL：小肠淋巴管扩张症；MC：显微镜下结肠炎；IBS：肠易激综合征；LI：乳糖不耐受

解质等，被转送运输到肠上皮细胞，再经门静脉和淋巴系统进入全身循环，这一过程若发生障碍被称为吸收不良（malabsorption）。吸收不良可单独存在，但消化不良必定伴有吸收不良。实际上两者往往同时发生，无法完全分开（详见第 11 章第 2 节）。

脂肪泻按发生机制可大致分为：①腔内因素：包括胰腺外分泌功能不全（慢性胰腺炎）、肠腔内 pH 降低导致消化酶失活（胃泌素瘤）、胆汁酸减少（肝功能衰竭、梗阻性黄疸）、细菌滋生（小肠细菌过度生长）等，从而影响了肠腔内的正常消化环境；②黏膜因素：包括肠黏膜吸收功能下降（乳糜泻）或肠黏膜面积减少（短肠综合征）；③腔外因素：包括肠道淋巴回流受阻（小肠淋巴管扩张症）或血液循环障碍（缺血性肠病、充血性心力衰竭）。

3. **水样泻** 在这三类慢性腹泻中，水样泻的病因最为复杂。肠上皮细胞并不单独吸收水分，而是将水和电解质一起吸收。电解质和水分吸收减少或分泌过多，均可能造成水样泻，其中吸收减少更为常见。按照发病机制，水样泻可进一步分为动力性、渗透性和分泌性腹泻这三个亚类。动力性腹泻是指肠道内容物通过时间缩短，水分来不及被肠上皮细胞充分吸收，其代表性疾病是肠易激综合征和甲状腺功能亢进。渗透性腹泻的发病机制是因为肠腔内存在难以被消化吸收的阳离子（如镁离子）、阴离子（如磷酸根、硫酸根）或碳水化合物（如乳糖）等，从而增加了肠腔内的渗透压，造成水分吸收减少。分泌性腹泻可能是由于胃肠道消化液分泌过多，也可能是肠上皮细胞吸收液体的能力下降，前者代表性疾病是胃肠胰神经内分泌肿瘤（如血管活性肠肽瘤），而后者则见于显微镜下结肠炎。

禁食试验和粪渗透压差检测有助于鉴别上述 3 种病因。禁食 48 小时后，渗透性腹泻和动力性腹泻往往明显减轻，而分泌性腹泻的排便量却无明显减少，腹泻症状依然存在。粪渗透压差的计算方法见第 3 章第 3 节。由于渗透性腹泻肠道内存在高渗性不被吸收的物质，因此粪渗透压差往往大于 125mOsm/kg。分泌性腹泻的肠内容物渗透压接近血浆，因此粪渗透压差通常小于 50mOsm/kg。

以上是对慢性腹泻诊断思路的介绍。临床思维的重要性不言而喻，临床思维能力的锻炼和提高，是一个长期而艰苦的过程，需要具备一定的主观意愿和客观条件，但若掌握正确的方法，也可能实现“事半功倍”的效果。

五、锻炼和提高临床思维能力的方法

（一）占有材料

在临床第一线工作，亲身观察、诊治大量的实际病例而获得感性认识，是培养临床思维的前提。训练临床思维犹如一棵树的萌芽、生长和繁茂，是一个漫长的过程，而且必须在长期的临床实践中打下根基。功夫到了自然有所成就，拔苗助长只能适得其反。广泛阅读教科书和文献是必需的，但“纸上得来终觉浅，绝知此事要躬行”，光靠读书不可能成为合格的医生。真正的临床医生必然是“临于床”的医生。慢性腹泻病因众多，极为复杂，如果没有长期实践作为基础，仅凭理论知识是无法胜任临床工作的。

（二）发现规律

单纯实践并不会自动增长才干，带着科学、理性的头脑去实践，注意总结和反思，才会提高。有人看了 100 个病例，思维水平仍在原地踏步；有人只看了 1 个病例，但能透彻领悟，由此及彼，举一反三，对问题的认识却有了质的飞跃。由此可见，临床工作的数量不应该成为我们追求的目标，质量才是目标。数量能否转化为质量，起决定性作用的是科学精神。

通过对临床现象的分析、概括、推理和总结，以形成某种规律性的理性认识，是感性认识迈向理性认识的第一步。占有材料和发现规律是彼此影响、相互交织的。发现临床规律需要医学知识作为基础，而且要运用一定的逻辑思维，但并不需要太过高深的理论，关键是要有主观能动性，对临床问题抱有强烈的兴趣。做一个有心人，带着问题去主动思考、阅读、查找和求教，日积月累必有收获。北京协和医院曾于 20 世纪 90 年代发现并报道我国首例胆囊收缩素（CCK）瘤，包括这例患者在内，目前世界上确诊的 CCK 瘤也仅有 2 例（详见第 12 章第 6 节）。该患者为严重水样泻，CT 证实胰腺占位和肝转移，其临床表现与胃泌素瘤和血管活性肠肽瘤有相似之处，但并不完全符合，当时初步判断为一种未知的神经内分泌肿瘤（NEN）。经治医师没有满足于 NEN 这一笼统诊断，而是怀着科学探索的精神，克服很多困难寻找答案。为此还设法联系到丹麦哥本哈根大学的实验室，该机构长年从事 NEN 的基础研究工作，请他们对患者血清样本进行胃肠激素的全面检测。在患者不幸去世后，医生花了 6 个小时与家属反复沟通，动员尸检。经过这样的艰苦努力，才最终确诊为 CCK 瘤。

（三）反复验证

德国诗人歌德在《浮士德》中有一句名言广为流传：“理论是灰色的，而生活之树长青”。医生的个人经验实际上也是一种理论，必须在临床实践中反复验证、打磨和完善，才能最终被认可。经验和理论必须能够满足实践的要求，包括解释疾病现象、指导诊疗工作、预测病情转归等，否则必然圆凿方枘，于临床实践无补。1921 年，英国外科学巨匠科佩（Vincent Zachary Cope，1881—1974 年）结合自己的临床经验写了一本《早期诊断急腹症》（Cope's early diagnosis of the acute abdomen）。全书均是急腹症的症状学和体格检查等内容，没有一篇参考文献，完全是作者在长年的外科实践中得来的教训和收获。这本经典著作在 1921—2010 年的 90 年间先后再版了 22 次，一代又一代年轻医生从中汲取了营养。即使后来各种先进的辅助检查（如腹部 CT）相继问世，也丝毫未能撼动该书的经典地位。在 Cope 教授去世后，哈佛大学外科学系主任 William Silen 继任主编，延续了本书“源于临床、指导临床”的鲜明风格。这充分说明，临床经验的科学性和客观性必须经受实践的检验，而一旦经受住了这样的检验，即获得了与科学理论同等的地位。

（四）注意调整

疾病是复杂的，理论是相对的。即使在医学高度发达的今天，欧美等先进国家也仍有20%～30% 的误诊率。是人就会犯错（to err is human）。医生应尽量少犯错，但不可能不犯错，关键是具备自我反省（self reflection）的能力，“过则勿惮改”且“不贰过”。

疾病不是静止的现象，而是一个不断演变的过程。古希腊哲学家赫拉克利特曾说过：“人不能两次踏入同一条河流”，我们也应当用辨证的、动态的眼光来看待疾病的诊断。即使最初诊断无误，也只能反映疾病某一阶段的情况。病情新的变化，可能促使医生调整、更改甚至完全推翻原有判断。对最初诊断保持一定程度的怀疑，不轻易下最终结论，为后续思考留有余地，是临床思维趋于成熟的标志。越是复杂疑难的病例，越需要密切追踪病情以获得新的信息，做出新的决策，而新的决策又要在临床实践中再检验、再完善。这样的过程可能要反复多次才能获得最佳结果。在这样的锻炼过程中，临床思维水平也会不断提高。这并不是鼓励医生去盲目“试错”，但在病情复杂、诊断不明的情况下，这种“边治边看”的策略往往能让患者获益。当然，很多情况下病情急迫危重，不允许医生多次尝试，只有“快刀斩乱麻”才能挽救患者生命。但“快”并不等于“乱”，情况越是凶险，越需要医生胸怀全局、头脑清醒，谋定而后动。

张孝骞教授曾说过：“我们常常对原有诊断恋恋不舍，但是一定要承认对诊断不能固定化，因为疾病没有固化。”面对病情新的发展和变化，医生要力戒思维锚定（anchoring），不能“刻舟求剑”“守株待兔”，必要时要有自我否定的勇气。北京协和医院曾报道一例重症溃疡性结肠炎的患者，其诊治过程十分曲折，期间多次发生消化道大出血，但每次出血原因又不尽相同，分别包括：①原发病活动；②巨细胞病毒感染；③术后直肠残端出血；④小肠应激性溃疡（念珠菌血流感染）。通过实施多学科协作（MDT）并深入剖析病情变化，在每一个关键节点上均给予了正确应对，最终使患者转危为安。

（五）有效沟通

现代医学体系强调多学科团队（MDT）协作诊疗的重要性。MDT 已经写入了很多慢性腹泻疾病的临床指南，例如炎症性肠病、胰腺癌、胃肠胰神经内分泌肿瘤等。不同学科之间的沟通是非常必要的，例如临床和病理医生的有效沟通，有助于提高活检取材的准确性和规范性；病理医生了解患者病情并与临床医生讨论，才能正确解释组织学的异常表现（详见第 8 章第 4、5 节）。在日常工作中，医生也绝不能“一个人战斗”，缺少沟通、孤军奋战，会增加医疗差错的风险。很多医疗差错的深层次原因都与各部门、各环节沟通不畅有关。要把自己的诊疗决策付诸实施，医生就必须与患者、同事乃至社会公众保持有效的沟通。缺乏沟通、沟而不通是导致医疗差错的一大隐患。

（六）保持热情

临床工作琐碎而繁重，充满挑战但也充满乐趣，尤其在智力上和精神上的愉悦是其他职业无法相比的。不过，长期高风险、高强度的工作，有可能造成医生身心疲惫，热情和好奇心逐渐泯灭，甚至导致职业倦怠（burnout）。要避免这样的结果，保持积极乐观的心态最为重要。杜诗有云“细推物理需行乐，何用浮名绊此生”。对有志者而言，临床医学是一项长期的事业，需要努力奋斗，也需要合理平衡工作与生活，不忘初心，持之以恒。

本节介绍了慢性腹泻的临床思维梗概，以及锤炼临床思维的一般方法。临床医学是带有不确定性的科学，也是关乎可能性的艺术（clinical medicine is the science about uncertainty and the art about probability）。简而言之，慢性腹泻的临床调查一定要从最基本的病史和体格检查出发，以获取详尽的第一手材料。然后运用病理生理学和逻辑学知识对临床表现进行评估，厘清线索，分出主次，以时间和发病机制为主轴，努力将症状、体征和检查结果串联起来加以理解和解释。通过判断腹泻性质并推测可能的病变部位，再进行针对性地辅助检查，绝大多数患者可借此明确诊断。很多慢性腹泻的病因并不在消化系统本身，而是由全身性疾病所致。这就要求医生具有深厚的知识积累和广阔的诊断思路，必要时需打破常规去思考（think outside box），以探究疾病的本质。

（吴 东 孙 钢 钱家鸣）

参考文献

1. 张孝骞. 漫谈临床思维. 医学与哲学，1984，5(2)：1-5.
2. 吴东. 临床思维及其动态特征. 中华诊断学电子杂志，2015，3(2)：90-97.
3. 吴东. 临床决策原理及其能力培养. 中华诊断学电子杂志，2015，3(4)：235-239.
4. Sweetser S. Evaluating the patient with diarrhea：a case-based approach. Mayo Clin Proc，2012，87(6)：596-602.
5. Camilleri M，Sellin JH，Barrett KE. Pathophysiology，evaluation，and management of chronic watery diarrhea. Gastroenterology，2017，152(3)：515-532.
6. Dosanjh G，Pardi DS. Chronic unexplained diarrhea：a logical and cost- effective approach to assessment. Curr Opin Gastroenterol，2016，32(1)：55-60.
7. 吴东，陈嘉林. 临床思维精粹. 中华全科医师杂志，2010，9(1)：34-35.
8. Schiller LR. Definition，pathophysiology，and evaluation of chronic diarrhea. Best Prac Res Clin Gastroenterol，2012，26(5)：551-562.
9. Ford AC，Bercik P，Morgan DG，et al. Validation of the Rome Ⅲ criteria for the diagnosis of irritable bowel syndrome in secondary care. Gastroenterology，2013，145(6)：1262-1270.
10. Hunt DP，Sahani DV，Corey KE，et al. Case records of the Massachusetts General Hospital. Case 30-2014. A 29-year-old man with diarrhea，nausea，and weight loss. N Engl J Med，2014，371(13)：1238-1247.
11. Yajnik V，McDermott S，Khalili H，et al. Case Records of the Massachusetts General Hospital. Case 7-2016. An 80-year-old man with weight loss，abdominal pain，diarrhea，and an ileocecal Mass. N Engl J Med，2016，374(10)：970-979.
12. Surawicz CM. Mechanisms of diarrhea. Curr Gastroenterol Rep，2010，12(4)：236-241.
13. Payne CM，Fass R，Bernstein H，et al. Pathogenesis of diarrhea in the adult：diagnostic challenges and life-threatening conditions. Eur J Gastroenterol Hepatol，2006，18(10)：1047-1051.
14. 刘晓红，陈元方，赵平，等. 分泌 VIP 和 CCK 的胰腺内分泌肿瘤一例. 中华消化杂志，1999，19(3)：215-216.
15. 罗涵青，吴东，李景南，等. 临床病例讨论第 425 例：反复消化道出血. 中华内科杂志，2013，52(5)：444-446.
16. Schiller LR. Diarrhea and malabsorption in the elderly. Gastroenterol Clin North Am，2009，38(3)：481-502.

第二篇

疾 病 评 估

第4章
粪便检查

第1节 粪便常规检验

知识要点

1. 粪便常规检验对于判断慢性腹泻病因有重要意义。
2. 通常根据粪便性质将慢性腹泻分为炎症性腹泻、脂肪泻和水样泻三大类。
3. 目前临床多采用粪便免疫化学法检测粪便隐血，其优点是不受食物影响，且对结直肠出血性病变的检出率较高，但对上消化道出血的诊断敏感性较低。
4. 粪便外观有时对病因有提示作用，如黏液脓血便之于溃疡性结肠炎。
5. 粪便钙卫蛋白和乳铁蛋白检测有助于区分炎症性和非炎症性腹泻。

粪便主要由未吸收的食物残渣、消化道分泌物、黏膜脱落物、细菌、无机盐和水分等组成，正常情况下水分约占粪便重量的3/4，固体物质占1/4。粪便常规检查的主要目的包括：①根据粪便性状，间接判断消化道功能和腹泻病因；②根据粪便中有无炎性有形成分（细胞、结晶及寄生虫卵或虫体等）等病理情况，间接或直接判断胃肠道疾病的类型；③根据粪便隐血试验结果，间接判断有无恶性肿瘤、炎症性肠病等出血性病变。在寻找慢性腹泻病因时，粪便常规化验是最重要的初始检查之一。

粪便常规项目包括肉眼观察大便性状、显微镜检查及粪便隐血。检测粪便中的一些特殊蛋白还有助于判断腹泻病因。

一、大便性状

大便性状狭义上为粪便外观的描述，如褐色糊状便；而广义上的性状，应包括粪便的量、形状、稠度、颜色、气味、有无脓血等。通常根据大便性状将慢性腹泻分为炎症性腹泻、脂肪泻和水样泻，对病因诊断有重要的提示意义（详见第2章第4节）。

一些典型的大便性状可能对病因有直接提示意义。例如，米泔水样大便见于霍乱或副霍乱；洗肉水样大便见于急性细菌性出血性肠炎；果酱样大便见于阿米巴痢疾；大量黏液便见于结肠绒毛状腺瘤；胶冻样便见于肠易激综合征；黄绿色水样便（可含片状黏膜），则应考虑艰难梭菌所致伪膜性肠炎。排便量对腹泻病因也有一定提示意义：炎症性腹泻往往每次排便量较少，可伴腹痛和里急后重，典型如溃疡性结肠炎或细菌性痢疾；而分泌性腹泻或渗透性腹泻多不伴里急后重，每次排便量较大，典型如神经内分泌肿瘤和倾倒综合征。

二、显微镜检查

1. **白细胞** 正常粪便中白细胞无或偶见。肠黏膜存在炎症时，粪便中白细胞一般会增多，且其数量与肠道炎症的部位相关——活动性炎症所在部位越靠近肛门，则粪便中白细胞越多。粪便中白细胞增多常见于细菌性痢疾（阿米巴、沙门菌和志贺菌）、溃疡性结肠炎、过敏性肠炎、肠道寄生虫病等疾病。细菌性痢疾、溃疡性结肠炎患者粪便白细胞可大于 15 个 / 高倍视野，甚至满视野。

2. **红细胞** 正常粪便中无红细胞，远端肠道炎症或出血时可查见红细胞，见于感染性结肠炎、结直肠癌、炎症性肠病、缺血性肠炎等。典型的阿米巴肠炎患者粪便中常有较多红细胞，数量多于白细胞，且成堆出现，可有红细胞破坏现象。细菌性痢疾粪便中白细胞数量远多于红细胞。胃或小肠出血时由于红细胞在肠道内破坏，因此粪便中通常无成形的红细胞；但当出血速度很快时，有时粪便中也可有红细胞存在。

3. **结晶** 正常粪便中可见多种结晶，如磷酸钙、草酸钙、碳酸钙和胆固醇等，多无明确病理意义。但夏科 - 雷登结晶常与阿米巴痢疾、钩虫病等肠道寄生虫感染相关，同时可见嗜酸性粒细胞。粪便中大量嗜酸性粒细胞还可见于嗜酸性粒细胞胃肠炎。

4. **酵母菌** 无症状个体的粪便中可见酵母菌，无明确临床意义。病理情况下以白念珠菌最为多见，常见于长期使用广谱抗生素、免疫抑制剂治疗或放化疗之后。亦有病例报道描述白念珠菌感染引起的慢性腹泻，通过小肠抽吸物和大便标本中检测到大量白念珠菌，且抗真菌治疗有效。故在粪便中发现酵母菌是否具有致病意义，需结合临床情况具体分析。

5. **脂肪小滴** 粪便中脂肪小滴大量存在提示甘油三酯含量较多，常见于胰腺外分泌功能不全，因缺乏脂肪酶而造成脂肪消化、吸收不良。相关疾病包括慢性胰腺炎、胰腺癌、胰腺切除术后等。肠源性吸收不良如乳糜泻等疾病，其粪便中脂肪多以游离脂肪酸的形式存在，室温下难以形成脂肪小滴，恶臭也不如胰源性脂肪泻明显。

6. **原虫与寄生虫卵** 在粪便中发现具有致病性的寄生虫虫体、包囊或虫卵（例如类圆线虫），有助于判断慢性腹泻病因。但并非所有粪便中发现的寄生虫均为腹泻病因，某些寄生虫无致病性，因而无临床意义（详见第 4 章第 2 节和第 11 章第 20 节）。

三、粪便隐血检测

慢性腹泻的患者若粪便隐血持续阳性，往往提示消化道黏膜因炎症而破损（如炎症性肠病）或存在肿瘤（如结直肠癌）。传统粪便隐血检测采用愈创木试验（guaiac test），其敏感性较低，一般需要粪便中含有 20ml 血液成分才显示阳性，并且受食物因素影响。当进食大量含血红蛋白的动物食品、生食蔬菜以及服用铁剂时，愈创木试验可出现假阳性。服用维生素 C 或其他具有还原作用药物时，可出现假阴性。目前，该试验已基本被粪便免疫化学法（fecal immunochemical test，FIT）所取代。FIT 灵敏度和特异度均较高，且不受食物因素影响。FIT 对下消化道出血诊断价值较高，广泛用于结直肠肿瘤的无创筛查。北京协和医院的研究表明，FIT 序贯结肠镜是筛查结直肠癌的有效方法，并且连续多次测定 FIT 筛查结直肠肿瘤的效果优于单次检测。FIT 的缺点是对上消化道出血不够敏感，胃癌患者中仅 40%～50% 出现 FIT 阳性。原因在于上消化道隐匿出血时，血红蛋白在肠道停留时间过长，已被分解破坏，失去了原有的免疫原性。FIT 另一缺点在于检测有时过于敏感，可将人的微量生理性消化道失血（0.5～1mg/d）误认为阳性。目前已有定量FIT问世，可根据所在医疗机构疾病谱和患者临床特点，灵活调整粪便隐血阳性临界值，以实现最佳诊断效果。

四、粪便特殊蛋白检测

钙卫蛋白（calprotectin）和乳铁蛋白（lactoferrin）是中性粒细胞和单核细胞的分解产物，在粪便标本中可以稳定存在较长时间。当结肠黏膜有较多炎细胞浸润时，粪便中钙卫蛋白和乳铁蛋白含量增加。因此，检测粪便中这两种蛋白的含量有助于判断腹泻是否系肠道炎症引起。北京协和医院杨晓鸥等报道，炎症性肠病（IBD）患者粪便钙卫蛋白浓度为131.1μg/g，显著高于肠易激综合征（IBS）患者（39.4μg/g）和正常对照组（27.7μg/g），并且后两组之间无显著性差异。通过检测粪便钙卫蛋白检出IBD的阳性率分别为87.5%和88.2%，显著高于ESR和CRP的阳性率。以68.76μg/g作为最佳诊断临界值，此时粪便钙卫蛋白鉴别诊断IBD和IBS的敏感性为84.0%，特异性为88.9%。作者据此认为粪便钙卫蛋白是一种简单无创的检查手段，可有效区分肠黏膜炎症和非炎症性病变。van Rheenen等关于慢性腹泻的一项荟萃分析指出，粪便钙卫蛋白鉴别成人IBD和其他非炎症性腹泻的敏感性为93%（95%CI 0.85～0.97），特异性为96%（95%CI 0.79～0.99）；在儿童患者中该项目检出IBD的敏感性为92%（95%CI 0.84～0.96），但特异性降至76%（95%CI 0.62～0.86）。对于确诊IBD的患者，粪便钙卫蛋白还可用于监测病情是否活动，并预测术后复发风险。

粪便乳铁蛋白的检测原理与钙卫蛋白相似。Gisbert等报道，粪便乳铁蛋白诊断IBD的敏感性约为80%，特异性约为82%，且含量与IBD病情活动性相关。粪便乳铁蛋白对溃疡性结肠炎的诊断价值高于克罗恩病，后者仅累及末端回肠时可有假阴性。一项纳入7项研究共1816例患者的荟萃分析发现，粪便乳铁蛋白诊断IBD的敏感性为82%（95%CI 72%～89%），特异性为95%（95%CI 88%～98%），阳性似然比为16.63，阴性似然比为0.18；粪便乳铁蛋白对UC的敏感性（82%）高于CD（75%）。

此外，检测粪便糜蛋白酶、弹力蛋白酶（elastase）等指标有助于诊断胰腺外分泌功能不全（详见第5章第5节）。其他一些反映肠黏膜炎症的指标如M2-丙酮酸激酶（M2-pyruvate kinase）、新蝶呤（neopterin）、连蛋白（zonulin）等也可在粪便中完成检测，其对炎症性腹泻的诊断价值日益引起关注，但还需要更多研究加以证实。

（张晟瑜　吴　东）

参考文献

1. Schiller LR. Chronic diarrhea. Gastroenterology，2004，127（1）：287-293.
2. Lawrence RS，Joseph HS. Diarrhea // Feldman M，Friedman LS，Brandt LJ. Sleisenger and Fordtran's Gastrointestinal and Liver Disease. 9th ed. Philadelphia：Saunders，2010：221-241.
3. Podolsky DK，Camilleri M，Fitz JG，et al. Yamada's Textbook of Gastroenterology. 6th ed. New Jersey：Wiley-Blackwell，2015：735-756.
4. Friedman M，Ramsay DB，Borum ML. An unusual case report of small bowel Candida overgrowth as a cause of diarrhea and review of the literature. Dig Dis Sci，2007，52（3）：679-680.
5. Stoll BJ，Glass RI，Banu H，et al. Value of stool examination in patients with diarrhoea. Br Med J（Clin Res Ed），1983，286（6383）：2037-2040.

6. 张丽丽，李文彬，王振捷，等．序贯结直肠癌筛查方案在健康体检人群中的应用价值．中华消化杂志，2015，35（10）：665-667.
7. Wu D，Luo HQ，Zhou WX，et al. The performance of three-sample qualitative immunochemical fecal test to detect colorectal adenoma and cancer in gastrointestinal outpatients：an observational study. PLoS ONE，2014，9（9）：e106648.
8. 杨晓鸥，钱家鸣，杨红，等．粪便钙卫蛋白对炎症性肠病和肠易激综合征的鉴别诊断价值研究．临床消化病杂志，2011，23（5）：259-262.
9. van Rheenen PF，Van de Vijver E，Fidler V. Faecal calprotectin for screening of patients with suspected inflammatory bowel disease：diagnostic meta-analysis. BMJ，2010，341：c3369.
10. Gisbert JP，McNicholl AG，Gomollon F. Questions and answers on the role of fecal lactoferrin as a biological marker in inflammatory bowel disease. Inflamm Bowel Dis，2009，15（11）：1746-1754.
11. Wang Y，Pei F，Wang X，et al. Diagnostic accuracy of fecal lactoferrin for inflammatory bowel disease：a meta-analysis. Int J Clin Exp Pathol，2015，8（10）：12319-12332.
12. Frin AC，Filippi J，Boschetti G，et al. Accuracies of fecal calprotectin，lactoferrin，M2-pyruvate kinase，neopterin and zonulin to predict the response to infliximab in ulcerative colitis. Dig Liver Dis，2017，49（1）：11-16.

第2节 粪便病原学检测

知识要点

1. 粪便病原学检测是诊断或排除感染性腹泻的重要手段。
2. 感染性腹泻大多为急性病程，但受到病原体和宿主免疫状态的影响，少数患者也可能病程迁延而成为慢性腹泻。
3. 通过患者的症状、体征和粪便常规化验，可将感染性腹泻大致分为炎症性和非炎症性两类，以缩小鉴别诊断范围。
4. 粪便培养、毒素检测和寄生虫显微镜检是粪便病原学检测的主要方法。
5. 对于无临床症状的患者，粪便病原学检测意义有限，建议慎重使用。
6. 粪便分子生物学检测具有简便、快速、特异性及敏感性高等优点，具有很好的临床应用前景。
7. 临床和检验医师保持有效沟通，提高留取粪便标本质量，缩短检验等待时间，有助于提高粪便病原学检测的阳性率。

感染性腹泻是世界范围内严重的公共卫生问题。在经济较落后的发展中国家，感染性腹泻的发病率和死亡率均位居各类疾病的前列，是儿童主要的致死性疾病。根据世界卫生组织统计，全球5岁以下的儿童中每年有76万人死于感染性腹泻。西方发达国家也时常因水源或食物污染而暴发肠道感染。据估计，美国每年肠道感染病例数超过2200万例，其中约200万人至医院就诊。2013年，我国共报道感染性腹泻1 012 589例次，发病率为74.78/10万，占全部法定传染病的18.72%。上述数据充分说明，肠道传染病在东西方国家的防治工作都很艰巨。

粪便病原学检测是诊断感染性腹泻的重要方法。当临床怀疑腹泻系感染所致时，通过化验粪便而明确病原体，有助于确定特异性的抗感染治疗方案，减少经验性抗生素使用。在某些情况下，粪便病原学检测得到阴性结果，有利于排除肠道感染而诊断其他疾病，例如炎症性肠病。通过鉴定粪便病原体还可及时确定传染源，以避免传染病的大范围流行。

一、感染性腹泻的分类

根据临床表现和粪便化验，可将感染性腹泻大致分为炎症性和非炎症性两大类（详见第11章第18节）。前者常表现为发热、腹痛、里急后重、脓血便等，粪便常规检查可见较多白细胞，内镜检查示结肠黏膜炎症表现。这类感染性腹泻多由侵袭性病原体引起，包括志贺菌、空肠弯曲菌、艰难梭菌、肠出血性大肠杆菌（EHEC）、肠侵袭性大肠杆菌（EIEC）、非伤寒沙门菌、溶组织阿米巴等。伤寒沙门菌、副伤寒沙门菌和耶尔森菌是“肠源性发热”（enteric fever）的主要致病体，但其造成腹泻的发生率低于上述病原体。与炎症性腹泻不同，非炎症性感染性腹泻常累及小肠，其特点是腹泻量较大，多为水样泻，易导致水电解质紊乱，但腹痛、发热相对较轻，粪便常规白细胞多为阴性。这类腹泻的病原体主要包括肠产毒素性大肠杆菌（ETEC）、气单胞菌、邻单胞菌、弧菌属、蓝氏贾第鞭毛虫、隐孢子虫、轮状病毒、诺如病毒等。

大多数感染性腹泻呈自限性经过，病程很少超过2周，经验性对症治疗即可。但某些病原体（特别是沙门菌、气单胞菌、邻单胞菌、肠道寄生虫）感染病程易迁延至4周以上。患者自身免疫力也是影响病程的重要因素，例如艾滋病患者容易罹患多种肠道感染，且造成慢性腹泻，迁延难愈。因此，并非所有感染性腹泻都需要完成粪便病原学检测。根据美国感染病学会提出的指南，非住院患者发生腹泻建议行病原学检查的指征包括：①腹泻伴全身症状较重，包括体温＞39℃、脓毒症、剧烈腹痛等；②脓血便；③里急后重；④腹泻持续1周以上仍无好转（图4-2-1）。住院患者发生腹泻应首先考虑药物不良反应，尤其是抗生素相关性腹泻，通常需要行粪便病原学检查以除外艰难梭菌所致伪膜性肠炎。

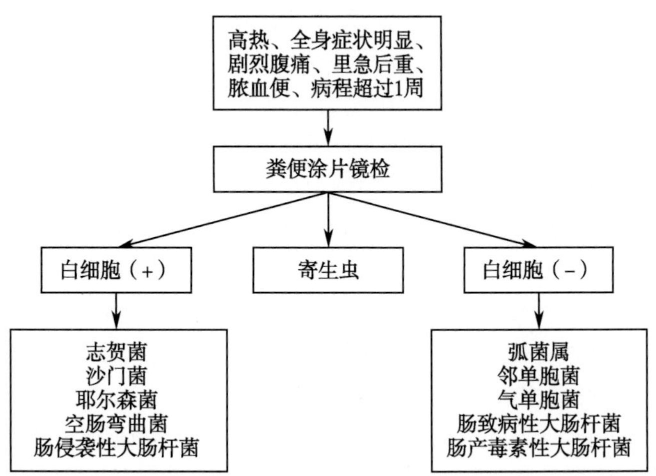

图4-2-1　感染性腹泻的粪便病原学检测及代表性病原体

二、粪便培养

通过常规粪便培养可以鉴定的腹泻病原体包括沙门菌、志贺菌、空肠弯曲菌、气单胞菌/邻单胞菌等，需要特殊培养技术才能鉴定的病原体包括大肠杆菌 O157∶H7、耶尔森菌、霍乱弧菌、副溶血弧菌、艰难梭菌、鸟分枝杆菌复合群等。但在实际工作中，由于种种原因造成粪便培养的阳性率并不高。美国食品源性疾病监测网络（FoodNET）曾经调查 264 个实验室的 233 212 例次粪便病原学检测结果，发现沙门菌、志贺菌、空肠弯曲菌和大肠杆菌 O157∶H7 的培养阳性率分别仅有 0.9%、0.6%、1.4% 和 0.3%。造成上述结果的原因可能有两方面：①很多送检的粪便标本很可能来自非感染性腹泻的患者或无法通过细菌培养而确诊的感染性腹泻（例如病毒性肠炎），从而导致验前概率显著降低，进而说明临床医生应用辅助检查的合理性有待提高；②提高粪便培养的阳性率还有赖于正确的标本采集、及时的标本送检及科学的实验室检测。

根据 2017 年最新颁布的《中华人民共和国卫生行业标准：细菌性腹泻的临床实验室诊断操作指南》，标本采集中，应让患者在干燥清洁便盆内自然排便，然后用无菌采集器挑取粪便中异常的部分（有黏液、脓液和血液的部分）；液体粪便取絮状物，放入无菌便盒中送检。虽然我国目前应用尚不普遍，但粪便标本送普通细菌培养，宜放入运送培养基送检。为避免污染，所挑取的粪便不应接触其他部位（如便盆），粪便样本中不应混入尿液及其他异物，采集过程应尽量无菌操作。尽可能在抗生素使用之前收集标本。一般情况下，同一位患者在一天之内不需重复送检。对于社区获得性腹泻，年龄 >65 岁并伴有内科疾病、HIV 感染、中性粒细胞缺乏（中性粒细胞计数 $<0.5\times10^9$/ml）、疑似院内暴发的医院获得性腹泻，以及怀疑肠道感染的非腹泻性表现，推荐连续 3 天送检粪便病原学检测。此外，肠炎和发热患者建议同时留取血培养；伤寒沙门菌感染时，骨髓培养阳性率高于血培养。

如新鲜粪便不是通过运输培养基送检，标本应在采集后尽快送检，不应超过 2 小时；若新鲜粪便是通过运输培养基送检，标本可在冰箱 4℃保存（用于艰难梭菌培养的标本除外），24 小时内送到实验室。常用的运输培养基为改良的 Cary-Blair 培养基（适用于保护大多数细菌性病原体）和甘油磷酸盐缓冲液（不适用于弧菌属和弯曲菌属）。对于粪便艰难梭菌培养，由于该菌为专性厌氧菌，故需要应用 10ml 无菌带盖塑料管留取 2/3 量以上尽快送检。另外，很多病原体需要特殊的培养条件才能被检出，若实验室对患者病情不够了解而临床又不给予提示，则很难得到阳性结果。即使是可以常规培养的病原体，提高培养条件的针对性，也有利于提高阳性率。例如，空肠弯曲菌体外培养的生长速度较慢，但若应用 42℃、5% O_2 和 10% CO_2 的条件以及 Skirrow 选择性培养基，可改善其培养环境，促进菌株生长。应用含山梨醇的 MacConkey 琼脂培养基，有利于检出大肠杆菌 O157∶H7。粪便培养耶尔森菌的难度较大，但降低培养温度至 20～25℃有助于提高阳性率。气单胞菌和邻单胞菌在羊血培养基上生长最好，且加入氨苄西林有助于抑制粪便中其他杂菌生长，增加该菌的检出率。沙门菌属和除宋内志贺菌外的志贺菌属，可使用高度选择性培养基沙门志贺琼脂（SS）或 XLD 琼脂培养基。艰难梭菌的培养需要在厌氧条件下进行，一般应用环丝氨酸 - 头孢西丁 - 果糖琼脂（cycloserin-cefoxitin-fructose agar，CCFA），厌氧环境下至少培养 48 小时。另目前已有商品化的显色培养基，通过菌落特殊的颜色及特征形态，可有效鉴别艰难梭菌。

由此可见，粪便病原学检测的质量很大程度上取决于临床与检验医师之间的协作。临床医生应负责采集送检高质量的标本，并告知实验室主要怀疑哪些病原体；而检验医师应了解患者的临床表现和检测目的。对于疑难危重病例，通过双方共同讨论而确定最佳病原学检测方法，这是尽快明确诊断的重要途径。

三、粪便毒素检测

粪便毒素检测主要用于诊断肠道艰难梭菌（CD）感染。CD是院内感染最重要的病原体之一，随着广谱抗生素和免疫抑制药物的使用，以及炎症性肠病、器官移植、化疗及危重症患者数量日益增多，全世界CD感染率和疾病严重程度均呈增加趋势。在慢性腹泻疾病中，已知炎症性肠病是CD感染的独立危险因素，尤其是溃疡性结肠炎。CD感染患者可能会出现腹泻、伪膜性肠炎，乃至中毒性巨结肠。但CD也可能被无临床症状的患者携带，成为潜在的传染源。美国及欧洲的指南均指出，只有出现临床症状（一般指每日腹泻≥3次）的患者才需要进行粪便中CD的检测。

已知CD可产生2种毒素，其中毒素A主要造成结肠黏膜炎症和分泌增多，毒素B主要引起结肠黏膜损伤。粪便中CD毒素检测目前多采用酶联免疫分析法（enzyme immunoassay，EIA）和免疫层析法。需要注意的是，EIA法特异高（88%～100%），若检测阳性并结合临床症状，可对CD感染进行确诊。但EIA法的缺陷在于敏感性不高（34%～100%），主要原因可能是留取标本至检验时间较长，毒素蛋白在体外分解从而造成假阴性。因此，留取粪便标本后应在2～4小时内尽快送检；若不能实现，则需要4℃低温保存直至实验室检测。其阴性结果不能排除CD感染，需结合如培养、谷氨酸脱氢酶（glutamate dehydrogenase，GDH）检测或核酸扩增试验综合判断。

CD的细胞毒性试验（CTA）曾被美国食品药品监督管理局推荐为检测CD感染的金标准。其操作原理是将过滤的粪便提取物接种至健康单层细胞中培养24～48小时，若样本存在CD毒素，则会出现特殊的细胞病变效应（细胞变圆）。随后在样本中加入特定的抗毒素进行中和试验，以明确毒素的特异性。通过该方法发现，毒素B的体外细胞毒性效应是毒素A的10^3～10^4倍。CTA的敏感性和特异性均较高，但需要体外细胞培养技术，操作难度较高且测定时间长，因此难以在微生物实验室常规开展。CD感染的诊断方法还包括艰难梭菌培养、谷氨酸脱氢酶（glutamate dehydrogenase，GDH）抗原检测，以及通过核酸扩增试验（nucleic acid amplification technology，NAAT）来检测CD毒素基因等（详见第14章第1节）。

四、粪便寄生虫检测

粪便显微镜检是诊断寄生虫肠道感染的经典方法。建议在不同日期连续3次送检新鲜粪便标本，以提高阳性率。针对不同的寄生虫还可进行涂片染色，以增加检测敏感性，例如复合三色法（trichrome）检测蓝氏贾第鞭毛虫，碘染法检测溶组织阿米巴，铁苏木精染色（iron hematoxylin）显示鞭毛虫和纤毛虫等（详见第11章第20节）。

需要指出的是，并非所有肠道寄生虫均有致病性，例如迪斯帕内阿米巴（*Entamoeba dispar*）、人毛滴虫（*Trichomonas horninis*）等寄生虫很少造成腹泻。即使像蓝氏贾第鞭毛虫这样有致病性的寄生虫，患者感染后也多表现为无症状性携带者。因此，不建议对无腹泻症状的患者常规行粪便寄生虫检测。粪便直接镜检对某些寄生虫的阳性率较低，包括隐孢子虫、等孢子虫、微孢子虫等。当临床怀疑这类病原体时，建议与实验室及时沟通，必要时采用免疫学或分子生物学方法检测粪便标本，以提高阳性率。

五、粪便分子生物学检测

随着分子生物学技术的发展，以核酸扩增试验（nucleic acid amplification technology，NAAT）为代表的分子生物学方法已越来越广泛地应用于腹泻病原体检测。通过设计不同的反应体系，NAAT 可单独或同时检测包括致病性细菌、病毒、寄生虫等各类病原体。同时，更为先进的技术将核酸提取、纯化、靶基因扩增、产物检测等全部整合至一个封闭的试剂盒中，增加操作便宜性的同时，降低了标本污染的可能性。Harrington 等进行了一项多中心临床试验，以粪便培养为金标准，评估肠道细菌 PCR 试剂盒的诊断效力。结果发现，对于沙门菌、志贺菌、空肠弯曲菌、产志贺毒素大肠杆菌这四种常见致病菌，PCR 法的敏感性分别为 97.1%、99.1%、97.2% 和 97.4%，特异性分别为 99.2%、99.7%、98.4% 和 99.3%，提示分子生物学方法同时具有较高的特异性及敏感性。特别值得注意的是，NAAT 方法在艰难梭菌（CD）的敏感性高，且报告时间短。2013 年，美国胃肠病学会指南推荐 NAAT 可作为单独的检测方法用于诊断 CD 感染，并认为其可有效改善传统的免疫法毒素检测阳性率低等问题。美国 SHEA 与 IDSA 联合指南以及欧洲感染性疾病学会指南，均推荐 NAAT 作为 CD 实验室联合检测方法中必不可少的一部分。

综上所述，粪便病原学检测是确诊或排除感染性腹泻的重要方法。临床与检验医师密切沟通是保证检测质量的关键环节。通过临床表现和粪便常规，将感染性腹泻分为炎症性和非炎症性两大类，有助于缩小鉴别诊断的范围。粪便细菌培养、毒素分析和寄生虫镜检是经典的病原学检测方法，仍在临床发挥重要作用。粪便病原体分子生物学检测具有快速、灵敏的优势，正在成为重要的实验室诊断方法。

（吴 东 肖 盟 王 澎）

参考文献

1. Guerrant RL，Van Gilder T，Steiner TS，et al. Practice Guidelines for the Management of Infectious Diarrhea. Clin Infect Dis，2001，32（3）：331-351.
2. 王丽萍，曾令佳，任翔，等. 中国 2013 年报告法定传染病发病及死亡特征分析. 中华流行病学杂志，2015，36（3）：194-198.
3. DuPont HL. Approaches to the patient with infectious colitis. Curr Opin Gastroenterol，2012，28（1）：39-46.
4. Papaconstantinou HT，Thomas JS. Bacterial colitis. Clin Colon Rectal Surg，2007，20（1）：18-27.
5. Turgeon DK，Fritsche TR. Laboratory approaches to infectious diarrhea. Gastroenterol Clin North Am，2001，30（3）：693-707.
6. 程敬伟，徐志鹏，孙林英，等. 难辨梭菌鉴定培养基临床应用评估. 临床检验杂志，2015，33（7）：554-556.
7. Harrington SM，Buchan BW，Doern C，et al. Multicenter evaluation of the BD max enteric bacterial panel PCR assay for rapid detection of Salmonella spp.，Shigella spp.，Campylobacter spp.（C. jejuni and C. coli），and Shiga toxin 1 and 2 genes. J Clin Microbiol，2015，53（5）：1639-1647.
8. 钱家鸣. 粪便检查在消化系疾病中的应用前景. 中华消化杂志，2000，20（5）：293-294.
9. 关宏，钱家鸣，陆星华，等. 用 PCR 方法检测粪便难辨梭状芽胞杆菌. 临床消化病杂志，2001，13（4）：147-148.

10. Bagdasarian N，Rao K，Malani PN. Diagnosis and treatment of Clostridium difficile in adults：a systematic review. JAMA，2015，313（4）：398-408.

11. Surawicz CM，Brandt LJ，Binion DG，et al. Guidelines for diagnosis，treatment，and prevention of Clostridium difficile infections. Am J Gastroenterol，2013，108（4）：478-498.

12. 贾红兵，王靖，杨辉，等. 艰难梭菌分离株快速鉴定和毒素检测的多重 PCR 方法的建立. 中华微生物学和免疫学杂志，2011，31（8）：755-759.

13. 中华人民共和国卫生行业标准：细菌性腹泻的临床实验室诊断操作指南 WS/T 498-2017.

第3节　粪便脂肪检测

知识要点

1. 粪便脂肪检测是诊断脂肪吸收不良（脂肪泻）的重要依据。
2. 粪便脂肪检测分为定性和定量两种，前者可作为初筛试验，后者是诊断脂肪泻的金标准。
3. 针对中性甘油三酯和游离脂肪酸的两种苏丹Ⅲ染色技术有一定的差异。
4. 患者腹泻量大时粪脂肪含量可有非特异性轻中度升高（7～13.6g/L），故建议根据排便量调整粪脂肪含量的临界值，以减少假阳性，提高脂肪泻诊断的特异性。
5. 测定粪便中脂肪总量难以鉴别胰源性或肠源性脂肪吸收不良，但粪便脂肪浓度有一定的诊断价值：粪便脂肪浓度＜9.5g/100g 粪便，提示肠源性脂肪泻；≥9.5g/100g 粪便，提示胰源性脂肪泻。原因在于肠源性脂肪泻往往粪便中水分含量更多，从而稀释了粪便脂肪。
6. 诊断脂肪吸收不良不仅要看粪便脂肪定量的检测结果，还要结合其他临床信息进行综合判断。

粪便脂肪检测用于评估消化道对脂肪的吸收功能，对脂肪泻有重要的诊断价值。正常成人每天从肠道排出的脂肪占干燥大便量的 10%～20%，包括结合脂肪酸（5%～15%）、游离脂肪酸（5%～15%）以及少量甘油三酯（1%～5%）。正常肠道菌群可合成短链脂肪酸，部分经粪便排出。肠道对脂肪的消化和吸收功能减退，导致粪便中的脂肪含量增加，从而引起脂肪泻。脂肪泻的常见病因有两种：①胰源性脂肪泻；②肠源性脂肪泻。胰源性脂肪泻粪便中以中性脂肪（甘油三酯）为主，原因在于胰腺分泌的脂肪酶减少，无法将大分子脂肪水解为脂肪酸，见于慢性胰腺炎、胰腺癌、胰腺囊性纤维化等。肠源性脂肪泻粪便中以游离脂肪酸为主，即胰酶分泌相对正常，但肠道吸收脂肪的能力下降，见于短肠综合征、乳糜泻、自身免疫性肠病、克罗恩病、放射性小肠炎、Whipple 病等。另外，肝脏病变导致胆盐合成减少或梗阻性黄疸的患者，可因肠道内胆汁排泌减少，脂肪消化吸收障碍而导致脂肪泻。粪便脂肪检测用于脂肪吸收不良的诊断、病情严重度评估及疗效评价，后者可见于接受胰酶替代治疗的慢性胰腺炎患者。

粪便脂肪检测分为定性和定量两种，前者又称粪苏丹Ⅲ染色，操作较为简便，技术要求不高，可作为疑诊脂肪吸收不良的初筛试验；后者主要是通过标准脂肪餐做粪脂肪定量检测，是目前诊断脂肪吸收不良的金标准。

一、粪脂肪定性试验

粪便中的脂肪以3种形式存在：中性甘油三酯、游离脂肪酸和结合脂肪酸。其中，甘油三酯在显微镜下呈脂肪小滴，为圆形，大小不一，折光性较强，经苏丹Ⅲ染色后呈黄色或橙色；游离脂肪酸多为针束状、片状结晶，需较高温度才能溶解，因此检测之前需要加热玻片；结合脂肪酸是脂肪酸与钙、镁等无机盐结合形成的非水溶性物质，加热亦不能溶解，因而不能被苏丹Ⅲ染色所检出。

1. **检测粪便甘油三酯** 将少量新鲜粪便标本置玻片上，加生理盐水、95%酒精以及苏丹Ⅲ混合，光镜低倍视野下见黄色或橙色折光小圆球（脂肪滴），经高倍镜下鉴定观察，脂肪滴的数量与脂肪泻严重程度相关。每个高倍镜视野超过6个脂肪滴，即为苏丹Ⅲ染色阳性。该方法适合检测胰源性脂肪泻，因胰源性脂肪泻以脂肪酶缺乏为主要病因，食物中的甘油三酯尚未水解为游离脂肪酸，即从粪便中排出。严重肝病或梗阻性黄疸的患者排入肠道的胆汁量减少，甘油三酯无法形成微胶粒，故难以近一步分解和吸收，发生脂肪泻时粪便脂肪也是以中性甘油三酯为主。

2. **检测粪便游离脂肪酸** 将粪便标本置玻片上，加冰醋酸、苏丹Ⅲ充分混匀后，加热至沸，趁标本温热时低倍镜检。高倍镜下见黄色或橙色折光小圆球（脂肪滴）即为阳性，冷却后脂肪酸和胆固醇形成结晶则不易辨认。根据脂肪滴的多少，可粗略估计脂肪泻的严重程度。该方法适合检测肠源性脂肪泻，因这类疾病通常不缺乏胰酶，甘油三酯可分解为游离脂肪酸但不能被肠道吸收，故粪便脂肪多以游离脂肪酸的形式存在。

粪脂肪定性试验操作快速简便，缺点是敏感性不足。当粪便脂肪含量达到25g/d时，定性试验才会显示阳性。因此，该方法诊断重度脂肪泻的敏感性可达85%以上，但对轻、中度脂肪泻的敏感度较低。约14%的正常人也可出现少量镜下脂肪滴，其临床意义不明。另外，受试者进食脂肪量不足可出现假阴性，服用矿物油或蓖麻油、高脂饮食以及应用甘油灌肠剂等均可出现假阳性。因此，粪便脂肪定性只是一个相对粗略的试验，结果阴性者不能排除脂肪泻；结果阳性者可能还要做粪脂肪定量试验以确定病情严重度。

二、粪脂肪定量试验

受试者每日摄入含80～100g脂肪的饮食（脂肪餐）5天，用卡红做指示剂，收集后72小时粪便，混匀后送检。多采用Van de Kamer法测定，计算粪脂肪的排出量，同时可通过以下公式计算出脂肪吸收率：脂肪吸收率=（饮食内脂肪－粪脂肪）/饮食内脂肪×100%。

1. **正常值** 在西方国家，粪便脂肪定量试验达到7g/d是诊断脂肪泻的标准。而对于中国人群，粪便脂肪平均含量<6g/d或吸收率>90%为正常，粪便脂肪量≥6g/d或吸收率≤90%提示脂肪吸收不良。粪便脂肪定量试验要求必须每日摄入80～100g脂肪，并收集72小时的粪便标本，才能保证检测的准确性。该试验也被认为是诊断脂肪吸收不良的“金标准”。

2. **关于脂肪餐** 标准的粪便脂肪定量试验规定，患者在试验前需连续5天摄入高脂饮食，以消除食物脂肪含量对检测结果的影响。之所以要求5天，是因为在食物成分发生变化时，肠道吸收能力需要1周左右才能重新达到稳态。但在临床实践中，很多腹泻患者难以耐受连续数天的高脂饮食。为此有学者对高脂饮食的必要性提出质疑，其依据在于正常人粪脂肪排出量受食物脂肪含量影响很小。在Wollaeger等进行的经典研究中，正常人分别摄入 30g/d、60g/d、100g/d 和 200g/d 的膳食脂肪时，其粪便脂肪排出量分别为 3.2g/d、4.0g/d、4.8g/d 和 7.8g/d。通过计算得知，这四组受试者脂肪吸收率分别为 89.3%、93.3%、95.2% 和 96.1%。上述可以看出，随着脂肪摄入量增加，脂肪吸收率亦呈递增趋势，说明正常人消化道吸收脂肪的能力有很大的储备。只有当这些储备能力耗尽时，才会引起脂肪吸收不良。这有助于理解，慢性胰腺炎患者当胰腺实质损害超过 90% 以上时，才会出现脂肪泻。

据此 Steffer 等提出，粪便脂肪定量试验前患者可正常饮食，不需要进食特殊的脂肪餐，其理由包括：①只要摄入脂肪量在 200g/d 以下，正常人粪便脂肪含量通常不会超过 7g/d；②正常饮食可更好地反映患者实际病情严重度。从临床检验的角度来看，如果给予高脂饮食并得知脂肪摄入量，当然可以更好地解释粪便脂肪定量试验的结果；但是从减轻患者负担的角度来考虑，上述建议也有一定的合理性，值得今后进一步探索。

3. **继发性脂肪泻** 需要强调的是，诊断脂肪泻不能仅依靠粪便脂肪检测的结果，还要结合相应的临床表现。这是因为在严重腹泻的患者中，即使脂肪消化和吸收能力正常，粪便中脂肪含量也可有非特异性的轻中度升高。例如，在 Fine 等进行的一项研究中，健康受试者经服用泻剂后导泻，发现在严重腹泻（便量超过 800g/d）组有 58% 的受试者粪便脂肪含量超过 7g/d，最高可达 13.6g/d。该结果说明大量腹泻本身就可引起粪便脂肪含量增加，并不依赖于脂肪消化吸收功能障碍。作者将这种现象称之为继发性脂肪泻（secondary steatorrhea），并建议将 14g/d 作为临床判断脂肪泻的临界值，以减少假阳性。为了修正继发性脂肪泻的影响，Steffer 等提出应根据排便量的增加而调整粪便脂肪含量的参考值，以提高脂肪泻诊断的特异性，具体标准是：①排便量在 200～400g/d 时，粪便脂肪含量应≥7g/d；②排便量在 400～1000g/d 时，粪便脂肪含量应≥11g/d；③排便量在 1000～2000g/d 时，粪便脂肪含量应≥14g/d；④当排便量超过 2000g/d 时，粪便脂肪含量应在 16g/d 以上。

三、粪便脂肪浓度检测

粪便中脂肪定量试验可显示脂肪吸收不良的严重程度，但不能区分吸收不良的原因是胰源性还是肠源性，也不能判断病因是发生在脂肪消化、吸收或运送的哪个环节。在检测脂肪总量的同时测定患者排便量，以计算粪便脂肪浓度（每 100g 粪便中含有的脂肪量），则有可能提供更多的诊断信息。

一般认为，粪便脂肪浓度＜9.5g/100g，提示肠源性吸收不良，原因在于小肠疾病常合并电解质、水吸收减少，粪便水分含量增加，从而稀释了粪便中的脂肪；而粪便脂肪浓度≥9.5g/100g，提示胰源性吸收不良，因其肠道吸收水分的能力相对完好。在 Bo-Linn 等的研究中，粪便脂肪浓度鉴别肠源性和胰源性脂肪吸收不良的敏感性为 100%，特异性为 80%。而在 Roberts 等的研究中，该指标敏感性仅为 42%，特异性为 92%。这说明患者人群特点对粪便脂肪浓度的诊断敏感性影响较大，但特异性始终较高则提示假阳性较少，即一旦该指标阳性，则诊断胰腺外分泌功能不全的把握较大。

除了上述经典的粪便脂肪测定方法外，还有其他的替代检测方法，如近红外反射率分析法（near-infrared reflectance analysis）和酸性脂肪比重检测法（acid steatocrit）等。近红外反射率分析法与 72 小时粪脂肪定量试验的准确度相仿，但耗时更少，并且可以在单份样本中同时对粪便脂肪、氮和碳水化合物进行测定，更易于实施。酸性脂肪比重检测法可用于随机粪便样本检测脂肪泻。文献报道，以 72 小时粪便脂肪定量试验作为金标准，酸性脂肪比重检测法的敏感性为 100%，特异性为 95%。另外，由于肠道吸收维生素 A 与吸收脂肪相平行，有研究者认为血清棕榈酰视黄酯（retinyl palmitate，一种维生素 A 的衍生物）可作为标志物评估脂肪吸收情况。初步研究显示其可替代 72 小时粪便脂肪定量检测用于诊断小肠吸收不良综合征，对胰腺外分泌功能不全也有一定的诊断价值，但还需要更多研究加以证实。

患者存在胃肠道梗阻、消化道大出血、急性胰腺炎以及其他应激状态下不能进食时，应避免做粪便脂肪检测。

（王 强 吴 东）

参考文献

1. 潘国宗，曹世植．现代胃肠病学．北京：科学出版社，1994：1056-1057.
2. Ahnen DJ. Disorders of digestion and absorption // Humes HD. Kelley's textbook of internal medicine. 4th ed. Philadelphia：Lippincott Williams & Wilkins，2000：864.
3. 鲁重美．粪便脂肪测定 // 潘国宗．中华医学百科全书•临床医学•消化病学．北京：中国协和医科大学出版社，2015：79-80.
4. Neumeister V，Henker J，Kaltenborn G，et al. Simultaneous determination of fecal fat，nitrogen，and water by near-infrared reflectance spectroscopy. J Pediatr Gastroenterol Nutr，1997，25（4）：388-393.
5. Wollaeger EE，Comfort MW，Osterberg AE. Total solids，fat and nitrogen in the feces；a study of normal persons taking a test diet containing a moderate amount of fat：comparison with results obtained with normal persons taking a test diet containing a large amount of fat. Gastroenterology，1947，9（3）：272-283.
6. Fine KD，Fordtran JS. The effect of diarrhea on fecal fat excretion. Gastroenterology，1992，102（6）：1936-1939.
7. Steffer KJ，Santa Ana CA，Cole JA，et al. The practical value of comprehensive stool analysis in detecting the cause of idiopathic chronic diarrhea. Gastroenterol Clin North Am，2012，41（3）：539-560.
8. Bo-Linn GW，Fordtran JS. Fecal fat concentration in patients with steatorrhea. Gastroenterology，1984，87（2）：319-322.
9. Roberts IM，Poturich C，Wald A. Utility of fecal fat concentrations as screening test in pancreatic insufficiency. Dig Dis Sci，1986，31（10）：1021-1024.
10. Amann ST，Josephson SA，Toskes PP. Acid steatocrit：a simple，rapid gravimetric method to determine steatorrhea. Am J Gastroenterol，1997，92（12）：2280-2284.
11. Raman M，Fenton T，Crotty P，et al. A novel method to identify fat malabsorption：the Serum Retinyl Palmitate Test. Clin Chim Acta，2015，438：103-106.

第 4 节 粪便电解质和渗透压测定

知识要点

1. 生理情况下，肠内容物的渗透压与血浆和组织接近，这一点对于理解腹泻的发病机制以及粪便渗透压差的诊断价值十分重要。

2. 新鲜粪便标本若测得 pH 明显下降，则有利于诊断碳水化合物吸收不良（如乳糖不耐受）。
3. 检测粪便渗透压差有助于鉴别渗透性和分泌性腹泻。
4. 检测粪便 pH 和渗透压需使用新鲜标本且尽快完成，否则结果不准确（受细菌发酵和分解作用的影响）。该检测还有助于发现“人为性腹泻”。

钠和钾是粪便的主要电解质成分。正常情况下粪便中钠离子与钾离子的浓度之和为130～150mmol/L。另外，粪便中的阳离子还包括较低浓度的钙和镁。粪便中的阴离子分为有机阴离子和无机阴离子，前者主要包括丙酸根、丁酸根（80～90mmol/L），后者包括碳酸氢根（30mmol/L）、氯离子（10～20mmol/L）以及少量的磷酸盐和硫酸盐。正常人每天经粪便排出的水分约为 100ml。由此推算，正常人每天经粪便丢失的钠为 3～4mmol，钾为 9～11mmol，碳酸氢根和有机酸阴离子的丢失量为 12～15mmol。腹泻严重时，大量水分及电解质经肠道丢失，如不能及时补充，则可造成低血容量、代谢性酸中毒以及低钾血症等，少数情况下还可能出现高钠血症及代谢性碱中毒（先天性腹泻等）。

一、检测粪便的 pH

当粪便为水样便时，将新鲜粪便标本均质化（通过手工或机械混合器搅匀）后取一份进行离心，然后采集上清液即可检测粪便电解质浓度和 pH，也可通过硝嗪纸直接检测新鲜大便标本的 pH。正常粪便的 pH 一般偏碱性。碳水化合物吸收不良造成的渗透性腹泻，其粪便酸度增高，pH 一般 <5.5，见于乳糖不耐受等疾病，其机制在于结肠细菌可分解不被吸收的碳水化合物而产生有机酸。该试验诊断碳水化合物吸收不良的敏感性较低，但特异性很高，因正常人粪便 pH 很少低于 5.5，前提是标本需迅速检测，以减少粪便中细菌继续发酵糖分带来的影响。

分泌性腹泻时粪便多为中性或碱性，pH≥7.0。

二、检测粪便的渗透压

肠上皮细胞并不单独吸收水分，而是通过其他溶质和离子吸收并转运水分，这一过程受肠道内容物渗透压的影响。肠道内容物的渗透压与血浆和组织渗透压一致，并且在腹泻时粪便渗透压也基本维持等渗。这一点对于理解腹泻的病理生理机制十分关键。

腹泻时构成粪便渗透压的主要溶质包括电解质、碳水化合物以及大分子物质等。在分泌性腹泻中，电解质是维持粪便渗透压的主要溶质。例如，霍乱毒素、大肠杆菌毒素可刺激肠道分泌钠、钾、氯以及碳酸氢根，这些离子（尤其是氯离子）会进一步促进大量水分排泌以维持粪便的渗透压平衡，从而导致严重分泌性腹泻。有内分泌功能的肿瘤可分泌血管活性肠肽（VIP）等激素类物质，促进胃肠道分泌电解质和水分，导致分泌性腹泻。这两种的分泌性腹泻虽然病因不同，但都是通过肠上皮细胞的 cAMP 途径起作用，因此在发病机制上也可以说是“殊途同归”。另一大类分泌性腹泻的病因并不是肠上皮细胞主动分泌水分和电解质，而是肠上皮吸收电解质和水分的能力下降，其代表性疾病是显微镜下结肠炎。肠上皮吸收水分减少，是临床上绝大多数分泌性腹泻的主导机制。

无论哪一种类型的分泌性腹泻，维持粪便渗透压的分子都是内源性的，基本由电解质组成，因此粪便中钠离子和钾离子浓度之和维持不变。但在渗透性腹泻中，维持肠内容物渗透压却有外源性物质参与，故粪便钠离子和钾离子浓度之和下降，以维持与血浆和组织的等渗状态。例如，当摄入大量的镁盐超过胃肠道吸收能力时，可导致电解质（镁离子）含量较多的渗透性腹泻；乳果糖、甘露醇、山梨醇等碳水化合物不能被肠道吸收，摄入后可导致电解质含量相对较少的渗透性腹泻；脂肪吸收不良时也可导致渗透性腹泻，且腹泻量一般较大。

在体外环境里，大量细菌的分解代谢活动对粪便渗透压影响甚大。故必须选取新鲜标本且尽快完成检测，否则细菌分解粪便中的碳水化合物和纤维成分，可造成渗透压迅速增加，不能真实反映体内环境。在某些情况下，测定粪便渗透压还有助于发现人为性腹泻（factitious diarrhea），即故意在粪便标本中混入其他液体以制造“腹泻”的假象。由于粪便渗透压不可能低于血浆渗透压，因此若检测新鲜粪便发现其渗透压＜290mOsm/kg，应考虑粪便标本可能加入了水或尿液等低渗性液体。另一方面，体外检测粪便渗透压虽然可高于血清渗透压，但通常也很少超过600mOsm/kg。若检测高于该数值，可能是加入了某些高渗液体（如番茄酱、动物血液等）所致。

三、检测粪便的电解质浓度并计算渗透压差

检测粪[Na^+]和粪[K^+]有助于计算粪便渗透压差（fecal osmotic gap，FOG）。FOG是指血浆渗透压与粪便渗透压的差值，对鉴别腹泻类型有一定价值。计算公式：FOG＝290－2×（粪[Na^+]＋粪[K]$^+$）。

如上文所述，FOG计算公式之所以用290作为粪便渗透压而不用实际测得值，是为了避免标本存放时间对检测结果造成影响。但细菌的酵解作用却不影响钠离子和钾离子的浓度。

正常人FOG为50～125mOsm/kg。渗透性腹泻时，粪便渗透压主要由不被吸收的高渗性物质构成，Na^+和K^+的浓度较低，因此FOG升高，常超过125mOsm/kg。分泌性腹泻时，粪便渗透压基本由电解质提供，粪[Na^+]与粪[K^+]之和通常接近140mOsm/kg，故FOG一般不超过50mOsm/kg。也有作者建议，将渗透性腹泻的FOG参考值从125mOsm/kg下调至75mOsm/kg，原因是下调后对分泌性腹泻诊断影响不大，但可以提高渗透性腹泻的检出率。

某些类型的阳离子（如镁）可造成渗透性腹泻，直接检测粪便中该离子浓度有助于诊断。例如，当FOG＞75mOsm/kg而粪[Mg^{2+}]＞80mmol/L时，应怀疑腹泻系服用含镁的泻剂所致。

（王 强 吕 红）

参考文献

1. 潘国宗. 中华医学百科全书•临床医学•消化病学. 北京：中国协和医科大学出版社，2015：21-24.

2. Perez GO，Oster JR，Rogers A. Acid-base disturbances in gastrointestinal disease. Dig Dis Sci，1987，32（9）：1033-1043.

3. Gennari FJ，Weise WJ. Acid-base disturbances in gastrointestinal disease. Clin J Am Soc Nephrol，2008，3（6）：1861-1868.

4. Fordtran JS. Speculations on the pathogenesis of diarrhea. Fed Proc，1967，26(5)：1405-1414.
5. Eherer AJ，Fordtran JS. Fecal osmotic gap and pH in experimental diarrhea of various causes. Gastroenterology，1992，103(2)：545-551.
6. Steffer KJ，Santa Ana CA，Cole JA，et al. The practical value of comprehensive stool analysis in detecting the cause of idiopathic chronic diarrhea. Gastroenterol Clin North Am，2012，41(3)：539-560.

第5章 特殊实验室检查

第1节 胃肠激素

知识要点

1. 胃肠道是人体最大的内分泌器官，可产生多种激素和活性肽调节肠上皮的吸收和分泌功能。某些激素或活性肽若产生过多，可造成腹泻。
2. 腹泻是胃泌素瘤常见表现，血清胃泌素水平升高是诊断依据之一，但需要和慢性萎缩性胃炎及应用抑酸药引起的高胃泌素血症相鉴别。
3. 注射促胰液素后胃泌素释放增加，有助于胃泌素瘤的诊断。
4. 血管活性肠肽（VIP）强烈刺激肠道分泌水和电解质，促进胰腺分泌水和碳酸氢盐，引起严重分泌性腹泻。检测血清VIP浓度有助于诊断VIP瘤。
5. 胆囊收缩素瘤可通过激活CCK-B/胃泌素受体而模拟胃泌素瘤样症状。
6. 胰高血糖素虽不直接参与调控肠道吸收和分泌，但胰高血糖素瘤也可通过特殊机制造成腹泻。
7. 生长抑素可抑制神经内分泌肿瘤的生长和激素分泌，故可用于治疗分泌性腹泻和神经内分泌肿瘤。
8. 多种神经内分泌肿瘤表达生长抑素受体，可通过奥曲肽标记的生长抑素受体显像用于定位诊断。

消化系统是人体最大的内分泌器官，胃肠道和胰腺分泌多种激素和活性肽，调节消化道的吸收、分泌及人体代谢活动。除了内分泌（endocrine）方式外，胃肠激素的作用方式还包括旁分泌（paracrine）、神经分泌（neurocrine）、自分泌（autocrine）、外分泌（exocrine）等。已知与慢性腹泻相关的胃肠激素和活性肽超过40种，其中较为经典的包括胃泌素、血管活性肠肽、促胰液素、胆囊收缩素、胰高血糖素、生长抑素等，仍有许多新的胃肠激素陆续被发现。这些激素广泛参与调节肠道的动力、吸收和分泌功能。其中，增加肠道蠕动的激素主要有胃泌素和胆囊收缩素，抑制肠道蠕动的则包括促胰液素、胰高血糖素和生长抑素。血管活性肠肽对肠道动力影响较弱，但可刺激肠上皮大量分泌氯离子和水分。除了上述胃肠激素之外，体内还有多种生物活性物质能够引起腹泻（表5-1-1）。

表 5-1-1 可引起腹泻的胃肠激素和活性物质

可引起腹泻的活性物质	代表物质
胃肠激素	胃泌素、血管活性肠肽、促胰液素、胆囊收缩素、胰高血糖素、生长抑素、肠高血糖素、胃抑制多肽、胃动素、降钙素
神经内分泌介质	乙酰胆碱、组氨酸甲硫氨酸肽、毒蜥素、P 物质、蛙皮素、神经降压素、5- 羟色胺、甘丙肽、鸟苷素、尿鸟苷素、三磷酸腺苷、去甲肾上腺素
其他	组胺、缓激肽、速激肽、前列腺素

上述胃肠激素和活性物质大多由消化道内分泌细胞所合成和释放。这些内分泌细胞遍布全部消化道，构成庞大的内分泌网络，参与调控肠上皮细胞的吸收和分泌。根据细胞光镜下形态、免疫组化特征、分泌颗粒的超微结构以及含有的活性物质，对消化道内分泌细胞进行命名和分类。其中与腹泻相关的内分泌细胞见表 5-1-2。

表 5-1-2 与腹泻相关的胃肠道内分泌细胞及其分泌的胃肠激素和活性物质

细胞名称	分泌颗粒直径（nm）	分布部位	合成和释放的物质
A	250～300	胰岛	胰高血糖素
D	260～370	广泛分布于胃肠道，主要是胃窦和近端小肠，胰岛和结肠也有少量分布	生长抑素
D1	140～190	主要位于胃、空肠、回肠，胰岛和结肠也有少量分布	血管活性肠肽
EC	250～300	分布于全胃肠道，是数量最多的内分泌细胞	5- 羟色胺、P 物质、神经降压素、鸟苷肽、甘丙肽、P 物质等
ECL	450	胃底腺	组胺
G	200～400	主要在胃窦，十二指肠也有分布	胃泌素
I	250	主要在十二指肠和空肠，回肠有少量分布	胆囊收缩素
K	350	主要在十二指肠和空肠，回肠有少量分布	胃抑制多肽
L	250～400	主要在回肠，空肠和结肠有少量分布	肠高血糖素
Mo	185	主要在近端小肠	胃动素
N	300	主要在回肠，空肠有少量分布	神经降压素
P	100～140	胃、十二指肠和胰腺	蛙皮素（铃蟾肽）
PP	180	胃、胰岛和结肠	胰多肽
S	200	十二指肠和空肠	促胰液素

胃肠胰神经内分泌肿瘤（gastroenteropancreatic neuroendocrine neoplasm，GEP-NEN）是消化系统神经内分泌肿瘤的总称，受肿瘤来源、部位、恶性潜能以及是否分泌胃肠激素和活性物质的影响，不同的 GEP-NEN 临床表现区别很大。从发病部位来看，GEP-NEN 最常好发于小肠（30.8%）和直肠（26.3%），其次分别为结肠（17.6%）、胰腺（12.1%）和阑尾（5.9%）。胚胎发育来自前肠（胃、十二指肠、胰腺）的 NEN 可表现为各种内分泌肿瘤综合征；来自中肠（空肠、回肠、阑尾、盲肠和升结肠）的 NEN 较易发生类癌综合征；而来自后肠（横结肠、降结肠、乙状结肠、直肠）的类癌为不亲银性，大多无分泌功能，在临床上多呈静止状态，常在检查中无意发现，或由于肿瘤压迫、转移而就诊。可能由于诊断技术的进步，GEP-NEN

的检出率提高，从而导致 GEP-NEN 的发病率有增高的趋势。本节将讨论常见胃肠激素的生理作用，以及与慢性腹泻的关系。

一、胃泌素

胃泌素于 1905 年由 Edkins 首次发现并描述，是第二个被发现的胃肠激素。胃泌素主要由胃窦 G 细胞分泌，部分由小肠的 G 细胞分泌。胃泌素释放受食物刺激，并受生长抑素、促胃液素释放肽和迷走神经调节。胃泌素的生理功能包括：①激活胃黏膜肠嗜铬细胞（ECL 细胞）的胃泌素受体以释放组胺，组胺刺激壁细胞增加胃酸分泌；②直接作用于壁细胞的胃泌素受体，以刺激胃酸分泌；③刺激胃蛋白酶和内因子分泌；④增加胃壁血流，促进胃黏膜生长。胃泌素受体和胆囊收缩素 B 受体（CCK-B）是同一个受体，但由于正常情况下外周血胃泌素水平比 CCK 高一个数量级，因此生理量的 CCK 对胃酸分泌的影响可以忽略。在基因敲除小鼠研究中有两个重要发现：首先，胃泌素的存在是胃酸分泌的前提，敲除胃泌素基因的小鼠无胃酸分泌，即使应用组胺等刺激也不能产生胃酸；其次，敲除胃泌素基因的小鼠平均在 1.5 年后发生胃癌，说明胃酸分泌是胃黏膜屏障的重要环节，有预防肿瘤的作用。

5

胃泌素按所含氨基酸数可分为 G-34、G-17 和 G-14，分别称为大胃泌素、胃泌素和小胃泌素。2/3 的 G 细胞位于胃窦腺体的颈部和基底之间，其产生的胃泌素 90% 为 G-17；其余 1/3 的 G 细胞位于小肠（主要在十二指肠），其产生的胃泌素 60% 为 G-34。正常人空腹血浆胃泌素水平为 10～20ng/L，其中 G-34 与 G-17 之比约为 2∶1。餐后 15～20 分钟后可升至 50ng/L，G-34 和 G-17 含量相等，提示餐后分泌的胃泌素以 G-17 为主。G-17 的半衰期比 G-34 短，但生物活性无区别。

胃泌素瘤又称 Zollinger-Ellison 综合征，是发病率相对较高的胃肠胰神经内分泌肿瘤（GEP-NEN）。在功能性 GEP-NEN 中，其发病率仅低于胰岛素瘤和类癌综合征。本病瘤体多位于十二指肠降段和胰腺，临床表现为高胃泌素血症、胃酸分泌过多、腹泻和顽固性消化性溃疡，血清胃泌素浓度多升高至 150～1000ng/L（正常值＜100ng/L）。腹泻是胃泌素瘤的常见症状，其原因包括：①大量的胃酸分泌导致胃肠液体容量过多，不能被小肠和结肠完全吸收；②过量的胃酸超出了碱性胰液的中和能力，肠内容物 pH 减低造成胰消化酶失活、阻碍胆汁酸对脂肪的乳化，造成消化不良；③过量胃酸损害肠上皮细胞和绒毛，引起吸收不良；④胃泌素可刺激肠蠕动加速；⑤血清胃泌素浓度明显升高后可抑制小肠对钠和水的吸收，从而造成分泌性腹泻。由此可见，胃泌素瘤相关性腹泻既有分泌性腹泻的特点，也有脂肪泻的参与。北京协和医院的资料表明，胃泌素瘤患者出现腹泻者占 78.3%，26.1% 的患者以腹泻为首发症状，4.3% 为唯一症状，平均腹泻频率为 8 次 / 日，以水样泻为主，血清胃泌素浓度为 100～15 310ng/L，平均为（1161.67±473.53）ng/L，45.5% 的患者血清胃泌素＞1000ng/L。

需要注意的是，应用抑酸药和慢性萎缩性胃炎的患者胃腔 pH 升高，反馈性刺激胃泌素合成增多。此外，幽门螺杆菌感染常导致血浆胃泌素水平升高，需要和胃泌素瘤引起的胃泌素升高相鉴别。

二、血管活性肠肽

1970 年，首次发现血管活性肠肽（vasoactive intestinal peptide，VIP）是由 28 个氨基酸组

成的多肽，其生物活性基团在 N 端，主要分布在消化系统和神经系统。VIP 既是胃肠激素，也是一种起调节和递质作用的神经肽，有着广泛的生物作用，如扩张心脑肺血管、调节大脑血流量、降低肺动脉压、降低血压、松弛支气管平滑肌，在中枢神经系统还参与调节体温、调节睡眠、刺激催乳素释放等。在消化系统，VIP 主要由 D1 细胞分泌，其生理作用包括促进胰腺分泌水和碳酸氢盐，增加胆酸非依赖性胆汁分泌，以及舒张胃肠道平滑肌，后者包括胃的容受性松弛（receptive relaxation）。过量产生的 VIP 通过激活细胞内 cAMP 通路，可强烈刺激肠上皮细胞分泌水分和电解质（主要是氯离子），造成严重水样泻。生理浓度的 VIP 是否刺激肠道分泌，尚不肯定。

VIP 瘤是一种罕见的胰腺神经内分泌肿瘤，典型临床表现为严重分泌性腹泻（又称胰性霍乱）、皮肤潮红、严重低血钾、低胃酸或无胃酸、高血钙、高血糖等。VIP 瘤相关性腹泻的特点是量大（可达 10L/d），且禁食后腹泻量减少不明显，低钾血症亦较顽固，对补钾治疗反应欠佳。检测血清 VIP 浓度升高（正常 <60pmol/L）有助于诊断。

5

三、促胰液素

促胰液素（secretin）又称胰泌素，1902 年由 Bayliss 和 Starling 首次发现，是最早被发现的经典胃肠激素。促胰液素由 27 个氨基酸组成，只有完整的分子才具有生物功能。它由小肠的 S 细胞分泌，S 细胞主要位于十二指肠，其次位于空肠。促胰液素的生理功能包括刺激胰腺分泌大量的水和碳酸氢盐，少量促进胰酶分泌，还可促进胆汁和胃蛋白酶分泌，抑制胃酸分泌和胃蛋白酶分泌等。

促胰液素的主要释放因素是进入十二指肠腔的胃酸，其刺激阈值为 pH<4.5。因此，胃泌素瘤患者可有血清促胰液素水平升高。此外，促胰液素抑制胃酸分泌和胃运动，因此对胃泌素的分泌也有负反馈的刺激作用。怀疑胃泌素瘤的慢性腹泻患者注射促胰液素后，胃泌素释放明显增加，可有助于胃泌素瘤诊断。北京协和医院的资料表明，有 71.4% 的胃泌素瘤患者注射促胰液素后血清胃泌素水平增高 200ng/L 以上。

四、胆囊收缩素

1928 年 Ivy 和 Oldberg 发现一种胃肠激素可促进胆囊排空，故命名为胆囊收缩素（cholecystokinin，CCK）。1943 年，Harper 和 Raper 从小肠提取物中分离出一种可增加胰酶分泌的激素，称其为促胰酶素（pancreozymin）；同一时期，我国生理学家王志均也从小肠黏膜分泌物中提取出促胰酶素。20 世纪 60 年代，Jorpes 和 Mutt 证实 CCK 和促胰酶素系同一种物质，故将其统一命名为 CCK。

CCK 主要由分布在十二指肠和近端空肠的内分泌细胞（I 细胞）产生，也大量分布于中枢和周围神经系统，主要通过神经分泌（神经递质）和旁分泌发挥作用，因此 CCK 既是经典的胃肠激素，也是经典的脑肠肽。按氨基酸数量，CCK 可分为 CCK-83、CCK-58、CCK-33、CCK-22、CCK-8 等分子形式，这些分子均可在循环中出现且有生物活性，但浓度极低，不易测定。现已明确，各种分子形式的 CCK 以及胃泌素均有一个共同的 C 末端五肽，对其生物活性有决定性作用。活性 CCK 分子 C 末端第七位有一个硫酸化的酪氨酸残基，其存在是保持 CCK 生物活性的必要条件。传统放射免疫法所用抗体均针对活性 CCK 硫酸化的 C 末端，但考虑到肿瘤细胞产生的 CCK 常常是未加工或加工不完全，C 末端并未硫酸化，因此可能造成假阴性结果。因此，推荐用加工非依赖性分析法（processing-independent analysis，PIA）来检测所有的CCK原产物，有助于提高检测敏感性。

食物中蛋白质和脂肪的消化产物刺激小肠I细胞大量分泌CCK，但碳水化合物刺激作用较弱。正常状态下人血浆CCK浓度约为1pmol/L，进食后可在20分钟内升高至3～5pmol/L，随后缓慢回落，与胆囊收缩、胆汁排泌的过程恰好平行（图5-1-1）。CCK的受体分为两个亚型，其中CCK-B受体与胃泌素受体是同一种受体，但CCK的主要生理功能是通过CCK-A受体来实现，具体包括：①促进胰腺腺泡细胞分泌消化酶，而对水和碳酸氢盐的促分泌作用较弱，这一点与促胰液素正好相反。②加强促胰液素作用，增加胰液中水和碳酸氢盐的分泌。在促进胰腺外分泌方面，CCK和促胰液素有协同作用。③引起进食后胆囊收缩和Oddis括约肌松弛，使胆汁和胰液排入十二指肠发挥消化作用。④抑制胃排空，诱发进食后饱感，抑制肠蠕动。⑤促进胰腺生长。

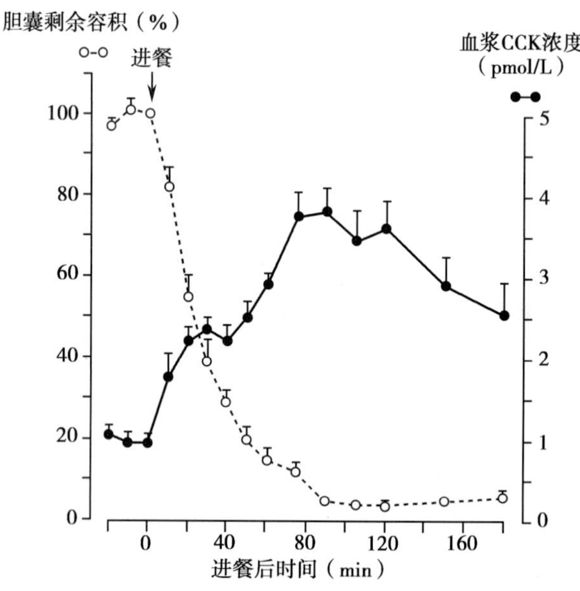

图5-1-1 进食后胆囊收缩情况和血浆胆囊收缩素浓度变化

［引自：Rehfeld JF. Accurate measurement of cholecystokinin in plasma. Clin Chem，1998，44（5）：991-1001.］

CCK瘤极为罕见，全世界报道的确诊病例目前仅有2例。北京协和医院曾于1998年诊断一例同时分泌血管活性肠肽（VIP）和CCK的胰腺内分泌肿瘤。该患者中年男性，表现为严重分泌性腹泻和反复十二指肠球溃疡，胰头占位伴肝脏、网膜转移，测定血浆VIP、CCK及总CCK原产物均明显增高，但胃泌素、总胃泌素原产物正常，考虑为CCK/VIP瘤。国外近期有1例报道，患者中年女性，亦表现为反复消化性溃疡、严重腹泻，胰腺神经内分泌肿瘤伴肝转移，血浆CCK浓度呈500～1000倍升高；在胰腺肿瘤和肝转移灶切除后，血浆CCK水平降至正常。2例患者均表现为十二指肠溃疡和腹泻，CCK水平明显升高而胃泌素水平不高，提示CCK因与胃泌素结构相似，通过激活CCK-B/胃泌素受体而模拟胃泌素瘤样症状。

五、胰高血糖素

经典的胰高血糖素（glucagon）是由胰岛 α 细胞分泌的一种激素，由 29 个氨基酸组成，其主要生理功能是对抗胰岛素的作用，升高血糖，促进分解代谢。1966 年 McGavran 首次报道一例胰高血糖素升高伴糖尿病和皮肤损害的患者，1974 年被正式命名为“胰高血糖素瘤”。该病以坏死松解性游走性皮肤红斑、糖尿病或糖耐量减低、舌炎、腹泻、消瘦和胰腺占位为特征性临床表现。血浆胰高血糖素浓度往往显著升高，>1000ng/L（正常值为 70～160ng/L）。

胰高血糖素瘤较为罕见。北京协和医院曾报道 4 例该病，血浆胰高血糖素的水平为 433～1758ng/L。胰高血糖素瘤的腹泻发生率约为 1/5，为水样泻或脂肪泻。腹泻的具体机制尚不清楚，可能与以下因素有关：①胰高血糖素可抑制胃酸分泌和肠蠕动，引起小肠细菌过度生长。②胰高血糖素可促进生长抑素分泌，造成脂肪泻。③除分泌胰高血糖素外，瘤体可能还分泌其他可致腹泻的激素，如胃泌素、血管活性肠肽等。已知胰高血糖素和胃泌素同时存在时，可明显刺激肠上皮分泌水和电解质。④瘤体破坏胰腺组织，造成胰酶分泌减少。⑤血糖长期升高，影响胃肠自主神经功能。

深入研究发现，胰高血糖素前体（proglucagon）经蛋白酶水解可产生一系列多肽，这些多肽产物不仅见于胰腺的胰岛细胞，在具有内分泌功能的小肠 L 细胞也有丰富的表达。其中，来源于胰岛的主要是胰高血糖素和肠高血糖素相关性胰多肽（glycentin related pancreatic polypeptide，GRPP），来源于肠道的则称之为肠高血糖素族（enteroglucagon），包括肠高血糖素（glycentin）、胰高血糖素样肽（glucagon-like peptide，包括 GLP-1 和 GLP-2）和胃泌酸调节素（oxytonmodulin，OXM）等。其中，肠高血糖素结构与胰高血糖素相似，主要生理功能是抑制胃酸分泌，促进肠黏膜生长，对血糖的调节作用相对较弱。GLP-1 在人摄入营养物质（尤其是碳水化合物）后促进胰岛素的分泌，降低餐后血糖的作用较强。GLP-1 的效应呈葡萄糖浓度依赖性，当血糖浓度较低时则终止刺激胰岛素分泌，从而防止低血糖的发生。由于 GLP-1 对血糖的调节更符合人体生理规律，有望成为治疗 2 型糖尿病的新一代药物。OXM 由小肠 L 细胞产生，主要生理功能是调节食欲，其能透过血脑屏障到达下丘脑弓状核，与其特异性受体结合后发出饱感信号，从而终止进食。由于上述多肽结构和胰高血糖素有一定的同源性，为保证胰高血糖素检测的准确性，应选用高特异性和高亲和力的抗体同时检测 N 末端和 C 末端。

六、生长抑素

1973 年，Brazeau 等首次发现生长激素释放抑制激素，简称生长抑素（somatostatin，SS）。体内生长抑素包括 28 肽和 14 肽两种分子形式（SS-28、SS-14）。SS-14 是大部分组织所合成和贮存的分子形式，但由于 SS-28 的降解速度明显低于 SS-14，故血浆中主要的生长抑素的分子形式是 SS-28。SS 既是胃肠激素，又是旁分泌激素和胃肠神经肽。作为激素，SS 由胰岛、胃和小肠黏膜的 D 细胞产生和分泌。作为神经肽，SS 广泛分布于胃肠道的肠肌神经丛和中间神经元的细胞体和神经纤维中，也大量地分布于中枢神经系统。SS 对消化道有广泛的、非特异性的抑制作用，包括：①抑制胃肠道运动和胆囊收缩；②抑制胃酸和胃蛋白酶原分泌，抑制胆汁、胰酶和碳酸氢盐分泌；③抑制多数胃肠激素释放，包括促胃泌素、血管活性肠肽、胰高血糖素、肠高血糖素、胆囊收缩素、抑胃肽、胃动素、胰多肽、降钙素等；④减少内脏和门静脉血流量。通过上述机制不难看出，SS 及其类似物（奥曲肽）可用于治疗分泌性腹泻、胃肠胰神经内分泌肿瘤（GEP-NEN）以及胰瘘等。已知奥曲肽可显著改善类癌综合征、胃泌素瘤和血管活性肠肽瘤的临床症状。

生长抑素瘤（somatostatinoma）罕见，约占全部 GEP-NEN 的 4%，大多位于胰腺（60%），其次是十二指肠和空肠（40%）。生长抑素瘤的临床三联征是糖尿病、腹泻和胆石症。尽管治疗剂量的生长抑素及其类似物可用于控制分泌性腹泻，但生长抑素瘤本身却可造成腹泻。其发病机制在于过量产生的生长抑素减少了胰岛素产生和胰腺外分泌，胆汁分泌也受到抑制。胰酶和胆汁分泌减少引起脂肪的消化吸收障碍，因此患者可出现脂肪泻。大量分泌的生长抑素还抑制了胆囊收缩和胆管蠕动，故胆石症风险增高。检测血浆生长抑素水平（正常＜8pmol/L）有助于诊断。

多种 NEN 生长抑素受体表达增加，因此奥曲肽标记的生长抑素受体显像（SRS）可用于肿瘤定位。其中，胃泌素瘤、胰高血糖素瘤和无功能性胰腺神经内分泌肿瘤的阳性率较高（70%～80%）。SRS 对于直径＜1cm 的 NEN 漏诊率较高。胰岛素瘤患者的生长抑素受体 2、5 亚型表达水平相对不足，分化不良的 G3 期神经内分泌肿瘤生长抑素受体表达水平低，因此这两种 NEN 在 SRS 中检出率也较低（50% 以下）。SRS 除提供 NEN 的定位信息外，放射性示踪剂的摄取水平有助于预测生长抑素类似物的治疗反应，还可为肽受体介导的放射性核素治疗（PRRT）提供依据。

（谭 蓓 吴 东 孙 钢）

参考文献

1. 潘国宗，曹世植. 现代胃肠病学. 北京：科学出版社，1994：34-69.
2. de Herder WW，Rehfeld JF，Kidd M，et al. A short history of neuroendocrine tumours and their peptide hormones. Best Pract Res Clin Endocrinol Metab，2016，30（1）：3-17.
3. 钱家鸣，李景南. 提高胃肠胰腺神经内分泌肿瘤的诊断率——胃肠激素临床研究进展. 胃肠病学，2008，13（4）：193-194.
4. Cives M，Strosberg J. An update on gastroenteropancreatic neuroendocrine tumors. Oncology（Williston Park），2014，28（9）：749-756，758.
5. Bergsland EK. The evolving landscape of neuroendocrine tumors. Semin Oncol，2013，40（1）：4-22.
6. Fabian E，Kump P，Krejs GJ. Diarrhea caused by circulating agents. Gastroenterol Clin North Am，2012，41（3）：603-610.
7. Dimitriadis GK，Weickert MO，Randeva HS，et al. Medical management of secretory syndromes related to gastroenteropancreatic neuroendocrine tumours. Endocr Relat Cancer，2016，23（9）：R423-R436.
8. 石益海，李景南，钱家鸣. 胃泌素瘤的临床特点分析和诊断方法比较. 胃肠病学，2008，13（4）：220-222.
9. 马东来，曾建英，王宝玺，等. 胰高血糖素瘤综合征临床分析（附 4 例病例报告）. 中国医学科学院学报，2003，25（2）：210-213.
10. Rehfeld JF. Accurate measurement of cholecystokinin in plasma. Clin Chem，1998，44（5）：991-1001.
11. Rehfeld JF，Friis-Hansen L，Goetze JP，et al. The biology of cholecystokinin and gastrin peptides. Curr Top Med Chem，2007，7（12）：1154-1165.

12. Rehfeld JF，Federspiel B，Aqersnap M，et al. The uncovering and characterization of a CCKoma syndrome in enteropancreatic neuroendocrine tumor patients. Scand J Gastroenterol，2016，51（10）：1172-1178.

13. 刘晓红，陈元方，赵平，等. 分泌 VIP 和 CCK 的胰腺内分泌肿瘤一例报告. 中华消化杂志，1999，19（3）：215-216.

第 2 节　嗜铬粒蛋白

知识要点

1. 嗜铬粒蛋白 A（CgA）是胃肠胰神经内分泌肿瘤最常分泌的肿瘤标志物，有较高的诊断价值，尤其是对于无功能性 NEN。
2. 功能性 NEN 所分泌的激素或生物活性物质是比血清 CgA 更特异的肿瘤标志物。
3. CgA 是 NEN 唯一的通用标志物，但对 NEN 并不特异，且受多种因素（食物、药物、其他疾病等）影响，故不用于普通患者筛查 NEN，并且需结合临床信息解释其检测结果。
4. 进食和剧烈运动对 CgA 测定均有影响。在非 NEN 患者中，引起 CgA 升高常见的原因包括应用质子泵抑制剂、萎缩性胃炎、肾功能不全及其他多种疾病。
5. 除了诊断，CgA 可用于 NEN 的随诊观察、评估疗效及判断疾病进展情况。血清 CgA 水平显著升高往往提示预后不佳。
6. 血清 CgA 水平在转移性 NEN 患者中明显升高，往往提示预后不良。

嗜铬粒蛋白（chromogranin）又称铬粒素，分为 A、B、C 三种类型，是神经内分泌组织中与肽类和胺类物质一起储存和释放的蛋白质。神经内分泌肿瘤（neuroendocrine neoplasm，NEN）大多伴有血嗜铬粒蛋白水平升高，其数值随着肿瘤负荷增大而增加。嗜铬粒蛋白 A（CgA）是目前唯一的 NEN 一般标志物，广泛用于 NEN 的诊断、监测及疗效评估。嗜铬粒蛋白 B（CgB）在 CgA 正常时可能会升高，但临床应用较少。嗜铬粒蛋白 C 对 NEN 的敏感性较低，目前尚未用于临床。

一、嗜铬粒蛋白 A 的性质和功能

CgA 属于神经肽类家族，是一种大小为 48kDa 的蛋白质，由 439 个氨基酸残基组成。在不同种属生物中，CgA 的分子大小和抗原表位（尤其是 N 末端和 C 末端）具有高度保守性。CgA 最早是在肾上腺髓质的嗜铬粒细胞的分泌颗粒中被发现，其与儿茶酚胺和钙共分泌。此后陆续在肠道内分泌细胞、交感神经末梢，以及胰腺、心脏、甲状腺及甲状旁腺等多种组织中均发现该蛋白。CgA 是一种前体肽，在不同的组织中被蛋白酶分解为不同的肽段，发挥多种生理功能，参与维持机体内环境稳定。目前，比较肯定的 CgA 功能性肽段包括以下几种。

1. chromacin　该肽段位于 CgA 的第 176～197 残基，具有一定的抗菌活性。chromacin 对于 NEN 有较高的诊断特异性，几乎所有良恶性 NEN 均表达 chromacin，但不同类型表达不同片段。

2. **儿茶酚胺抑素（catestatin）**　儿茶酚胺抑素位于 CgA 的第 352～372 残基，是高亲和力的烟酸胆碱受体拮抗剂，可抑制儿茶酚胺的释放。在心肌细胞中，该肽段可拮抗异丙肾上腺素介导的正性肌力作用和细胞凋亡。该肽段还有较强的抗菌和抗病毒活性。

3. **胰抑素**（pancreastatin） 胰抑素位于 CgA 的第 250～301 残基，其主要生理功能是抑制体内葡萄糖依赖性胰岛素释放。肥胖、代谢综合征及 2 型糖尿病患者血胰抑素水平可有升高。除此之外，胰抑素的检测干扰因素较少，在 CgA 容易出现假阳性的某些情况下补充检测胰抑素或有助于诊断 NEN。

4. **血管抑制因子**（vasostatin） 血管抑制因子有 2 个亚型，分别位于 CgA 的第 1～76 残基（VS-1）和第 1～113 残基（VS-2）。血管抑制因子具有较强的负性肌力和舒张血管的作用，并可对抗肿瘤坏死因子 α（TNF-α），下调血管内皮细胞的通透性。这一作用在脓毒症及感染性休克的患者表现得最为明显。

5. **旁腺抑素**（parastatin） 位于 CgA 的 347～419 残基，负责调控细胞内外钙离子浓度，抑制甲状旁腺素（PTH）合成和释放。

5

从上述肽段功能可以看出，CgA 参与调节的生理活动十分广泛，包括控制能量代谢、负性调节循环系统、抑制炎症反应和细胞凋亡等。CgA 的 N 末端衍生肽还具有广谱抗细菌、抗真菌活性，是重要的内源性抑菌肽，属于人体天然免疫的组成部分。

二、在胃肠胰神经内分泌肿瘤中的应用

CgA 存在于各类胃肠胰 NEN（GEP-NEN）细胞的神经分泌囊泡中，是所有 GEP-NEN 最常分泌的物质。由于 CgA 不依赖于 5- 羟色胺的分泌，故血清 CgA 是比尿 5- 羟吲哚乙酸（5-HIAA）敏感性更高、适用范围更广的 NEN 标志物。各类 GEP-NEN 均可检测到血清 CgA 水平升高，因此也是临床最常用的肿瘤标志物，有较高的诊断价值。由于 CgA 水平与肿瘤负荷呈正相关，因此还可用于监测病情及评估预后。

1. **诊断** 在不分泌激素的无功能性 GEP-NEN 中，约 70% 出现血清 CgA 水平升高。功能性 GEP-NEN 也有 75% 的患者血清 CgA 升高。但对于后者，由肿瘤异常分泌的激素或生物活性物质（如 5- 羟色胺）是更特异的诊断标志物。国外文献报道，胃泌素瘤、小肠 NEN 及胰腺无功能 NEN 的 CgA 阳性率分别为 100%、80% 和 69%；北京协和医院的资料表明，当选取临界值为 32.7U/L 时，血清 CgA 诊断 GEP-NEN 的敏感性和特异性分别为 82.1% 和 96.2%，诊断胃泌素瘤、类癌和胰腺 NEN 的敏感性分别为 92.3%、84.6% 和 50.0%，发生转移的 NEN 患者血清 CgA 水平明显高于未转移患者，这些结果与国外报道基本一致。

目前，CgA 用于诊断 NEN 尚缺乏统一的正常值范围，与不同检测方法有关。选取不同的临界值，对敏感性和特异性影响较大。有研究纳入 238 例分化良好的 NEN 患者、42 例慢性萎缩性胃炎和 48 例健康者，使用酶联免疫试剂盒时，临界值为 31～32U/L，CgA 的敏感性和特异性分别为 75% 和 84%；若提高临界值至 84～87U/L 时，CgA 的特异性可达到 95%，但敏感性降至 55%。CgA 联合胰多肽可进一步提高无功能性 GEP-NEN 检测的敏感性。由于 CgA 的特异性相对较低，故不推荐将其用于 NEN 的筛查。

NEN 患者出现 CgA 假阴性，见于两种情况：①瘤体较小、生长缓慢的 NEN：例如Ⅰ型胃 NEN、阑尾类癌、直肠类癌等。文献报道，75% 的胰岛素瘤血清 CgA 水平正常，升高者提示有恶性可能。②分化程度差的 G3 级神经内分泌癌（NEC）：NEC 分泌囊泡结构发生变化，CgA 含量明显减少，故 CgA 诊断敏感性下降。对于这类患者，神经元特异性烯醇酶（neuron-specific enolase，NSE）可代替 CgA 用于 NEC 的诊断和治疗后监测，其特异性较高（接近 100%），但敏感性较差（30%～60%）。

2. **监测** CgA 不仅有诊断价值，对于确诊 NEN 的患者 CgA 还可用于随诊观察，评估治疗效果、疾病进展、术后复发等情况。NEN 手术切除后血清 CgA 水平相应降低，而再次升高往往提示肿瘤复发或转移。需要注意的是，生长抑素治疗可显著降低血中 CgA 水平，此时 CgA 水平下降主要反映肿瘤细胞合成和释放 CgA 降低，而非肿瘤负荷减小。

3. **判断预后** CgA 的表达水平取决于神经内分泌细胞中具有致密核心的分泌小泡数量，因此血浆 CgA 水平被认为与 NEN 肿瘤负荷相关。转移性 NEN 的血清 CgA 水平往往高于非转移性 NEN，其明显升高被视为预后不良的危险因素。文献报道，对于中肠起源的 NEN，血清 CgA＜5000μg/L 的患者中位生存期为 57 个月，而＞5000μg/L 的患者中位生存期仅有 33 个月。国内研究也发现，血清 CgA 明显升高提示无功能性 NEN 发生肝转移，患者往往预后不佳。但在转移性 NEN 患者中，CgA 水平变异较大，且受不同检测方法影响，临床需结合其他因素综合分析。

三、干扰测定的因素

目前血清 CgA 的常用检测方法有 3 种：酶联免疫法（EIA）、免疫放射分析（IRMA）和放射免疫法（RIA）。这三种方法针对 CgA 的不同肽段，其测定结果有较大差异。因此，不同实验室之间的结果往往不具有可比性。Stridsberg 曾比较这三种方法，他发现 EIA 法的敏感性和特异性均为 85%；IRMA 的敏感性为 67%，特异性为 96%；RIA 的敏感性为 93%，特异性为 85%。从平衡敏感性和特异性的角度出发，他建议优选 RIA。

血清 CgA 水平在健康者和 GEP-NEN 患者中变异较大，有许多因素可引起 CgA 假阳性升高。例如，进食 30～90 分钟后血清 CgA 水平可升高至正常上限 3～5 倍；剧烈运动也可造成 CgA 升高。因此，测定 CgA 应在空腹及安静状态下进行。质子泵抑制剂（PPI）对 CgA 测定影响很大，易出现假阳性。PPI 造成 CgA 升高的原因与胃酸被抑制后胃泌素水平反射性升高有关。胃泌素由胃壁 G 细胞合成并分泌，G 细胞内也含有 CgA，其分泌胃泌素的同时释放出更多的 CgA。研究发现，服用质子泵抑制剂 5 天，即可造成血清 CgA 水平升高 5～10 倍。因此，在检测前应停用 PPI 至少 1 周。服用 H_2 受体拮抗剂（如法莫替丁）的患者，也应停药至少 24 小时。出于同样的原因，慢性萎缩性胃炎的患者也会出现 CgA 假阳性。

除 GEP-NEN 之外，CgA 升高还可见于多种其他疾病，包括消化系统、心血管、炎症性疾病、内分泌、肾脏和其他肿瘤等（表 5-2-1）。例如，CgA 参与调控胃肠道动力、促进组织修复，在肠易激综合征及慢性肝病中均有升高。慢性心力衰竭患者血清 CgA 增高，且增高幅度与心力衰竭的严重程度相关，是慢性心力衰竭患者死亡的独立危险因素。肥厚型心肌病、扩张型心肌病患者 CgA 也有明显升高，其升高程度与血清脑钠肽（BNP）水平一致。CgA 还是一个炎症调控因子并参与维持黏膜屏障功能，在胰腺炎、炎症性肠病和结缔组织病中也会升高，同时还是感染性休克等危重症患者死亡的危险因素。神经内分泌起源的细胞均含有 CgA，特别是嗜铬细胞瘤，CgA 对其有较高的诊断价值。北京协和医院的资料显示，根据血清 CgA 增高诊断嗜铬细胞瘤的敏感性为 88.5%，特异性为 96.2%，与国外资料相符。CgA 在其他内分泌疾病如垂体瘤、甲状腺功能亢进、甲状旁腺功能亢进等也有不同程度的升高。

肾功能对 CgA 测定影响较大，肾功能不全的患者易出现 CgA 假阳性。在非消化系统肿瘤中，CgA 升高是评价前列腺癌去势治疗效果的独立预测因子。在小细胞肺癌患者中，CgA 与肿瘤的神经内分泌分化有关，其阳性率为 50%～60%，且 CgA 升高者中位生存时间延长。CgA 联合 Ca-125 还被推荐用于卵巢癌的诊断。最后，CgA 与儿茶酚胺的分泌关系较为密切，可作为肾上腺素的替代标志物用于评估精神压力。

表 5-2-1　引起嗜铬粒蛋白 A 升高的疾病

胃肠胰神经内分泌肿瘤	**心血管疾病**
• 胃神经内分泌肿瘤	• 急性冠脉综合征
• 肠道神经内分泌肿瘤	• 高血压
• 胰腺神经内分泌肿瘤	• 慢性充血性心力衰竭
内分泌疾病	• 扩张型心肌病
• 甲状旁腺功能亢进	• 肥厚型心肌病
• 甲状腺功能亢进	**炎症性疾病**
• 嗜铬细胞瘤	• 吸烟者 / 慢性支气管炎
• 垂体瘤	• 巨细胞动脉炎
• 甲状腺髓样癌	• 类风湿性关节炎
胃肠道疾病	• 脓毒症
• 慢性萎缩性胃炎	**肾脏疾病**
• 慢性肝炎	• 肾功能不全 / 衰竭
• 肝细胞癌	**非胃肠道肿瘤**
• 肝硬化	• 乳腺癌
• 炎症性肠病	• 前列腺癌
• 肠易激综合征	• 卵巢癌
• 胰腺癌	• 小细胞肺癌
• 胰腺炎	• 神经母细胞瘤

胰抑素（pancreastatin）是具有生物活性的 CgA 剪切片段，仅在转移性 GEP-NEN 中才会升高，一些能造成 CgA 升高的干扰因素（例如使用 PPI、萎缩性胃炎等）不会对其造成影响。胰多肽（pancreatic polypeptide）是正常胰腺的产物，但在许多 GEP-NEN 中也会升高。因此，在某些情况下，特别是 CgA 和另一亚型 CgB 均处于正常范围时，胰多肽可作为辅助性的标志物用于诊断 NEN。

（谭　蓓　吴　东　孙　钢）

参考文献

1. O'Connor DT，Deftos LJ. Secretion of chromogranin A by peptide-producing endocrine neoplasms. N Engl J Med，1986，314（18）：1145-1151.
2. Modlin IM，Gustafsson BI，Moss SF，et al. Chromogranin A--biological function and clinical utility in neuroendocrine tumor disease. Ann Surg Oncol，2010，17（9）：2427-2443.
3. 杨晓鸥，李景南，钱家鸣. 血浆嗜铬粒蛋白 A 对多种神经内分泌肿瘤的诊断价值. 中华内科杂志，2011，50（2）：124-127.

4. Pregun I, Herszényi L, Juhász M, et al. Effect of proton-pump inhibitor therapy on serum chromogranin a level. Digestion, 2011, 84(1): 22-28.
5. Campana D, Nori F, Piscitelli L, et al. Chromogranin A: is it a useful marker of neuroendocrine tumors?. J Clin Oncol, 2007, 25(15): 1967-1973.
6. 李景南，张红杰，陈洁，等．胃肠胰神经内分泌肿瘤内科诊治若干建议．中华消化杂志，2014，34(6)：361-367.
7. Anderson CW, Bennett JJ. Clinical presentation and diagnosis of pancreatic neuroendocrine tumors. Surg Oncol Clin N Am, 2016, 25(2): 363-374.
8. 谢烨卿，陈瑞珍．嗜铬粒蛋白A的基础研究与临床意义．中国病理生理杂志，2010，26(7)：1440-1443.
9. 韩序，汤敏，张春燕，等．血清嗜铬粒蛋白A水平与无功能性胰腺神经内分泌瘤肝转移的关系．中华消化外科杂志，2014，13(10)：780-783.
10. Gut P, Czarnywojtek A, Fischbach J, et al. Chromogranin A - unspecific neuroendocrine marker. Clinical utility and potential diagnostic pitfalls. Arch Med Sci, 2016, 12(1): 1-9.

第3节　D-木糖试验

知识要点

1. D-木糖试验是评估小肠吸收功能最常用的检测方法，国人和西方人群正常值无明显差异。
2. D-木糖试验可用于诊断和评估各类小肠疾病导致的吸收不良，例如乳糜泻、小肠细菌过度生长等，并与胰腺和胆系疾病导致的吸收不良相鉴别。
3. 放射性核素标记的D-木糖呼气试验显示出良好的应用前景。
4. D-木糖试验的具体方法是禁食1晚，晨起空腹排尿后口服D-木糖25g。服用后1小时静脉取血并收集5小时内全部尿液。血中D-木糖浓度≥25mg/dl，尿D-木糖排出量≥5g为正常。
5. D-木糖试验结果可能受多种因素影响而出现假阳性，包括肾功能严重受损、尿液量不足、胃排空障碍、大量胸腔积液和腹水、部分药物干扰等，在解释试验结果时应予注意。

D-木糖是一种戊糖，分子量为150.13。口服后D-木糖在肠道不被分解，一部分(50%～70%)以原型在十二指肠和空肠吸收。由于D-木糖只能被“部分”吸收，故适合用于评估小肠吸收功能。原因在于小肠对绝大多数营养物质(糖、蛋白质、脂肪)都有庞大的储备吸收能力，因此常规标记物往往不够敏感，在病变早期难以反映小肠吸收能力下降。1957年，Benson等在*N Engl J Med*上首次报道应用D-木糖试验(D-xylose test)评估小肠吸收功能，并证明该试验可区分乳糜泻患者和正常人群。此后D-木糖试验经受住了时间的考验，成为评估小肠吸收功能的经典方法，至今仍在临床广泛应用。

D-木糖在小肠的吸收方式以被动扩散为主，其具体机制尚未完全阐明。研究发现，D-木糖的吸收不同于GLUT-5载体介导的易化扩散(facilitated diffusion)过程，但对钠离子有依赖作用，并且同时促进钠离子的吸收，故推测其吸收机制可能类似于钠-葡萄糖共同转运系统（sodium-glucose transporter system，SGLT；详见第2章第1、2节）。小肠对D-木糖的吸收不依赖于胰腺外分泌功能、胆汁分泌情况或肠上皮细胞刷状缘的消化酶活性，而主要取决于正常小肠（尤其是近端小肠）黏膜的有效吸收面积，以及D-木糖与小肠黏膜接触的时间。

正常情况下，吸收入体内的D-木糖经4种途径被清除或代谢：①原型经肾脏排泄，约占摄入量的25%；②原型从胆汁排出；③转化为CO_2呼出；④转化为D-苏糖醇（D-threitol）。在肾功能正常的患者，D-木糖经肾脏清除率相当于肾小球滤过率的87%，且相对恒定，故测定血浆D-木糖水平和尿D-木糖排出量可反映小肠吸收功能。

一、适应证和禁忌证

D-木糖试验可用于评估小肠疾病导致的营养物质吸收不良，如乳糜泻、自身免疫性肠病、小肠淋巴瘤、Whipple病、炎症性肠病、小肠淋巴管扩张等，也可用于鉴别肠源性或胰源性吸收不良。由于D-木糖主要依赖被动扩散的方式被吸收，而绝大多数营养物质在小肠的摄取兼有主动吸收和被动吸收，故本试验是非特异性的小肠吸收功能试验，不能代表某一特定营养物质（如碳水化合物、脂肪、蛋白质、电解质等）的吸收情况。

D-木糖试验不适用于肠梗阻、消化道出血、急性胰腺炎以及严格禁食的患者。肾功能不全、胃排空障碍、门静脉高压、大量胸腔积液和腹水等情况可能会干扰试验，导致假阳性结果。

二、检查方法和正常值范围

1. **检查方法** 检查前禁食1晚，晨起空腹排空膀胱。随后口服D-木糖25g，并于1小时后采集静脉血，收集服药后5小时的全部尿液。期间鼓励患者适当多饮水以保持尿量（不低于50ml/h），但不能进食。

2. **参考值范围** 正常成年人服用25g D-木糖1小时后血浆D-木糖参考值应≥25mg/dl（1.7mmol/L），5小时尿中D-木糖排出量应≥5g。排出量<4.5g为试验阳性，排出量在4.5～5g者为可疑阳性。D-木糖的吸收量与服用剂量之间并不是线性关系，服用量减少后，吸收比例会有增加。若口服D-木糖5g，则5小时尿排出量参考值应≥1.2g，排出量<0.9g为试验阳性。根据刘放南等应用高效液相色谱法对50例健康个体的检测结果，国人D-木糖试验正常值范围与西方人群基本一致。

3. **D-木糖呼气试验** D-木糖吸收后一部分可被代谢为CO_2并呼出，根据这一点可以改进检测方法。即采用放射性核素（^{14}C或^{13}C）标记的D-木糖作为底物，测定呼出气体中放射性核素标记的CO_2含量。后者也可反映小肠吸收功能，并且免去了采血和收集尿液的不便。Tveito等应用D-木糖呼气试验、血浆检测、尿排出量检测这三种方法，对未经治疗的乳糜泻（91例）、治疗后乳糜泻（98例）及健康个体（41例）进行了研究。结果显示，呼气试验的敏感性和特异性分别为88%和84%，血浆D-木糖检测分别为65%和71%，尿排出量检测分别为55%和74%。呼气试验显示乳糜泻患者治疗后小肠吸收功能有所恢复，但仍低于健康受试者；而血浆和尿D-木糖测定不能区分这两类人群。据此，作者认为呼气试验的诊断价值优于传统的血浆或尿检测法。该研究提示，D-木糖呼气试验是很有价值的小肠功能无创评估方法，但还需要后续研究证实。

三、临床意义

1. **评估小肠吸收功能** D- 木糖试验是小肠吸收不良综合征的常用初筛试验。近端小肠黏膜病变(例如乳糜泻、自身免疫性肠病、小肠淋巴瘤等)往往导致血和尿 D- 木糖水平下降。本试验针对乳糜泻的诊断敏感性可达 98%,特异性达 95%,对其他小肠疾病的敏感性和特异性约为 80%。

2. **吸收不良的鉴别诊断** 由于 D- 木糖的吸收不依赖胰酶或胆汁的作用,故可用于鉴别吸收不良的病因。血和尿 D- 木糖水平均减低,提示近端小肠吸收障碍;D- 木糖试验正常则见于:①胰腺外分泌功能不全;②胆系疾病(如梗阻性黄疸、肝内胆汁淤积);③远端小肠病变(如仅累及末端回肠的克罗恩病);④小肠黏膜病变较轻。

3. **小肠细菌过度生长** 肠道细菌可分解 D- 木糖,故小肠细菌过度生长(small intestine bacteria overgrowth,SIBO)的患者血和尿 D- 木糖水平均减低(假阳性)。抗生素治疗 1 周后,试验结果可能回升(甚至恢复正常),因此可用于判断本病疗效。

很多疾病可导致 SIBO,包括肠动力障碍、盲襻综合征、酗酒、慢性胰腺炎、肠易激综合征等(详见第 11 章第 17 节)。Hope 等报道,长期酗酒者尿 D- 木糖排出量显著减低,甚至低于乳糜泻患者,原因很可能与 SIBO 有关。约 1/3 的慢性胰腺炎(CP)患者合并 SIBO。因此,虽然理论上 D- 木糖试验结果与胰腺外分泌功能无关,但 CP 若合并 SIBO 也可导致血和尿 D- 木糖水平减低,需根据病情综合判断。肠易激综合征(IBS)也是如此,D- 木糖试验在 IBS 应为阴性,但文献报道 IBS 患者常合并 SIBO,是否会干扰 D- 木糖试验结果值得进一步研究。

四、干扰因素

较多因素可干扰 D- 木糖的吸收、分布或排泄,造成血、尿 D- 木糖含量减低(假阳性),临床在解释试验结果时应予注意。

1. **肾功能损害** D- 木糖试验受肾功能影响较大。肾功能轻中度受损(包括老年人的生理性减退)的患者尿 D- 木糖排泄量显著减少,但血浆 D- 木糖水平仅轻度下降。后者可能与肠黏膜损害和小肠细菌过度生长有关,建议在这类患者将血浆 D- 木糖正常值下调为 20mg/dl(1.3mmol/L)。终末期肾功能损害(例如血液透析)的患者不建议应用 D- 木糖试验评估小肠吸收功能。

2. **尿量** 尿量过少(低于 200ml/5h)会引起尿 D- 木糖排出量假性减低,但血浆 D- 木糖水平正常。故建议患者在服用 D- 木糖后适当多饮水以保持尿量。

3. **某些消化道疾病** 胃排空障碍的患者服用 D- 木糖后进入小肠时间延迟,可引起假阳性结果。慢性肝病和门静脉高压的患者由于肠道瘀血,肠上皮转运能力下降,可导致 D- 木糖吸收减少。大量胸腔积液和腹水的患者由于 D- 木糖吸收后扩散、分布于浆膜腔,也可造成血和尿 D- 木糖含量减低。

4. **药物** 新霉素、阿司匹林、吲哚美辛、格列吡嗪等药物会干扰 D- 木糖吸收,延迟 D- 木糖经肾脏清除,造成假阳性结果。

需要指出的是,西方人群 D- 木糖试验的研究结果多来自乳糜泻。在我国慢性腹泻患者中,发现 D- 木糖试验有助于评估短肠综合征的病情严重度。关于本试验对于其他肠道疾病的诊断价值，相关研究仍然较少，需要继续积累。采用 D- 木糖作为底物的 CO_2 呼气试验显示出较好的应用前景，有待今后更多的研究加以评估。

（谭 蓓 吴 东）

参考文献

1. Benson JA Jr, Culver PJ, Ragland S, et al. The d-xylose absorption test in malabsorption syndromes. N Engl J Med, 1957, 256(8): 335-339.
2. Craiq RM, Atkinson AJ. D-xylose testing: a review. Gastroenterology, 1988, 95(1): 223-231.
3. 刘放南，罗楠，谭力，等. 高效液相色谱法测定成人肠吸收试验中 D- 木糖的正常值. 肠外与肠内营养，2004, 11(3): 184-186.
4. Craiq RM, Ehrenpreis ED. D-xylose testing. J Clin Gastroenterol, 1999, 29(2): 143-150.
5. Peled Y, Doron O, Laufer H, et al. D-xylose absorption test. Urine or blood?. Dig Dis Sci, 1991, 36(2): 188-192.
6. 龚剑峰，朱维铭，刘放南，等. D- 木糖吸收试验评价短肠综合征病人的吸收功能. 肠外与肠内营养，2006, 13(2): 88-91.
7. Tveito K, Brunborg C, Bratlie J, et al. Intestinal malabsorption of D-xylose: comparison of test modalities in patients with celiac disease. Scand J Gastroenterol, 2010, 45(11): 1289-1294.
8. Hope H, Skar V, Sandstad O, et al. Small intestinal malabsorption in chronic alcoholism: a retrospective study of alcoholic patients by the ^{14}C-D-xylose breath test. Scand J Gastroenterol, 2012, 47(4): 428-434.

第4节 Schilling试验

知识要点

1. Schilling 试验主要用于检测维生素 B_{12} 的吸收。
2. Schilling 试验可鉴定维生素 B_{12} 吸收不良的原因，如恶性贫血、胰腺外分泌功能不全、盲襻、细菌过度增长、乳糜泻等。
3. 目前临床已较少应用 Schilling 试验。

Schilling 试验是维生素 B_{12} 的吸收试验。维生素 B_{12} 是含钴的维生素，又名钴胺素（cobalamin），主要在末端回肠吸收。食物中摄入的维生素 B_{12} 首先与唾液和胃液中的内源性 R 蛋白结合，在近端小肠胰蛋白酶的作用下，维生素 B_{12} 从 R 蛋白游离出来，再与内因子结合成稳定的大分子复合物。内因子 - 钴胺素复合物不会被小肠中的蛋白水解酶分解，还可以防止维生素 B_{12} 被细菌利用，以顺利到达回肠。内因子与末端回肠黏膜细胞表面的内因子受体结合，促进维生素 B_{12} 进入肠黏膜上皮细胞，经过跨膜转运等过程，最后被吸收进入门静脉。

一、试验方法

口服 0.5～1.5μCi ^{57}Co 或 ^{58}Co 标记的维生素 B_{12} 50ml，然后肌内注射维生素 B_{12} 1mg 使肝内库存饱和，收集 24 小时尿液，测定尿中放射性的含量。正常人 24 小时尿中排出放射性

维生素 B_{12} 量为摄入量的 8% 以上，吸收不良者排出量＜8%。此为第一阶段试验。末端回肠病变致吸收功能不良、末端回肠切除术后、恶性贫血、小肠细菌过度生长者本试验均可出现异常，故 Schilling 试验并无特异性病因诊断意义。

为了鉴别恶性贫血，可做第二阶段试验，即在重复以上试验的同时口服内因子 50mg，恶性贫血者 24 小时内尿内排出放射性维生素 B_{12} 可以恢复正常。若为了鉴别小肠细菌过度生长，可口服甲硝唑 1 周，然后再做第一阶段试验，如恢复正常则为小肠细菌过度生长。严重胰腺外分泌功能受损者做 Schilling 试验，约 50% 存在维生素 B_{12} 吸收障碍（图 5-4-1）。

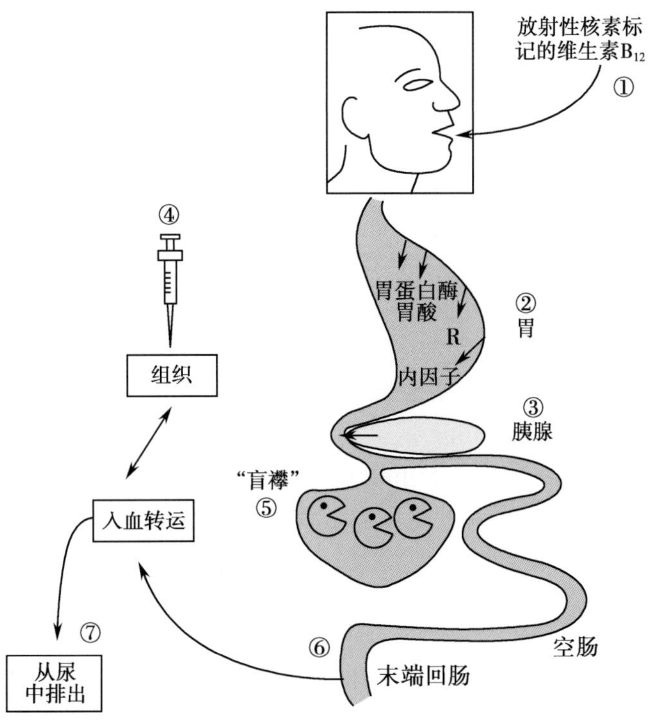

图 5-4-1　Schilling 试验过程

第 1 步：口服放射性核素标记的维生素 B_{12} 结晶体。第 2 步：胃酸和胃蛋白酶将维生素 B_{12} 从食物蛋白中游离出来。当使用试验剂量维生素 B_{12} 结晶体时此过程不需要。维生素 B_{12} 与胃产生的 R 蛋白结合；与同样由胃产生的内因子相比，R 结合蛋白对维生素 B_{12} 有更高的吸附力。第 3 步：维生素 B_{12} 在胰蛋白酶作用下与 R 结合蛋白分离后，与内因子形成内因子 - 钴胺素复合物，其在末端回肠被吸收。第 4 步：口服试验剂量维生素 B_{12} 1 小时后，给予 1mg 大剂量非放射性维生素 B_{12} 使体内维生素 B_{12} 结合体达到饱和。第 5 步：如果十二指肠或空肠存在盲襻，盲襻中的细菌优先利用维生素 B_{12}，使其不能在相应部位被吸收。第 6 步：大剂量输入的维生素 B_{12} 阻断了血液和组织中的维生素 B_{12} 结合部位，内因子 - 钴胺素复合物在末端回肠被吸收。第 7 步：吸收的维生素 B_{12} 从尿中排出，测定尿中放射性的含量。当添加部分缺失因素（如内因子、胰酶）、使用不可吸收的抗生素之后［盲襻和（或）细菌过度生长］或无麸质饮食（乳糜泻），可重复上述试验。第 2 步、第 3 步和第 6 步描述了维生素 B_{12} 吸收的正常途径

二、临床应用

Schilling 试验可鉴定维生素 B_{12} 吸收不良的原因（表 5-4-1）。维生素 B_{12} 通过末端回肠的特异性受体吸收；内因子是维生素 B_{12} 吸收的先决条件，在慢性萎缩性胃炎、自身免疫性胃炎、小肠细菌过度生长、胰腺外分泌功能不全以及回肠疾病（包括回肠切除）等状态下，维生素 B_{12} 的吸收可能减少。

表 5-4-1 Schilling 试验在各种疾病中的结果

试验（补充物）	胃切除术后恶性贫血	乳糜泻	小肠细菌过度生长	回肠疾病	胰腺外分泌功能不全
维生素 B_{12}	低	低	低	低 / 正常	低
维生素 B_{12}（+ 内因子）	正常	低	低	低 / 正常	低
维生素 B_{12}（+ 抗生素）	低	低	正常	低 / 正常	低
维生素 B_{12}（+ 去麦胶饮食）	低	正常	低	低 / 正常	低
维生素 B_{12}+ 胰酶	低	低	低	低 / 正常	正常

Schilling 试验的第一部分仅给予放射性核素标记的维生素 B_{12}，第二部分为添加内因子，第三部分为在添加内因子之前给予抗生素。添加内因子后（以及排除小肠细菌过度生长后）的吸收异常提示末端回肠疾病。如果 Schilling 试验结果异常，抗生素治疗后结果变为正常，则提示小肠细菌过度生长。Schilling 试验结果也可在胰腺功能不全及乳糜泻时出现异常。采用胰酶替代物或无麸质饮食后 Schilling 试验结果正常化，有助于吸收不良原因的诊断。Schilling 试验还可用于确定回肠克罗恩病治疗后回肠黏膜功能完整性的恢复情况。

Schilling 试验中，放射标记试剂的获取较为困难。因此，尽管 Schilling 试验在了解维生素 B_{12} 吸收异常方面具有重大历史意义和理论价值，但现在已很少应用。只有在其他检查（如内因子抗体）结果正常而对诊断存疑时，该试验可能有用。两项研究显示，Schilling 试验结果正常的患者中，15%～33% 都出现了中间代谢产物甲基丙二酸和同型半胱氨酸浓度升高，提示这两种代谢产物对诊断维生素 B_{12} 缺乏敏感性更高。全转运谷氨酸素（holotranscobalamin，HoloTC）是维生素 B_{12} 缺乏最早出现的参数，有研究表明口服补充维生素 B_{12} 一段时间后，能检测到 HoloTC 的维生素 B_{12} 饱和度增加，但是 HoloTC 能否作为有潜力的维生素 B_{12} 替代吸收试验，仍需要进一步研究。

需要强调的是，维生素 B_{12} 缺乏可见于多种胃肠道疾病，其临床表现不限于巨幼细胞贫血，还可引起神经精神异常和皮肤改变，需引起消化科医生的足够重视。

（芦 波 吴 东）

参考文献

1. Lindgren A, Swolin B, Nilsson O, et al. Serum methylmalonic acid and total homocysteine in patients with suspected cobalamin deficiency: a clinical study based on gastrointestinal histopathological findings. Am J Hematol, 1997, 56(4): 230-238.

2. Greibe E, Nexo E. Vitamin B_{12} absorption judged by measurement of holotranscobalamin, active vitamin B_{12}: evaluation of a commercially available EIA kit. Clin Chem Lab Med, 2011, 49(11): 1883-1885.

第 5 节　胰腺外分泌功能试验

知识要点

1. 胰腺外分泌功能试验对于慢性胰腺炎有重要的辅助诊断价值。
2. 胰腺外分泌功能试验可分为直接试验和间接试验两种。
3. 直接试验中的促胰液素-胆囊收缩素试验是诊断胰腺外分泌功能不全的金标准。
4. 间接试验中的 ^{13}C-甘油三酯呼气试验准确性较高。

胰腺外分泌功能试验（pancreatic exocrine function test）是从生理学角度研究和诊断胰腺疾病（主要是慢性胰腺炎）的一种方法。胰腺外分泌功能不全（pancreatic exocrine insufficiency，PEI）是指由于各种原因引起的人体自身胰酶分泌不足（原发性）或胰酶分泌不同步（继发性），而导致患者出现营养消化吸收不良等症状。原发性 PEI 见于慢性胰腺炎、胰腺癌、胰腺术后等；继发性 PEI 则见于糖尿病、胃肠术后、肠易激综合征、克罗恩病等。检测胰腺外分泌功能有直接试验和间接试验两种，直接试验需要插管（或插入内镜）至十二指肠以获取胰液标本，因此有一定的创伤性，限制了临床应用；而间接试验是无创检查，相对简便，应用较广（表 5-5-1）。

5

表 5-5-1　胰腺外分泌功能的检测方法

试验名称		评价
直接试验	促胰液素-胆囊收缩素试验	敏感性和特异性超过 90%，是胰腺外分泌功能试验的金标准
	内镜促胰液素试验	有一定前景，诊断慢性胰腺炎的 ROC 曲线下面积为 0.738
	促胰液素-MRCP 试验	无创，易于开展，且可显示胰腺实质和胰管结构异常
	Lundh 试验	准确性较差，已被临床弃用
间接试验	^{13}C 呼气试验	无创，准确性好，间接试验的首选
	BT-PABA 试验	干扰因素较多，对轻度或早期慢性胰腺炎不敏感
	胰腺月桂酸试验	与 BT-PABA 试验相似
	72 小时粪脂定量测定	准确性和敏感性不够，受肠道疾病影响，不便开展
	粪糜蛋白酶检测	对轻度或早期慢性胰腺炎不敏感，可用于评估胰酶替代疗效
	粪弹力蛋白酶-1 测定	准确性高于粪糜蛋白酶，但对轻度或早期慢性胰腺炎不敏感
	双标记 Schilling 试验	原理复杂，价格昂贵，国内很少开展

一、直接试验

直接胰腺外分泌功能试验的原理，是利用胃肠激素（促胰液素、胆囊收缩素、蛙皮素等）或食物刺激胰腺外分泌后测定胰液的分泌量和成分，以反映胰腺外分泌功能受损的程度。直接试验的准确性较高，但有一定的创伤性（促胰液素-MRCP 试验除外）。由于促胰液素和胆囊收缩素目前尚未获得国家药品监督管理局的批准，因此在我国暂时还不能开展。

1. **促胰液素-胆囊收缩素试验**（secretin-cholecystokinin test，SCT）　本试验诊断慢性

胰腺炎的敏感性和特异性均超过 90%，是诊断胰腺外分泌功能不全（PEI）的金标准。SCT 又被称为促胰液素 - 促胰酶素试验（secretin-pancreozymin test），其中促胰液素（scretin）的生理功能是促进胰腺导管上皮分泌少量的酶和大量的碳酸氢盐，促胰酶素（pancreozymin）即胆囊收缩素（cholecystokinin，CCK），可刺激胰腺大量分泌消化酶，对水和碳酸氢盐分泌的刺激作用较弱。不同中心 SCT 的试验方法有一定区别，但大多是通过静脉注射促胰液素和（或）CCK［也有用蛙皮素（caerulein）来代替］，置入 Dreiling 双腔导管收集胃液和十二指肠液，以测定胰液分泌量及碳酸氢盐和胰酶浓度，从而判断胰腺外分泌功能有无受损。与正常人分泌胰酶和碳酸氢盐的量相比，若低于正常下限但高于 75% 为轻度受损，30%～75% 为中度受损，30% 以下为重度受损。

在慢性胰腺炎（chronic pancreatitis，CP）患者中，由于胰酶分泌的减少要早于碳酸氢盐分泌的减少，因此 SCT 检出胰酶分泌减少在 CP 的早期尤有帮助。

5

2. **内镜促胰液素试验（endoscopic secretin test）** 其原理与促胰液素 - 胆囊收缩素试验（SCT）相近，也是通过促胰液素或 CCK 来刺激胰腺外分泌活动，并根据胰液成分变化来评估胰腺外分泌功能。区别在于 SCT 采用双腔导管来获取胰液，而本试验是用内镜插入十二指肠降段，通过活检孔道置入导管吸引来收集标本。其具体操作方法如下：

（1）在患者清醒麻醉（conscious sedation）状态下将胃镜插入十二指肠降部。

（2）静脉给予促胰液素［1U/kg 或 0.2μg/（kg•h）］或 CCK［40ng/（kg•h）］。

（3）分别在给药后 0 分钟、15 分钟、30 分钟、45 分钟和 60 分钟收集胰液。

（4）测定胰液中碳酸氢盐浓度和（或）胰酶活性。

美国克利夫兰医学中心的研究者证实，内镜促胰液素试验有助于鉴别胰源性和非胰源性腹痛，胰液中碳酸氢盐峰浓度对于慢性胰腺炎的诊断价值较高（ROC 曲线下面积 0.738）。与 SCT 相比，内镜促胰液素试验在直视下获取标本，因此取样准确度较高，且采用麻醉后患者不适感减轻。但本试验持续时间较长，故限制了临床应用；另外，单独检测胰液浓度是否能完全替代胰液总量的测定，这一点也有争议。

3. **促胰液素 MRCP 试验** 在磁共振胰胆管造影（MRCP）之前，予静脉注射促胰液素，然后通过测量十二指肠的充盈程度来反映胰液的分泌量，这种方法被称为促胰液素 MRCP 试验（secretin MRCP test）。其最大的优点是无创，还可以同时显示胰腺（尤其是胰管）及胆管形态改变。此外，在 MRI 上检测胰头的表观扩散系数（apparent diffusion coefficient）减低，据报道是诊断慢性胰腺炎有价值的指标。本方法的缺点在于各中心的检测方法尚未统一，并且无法获知胰液成分。有研究认为，本试验可以检出轻度慢性胰腺炎。

4. **Lundh 试验** 该方法利用食物刺激胰液分泌。患者摄入一顿 300ml 的测试餐，其中包含 5% 的蛋白质、6% 的脂肪和 15% 的液态碳水化合物，连续收集 2 小时十二指肠液，测定其中胰蛋白酶、脂肪酶和淀粉酶含量，可大致反映胰腺外分泌功能。

Lundh 试验受较多因素的干扰，例如胃排空时间、十二指肠内 pH 及内源性激素的释放等。尽管该试验符合生理过程，但由于准确性不够，目前已很少应用。

二、间接检测法

间接胰腺外分泌功能试验的原理包括两个方面：①利用一些合成物质（放射性核素标记底物、NBT-PABA 等）在肠腔被胰酶分解，通过测定血、尿或呼气中被水解物质的浓度来评估胰腺外分泌功能；②测定粪便中未吸收营养素（尤其是脂肪）含量或血、粪中胰酶的含量，来间接反映胰腺合成消化酶有无减少。

1. ^{13}C **呼气试验**　^{13}C 呼气试验让受试者口服摄入放射性核素 ^{13}C 标记的底物，底物在肠腔内被胰酶分解后吸收，经循环代谢形成最终代谢产物，最后以 CO_2 的形式通过呼气排出体外。利用放射性核素质谱仪检测呼气中 ^{13}C 的量，可反映胰腺外分泌功能（图 5-5-1）。^{13}C 标记的甘油三酯（^{13}C-MTG）是研究较多的一种底物，6 小时呼出 ^{13}C 的比例低于 53%，诊断脂肪消化不良的敏感性和特异性均超过 90%。

^{13}C- 呼气试验操作简便、无创安全，其优点还包括易于重复检测、可早期诊断等，缺点是价格昂贵、对仪器要求较高，使该方法的应用受到一定限制。

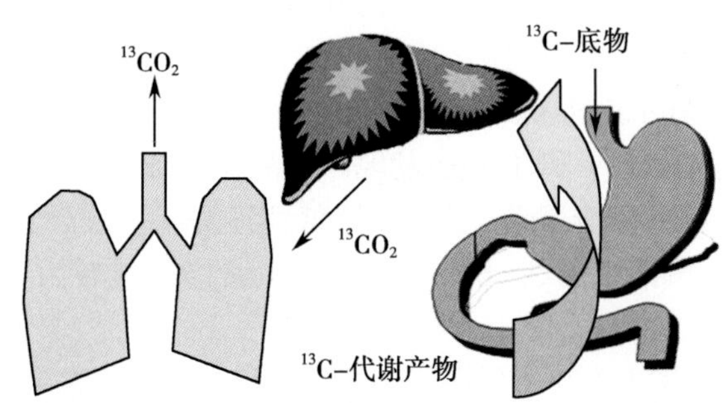

图 5-5-1　^{13}C 呼气试验检测胰腺外分泌功能的原理

2. N- **苯甲酰 -L- 酪氨酸 - 对氨基苯甲酸（BT-PABA）试验**　BT-PABA 试验的研究时间较久，其原理为 BT-PABA 口服后在小肠被糜蛋白酶分解，经肠道吸收和肝脏摄取后，经尿排出。当胰腺外分泌功能发生障碍时，糜蛋白酶分泌减少，尿液中的分解物 PABA 也会减少。试验结果不但受胰腺外分泌功能影响，而且与胃肠功能和肝肾功能有关，胃切除术后、小肠疾病、肝脏疾病、肾功能不全，服用某些药物（对乙酰氨基酚、苯佐卡因、氯霉素、利多卡因、非那西汀、普鲁卡因、硫胺类药物、磺脲类药物和噻嗪类药物）以及进食某些食物均可能会影响测量结果的准确性。为避免上述因素的影响，可测定血清 PABA 值，使试验结果更准确。

北京协和医院报道，在 190 例出现症状的慢性胰腺炎中，BT-PABA 的阳性率为 75.0%，与粪弹力蛋白酶 -1 检测的相关性较好（$r=0.64$，$P<0.05$），而与粪苏丹Ⅲ染色的相关性较差（$r=0.15$，$P>0.05$）。国外研究发现，该试验对中重度慢性胰腺炎的诊断敏感性为 80%～90%，但诊断轻度或早期慢性胰腺炎的敏感性很低甚至无效。

3. **胰腺月桂酸试验（pancreolauryl test）**　该方法与 BT-PABA 试验原理相似，通过检测尿液排出的月桂酸荧光素的量来判断胰腺外分泌功能。试验结果也受消化道功能和肝肾功能的影响。

与 BT-PABA 试验相似，两者都适用于中重度慢性胰腺炎的诊断。患有小肠疾病、肝肾功能障碍、胃排空异常及曾行胃大部切除术的患者，易出现假阳性结果。

4. **72 小时粪脂肪定量测定**　正常仅有少量脂肪由大便排出。每日摄入 100g 脂肪，粪脂排出量 > 6g/24h 则为异常。粪脂定量测定诊断重度慢性胰腺炎伴脂肪泻的准确性较高，而对轻、中度慢性胰腺炎的敏感性及特异性较差。肝胆疾病、小肠细菌过度生长、小肠黏膜病变等都可影响该试验的结果。该方法需要患者连续进食 5 天高脂饮食，且需连续收集 3 天的粪便标本，因此较难以开展。北京协和医院报道，在住院慢性胰腺炎患者中，72 小时粪便脂肪测定的阳性率为 87.5%。

5. **粪糜蛋白酶检测** 该方法通过测定粪便中糜蛋白酶含量评估胰腺的外分泌功能，应用广泛。糜蛋白酶活性在室温下可稳定保持数天，因此特别适用于随访研究。检测粪糜蛋白酶诊断轻、中度胰腺功能不全的敏感性为 41%～64%，特异性为 50%～90%，诊断重度慢性胰腺炎敏感性可达 83%～90%，可用于伴有囊性纤维化的慢性胰腺炎患者。

该试验受胰酶替代治疗的影响，因此试验前至少提前 3 天停止替代治疗。虽然粪糜蛋白酶对早期胰腺病变并不敏感，但由于其操作简单、价格低廉、标本稳定性好，使得该方法有一定优势。由于口服胰酶制剂中含有糜蛋白酶，因此对于正在接受胰酶替代治疗的患者，该方法还可评估疗效及患者的依从性。

6. **粪弹力蛋白酶 -1（fecal elastase-1）测定** 弹力蛋白酶是一种由胰腺腺泡细胞合成并分泌的内切酶，最早由 Mallory 和 Travis 发现。该酶在肠道内较为稳定，不受外源性胰酶的影响，在肠运输的过程中极少降解，其浓度降低往往提示胰腺外分泌功能减退。粪便中的弹力蛋白酶 -1 浓度是胰液中的 5～6 倍，且两者相关性好，能较为真实地反映胰腺外分泌功能。

北京协和医院曾报道国人粪弹力蛋白酶 -1 的参考值及其对胰腺疾病的诊断价值。该研究纳入不同年龄段正常成年人共 73 例、非胰腺消化疾病 24 例、慢性胰腺炎 30 例及胰腺癌 17 例。结果发现：①国人粪弹力蛋白酶 -1 参考值范围为 136～1380μg/g［（966.93±256.17）μg/g］，各年龄组检测结果无显著性差异；②慢性胰腺炎组测定值为 15～900μg/g［（208.80±197.72）μg/g］，胰腺癌组为 15～460μg/g［（175.00±172.25）μg/g］，两组均显著低于正常人群；③粪弹力蛋白酶 -1 诊断胰源性腹泻的敏感性为 77.8%，特异性为 89.5%，优于尿 BT-PABA 检测（敏感性 50.0%，特异性 42.9%）。

国外研究报道，粪弹力蛋白酶 -1 检出症状性慢性胰腺炎患者的敏感性为 70%，特异性为 85%。与粪糜蛋白酶相比，粪弹力蛋白酶 -1 检测的优势在于不需要停用胰酶替代治疗，不足之处同样是对早期慢性胰腺炎不够敏感。

7. **双标记 Schilling 试验** 有 30%～50% 的胰腺外分泌功能不足患者可出现维生素 B_{12} 吸收障碍。维生素 B_{12} 的结合蛋白为 R 蛋白和内因子（IF），R 蛋白是非内因子维生素 B_{12} 黏合蛋白，存在于唾液和胃液中。胰蛋白酶可降解 R 蛋白，从而促进内因子与维生素 B_{12} 结合。胰蛋白酶分泌不足，则导致 R 蛋白无法与维生素 B_{12} 解离，阻碍维生素 B_{12} 与内因子结合。用 ^{57}Co 同时标记 IF 和 R 蛋白，口服进入体内，测定尿中被 ^{57}Co 标记的维生素 B_{12} 和血液中被 ^{57}Co 标记的维生素 B_{12} 的比率，可反映胰腺外分泌功能。该试验要求较高，试剂昂贵，在我国很少开展。

总体来看，间接试验的基本原理均是检测胰酶在肠道的浓度或活性，因此往往在患者出现消化吸收不良表现时才有阳性结果。由于消化吸收不良在慢性胰腺炎病程中出现很晚，一般在疾病开始后的 10～20 年才会出现，故间接试验对中晚期的慢性胰腺炎较准确，而对早期或程度较轻的慢性胰腺炎不敏感。今后的研究方向是开发出更灵敏的检测手段，争取在慢性胰腺炎的病程早期做出诊断，以阻止或逆转该病自然病程的进展。

（赖雅敏 吴 东）

5

参考文献

1. Lieb JG 2nd，Draganov PV. Pancreatic function testing：here to stay for the 21st century. World J Gastroenterol，2008，14（20）：3149-3158.
2. Law R，Lopez R，Costanzo A，et al. Endoscopic pancreatic function test using combined secretin and cholecystokinin stimulation for the evaluation of chronic pancreatitis. Gastrointest Endosc，2012，75（4）：764-768.
3. 李景南，王红军，钱家鸣，等. 慢性胰腺炎190例实验室检查评价. 中国实用内科杂志，2008，28（2）：122-124.
4. Domínguez Muñoz JE. Diagnosis of chronic pancreatitis：functional testing. Best Pract Res Clin Gastroenterol，2010，24（3）：233-241.
5. 方裕强，李兆申，潘雪，等. 胰腺疾病中粪弹力蛋白酶检测的临床应用. 中华消化杂志，2002，22（8）：474-476.
6. 杨晓鸥，李景南，钱家鸣. 粪便弹力蛋白酶1在胰腺疾病中的检测及其作用评估. 中华内科杂志，2006，45（4）：285-288.
7. Mallory PA，Travis A. Human pancreatic enzymes：purification and characterization of a nonelastolytic enzyme，protease E. resembling elastase. Biochemistry，1975，14（4）：722-730.
8. Wathle GK，Tjora E，Ersland L，et al. Assessment of exocrine pancreatic function by secretin-stimulated magnetic resonance cholangiopancreaticography and diffusion-weighted imaging in healthy controls. J Magn Reson Imaging，2014，39（2）：448-454.

第6节 胆汁酸吸收功能检测

知识要点

1. 胆汁酸性腹泻是一种易被忽视的慢性腹泻性疾病，其真实发病率远高于人们想象。
2. 硒-75-同型胆酸牛磺酸（^{75}SeHCAT）试验是评估胆汁酸吸收功能最经典的方法，也是诊断胆汁酸性腹泻的金标准。
3. 血清C4和粪便胆汁酸含量增高也有一定的参考意义，前者适合作为初筛试验。

胆汁酸性腹泻（bile acid diarrhea，BAD）是近年来才逐渐受到重视的一类慢性腹泻（详见第12章第9节）。胆汁酸由肝脏合成，通过胆管排入十二指肠，对脂肪吸收和胆固醇代谢起到不可或缺的重要作用。正常情况下，95%～97%的胆汁酸在末端回肠被吸收，然后通过门静脉系统重新回到肝脏，被称为胆汁酸的肠肝循环（enterohepatic circulation），每天循环8～12次。当肠肝循环发生障碍时，过量的胆汁酸不能为回肠充分吸收而进入结肠。胆汁酸可阻碍结肠吸收水分，刺激肠上皮分泌水分和电解质，并缩短结肠通过时间，从而引起慢性水样泻，被称为BAD。肠肝循环及BAD的发病机制总结见图5-6-1。

BAD的典型临床表现是水样泻，伴排便急迫感（urgency）。以往对BAD认识不足，该病其实并不少见。据估计，西方人群BAD患病率约10%。功能性腹泻和肠易激综合征患者中约40%合并BAD，在末端回肠切除的患者中，BAD的患病率更是高达80%。根据发病机

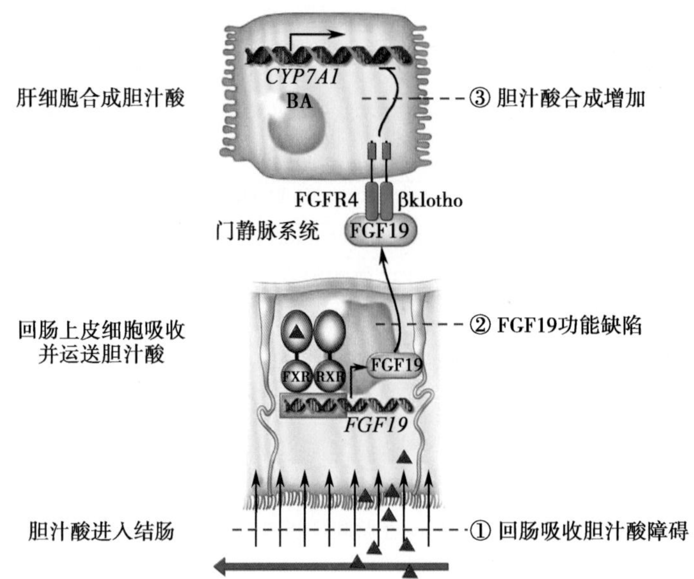

图 5-6-1 胆汁酸的肠肝循环及胆汁酸性腹泻的病理生理机制

制，可将 BAD 分为 3 类：①回肠疾病或切除后：例如炎症性肠病、放射性肠炎、肠道手术等。②其他疾病相关性 BAD：包括胆囊切除术后、迷走神经切断术、显微镜下结肠炎等。③原发性 BAD：即消化道无结构异常，但胆汁酸转运或合成存在缺陷。已证实，原发性 BAD 与成纤维细胞生长因子 19（FGF19，一种调节胆汁酸合成的回肠激素）功能障碍有关。胆汁酸吸收功能检测是诊断 BAD 的重要依据，本节介绍几种检测方法。

一、^{14}C- 肝胆酸呼气试验（^{14}C-glycocholate breath test）

正常人口服 ^{14}C- 肝胆酸后，绝大部分经肠肝循环在末段回肠被重吸收。而在 BAD 的患者体内，大量 ^{14}C- 肝胆酸进入结肠，被结肠细菌分解产生 $^{14}CO_2$，$^{14}CO_2$ 吸收入血后从肺部呼出。因此，测定患者呼气中 $^{14}CO_2$ 的含量增高，可以间接反映胆汁酸肠肝循环被破坏，对 BAD 有诊断意义。当小肠细菌过度生长（small intestinal bacterial overgrowth，SIBO）时，^{14}C- 肝胆酸在小肠即被分解产生 $^{14}CO_2$，因此呼出的 $^{14}CO_2$ 含量也会增高。为了与 BAD 相鉴别，此时应加做粪便 ^{14}C 放射性含量检测。BAD 患者结肠中 ^{14}C- 肝胆酸含量增高，未被细菌分解的部分将以 ^{14}C 的形式排出，故粪便中 ^{14}C 含量增高；而 SIBO 的患者肠肝循环未受破坏，^{14}C- 肝胆酸在回肠末端被重吸收，因此粪便中 ^{14}C 含量不增高。

试验方法：受试者清晨进食含 5μCi 的 ^{14}C- 肝胆酸的试餐，餐后定时收集呼气，检测 ^{14}C 放射性含量。正常人服用 ^{14}C- 肝胆酸试餐后呼出的 ^{14}C 很少，而 BAD 和 SIBO 患者明显增高。有报道用 ^{13}C 代替 ^{14}C 进行标记，用质谱方法进行检测，与幽门螺杆菌呼气试验相似，可避免放射性，但检测条件提高，检测成本增加。

二、硒 -75- 同型胆酸牛磺酸（selenium-75-homocholic acid taurine，^{75}SeHCAT）试验

^{75}SeHCAT 试验的敏感性为 80%～90%，特异性接近 100%，是诊断 BAD 的金标准。该

试验的原理是通过检测 ^{75}SeHCAT 的代谢率（turnover rate）来反映体内胆汁酸的丢失速度。BAD 患者丢失胆汁酸的速度明显增快，因此摄入 ^{75}SeHCAT 的受试者在 1 周后重复检测时，体内残余 ^{75}SeHCAT 的含量与 1 周前相比，其比值低于正常人群。正常人 24 小时存留 80%，3 天存留 50%，7 天存留 19%。通常取 10%～15% 为临界值，低于该值对 BAD 有诊断意义。该试验的优点是无创，患者易接受，但对技术设备要求较高，推广应用受到一定限制。表 5-6-1 是该试验在不同患者中的阳性率。

表 5-6-1　不同研究发现的 ^{75}SeHCAT 试验阳性率

第一作者	发表时间	患者数	临界值	疾病对象	阳性率（n）
Ford	1992 年	166 例	＜15%	胆囊切除术后	80%（24/30）
				迷走神经切断术后	36%（4/11）
Smith	2000 年	26 例	＜10%	迷走神经切断术＋幽门切除术后（±胆囊切除术）	58%（15/26）
Borghede	2011 年	298 例	＜15%	胆囊切除术后	86%（29/36）
				显微镜下结肠炎	33%（4/12）
				溃疡性结肠炎	50%（6/12）
				小肠细菌过度生长	36%（5/14）
Kurien	2011 年	273 例	＜10%	胆囊切除术后	68%（21/31）
				炎症性肠病	67%（16/24）
				迷走神经切断术后	100%（1/1）
				成人乳糜泻	33%（4/12）
				放射性肠炎	100%（2/2）
Gracie	2012 年	373 例	＜15%	胆囊切除术后	68%（52/76）
				胶原性结肠炎	33%（6/18）
				淋巴细胞性结肠炎	50%（3/6）
				既往腹盆腔放疗史	39%（7/18）

三、检测血清 C4 水平

补体 C4 是胆汁酸的前体，受合成限速酶细胞色素 P450-7A1（CYP7A1）活性的影响，其血清水平可反映肝脏合成胆汁酸的速度。BAD 患者由于胆汁酸从结肠丢失，因此胆汁酸的合成增加，血清 C4 相应升高。血清 C4 水平有日间波动现象，需在清晨空腹取血化验，同时检测还受酒精摄入、肝功能、血脂及药物（如他汀类）等因素的影响，在判断结果时需予考虑。据报道，血清 C4 升高对于 BAD 的敏感性为 90%，特异性为 79%，阳性预测值 74%，阴性预测值高达 98%，因此适合作为初筛试验。若血清补体 C4 水平不高，则本病可能性相对较小。

四、检测血清成纤维细胞生长因子 19（FGF19）水平

FGF19 对胆汁酸合成起负反馈调节作用，而 C4 是胆汁酸合成的前体，因此血清 FGF19 与 C4 水平呈负相关，检测 FGF19 水平减低对 BAD 有诊断价值。研究发现，当以 145ng/L 为临界值（cut-off value）时，血清 FGF19 检出胆汁酸合成增高（定义为 C4＞60mg/L）的敏感

性为 74%，特异性为 72%。FGF19 采用酶联免疫吸附法（ELISA）试剂盒检测，操作较为简便，但目前证据仍较少，诊断价值还需进一步证实。

五、粪便胆汁酸含量

粪便胆汁酸含量反映胆汁酸丢失，BAD 患者粪便胆汁酸含量一般较正常人高 2～3 倍以上，甚至更高。美国梅奥中心的研究发现，采用 2337μmol/48h 为临界值，粪便胆汁酸含量增高有助于诊断腹泻型肠易激综合征（IBS-D），提示至少一部分 IBS 患者发病机制与胆汁酸吸收不良相关。为避免误差，本试验需收集 48 小时的粪便进行检测，较为烦琐，故临床应用较少。

（吴　东　费贵军　朱朝晖）

参考文献

1. Mottacki N，Simrén M，Bajor A. Review article：bile acid diarrhea- pathogenesis，diagnosis and management. Aliment Pharmacol Ther，2016，43（8）：884-898.
2. Vijayvargiya P，Camilleri M，Shin A，et al. Methods for diagnosis of bile acid malabsorption in clinical practice. Clin Gastroenterol Hepatol，2013，11（10）：1232-1239.
3. Eusufzai S，Axelson M，Angelin B，et al. Serum 7 alpha-hydroxy-4-cholesten-3-one concentrations in the evaluation of bile acid malabsorption in patients with diarrhoea：correlation to SeHCAT test. Gut，1993，34（5）：698-701.
4. Brydon WG，Nyhlin H，Eastwood MA，et al. Serum 7 alpha-hydroxy-4-cholesten-3-one and selenohomocholyltaurine（SeHCAT）whole body retention in the assessment of bile acid induced diarrhoea. Eur J Gastroenterol Hepatol，1996，8（2）：117-123.
5. Riemsma R，Al M，Corro Ramos I，et al. SeHCAT [tauroselcholic（selenium-75）acid] for the investigation of bile acid malabsorption and measurement of bile acid pool loss：a systematic review and cost-effectiveness analysis. Health Technol Assess，2013，17（61）：1-236.
6. Walters JR. Bile acid diarrhoea and FGF19：new views on diagnosis，pathogenesis and therapy. Nat Rev Gastroenterol Hepatol，2014，11（7）：426-434.
7. Sauter GH，Münzing W，von Ritter C，et al. Bile acid malabsorption as a cause of chronic diarrhea：diagnostic value of 7alpha-hydroxy-4-cholesten-3-one in serum. Dig Dis Sci，1999，44（1）：14-19.
8. Pattni SS，Brydon WG，Dew T，et al. Fibroblast growth factor 19 and 7alpha-hydroxy-4-cholesten-3-one in the diagnosis of patients with possible bile acid diarrhea. Clin Transl Gastroenterol，2012，3：e18.
9. Camilleri M，Busciglio I，Acosta A，et al. Effect of increased bile acid synthesis or fecal excretion in irritable bowel syndrome-diarrhea. Am J Gastroenterol，2014，109（10）：1621-1630.

第6章
影像学检查

第1节 消化道造影

知识要点

1. 消化道造影主要采用钡剂，虽然是无创性检查方法，但在少数情况下（肠梗阻、穿孔）也有一定的风险性，因此需正确把握适应证。
2. 内镜逐渐取代钡剂造影作为消化系疾病的首选检查方法（特别是黏膜病变），但造影可以提供内镜难以获得的关于胃肠道的整体信息，两者之间是互补关系。
3. 对于显示肠道憩室、盲襻、狭窄、瘘以及肠道动力检查来说，造影依然是无法取代的重要检查手段。

消化道造影（gastrointestinal radiography）是一种通过硫酸钡等造影剂在X线照射下显示消化道正常结构及其病变的检查方法，包括上消化道造影、全消化道造影、小肠气钡造影、气钡灌肠双重对比造影等。钡剂造影是一种无创性检查方法，实施方便且相对安全。腹部组织器官的密度大体相近，X线仅能根据密度和厚度的不同显示黑白的自然层次对比，所以需要导入造影剂（如医用硫酸钡）提高显示对比度，以达到理想的效果。单纯钡剂造影只能显示消化道轮廓，对于微小病变显示欠佳，可通过口服发泡剂或向肠道内注气的方法，进一步提高对比度，更清楚地显示病灶，该方法又被称为气钡双重造影（air barium double-contrast radiography）。

一、适应证及禁忌证

疑有小肠及结直肠病变者均可考虑行肠道钡剂检查，包括：①发现肠道占位、憩室、狭窄、瘘以及各种炎症性疾病等；②还可用于判断肠道的运动、蠕动及排空情况；③观察邻近组织及器官对肠道的影响；④某些情况下还可用于胃肠道肿瘤高发地区的筛查手段。口服钡剂造影以往是小肠病变最常用的检查手段。正常小肠内径为2.5～3cm，随着肠腔向下移行，其内径也逐渐变细。相对而言，钡剂造影发现肠腔狭窄、扩张、憩室、肠瘘等病变的灵敏度较高。若在口服钡剂的同时，向肠腔内注入气体，形成气钡双重对比的效果，更有助于提高显影效果。钡剂造影的缺点在于只能间歇摄像，易遗漏相对微小的病变，且不能用于严重梗阻的患者。由于小肠CT三维重建、肠道MRI、胶囊内镜、小肠镜等检查手段逐渐普及，造影应用已有所减少。

钡剂检查虽然无创，但在少数情况下仍有一定的风险。以下情况为肠道钡剂检查的禁忌证：①消化道出血急性期。②呛咳反应减弱（脑血管病、延髓麻痹等）。③消化道穿孔，包括气管 - 食管瘘。疑有消化道穿孔而又必须造影时，可改用有机碘水溶液对比剂。④消化道梗阻，如先天性食管闭锁、幽门梗阻肠梗阻等。胃动力减弱的患者口服钡剂后可能引起呕吐，甚至误吸入肺部，因此最好避免。⑤急性腹膜炎。⑥重度腹水。⑦全身状态极差、心肺功能衰竭等不能耐受检查。⑧疑诊中毒性巨结肠时禁行钡灌肠检查。⑨胃肠道手术后 2 周内及消化内镜活检后 24 小时内慎行肠道钡剂检查。

为排除钡剂检查的相关禁忌证，一方面临床需根据病史和体征进行判断，另一方面腹部 X 线片检查会有一定帮助。传统腹部 X 线片简单经济，至今仍然是显示小肠病变有意义的检查，尤其对于小肠梗阻和穿孔的患者，其他检查仍不能完全取代腹部 X 线片的地位。在腹部 X 线片上，常需判断扩张肠管系小肠还是结肠。鉴别要点包括：小肠管径较小，位于腹部中央，可见黏膜皱襞；而结肠管径较粗，位于腹部周边，可见结肠袋和肠内容物等。

二、检查方法

1. **上消化道造影** 检查前禁食水 8 小时，气钡双重造影时口服产气药物。检查时口服钡剂（160% 硫酸钡 150ml），依次观察咽部、食管、胃及十二指肠，并根据情况变换体位，以使钡剂均匀覆盖黏膜。

2. **全消化道造影** 除了食管和胃以外，主要观察小肠病变。检查前 2～3 天少渣饮食，检查当日禁食禁水。可使用低张药物，钡剂浓度一般为上消化道造影的 1/3～1/2（70% 硫酸钡 700ml 左右），可直接口服或插管至十二指肠后灌入，气钡双重造影时可经插管直接注入空气，以增加肠道延展性及对比度。为了减少肠蠕动以提高成像效果，在检查前可应用解痉药，称为“低张双对比造影”。小肠气钡双重造影钡剂通常在服下后 2～6 小时至盲肠，7～9 小时排空。钡剂进入小肠后每隔 15～30 分钟透视并摄片，直至钡剂通过回盲部。检查过程中可采用仰卧位、左前斜位、右前斜位、平卧头低位，可辅以压迫器分离肠管以便观察（图 6-1-1）。

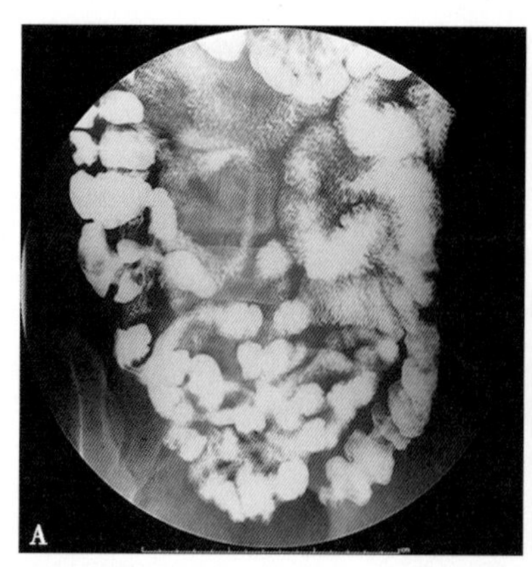

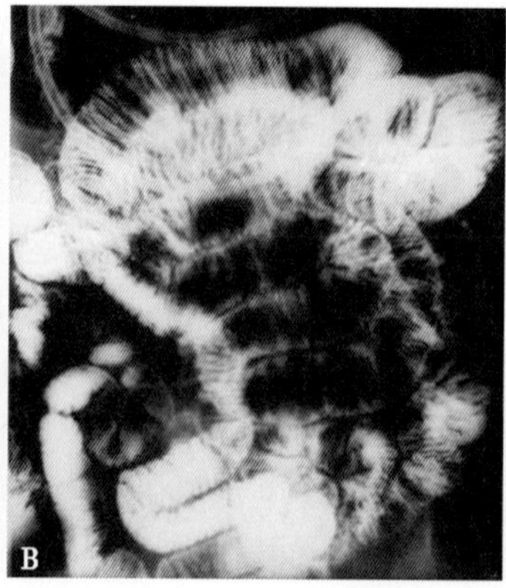

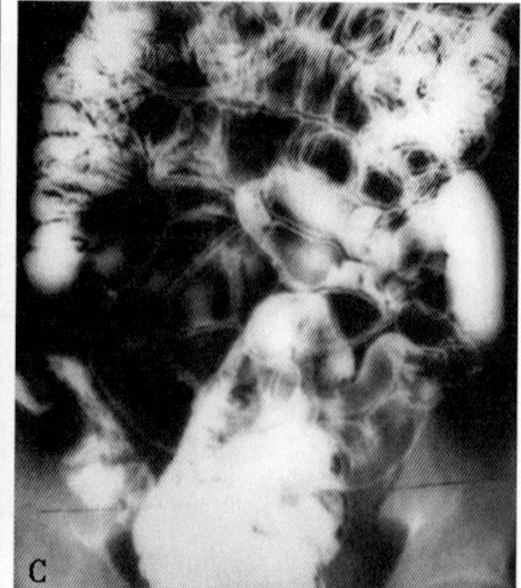

图 6-1-1 正常小肠造影

A. 全小肠钡剂造影；B. 气钡双重对比造影：位于左上腹的正常空肠，黏膜皱襞呈羽毛状；C. 气钡双重对比造影：位于右下腹的正常回肠，黏膜皱襞呈鱼刺状

3. **结肠钡灌肠造影**　检查前2～3天少渣饮食，检查前一天晚餐后口服50%硫酸镁40ml并大量饮水，睡前口服酚酞200mg以准备肠道。检查当日禁食禁水。钡剂浓度为上消化道造影的1/2左右（70%硫酸钡700ml左右）。检查时患者取左侧卧位，经肛门插入肛管，注入钡剂，然后通过肛管缓慢注入空气，以钡剂恰好通过回盲部为宜。摄片时可采取仰卧位、仰卧左前斜位、仰卧右前斜位、半立位、立位，可辅以压迫器分离肠管以便观察（图6-1-2）。

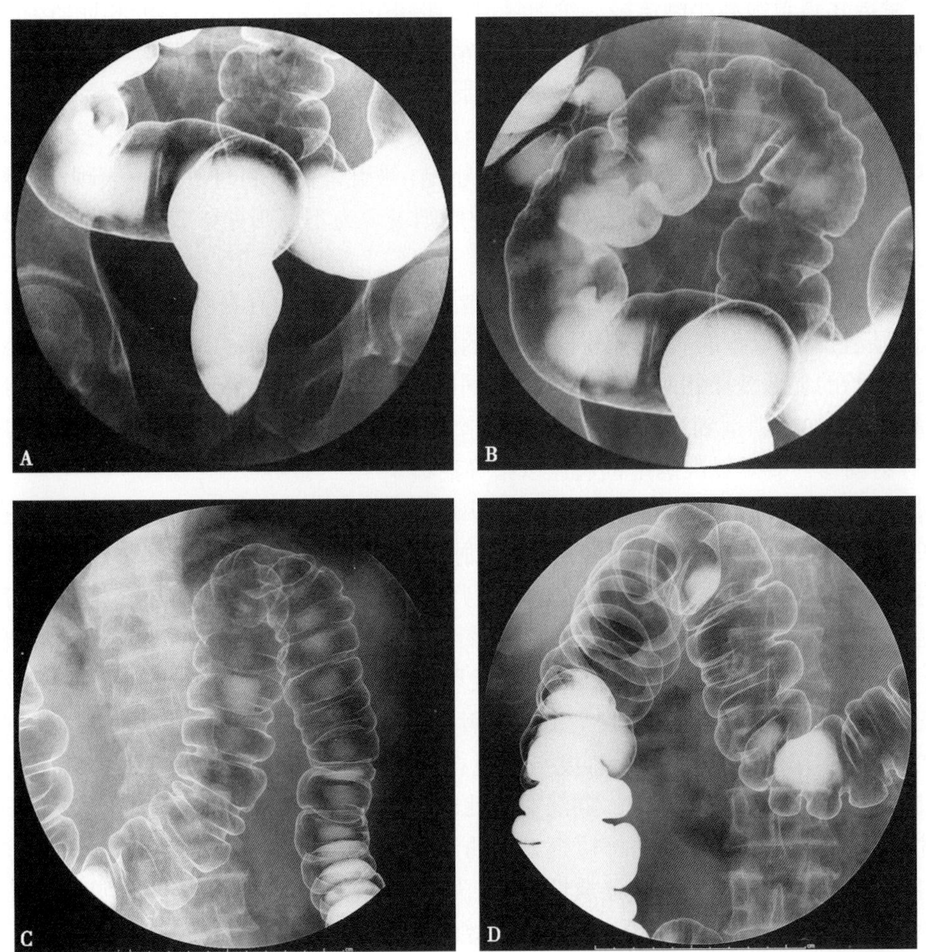

图6-1-2　正常结直肠钡灌肠造影
A. 直肠；B. 乙状结肠；C. 结肠脾曲；D. 结肠肝曲

4. **排粪造影**　常规服泻药清洁肠道，用75%～80%的硫酸镁混悬液300ml，以左侧卧位灌入直肠。然后嘱患者以侧位端坐于便桶上，分别摄取静坐、提肛、强忍、力排（包括最大用力时的充盈相及黏膜相）时的直肠、肛管侧位片。

三、临床意义

1. **上消化道造影**　上消化道造影主要用于诊断食管、胃及十二指肠疾病。对于食管癌、食管憩室、食管静脉曲张、贲门失弛缓、胃癌、消化性溃疡等疾病诊断价值较高。由于胃镜检查在我国已基本普及，上消化道造影的临床应用有所减少。但在少数疾病如弥漫性胃癌

（Borrmann Ⅳ型），由于癌灶在黏膜下层潜行，早期胃镜检查和活检有可能漏诊；通过上消化道造影显示胃壁僵硬、蠕动减弱，可能提供诊断线索。正常情况下，十二指肠球部呈圆锥形或三角形，降部黏膜皱襞与肠管方向垂直，呈均匀环状，十二指肠乳头呈类圆形隆起，边缘光滑。在壶腹癌和胰头癌时，可表现为十二指肠环扩大，内侧边缘受压，呈“双边征”样改变。

2. **全消化道造影和小肠造影** 全消化道造影和小肠造影主要用于诊断和评估小肠疾病，如小肠肿瘤、克罗恩病、肠道解剖异常等。正常小肠黏膜皱襞规则，粗细均匀，排列整齐。小肠分为6组，自左上腹迂曲盘旋至右下腹，空肠黏膜皱襞呈羽毛状或雪花状，宽2.5～3.0cm，双重像4.0～4.5cm；回肠呈黏膜相对光滑，至远端皱襞逐渐减少，内径1.5～2.5cm，双重像3.0～3.5cm。小肠炎症病变可表现为肠黏膜粗糙，皱襞紊乱。良性肿瘤可表现为肠腔内类圆形充盈缺损，表面光滑，界限清楚。恶性肿瘤则表现为不规则龛影或充盈缺损，肠壁僵硬破坏，边缘不规则，皱襞破坏中断等。

小肠造影的缺点在于以下几个方面：①小肠功能和结构存在异常时钡剂涂布常不理想，难以显示5mm以下的病变，特别是微小的凹陷（溃疡）或平坦（糜烂）病变。②相对于空肠而言，回肠的显像效果相对较差。原因是回肠大部分位于盆腔内，容易重叠，加压后有时也不易分开。加之钡剂到达末端回肠时钡剂涂布较差，气量有时不足，致使显像效果相对较差，容易漏诊。③难以准确定位病灶以指导活检。

对慢性腹泻患者而言，小肠造影是鉴定小肠憩室、盲襻、重复畸形及其他与细菌过度生长相关的解剖学异常的最佳检查方法，对于肿瘤（如类癌）或炎症性疾病（如克罗恩病）也有一定的诊断价值。造影的另一优势是可以判断小肠排空的动力状态，对动力性腹泻及部分功能性胃肠病的诊断有提示价值。在一项针对1182例小肠气钡双重对比造影的研究中，160例（13.5%）患者存在腹泻症状。经造影发现阳性结果共计69例（43.1%），其中以小肠炎性病变最为多见，其次为小肠吸收不良。作者认为小肠双重造影仍是小肠疾病的主要检查方法之一，其操作比较简单，耐受程度与胃镜相似。小肠插管是造影成功的关键，操作熟练者全过程一般只需30～40分钟。刘汉影等比较了PillCam胶囊内镜和全消化道造影对64例慢性腹泻患者的诊断价值，两种检查方法的结果见表6-1-1。作者认为对于慢性腹泻疾病来说，胶囊内镜对于小肠黏膜的器质性病变，尤其是黏膜平坦病变的诊断有明显优势；而全消化道造影在肠道形态、肠动力学方面的诊断有一定的价值。

表6-1-1 胶囊内镜和全胃肠道造影对慢性腹泻的诊断价值

检查所见	胶囊内镜发现（%）	小肠造影发现（%）
小肠黏膜糜烂	22（34.4）	2（3.1）
小肠功能紊乱	0（0）	49（76.6）
小肠肿瘤	7（10.9）	7（10.9）
小肠憩室	3（4.7）	1（1.6）
克罗恩病	1（1.6）	1（1.6）
未见异常	31（48.4）	4（6.3）

［引自：刘汉影，王启明，陈小云．PillCam SB胶囊内镜与全消化道造影在慢性腹泻疾病诊断中的对比分析．中国医药指南，2013，33（11）：128-129.］

3. **结肠钡灌肠造影** 钡灌肠造影可全面观察直肠、结肠及回盲部的结构和动力。结肠从回盲部开始，自右下腹沿腹部四周走行至直肠。其肠管宽4～6cm，从右向左逐渐变细，皱襞与肠管方向垂直，结肠袋逐渐变浅。结肠癌时，可表现为不规则形态的充盈缺损、钡斑或龛影，边缘不整，周围黏膜皱襞中断等。溃疡性结肠炎时则可见多发浅表龛影，合并颗粒状充盈缺损（假息肉），后期肠管可呈“铅管样”改变（图6-1-3）。钡灌肠造影有助于确定溃疡性结肠炎的诊断，并显示病变范围，但对于黏膜炎症较轻的病例，可能会出现假阴性。在重度溃疡性结肠炎病例，灌肠造影可能加重病情，甚至诱发中毒性巨结肠，因此须尽量避免。克罗恩病的钡灌肠典型表现则为节段性病变（假憩室）及“铺路石征”，可有瘘管或窦道的形成（图6-1-4）。

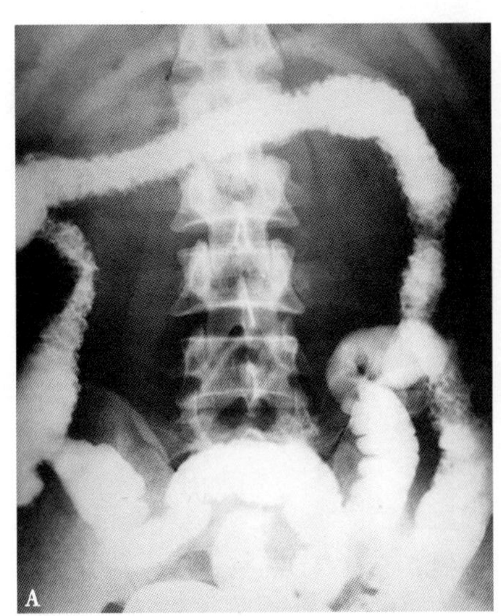

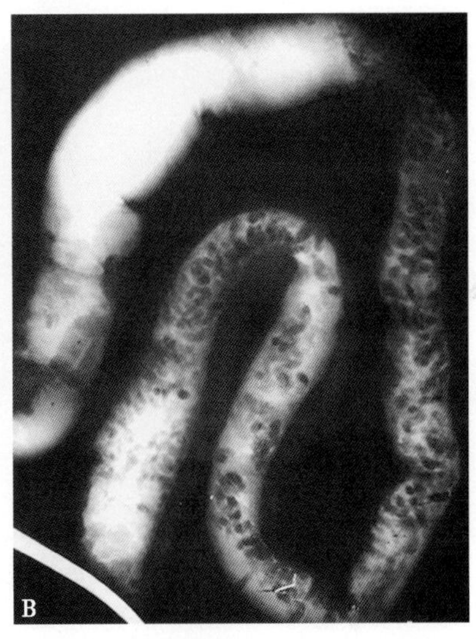

图6-1-3 溃疡性结肠炎的钡灌肠影像特点

A. 结肠黏膜粗糙，肠管走行僵硬，多发小龛影；B. 结肠呈铅管样强直，多发炎性息肉

钡灌肠造影对于炎症性肠病等结肠疾病有辅助诊断价值，但对结肠肿瘤的诊断敏感性不足。在Winawer等的研究中，经结肠镜确诊的结肠息肉患者再次行钡灌肠检查，结果发现钡灌肠的检出率与息肉大小相关：直径≤0.5cm的息肉检出率为32%；0.6～1.0cm的检出率为53%；>1.0cm的检出率为48%。Toma等回顾性总结了13 849例结直肠癌患者，所有患者在诊断前36个月内曾接受钡灌肠检查，结果发现漏诊率达22.4%。因此，美国关于结直肠癌筛查的临床指南已不再推荐将钡灌肠作为首选筛查方法。

4. **排粪造影** 除了常规钡灌肠检查外，利用钡剂作显像剂的排粪造影（defecography）对于慢性腹泻疾病也有重要的诊断价值。排粪造影是一个结合排便动态和静态过程的多时相观察方法，是诊断肛门和盆底结构功能异常的首选检查。20世纪60年代，西方国家首次将排粪造影用于儿童巨结肠和直肠脱垂的研究。慢性腹泻患者排粪造影的阳性发现包括直肠前突、直肠黏膜脱垂、会阴下降、内脏下垂等。詹丽杏等研究了腹泻型肠易激综合征（IBS-D）的排粪造影结果，发现其集中表现为盆底松弛综合征，且造影异常结果可能与患者便不尽感等症状相关。作者认为，IBS-D患者排粪造影异常的可能机制包括：①先天性异常的解剖结构，如直肠冗长曲折、子宫后倾等；②随着患者年龄增加，各种因素（如产伤、盆底松弛）导

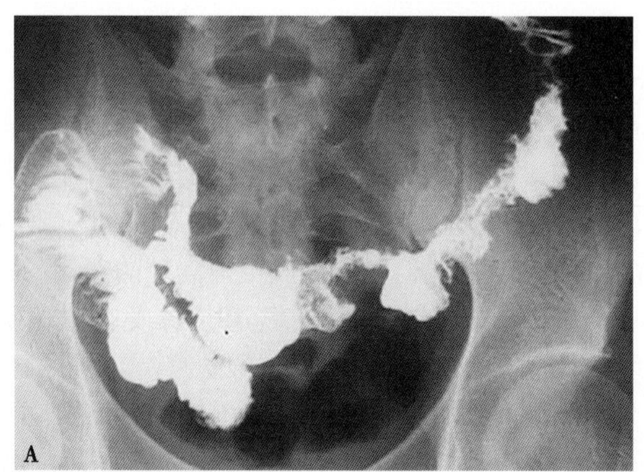

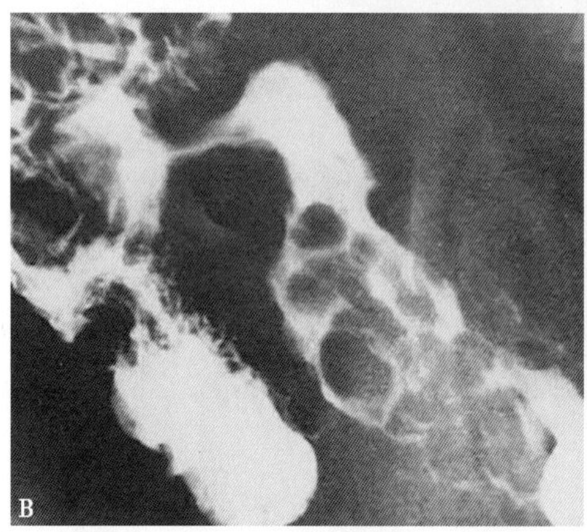

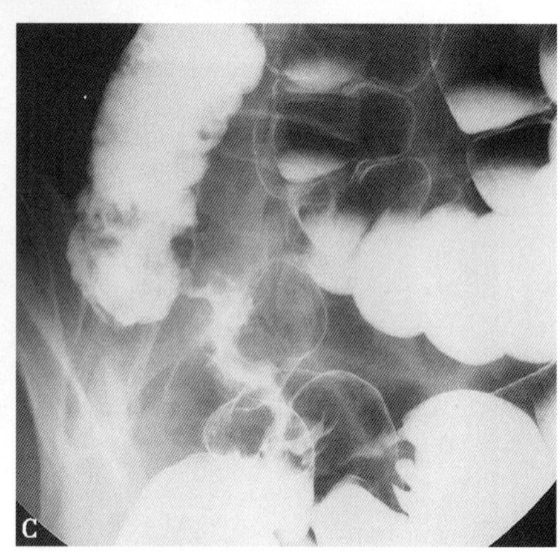

图 6-1-4 克罗恩病的钡灌肠影像特点

A. 结肠黏膜粗乱，有跳跃性病变，形成“假憩室”；B. 铺路石征；C. 乙状结肠 - 回肠瘘

致肛门结构功能变化；③长期、频繁的排便对会阴部神经可能有损伤作用，造成便不尽感和排便功能障碍。此外，排粪造影还可用于大便失禁和假性腹泻的诊断（详见第 3 章第 4 节）。与磁共振成像或核医学技术相结合的排粪造影也已在临床应用。

如前文所述，随着消化内镜的广泛开展以及其他影像学检查的进展，肠道钡剂的检查使用已经较前逐渐减少。肠道黏膜病变轻微或处于病变早期时，钡剂检查可能显示正常，从而会造成漏诊。另外，肠道准备不佳时，粪便滞留、空气及其他影响因素均可能产生假阳性结果。如果钡剂检查发现肠道病变，往往还需要通过内镜检查进一步证实和获取组织学证据。尽管如此，钡剂检查对一些肠道疾病的诊断仍然有着不可替代的独到优势，如对小肠憩室的鉴定，肠道瘘管或窦道的判断，肠道狭窄或内镜无法到达部位的黏膜情况的评估，以及显示肠道整体结构、走行状态、动力情况等。尤其对于检出肠道瘘管和窦道，目前尚无其他检查可以代替常规造影。为避免钡剂通过瘘管进入腹腔造成腹膜炎，可用水溶性造影剂如泛影葡胺来代替钡剂，以提高安全性。另外，相对于内镜检查，肠道钡剂检查较为安全，在患者不愿意或无法行内镜检查时，以及内镜资源有限的情况下，钡剂检查仍可作为筛查肠道疾病的有效手段。

（王 强 吴 东 刘 炜）

参考文献

1. 金征宇．胃肠造影 // 潘国宗．中华医学百科全书•临床医学•消化病学．北京：中国协和医科大学出版社，2015：46-49.
2. Maglinte DD，Kelvin FM，O'Connor K，et al. Current status of small bowel radiography. Abdom Imaging，1996，21（3）：247-257.
3. 王爱英，林三仁．小肠双重造影1182例临床总结．中华消化杂志，2005，25（5）：262-265.
4. 刘汉影，王启明，陈小云．PillCam SB胶囊内镜与全消化道造影在慢性腹泻疾病诊断中的对比分析．中国医药指南，2013，33（11）：128-129.
5. Winawer SJ，Stewart ET，Zauber AG，et al. A comparison of colonoscopy and double-contrast barium enema for surveillance after polypectomy. National Polyp Study Work Group. N Engl J Med，2000，342（24）：1766-1772.
6. Toma J，Paszat LF，Gunraj N，et al. Rates of new or missed colorectal cancer after barium enema and their risk factors：a population-based study. Am J Gastroenterol，2008，103（12）：3142-3148.
7. Centers for Disease Control and Prevention（CDC）. Vital signs：colorectal cancer screening test use--United States，2012. MMWR Morb Mortal Wkly Rep，2013，62（44）：881-888.
8. 詹丽杏，李兆申，卢任华，等．排粪X线造影在肠易激综合征诊断中的应用．解放军医学杂志，2003，28（2）：173-174.
9. Bharucha AE，Rao SS. An update on anorectal disorders for gastroenterologists. Gastroenterology，2014，146（1）：37-45.e2.
10. Solan P，Davis B. Anorectal anatomy and imaging techniques. Gastroenterol Clin North Am，2013，42（4）：701-712.

第2节　肠道超声

知识要点

1. 相对于其他肠道影像技术，超声具有操作简便、无放射性、易重复等优势，但对超声医师的经验和技术有较高的要求。
2. 肠壁是否增厚、肠腔有无狭窄是肠道超声成像的主要观察指标。
3. 建议慢性腹泻患者常规应用超声评估肠系膜血管和门静脉的血流情况。
4. 肠道超声可以评估炎症性肠病患者的受累部位和严重程度。
5. 直肠腔内超声是评估克罗恩病所致肛周脓肿、肛瘘的重要手段，对于直肠占位也有较高的诊断和评估价值。

慢性腹泻患者为评估肠道结构和功能，通常需要进行多种形态学检查，其中内镜最为常用，属于有创检查手段。在胃肠道无创检查中，长期以来应用较广泛的是钡剂造影，近年来肠道CT和MRI等技术应用也日益增多。腹部超声以往多用于肝、胆、胰腺、血管和泌尿生殖系统的显像。然而近年来随着超声技术的进步，以及检查低成本、简便、快捷等优势，肠道超声（intestinal ultrasound）的应用越来越广泛，特别在慢性腹泻患者的诊断和评估中有独特的作用。

直肠腔内超声（endorectal ultrasound）应用于临床已有 20 余年的历史。近年来由于经直肠双平面腔内超声（double-plane transrectal ultrasonography，DPTRUS）探头的问世，加之操作技术的不断成熟，此项技术已广泛应用于诊断和评估直肠腔内、肠周间隙及直肠周围脏器的疾病。该检查易于操作，与肛门指检相比无更多不适，且诊断可靠性较高，逐渐成为临床医师信赖的检查手段。直肠腔内超声对于了解肛周脓肿和肛瘘的解剖结构、判断直肠占位的性质、了解直肠癌的浸润深度，以及评估直肠癌术前新辅助治疗效果等都有较高的准确性。在慢性腹泻病方面，该技术主要用于诊断和评估克罗恩病（合并肛周并发症）、直肠癌、直肠绒毛状腺瘤（McKittrick-Wheelock 综合征，详见第 11 章第 8 节）等。

一、肠道超声的准备

理想情况下，患者接受经腹肠道超声检查前应空腹 6～8 小时，以减低进食后肠道蠕动对检查的不利影响。对于过度肥胖以及肠内气体较多的患者，超声显像可能遇到困难。超声水对比成像（hydrosonography）技术有利于进一步提高肠道超声图像的质量，其原理是让患者口服水或聚乙二醇（PEG）以充盈肠腔，改善声窗来提高显示病灶的能力。经直肠腔内超声检查前，建议患者用开塞露等助排便，以免除直肠内粪便的干扰。

二、技术要点和观察指标

1. **经腹壁肠道超声** 为了在超声上清楚地显示肠壁，需要应用高频率、高分辨率的线阵或凸阵探头，以及具备一定的检查经验。肠道超声成像的定位也依赖大血管作为标志物，例如回盲部的标志是右髂血管，乙状结肠的标志是左髂血管。准确估计肠壁厚度是肠道超声成像质量的关键。超声不仅能够判断肠壁有无增厚，还可进一步显示肠壁的各个层次，以及肠腔有无狭窄或扩张。一般来说，回肠末端、盲肠、右半结肠和左半结肠的正常肠壁厚度＜2mm。当肠道蠕动收缩时，可能会被误判为肠壁增厚，因此在超声检查中需要足够的耐心和操作经验。肠道超声评估的另一项重点是血流灌注情况。借助彩色多普勒成像（color Doppler imaging，CDI）可以获得肠系膜上动脉和肠系膜下动脉的血流信息，以及肠壁的组织灌注状态（图 6-2-1）。研究显示，CDI 在多种肠道病变中有辅助诊断价值，特别是克罗恩病、乳糜泻、缺血性肠病、移植物抗宿主病等。此外，对于鉴别是否存在肠瘘、脓肿和狭窄等并发症和肠周淋巴结肿大，也有很大的提示意义。图 6-2-1 是北京协和医院的一例溃疡性结肠炎患者，超声可清晰地显示其肠壁增厚（主要位于黏膜层），且肠壁内血流增加。

2. **直肠腔内超声** 对于直肠占位的患者，建议首先指诊以了解肿物大致情况。然后放入经直肠腔内探头，探头前端尽可能达到肿瘤水平以上，向探头前端的水囊内注入蒸馏水 30～40ml 以作为对比剂。发现肿瘤后，观察其位置、大小、形态、内部回声、血流情况、肿瘤浸润深度，以及肠周淋巴结、邻近组织和脏器受累情况。对于肛瘘或肛周脓肿的患者，经直肠双平面腔内超声（DPTRUS）高频超声与腔内超声相结合，有助于清晰显示肛瘘的形态。应特别注意分辨肛瘘主管的走向、支管的分布和数量，以及内口的位置。由于是实时显像，可在超声上反复确认内口及瘘管的位置，对多腔隙肛周脓肿可立体显像定位，成像不受内脏蠕动、呼吸等因素干扰，内外括约肌显示较为清楚，便于进行肛瘘的 Park 分型。

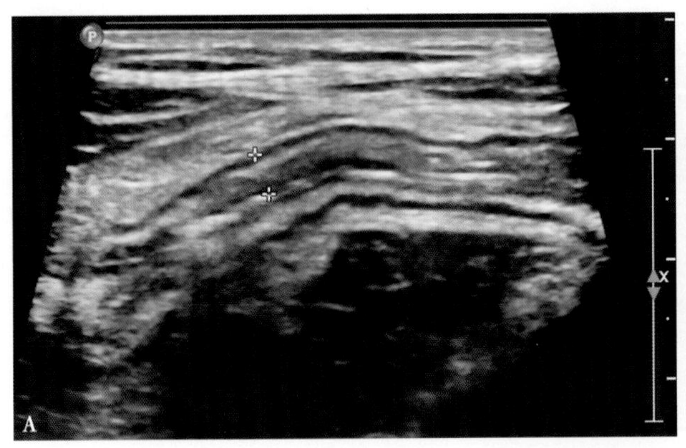

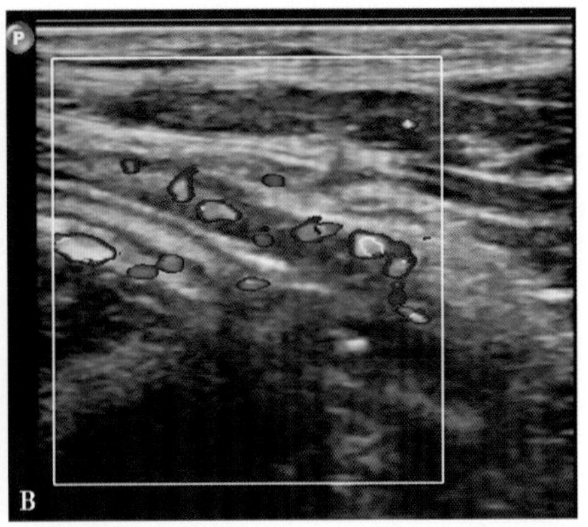

图 6-2-1 溃疡性结肠炎的肠道超声成像

A. 灰阶成像显示溃疡性结肠炎肠壁增厚（4mm），以黏膜层增厚为主；B. 彩色多普勒成像可以清晰显示肠壁内血流信号增多呈条状，提示病变处于炎症活动期改变

三、肠道超声在慢性腹泻疾病中的应用

1. 炎症性肠病 炎症性肠病（IBD）在腹壁超声上最常见的表现是肠壁增厚（>3mm），其他还包括肠壁层次减少或消失、溃疡形成、肠壁微血管增多致血流信号增加、肠腔狭窄或扩张、结肠袋消失肠管僵硬、肠蠕动改变、肠系膜回声增强、肠壁外淋巴结肿大等。经腹肠道超声对活动性克罗恩病（CD）的诊断价值较高，不仅可发现肠壁增厚，还可判断受累节段。多项研究显示，肠道超声诊断 CD 敏感性为 73%～96%，特异性可达 90%～100%。Horsthuis 等进行的一项荟萃分析发现，肠道超声诊断 IBD 的敏感性（89.7% vs 84.3%）和特异性（95.6% vs 95.1%）与多层螺旋 CT 相仿。节段性肠壁增厚是 CD 患者特征性超声表现，这一点可以与细菌性肠炎或溃疡性结肠炎（UC）等连续病变相鉴别。图 6-2-2 是北京协和医院的一例 CD 患者，经腹壁超声显示病变部位肠壁明显增厚，且各层次结构模糊。超声对于广泛型或左半型 UC 也有一定的诊断价值，但如果 UC 的病变范围仅局限于直肠，则经腹壁肠道超声的诊断作用有限，缘于肛管、直肠及部分乙状结肠在经腹超声上的成像效果不理想。另外，在 IBD 病程早期肠黏膜病变较为表浅时，超声检查的阳性率也受到一定的限制。

IBD 患者肠系膜血流的变化与炎症的严重程度、受累部位和长度有关。存在小肠、盲肠、升结肠或横结肠病变时，肠系膜上动脉（SMA）血流会有变化；存在左半结肠病变时，肠系膜下动脉（IMA）血流会有变化。CD 患者有时还会存在门静脉血流变化，且与肠系膜血流变化相关。淋巴结肿大也是 CD 的常见超声表现，特别是合并瘘和脓肿时。活动性溃疡性结肠炎早期超声表现为黏膜层低回声增厚，严重病例可出现肠壁全层增厚。

CD 患者病程迁延，难以根治，为评估治疗效果及病情变化，常常需要多次进行肠道影像学检查以评估病情。目前应用最为普遍的是小肠 CT 重建。超声检查操作简便、花费低廉及无放射线暴露，是其对多层螺旋 CT 技术的优势。Kucharzik 等在德国进行了一项多中心前瞻性研究，共纳入 234 例活动期 CD 患者，发现肠道超声可有效监测 CD 病情活动性。当 CD 病情趋于稳定时，超声显示肠壁厚度减小、纤维脂肪组织增生消退，以及肠壁血流恢复。

约 1/3 的 CD 患者并发肛瘘、肛周脓肿。少数 CD 患者甚至以肛周病变起病。肛周病变是 CD 病情活动的高危因素，提示病情容易进展，需要积极治疗。肛瘘手术的关键是准确诊

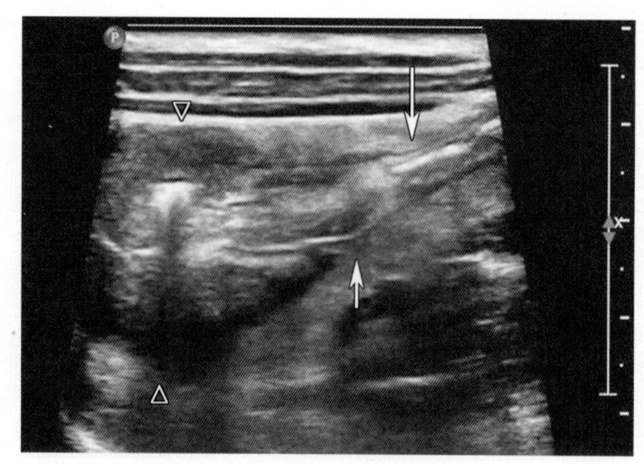

图 6-2-2 克罗恩病
超声示末段回肠（长箭头）及盲肠（短箭头）肠壁明显增厚，部分结构模糊

断内口的位置和瘘管的数目、走向及其与括约肌的关系，遗漏支管往往是肛瘘手术失败的重要因素之一。在有经验的医师手中，直肠腔内超声可准确发现直接影响肛瘘预后的内口和支管，是重要的术前评估手段。国内程素萍等报道，直肠超声诊断肛瘘内口的敏感性为98.3%，特异性为98.0%，阳性预测值为96.7%；诊断肛瘘主管的敏感性为98.1%，特异性为100%，阳性预测值为98.5%；诊断支管的敏感性为92.0%，特异性为95.8%，阳性预测值为94.2%。相比于MRI，超声还具有价格低廉、操作简便、可反复进行等优点。

2. **直肠肿瘤** 直肠腔内超声（ERUS）是直肠癌术前分期公认的最佳方法，也可用来评估直肠癌术前新辅助治疗的效果。在ERUS上，直肠癌多表现为低回声，肠壁结构破坏，层次不清楚。通过和邻近正常组织结构比较，以及对浆膜和周围脂肪层回声的观察，可以了解肿瘤的浸润深度。部分患者直肠肿瘤周围存在水肿、炎症、纤维增生及直肠周围高回声脂肪层等因素，可能会干扰浸润深度的判断，因此影像医生需要具备一定的经验才能准确判断。

北京协和医院仲光熙等研究表明，ERUS判断直肠肿瘤浸润深度总的准确性为90.0%（45/50），判断pT0、pT1、pT2期直肠肿瘤浸润深度的准确性分别为94.0%（47/50）、92.0%（46/50）和94.0%（47/50）。ERUS诊断pT0/pTis＋pT1期直肠肿瘤的准确性、特异性、敏感性、阳性预测值和阴性预测值分别为94.0%、95.7%、66.7%、97.8%和50.0%。以上说明，ERUS判断T0期直肠腺瘤和早期直肠癌浸润深度的准确性较高；虽然在影像学上区分T0期与Tis期直肠肿瘤存在困难，但二者临床处理策略一致，因此不影响ERUS提供可靠的术前评估。

通过观察基底部浸润情况，ERUS还可用来判断直肠息肉的良恶性，但准确性欠佳，目前还不能为临床诊疗决策提供可靠依据。北京协和医院的资料显示，新的超声技术如弹性成像（elastography）通过显示病灶硬度差异，有助于鉴别直肠腺瘤有无恶变。该研究共纳入60例直肠肿瘤患者，其中良性腺瘤20例，腺瘤恶变（直肠腺癌）40例。常规ERUS判断腺瘤恶变的敏感性、特异性、准确性、阳性预测值、阴性预测值分别为68%（27/40）、40%（8/20）、58%（35/60）、69%（27/39）和38%（8/21）；弹性成像诊断腺瘤恶变的敏感性、特异性、准确性、阳性预测值、阴性预测值分别为85%（34/40）、70%（14/20）、80%（48/60）、85%（34/40）和70%（14/20），显示出一定的优势。

3. **慢性感染性肠炎** 超声无法判断何种病原体感染，但作为辅助检查手段，可发现特定部位的病变及肿大的肠系膜淋巴结。如沙门菌肠炎时，因病原体进入结肠黏膜下淋巴组织，内镜检查黏膜外观正常，而超声则能发现肠壁增厚。耶尔森菌感染时，超声可能发现远端回肠增厚和淋巴结肿大的典型改变。肠结核患者中，多达90%的患者有回盲部受累，肠道超声可显示黏膜高回声、皱襞消失、黏膜与黏膜下层分界不清、回盲瓣扩张及不对称增厚，还可显示节段狭窄、肠系膜炎、淋巴结肿大、瘘及脓肿等。巨细胞病毒性肠炎的典型超声表现为肠壁全层低回声增厚，肠系膜呈强回声的炎性改变，与克罗恩病类似。艰难梭菌导致的伪膜性肠炎在超声表现为对称性肠壁黏膜增厚，左半结肠更明显，严重病例还会出现肠壁全层增厚、肠周游离液体及肠壁内气体表现。

4. **乳糜泻** 肠道超声下乳糜泻患者的小肠特征性表现是环状襞（Kerckring's folds）间距增宽，此外还可以表现为空肠肠襻轻度扩张、肠内液体增多、蠕动加快。肠腔内容物运动产生的高回声图像，类似在滚筒洗衣机中洗衣，称为“洗衣现象”（laundry phenomenon），这也是存在小肠绒毛萎缩的一些疾病的典型表现。乳糜泻患者合并低蛋白血症时，可能出现肠壁水肿增厚。肠系膜淋巴结肿大也很常见，但如果淋巴结回声不均或融合成团，需要警惕肠道淋巴瘤的可能。

5. **缺血性肠病** 慢性肠系膜缺血的患者可以出现慢性腹泻的表现。若患者存在动脉硬化的高危因素，临床表现为急性腹痛、腹泻、便血等相应症状，肠道超声显示肠壁增厚、肠道层次结构消失，多普勒频谱提示肠系膜血管缺血及相应供血肠段的低灌注（肠系膜上动脉对应末段回肠，肠系膜下动脉对应左半结肠），则有诊断意义。

6. **小肠肿瘤** 小肠肿瘤仅占消化道肿瘤的2%，其中75%为良性。恶性肿瘤中比较常见的包括腺癌、淋巴瘤、类癌、肉瘤等，其中类癌和淋巴瘤患者可能出现慢性腹泻。遗传性息肉综合征的患者也可表现为非特异性腹泻。小肠肿瘤常引起病变部位肠壁增厚，肠腔狭窄，有时还可表现为向腔外生长的肿物，可以为腹部超声所探及。当小肠肿瘤造成肠梗阻时，超声的诊断价值进一步提高。研究表明，在有经验的医师手中，经腹部超声诊断肠梗阻的敏感性为95.3%，特异性为84.3%，80.5%的患者经超声检查可发现梗阻病因。

综上所述，肠道超声无创、无辐射、低成本且可反复进行，具有独特的优势。通过评估肠壁厚度、肠道受累范围、肠系膜血管和门静脉的血流情况，对于慢性腹泻的诊断和评估有重要的辅助诊断作用。经直肠超声在直肠肿瘤及肛周病变的诊治中具有不可替代的重要作用。近年来，超声引导下的穿刺介入技术发展迅速，不仅能取得腹腔占位病变的组织学诊断，而且对于某些疾病（如腹盆腔脓肿）还可起到治疗作用。随着各类新技术的不断应用，相信超声在肠道疾病诊治中的应用会日益广泛。

（冯云路 李 玥 朱庆莉）

参考文献

1. Dietrich CF，Jedrzejczyk M，Ignee A. Sonographic assessment of splanchnic arteries and the bowel wall. Eur J Radiol，2007，64（2）：202-212.
2. Hollerweger A. Colonic diseases：the value of US examination. Eur J Radiol，2007，64（2）：239-249.
3. Barreiros AP，Braden B，Schieferstein-Knauer C，et al. Characteristics of intestinal tuberculosis in ultrasonographic techniques. Scand J Gastroenterol，2008，43（10）：1224-1231.

4. Migaleddu V，Scanu AM，Quaia E，et al. Contrast-enhanced ultrasonographic evaluation of inflammatory activity in Crohn's disease. Gastroenterology，2009，137（1）：43-52.
5. Horsthuis K，Bipat S，Bennink RJ，et al. Inflammatory bowel disease diagnosed with US，MR，scintigraphy，and CT：meta-analysis of prospective studies. Radiology，2008，247（1）：64-79.
6. Kucharzik T，Wittig BM，Helwig U，et al. Use of Intestinal Ultrasound to Monitor Crohn's Disease Activity. Clin Gastroenterol Hepatol，2017，15（4）：535-542.e2.
7. 程素萍，刘娟，吴中权．经直肠双平面腔内超声诊断肛瘘的价值．中国超声医学杂志，2015，31（8）：731-733.
8. 仲光熙，戴晴，谭莉，等．经直肠腔内超声检查在经肛门内镜显微手术术前分期中的应用价值．中华医学超声杂志（电子版），2013，10（3）：208-212.
9. 仲光熙，吕珂，戴晴，等．直肠腔内超声弹性成像在直肠腺瘤恶变诊断中的价值．中华医学超声杂志（电子版），2015，12（3）：211-217.
10. Braden B，Ignee A，Hocke M，et al. Diagnostic value and clinical utility of contrast enhanced ultrasound in intestinal diseases. Dig Liver Dis，2010，42（10）：667-674.
11. Roccarina D，Garcovich M，Ainora ME，et al. Diagnosis of bowel diseases：the role of imaging and ultrasonography. World J Gastroenterol，2013，19（14）：2144-2153.

第3节 腹盆部CT与MRI

知识要点

1. 腹盆部CT及MRI对于慢性腹泻患者的病因诊断、病情严重度分级和肿瘤筛查具有不可替代的重要价值。
2. 多层螺旋CT对于大部分肠道病变的诊断敏感性优于钡剂造影，同时可显示肠道以外的腹腔脏器，已成为包括炎症性肠病（IBD）在内的肠道疾病的主要检查手段之一。
3. MRI在肠道病变方面显示出较大的发展前景，例如对IBD有较高的诊断和评估价值，尤其对于IBD的肛周病变是首选检查。软组织成像效果好及无放射线暴露是MRI的主要优势，但MRI的空间分辨率仍稍逊于CT。
4. 为提高诊断阳性率和准确率，建议采用增强扫描方法，并可根据检查目的不同，做胆管、胰腺、血管、小肠或结肠的三维图像重建。
5. 申请检查前明确检查目的，需要应用于肠道和（或）静脉对比剂的患者，应评估检查安全性和耐受性，并做好充分的准备工作。
6. 分析影像学发现时，应结合患者临床信息和其他检查结果进行综合判断。

影像学检查对于慢性腹泻患者的诊断和鉴别诊断是不可缺少的工具。自从1973年问世以来，CT应用于腹盆部病变诊断的经验不断积累，诊断效力也日益提高。在胰腺等实质脏器病变的诊断方面，薄扫增强CT是目前的首选检查。腹盆部CT和MRI既可用于发现肝脏、胰腺等实质脏器的疾病，也可用于诊断肠道病变，还可显示血管疾病，对于分泌性腹泻、渗出性腹泻以及渗透性腹泻的病因判断均有帮助。除诊断之外，腹盆部CT或MRI

还可用于疾病治疗前后的疗效评估。对于炎症性肠病这样需要多次复查、监测的疾病，这一点显得尤为重要。MRI 在肛周脓肿、肛瘘等盆底疾病的诊治中有重要意义。关于 CT 和 MRI 在胰腺占位性病变中的应用，详见第 12 章。本节论述的主要对象是肠道病变。

一、CT 和 MRI 检查的优势

近年来，多层螺旋 CT 在肠道病变的应用也日益扩大，逐渐成为小肠疾病的主要检查手段之一。传统钡剂造影（包括气钡双重对比造影）对小肠憩室、内瘘、肠道发育畸形等疾病仍有较高的诊断价值，但对于大部分肠道病变，CT 发现病变的敏感性更高。尤其对于炎症性肠病（IBD）、肠梗阻、小肠肿瘤（类癌、淋巴瘤、腺癌等）、肠道血管病变等，CT 的优势较为明显。北京协和医院的资料表明，CT 小肠造影（CT enterography）检出克罗恩病黏膜病变（97% vs 60%）和跳跃性病变（53% vs 30%）的敏感性均优于钡剂造影。对于因梗阻而肠腔严重扩张的患者，口服钡剂存在禁忌，但小肠内容物本身就可充当肠腔对比剂，从而直接进行 CT 检查。CT 不仅能够显示肠腔狭窄的程度和部位，还能初步判断梗阻病因，这是 CT 相比传统钡剂造影的另一优势。某些肠壁增厚的疾病（例如克罗恩病、肠结核、淋巴瘤），增强 CT 可通过引入静脉对比剂，根据肠壁的强化特点判断病变范围以及病情活动程度。最后，CT 不仅能够显示肠腔有无狭窄或扩张、肠壁有无增厚或强化，还可发现某些肠外异常改变，例如瘘管、脓肿、肠系膜淋巴结肿大、血管狭窄等。

放射线暴露是 CT 检查的一个限制，尤其对于需要反复多次检查的青少年和儿童 IBD 患者更是如此。流行病学研究指出，在青少年人群多次 CT 检查带来的辐射致癌风险（即使辐射剂量低于 75mSv）不容忽视。不过，通过降低扫描管电压、能谱纯化技术（selected photon shield，SPS）、自制管电压、管电流调节技术、迭代重建算法减少图像噪声、优化口服对比剂等方法，目前已开发出新型的低剂量小肠 CT（modified small bowel CT，MBCT），其单次辐射剂量仅为 2.55mSv，远低于传统小肠 CT 的辐射水平（平均每次 9.58mSv）。MBCT 有利于保障患者安全，增加检查意愿，其诊断价值还需要更多研究加以评估，但进展令人期待。

MRI 是诊断肝脏占位性病变的首选检查，近年来在 IBD 等肠道疾病中的应用也日益增多。口服法 MR 小肠造影检查（MR enterography）简便易行，患者容易接受，但对部分小肠的扩张效果不理想；插管法 MR 小肠造影检查（MR enteroclysis）需要通过鼻空肠管注入肠道对比剂，扩张小肠的效果较好，但有一定的痛苦，临床应用相对较少。和 CT 一样，MRI 可用于鉴别克罗恩病和溃疡性结肠炎，显示 IBD 的病变范围、病情活动性、严重程度及并发症。一般认为，在 MRI 上若 IBD 患者肠壁厚度超过 3mm，即可视为异常增厚。静脉注射钆对比剂后，若 MRI 显示肠壁强化，根据强化类型及有无梳齿征（comb sign）、瘘、狭窄等，可判断 IBD 病情是否处于炎症活动期。MRI 较 CT 的一大优势在于前者用于软组织成像可提供更多的诊断信息。例如，IBD 患者在 T_2 加权像上可见到肠壁分层，黏膜固有层与肌层间出现高信号线，这可能与脂肪组织或黏膜下层水肿有关。当脂肪抑制像仍可见高信号线时，可认为有水肿存在；而当脂肪抑制像出现低信号，则提示疾病处于静止期或黏膜下脂肪浸润。静脉注射钆对比剂后行 T_1 脂肪抑制序列，还有助于显示脓肿壁强化。研究表明，对于常规内镜难以达到的部位（例如深部小肠），MRI 判断 IBD 黏膜愈合的准确性优于多层螺旋 CT 检查。

和 CT 一样，MRI 还用于探查肠壁外病变，如瘘、脓肿、纤维脂肪增生及淋巴结肿大等，其中对瘘管的检测非常灵敏。MRI 的软组织分辨率较高，因此对于克罗恩病的肛周病变成像效果好。30%～50% 的克罗恩病患者可出现肛周脓肿、肛瘘等并发症，MRI 可提供详尽的肛周病变解剖结构，探明瘘管形态及其与肛门括约肌之间的关系，这对于确定治疗方案和闭合瘘管的手术术式极为重要。故 MRI 是 IBD 患者盆腔和肛周并发症的首选检查。

随着 MRI 技术的快速发展，正逐渐从解剖成像向功能成像发展，在肠道病变显示出广阔的应用前景。例如，磁化传递成像（magnetization transfer MR imaging，MT-MRI）已开始用于评估克罗恩病造成的肠壁纤维化，实时动态 MRI 还可观察肠道的蠕动情况，这是其他影像技术所不具备的。无射线暴露是 MRI 的另一大优势，因此适合用于儿童和青少年炎症性肠病患者。MRI 的缺点是空间分辨率和图像质量目前还不及 CT。另外 MRI 的检查耗时较长（约 30 分钟），期间要求患者保持静止不动，否则容易产生伪影。这一点有时不易做到。在部分西方国家，儿童和少数成人患者（特别是有“幽闭恐惧症”者）需接受静脉麻醉方能完成肠道 MRI 检查。

为提高诊断肠道病变的敏感率和准确性，CT 和 MRI 均建议采用增强扫描方法，以显示平扫上未被显示或显示不清的病变，通过病变有无强化和强化形式，对病变作定性诊断。在增强扫描的基础上，根据检查目的不同，还可以对胆管、胰腺、血管、小肠或结肠进行三维图像重建，以更立体、清晰地观察病变。

二、检查适应证和禁忌证

（一）慢性腹泻患者行腹盆部 CT/MRI 检查的适应证

1. 怀疑胰腺、肝胆、胃肠道或血管性疾病的患者。
2. 经初步评估无法明确诊断的患者。
3. 需要治疗后随访的患者。

（二）腹盆部 CT 检查的禁忌证

1. 腹盆部 CT 平扫为无创性检查，安全性较高，除妊娠外，无明确的禁忌证。
2. 腹盆部 CT 增强扫描的禁忌证包括活动期甲状腺功能亢进症、对含碘对比剂过敏、妊娠、严重过敏体质等。肾功能或心肺功能不全者慎行此项检查。
3. 完全性肠梗阻患者、严重的不全性肠梗阻患者、高度怀疑消化道穿孔的患者，选择腹盆部 CT 增强加小肠重建检查时应慎重。

（三）腹盆部 MRI 检查的禁忌证

1. 体内有金属异物者，如弹片、起搏器、金属夹等。
2. 危重患者需要生命监护和器官支持系统者。
3. 无法控制的不自主运动及不合作的患者。
4. 腹盆部 MRI 增强检查的禁忌证包括重度肾功能不全、对磁共振成像对比剂过敏。
5. 完全性肠梗阻患者、严重的不全性肠梗阻患者、高度怀疑消化道穿孔的患者，选择腹盆部 MRI 增强加小肠重建检查时应慎重。

三、检查前准备及检查事项

检查前应详细询问患者的过敏史，并完善肾功能筛查。对合并心肺功能异常者应完善心肺功能评估，严格除外上述禁忌证。检查当日应空腹。

小肠 CT 检查要求患者空腹 8 小时。小肠 CT 检查扩张肠管的方法包括：①口服或经小肠导管注入大量的甲基纤维素水（mucofalk suspended in water）；②直接利用肠梗阻患者的肠腔液体；③将高渗性甘露醇配制成 2.5% 的等渗溶液，以满足小肠对比剂的要求。这些对比剂均可降低肠腔密度，使肠壁显示清晰，尤其在静脉注射对比剂增强后，肠壁呈中等强化，显示更加清楚。一般正常人在口服对比剂后半小时才到回盲部，因此在扫描前 45 分钟开始口服肠道对比剂，分 3～4 次摄入，每次约 500ml，间隔 10～15 分钟，总量为 1500～2000ml，以便让胃内的对比剂不间断地进入小肠，达到充盈小肠的最佳效果。采用多层螺旋 CT 对患者进行平扫、动脉期和门静脉期扫描，扫描范围自横膈水平至耻骨联合水平，包括了全部小肠。再将图像以约 1mm 层厚薄层重建，并以冠状面多平面（MPR）重建，获得横断面和冠状面各向同性的图像，有利于从多个角度显示正常小肠和病变。

和 CT 一样，肠道 MRI 造影也需要使用大量对比剂使肠道充盈，同时注射静脉对比剂以增加对肠道异常病变的检出率。可通过口服或采用鼻空肠管注射对比剂进入肠道。根据对 T_1WI 信号的影响可将肠道对比剂分为：①降低肠腔信号的阴性对比剂，如稀释的硫酸钡和甲基纤维素水；②增加肠腔信号的阳性对比剂，如稀释的超顺磁性氧化铁溶液以及钆剂与甲基纤维素水的混合液。阴性对比剂在 T_1WI 使肠腔呈低信号，肠壁呈等信号；在 T_2WI 肠腔呈高信号，图像类似于小肠钡剂造影。理论上为了更好地观察肠壁和肠腔外积液，倾向于肠腔内显示低信号。研究提示，阳性对比剂在 T_2 加权图像中观测肠壁增厚有其优势，而阴性对比剂则更有利于显示脓肿，肠内的液体信号越低，越有利于凸显 T_2 高信号的脓肿。临床可根据检查目的，灵活选择肠道对比剂的种类。

小肠 MRI 检查扫描前 15 分钟静脉推注山莨菪碱 20mg（需排除使用禁忌），1.5T 以上场强 MRI 扫描，扫描范围包括全部小肠。成像序列包括轴位 T_2WI 的 half-Fourier single shot RARE（HASTE）、冠状位 T_2WI 的 true fast imaging with steady-state procession（True-FISP）、轴位弥散加权成像（diffusion weighted imaging，DWI），轴位及冠状面 T_1WI 的 volumetric interpolated breath-hold examination（VIBE）。动态增强采用轴位及冠状位 VIBE 快速扫描序列，静脉对比剂采用钆喷酸葡胺（GD-DTPA），于肘前静脉注射，剂量为 0.2mmol/kg，注射速率 2ml/s，所有患者均经动脉期、门静脉期及平衡期扫描。

T_2WI-HASTE 上克罗恩病肠壁呈低信号，肠腔内呈高信号，肠壁高信号常提示炎性水肿或脂肪沉积，可再通过脂肪抑制序列加以区分，T_2WI-HASTE 对肠腔内液体流动伪影敏感，而 T_2WI-True-FISP 对液体流动不敏感，对化学位移敏感，所以这两个 T_2 序列可互相补充。DWI 对于 IBD（尤其是克罗恩病）的诊断和评估价值是目前的热点问题。DWI 反映了大分子和细胞膜由于交互作用而产生的水分子的移动情况，通常用表面扩散系数（ADC）值来量化。在活动性克罗恩病中，DWI 呈高信号，ADC 值下降，反映了水分子的弥散受限。有报道指出，DWI 对判断 IBD 的敏感性和特异性分别为 95% 和 82%。所以，对于已确诊克罗恩病的患者随访复查时，可行此项检查。部分研究者认为，DWI 对于 IBD 病变范围及病情活动度的判断价值不低于增强序列，故有可能不使用静脉对比剂即可完成对病情活动性和病变范围的评估，从而降低检查成本和风险。

四、腹盆部 CT 与 MRI 在慢性腹泻诊治中的临床应用

腹盆部 CT 与 MRI 在以下疾病的诊断和鉴别诊断中发挥重要作用。

1. 分泌性腹泻 胃肠胰神经内分泌肿瘤(GEP-NEN)是引起分泌性腹泻的主要原因，包括胃泌素瘤、生长抑素瘤、舒血管肠肽瘤、类癌等。通过腹盆部CT或MRI增强检查，配合核医学的生长抑素受体显像以及激素水平的血清学检查，可以明确肿瘤的部位、大小、数量及性质，为进一步治疗提供全面准确的信息。但由于GEP-NEN通常体积小且呈多发趋势，诊断难度大，建议对可疑病变部位进行薄层扫描，并采用三维重建技术，必要时可配合超声内镜检查。北京协和医院的资料表明，胰腺薄扫增强CT诊断胰腺神经内分泌肿瘤(pNEN)的敏感性高于生长抑素受体显像(应用 ^{99m}Tc-HYNIC-TOC 显像剂)，尤其对于病理分级较低的pNEN(表达生长抑素受体较弱)及直径<2cm的肿瘤(低于核素检查的空间分辨率)，薄扫CT的优势更明显。图6-3-1是北京协和医院诊断的一例胃泌素瘤伴肝转移的患者，其原发灶为多发性，位于十二指肠降部和胰头部，其中十二指肠降部病变直径约1.5cm(该部位也是胃泌素瘤高发的“三角区”)。由于血供较丰富，神经内分泌肿瘤在增强CT动脉期大多强化较为明显，这一点不同于胰腺癌。

2. 渗出性腹泻 慢性渗出性腹泻的病因包括：克罗恩病、溃疡性结肠炎、肠道淋巴瘤、肠结核、缺血性肠病、结肠癌、放射性肠炎等。这些疾病主要累及小肠、结肠或同时累及小

6

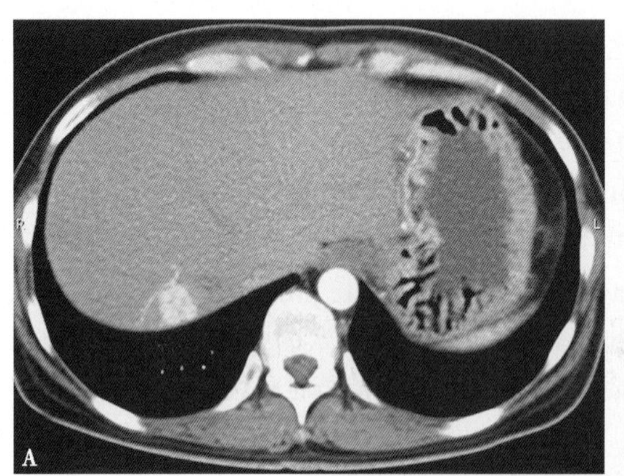

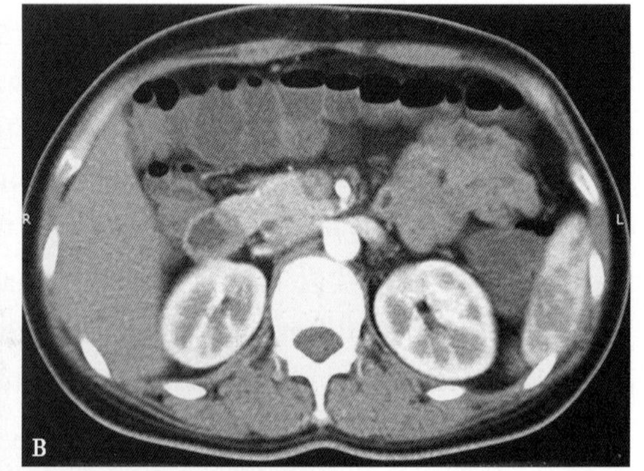

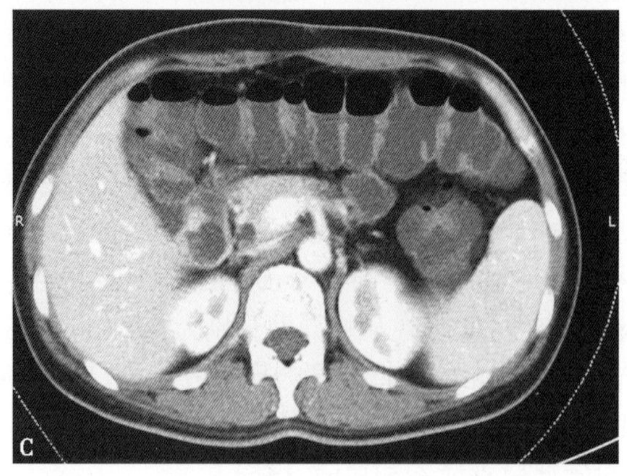

图6-3-1 患者女性，46岁，腹泻7年，伴间断黑便2年，质子泵抑制剂治疗有显著疗效，但停药后症状复发

A. 动脉期显示肝Ⅶ段结节样强化灶；B. 动脉期显示胰头外突性生长等强化小结节影；C. 门静脉期显示十二指肠降部前壁强化小结节影。生长抑素受体显像在上述所有部位均显示生长抑素受体高表达灶。最终经手术证实为胃泌素瘤

肠和结肠，以结肠为主，故影像学检查建议首选腹盆部 CT 或 MRI 增强加小肠重建。通过三维重建技术可清晰显示肠腔扩张、狭窄，肠壁增厚、强化，以及肠瘘等病变，十分有利于诊断和鉴别诊断。此外，还可用于治疗前后的疗效评估。例如，克罗恩病的小肠 CT 重建特点是节段性肠壁增厚，肠壁分层强化，呈“靶征”或“双晕征”，肠腔狭窄，肠系膜血管增多、扩张、扭曲呈“梳状征”。同时出现肠内 / 外瘘及腹腔脓肿形成，则更支持克罗恩病的诊断。自直肠向近端延伸的结肠肠壁弥漫性增厚、强化，伴结肠袋消失或肠腔狭窄则提示溃疡性结肠炎。肠道淋巴瘤主要表现为肠壁的显著增厚（肿块型）或轻度增厚（溃疡型），病变节段肠管动脉瘤样扩张，肠壁均匀强化，部分可显示腹膜后、肠系膜根部及肠周淋巴结肿大。

图 6-3-2～图 6-3-5 是北京协和医院诊治的几例渗出性腹泻病例。其中图 6-3-2 是一位克罗恩病患者，CT 可显示病变肠段和并发症，通过治疗前后的影像变化，还可用来评估疗

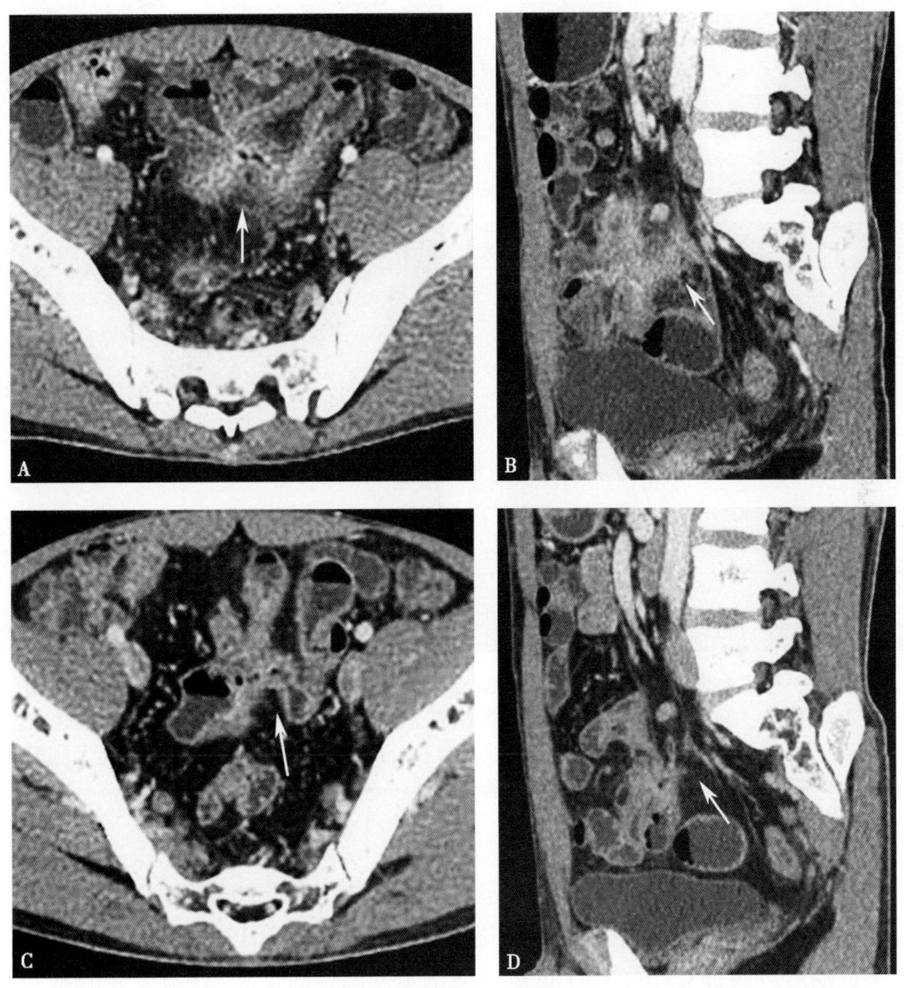

图 6-3-2　患者男性，35 岁，腹痛、腹泻 16 年，再发伴发热 2 个月。诊断：克罗恩病

A. 腹盆 CT 增强加小肠重建显示第六组小肠肠壁节段性明显增厚伴强化，局部肠腔狭窄，部分小肠粘连，内瘘形成；B. 盆腔内片状软组织密度影，周围脂肪浑浊，与第六组小肠肠壁分界不清，考虑盆腔脓肿形成；C. 经有效治疗 3 个月后复查，显示小肠内瘘好转，仍遗留节段性小肠肠壁增厚；D. 盆腔脓肿基本吸收

效。图 6-3-3 是一位肠道淋巴瘤的患者，CT 不仅可显示病变部位肠壁明显增厚，还可发现肠腔外淋巴结肿大。图 6-3-4 是一位溃疡性结肠炎的患者，在 CT 上有特征性的影像学表现。图 6-3-5 是一位白塞病肠道受累的患者，MRI 显示肠壁增厚、水肿，伴有肠腔外淋巴结肿大。通过改变 MRI 序列并应用 DWI 技术可提高成像效果。

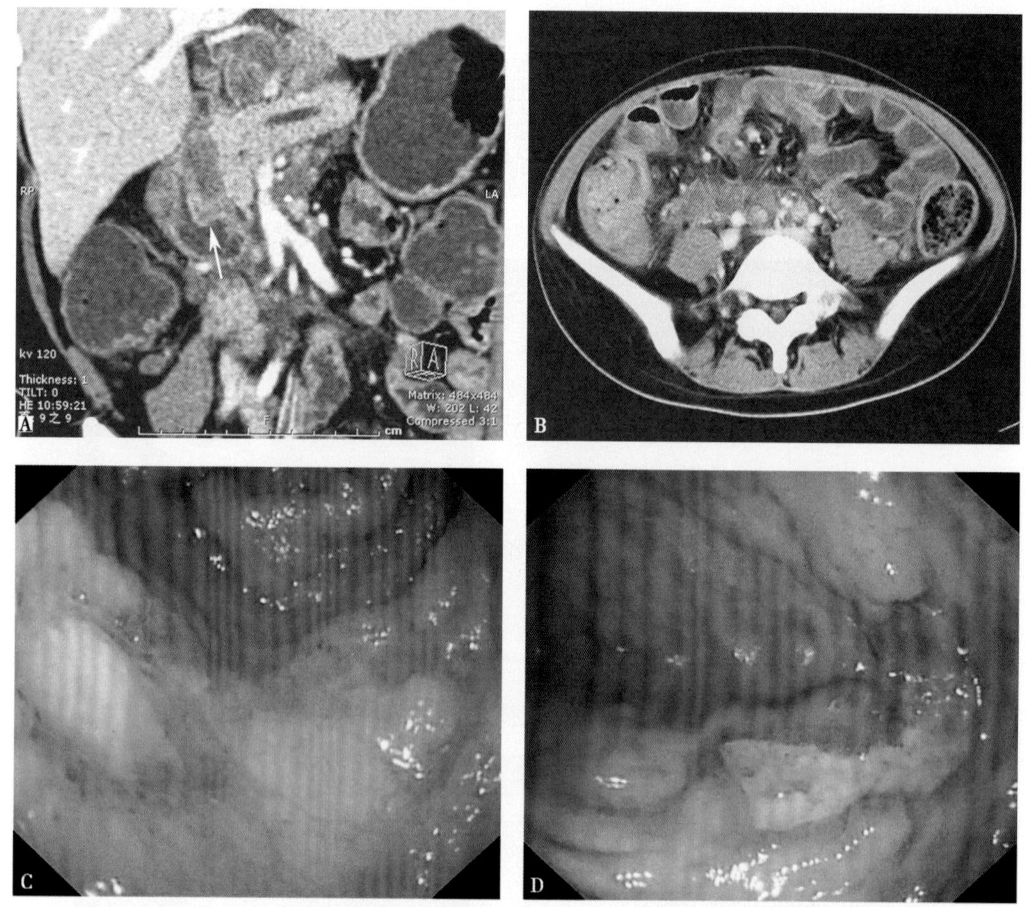

图 6-3-3 患者女性，18 岁，腹泻伴高热 2 个月。经病理活检证实为肠道 T 细胞淋巴瘤

A. 腹盆 CT 增强加小肠重建显示十二指肠肠壁增厚，腹膜后多发淋巴结肿大，呈环形强化；B. 末段回肠、盲肠及升结肠肠壁增厚、肠壁周围多发淋巴结肿大伴环形强化；C、D. 结肠镜显示回肠末段及结直肠多发不规则溃疡形成，以回盲部病变显著

3. **渗透性腹泻** 可引起慢性渗透性腹泻的病因包括：慢性胰腺炎、胰腺癌、胆囊切除术后腹泻、短肠综合征、肠内瘘、乳糜泻（麦胶性肠病）、小肠细菌过度生长、小肠淋巴管扩张症、肠道淋巴瘤等。腹部 CT 或 MRI 也可以提供重要的诊断信息，详情可参阅本书各章节，在此不一一赘述。图 6-3-6 和图 6-3-7 是北京协和医院的两个渗透性腹泻病例，分别是小肠淋巴瘤和术后肠内瘘。

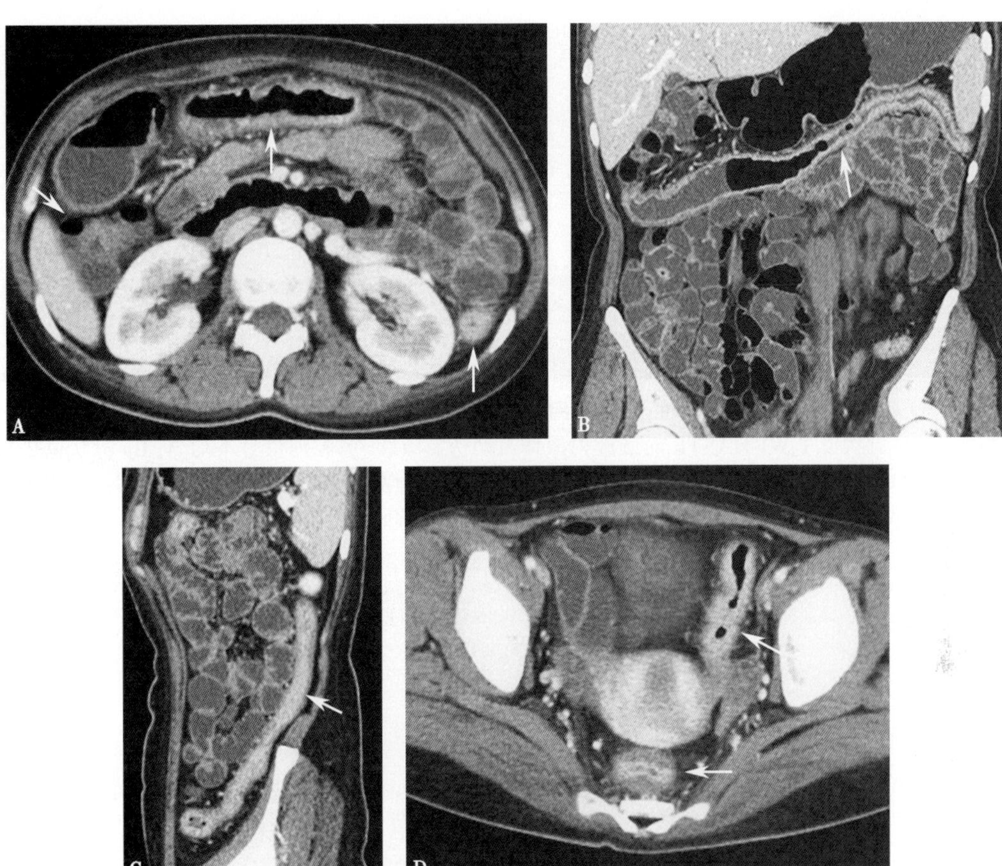

图6-3-4　患者女性，28岁，腹泻、便血10月余，加重1个月。诊断：溃疡性结肠炎

腹盆CT增强加小肠重建显示横结肠（A、B）、降结肠（C）、乙状结肠至直肠（D）肠壁增厚，黏膜面异常强化，结肠袋消失，肠腔略窄，肠周血管影增多

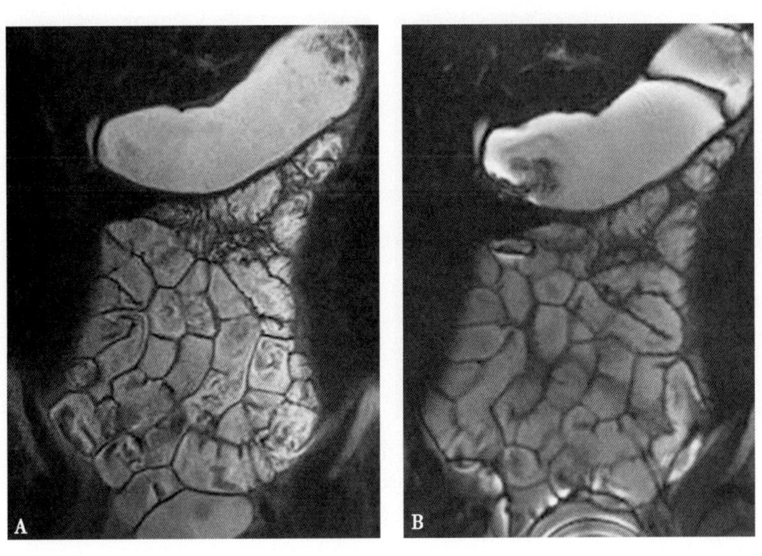

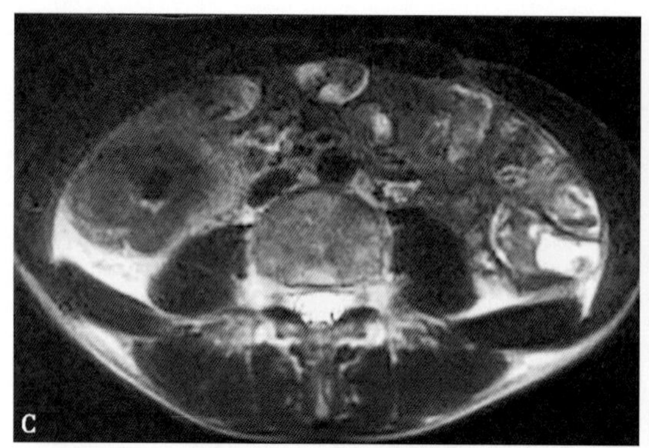
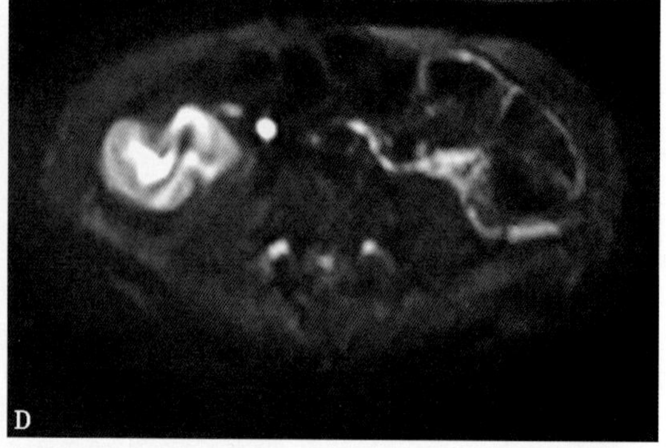

图 6-3-5 患者男性，28 岁，间断腹痛 3 年余。诊断：白塞病累及肠道

A. 小肠 MRE 冠状位 T_2WI-HASTE 对肠腔内液体流动伪影敏感，肠腔内信号不均匀；B. 冠状位 T_2WI-True-FISP 对液体流动不敏感；C. 轴位 T_2WI 显示升结肠肠壁增厚，T_2WI 呈稍高信号，提示肠壁水肿可能；D. DWI 显示病变结肠呈明显高信号，其旁见一稍大淋巴结亦呈高信号

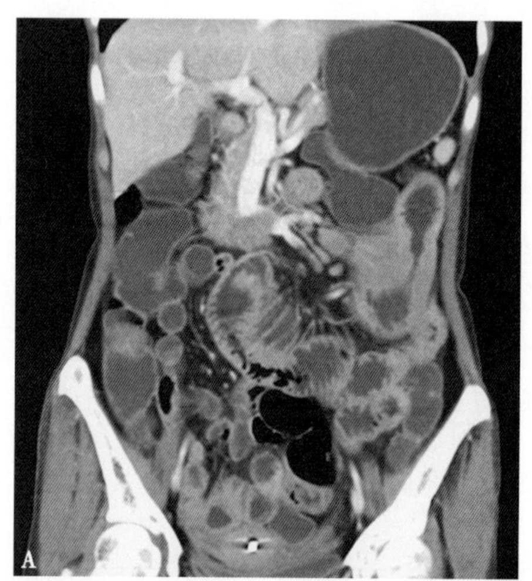
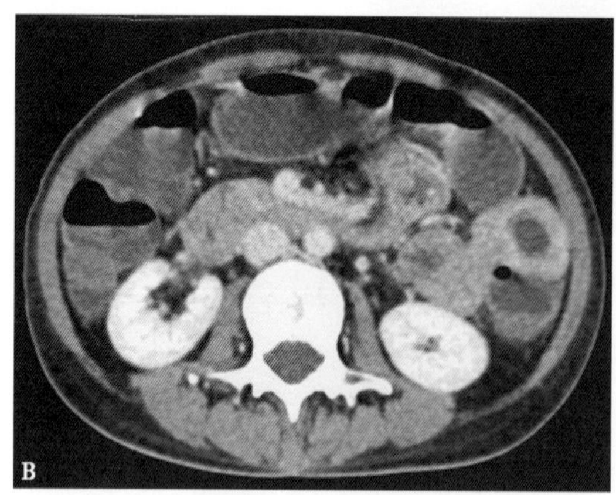
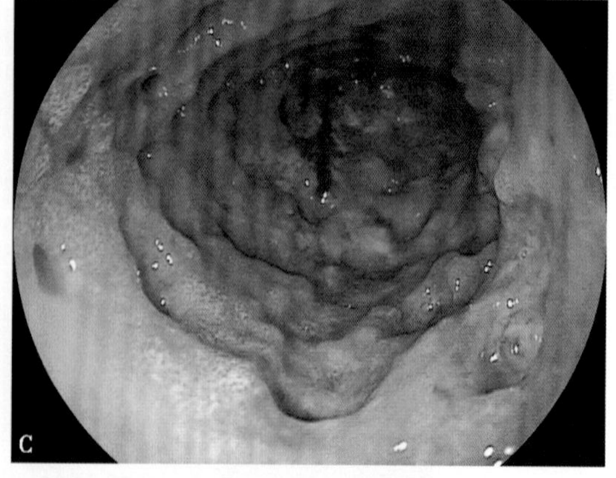

图 6-3-6 患者女性，61 岁，腹泻 2 个月。病理活检证实为 T 细胞淋巴瘤

A、B. 腹盆 CT 增强加小肠重建显示第 2、3 组小肠弥漫性肠壁环周增厚伴轻度强化，强化均匀，局部肠腔扩张，病变邻近肠系膜淋巴结肿大，血管穿行；C. 经口小肠镜显示空肠中段弥漫性多发深浅不一的溃疡形成，呈蜂窝样改变

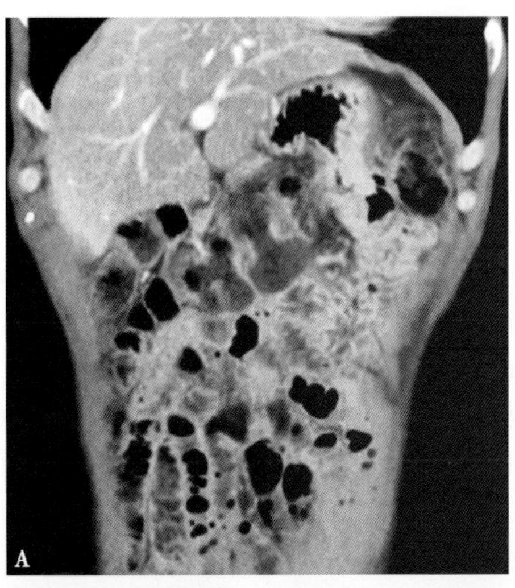

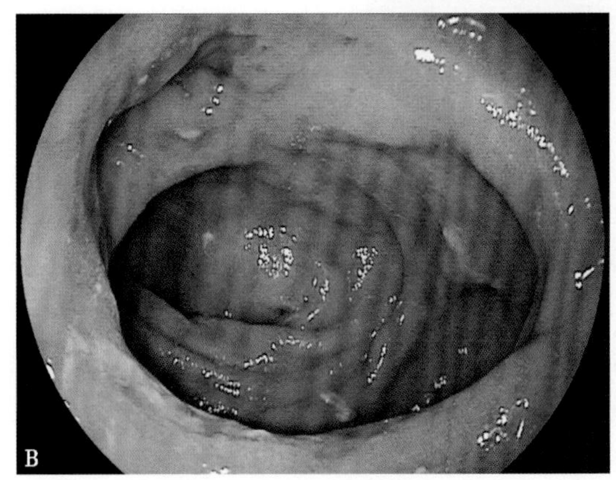

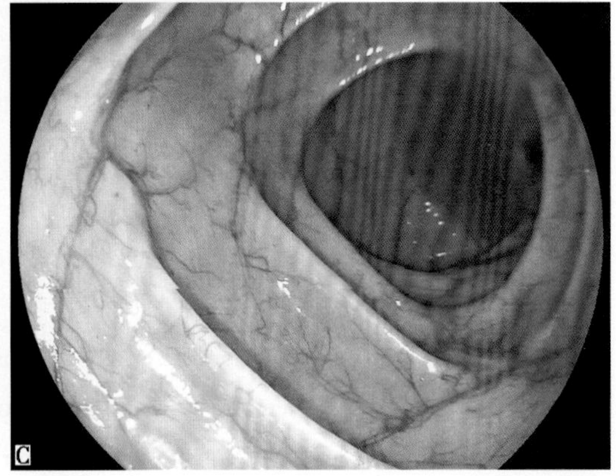

图 6-3-7　患者男性，61 岁，反复腹泻 1 年余，30 年前因胃溃疡穿孔行胃大部切除术。诊断：胃空肠吻合口 - 横结肠瘘

A. 腹盆 CT 增强加小肠重建显示左上腹局部肠管紊乱，横结肠近脾曲处似见气体影起自肠管内与胃内相通（吻合口处）；B. 经口小肠镜显示胃空肠吻合口的小肠侧见异常开口，局部黏膜膜光滑；C. 在该处继续进镜可见结肠肠腔及黏膜

需要强调的是，CT 和 MRI 属于辅助检查技术，是临床调查（clinical investigation）工作的延伸，并不能取代基本的病史采集和体格检查。CT 和 MRI 价格较为昂贵，检查过程可能给患者造成不适。另外，CT 有射线暴露的问题，增强 CT 和 MRI 使用造影剂，还可能引起医源性损伤（过敏、肾功能损害、造影剂脑病等）。故选择这类检查需要具有针对性，不可漫无目的。应当在充分了解临床病情的基础上进行，并在检查前做好准备。事实上，随着先进的放射学设备逐渐普及，异常影像发现也日益增多，但并非所有异常都有临床意义，例如小的胰腺囊肿、肾上腺意外瘤（incidentoloma）、体积较小的无功能垂体瘤等。因此，对于异常检查结果消化科和放射科医师应密切沟通，结合患者整体临床表现（clinical picture）加以正确解释。

（舒慧君　刘　炜）

参考文献

1. 张雪林，郭启勇. 医学影像学. 北京：人民卫生出版社，2001：19-20.
2. 中华医学会消化病学分会炎症性肠病学组. 炎症性肠病诊断与治疗的共识意见（2018年•北京）. 中华消化杂志，2018，38（5）：292-311.
3. 王辉，李平，潘卫东，等. 多层螺旋CT双期扫描与生长抑素受体显像在胰腺内分泌肿瘤诊断中的比较. 中国医学科学院学报，2016，38（3）：312-317.
4. Jarman BT. Small bowel imaging. Surg Clin North Am，2011，91（1）：109-125.
5. Reid JR，Pozzuto J，Morrison S，et al. Comparison of gonadal radiation doses from CT enterography and small-bowel follow-through in pediatric patients. AJR Am J Roentgenol，2015，204（3）：615-619.
6. Kielar AZ，Tao H，McKeever C，et al. Low-radiation-dose modified small bowel CT for evaluation of recurrent Crohn's disease. Gastroenterol Res Pract，2012，2012：598418.
7. 陆星华，秦明伟，温小恒，等. 胶囊内镜、CT小肠成像、小肠造影及回结肠镜对克罗恩病诊断价值的比较. 中华内科杂志，2010，49（9）：746-749.
8. 史济华，刘炜，陆星华，等. CT小肠成像对克罗恩病的诊断价值. 中国医学科学院学报，2009，31（4）：498-502.
9. Rimola J，Panés J. Small bowel imaging：an update. Curr Gastroenterol Rep，2016，18（7）：39.
10. Barlow JM，Goss BC，Hansel SL，et al. CT enterography：technical and interpretive pitfalls. Abdom Imaging，2015，40（5）：1081-1096.
11. Masselli G，Di Tola M，Casciani E，et al. Diagnosis of small-bowel diseases：prospective comparison of multi-detector row CT enterography with MR enterography. Radiology，2016，279（2）：420-431.
12. Greer ML. How we do it：MR enterography. Pediatr Radiol，2016，46（6）：818-828.
13. Rimola J，Panés J，Ordás I. Magnetic resonance enterography in Crohn's disease：optimal use in clinical practice and clinical trials. Scand J Gastroenterol，2015，50（1）：66-73.
14. Lauenstein TC，Schneemann H，Vogt FM，et al. Optimization of oral contrast agents for MR imaging of the small bowel. Radiology，2003，228（1）：279-283.

6

第4节 核医学检查

知识要点

1. 核医学成像技术包括SPECT和PET，后者往往具备更高的空间分辨率和敏感性。PET-CT已经普及，PET-MR也已在临床使用，这些技术发挥了重要的诊断作用。
2. 核医学检查广泛用于肠道病变的诊断和鉴别诊断，例如确诊胆汁酸性腹泻、发现小肠类癌、鉴别炎症性肠病和肠道淋巴瘤等。
3. 生长抑素受体显像是胃肠胰神经内分泌肿瘤的重要影像诊断工具，可精确指导相应的放射性核素治疗（例如PRRT）。
4. PET-CT在胰腺癌的鉴别诊断及肿瘤分期中应用不断增多。

5. 通过应用 ^{68}Ga 标记的新型显像剂，PET-CT 对于神经内分泌肿瘤的诊断价值已经超过传统的生长抑素受体显像，成为这类疾病的首选影像学检查。
6. 对于 PET 检查时无意中发现的胃肠道异常浓聚，判断其是否为生理性摄取要十分慎重，因其可能隐藏有早期的恶性病变。
7. 核医学技术的新发展方向是分子影像和放射靶向治疗，通过各种类型的显像剂对不同组织、不同病变进行特异性显像，并为分子靶向治疗提供可能。

核医学（nuclear medicine）融合了核技术、计算机技术、生物学、物理学、化学等多个学科，用于诊断、治疗和研究疾病，具有广阔的发展前景。核医学成像（scintigraphy）是利用核素标记于特定的药物或代谢物，通过观察标记分子在人体内的分布和活动，从而对代谢、生理和病理过程进行显像的一种诊治技术，又有“活体生化显像”之称。临床常用的核医学成像技术包括单光子发射计算机断层显像（single photon emission computed tomography，SPECT）和正电子发射计算机断层扫描显像（positron emission tomography-computed tomography，PET-CT）等。PET-CT 虽临床应用时间不长，但已迅速成为肿瘤临床和研究领域的热点技术，在肿瘤早期发现、病变性质判断、肿瘤分期及疗效评估等领域发挥了重要作用。整合了 PET 与磁共振成像这两种影像技术的正电子发射磁共振成像（PET-MR）也已进入临床应用。PET-MR 的软组织分辨率较好，并且可利用磁共振成像所独有的弥散加权成像（DWI）等技术，对直肠癌、肝转移瘤、中枢神经系统肿瘤等疾病的诊断价值超过 PET-CT。

一、核医学检查原理

核医学检查种类较多，均是利用放射性核素和某一试剂相结合来作为显像剂。谨以 PET 为例加以简要说明。可发射正电子的放射性核素多由回旋加速器产生（如 ^{15}O、^{13}N、^{11}C 和 ^{18}F），核素在衰变过程中发射正电子，并迅速与电子发生“湮没”，其能量转化为两个飞行方向相反（互成 180°）的光子（能量 511keV）。两个光子被 PET 仪器中两个相对的探头同时检测到，则称为“符合事件”。“符合事件”的数量可以反映标记药物在局部的浓度高低。通过多个成对探头对采集信息进行符合检测，即可获得标记药物在体内的三维分布图像。

临床最常用的 PET 显像剂是 ^{18}F- 氟脱氧葡萄糖（flurodeoxyglucose，^{18}F-FDG），其标记的放射性核素为 ^{18}F。^{18}F 在回旋加速器中由质子轰击 ^{18}O 产生，与 2 位脱氧葡萄糖结合形成 ^{18}F-FDG。FDG 经葡萄糖转运蛋白进入细胞内，经己糖激酶磷酸化形成 FDG-6- 磷酸。由于 2 位的羟基被 ^{18}F 取代，它无法被葡萄糖 -6- 磷酸酶进一步降解且排出细胞速度下降，故“滞留”于细胞内，因此为成像提供了可能。其余 FDG 很快经尿液排出。

PET 具有极高的探测灵敏度（10～12mmol）和一定的图像分辨率（4～6mm）。同时，CT 提供了解剖和密度信息，与 PET 同机融合使得病变定位更加准确。更重要的是，PET-CT 能够精确显示放射性示踪剂在各器官组织的定量分布，对于判断病变良恶性、肿瘤分期、疗效判定等有明显的优势，已成为临床应用最广泛的分子影像技术。

二、肠道疾病

对于肠道疾病所致慢性腹泻，核医学检查是诊断一些特定疾病的金标准，例如胆汁酸性腹泻；或对某些肠道病变有重要的诊断价值，如蛋白丢失性肠病、类癌等。对于某些肠道黏膜病变（例如炎症性肠病）所致腹泻，若常规影像及内镜检查未能确诊或判定肠道病变良恶性有困难时，核医学检查常常可以提供更多信息，并为后续活检或手术探查指示方向。

1. **胆汁酸性腹泻** 胆汁酸性腹泻（bile acid diarrhea，BAD）是由于胆汁酸的肠肝循环发生障碍，过量的胆汁酸不能被末端回肠所吸收，从而进入结肠引起慢性水样泻。BAD 十分常见，约占功能性腹泻和腹泻型肠易激综合征（IBS-D）的 40%。回肠切除的患者约 80% 出现 BAD。硒 -75- 同型胆酸牛磺酸（selenium-75-homocholic acid taurine，^{75}SeHCAT）试验可反映体内胆汁酸的丢失速度，是诊断 BAD 的金标准（详见第 5 章第 6 节）。

2. **蛋白丢失性肠病** 蛋白丢失性肠病（protein loosing enteropathy，PLE）是血浆蛋白经肠道大量丢失的一组综合征，可导致低蛋白血症、水肿等临床表现。肠道淋巴管阻塞、肠黏膜破损、肠道黏膜通透性增加都可导致蛋白经肠道丢失。PLE 的常见病因包括小肠淋巴管扩张症、肠系膜淋巴结结核、小肠淋巴瘤、克罗恩病、嗜酸性粒细胞性肠炎、隐源性多灶性溃疡狭窄性小肠炎（CMUSE）、缩窄性心包炎、系统性红斑狼疮等。核医学检查在该病定性与定位诊断两方面都发挥了重要作用。

6

定性诊断：^{99m}Tc 标记人血清白蛋白核素显像——通过静脉注射 ^{99m}Tc 标记人血清白蛋白，按一定时间间隔采集图像，如果肠道内出现核素显影，则提示 PLE 的诊断，还可对蛋白丢失部位进行粗略定位。荟萃分析表明，此方法诊断 PLE 的敏感性较高，为 81%～92%，但特异性较低，仅 51%～72%。

定位诊断：核素淋巴显像——经下肢淋巴管（双足趾蹼）注入核素标记物显像以判断淋巴管阻塞部位或有无肠腔内放射性浓聚，从而确定淋巴管阻塞或肠道淋巴管扩张的部位，这是诊断小肠淋巴管扩张症的重要手段。核素淋巴显像剂包括硫化铼胶体、硫化锑胶体、^{99m}Tc 标记人血清白蛋白以及 ^{99m}Tc 标记的右旋糖酐。^{99m}Tc 标记的右旋糖酐由于分子量较小，在淋巴管中弥散速度较快，目前临床上使用已较少。新型的显像剂 ^{68}Ga-NEB，通过皮下注射进入淋巴管后可与白蛋白相结合，进行 PET 淋巴管显像。

3. **类癌** 小肠类癌往往原发灶较小，且可以多发，当临床出现类癌综合征表现时往往已有肝转移。胶囊内镜可用于检出小肠肿瘤病变，但无法活检且定位困难。小肠镜结合活检虽可明确病变性质，但无法评估病变转移情况。CT 或 MRI 小肠成像检出小肠类癌的敏感性较高，但发现肠系膜、肝脏或其他远处转移的敏感性不及核医学检查。有文献报道，应用 ^{68}Ga-DOTATOC 作为显像剂的 PET-CT 对小肠类癌的敏感性很高，且可显示转移灶，故可进行准确的肿瘤分期。

4. **炎症性肠病** 文献报道，可利用 ^{18}FDG 作为显像剂的 PET-CT 进行炎症性肠病（IBD）的诊断与随访，尤其是对评估克罗恩病（CD）的病变范围与病情活动程度有较大意义。但由于费用较高，目前并未在临床上作为常规检查手段。北京协和医院党永红等报道，应用 4-^{18}F- 氟代丁酸及其甲酯作为 PET 显像剂，显示出对 IBD（尤其是 CD）的潜在诊断价值。对于疑诊 CD 但临床表现不典型，需要除外肠道淋巴瘤时，PET-CT 有较高的鉴别诊断价值。北京协和医院的资料表明，CD 的病变肠段标准摄取值（standard uptake value，SUV）平均为 4.85 ± 2.25，而黏膜相关组织淋巴瘤 SUV 值为 7.4 ± 4.6，弥漫大 B 细胞淋巴瘤为 15.8 ± 10.6，NK-T 细胞淋巴瘤为 13.64 ± 7.1，均显著高于 CD。

5. **肠道淋巴瘤** 对于有较长乳糜泻病史的患者，或吸收不良性腹泻合并发热、淋巴结大以及血液系统改变时，需警惕肠道淋巴瘤。应用 ^{18}F-FDG 的 PET-CT 对于肠道淋巴瘤定性及定位均有较高的提示意义。为充分发挥影像检查的效力，应遵循一定的鉴别诊断思路：①注意鉴别生理性摄取与病理性摄取（详见下文）。②结合肠道淋巴瘤 CT 形态学特点有利于诊断：肠道淋巴瘤多表现为肠壁节段性或弥漫增厚，肠管瘤样扩张，肠腔部分狭窄，但梗阻表现相对较轻。少数也可表现为肿块。③注意全身其他部位 PET 表现，有肝、脾、骨髓及淋巴结高摄取者更支持本病。文献报道，目前还有一种针对趋化因子受体 CXCR4 的新型显像剂——^{68}Ga-pentixafor，其对肠道淋巴瘤有较高的诊断价值。CXCR4 主要在淋巴瘤、骨髓瘤及部分实体瘤表达，而在肠道炎症性病变（如 IBD）中无表达，故其对肠道淋巴瘤的显像更为特异。

6. **鉴别生理性和病理性摄取**　某些无腹部症状或症状较轻的患者由于其他原因行 PET-CT 检查时，可能意外发现胃肠道存在局灶性放射性浓聚。这种情形可能提示器质性病变（例如“意外瘤”），但也可能是生理性摄取所致，无临床意义。准确区分两者十分重要。一项关于“局灶性结直肠意外瘤”（focal colorectal incidentaloma，FCI）的荟萃分析纳入了 89 061 例因其他原因接受 PET 或 PET-CT 检查的患者，发现 FCI 的发生率较低（3.6%），但后续结肠镜检查证实，其中 68% 的患者其放射性浓聚为结直肠癌或腺瘤。另外，结直肠癌、腺瘤及正常个体肠道浓聚区的 SUV 值有相当程度的重叠，无法用于鉴别病变性质。因此，当 PET 检查发现肠道局灶浓聚时，诊断须十分慎重。

鉴别肠道生理性和病理性摄取的要点包括：①形态：通常认为弥漫性或线样放射性摄取病灶为生理性摄取，而局灶性放射性浓聚病灶则为病变可能大。但应注意，炎症性肠病、艰难梭菌感染和胶原性肠病也可以表现为线样放射性摄取，而二甲双胍则可能造成弥漫性摄取，尤其对回肠、结肠影响较大，故核医学检查前需停药 48 小时。②部位：通常认为右半结肠比左半结肠更容易出现生理性摄取，盲肠、升结肠起始段、乙状结肠及直肠为生理性摄取好发位置。③ CT 表现：存在肠壁增厚、软组织密度占位、周围脂肪间隙模糊或引流区域淋巴结肿大等征象时，往往提示病理性改变；而如果高摄取病灶定位于肠腔内，则提示生理性摄取可能性更大。④延迟显像：如果摄取显著降低，以及出现位置及形态的显著改变，则往往提示生理性改变。延迟显像时生理性摄取、炎性病变、恶性病变的 SUV 值均可升高，但如果同时出现病变位置及形态的改变，则往往提示存在病理性改变。⑤其他：由于影响因素较多，SUV 值本身对于判断生理性摄取与病理性摄取没有太大作用。生理性摄取的 SUV 值可以高达 20，而黏液腺癌或体积较小的肿瘤却可能 SUV 值正常（假阴性）。肠道准备和少渣饮食并不能减少生理性摄取的发生率。

三、肠外疾病

胰腺癌和胃肠胰神经内分泌肿瘤（GEP-NEN）是肠外疾病导致慢性腹泻的重要病因。PET-CT 在胰腺癌的诊断、鉴别诊断、术前分期及疗效评估等方面应用日益增多。生长抑素受体显像（somatostatin receptor imaging，SRI）是 GEP-NEN 的常用核医学诊断方法。应用 ^{68}Ga- 多肽显像剂标记的生长抑素类似物可将 SRI 与 PET-CT 技术结合起来，大大提高了对 GEP-NEN 的诊断敏感性。

1. **胰腺癌**　胰腺癌（pancreatic adenocarcinoma，PAC）是常见的消化系统恶性肿瘤，预后很差，5 年存活率不到 6%。PAC 早期发现率低，肿瘤易侵犯周围血管和脏器，诊断时仅

20% 的患者有机会接受根治性手术。多层螺旋 CT 目前仍然是 PAC 术前分期和可切除性评价的首选检查。有文献报道，PET-CT 诊断胰腺癌的敏感性为 89%～91%，特异性为 85%～90%。尽管 PET-CT 目前尚不能取代 CT，但在以下几个方面具有一定优势，是 CT 检查的重要补充：① PET-CT 发现 PAC 腹腔和远处转移的敏感性高于 CT，因此可精确评估 PAC 病变范围及肿瘤分期，避免不必要的手术治疗；② PET-CT 对于良性胰腺肿块（如慢性胰腺炎、自身免疫性胰腺炎等）的诊断效力高于 CT，有助于这些疾病与 PAC 相鉴别；③对于少数 CT 等密度的肿瘤病灶，PET-CT 的敏感性较高。

卫生经济学研究还发现，尽管 PET-CT 检查费用较高，但由于其对 PAC 的准确分期减少了不必要的检查和治疗，反而有助于节约医疗费用。

2. **神经内分泌肿瘤** 生长抑素受体（somatostatin receptor，SSTR）是一种糖蛋白，目前发现至少有 5 种 SSTR 亚型，其中 SSTR-2 又存在 2A 和 2B 两种形态。生理状况下 SSTR 主要分布在神经内分泌起源的细胞表面，以及少量的其他细胞（如淋巴细胞）。NEN 肿瘤细胞表面常有 SSTR 过度表达，其中部分与慢性腹泻关系密切，包括胰腺 NEN（胃泌素瘤、胰岛细胞瘤、胰高血糖素瘤、血管活性肠肽瘤）、嗜铬细胞瘤、副神经节瘤、类癌、甲状腺髓样癌等。非神经内分泌肿瘤中，淋巴瘤和乳腺癌细胞也可表达 SSTR。不同的 NEN 表达的 SSTR 亚型不同，例如胰岛细胞瘤和胰高血糖素瘤主要表达 SSTR-1、SSTR-2、SSTR-3、SSTR-4 亚型，而嗜铬细胞瘤则表达 SSTR-1、SSTR-2 亚型。由于生长抑素类似物主要和 SSTR-2A 相结合，故 SRI 成为 NEN 定性和定位诊断的重要手段，具有较好的敏感性与特异性。

传统 SRI 采用 SPECT（或 SPECT-CT）技术，常用显像剂为 ^{111}In 或 ^{99m}Tc 标记的生长抑素类似物。对于胃泌素瘤，^{111}In- 奥曲肽显像的诊断敏感性为 60%～90%，甲状腺髓样癌为 50%～70%，类癌为 80%～100%，胰高血糖素瘤几乎为 100%。^{111}In 系加速器生产，临床不易获得，且患者承受的放射剂量相对较高，因此应用逐渐减少。^{99m}Tc- 奥曲肽显像的敏感性高于 ^{111}In- 奥曲肽，^{99m}Tc 可方便地通过钼锝发生器获得，成本较低，目前在肿瘤诊断方面已基本取代了 ^{111}In- 奥曲肽显像。^{99m}Tc- 奥曲肽 -SPECT 不仅可用于 NEN 的诊断，还可用于肿瘤分期和疗效评估。

SPECT 的缺点是空间分辨率有限，有时难以显示肿瘤体积较小或 SSTR 密度较低的 NEN 病灶，例如胰岛素瘤、分化较差的神经内分泌癌（NEC）等。与 SPECT 相比，PET-CT 的空间分辨率更高，并且可以定量显示显像剂在病灶及全身的摄取和分布。应用 ^{18}F-FDG 作为标记物的 PET-CT 对于分化良好的 NEN 显像效果较差，但对 NEC 的诊断价值较高，与传统 SRI 恰好互补。为了提高 GEP-NEN 的诊断水平，目前 PET-CT 多采用 ^{68}Ga- 生长抑素类似物作为显像剂，包括 ^{68}Ga-DOTATATE、^{68}Ga-DOTATOC 和 ^{68}Ga-DOTANOC。其中，^{68}Ga-DOTATATE 与 SSTR-2 的结合力最高，^{68}Ga-DOTANOC 对 SSTR-3 有较高的结合力，但这三种显像剂均可结合 SSTR-2 和 SSTR-5。由于小肠和胰腺的 NEN 大多表达 SSTR-2，故应用 ^{68}Ga- 生长抑素类似物可将 SRI 原理和 PET-CT 显像技术结合起来，对体积较小或 SSTR 受体密度较低的 NEN 病灶也有更高的敏感性，图像质量也明显优于传统的 SPECT 显像。一项研究纳入了 131 例 GEP-NEN 患者，比较 ^{68}Ga-DOTATATE 的 PET-CT 和 ^{111}In- 喷曲肽的 SPECT-CT 的诊断价值，结果发现前者检出 NEN 的敏感性为 95.1%，后者仅有 30.9%；在 63.7% 的患者中 PET-CT 可完整地显示原发灶和转移灶，而 SPECT-CT 这一比例仅有 38.9%，二者差异十分明显。因此，^{68}Ga- 生长抑素类似物 PET-CT 不仅可用于 GEP-NEN 的诊断，还可用于评估病变范围和肿瘤分期，其诊断效力明显优于SPECT显像。

对于疑诊胰腺NEN的患者，多层螺旋CT仍是目前临床最常用的检查手段，但应用^{68}Ga-生长抑素类似物的PET-CT在某些情况下（例如寻找NEN的原发灶）更具优势。例如一项研究发现，在38例不明原发部位的神经内分泌癌（neuroendocrine cancer with unknown primary，CUP-NEN）患者中，应用^{68}Ga-DOTATATE的PET-CT发现肿瘤原发部位的敏感性（94% vs 63%）和准确性（87% vs 68%）均高于CT。

^{68}Ga-生长抑素类似物的缺点在于本身在肝脏有较高摄取，因此增加了检出肝转移灶的难度。尽管如此，应用^{68}Ga-生长抑素类似物的PET-CT已逐渐成为GEP-NEN的首选影像检查手段。某些不依赖于生长抑素受体的PET-CT新型显像剂如^{18}F或^{11}C标记的左旋多巴，以及^{11}C标记的5-羟基色氨酸等也开始用于GEP-NEN的诊断，而^{68}Ga-Exendin-4则对胰岛素瘤效果极佳，这些技术均显示出广阔的应用前景。

四、应用于神经内分泌肿瘤的治疗

除了诊断和评估，以肽受体介导的放射性核素治疗（PRRT）为代表的核医学技术也开始用于NEN的治疗。PRRT适合用于手术、化疗等其他方法难以收效的转移性NEN患者。因NEN多有SSTR高表达，故利用发射β粒子、俄歇电子或内转换电子的核素标记生长抑素类似物作为靶向治疗手段。研究表明，PRRT有助于延长减少晚期NEN患者的瘤负荷，提高生活质量，延长生存时间。

综上所述，近年来核医学检查技术飞速发展，与传统的CT、MRI、超声等成像技术不同的是，其发展动力并不仅仅来自成像技术的革新，更重要的是其与分子探针技术的紧密结合，各种类型、各种组织亲和性的显像剂不断问世，力求实现对不同组织、不同类型病变的“个性化”成像，成为精准医学和转化研究的典范。以奥曲肽等生长抑素类似物为载体的药物前景也令人期待。携带各种治疗核素的分子探针，有望成为肿瘤靶向精准治疗的突破口。因此，通过核医学技术的平台，可将诊断和治疗技术融合在一起，推动治疗诊断学（theranotics）的不断发展。

（郑威扬　吴　东　朱朝晖）

参考文献

1. 李方. 正电子发射体层显像计算机体层扫描 // 潘国宗. 中华医学百科全书•临床医学•消化病学. 北京：中国协和医科大学出版社，2014：58-60.

2. Yueh TC，Pui MH，Zeng SQ. Intestinal lymphangiectasia：value of Tc-99m dextran lymphoscintigraphy. Clin Nucl Med，1997，22（10）：695-696.

3. Khalesi M，Nakhaei AA，Seyed AJ，et al. Diagnostic accuracy of nuclear medicine imaging in protein losing enteropathy：systematic review and meta-analysis of the literature. Acta Gastroenterol Belg，2013，76（4）：413-422.

4. 党永红，蔡炯，王玲，等. 4-^{18}F-氟代丁酸及其甲酯作为PET显像剂可行性的初步研究. 国际放射医学核医学杂志，2015，39（3）：228-234.

5. 党永红，王玲，蔡炯，等. 4-^{18}F-氟丁酸作为炎性肠病PET显像剂的可行性研究. 第十二届全国放射性药物与标记化合物学术交流会，2014.

6. 严雪敏，朱朝晖，孙钢，等. PE-CT 在诊断克罗恩病中的应用. 基础医学与临床，2014，34(6)：840-843.
7. Sadowski SM，Neychev V，Millo C，et al. Prospective study of ^{68}Ga-DOTATATE positron emission tomography/computed tomography for detecting gastro- entero-pancreatic neuroendocrine tumors and unknown primary sites. J Clin Oncol，2016，34(6)：588-596.
8. Zhang J，Lang L，Zhu Z，et al. Clinical translation of an albumin-binding PET radiotracer ^{68}Ga-NEB. J Nucl Med，2015，56(10)：1609-1614.
9. Perlman SB，Hall BS，Reichelderfer M. PET-CT imaging of inflammatory bowel disease. Semin Nucl Med，2013，43(6)：420-426.
10. Treglia G，Taralli S，Salsano M，et al. Prevalence and malignancy risk of focal colorectal incidental uptake detected by ^{18}F-FDG-PET or PET-CT：a meta-analysis. Radiol Oncol，2014，48(2)：99-104.
11. Jha P，Bijan B. PET-CT for pancreatic malignancy：potential and pitfalls. J Nucl Med Technol，2015，43(2)：92-97.
12. Dik K，Eric PK，Marion DJ. Peptide receptor imaging and therapy. J Nucl Med，2000，41(10)：1704-1713.
13. 景红丽，李方. 生长抑素受体显像和治疗在神经内分泌肿瘤方面的临床应用. 中国医学影像学杂志，2004，12(4)：296-299.
14. Deroose CM，Hindié E，Kebebew E，et al. Molecular imaging of gastroenteropancreatic neuroendocrine tumors：current status and future directions. J Nucl Med，2016，57(12)：1949-1956.

第 7 章

肠道动力评估

第 1 节　小肠动力功能检查

知识要点

1. 小肠动力检查方法包括放射方法、放射性核素法、磁共振口服造影、无线动力胶囊、小肠测压及氢呼气试验等。
2. 小肠动力检查结果个体差异大，特异性有待提高，需要结合临床表现及病理生理机制对结果进行综合分析。
3. 目前应用的小肠动力检查方法很多还停留在研究阶段，不能完全满足临床需求，有待进一步完善和提高。

随着现代科技的发展和技术水平的提高，小肠这一以往检查较为困难的肠段也逐渐被认知。然而，小肠功能和动力紊乱的检查和评估手段在临床实际工作中仍相对滞后。目前临床上可用于小肠动力评估的方法包括：①放射方法：包括吞钡造影、不透 X 线标志物法；②核素方法：放射性核素法；③磁共振口服造影；④无线动力胶囊；⑤小肠测压；⑥氢呼气试验等。这些小肠动力的评估方法对慢性腹泻疾病的诊疗有一定的参考价值，但由于小肠的解剖结构及组织学特点，其检测过程受诸多因素影响，结果缺乏特异性。因此，小肠动力检查技术的诊断价值需要结合临床综合分析，其方法和意义也需要在今后的研究中继续深入探讨。下面对这些小肠动力的检测方法做一简要介绍。

一、放射方法

1. **吞钡造影**　即计算口服钡剂从十二指肠到盲肠的传输时间。该方法简单易行，但仅能间接反映小肠蠕动状态，且检查结果个体差异大（据报道，正常人十二指肠到盲肠的传输时间为 16～640 分钟），敏感性和特异性均不高，难以得到临床医师所需要的确切信息。

2. **不透 X 线标志物法**　不透 X 线标志物的测定原理是口服一种或一种以上（可间隔一定时间）不透 X 线标志物，然后定时摄片，计算在一定时间内不透 X 线标志物通过胃或某一段胃肠道的情况。具体方法是利用腹部 X 线片上的骨性标志，根据不透 X 线标志物的分布以及连续摄片时标志物的移动方向，对 X 线片上标志物的分布做出定位判断。北京协和医院柯美云等于 1990 年首次应用本方法测定全胃肠传输时间（GITT）、口盲传输时间、结肠传输时间等。

通过不透 X 线标志物法，可以判断慢性腹泻患者的胃肠通过时间及节段性肠道通过时间，以进一步了解腹泻的病理生理机制。部分腹泻患者胃肠通过时间延长，要注意有无胃肠道神经肌肉病变，即假性肠梗阻的可能。北京协和医院2001年总结的23例慢性假性肠梗阻的患者中，65%出现腹泻症状，原因考虑低动力造成继发性吸收不良、小肠细菌过度生长、脂肪泻等，而这一类患者又被称为“低动力性腹泻”(hypomotility associated diarrhea)。

GITT试验临床沿用多年，安全性好，操作简单。但不同中心之间标准化程度差异较大，结果的可比性不够理想，因而在一定程度上限制了该方法的推广应用。

二、放射性核素法

该方法是利用放射性核素标记药物，通过体外显像可清晰观察食物在小肠、结肠各段通过情况及肠段形态，并能定量测定肠道通过时间。该方法直观、简单、无创且合乎人体生理特性。

检查时，在胃镜下将导管插至幽门下15cm处(相当于十二指肠水平部)，留置导管。受试者检查前日晚正常睡眠并禁食12小时，次日晨静息状态下进行显像，将37MBq ^{99m}Tc-DTPA(二乙烯三胺五乙酸)稀释在150ml乳果糖溶液(10g乳果糖溶于150ml蒸馏水)，60秒内从导管注入小肠。注入显像剂的同时开始动态采集，从动态图像中选出结肠形态较清晰的1帧，以回盲部为界将结肠内侧区域作为目标区，生成时间-放射性曲线。经过衰减校正，得到放射性活动减至50%所对应的时间，即小肠半排空时间(T_{50})。为加强结果的可靠性，应注意核素餐检测方法的标准化，例如检测前禁食1晚，停用可能影响检查结果的药物至少48～72小时(例如促动力药、阿片类药等)，空腹血糖不应过高等。

该方法的不足之处在于术前放置导管和术中持续留置导管均系非生理性刺激，对受检者造成不适，且可能对受检者小肠运动产生一定影响。

三、磁共振口服造影

磁共振小肠电影成像(cine magnetic resonance enterography)是一种利用MR技术对小肠进行口服造影的技术。该技术不仅可以检测小肠的器质性病变，同时还具有高时间分辨率、高空间分辨率以及高软组织分辨率的特点，因此具备对小肠运动功能进行实时观测的能力。

受检者前一天仅进食流食。检查前禁食、禁水8小时，嘱受检者在MR扫描前1小时内均匀饮入配置好的2.5%等渗甘露醇溶液1500ml，然后进行MR扫描。首先行冠状面多层面平衡稳态自幼进动序列(FIESTA)扫描，然后选取覆盖最多小肠肠腔的层面，在不憋气状态下进行冠状面MR电影序列(2D-FIESTA-cine)扫描。扫描结束后将图像传至工作站，在MR电影的每帧图像中，对选定的左上腹(空肠为主)及右下腹(回肠为主)两段目标肠管的肠腔管径进行测量，绘制时间-肠腔管径曲线，以直观显示健康受试者小肠运动形式。在此基础上，对每段目标肠管的最大管径、收缩周期、收缩频率及间歇期进行记录，并在统计软件中将数据进行正态性分布检验，运用配对样本*t*检验对左上腹及右下腹两段目标肠管的最大管径、收缩周期、收缩频率以及间歇期进行比较，以此测算小肠动力有无异常。

四、无线动力胶囊

无线动力胶囊(wireless motility capsule，WMC)是国外近年来兴起的一项胃肠动力检测技术。WMC 在消化道内运行并实时记录 pH、温度、压力等信息，通过上述指标的变化来判断胶囊所在位置，以间接计算出胃肠道各段的通过时间。WMC 可以比较全面评估胃肠动力，避免分项进行传统动力检查，对可疑多区域动力异常的患者尤为适用。

该系统由无线动力胶囊、便携式数据接收器及数据处理软件构成。检查前需要停用影响胃内 pH 及胃肠动力的药物，其中 PPI 停用至少 7 天，H_2RA 和影响胃肠动力药物停用至少 3 天，制酸剂停用至少 1 天。检查当日空腹情况下进食 1088.3kJ 的标准餐，随后用 50ml 水吞服胶囊（SmartPill 胶囊内镜约 11.7mm × 26.8mm，与胶囊内镜的外观大小类似），将数据接收器束于受试者腰间，继续禁食 6 小时以免影响胃排空时间。胶囊包含 pH、温度、压力 3 种感受器，感受范围分别为 pH 0.05～9.00、温度 25～49℃、压力 0～350mmHg。胶囊将感受器信息以 434MHz 的频率传送至便携式数据接收器，胶囊和数据接收器所含电池电量均可维持至少 5 天。检查结束后，将数据接收器中的信息通过数据处理软件进行分析。

根据温度曲线，可判断胶囊吞入和排出的时间点；根据 pH 曲线上两个主要 pH 变化标志，可将全胃肠通过时间（whole gut transit time，WGTT）分为胃排空时间（gastric emptying time，GET）、小肠通过时间（small bowel transit time，SBTT）和结肠通过时间（colonic transit time，CTT）3 个部分。健康人群的 SBTT 平均为 3～6 小时。少数受试者（5%～10%）pH 曲线上胶囊由小肠进入大肠的标志点无法准确判别，因此无法得知 SBTT。CTT 平均为 24～60 小时，与全肠通过时间（包括 SBTT 和 CTT）相近。

WMC 的优势是无创且无放射性，除胃排空时间外，还可检测小肠和结肠通过时间。缺点在于有 0.3% 的患者可能发生胶囊嵌顿，幽门梗阻、假性肠梗阻和胃石的患者存在相对禁忌。另外，该检查较为昂贵，在压力测定方面也有局限，目前国内尚未广泛开展。

五、小肠测压

小肠测压（small bowel manometry）是一项侵入性检查，相对于影像学方法而言比较复杂，需要烦琐的操作和复杂的计算机分析系统，对结果的理解涉及神经平滑肌生理的基础知识。评估小肠压力的主要意义是区分神经源性和平滑肌源性运动紊乱，也是评估相关药物疗效和新药开发的试验方法。

测压装置采用气 - 水动力系统，通常采用水灌注多通道的聚乙烯动力导管感受环形肌层收缩，记录胃窦、十二指肠及空肠的腔内压力。在 X 线透视指引下，将传感探头经口腔置入，不同传感位点分别置于胃窦和小肠的各区域。压力通过持续灌注水的聚乙烯管传导至外部设备的压力换能装置上，以不小于 4Hz 的频率记录压力信息，由计算机软件包分析记录结果。

小肠测压检查观察的指标包括：收缩波幅、收缩波曲线下面积、空腹时收缩次数、不连续的收缩波群、巨大收缩波迁移波、运动指数、移行性运动复合波（migrating motor complex，MMC）Ⅰ～Ⅲ相发生率、相位性收缩、长收缩波、传播速度、逆行巨大收缩波、持久的不规则高压带等。

以腹泻为临床表现的一些疾病在小肠测压时可以有异常表现。例如 Pinto-Sanchez 等报道，乳糜泻（celiac disease）患者存在多种形式的小肠动力异常，这些异常在给予去麦胶饮食后可有所恢复。但单纯依靠小肠测压不能明确诊断特定的器质性疾病，需要结合临床表现及其他小肠检查。小肠测压在某些疾病的应用包括：

（1）小肠细菌过度生长（small intestinal bacterial overgrowth）引起腹胀、腹痛和腹泻时，小肠测压可见异常的小肠运动缺乏、MMC Ⅲ相减少、幅度减弱和收缩无规则。

（2）肠道发生炎症和感染时，始发于回肠的巨大移动波（giant migrating contractions，GMC）频率增加，几乎每小时都出现，而非特异性 5- 羟色胺拮抗剂和肥大细胞稳定剂可减少这些变化。

（3）肽类激素过多分泌时，如胃泌素瘤（Zollinger-Ellison 综合征）患者的胃排空加速；甲状腺功能亢进和类癌综合征患者的小肠动力传输和十二指肠 MMC Ⅲ相活动出现过早。

（4）腹泻型肠易激综合征（IBS-D）患者小肠测压时收缩频率明显增加。IBS 患者常存在 MMC 周期异常，提示可能与脑 - 肠轴神经调控异常有关。

（5）放射线照射引起小肠动力紊乱和腹泻时，近端小肠出现过多高幅收缩，而 MMC 周期受破坏。

六、氢呼气试验

氢呼气试验（hydrogen breath test）主要检测患者呼气中氢气的浓度，人类呼气中氢气的唯一来源是消化道对碳水化合物的酵解。正常情况下小肠内不存在可水解乳果糖的酶，乳果糖摄入后仍以完整的分子进入结肠，由于结肠内细菌含量最高，结肠成为氢呼气的产地（呼气中 99% 以上的氢产生于结肠），因此利用口服乳果糖后通过测定呼气中氢气排出所需时间，可以推测口盲传输时间（orocecal transit time，OCTT）。

7

受试者检查前一天禁食产氢食物（产氢食物包括乳制品、豆制品、麦面制品、高纤维素蔬菜等），晚餐后禁食 12 小时，检查日清晨作空腹呼气氢含量（ppm）测定后，快速口服 100ml 乳果糖液（内含乳果糖 10g）并计时，作呼气中氢气含量测定，第一小时每隔 10 分钟测定一次，之后每隔 5 分钟测定一次，直至出现结肠峰值曲线下降为止，绘制时间 - 呼气氢含量曲线。口盲传输时间根据曲线特征计算，单峰型以口服乳果糖至呼气氢含量持续上升起点为止，双峰型以口服乳果糖至结肠峰高于小肠峰顶 50% 的时间点为止。

在小肠细菌过度生长（SIBO）的患者，由于小肠生理性菌群部分为结肠菌群所取代，小肠细菌数量大大增加，可分解一部分碳水化合物而产生氢气。因此，氢呼气试验亦用于诊断小肠细菌过度生长（SIBO）。SIBO 是引起慢性腹泻和营养不良的重要病因之一，研究发现 SIBO 患者的小肠通过时间较无 SIBO 的患者明显延长，说明 SIBO 的发生与小肠通过时间延长相关。

氢呼气试验简便、无创、可重复，且花费少，但试验的影响因素较多（例如 OCTT 会受到胃排空等因素的影响），解释结果需谨慎。由于部分人群体内存在产甲烷菌，可将氢气转化为甲烷气，导致氢呼气试验假阴性，推测同时测定呼气中的甲烷气和氢气有可能提高 SIBO 的诊断。但李宁宁等发现甲烷气与氢气浓度呈显著线性相关，甲烷气对不产氢气的 IBS 患者合并 SIBO 的补充检测作用有限。正常健康受试者氢呼气试验的结果差异亦较大，OCTT 为 40～170 分钟，故还需要进一步完善方法学，以便更广泛用于胃肠功能的评价和测定。

综上所述，传统的 GITT 试验、核素餐和氢呼气试验可以显示小肠动力异常，为临床诊断和评估慢性腹泻疾病提供有价值的线索。但这些试验还有一些不足需要克服，包括敏感性不足、影响因素较多、缺少标准化的操作流程等。磁共振口服造影和无线动力胶囊在动力疾病的应用不断增多，有较好的准确性和可重复性，显示出一定的应用前景。小肠测压虽然是侵入性检查，但可直接显示小肠压力变化，有助于做出详尽的定量分析。这些方法值得在今后的实践中不断总结经验，并将检测结果与临床表现互相验证，以不断提高胃肠动力疾病的诊疗水平。

（李晓青　朱丽明）

参考文献

1. 潘国宗，曹世植. 现代胃肠病学. 北京：科学出版社，1994：122-131.
2. 周吕，柯美云. 神经胃肠病学与动力. 北京：科学出版社，2005：545-548.
3. 柯美云，李若群，潘国宗，等. 胃肠通过时间测定及其病理生理意义的探讨. 中华内科杂志，1990，29（12）：721-724.
4. 方秀才，柯美云，刘晓红，等. 慢性假性肠梗阻的临床特征和诊断. 中华内科杂志，2001，40（10）：666-669.
5. Camilleri M，Bharucha AE，di Lorenzo C，et al. American Neurogastroenterology and Motility Society consensus statement on intraluminal measurement of gastrointestinal and colonic motility in clinical practice. Neurogastroenterol Motil，2008，20（12）：1269-1282.
6. 戴宇，高再荣. 核素显像评价电刺激对健康青年人小肠运动功能影响的试验研究. 生物医学工程与临床，2006，10（2）：82-84.
7. Ohkubo H，Kessoku T，Fuyuki A，et al. Assessment of small bowel motility in patients with chronic intestinal pseudo-obstruction using cine-MRI. Am J Gastroenterol，2013，108（7）：1130-1139.
8. 王梓，胡道予，汤浩，等. MR 电影对正常小肠运动定量评估的应用价值. 磁共振成像，2014，5（6）：459-462.
9. Wnorowski AM，Guglielmo FF，Mitchell DG. How to perform and interpret cine MR enterography. J Magn Reson Imaging，2015，42（5）：1180-1189.
10. 李苗苗，叶必星，林琳. 无线动力胶囊技术的应用. 世界华人消化杂志，2013，21（2）：166-170.
11. Roland BC，Ciarleglio MM，Clarke JO，et al. Small intestinal transit time is delayed in small intestinal bacterial overgrowth. J Clin Gastroenterol，2015，49（7）：571-576.
12. Farmer AD，Scott SM，Hobson AR. Gastrointestinal motility revisited：the wireless motility capsule. United European Gastroenterol J，2013，1（6）：413-421.
13. Bassotti G，Bologna S，Ottaviani L，et al. Intestinal manometry：who needs it?. Gastroenterol Hepatol Bed Bench，2015，8（4）：246-252.
14. 陈胜良. 小肠测压评价动力紊乱的理论基础和临床意义. 诊断学理论与实践，2008，7（1）：110-113.
15. Stanghellini V，Cogliandro R，Cogliandro L，et al. Clinical use of manometry for the diagnosis of intestinal motor abnormalities. Dig Liver Dis，2000，32（6）：532-541.
16. Pinto-Sanchez MI，Bercik P，Verdu EF. Motility alterations in celiac disease and non-celiac gluten sensitivity. Dig Dis，2015，33（2）：200-207.
17. 顾喜明，郭吕. 氢呼气试验测定口盲肠传输时间. 胃肠病学，2007，12（7）：439-441.
18. Scarpellini E，Abenavoli L，Balsano C，et al. Breath tests for the assessment of the orocecal transit time. Eur Rev Med Pharmacol Sci，2013，17（Suppl 2）：39-44.
19. 李宁宁，王智凤，方秀才，等. 氢气结合甲烷气呼气试验检测肠易激综合征患者小肠细菌过度生长. 胃肠病学和肝病学杂志，2015，24（6）：683-687.

20. Romagnuolo J, Schiller D, Bailey RJ. Using breath tests wisely in a gastroenterology practice: an evidence-based review of indications and pitfalls in interpretation. Am J Gastroenterol, 2002, 97(5): 1113-1126.

第2节 结肠和肛门直肠动力功能检查

知识要点

1. 临床上常采用胃肠传输时间测定(如不透X线标志物法)评估结肠动力;结肠压力测定尚未在临床普遍应用。
2. 肛门直肠压力测定是评估肛门直肠动力和感觉功能最常用的方法。
3. 高分辨率结肠压力测定和磁共振成像未来可能成为评估结直肠动力的重要手段,在慢性腹泻患者中发挥更大的作用。

临床上常用的结肠、直肠肛门动力检查有放射影像学检查、胃肠传输时间测定(不透X线标志物、核素显像法)、肛门直肠压力测定、排粪造影和球囊逼出试验等。本节主要介绍用不透X线标志物法进行胃肠传输时间测定和肛门直肠压力测定,同时适当介绍近年来本领域的研究进展。

一、正常结肠、直肠肛门动力学特点

结肠的主要生理功能包括:①进一步吸收肠腔内水和电解质;②所含肠道细菌可合成维生素和短链脂肪酸;③贮存粪便并将粪便在适当的时候排出体外。结肠的运动表现为:①袋状往返运动(haustration movement):在不同的结肠部位交替反复发生,使肠内容物向两个方向缓慢的往返移动,并不向前推进,促进结肠内容物中水分和电解质的吸收。②分节运动(segmental motility)或袋推进运动:结肠几个节段同时收缩,将其中一部分或全部分内容物排到临近的一段结肠中,然后袋形消失,使肠内容物有较大的推进。乙状结肠还可以产生一种反向周期性推进(retrograde cyclic propagation)以延缓肠内容物到达直肠,这可能是一种预防腹泻和大便失禁的生理机制。③蠕动(peristalsis):结肠蠕动波比较慢,可将粪便1~2cm/min的速度向前推进。④集团运动(mass movement):一般认为集团运动是从横结肠开始的,可将结肠内容物以5cm/min以上的速度向前推进。这种运动常发生在餐后和觉醒时,一般间隔数小时发生一次。

肠内容物进入直肠时,可以引发排便反射。直肠被充盈时,肛门内括约肌松弛,同时肛门外括约肌收缩,称为直肠肛门抑制反射。直肠壁受压力刺激并超过阈值时引起便意。这种冲动沿盆神经、腹下神经传至腰骶部脊髓的排便中枢,再上升至丘脑大脑皮层。若环境允许排便,则耻骨直肠肌和肛门内、外括约肌松弛,腹压增高,迫使粪便排出。

二、通过不透X线标志物法测定胃肠传输时间

不透X线标志物法是口服一种或一种以上不透X线标志物后摄片,计算在一定时间内不透X线标志物在消化道的分布情况,用于测算胃肠道及其各段传输时间,评价其传输功能是否正常。

1. **适应证和禁忌证**　本检查的目的是了解肠道动力是否异常及异常的程度，适用于了解便秘、腹胀、腹泻患者肠道动力状态；鉴别便秘是由于结肠动力功能障碍，还是因盆底功能障碍所致；评估药物治疗前后的效果。对消化道穿孔或疑似患者、机械性肠梗阻患者不能进行此项检查。孕妇和哺乳妇女不能接受 X 线检查者，不考虑本项检查。

2. **检查前准备和注意事项**　检查前 3 日停用影响胃肠动力的药物，如促胃肠动力剂、缓泻剂、止泻剂、解痉剂、钙离子通道拮抗剂、催眠药、镇静剂等，检查期间避免过度运动。检查前及检查期间不必严格限制饮食。

3. **结果判断和临床意义**　利用腹部 X 线片上的骨性标志，以第 5 腰椎棘突下缘与左髂棘连线为降结肠与乙状结肠的分界线。根据腹部 X 线片上标志物的分布，即在乙状结肠以上或乙状结肠直肠内，判断结肠传输功能。北京协和医院采用判断的标准是：正常人口服标志物 48 小时排出的标志物应 >90%，72 小时排出 100%；如标志物在 48 小时或 72 小时大部分分布在乙状结肠以上或分布在全结肠，考虑存在结肠传输延缓；如标志物在 48 小时或 7 小时大部分分布在乙状结肠和直肠部分，提示可能存在出口梗阻（图 7-2-1）。临床上应用该方法主要是为了评估慢性便秘患者的结肠传输功能，应用于慢性腹泻评估的经验还不多。初步研究发现，便秘型肠易激综合征（IBS）患者结肠传输时间延长，而腹泻型 IBS 结肠传输时间缩短，混合型与未定型 IBS 患者结肠传输时间不定，粪便的性状与结肠传输时间相关。由于肠道神经、肌肉病变造成低动力性腹泻时，也可以考虑评估结肠传输时间。今后应加强这方面的研究，探讨慢性腹泻患者结肠传输时间的变化规律。

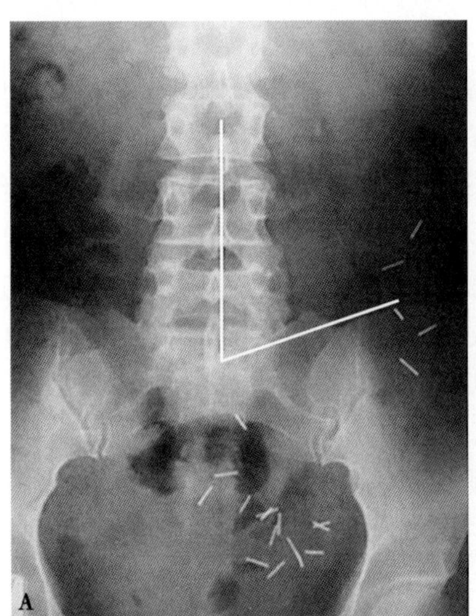

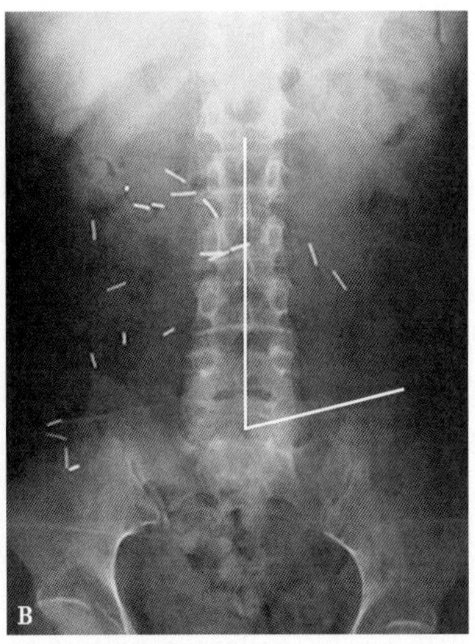

图 7-2-1　72 小时胃肠传输试验的异常表现

A. 标志物排出 0，90% 位于乙状结肠以下；B. 标志物排出 0，均分布于右半结肠和横结肠

三、肛门直肠压力测定

肛门直肠压力测定（anorectal manometry，ARM）是通过对肛门直肠压力和感觉阈值的测定，了解并量化评估肛门直肠维持自制和排便功能，对诊断功能性排便障碍、大便失禁和先天性巨结肠等有重要临床意义，并为研究某些肛门直肠疾病和排便异常提供病理生理依据。

1. 适应证和禁忌证 适用于便秘疑似功能性排便障碍、大便失禁、先天性巨结肠的患者；评价药物、手术或生物反馈的疗效。检查应避开月经期，妊娠3个月以内和5个月以上者应尽量避免检查。禁忌证包括肛裂、肛周脓肿、不可回纳性脱肛，骨盆创伤和肛门直肠术后1个月内，急性肠道感染，左半结肠病变潜在穿孔危险，偏瘫、脊髓损伤以及精神异常等不能合作者。

2. 检查前准备和注意事项 检查前3日禁用影响胃肠动力的药物。解释检查过程，消除患者疑虑，取得患者合作；检查前排便和排空尿液，用开塞露排出直肠内的粪便；检查前最好行肛门直肠指诊，了解有无直肠肿物和梗阻，确认受检者能进行模拟排便和紧缩肛门的动作。

3. 检查方法及仪器 本节主要介绍液体灌注导管体外传感法。该方法由泵灌注系统、测压导管（前段带有气囊）、压力传感器和生理记录仪组成。

4. 直肠肛门压力测定的参数

（1）肛门括约肌：肛门括约肌由肛门内括约肌（internal anal sphincter muscles，IAS）和肛门外括约肌（external anal sphincter muscles，EAS）共同作用形成。IAS为平滑肌，肛门静息压55%～60%是由其持续收缩组成，可以阻止稀便和肠腔内气体在非排便状态下自直肠肛门溢出。EAS为横纹肌，具有括约肌功能，主动收缩时可使肛管压力增加2～3倍，其收缩强度随腹压增加而增加。EAS对粪便的节制也起一定作用。肛门括约肌最大缩榨压主要来自肛门外括约肌和耻骨直肠肌收缩，通常可达100～180mmHg，最长持续45～50秒，随后有一定的不应期。在需要抑制排便时人体可主动收缩肛门外括约肌，直肠扩张、腹压增加和改变体位时也可出现反射性收缩。

（2）肛门直肠抑制反射（rectoanal inhibitory reflex，RAIR）：肛门直肠抑制反射是指直肠小幅扩张可引起肛门外括约肌一过性收缩后伴肛门内括约肌舒张，在压力测定时表现为直肠扩张1～3秒后肛管压力一过性下降后逐渐恢复至基线水平，其下降幅度和持续时间与直肠扩张充气量有关，与扩张时间无关，该指标用于检测肌间神经丛的完整性。检查时向气囊快速充气，通常20～50ml即可引出，缺乏该反射的患者充气至250ml时仍无反应。多种疾病可出现RAIR异常。先天性巨结肠（Hirschsprung's disease）患者缺乏RAIR；肛门内括约肌本身异常、肛门外括约肌持续强直收缩以及直肠缺血、神经系统病变、马尾受损等可引起肛门内括约肌松弛不充分，也可能出现该反射消失。

（3）用力排便（defecatory maneuver）：排便过程包括腹压增加、会阴下降及肛门松弛，最后粪便排出。肛门直肠压力测定和肌电图均可检测排便时肛门松弛情况，评估是否存在排便不协调，两种方法一致性较好。检查时嘱患者做用力排便动作，间隔30秒后重复该动作。

（4）球囊排出试验（balloon expulsion test）：检查时将球囊置入直肠后注入50～60ml温水，受试者取坐位努力做排便动作以排出球囊。通常正常人在60秒内可将充满60ml温水的球囊排出，腹压增加不超过60mmHg，可用于初筛是否存在不协调排便。

（5）直肠顺应性（rectal compliance）：顺应性指单位时间内压力容积变化（顺应性 $=\Delta V/\Delta P$）。直肠顺应性是在外界条件不允许排便时直肠对其内容物增加的一种适应，以保持较低的直肠内压力。正常时两者非线性关系，即使容量明显增加时，压力也变化轻微；可通过球囊扩张或恒压器检测，测压时观察到直肠内压力升高，随后下降至稳态。

（6）直肠感觉功能（sensory threshold）：直肠感觉功能可通过球囊充气评估，检查时将球囊置入直肠后以 10ml/s 速度充气，患者刚出现直肠胀满感并迅速消失即为初始感觉阈值（正常值 10～30ml）。然后继续充气至患者不能耐受时，即达到最大耐受量（maximal tolerable volume），并停止充气。期间若排便感觉存在持续 15 秒以上，则达到便意感（desire to defecate，DD）。如果充气至 300ml 患者仍无不适或无便意，亦终止检查。

四、临床应用

肛门直肠压力测定能够了解肛门内外括约肌和盆底肌功能状态、直肠的动力和感觉功能以及顺应性。各种原因导致肛门括约肌和盆底肌功能障碍、损伤，直肠动力和顺应性下降，感觉异常均可引起肛门直肠症状，其病因有功能性排便障碍、先天性巨结肠、盆底综合征、大便失禁、直肠脱垂等，可表现为便秘、大便失禁和肛门疼痛。

1. **大便失禁（fecal incontinece）** 大便失禁是指 4 岁以上的患者反复出现无法控制的排便，时间持续至少 1 个月。临床上有时患者会将大便失禁与腹泻相混淆，应注意鉴别。大便失禁患者可能存在多种形式的肛门直肠功能异常，推荐肛门直肠测压作为大便失禁的首选检查。肛门最大静息压或缩榨压降低，提示肛门内外括约肌功能受损。直肠感觉阈值可正常、升高或下降。直肠感觉过敏、容积下降与患者排便急迫感有关，部分患者直肠对肛管内粪便感知下降，粪便在括约肌收缩前溢出亦可造成大便失禁。

2. **慢性便秘** 功能性排便障碍指患者排便时盆底肌肉不协调收缩、不能充分松弛或存在排便推进力不足，其特点是排便时腹肌、肛门直肠及盆底肌群不协调。根据排便时肛门直肠测压结果，可将排便障碍分为 3 型：①Ⅰ型：排便时直肠推进力正常（直肠压力 >45mmHg），肛门括约肌收缩。患者用力排便时直肠和肛门括约肌同时收缩，直肠 - 肛管压力梯度呈低于正常，导致排便费力。此型患者需重建排便时盆底肌协调性，生物反馈训练是一种有效的方法。②Ⅱ型：排便时推进力不足（直肠压力 <45mmHg）同时伴有肛门括约肌收缩或松弛不全（<20%）。排便时直肠压力升高不足且用力排便时肛门括约肌不松弛，虽不协调收缩，增加的幅度不如Ⅰ型，但由于压力梯度不足仍有排便困难症状。其治疗原则与Ⅰ型基本一致，同时需作提肛训练以增强静息时肛门括约肌压力。也有研究者根据肛门括约肌收缩或松弛状态不同，将Ⅱ型再进一步细分。③Ⅲ型：患者用力排便时直肠推进力正常（直肠内压 >45mmHg），但肛门括约肌松弛不能或不充分（<20%）。该型患者除生物反馈治疗外，应增加腹肌训练。功能性排便障碍及功能性便秘患者直肠初始感觉、持续便意感、最大耐受量均明显增高，提示直肠敏感性降低，可能与临床上患者缺乏便意有关。因此，不同类型便秘患者可表现为不同的肛门直肠动力及感觉特点，两者异常可同时存在。

3. **肠易激综合征** 部分肠易激综合征（IBS）患者也可出现肛门直肠动力和感觉异常，但目前研究结果不一。有研究采用微传感器进行肛门直肠测压，发现 IBS 患者肛管静息压增高，且便秘型 IBS（IBS-C）患者较腹泻型 IBS（IBS-D）升高更加明显；而其他研究则发现，不同亚型 IBS 患者肛门直肠最大静息压与健康对照无显著差异。有学者认为，直肠感觉阈值下降、疼痛高敏是 IBS 的“生物学标记”（biological marker），绝大多数 IBS 患者均存在肛门直肠感觉高敏，与症状分型无关，包括 IBS-C 亦有此种现象存在，且疼痛阈值与症状严重程度有关。IBS 患者直肠对球囊快速扩张的初始感觉、排便和疼痛的容量值较正常显著降低，均提示存在感觉高敏。多种因素可影响 IBS 肠道感觉功能，如 IBS 患者餐后肛门直肠最大耐受阈值降低可能与餐后肠道运动有关，精神压力也有一定影响。

4. **生物反馈**(biofeedback) 主要应用肌电图、测压装置或直肠内球囊扩张等方法监测排便过程，将相关信息通过视觉、听觉或语言等手段指导患者有意识地控制排便。已有研究系统回顾了近年生物反馈治疗盆底功能障碍有效性的随机对照研究，认为生物反馈治疗优于其他非生物反馈治疗，包括假反馈治疗（sham feedback）、标准治疗（饮食、运动、泻剂）、单用泻剂等，患者经生物反馈治疗更容易纠正不协调性排便动作，治疗后患者球囊排出时间及结肠通过时间均缩短，排便次数增加，排便费力、排便不尽感及肛门堵塞等症状也有较大缓解。治疗后患者可以持续较长时间保持正常排便习惯（1～2年）。

肛门直肠压力测定可以初步了解患者肛门直肠动力及感觉功能变化，对于慢性便秘、IBS及其他肛门直肠疾病患者，可以采取更加有针对性的诊疗计划。

五、研究进展

1. **单导便携式测压系统**(single channel hand held solid pressure transducer with flexible catheter) 近年单导便携式测压系统已应用于临床，其操作简单、价格便宜、重复性好，测压结果与常规方法有良好相关性。但有研究表明，其静息压、最大缩榨压均低于常规压力测定，可能与其传感器对压力变化敏感性较低有关。

2. **结肠压力测定**(colon manometry) 结肠压力测定开展较早，但目前仍主要用于科研，其检查过程和指标也不统一。其检查方法：检查前至少3日停用肠道动力药物，检查前1日行肠道准备。测压导管多在结肠镜下或X线引导下放置，多数研究建议测压导管末端置于结肠肝曲或横结肠中段，记录30～60分钟静息压力后嘱患者进标准试餐，其总热量约4186kJ（1000kcal），其中脂肪占50%、碳水化合物占30%、蛋白质占20%，进餐后继续记录至少2小时。应用球囊扩张可检测肠道感觉功能，并可引出肠道蠕动收缩。通常只有压力>8mmHg、时长>3秒的收缩波才被纳入分析。主要指标包括：

（1）高幅推进性收缩波（high amplitude propagated contractions，HAPCs）：至少3个以上相邻通道出现的收缩波，且波幅>50mmHg、移行距离>10cm。未服用泻药时结肠HAPCs每日出现2～6次，应用泻药后出现频率增加，出现与排便关系密切，若3分钟内出现2个以上的HAPCs则定义为丛集性HAPCs。

（2）低幅推进性收缩波（low amplitude propagated contractions，LAPCs）：收缩波波幅<50mmHg，推进距离>10～15cm，记录推进波的前进方向。

（3）孤立性收缩波（isolated pressure waves）：随机出现的收缩波波幅>5mmHg，且30秒内该通道或相邻通道无其他收缩波出现。

（4）同步收缩波（simultaneous pressure waves）：同时在3个连续通道出现收缩波，各通道之间出现时间差小于1秒。

（5）逆行收缩波（retrograde pressure waves）：3个以上连续通道出现逆行收缩波，其速度>0.5cm/s。目前，逆行收缩波是结肠动力研究的热点之一。Dinning等应用高分辨率结肠测压技术，发现源于乙状结肠的逆行收缩波有助于延缓肠内容物向直肠推进，这种对肠内容物的迟滞作用被称为防止腹泻和大便失禁的“刹车”效应（brake effect）。临床观察到，一些动力性疾病（如IBS）以及累及远端结肠的疾病（如放射性肠炎）患者易出现腹泻、下腹痛以及排便急迫感（urgency），不排除与这一“刹车”效应失灵有关。该领域值得进一步深入探索。

（6）动力指数（motility index，MI）：可用于研究不同应激条件下结肠运动的变异，计算公式为 MI = ln{[n ×∑ 收缩波波幅（kPa）] + 1}，MI 变异 = 应激条件下降 MI/ 基础 MI（空腹状态下平均 MI 值）× 100%。有研究表明，腹泻型肠易激综合征（irritable bowel syndrome with diarrhea，IBS-D）患者结肠运动增强，表现为 MI 增高，HAPCs 的频率和幅度亦明显增高，并更易产生收缩丛集性推进性收缩，且 HAPCs 的出现与 IBS 患者腹痛等症状相关；便秘型肠易激综合征（irritable bowel syndrome with constipation，IBS-C）患者结肠动力与之相反。慢传输便秘患者晨起及进餐后结肠运动较正常减弱，HAPCs 亦明显减少，非推进性收缩波增多。

3. **高分辨率压力测定**（high resolution manometry）　这是近年在临床开展应用的一种新的固态压力测定仪器，该测压导管上分布有 256 个传感器，其检测的信息以动态颜色变化显示不同压力数值，计算机整合数据可动态观察肛管各个方向的压力变化、绘制出三维动态压力图。高分辨率压力测定与传统测压结果相关性较好，且可发现传统测压难以检出的范围或波幅较小的结直肠运动。由于测量精度更好、读取结果更方便，高分辨率压力测定已有取代传统结肠压力测定的趋势，但对其正常值范围以及测量结果的合理解释，还需要进一步研究。

4. **磁共振成像**（magnetic resonance imaging，MRI）　MRI 技术对液体肠内容物有很好的成像能力，已开始应用于评估结肠动力。Pritchard 等应用 MRI 三维成像计算不同肠段的肠内容物体积，并比较了 IBS 患者和正常人群在餐后结肠各段容积的变化。结果发现，正常人群餐后由于小肠内容物下行，其升结肠的容积平均增加约 10%，显著高于 IBS 患者，提示 IBS 结肠的容受性低于正常人，这可以解释其结肠通过时间缩短并造成腹泻。

整体来看，传统上结直肠和肛门动力检查方法大多用于评估便秘和大便失禁，但由于技术的不断进步，尤其是高分辨率压力测定和 MRI 的应用，大大拓展了这一领域的研究范围。可以预见的是，未来结直肠动力检查很可能会成为慢性腹泻患者的重要评估手段，为探索慢性腹泻的病理生理、进行疾病诊断和分型，以及开发治疗用药等提供有力支撑。

（孙晓红　方秀才）

参 考 文 献

1. Paula D，Dana RS. Anorectal physiologic evaluation of constipation. Clin Colon Rectal Surg，2008，21（2）：114-121.
2. Diamant NE，Kamm MA，Wald A，et al. AGA Technical review on anorectal testing techniques. Gastroenterology，1999，116（3）：735-760.
3. Rao SS，Azpiroz F，Diamant N，et al. Minimum standards of anorectal manometry. Neurogastroenterol Motil，2002，14（5）：553-559.
4. Hammer J，Pruckmayer M，Bergmann H，et al. The distal colon provides reserve storage capacity during colonic fluid overload. Gut，1997，41（5）：658-663.
5. Bazzocchi G，Ellis J，Villanueva-Meyer J，et al. Effect of eating on colonic motility and transit in patients with functional diarrhea. Simultaneous scintigraphic and manometric evaluations. Gastroenterology，1991，101（5）：1298-1306.
6. Rao SS，Singh S. Clinical utility of colonic and anorectal manometry in chronic constipation. J Clin Gastroenterol，2010，44（9）：597-609.

7. Rao SS，Sadeghi P，Beaty J，et al. Ambulatory 24-h colonic manometry in healthy humans. Am J Physiol Gastrointest Liver Physiol，2001，280（4）：G629-G639.
8. Samsom M，Smout AJ，Hebbard G，et al. A novel portable perfused manometric system for recording of small intestinal motility. Neurogastroenterol Motil，1998，10（2）：139-148.
9. Dinning PG，Wiklendt L，Maslen L，et al. Quantification of in vivo colonic motor patterns in healthy humans before and after a meal revealed by high-resolution fiber-optic manometry. Neurogastroenterol Motil，2014，26（10）：1443-1457.
10. Rao SS，Mudipalli RS，Stessman M，et al. Investigation of the utility of colorectal function tests and Rome Ⅱ criteria in dyssynergic defecation（Anismus）. Neurogastroenterol Motil，2004，16（5）：589-596.
11. 王智凤，柯美云，孙晓红，等. 功能性便秘患者肛门直肠动力学和感觉功能测定及其临床意义. 中华消化杂志，2004，24（9）：137-140.
12. 常敏，方秀才. 胃肠道动力异常在肠易激综合征发病中的作用. 中华内科杂志，2010，49（6）：528-530.
13. Dinning PG，Carrington EV，Scott SM. The use of colonic and anorectal high-resolution manometry and its place in clinical work and in research. Neurogastroenterol Motil，2015，27（12）：1693-1708.
14. Rao SS，Seaton K，Miller M，et al. Randomized controlled trial of biofeedback，sham feedback，and standard therapy for dyssynergic defecation. Clin Gastroenterol Hepatol，2007，5（3）：331-338.
15. Pritchard SE，Marciani L，Garsed KC，et al. Fasting and postprandial volumes of the undisturbed colon：normal values and changes in diarrhea-predominant irritable bowel syndrome measured using serial MRI. Neurogastroenterol Motil，2014，26（1）：124-130.

第8章 消化内镜和活检病理

第1节 小 肠 镜

知识要点

1. 小肠镜是诊治小肠疾病的有力工具，对于慢性腹泻患者的诊断和鉴别诊断具有重要价值。对某些疾病还可发挥治疗作用。
2. 目前临床应用的小肠镜主要包括双气囊小肠镜、单气囊小肠镜和螺旋管小肠镜，理论上可以完成全小肠检查。
3. 小肠镜检查总体较为安全，但患者需接受全身麻醉，加之操作时间较长，因此有一定的风险性。少数患者可能发生肠穿孔、急性胰腺炎等严重并发症。
4. 慢性腹泻患者疑诊以下疾病时可考虑行小肠镜检查：①累及小肠的克罗恩病；②累及小肠的淋巴增生性疾病；③小肠淋巴管扩张症；④乳糜泻（麦胶性肠病）；⑤自身免疫性肠病；⑥ Whipple 病；⑦小肠肿瘤（如类癌、遗传性息肉病等）；⑧经系统检查考虑病变位于小肠，但无法明确其性质。
5. 小肠镜检查前应充分复习临床资料，必要时完善小肠造影、CT、MRI 等检查，以决定小肠镜的检查入路（经肛或经口）。
6. 检查前详细了解患者病情、做好充分的术前准备是顺利完成操作的保证。

小肠至口腔和肛门的距离相对较远，其肠管重叠排列，由肠系膜束缚并游离于腹腔内，长达 4～6m。这一解剖结构特点决定了常规内镜很难达到深部小肠，例如胃镜通常只能达到十二指肠降部和水平部交界处，推进式小肠镜一般只能进入小肠近端进行检查和干预，结肠镜只能插入至回肠末端，因而小肠以往是消化道检查的困难部位，曾被称为“盲区”。随着小肠镜和胶囊内镜的广泛应用，如今这一传统“盲区”已不复存在。

小肠镜（enteroscopy）在小肠疾病的诊断和治疗中发挥重要作用。胶囊内镜通常仅能观察，而小肠镜的优势在于可以反复进镜和退镜，充分注气以充盈肠腔，加上注水和冲洗肠黏膜，对小肠黏膜的表面和病变观察更清楚，这对于慢性腹泻患者诊断和鉴别诊断是非常重要的。小肠镜可进行活检，获得组织学诊断，为某些疾病（如乳糜泻、小肠肿瘤等）提供关键性的诊断依据。小肠镜还可切除病变（如遗传性息肉综合征）获取大块标本，有利于病理医生做出精确的组织学评估。对于某些患者（如 P-J 综合征、小肠血管畸形、胶囊内镜滞留等），还可通过小肠镜实现内镜下治疗。

小肠镜检查入路分为经口和经肛两种，临床上应根据疾病的性质、部位等特点选择适当的入路。小肠镜检查为有创操作，其检查时间较长，操作复杂程度高于普通的胃镜和结肠镜，有一定的并发症风险。统计显示，诊断性小肠镜的并发症发生率约为 1%，包括胃肠穿孔、急性胰腺炎、小肠黏膜损伤、麻醉相关并发症（如误吸）等。小肠镜术后发生急性胰腺炎，主要是由于经口途径操作过程中外套管和气囊充气后对胰腺的机械压迫造成胰腺缺血所致，与操作时间、进镜深度以及是否使用 CO_2 气泵有关。慢性腹泻患者常伴随营养不良、低白蛋白血症、贫血、消瘦等，全身情况欠佳，对检查的耐受性差。因此，检查前应进行系统的评估，正确把握适应证，并与患者和家属充分沟通，告知检查风险。

一、小肠镜的种类

目前临床应用较多的小肠镜技术包括双气囊小肠镜（double-balloon enteroscopy，DBE）、单气囊小肠镜（single-balloon enteroscopy，SBE）和螺旋管小肠镜（spiral enteroscopy，SE）等。以往应用的推进式小肠镜（push enteroscope）无外套管和气囊协助，通常只能进镜至上段小肠，因进镜深度不足，现已很少使用。

1. **双气囊小肠镜** 2001 年日本学者 Hironi Yamamoto 等开发出 DBE，也是最早进入临床使用的真正意义上的小肠镜。DBE 长 200cm，外加一个 145cm 的外套管。目前常用的 DBE 有 2 种型号：EN450P5 和 EN450T5，其镜身直径分别为 8.5mm 和 9.3mm，分别带有 2.2mm 和 2.8mm 的工作钳道。通过 DBE 可向肠腔内充气、注水、吸引、喷洒色素并进行活检。根据病情需要，检查过程中还可通过工作钳道注入泛影葡胺等显影剂，在 X 线透视下了解内镜位置、肠腔狭窄和扩张等情况。对部分患者还可通过 2.8mm 钳道实施黏膜下注射、氩气电凝、息肉切除、狭窄扩张等治疗操作。

8

DBE 在外套管和镜身上各有一个气囊。操作过程中，外套管和镜身气囊交替充气固定肠管，以实现镜身或外套管交替推进。两个气囊同时充气，回拉镜身，可以拉直并缩短盘曲肠襻，其原理类似结肠镜退镜拉直。通过反复推拉（pull and push）缩短肠襻，DBE 理论上可以完成全小肠检查。进镜困难或遇内镜盘曲时，可尝试拉直镜身、按压腹部、变换患者体位等方法解决。

2. **单气囊小肠镜** SBE 于 2007 年推出，其与 DBE 同属于气囊辅助式小肠镜。SBE 代表型号是 SIF-Q160，其远端镜身直径为 9.8mm，长度为 200cm，工作钳道内径为 2.8mm。SBE 镜身上没有气囊，只在外套管上装有单个气囊。操作过程中，SBE 主要是通过内镜先端角度及部分镜身钩拉、固定肠管，而不是利用充气气囊来固定肠管，其他操作部分基本同 DBE。SBE 和 DBE 相比，在小肠疾病诊断率、进镜深度及并发症发生率方面无明显差异，但 SBE 完成全小肠检查的成功率低于 DBE。一般认为，临床若无完成全小肠检查等特殊要求，两种小肠镜的诊治效力是等同的。拟从双侧进镜完成全小肠检查的患者，可用亚甲蓝或墨汁（两者标记效果基本相同）在黏膜下注射作为标记，作为从两侧进镜时的会合点。

3. **螺旋管小肠镜** SE 的问世时间也是 2007 年。SE 是在小肠镜外面套一个螺旋形的外套管，通过螺旋形推进外套管插入小肠，推进速度比气囊辅助式小肠镜更快，因此检查时间较短，是其主要优势之一。但 SE 插入深度不及 DBE，且有一定的穿孔风险，目前其临床应用范围不如 DBE 和 SBE 广泛。

二、适应证和禁忌证

1. 适应证　慢性腹泻患者疑诊以下疾病时可考虑进行小肠镜检查：①累及小肠的克罗恩病；②累及小肠的淋巴瘤，包括免疫增生性小肠病（immunoproliferative small intestinal disease）、肠病相关性 T 细胞淋巴瘤（enteropathy-associated T cell lymphoma）和其他类型的淋巴瘤；③小肠淋巴管扩张症；④小肠疾病所致吸收不良综合征（如乳糜泻）；⑤自身免疫性肠病；⑥ Whipple 病；⑦遗传性息肉病；⑧经全面检查仍无法明确腹泻病因，怀疑小肠黏膜病变者。

2. 禁忌证　小肠镜的操作禁忌证与胃镜和结肠镜有相似之处，但也有其特殊性。其检查绝对禁忌证包括：①严重心肺功能异常、无法耐受麻醉及内镜操作者；②已知肠穿孔；③完全性肠梗阻，无法完成肠道准备。相对禁忌证包括：①全身一般情况差、严重贫血（Hb<60g/L）、低蛋白血症（Alb<25g/L）或重要脏器功能不全者；②多次腹部手术史、有严重肠粘连者；③肠瘘、肠腔严重狭窄；④麻醉高风险患者；⑤食管、胃底中度以上静脉曲张者；⑥凝血功能明显异常者。

三、术前准备

小肠镜检查的术前准备包括三个方面：①通过相关检查和评估以判断病变部位，确定检查入路；②为避免检查并发症，给予相应的检查和治疗；③肠道准备。

1. 确定检查入路　通常经口小肠镜检查大多可抵达回肠上中段，经肛小肠镜检查大多可抵达空肠中上段。为提高检查的目的性和敏感性，建议在小肠镜检查前充分复习临床资料，并结合影像学检查，评估病变可能的位置以及小肠镜需要插入的深度，以确定检查入路（经口或经肛）。可选择的检查包括小肠 CT 重建、小肠 MRI、口服小肠造影或小肠气钡双重造影等。有时通过胶囊内镜检查发现病变，但仍然需要通过活检和病理组织学检查来明确诊断。胶囊内镜发现病变时在小肠内的运行时间，对病变部位有一定的辅助判断意义。

2. 评估和纠正生化指标及重要脏器功能　慢性腹泻患者常合并不同程度的贫血和低蛋白血症。部分患者营养状态较差，甚至呈严重消耗状态，使麻醉和检查风险增加。小肠镜操作过程中易出现肠黏膜撕裂和穿孔等并发症。因此，小肠镜检查前应评估重要脏器功能和营养状态，请麻醉科医师会诊，评估患者的麻醉耐受性。必要时应给予输血、输注白蛋白等支持治疗，使术前血浆白蛋白水平维持在 30g/L 以上，血红蛋白提升至 80g/L 以上。

3. 肠道准备　经口小肠镜的术前禁食 8～12 小时即可，经肛小肠镜的肠道准备要求同结肠镜（详见第 8 章第 3 节）。

四、小肠镜在慢性腹泻诊治中的临床应用

专门针对慢性腹泻的小肠镜研究目前尚不多见。国内汪姝君报道 1202 次（1036 例患者）DBE 的使用经验，其中包含 105 例慢性腹泻患者。作者认为 DBE 是一种安全、有效的小肠疾病诊疗方法，内镜下最常见的检出病变依次为：息肉和肿瘤、糜烂和溃疡、血管畸形等。根据现有研究资料，可认为小肠镜对以下慢性腹泻病的诊断和鉴别诊断有重要意义。

1. 累及小肠的克罗恩病　见图 8-1-1，克罗恩病的典型内镜表现是节段性、纵行溃疡及铺路石样改变，典型的病理表现是非干酪性肉芽肿和裂隙样溃疡，常见的并发症是肠腔狭窄

和肠瘘形成。在克罗恩病的诊治中，小肠镜检查可用于：①直视下观察溃疡形态，与其他小肠疾病相鉴别；②可获得组织标本；③显示肠腔狭窄的程度及性质，并可酌情内镜下治疗，如球囊扩张；④发现并发症（如肠瘘）形成；⑤观察黏膜愈合情况，进行治疗后的疗效评估。

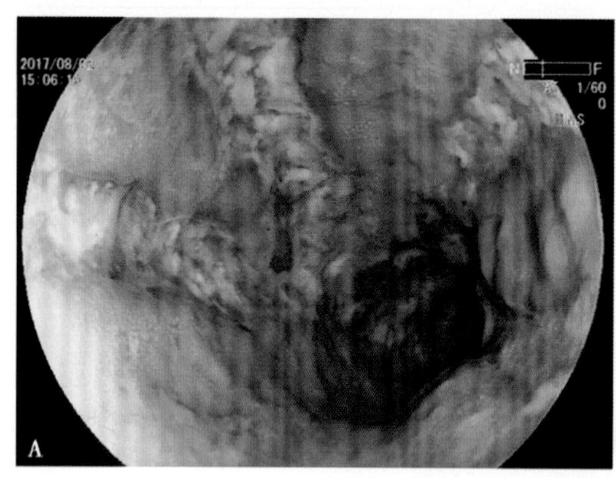

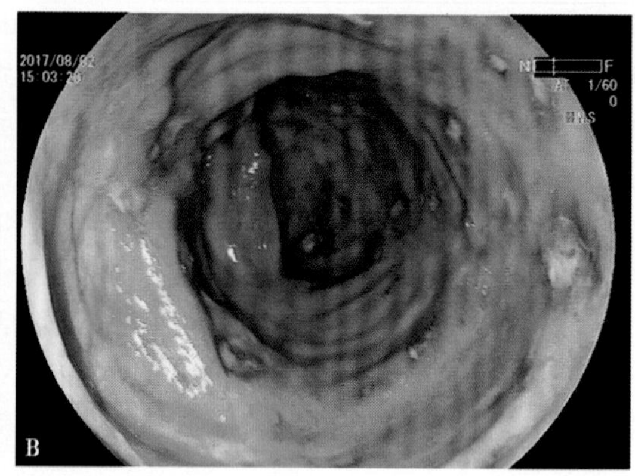

图 8-1-1 克罗恩病的小肠镜表现

A. 小肠多发纵行溃疡；B. 小肠多发阿弗他溃疡

2. **小肠淋巴增生性疾病** 见图 8-1-2，累及小肠的淋巴增生性疾病绝大多数为非霍奇金淋巴瘤，包括免疫增生性小肠病（IPSD）、肠病相关 T 细胞淋巴瘤（EATD）、非 IPSD 淋巴瘤等多种类型。小肠淋巴瘤在内镜下的表现形态多样，呈弥漫性、局灶性或节段性，溃疡型、增生型或肿块型等，单纯依赖形态很难确诊，但通过小肠镜获得病理标本，可以达到临床确诊的目的。由于小肠镜的活检孔道较窄，活检钳取材的深度有限，因此可能需要反复、多点活检方能确诊。

3. **隐源性多灶性溃疡性狭窄性小肠炎（cryptogenic multifocal ulcerous stenosing enteritis，CMUSE）** 见图 8-1-3，这是一种罕见的小肠溃疡性疾病，好发于中青年人，以多发小肠浅溃疡、狭窄、出血、贫血为特征，部分患者可出现腹泻。诊断要点：①不明原因的小肠狭窄和梗阻；②病理显示黏膜层和黏膜下层的浅表溃疡；③慢性病程，反复发作；④稳定期 ESR 和 CRP 等炎症指标正常；⑤糖皮质激素治疗有效；⑥除外其他小肠溃疡性疾病。由于 CMUSE 可造成小肠溃疡和狭窄，且病变呈节段性跳跃性分布，易与小肠克罗恩病（CD）相混淆，约半数患者曾被误诊为 CD。以下特征有助于 CMUSE 与 CD 相鉴别：① CMUSE 患者炎症指标通常不高；②病程长而病变相对轻，CT 上仅黏膜层强化，肠壁不增厚或轻度增厚，病变节段较短；③内镜下溃疡较浅，环腔分布更常见，少见纵行溃疡，通常无铺路石征；④无透壁炎症或溃疡，无瘘或脓肿；⑤胃肠道其他部位（如回盲部）病变发生率低。北京协和医院 10 例 CMUSE 的诊治经验表明，小肠镜是本病最有效的诊断方法，优于小肠 CT 重建（可能漏诊部分病灶）和胶囊内镜（可能发生胶囊滞留）。

4. **小肠淋巴管扩张症** 见图 8-1-4，小肠淋巴管扩张症是慢性腹泻的少见病因之一，以慢性腹泻、水肿、低蛋白血症、外周血淋巴细胞减少为主要临床表现，小肠镜检查是确诊本病的重要方法。在内镜下，小肠淋巴管扩张症的主要表现包括：肠黏膜水肿、肥厚，绒毛苍白，可见大小不等的黄白色结节等。小肠黏膜活检有确诊意义，其诊断特异性较高但敏感性不足。

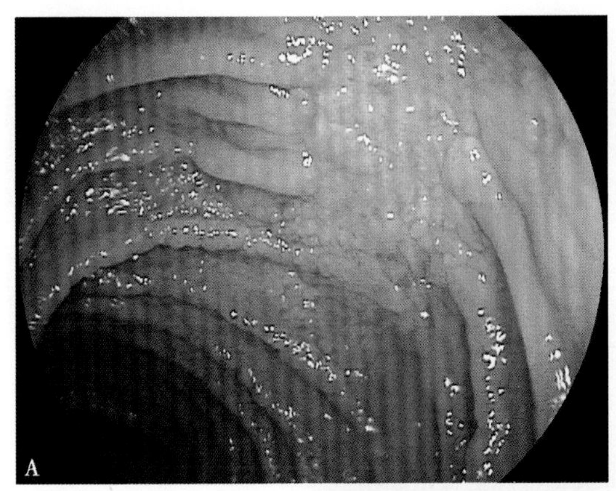

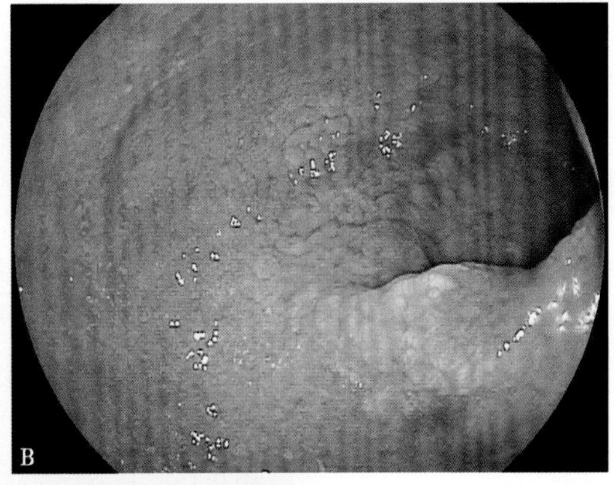

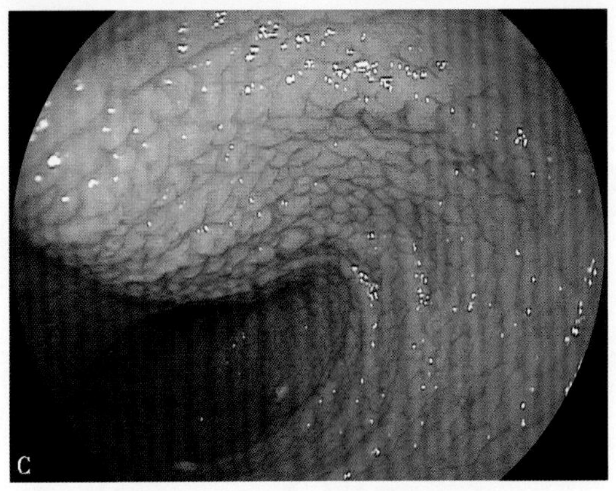

图 8-1-2　小肠淋巴瘤的内镜表现

A. 免疫增生性小肠病：患者男性，52 岁，腹泻伴消瘦 2 年余，经口小肠镜显示小肠黏膜弥漫性结节样肿胀，小肠绒毛正常结构消失，部分皱襞中断，活检病理证实为免疫增生性小肠病；B. 肠病相关 T 细胞淋巴瘤：患者男性，66 岁，腹泻伴水肿 8 个月，经肛小肠镜显示回肠黏膜弥漫性绒毛肿胀、短顿，部分绒毛结构消失伴糜烂，活检病理考虑淋巴瘤可能性大，最终经手术切除相应肠段证实为肠病相关 T 细胞淋巴瘤；C. 肠病相关 T 细胞淋巴瘤：患者女性，45 岁，反复腹泻、呕吐 2 年余，经口小肠镜显示空肠黏膜呈弥漫性粗颗粒样改变，活检病理证实为肠病相关 T 细胞淋巴瘤

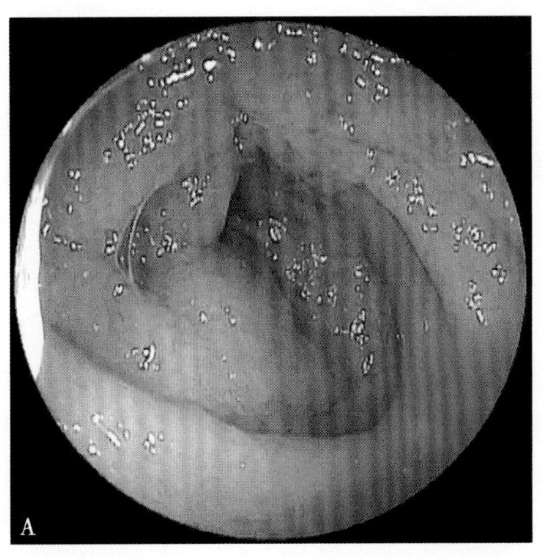

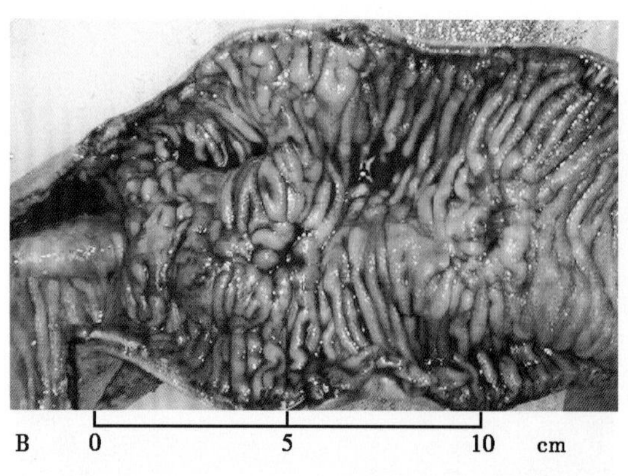

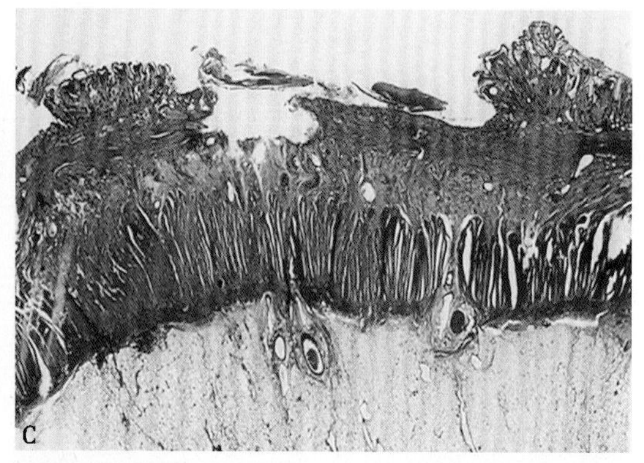

图 8-1-3 隐源性多灶性溃疡性狭窄性小肠炎

A. 小肠镜检查示肠腔高度狭窄，内镜无法通过；B. 手术标本示小肠局限性水肿狭窄；C. 手术病理示小肠浅溃疡，深度不超过黏膜下层

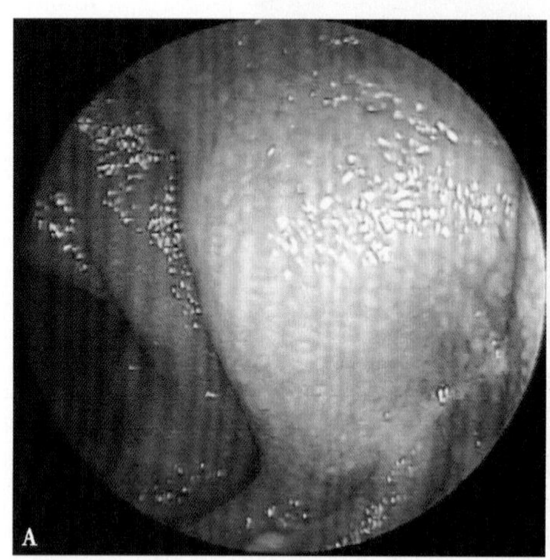

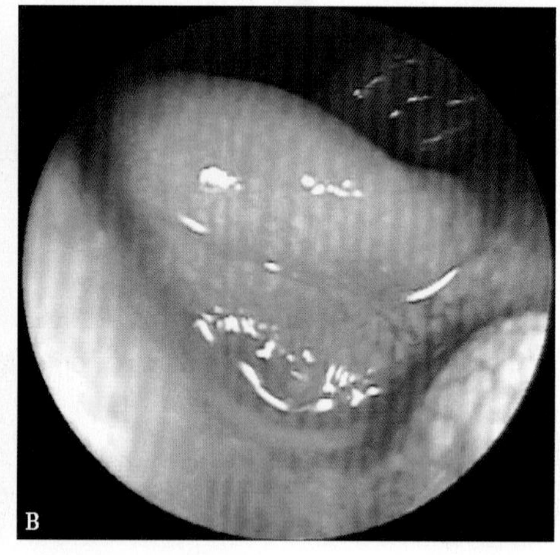

图 8-1-4 小肠淋巴管扩张症小肠镜表现

患者女性，47 岁，腹泻、水肿 2 年余，经口小肠镜显示：A. 小肠黏膜呈密集白色点状改变，略突出于黏膜表面；B. 在黏膜密集白色点状病变处可见白色乳糜样液体渗出于黏膜表面。病理活检证实为小肠淋巴管扩张症

5. **其他慢性腹泻病** 包括小肠肿瘤（遗传性息肉病、小肠类癌等）、乳糜泻、自身免疫性肠病、Whipple 病、嗜酸性粒细胞胃肠炎、遗传性息肉病等，小肠镜检查和活检均有重要的诊断价值。

随着诊断水平的提高，近年来发现小肠疾病的发病率有不断增高的趋势。小肠镜较其他检查方法的最大优点在于具有活检及内镜下治疗功能。为正确应用并最大限度地发挥小肠镜的诊治作用，应综合考虑患者病情和其他检查结果，决定检查路径并事先做好充分准备。小肠镜是一项侵入性操作且费用较高，术前应与患者及家属沟通检查风险和注意事项，同时兼顾卫生经济学收益。

（舒慧君 杨爱明）

参考文献

1. ASGE Standards of Practice Committee，Khashab MA，Pasha SF，et al. The role of deep enteroscopy in the management of small-bowel disorders. Gastrointest Endosc，2015，82（4）：600-607.
2. 钟捷，程时丹. 双气囊电子内镜：原理、操作技巧与疾病图谱. 上海：上海科技教育出版社，2010.
3. Ding RZ，Dong W. Fibroblastic reticular cell sarcoma of the small intestine：a very rare case report and clinicopathological diagnosis. Oncol Transl Med，2016，2（3）：110-114.
4. ASGE Technology Committee，Chauhan SS，Manfredi MA，et al. Enteroscopy. Gastrointest Endosc，2015，82（6）：975-990.
5. 中华医学会消化内镜学分会. 中国消化内镜诊疗相关肠道准备指南（草案）. 中华消化内镜杂志，2013，30（9）：481-483.
6. Despott EJ，Murino A，Bourikas L，et al. A prospective comparison of performance during back-to-back，anterograde manual spiral enteroscopy and double-balloon enteroscopy. Dig Liver Dis，2015，47（5）：395-400.
7. 吴东，陈丹，刘炜，等. 隐源性多灶性溃疡性狭窄性小肠炎 10 例临床特点分析. 中华消化杂志，2017，37（2）：79-83.
8. Jeon SR，Kim JO. Deep enteroscopy：which technique will survive?. Clin Endosc，2013，46（5）：480-485.
9. 智发朝，白杨，徐智民，等. 双气囊内镜检查对小肠溃疡病变的诊断研究. 中华消化内镜杂志，2008，25（9）：449-452.
10. Lenz P，Domagk D. Double- vs. single-balloon vs. spiral enteroscopy. Best Pract Res Clin Gastroenterol，2012，26（3）：303-313.
11. 汪姝君. 双气囊小肠镜诊断小肠疾病的十年回顾性分析. 中华医学会北京分会消化系病学术年会，2014.

第2节　胶囊内镜

知识要点

1. 胶囊内镜对于小肠疾病所致的慢性腹泻的病因诊断、治疗及疗效评估具有重要价值。
2. 胶囊内镜可提供重要诊断线索的慢性腹泻中，常见疾病包括克罗恩病、小肠淋巴管扩张、小肠肿瘤、非甾体抗炎药相关性肠炎、乳糜泻等。
3. 胶囊内镜的主要并发症是胶囊滞留。为保证检查质量及安全性，术前应充分评估有无禁忌证，并尽量提高肠道准备效果。

慢性腹泻病因众多，由肠道病变所致腹泻可分为结肠型和小肠型两大类。大部分结肠型腹泻可通过粪便检验、血生化、影像学及结肠镜等检查手段明确病因。而小肠疾病相关性腹泻的病因诊断有时较为困难，相关疾病包括小肠克罗恩病、失蛋白肠病、嗜酸性粒细胞胃肠炎、小肠肿瘤、乳糜泻、不明原因的小肠溃疡等。小肠位置较深且隐蔽，具有细长、迂曲和游离的特点，即使经小肠镜检查要到达全部肠段仍有一定难度。因此，小肠疾病的诊断以往一直是医学界的难题。目前小肠疾病常用的影像学检查包括 X 线钡剂造影、多层螺旋 CT 小肠成像（multidetector computed tomography enterography，MCTE）、磁共振小肠成像

(magnetic resonance enterography，MRE)、核素扫描(emission computed tomography，ECT)及小肠血管造影(digital subtraction angiography，DSA)等，而小肠内镜检查方法则主要包括小肠镜及胶囊内镜(capsule endoscopy，CE)。CE是一种无创性检查方法，它的应用大大改变了小肠疾病诊疗的困境。

一、胶囊内镜与其他检查手段的比较

X线钡剂造影包括口服小肠造影、气钡双重造影等，是小肠影像学检查的常用方法，可以对全小肠的形态进行评估，但其依赖于医师的经验，难以发现小肠黏膜的微小病变，且患者需暴露于放射线下。CTE和MRE可对肠壁、肠腔、肠系膜、腹腔内血管及腹腔周围脏器等进行很好的评估，但对小肠黏膜病变的诊断率较低。联合经口和经肛小肠镜有望对全小肠进行检查，并可在直视下观察小肠黏膜病变、对病变部位进行活检及实施内镜下治疗。但小肠镜属于侵入性检查，通常需要全身麻醉，且有一定的并发症风险。与以上检查手段相比，CE则能够直接观察全小肠黏膜，具有易吞咽、无创、无交叉感染、方便患者、无需住院等特点，填补了小肠无创性及可视性检查的空白，对小肠疾病尤其是消化道出血有很大的诊断价值。但不足之处在于现阶段CE尚不能对病灶进行反复、多方位观察，不能取标本行病理活检，亦不能实施内镜下治疗。

M2A(mouth to anus)是世界上首个CE，2003年美国FDA批准其用于小肠疾病的诊断。在发明了食管胶囊内镜后，M2A被重新命名为PillCam SB(small bowel)。PillCam SB的检查系统包括三个部分：①胶囊内镜；②附有外接收天线的便携式驱动器(数据记录仪)；③负责阅读并处理图像和数据的RAPID工作站。PillCam SB重3.64g，大小为26mm×11mm，其中包括6个LED照明光源、短焦距光学透镜、CMOS芯片成像器、UHF无线电遥控发射机和2块手表式电池(待机时间8小时)。该CE成像视野为140°，具有8倍放大倍率和1～30mm的观察深度，最小分辨率为0.1mm。被患者吞下后，CE随胃肠道蠕动运行，同时以2帧/秒的速度拍照，电池耗尽之前可拍摄55 000幅图像。所摄得的图像经无线电发射至体外的数据记录仪。检查结束后，将数据储存器的照片下载至RAPID工作站，由软件自动合成为连续性图像，供医生阅片和诊断。目前国内外各公司的新型CE产品不断问世，其性能提高得很快。

二、适应证和禁忌证

CE虽然属于无创检查，但存在一定的胶囊滞留风险，且对肠道准备质量有一定要求，因此检查前需要评估其适应证和禁忌证(表8-2-1)。

三、检查注意事项

1. **检查前** 检查前应完成以下准备：①需禁食或进清流质10～12小时。②检查前一天晚上行肠道清洁准备，以提高图像的清晰度。常用清肠剂包括聚乙二醇(polyethylene，PEG)、硫酸镁、甘露醇等，国内一般首选PEG，检查要求和方法基本同结肠镜检查。具体做法是检查前一天晚上服用2000ml PEG，检查当日早晨再服1000ml。③术前半小时服用适量祛泡剂，以减少胃肠腔内泡沫对视野影响。④不推荐使用促胃肠道动力药。⑤衣服易宽松，避免紧身衣。

8

表 8-2-1　胶囊内镜检查的适应证和禁忌证

适应证	禁忌证
● 怀疑小肠疾病所致慢性腹泻 ● 不明原因消化道出血 ● 不明原因缺铁性贫血 ● 诊断、监测及评估克罗恩病 ● 诊断、监测及评估乳糜泻 ● 疑似小肠肿瘤 ● 诊断和监测小肠息肉病 ● 病因不明的吸收不良综合征 ● 失蛋白肠病 ● 怀疑非甾体类抗炎药相关性肠病 ● 临床需排除小肠疾病者	**绝对禁忌** ● 无条件手术或拒绝接受腹部手术者（胶囊滞留将无法通过手术取出） ● 完全性肠梗阻 ● 对胶囊内镜材料过敏者 **相对禁忌** ● 已知或怀疑胃肠道梗阻、狭窄、瘘管、憩室、畸形者（易发生胶囊滞留） ● 心脏起搏器或其他电子仪器植入者 ● 吞咽障碍者 ● 孕妇

2. **检查中**　吞入 CE5 后至少 2 小时不要进食和饮水，2 小时后可适量饮水，4 小时后可进少量流质饮食。不能接近强电磁场区域，如无线电台、磁共振成像仪等；避免与其他正在进行 CE 检查的患者接触，防止无线电波的相互干扰。记录进食、饮水及有异常感觉的时间，在交还设备时将这些记录一并交给医师。检查期间要尽量避免高强度的可能导致出汗的活动，不要弯腰。服用 CE 后如出现腹痛、恶心、呕吐等不适，需尽快返回医院。

个别患者由于胃动力障碍或胃皱襞较深，CE 被吞服后可长时间滞留于胃内。为避免电池过度消耗，可能需要行胃镜操作将 CE 送入十二指肠。

8

3. **检查后**　CE 吞入 8～12 小时后一般可以结束检查，将数据记录仪取下交给医师进行数据处理及读片。密切观察大便以确认 CE 排出，通常在 8～72 小时内排出。在 CE 排出体外之前，禁止行磁共振检查。

四、胶囊内镜对慢性腹泻的诊断价值

近年来 CE 在慢性腹泻患者中的应用及研究日益增多。Kav 等分析了其 5 年 CE 的应用经验，结果显示在接受检查的患者中，不明原因消化道出血占 57.5%、慢性腹泻占 15%、腹痛占 5.8% 等。在慢性腹泻患者中，约半数 CE 未见异常。其余存在小肠疾病者，包括结节性淋巴样增生、小肠黏膜萎缩等。Caunedo 等应用 CE 研究了 33 例慢性腹泻患者，其中 22 例（67.9%）为小肠疾病相关性腹泻，最多为克罗恩病（19 例），其次为非特异性肠病、小肠肿瘤、结节性淋巴样增生等。我国的一项研究显示，24 例慢性腹泻患者中小肠疾病为 9 例（37.5%），其中发现空肠、回肠溃疡而提示克罗恩病的占 5 例（20.8%）、小肠黏膜糜烂 2 例（8.3%）、小肠增生性病灶 1 例（8.3%）、小肠血管畸形 1 例（8.3%）。通过 CE 检查有助于提示病因的慢性腹泻病还包括：非甾体抗炎药（NSAIDs）相关性肠病、小肠淋巴管扩张、乳糜泻等，这些疾病在内镜下有相对特征性的改变，结合病史有助于医师做出正确诊断。在经济卫生条件相对落后的地区，CE 检查有时还可发现小肠寄生虫。

CE 不仅在慢性腹泻的病因诊断方面有一定的价值，还可以指导其治疗。Katsinelos 等在一项有关 CE 的前瞻性研究中纳入了 165 例非消化道出血患者，其中慢性腹痛 33 例（20%）、慢性腹痛伴腹泻 31 例(18.8%)、单纯慢性腹泻 30 例(18.2%)。结果发现,在单纯慢性腹泻患者中有 8 例(26.7%)通过 CE 检查明确了病因,包括克罗恩病 5 例、NSAIDs 相关性肠病 1 例、淋巴管扩张症 1 例、小肠绒毛萎缩 1 例;有 3 例(10.0%)属病因可疑,分别为空肠息肉 1 例、十二指肠息肉 1 例、小肠溃疡 1 例;另有 19 例(63.3%)CE 未发现明确病变。根据 CE 检查结果,共计 88.5% 的慢性腹泻患者调整了治疗方案(包括药物、饮食及手术治疗),(8.7±4.0)个月后随访,大部分患者症状得到明显改善。亦有其他作者报道,CE 的阴性检查结果基本可排除小肠恶性肿瘤。由此可见,CE 对慢性腹泻患者的诊断及治疗均有一定指导意义。

除此之外,CE 还可对一些小肠疾病(例如克罗恩病)进行疗效评估。目前常用的活动度评估体系为 CECDAI 评分及 Lewis 评分。评价指标为病变累及范围和黏膜病变程度(充血水肿、糜烂、溃疡)。大量研究证实,黏膜愈合情况是评判 CD 疗效最重要的依据。对于累及小肠的 CD,常规的胃镜和结肠镜无法到达病变部位,胶囊内镜以其对全小肠可视化的优势成为此类疾病病情评估的重要手段。图 8-2-1 显示的是慢性腹泻患者通过 CE 检查发现的一些常见病因。

8

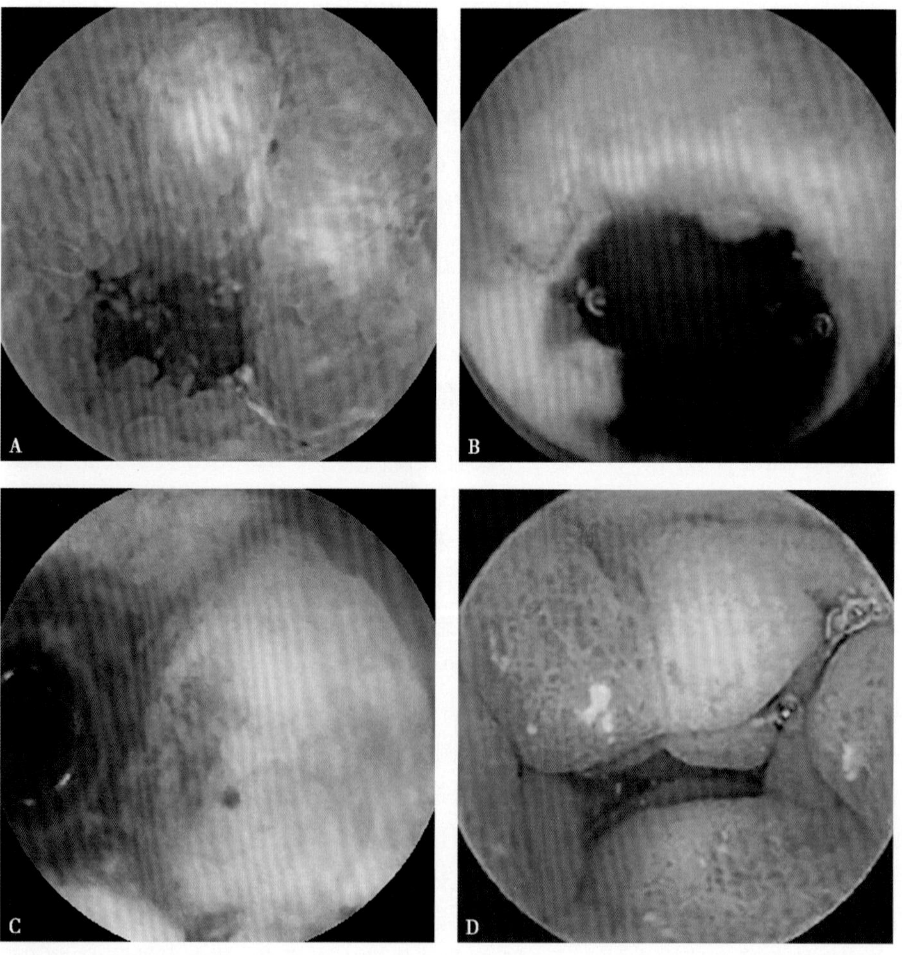

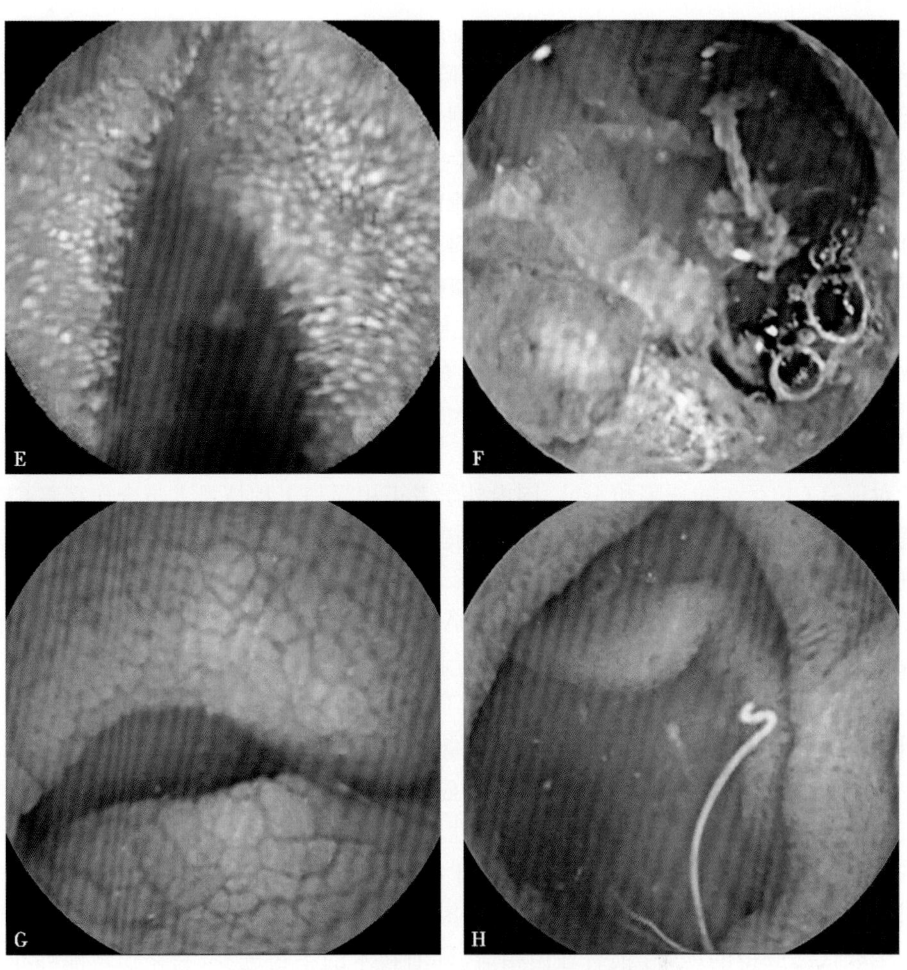

图 8-2-1　一些慢性腹泻病的胶囊内镜表现

A. 小肠溃疡伴肠腔狭窄（克罗恩病）；B. 小肠环腔浅溃疡（非甾体类抗炎药相关性肠病）；C. 小肠环腔溃疡（隐源性多灶性溃疡狭窄性小肠炎）；D. 阿弗他溃疡（白塞病）；E. 小肠黏膜多发白点（淋巴管扩张症）；F. 小肠肿物伴溃疡（淋巴瘤）；G. 小肠绒毛萎缩（乳糜泻）；H. 小肠寄生虫

五、局限和不足

CE 的出现，为传统内镜及放射学检查未能发现的小肠病变提供了新的检查手段。有文献报道，CE 已成为小肠克罗恩病内镜检查的金标准。但任何新技术都会伴随相应的不足，CE 检查也有其自身的局限性，包括以下几个方面：①少数患者 CE 可滞留于肠腔内；②检查失败，例如因各种原因在电池耗尽之前 CE 未能到达回盲部，观察肠腔不够充分，可能造成假阴性结果；③肠道准备差会影响 CE 对小肠黏膜病变的观察；④不能获得活检标本。其中，CE 滞留在病变处是相对较为突出的问题，总体发生率为 1%～5%。在部分人群其发生率最高可达 10%，其中克罗恩病的 CE 滞留率最高，达 11.9%。CE 不仅可以滞留肠段狭窄处，在某些结构异常处如较大的憩室、盲端、小肠重复畸形等，CE 也可能发生滞留。CE 一旦滞留，常常需要手术处理，少数甚至诱发出血、穿孔等严重并发症。因此，CE 滞留尽管发生率不高，但危害性不容忽视，为此检查前需规范相应的评估，除外肠道狭窄、梗阻及其他解剖异常，同时与患者充分沟通，告知相关风险。

国内学者提出，CE 检查失败原因可分为技术性和临床性两大类：技术问题产生于胶囊本身，如 CE 未被激活或电池供电时间过短等；临床问题中比例最高的是正常电池电量耗竭之前 CE 未达到回盲瓣，其原因可能是胃内滞留时间过长或肠道运动过慢。另外，CE 在特殊人群尤其是儿童应用中受限，由于胶囊相对较大，儿童吞咽可能会有困难，必要时可借助胃镜完成。北京协和医院根据自身诊疗经验，提出 CE 应用时需注意的问题及并发症，认为虽然 CE 与其他内镜检查相比是安全的，但在检查前还是应充分了解可能遇到的问题，并采取相应的预防措施，如借助胃镜可以补救 CE 吞咽后胃内滞留的问题。

六、未来的发展趋势

针对现有 CE 存在的缺陷和不足，国内外学者正积极与工程技术人员合作完善 CE 技术，扩大其应用范围并提升安全性，以便为临床提供更好的检查服务。目前来看，以下几个方面的进展尤其值得期待。

1. **敏捷通畅胶囊内镜** 2006 年，美国 FDA 批准了一种“敏捷通畅胶囊内镜”(agile patency capsule)，有望减少 CE 滞留的发生率。“敏捷通畅 CE”与普通 CE 大小无异，不同之处在于胶囊内部含有较多乳糖成分。一旦 CE 滞留于肠道的时间超过 40 小时，乳糖会逐渐吸收，从而引起 CE 外壳塌陷，体积自动缩小，因而能够顺利通过狭窄肠道。

2. **胶囊结肠镜** 目前世界范围内结直肠癌的发病率都呈上升趋势。结肠镜仍是结直肠癌筛查的金标准，但由于检查有一定的创伤性，患者依从性相对较低。胶囊结肠镜(capsule colonoscopy)的无创性是其显著优势，有助于提高患者对结肠检查的接受度。但由于结肠通过时间不确定、肠管相对较粗以及肠道准备情况差异较大等因素，目前胶囊结肠镜上尚不能完全取代结肠镜的地位，但有理由相信，随着技术的不断进步，将来出现能够和传统结肠镜媲美的胶囊结肠镜是完全可能的。

3. **可蓄电胶囊内镜** 目前市售 CE 的蓄电时间通常为 6～12 小时，是限制其应用的主要瓶颈。现已开发出本身不带电池的 CE，在检查过程中通过体外仪器不断对其充电(无线电池)，可显著延长 CE 的有效检查时间，而且可以提高其摄像速率和图片质量。

4. **人工智能胶囊内镜** 传统 CE 在肠腔内的行进主要受肠道动力的支配，有一定的随机性，在检查过程中无法控制胶囊的运动。人们一直希望能够在体外对 CE 实施操控，这一理想已部分实现。例如，我国工程技术人员研制出的“可操控胶囊胃镜系统”可用于胃部疾病的检查，目前已经成功投放市场；欧洲研制出的可操纵性 CE，借助磁场技术和实时透视，医师可以在体外控制 CE 自旋、翻滚和转弯，甚至可以在病变部位取活检；美国和英国还各自拥有了一种治疗性 CE，该胶囊可携带药物到达肠道病变部位，在局部实施精确的“靶向治疗”。除了我国业已问世的“胶囊胃镜”外，可操纵的 CE 目前大都在进行临床试验，一旦取得突破，有望在消化疾病和内镜领域掀起一场新的“革命”。

综上所述，胶囊内镜的诞生是消化病学领域具有里程碑意义的事件。胶囊内镜检查已经成为消化系统不可或缺的重要检查手段，其在慢性腹泻的诊治中具有良好的应用价值，但仍需预先了解在检查过程中可能出现的问题，正确掌握其适应证，才能充分发挥胶囊内镜的优势。目前该领域发展迅速，胶囊食管镜和胶囊胃镜均已投入使用，新一代胶囊结肠镜在技术上也取得了很大进展。相信不久的将来，会有更多、更好的胶囊内镜问世。未来的胶囊内镜不仅能够对消化道全长进行高质量、无盲区地检查，与人工智能等高新技术结合后甚至可用于治疗，从而更好地为患者服务。

（杨 红 李景南 杨爱明）

参考文献

1. Kav T，Bayraktar Y. Five years'experience with capsule endoscopy in a single center. World J Gastroenterol，2009，15（16）：1934-1942.
2. Caunedo A，Rodríguez-Téllez M，García-Montes JM，et al. Usefulness of capsule endoscopy in patients with suspected small bowel disease. Rev Esp Enferm Dig，2004，96（1）：10-21.
3. 慎睿哲，张曙，孙波，等. 胶囊内镜在慢性腹泻中的诊断价值. 胃肠病学和肝病学杂志，2005，14（4）：398-400.
4. Katsinelos P，Tziomalos K，Fasoulas K，et al. Can capsule endoscopy be used as a diagnostic tool in the evaluation of nonbleeding indications in daily clinical practice? A prospective study. Med Princ Pract，2011，20（4）：362-367.
5. Hara AK，Leighton JA，Heigh RI，et al. Crohn disease of the small bowel：preliminary comparison among CT enterography，capsule endoscopy，small-bowel follow-through，and ileoscopy. Radiology，2006，238（1）：128-134.
6. 卫炜，戈之铮，高云杰，等. 胶囊内镜检查失败原因分析和安全性评估. 中华内科杂志，2008，47（1）：19-22.
7. 钱家鸣. 不容忽视胶囊内镜应用时的问题与并发症. 中华内科杂志，2008，47（1）：3.
8. 中华医学会消化内镜分会. 中国胶囊内镜临床应用指南. 中华消化内镜杂志，2014，31（10）：549-558.
9. 陆星华，秦明伟，温小恒，等. 胶囊内镜、CT小肠成像、小肠造影及回结肠镜对克罗恩病诊断价值的比较. 中华内科杂志，2010，49（9）：746-749.
10. Van Gossum A，Ibrahim M. Video capsule endoscopy：what is the future? Gastroenterol Clin North Am，2010，39（4）：807-826.
11. Spada C，Hassan C，Costamagna G. Colon capsule endoscopy. Gastrointest Endosc Clin N Am，2015，25（2）：387-401.

第3节 结 肠 镜

知识要点

1. 结肠镜对于慢性腹泻患者的病因诊断、病情评估、肿瘤筛查以及开展内镜下治疗具有不可替代的重要价值。
2. 为保证检查质量，良好的肠道准备甚为必要。分次服用聚乙二醇清肠剂，有利于提高次日上午的结肠镜肠道准备效果。
3. 通过结肠镜确诊的慢性腹泻中，炎症性肠病和显微镜下结肠炎是最常见的两类疾病。

4. 结肠镜可用于判断病情严重度及评定疗效。黏膜愈合是炎症性肠病患者最重要的治疗目标之一。UCEIS 评分对溃疡性结肠炎的评估效果似乎优于传统的 Mayo 指数评分。
5. 结肠镜广泛用于结直肠肿瘤的筛查以及长病程炎症性肠病的监测，高分辨率内镜结合化学和电子染色技术，大大提高了病变的检出率和内镜诊断的准确性。
6. 结肠镜的检查质量和患者体验取决于医生的经验水平。内镜医师应努力提高进镜技巧和观察能力，争取做到“进镜无痛苦，退镜不漏诊”，以便更好地为患者服务。

结肠镜（colonoscopy）可直接观察结直肠黏膜并取病理活检，在下消化道疾病诊断中发挥着不可替代的重要作用。基于西方人群的研究表明，慢性腹泻的常见器质性病因包括：感染性肠炎（11%～15%）、炎症性肠病（7%～14%）、显微镜下结肠炎（5%～8%）、吸收不良综合征（3%～5%）和肿瘤（1%），其中部分患者需通过结肠镜检查方能确诊。但结肠镜系有创操作，在清醒患者中会引起一定程度的不适，且难以完全避免并发症。据统计，诊断性结肠镜的穿孔率为 1/10 000～1/1000，出血率约为 3/1000。因此，需要正确把握结肠镜的适应证，并努力提高进镜技巧和观察能力，以降低检查风险，提高患者舒适度，并尽量减少漏诊、误诊。

在门诊慢性腹泻人群中，多数患者通过病史、体格检查和辅助检查可初步判断病因。若患者临床表现符合肠易激综合征等功能性疾病，且病程较长，病情较轻，无报警症状，通常可先给予经验性处理，治疗无效者再考虑内镜等检查手段评估病情。因此，并非所有慢性腹泻患者都需要结肠镜检查。国内顾红祥等总结了 2449 例慢性腹泻患者的结肠镜结果，发现内镜阳性发现主要包括炎症性肠病、恶性肿瘤、非特异性慢性结肠炎、末段回肠炎、感染性肠炎、肠结核、寄生虫等。

8

内镜技术的发展和进步，反映了人们对直视观察消化道疾病的不懈追求。早在 1795 年，德国医生 Philipp Bozzini 就尝试使用内镜检查直肠。他将一根管子插入患者肛门，用烛光做光源观察直肠结构。此后，内镜技术变革先后经历了硬式内镜、纤维内镜和电子内镜三个阶段。1983 年，美国 Welch Allyn 公司首先研制出电子内镜，其基本结构和机械性能与纤维内镜相仿，但将纤维内镜前端的光纤束换成图像耦合器件（charged coupled device，CCD）。经过光电信号转换，CCD 可在电视屏幕上直接显示彩色图像，让多人同时观察、阅读内镜画面，省去了纤维内镜必须使用目镜观察的麻烦。当今使用的结肠镜就是在这一基础上不断优化、发展而来的。

一、适应证和禁忌证

表 8-3-1 总结了结肠镜用于慢性腹泻的适应证和禁忌证。有预警症状如高龄、便血、肿瘤家族史、体重下降的慢性腹泻患者，结肠镜检查应列为常规。部分疾病如炎症性肠病（IBD）治疗后需通过内镜观察黏膜愈合情况，以判断疗效并预测复发风险。某些疾病（如 IBD、遗传性息肉病等）病程迁延，恶变风险增加，故长病程患者需接受内镜检查，以监测并早期发现结直肠癌。

对于严重肠道感染、重症溃疡性结肠炎和肠梗阻患者来说，肠道准备和内镜操作可能加重病情，应尽量避免。若必须检查，建议用二氧化碳替代空气作为气源，轻柔操作并尽量

表 8-3-1　慢性腹泻患者结肠镜检查的适应证和禁忌证

适应证	禁忌证
● 有结直肠癌相关预警症状	**绝对禁忌**
● 炎症性腹泻	● 消化道穿孔
● 疑诊炎症性肠病	● 中毒性巨结肠
● 疑诊显微镜下结肠炎	● 意识障碍或不能配合
● 疑诊分泌性绒毛腺管状腺瘤	● 生命体征不稳定
● 低位肠梗阻或腹部包块需排除结直肠器质性疾病	● 腹主动脉瘤
● 影像检查发现异常，需进一步明确	**相对禁忌**
● 腹泻病因不明	● 严重感染性肠炎
● 腹泻经验性治疗无效	● 重症溃疡性结肠炎
● 评估疗效（尤其是炎症性肠病）	● 肠梗阻
● 筛查或监测结直肠癌及癌前病变	● 心肺功能不全
	● 严重凝血功能障碍

缩短检查时间，必要时仅观察远端结直肠，以减少对结肠的刺激。心脏及呼吸功能衰竭者结肠镜检查可能会加重病情，甚至导致生命危险。严重出凝血功能异常的患者内镜操作可能会导致或加重出血，应严格把握适应证，并提前请相关专科医生会诊，尽可能降低检查风险。

二、肠道准备

良好的肠道准备是高质量内镜检查的前提。肠腔中残留的粪水和渣滓不仅影响对结肠黏膜的观察，容易漏诊病灶，还会造成内镜插入困难，增加并发症的发生率。因此，可以说检查前的准备工作是决定结肠镜诊疗能否成功的先决条件，必须充分重视。常用于结肠镜检查的清肠剂包括聚乙二醇（polyethylene，PEG）、硫酸镁、甘露醇等，国内医院一般首选PEG。PEG 是一种高分子量的化合物，在肠道内既不被水解也不被吸收，服用后在肠腔内产生高渗透压，引起渗透性腹泻。PEG 清洁肠道时间短，对肠道刺激较少，并且由于大量饮水和添加了电解质，一般不引起水、电解质失衡。缺点是肠道内残留黄色液体相对较多，有时形成较多泡沫而影响观察。

为了定量评估肠道清洁效果，发展出多个评分系统。目前临床应用较多的是波士顿肠道准备评分（Boston bowel preparation scale，BBPS）。BBPS 将结肠分为三个区域：右侧结肠（盲肠和升结肠）、横结肠（包括肝曲和脾曲）、左侧结肠（降结肠、乙状结肠和直肠）。采用 4 分制评分系统：3 分（excellent，很好），全段肠黏膜清晰可见，无杂质存在；2 分（good，好），有少量着色、粪渣和（或）不透明液体，但肠黏膜细节显示清楚；1 分（fair，尚可），部分肠黏膜因着色、粪渣和（或）不透明液体而显示不佳；0 分（poor，差），固体粪便残留造成肠黏膜不可见（图 8-3-1）。对右侧结肠、横结肠、左侧结肠分别评分，三个区域评分之和（0～9 分）可反映整体肠道准备情况。BBPS 将肠道准备效果分为五个等级：优（excellent，8～9 分）、良（good，6～7 分）、中（fair，4～5 分）、差（poor，2～3 分）和极差（unsatisfactory，0～1 分），其中“优”“良”和“中”被认为符合要求。

研究表明，末次服用 PEG 应在结肠镜操作前 6 小时内完成；每超过 1 小时，右半结肠清

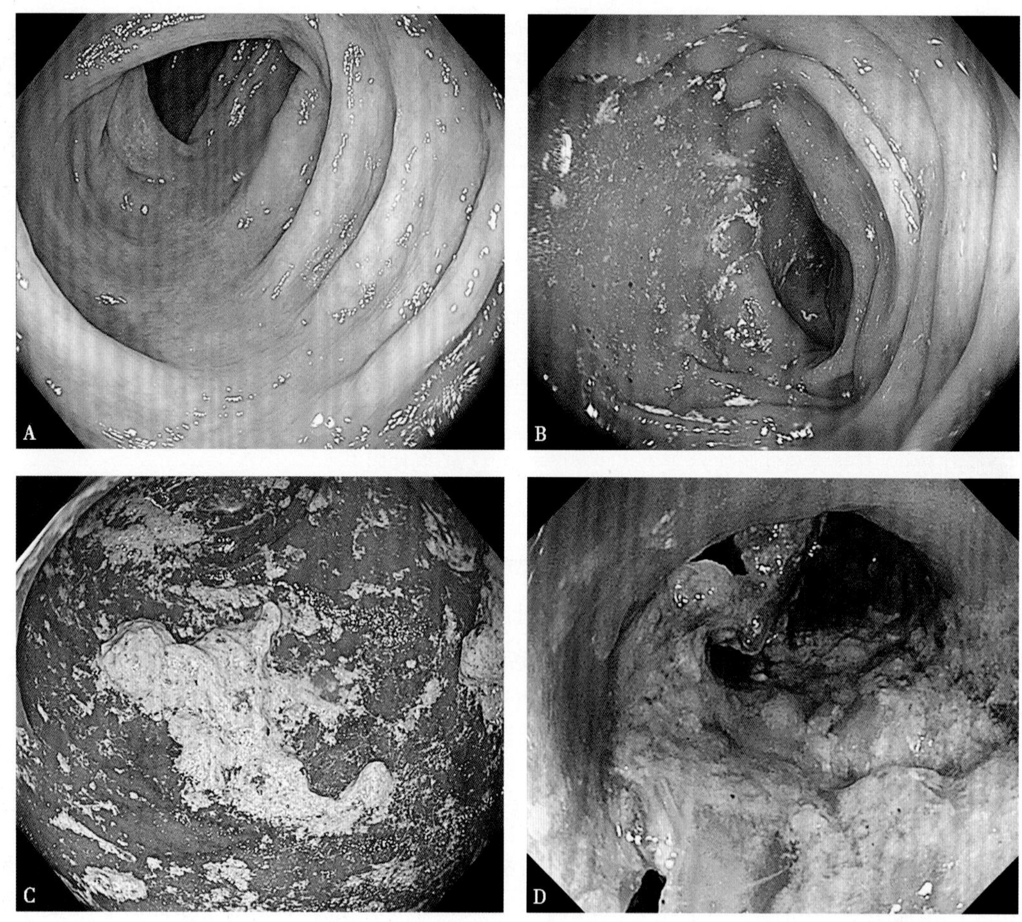

图 8-3-1 波士顿肠道准备评分(BBPS)
A. BBPS 3 分；B. BBPS 2 分；C. BBPS 1 分；D. BBPS 0 分

洁度将下降 10%。北京协和医院的研究发现，隔夜分次服用 PEG 联合西甲硅油可提高次日上午结肠镜检查的质量。具体做法是检查前一天晚上服用 2000ml PEG，检查当日早晨再服 1000ml，并加服 15ml 西甲硅油。与对照组（检查前一天晚上服用 3000ml PEG）相比，分次服用明显提高了清肠效果，减轻了患者不适，且提高了小腺瘤（直径≤1.0cm）的检出率。结肠镜检查前应当与患者充分沟通，告知检查的必要性和注意事项，以取得患者的理解和积极配合。这一做法被称为患者动员（patient motivation），是提高肠道准备效果的有效方法。国内西京医院的研究表明，在结肠镜检查前一天晚上，通过电话联系患者并指导服药，可显著提高肠道准备的效果。

三、结肠镜应用价值

1. 明确诊断 对于显微镜下结肠炎、IBD、其他结肠炎性疾病以及结直肠肿瘤来说，结肠镜是不可或缺的诊断方法。研究表明，15%～31% 的慢性腹泻患者通过结肠镜检查得以明确病因。显微镜下结肠炎黏膜外观正常或仅有轻度非特异性充血、糜烂，需依靠活检病理方能确诊。对于不明原因慢性水样泻的患者，要及时想到本病，在直肠以外的结肠黏膜多点活检（≥8 块）有望提高诊断率。内镜下典型特征并结合病理活检有助于诊断溃疡性结肠炎（UC）和克罗恩病（CD），并与其他肠道疾病（如肠结核、白塞病、肠道淋巴瘤等）相鉴别。某些肠道感染（如血吸虫肠炎、阿米巴肠炎）除了相对特征的内镜下表现，有时还可通过黏膜活检发现病原体。结直肠肿瘤性病变可通过内镜下活检得以确诊。图 8-3-2 是一些代表性的肠道疾病内镜下表现。

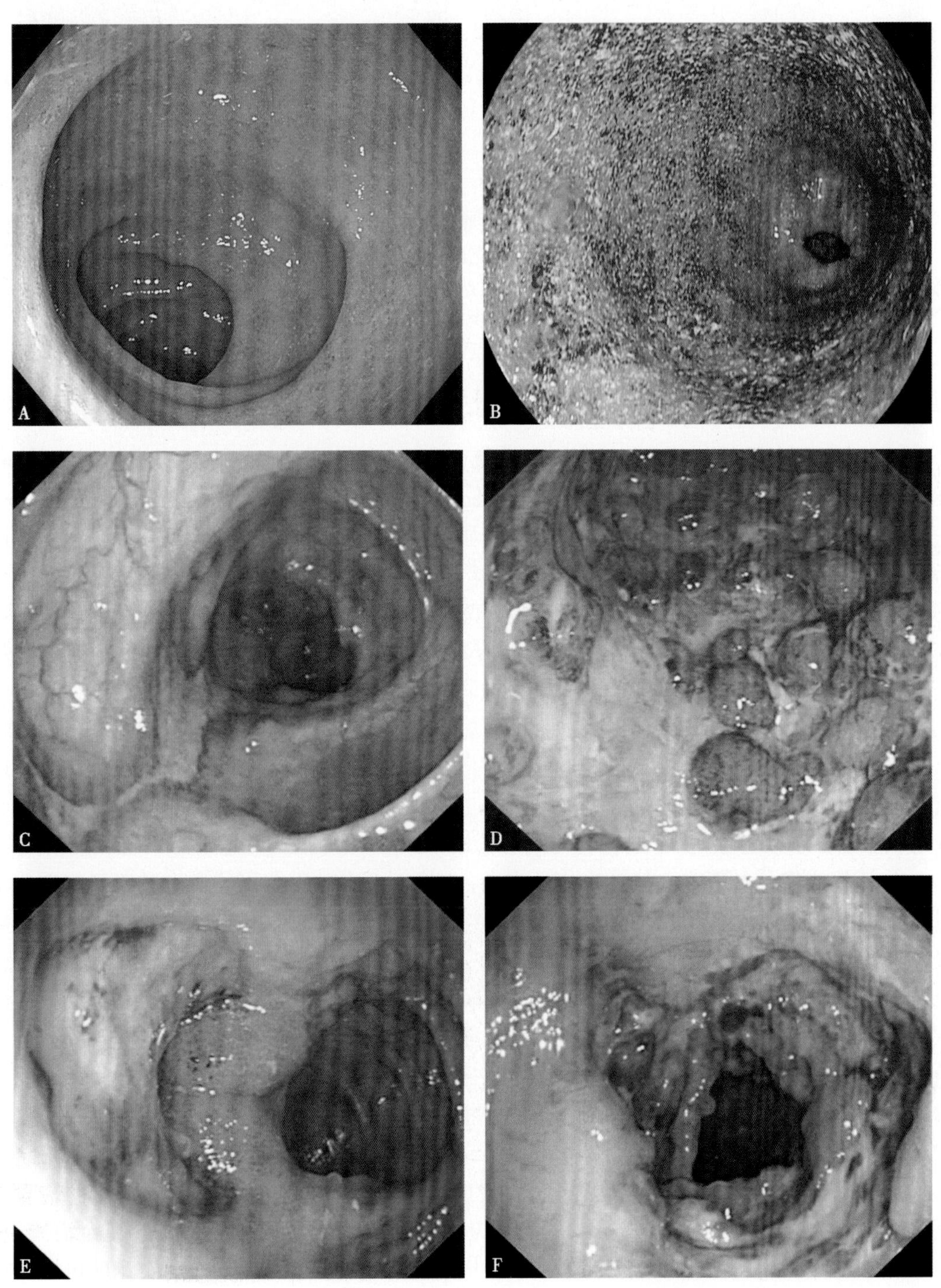

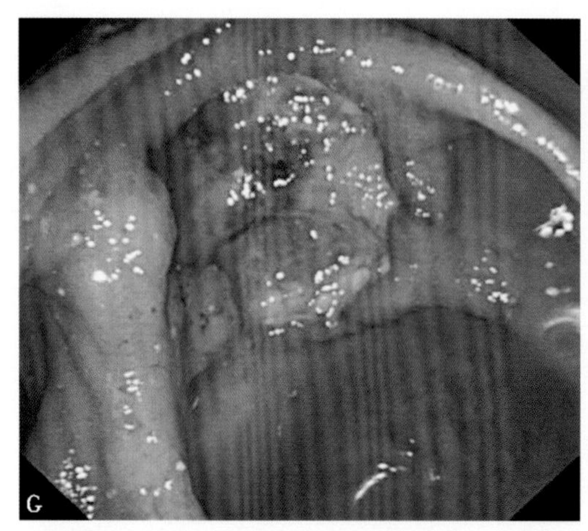

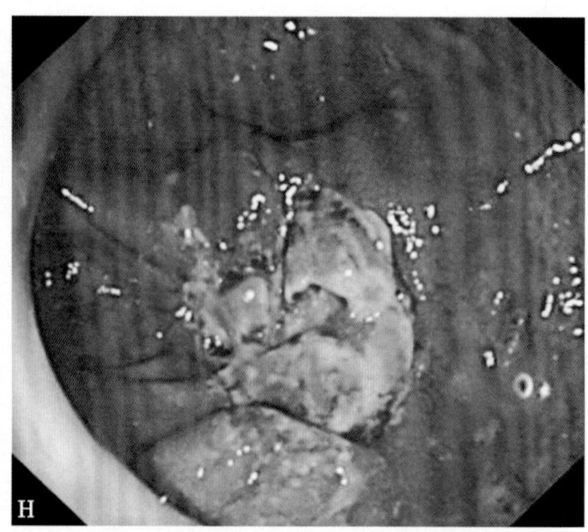

图 8-3-2 一些慢性腹泻病的结肠镜表现

A. 溃疡性结肠炎：结肠黏膜血管纹理模糊，轻度充血；B. 溃疡性结肠炎：结肠黏膜血管纹理消失，糜烂、质脆、少量自发出血，病变连续；C. 克罗恩病：典型纵行溃疡；D. 克罗恩病：铺路石征；E. 白塞病：升结肠孤立性深大溃疡，底部干净，溃疡周边炎症反应较轻，无隆起；F. 肠结核：升结肠特征性的环腔溃疡；G. 肠淋巴瘤：盲肠巨大溃疡，周边轻度隆起，炎症反应较轻；H. 缺血性肠病：盲肠溃疡，底部瓷白色，伴结节样隆起

近年来内镜技术发展迅速，高分辨率内镜（high-definition endoscopy）、染色内镜（chromoendoscopy）、图像增强内镜（image-enhanced endoscopy）和放大内镜（magnifying endoscopy）的应用日益增多。这些新型内镜技术可清晰显示病变的微细结构，大大提高了肠道病变的诊断水平。通过深入研究肠道病变组织学结构与内镜表现的对应性，很多肠道肿瘤性病变已经可以内镜下获得可靠诊断。在有经验的医师手中，内镜诊断结直肠肿瘤的准确性已很接近病理诊断，被称为光学活检（optical biopsy）。譬如，工藤分型（染色内镜）和 NICE 分型（窄带成像）可用于判断息肉性质（肿瘤还是非肿瘤？有无癌变？癌变的浸润深度？），在临床实践中得到了广泛应用。图 8-3-3 是北京协和医院一例巨大分泌性绒毛状腺瘤引起水样泻的患者（McKittrick-Wheelock 综合征），经白光、窄带成像（narrow-band imaging）和靛胭脂染色后观察，病变表面微血管形态分型为 NICE Ⅱ型，腺管形态为工藤Ⅳ型，内镜下判断为绒毛状腺瘤并予以切除，后证实内镜与病理诊断一致。

2. **评估病情** 对于确诊某一疾病的患者，内镜下观察黏膜有无异常有助于了解疾病范围和严重度，还可用于评估治疗效果。炎症性肠病（IBD）是这方面的代表（详见第 11 章第 12、13 节）。治疗后通过结肠镜观察内镜下是否达到黏膜愈合（mucosal healing，MH），有助于客观评定疗效及估计预后。大量研究证实，治疗后达到 MH 的 IBD 患者更有机会取得以下临床获益：①减少糖皮质激素用量；②降低住院率；③延长临床缓解时间；④避免肠造口 / 肠切除；⑤降低复发风险；⑥降低癌变风险（病变范围较广的长病程 IBD 患者）。目前，在 IBD 领域还缺少统一的 MH 定义，对研究结果的可比性造成不利影响，也增加了各医疗机构之间学术交流的难度。

UC 和 CD 所采用的 MH 概念也有一定的差异。在 UC 患者中，MH 被定义为“原有黏膜溃疡、糜烂、出血消失，黏膜血管纹理恢复”；而 CD 患者中，若原有黏膜溃疡完全消失，通常认为达到 MH。UC 黏膜病变比较表浅，以累及黏膜层和黏膜下层为主，故 MH 可以看作

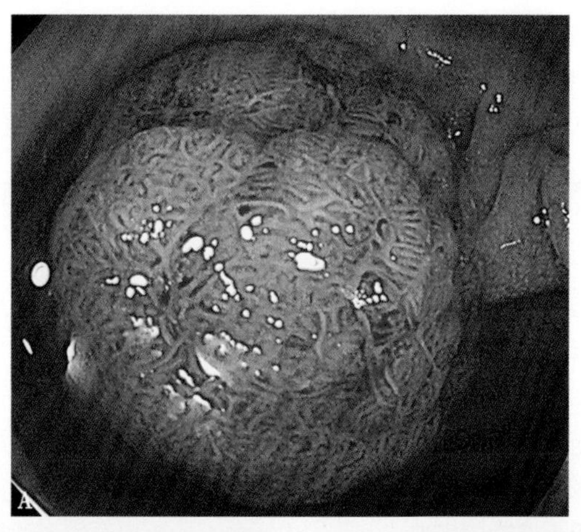

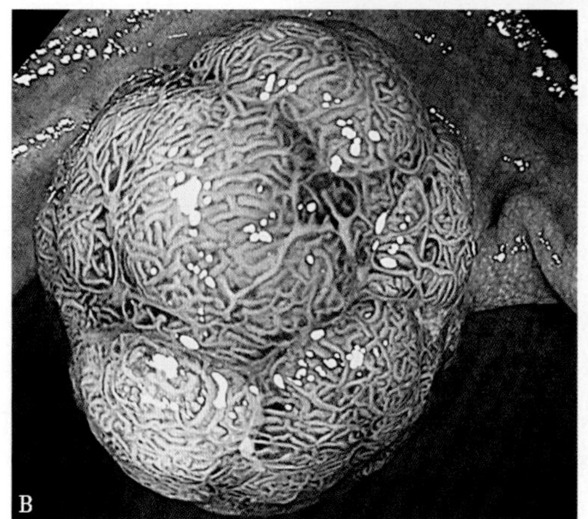

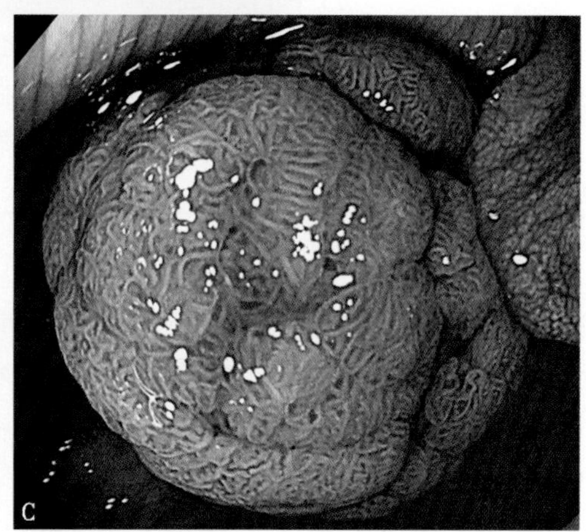

图 8-3-3　引起腹泻的巨大绒毛状腺瘤

A. 白光；B. 窄带成像（NBI）显示绒毛状腺瘤的微血管形态规则（NICE Ⅱ型）；C. 喷洒靛胭脂：腺管形态为工藤Ⅳ型

治疗的最终目标（ultimate goal）；而在 CD 患者 MH 只是治疗的初步目标（minimal goal），原因在于 CD 为透壁性病变（“全层炎”），在 MH 基础上还要争取实现深层愈合（deep healing，即黏膜愈合 + 临床缓解），才能取得更好的效果。当然，目前 IBD 尤其是 CD 的疗效仍不理想，仅有半数不到的患者可长期维持 MH，说明在治疗方法和理念上还需要更大的提升。

为了评估和比较 IBD 黏膜病变，发展出多种内镜评分系统。UC 的 Mayo 评分（Mayo score）应用较多，其根据结直肠黏膜有无血管纹理消失、红斑、糜烂、溃疡和自发出血，将 UC 严重程度分为四级（0～3 分）。Mayo 评分的优点是使用简便，但缺点是较为笼统，不能完全反映治疗后的变化。溃疡性结肠炎内镜下严重度指数（ulcerative colitis endoscopic index of severity，UCEIS）是另一种较新的 UC 内镜评分系统，也是目前唯一得到较多研究证据支持的评分工具。UCEIS 对血管纹理（vascular pattern，V）、出血（bleeding，B）、糜烂 / 溃疡（erosions/ulcers，E）三个子项分别给予计分，可以更详细地评估 UC 严重程度（表 8-3-2）。进行 UCEIS 评分时应列出总分（0～8 分）及各子项计分，例如：UCEIS 5 分（V 3 分，B 1 分，E 1 分）。多项研究证实，UCEIS 与 UC 病情严重度及临床转归的相关性优于 Mayo 评分。主要原因可能是UC黏膜炎症好转首先表现为溃疡缩小和变浅，使用UCEIS评分时其“糜烂/溃疡”子项得分下降，而Mayo指数评分未考虑溃疡大小和深度，因此不能反映此种变化。

表8-3-2 溃疡性结肠炎内镜下严重度指数

项目	评分	描述
血管纹理	0分：正常	树枝状毛细血管清晰可见，允许血管边缘轻度模糊
	1分：局灶消失	部分黏膜毛细血管完全不可见
	2分：完全消失	所有黏膜毛细血管完全不可见
出血	0分：无出血	黏膜及管腔无出血
	1分：黏膜出血	内镜前方黏膜表面少量已凝固的血迹，可被水冲去
	2分：轻度肠腔出血	内镜前方肠腔内有少量新鲜血液
	3分：中重度肠腔出血	内镜前方肠腔内有较多新鲜血液，黏膜活动性出血
糜烂/溃疡	0分：无糜烂或溃疡	黏膜外观正常，无糜烂或溃疡
	1分：糜烂	白色或黄色的黏膜小破损（5mm），边缘平坦
	2分：浅溃疡	覆有白苔的黏膜破损（5mm以上），但依然浅表
	3分：深溃疡	溃疡更深，边缘可轻度隆起

CD的内镜下病变形态变异较大，其内镜评分系统比UC复杂，大多作为研究用途，临床应用相对较少。例如，克罗恩病内镜下严重度指数（Crohn's disease endoscopic index of severity，CDEIS）综合考虑了病变范围、溃疡深浅度、有无狭窄及狭窄性质（溃疡性或非溃疡性），是目前CD临床研究采用最多的评分工具。克罗恩病内镜简化评分（simple endoscopic score for Crohn's disease，SIE-CD）较CDEIS有所简化，有利于临床使用。Rutgeers评分可用于评估CD术后复发风险（详见参考文献8、9）。

8

3. **筛查和监测肿瘤** 某些慢性腹泻疾病如IBD、遗传性息肉综合征、结直肠绒毛状腺瘤等，均有一定的恶变风险，内镜检查的另一个目的是为了监测结直肠癌（CRC）及癌前病变。长病程IBD患者合并CRC的风险增高。研究发现，UC患者在10年、20年和30年时罹患CRC的概率分别为2%、8%和18%，明显高于普通人群。CD累及结肠范围若达到1/3，则癌变风险与UC相仿。因此，长病程IBD患者应及时接受内镜监测，才能早期发现癌变。

IBD异型增生或癌变大多形态扁平（Ⅱa型或侧向生长型），加上周围黏膜大多有水肿、炎症和瘢痕等改变，内镜下检出病变和判断病变性质，对医生的技术经验有一定的要求。2010年美国胃肠病学会曾推荐在长病程IBD患者结肠镜检查时进行随机活检（random biopsy），具体方法是每隔10cm在结肠肠腔的四个象限分别活检至少1块（全结肠至少32块），以检出异型增生。随机活检的理论基础是大多数IBD相关性异型增生在内镜下不可见，只能用随机活检的方法增加检出率。该方法虽然在一定程度上可以提高病变的发现率，但不可避免地带来大量不必要的活检，不仅效率低下，而且耗费卫生资源过多。随着近年来内镜技术进步飞快，研究表明大多数IBD相关性异型增生可通过新一代内镜技术发现，并实施精确靶向活检（target biopsy）。采用高分辨率结肠镜结合靛胭脂（或亚甲蓝）染色技术对结肠黏膜进行观察，目前是IBD癌变监测的首选方法。研究指出，高分辨率内镜（例如奥林巴斯1080系统）检出异型增生的数量是普通内镜（例如奥林巴斯480系统）的2.2倍。高分辨率染色内镜（high-definition chromoendoscopy）可进一步提高异型增生和癌变检出率。根据2015

年发表的 SCENIC 共识，应用染色内镜对 IBD 相关性异型增生的检出率为普通白光内镜的 1.8 倍，绝对检出率增加 6%。为及时发现 IBD 异型增生或早期 CRC，应用更先进的内镜工具只是一个方面，充分的肠道准备、充裕的退镜观察时间、内镜医生的培训和经验积累等都十分重要。

北京协和医院自 2013 年以来，开始应用高分辨率结肠镜结合染色技术监测 IBD 癌前病变。目前已纳入病程在 5 年以上的 IBD 患者 95 例，检出癌变 1 例，高级别异型增生 4 例，低级别异型增生 12 例。在实际工作中，我们通常选择 IBD 病情稳定、炎症好转的阶段实施内镜检查，以减少活动性炎症的干扰。结肠镜插入至回盲部后，退镜时向结肠黏膜均匀喷洒 0.03% 的靛胭脂，可清晰地显示黏膜表面凹凸的细微改变，有利于检出异型增生（尤其是平坦或凹陷病变）。当发现可疑病变后，还可喷洒更高浓度的靛胭脂（0.13%）以勾勒其轮廓和边界，进一步判断病变性质。我们的经验表明，喷洒靛胭脂虽然稍微费时（平均每例增加约 10 分钟），但大大提升了显示病变黏膜的清晰度。

图 8-3-4 是北京协和医院一位慢性 UC 患者，病程已有 10 年，肠腔内多发息肉样隆起，需要判断是炎性息肉还是异型增生，靛胭脂染色后病变细节和轮廓显示更加清晰，根据工藤分型内镜下判断为“非肿瘤”（经活检证实）。考虑到靛胭脂价格低廉，染色操作也相对简单，这一筛查方法适合在我国推广应用。图 8-3-5 是北京协和医院发现的一例 UC 合并直肠低级别异型增生（低级别上皮内瘤变），患者为 50 岁女性，UC 病程 11 年。

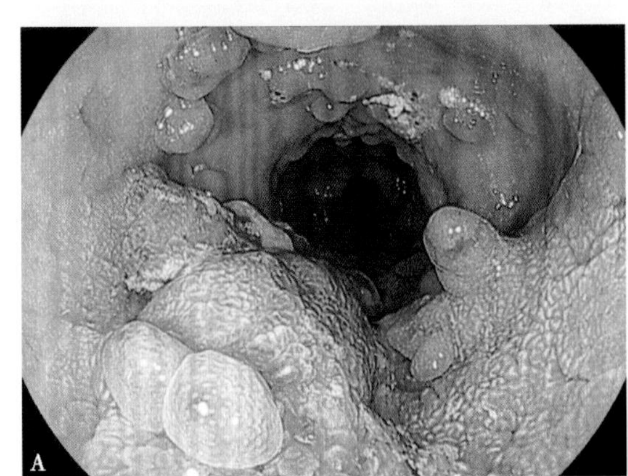

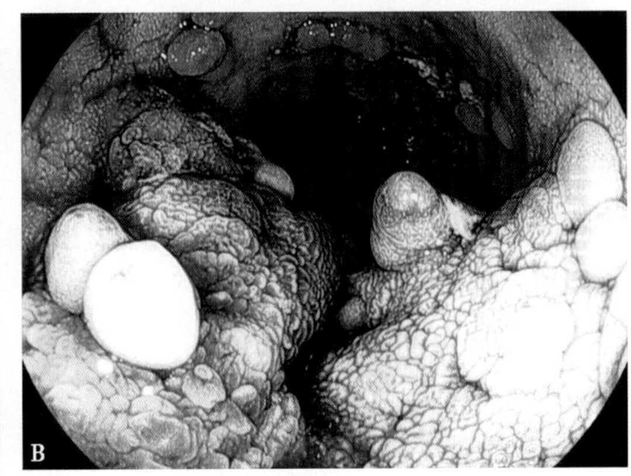

图 8-3-4　溃疡性结肠炎的白光和染色内镜表现

A. 白光内镜下慢性 UC 结肠黏膜；B. 喷洒靛胭脂后黏膜微细结构显示更加清晰

内镜下发现 IBD 相关型异型增生的难度高于普通患者。原因在于 IBD 肠黏膜大多有不同程度的瘢痕、水肿、炎症等干扰，新生上皮的形态也有别于正常黏膜。目前，IBD 相关性异型增生的镜下判断标准仍沿用日本学者工藤进英提出的“工藤分型”，后者在普通患者中的诊断价值已得到较多证据支持，但在 IBD 患者中是否适用还需要更多的研究加以证实。目前仍有学者认为，高分辨率染色内镜虽然能够检出大部分异型增生，但仍有少数病变内镜下不可见，还不能完全放弃随机活检。

4. 内镜下治疗　近十年来下消化道内镜治疗蓬勃发展，内镜下止血和息肉切除已成为常规操作。内镜黏膜切除（endoscopic mucosal resection，EMR）和内镜黏膜下剥离术（endoscopic submucosal resection，ESD）等技术纷纷涌现，使得内镜医师可以一次性地完整切除大块标

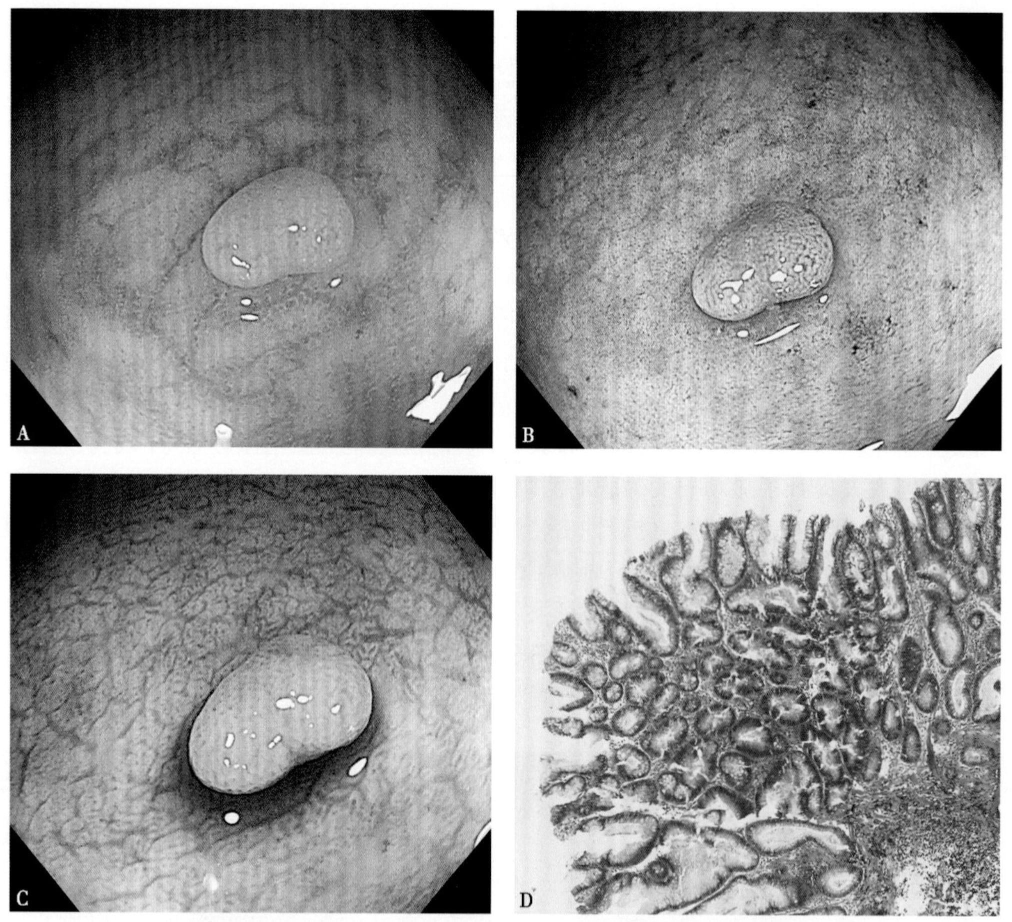

图 8-3-5 溃疡性结肠炎合并异型增生的白光和染色内镜表现

A. 白光内镜：直肠Ⅱa 型病变，直径 0.4cm，表面发白；B. 窄带成像（NBI）：病变表面有均匀分布的褐色微血管（NICE Ⅱ型）；C. 靛胭脂染色（放大）：腺管开口为短杆状（工藤ⅢL 型）；D. HE 染色（中倍）：病理示低级别异型增生

本（直径 2cm 以上），有利于病理医师做出精确的组织学诊断。对于进展期腺瘤（advance adenoma）和局限于黏膜内或黏膜下浅层（浸润深度＜1000μm）的早期结直肠癌，内镜下完整切除可取得根治效果。对于炎症性肠病、结直肠癌等造成的肠腔狭窄，可以在内镜下行狭窄切开、球囊扩张或支架置入术。在部分患者中，上述内镜治疗可推迟外科手术或作为手术前的过渡，但需要一定的技术培训并严格把握适应证。近年来发现，通过结肠镜实施粪菌移植（fecal microbiota translocation），即将健康人粪便中的功能菌群移植到患者胃肠道内，可重建新的肠道菌群，对多种肠道疾病有疗效，包括艰难梭菌肠炎、部分难治性 IBD 等，但其长期疗效还有待观察。

值得强调的是，结肠镜是一种侵入性的诊疗手段，对医生的技术水平有一定的要求。充分掌握插入内镜和退镜观察的技巧，才能更好地为患者服务。在进镜时，应尽量多吸气、不（少）注气，轻柔操作。尤其在乙状结肠这一迂曲较多的肠段，过度充气易造成结肠扩张、延长，增加后续插入的困难，应予避免。在内镜通过乙状结肠时，根据需要可让患者改为平卧，辅以手法压迫，以防止乙状结肠成襻。注意始终保持镜身直线状态，一旦内镜结襻应尽快通过旋转镜身和退镜操作加以解除（de-looping），以保证内镜插入过程中的自由度。这样不仅可以快速、安全地插镜至回盲部，还可最大限度地减轻患者痛苦。实践证明，医生操作结肠镜的水平对患者检查体验影响极大。对于大多数清醒患者，技术水平较高的医生（工藤分级Ⅳ级以上）完全可以在患者无痛苦的情况下完成结肠镜检查，达到"舒适内镜"的效果。目前我国大多数患者对结肠镜仍有恐惧和抵触心理，在一定程度上也妨碍了结肠镜筛查工作的广泛开展，这就要求消化内镜医生不断苦练基本功，努力提高内镜手技。

退镜时，一定要保证充裕的观察时间（6 分钟以上）。当肠内容物附着于黏膜表面而影响观察时，应注水冲洗。肠腔内泡沫较多时可加入祛泡剂（如西甲硅油），以保证视野清晰。特别要注意某些不利于观察的死角，例如皱襞后方、皱襞之间以及肠道急转弯处（图 8-3-6）。右半结肠皱襞较深，易漏诊病变，建议内镜应反复进出观察，必要时可反转内镜观察皱襞后方。某些特殊病变尤其需要仔细观察才能发现。例如，无蒂锯齿状腺瘤（sessile serrated adenoma，SSA）和侧向生长肿瘤（lateral spreading tumor，LST）形态大多扁平，与周围黏膜接

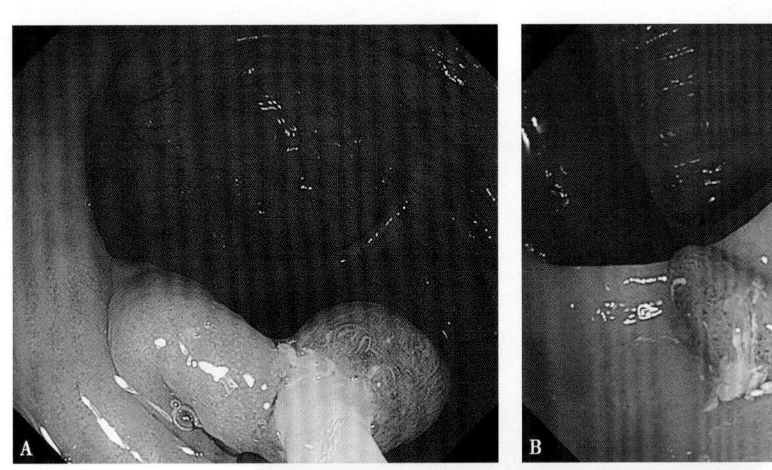

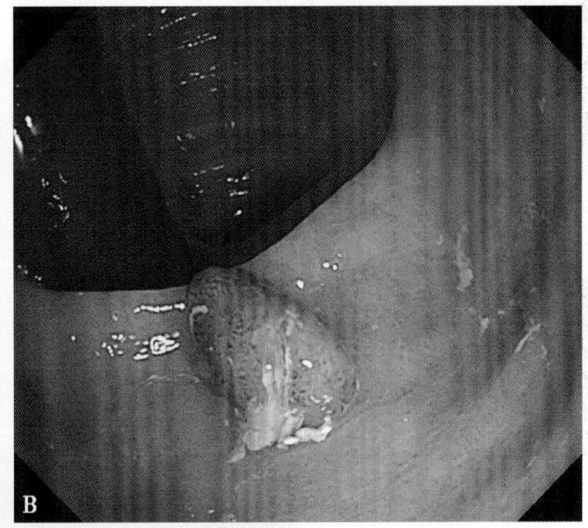

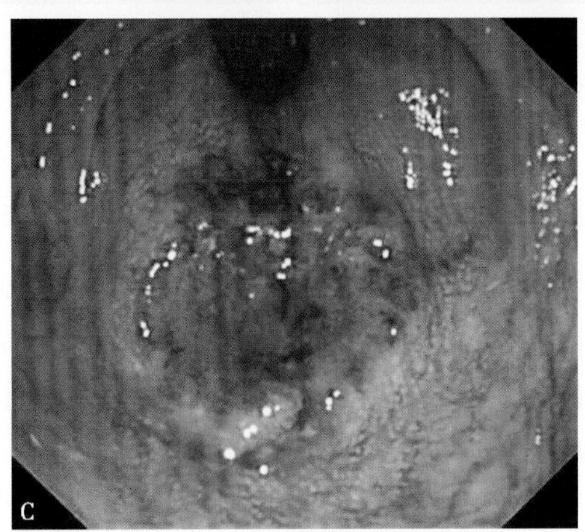

图 8-3-6　位于某些特殊部位的病变

A. 隐匿在回盲瓣后方的长蒂息肉；B. 升结肠反转发现皱襞后方息肉，前向观察不可见；C. 直肠癌，反转观察发现病变紧邻齿状线，前向观察不可见

近，容易漏诊（图 8-3-7）。通过观察黏膜血管纹理变化，注意 SSA 表面的“黏液帽”（NBI 下显示为红色或棕色），并辅以电子染色或色素内镜等方法，有望提高其检出率。总之，一名优秀的结肠镜医生（colonoscopist）应当通过勤奋练习，努力达到“进镜无痛苦，退镜不漏诊”的水平。

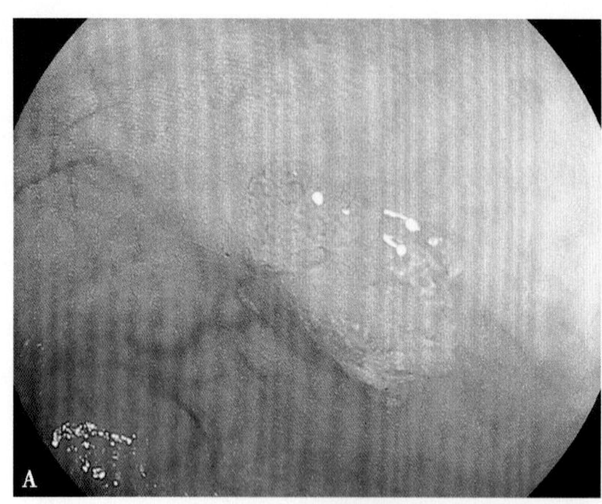

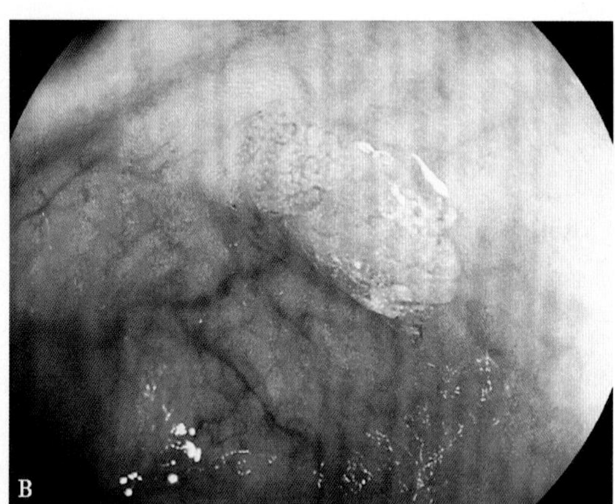

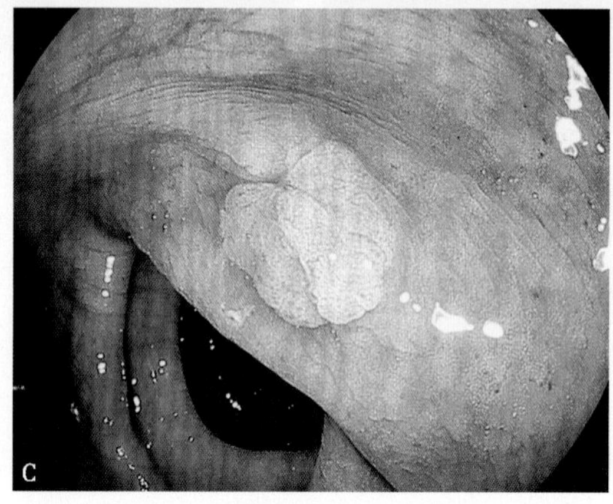

图 8-3-7 横结肠无蒂锯齿状腺瘤

A. 病变形态扁平，颜色较浅，表面附有少量粪渣；B. 应用 I-SCAN 模式观察，病变表面有微血管；C. 喷洒靛胭脂后病变边界更加清晰

（吴 东 姚 方 杨爱明）

参考文献

1. 潘国宗，曹世植. 现代胃肠病学. 北京：科学出版社，1994：428-434.
2. Fine KD，Seidel RH，Do K. The prevalence，anatomic distribution，and diagnosis of colonic causes of chronic diarrhea. Gastrointest Endosc，2000，51（3）：318-326.
3. Shah RJ，Fenoglio-Preiser C，Bleau BL，et al. Usefulness of colonoscopy with biopsy in the evaluation of patients with chronic diarrhea. Am J Gastroenterol，2001，96（4）：1091-1095.
4. 顾红祥，智发朝，黄颖，等. 结肠镜检查在慢性腹泻患者中的诊断价值. 中华消化内镜杂志，2013，30（5）：261-264.

5. 吴东，李骥，杨红，等. 隔夜分次服用聚乙二醇联合西甲硅油提高上午结肠镜检查质量的价值研究. 中华消化内镜杂志，2016，33（11）：30-34.
6. 吴东，韩伟，冯云路，等. 复方聚乙二醇分次与单次给药用于早晨结肠镜肠道准备效果的荟萃分析. 中华消化内镜杂志，2016，33（12）：10-15.
7. Liu X，Luo H，Zhang L，et al. Telephone-based re-education on the day before colonoscopy improves the quality of bowel preparation and the polyp detection rate：a prospective，colonoscopist-blinded，randomised，controlled study. Gut，2014，63（1）：125-130.
8. Ikeya K，Hanai H，Sugimoto K，et al. The ulcerative colitis endoscopic index of severity more accurately reflects clinical outcomes and long-term prognosis than the Mayo endoscopic score. J Crohns Colitis，2016，10（3）：286-295.
9. Dulai PS，Levesque BG，Feagan BG，et al. Assessment of mucosal healing in inflammatory bowel disease：review. Gastrointest Endosc，2015，82（2）：246-255.
10. Walsh A，Palmer R，Travis S. Mucosal healing as a target of therapy for colonic inflammatory bowel disease and methods to score disease activity. Gastrointest Endosc Clin N Am，2014，24（3）：367-378.
11. Schiller LR. Chronic diarrhea：to biopsy or not to biopsy. Gastrointest Endosc，2005，61（3）：376-377.
12. Schusselé Filliettaz S，Juillerat P，Burnand B，et al. Appropriateness of colonoscopy in Europe（EPAGE Ⅱ）. Chronic diarrhea and known inflammatory bowel disease. Endoscopy，2009，41（3）：218-226.
13. 吴东，李景南，钱家鸣. 炎症性肠病患者结直肠癌前病变的内镜诊治——美国炎症性肠病不典型增生监测与管理国际专家共识解读. 中国实用内科杂志，2016，36（3）：195-198.
14. 吴东，周炜洵，杨红，等. 放大色素内镜联合窄带成像对炎症性肠病相关异型增生和结直肠癌的诊断价值. 中华消化内镜杂志，2017，34（3）：163-168.
15. Moussata D，Allez M，Cazals-Hatem D，et al. Are random biopsies still useful for the detection of neoplasia in patients with IBD undergoing surveillance colonoscopy with chromoendoscopy?. Gut，2018，67（4）：616-624.
16. Fayad NF，Kahi CJ. Colonoscopy quality assessment. Gastrointest Endosc Clin N Am，2015，25（2）：373-386.

8

第 4 节　小肠黏膜活检病理学

知识要点

1. 内镜活检技巧对病理诊断有明显的影响。
2. 小肠绒毛短缩是很多疾病的共同表现，并不仅见于乳糜泻。
3. 观察小肠上皮固有膜应注意浸润的细胞有无变化、淋巴管及血管有无变化，以及是否有异常物质沉积等。
4. 小肠绒毛短缩伴上皮内淋巴细胞增多是乳糜泻的特征性组织学改变。
5. 自身免疫性肠病不仅见于小肠，还见于全胃肠道其他部位。

肠道的多种疾病都能导致慢性腹泻，病理活检能直接了解黏膜的状态和改变，是诊断的重要手段。通过内镜活检一般仅能取材黏膜组织，有时可以获得少量黏膜下层组织，因此活检标本主要显示的是黏膜病变。内镜活检技巧对于病理诊断影响甚大。原则上活检标本取材要足够大，理想情况下深度最好达到黏膜肌层。不同部位的标本须分瓶标记并及时固定。固定时注意标本方向，即黏膜一侧的断面向上，对于某些需要评估小肠绒毛有无萎缩的疾病（如乳糜泻），标本固定方向尤其重要。正确内镜活检是避免病理结果假阴性的关键。第一块活检标本应取准，否则因出血会影响以后取材的准确性。溃疡病灶应在溃疡隆起边缘的内侧黏膜组织多点取材，避开溃疡底部的坏死组织。怀疑恶性肿瘤的病灶至少应取3块以上的活检。临床应向病理医师提供取材部位、内镜所见和简要病史，必要时提供内镜照片或示意图。对于诊断不明的疑难病例，临床和病理医师的充分讨论是非常重要的。

一、小肠黏膜组织学

胃肠道黏膜包括上皮、固有膜疏松结缔组织及黏膜肌组织。小肠黏膜的特点是有小肠绒毛的结构。正常小肠绒毛呈纤细的指状，高度和隐窝深度之比为（3～7）∶1。小肠上皮由近隐窝基底的生发细胞增生，主要向肠腔表面生长和分化成为小肠细胞（吸收细胞）和杯状细胞，向隐窝基底部分化成为潘氏细胞，上皮内还混有少量内分泌细胞。吸收细胞胞质略嗜碱，细胞核椭圆形，靠近基底部，腔面有微绒毛，HE切片染色显示为面向管腔细胞表面的一层红染的刷状缘。吸收细胞之间有杯状细胞分散分布。杯状细胞胞质含有较多黏液，HE染色呈浅蓝色，细胞核位于基底部，被黏液挤压得很小。潘氏细胞的细胞核也位于基底，胞质内含有粗大的嗜酸性颗粒（图8-4-1）。

8

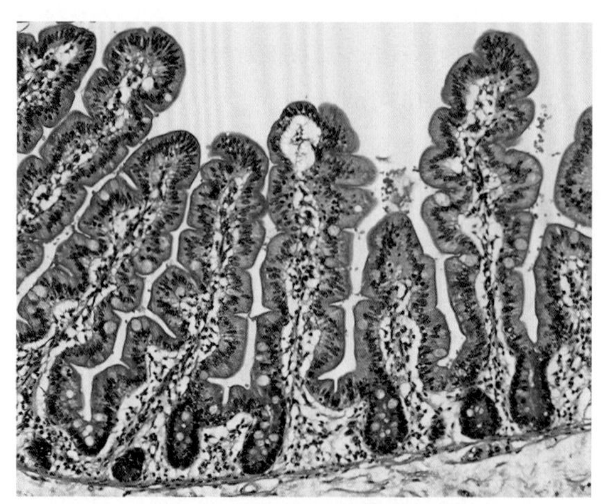

图8-4-1 正常小肠黏膜上皮

正常小肠黏膜可见纤细的绒毛结构，上皮主要可见略嗜碱的吸收细胞、富含黏液的杯状细胞及基底部的潘氏细胞

小肠黏膜固有膜含有丰富的毛细血管、淋巴管、肌纤维母细胞、淋巴细胞及浆细胞、嗜酸性粒细胞等，支持黏膜的正常结构。淋巴细胞和浆细胞在正常小肠绒毛内散在分布。此外，还可以见到多灶淋巴滤泡或淋巴细胞聚集，即黏膜相关淋巴组织。淋巴滤泡主要位于黏膜内，也可以伸到黏膜下层。淋巴滤泡在远端小肠较多见，在末段回肠融合形成Peyer斑。淋巴滤泡表面绒毛结构消失，被覆的上皮杯状细胞较少，没有内分泌细胞，但有较多的上皮内淋巴细胞。

正常小肠上皮内有散在的淋巴细胞，称上皮内淋巴细胞（intraepithelial lymphocytes，IELs）。IELs 多数位于上皮基底部，6～10 个上皮细胞可见到一个淋巴细胞（图 8-4-2）。IELs 在淋巴滤泡表面上皮内会明显增多，因此评估 IELs 时不应将滤泡表面的上皮计算在内。

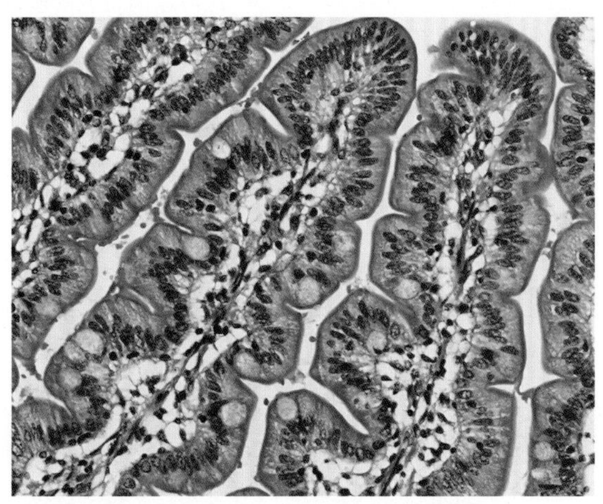

图 8-4-2　正常小肠黏膜固有膜及上皮

固有膜内富含小血管及淋巴管，散在浆细胞及淋巴细胞、嗜酸性粒细胞，上皮内可见散在的淋巴细胞

二、小肠黏膜活检的评估

对于小肠黏膜活检标本的观察，首先在低倍镜下应注意绒毛结构有无变化。很多小肠疾病可以出现绒毛的短缩（图 8-4-3），表现为绒毛变粗、变短，严重者绒毛萎缩、消失，小肠黏膜成为类似结肠的结构。多数情况下隐窝的高度并没有明显减少，因而呈现绒毛短缩而隐窝相对增生的形态。另外，也有绒毛、隐窝同时萎缩、发育不良的情况，黏膜整体变薄。常见的导致小肠绒毛短缩的疾病见表 8-4-1。

上皮细胞受到损伤时可以表现为高度缩短，呈立方或扁平状，甚至变性脱落。在观察上皮层时还要注意上皮内淋巴细胞（IELs）。很多小肠吸收不良疾病以及感染都会出现 IELs 的增多，超过 40 个 IELs/100 个肠上皮细胞属于异常（图 8-4-4）。

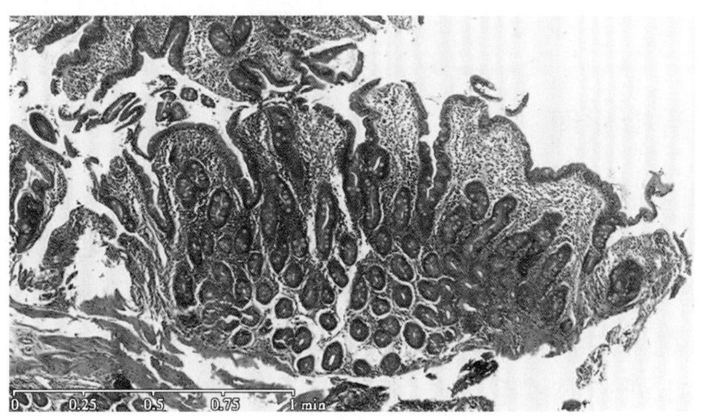

图 8-4-3　小肠绒毛短缩

绒毛变宽、缩短，隐窝未见明显缩短

表 8-4-1 常见的导致小肠绒毛短缩的疾病

绒毛短缩伴隐窝发育不良	绒毛短缩伴隐窝相对增生
● 营养不良	● 乳糜泻
● 未治疗的恶性贫血	● 任何原因造成的慢性小肠黏膜损伤
● 潘氏细胞缺陷	● 回肠代膀胱
● 垂体功能减退	● 溃疡周围黏膜
● 乳糜泻	● 胰高血糖素瘤
● 热带乳糜泻	● 大范围小肠切除术后
● 放射性肠炎	
● 化疗	
● 肿瘤	

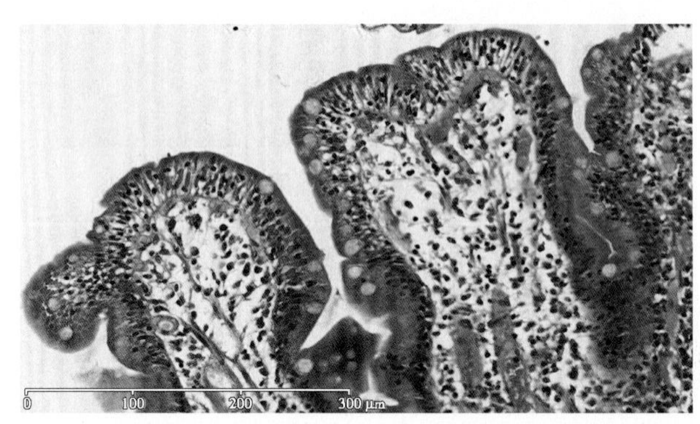

图 8-4-4 小肠绒毛上皮内淋巴细胞明显增多

对固有膜的观察应注意浸润的细胞有无变化、淋巴管及血管有无变化，以及是否有异常物质沉积。通常小肠固有膜内有散在的淋巴细胞、浆细胞的浸润，淋巴细胞、浆细胞增多是较为常见的改变，包括乳糜泻、药物损伤、感染等多种原因。中性粒细胞的出现提示活动性炎症，常见于感染、克罗恩病等。浆细胞缺如伴淋巴细胞增生提示有免疫缺陷。梗阻时淋巴管可扩张，或者见于原发性淋巴管扩张。此外，固有膜内有无异常物质沉积需仔细观察，如淀粉样物沉积（淀粉样变性）或胶原沉积（胶原性肠炎），均可导致腹泻和吸收不良。

最后，应仔细观察有无病原体包括是否有肉芽肿，以及仔细查找腔面是否附着病原体如寄生虫等。

三、乳糜泻的活检病理

乳糜泻（celiac disease）是小肠黏膜损伤造成吸收不良性腹泻的代表疾病，主要是由于小肠黏膜对于广泛存于小麦、大麦等谷物的麦胶（gluten）产生免疫反应，造成小肠黏膜损伤。多于年轻时发病，表现为腹泻、脂肪泻、缺铁性贫血等，予除麦胶饮食后症状缓解。

小肠黏膜活检表现为弥漫的小肠绒毛短缩，病情较轻者也可能呈斑片状灶性分布。绒毛高度缩短，宽度增加，严重时绒毛消失，隐窝无萎缩（图 8-4-5）。表面上皮呈立方状，嗜碱性，伴上皮内淋巴细胞（IELs）增多。IELs 增多以绒毛尖端部表面上皮明显，与正常时散在的 IELs 相对多见于凹陷处上皮不同。行免疫组化染色，可以更清楚地显示出 IELs 的增多，

IELs 多为 $CD3^{+}CD8^{+}$ T 细胞（图 8-4-6）。依据绒毛短缩情况，可将乳糜泻的黏膜改变分型（表 8-4-2）。乳糜泻的组织学改变变异甚大，其小肠黏膜形态改变的程度与患者症状轻重并不完全一致，病变范围对临床表现影响更大。

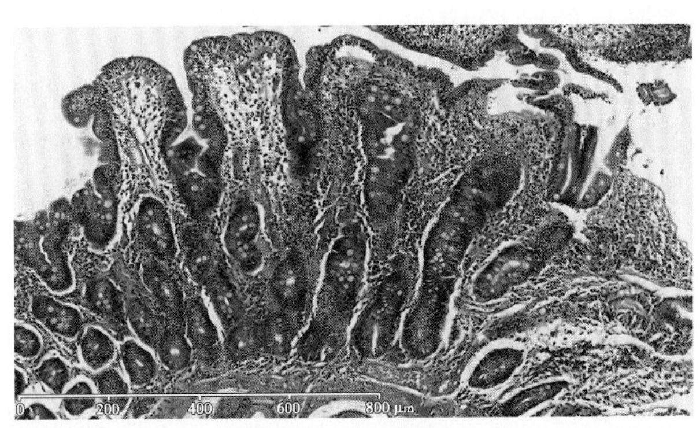

图 8-4-5　乳糜泻

小肠绒毛短缩，固有膜淋巴细胞增多，上皮内淋巴细胞增多

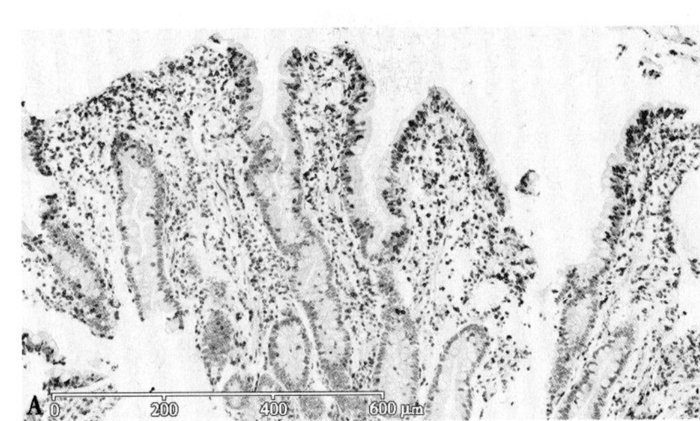

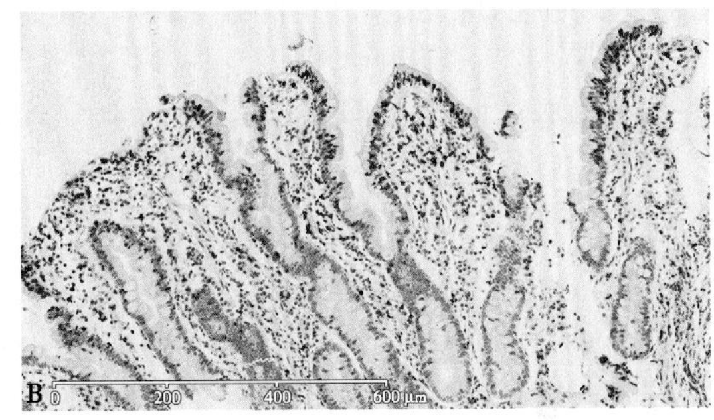

图 8-4-6　乳糜泻

A. 上皮内淋巴细胞增多，主要是 T 淋巴细胞（免疫组化 CD3 阳性）；B. 上皮内淋巴细胞免疫组化 CD8 阳性

表 8-4-2　乳糜泻改良 Marsh 分型

分型	IELs（/100 个上皮细胞）	隐窝	绒毛
0 型（正常）	<40	正常	正常
Ⅰ型（浸润）	>40	正常	正常
Ⅱ型（增生）	>40	增生	正常
ⅢA（部分绒毛萎缩）	>40	增生	轻度萎缩
ⅢB（近全绒毛萎缩）	>40	增生	明显萎缩
ⅢC（全部绒毛萎缩）	>40	增生	消失
Ⅳ型（发育不良）	>40	发育不良	消失

应当注意的是，很多小肠疾病都可以出现类似绒毛萎缩的改变，包括克罗恩病、自身免疫性肠病、药物性肠炎、移植物抗宿主病、艾滋病、放射性肠炎等。因此，小肠绒毛短缩并非乳糜泻的特异性改变，诊断需结合临床表现和其他实验室检查综合考虑。除组织学异常外，

乳糜泻患者多有自身抗体阳性，如抗肌内膜抗体、抗麦胶抗体等，有助于鉴别。严格无麦胶饮食后，患者症状可较快缓解，小肠黏膜的改变也会逐渐恢复正常，因此预后较好。少数患者病情顽固，会进展为肠道淋巴瘤（详见第 11 章第 5 节）。

四、自身免疫性肠病的活检病理

自身免疫性肠病（autoimmune enteropathy，AIE）是一种较为少见的胃肠道疾病，好发于儿童（发病率 1/10 万），但各年龄段均可发病。患者因自身免疫异常而发生小肠绒毛萎缩，从而造成吸收不良性腹泻、严重营养不良和消瘦。多数患者有血清抗肠上皮细胞抗体（anti-enterocyte antibody，AEA）和抗杯状细胞抗体（anti-goblet cell antibody，AGA）阳性。去麦胶饮食对本病无效。近年来研究发现，该病可累及全部胃肠道，并不仅限于小肠，其中十二指肠最易受累，因此在胃镜下于该处活检对诊断有很大的提示意义。自身免疫性肠病的特征性组织学改变包括：①小肠绒毛短缩；②隐窝淋巴细胞浸润；③隐窝凋亡小体增加；④隐窝杯状细胞、潘氏细胞、内分泌细胞消失；⑤较少上皮内淋巴细胞浸润。诊断 AIE 之前，应除外可引起小肠绒毛萎缩的其他疾病（详见第 11 章第 16 节）。糖皮质激素和免疫抑制剂治疗本病有效。需要指出的是，当前在我国绝大部分医院，胃肠内镜活检的诊断工作是由非胃肠病理专业的病理医师进行的。在取材和制片技术的改进、对于消化疾病的认识、诊断标准的把握、鉴别诊断的考虑以及与消化医师沟通等方面，还存在一些不尽如人意的地方，因此迫切需要病理和消化两个学科密切协作、共同提高。

（周炜洵）

参考文献

8

1. Fenoglio CM，Noffsinger AE，Stemmermann GN，et al. Gastrointestinal pathology：an atlas and text. 3rd ed. Philadelphia：Lippincott Williams & Wilkins，2008：741.
2. Crowe PT，Marsh MN. Morphometric analysis of intestinal mucosa. Ⅵ-- Principles in enumerating intraepithelial lymphocytes. Virchows Arch，1994，424（3）：301-306.
3. Kolsteren MM，Koopman HM，Schalekamp G，et al. Health-related quality of life in children with celiac disease. J Pediatr，2001，138（4）：593-595.
4. 陈晓宇．胃肠道活检和手术标本的病理检查要点．胃肠病学，2012，17（11）：641-645.
5. Akram S，Murray JA，Pardi DS，et al. Adult autoimmune enteropathy：Mayo Clinic Rochester experience. Clin Gastroenterol Hepatol，2007，5（11）：1282-1290.
6. Masia R，Peyton S，Lauwers GY，et al. Gastrointestinal biopsy findings of autoimmune enteropathy：a review of 25 cases. Am J Surg Pathol，2014，38（10）：1319-1329.
7. 赖玉梅，叶菊香，张燕，等．广泛累及小肠和结肠的成人自身免疫性肠病一例并文献复习．中华病理学杂志，2015，44（1）：32-36.
8. Greenson JK. The biopsy pathology of non-coeliac enteropathy. Histopathology，2015，66（1）：29-36.
9. Yantiss RK，Odze RD. Optimal approach to obtaining mucosal biopsies for assessment of inflammatory disorders of the gastrointestinal tract. Am J Gastroenterol，2009，104（3）：774-783.
10. Freeman HJ. Small intestinal mucosal biopsy for investigation of diarrhea and malabsorption in adults. Gastrointest Endosc Clin N Am，2000，10（4）：739-753.

第 5 节　结直肠黏膜活检病理学

知识要点

1. 结直肠较小肠更容易发生肿瘤病变。
2. 正确的活检及标本处理，以及病理和临床医师充分沟通，对于结直肠疾病的组织学诊断十分重要。
3. 隐窝结构的变化是炎症性肠病的重要病理改变，也是判断其他慢性结直肠炎症的主要依据。
4. 上皮内淋巴细胞增多（>30 个 /100 个上皮细胞）和黏膜下层胶原带沉积（≥10μm）分别是淋巴细胞结肠炎和胶原性结肠炎的特征性病理改变。

相对于小肠来说，结直肠更容易发生上皮性息肉样病变和肿瘤。但是，也有很多非肿瘤性病变发生在结直肠，并且容易造成腹泻。

一、结直肠黏膜组织学

结直肠黏膜平坦，没有绒毛。隐窝为直管状结构，没有分支，垂直于黏膜表面，互相平行排列，从黏膜腔面达到黏膜肌层表面（图 8-5-1）。同小肠类似，结直肠的上皮细胞也由基底部生发，分化为结直肠的吸收细胞、杯状细胞，同样上皮内还有内分泌细胞等。吸收细胞的胞质嗜酸，细胞核卵圆形，位置靠近上皮基底部。杯状细胞形态和小肠相同，间插在吸收细胞间。上皮内也散在有淋巴细胞。潘氏细胞是小肠的特征细胞，但在盲肠和升结肠也有散在分布。

固有膜含有疏松分布的纤维细胞及毛细血管、小淋巴管。固有膜同样有淋巴细胞、浆细胞及巨噬细胞、嗜酸性粒细胞、肥大细胞等散在分布。固有膜内还有散在分布的孤立的淋巴滤泡，通常含有生发中心。淋巴滤泡位于黏膜深部，可冲断黏膜肌层而部分位于黏膜下层。有时隐窝位于这样的淋巴滤泡中，也一起伸入黏膜下层，称为“淋巴腺体复合结构”，应注意不要误以为肿瘤浸润。

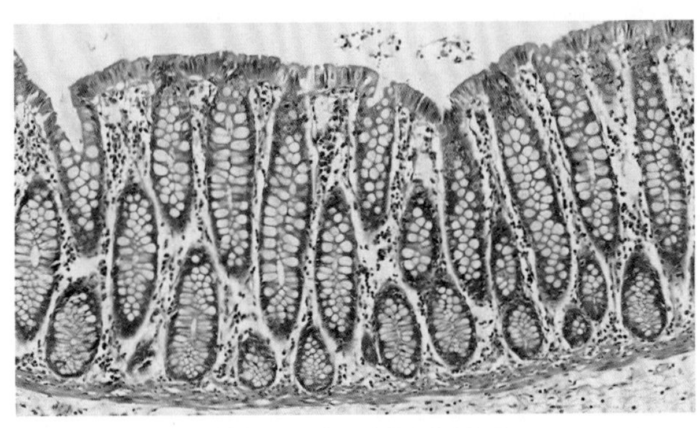

图 8-5-1　正常结直肠黏膜

隐窝无分支，排列整齐，隐窝基底靠近黏膜肌层

二、结直肠黏膜活检的评估

虽然结直肠癌可以导致腹泻或排便习惯改变，但是结直肠腺瘤或癌无论从内镜还是病理都有鲜明的特点，比较容易诊断。慢性腹泻更多由非肿瘤性疾病导致，最常见的是炎症性肠病和显微镜下结肠炎。通常结肠炎可分为急性/活动性炎和慢性炎，观察不同炎症表现、分布、程度，结合病史及治疗过程，有助于推测病因。

非肿瘤疾病的病理改变通常特异性不强，疾病的分布情况对诊断非常重要，此外炎症的程度在肉眼观和镜下也可能存在差异。因此，内镜活检时，在明显病变处和无肉眼病变处均应注意取材。若临床疑诊显微镜下结肠炎，须有意识地在外观正常的黏膜多点活检，方能做出诊断。系统性多点活检是炎症性肠病诊断的基础，应包括末段回肠、盲肠、升结肠、横结肠、降结肠、乙状结肠、直肠各部位的活检，并各部位分别送检。对于局限性溃疡的病变，应在溃疡边缘活检，以显示黏膜病变。临床疑诊巨细胞病毒(CMV)感染的溃疡，可在溃疡底取材，因CMV易累及肉芽组织的血管内皮细胞，该处活检阳性率较高，但应注意避免活检过深造成肠穿孔。

结直肠的活动性炎表现为中性粒细胞的浸润。中性粒细胞浸润表面上皮或隐窝上皮，则是典型的活动性炎的标志。中性粒细胞浸润隐窝上皮称为隐窝炎(图8-5-2)，而隐窝内聚集小灶中性粒细胞则称为隐窝脓肿(图8-5-3)。隐窝脓肿虽多见于溃疡性结肠炎，但实际上并非特异，可以在任何活动性炎症见到，包括克罗恩病、感染、急性缺血性损伤或药物损伤等。如果见到肉芽组织，则说明有溃疡存在，是比较重的活动性炎。肥大细胞结肠炎的患者结直肠黏膜内肥大细胞浸润增加(>20个/高倍视野)，诊断需要做免疫组化染色。

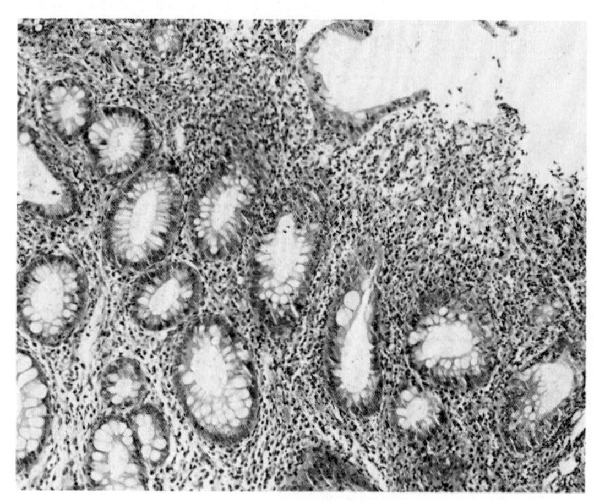

图8-5-2 隐窝炎

中性粒细胞浸润上皮，即隐窝炎

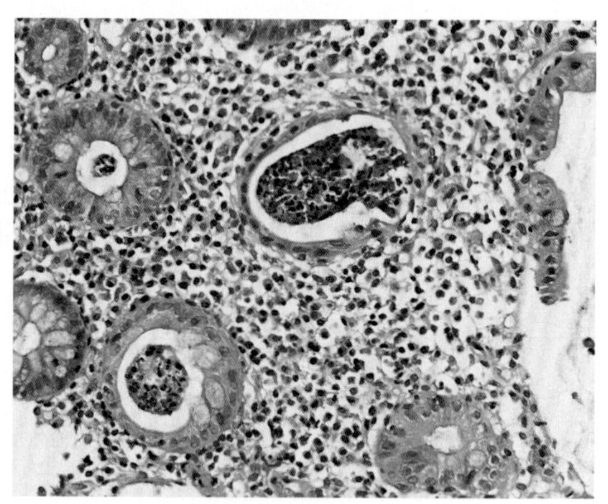

图8-5-3 隐窝脓肿

隐窝内中性粒细胞聚集，称隐窝脓肿

判断有无慢性炎症时，对于结直肠隐窝的结构观察非常重要，正常隐窝无分支，基底靠近黏膜肌层。当隐窝分布不规则、出现出芽或分支结构，则提示存在慢性炎症的损伤(图8-5-4)。而隐窝数目减少，特别是隐窝基底离开黏膜肌层，则提示黏膜萎缩，是既往慢性炎症损伤的结果。此外，固有膜增多的淋巴细胞、浆细胞也提示慢性炎症，但不特异。隐窝基底离开黏膜肌层，中间夹杂浆细胞、淋巴细胞，称为基底浆细胞增多，是慢性炎症的表现。

此外，化生也是慢性炎性损伤的结果，常见的有小肠的假幽门腺化生和横结肠远侧的潘氏细胞化生。观察炎症时，除了急、慢性炎症的判断，还需注意炎症分布的情况（是弥漫一致，还是轻重不一?）。例如，未治疗的溃疡性结肠炎的病变较为弥漫，而克罗恩病、感染等的炎症多呈现轻重不一的表现。

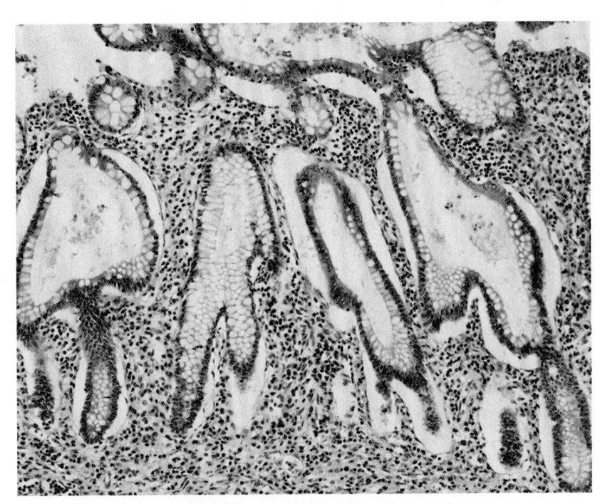

图 8-5-4　慢性结肠炎
隐窝结构不规则，多处分支

固有膜内物质沉积有一定特异性，诊断时需注意观察。缺血性肠炎常有固有膜内纤维素样物质沉积，伴有黏膜糜烂、血管充血及出血。淀粉样变表现为固有膜内、小血管壁的均匀粉染物质沉积，刚果红染色偏光镜下可见到苹果绿色折光。较为少见的胶原性肠炎，表面上皮下带状胶原沉积，Masson 三色染色可证实为胶原物质。

对病原体的观察也不能忽视，溃疡处应注意嗜碱性粗大的巨细胞病毒包涵体，可加染免疫组化予以证实。不明原因的溃疡还需注意阿米巴滋养体，特别是在溃疡表面的坏死物内寻找。肉芽肿的查找和鉴别更是经常需要进行。有时肉芽肿很小，一定要仔细观察才能发现。当发现肉芽肿时，需结合其形态、有无坏死、是否融合等信息考虑鉴别病因。若有坏死的肉芽肿，倾向于感染。需要注意隐窝破坏致隐窝内黏液漏出或溃疡时表面肠内容物刺激，均可造成异物肉芽肿，不要据此诊断结核或克罗恩病。表 8-5-1 列出了几种常见肉芽肿

表 8-5-1　常见肉芽肿形态及相应病变

肉芽肿	形态描述	常见病变
干酪性	中心干酪样坏死，周围上皮样细胞聚集，外围淋巴细胞包绕，易见多核巨细胞	结核
伴小脓肿	中心组织坏死，并较多中性粒细胞浸润，周围上皮样细胞聚集	耶尔森菌感染、猫抓病等
伴坏死	中心组织坏死，但并非干酪性坏死，仔细寻找或特殊染色可见真菌等病原体	真菌感染、寄生虫
非坏死性	无坏死，上皮样细胞紧密	克罗恩病、结节病
异物	上皮样细胞松散聚集，围绕在渗出 / 坏死物或异物周围，易见多核巨细胞	隐窝破坏、溃疡周、穿孔周、异物反应、寄生虫

的典型表现及相应病变，但需注意有时肉芽肿的形态不典型，则无法明确鉴别原因，如典型的结核肉芽肿有干酪样坏死，但不典型时也可以没有坏死，与克罗恩病的肉芽肿难以鉴别。

三、炎症性肠病的活检病理

炎症性肠病（inflammatory bowel disease，IBD）常表现为慢性腹泻，目前我国的 IBD 发病率逐渐升高。IBD 主要包括克罗恩病（Crohn's disease，CD）和溃疡性结肠炎（ulcerative colitis，UC），UC 主要累及结直肠，少数广泛型 UC 可累及末端回肠（倒灌性回肠炎）；CD 可以累及全消化道，常见于回盲部（50%～70%），也可以单独发生在小肠（20%～30%）或结肠（10%～20%）。需要强调的是，虽然内镜活检或手术切除标本的组织学检查是 IBD 诊断和鉴别诊断的关键步骤，但必须结合临床信息进行综合判断，否则诊断 IBD 难度很大，且容易误诊和漏诊。临床怀疑 IBD（特别是 CD）的患者，应在内镜下多部位黏膜活检取材。推荐取材至少 5 个部位（包括直肠和末段回肠在内），每个部位取不少于 2 块活检。由于 IBD 患者内镜下相对完好的黏膜也可能存在组织学炎症和损伤，因此必要时内镜下未见异常的黏膜也应活检。对于临床表现典型的位于左半结肠和直肠的疑诊 UC 患者，活检的部位和数量可以适当减少。黏膜活检标本应立即浸泡于 4% 中性缓冲甲醛（即 10% 中性缓冲福尔马林）中固定。注意活检标本固定的方向，即黏膜断面的一侧在固定前粘在定向滤纸上。不同部位的活检组织应当分别送检，并且注明取材部位。与活检样本一起送病理科的申请单一定要包含必要的临床信息，包括患者年龄、性别、病程、内镜下所见、治疗情况、并发症、旅行史和临床诊断等。整合上述信息的电子病历系统可以为病理医师提供许多便利，但与临床的及时沟通依然不可缺少。例如一项研究指出，在有经验的 IBD 中心内镜黏膜活检诊断 IBD 的准确率为 66%～75%，但若结合病史和内镜等资料，可进一步提高诊断准确率至 90%。

IBD 是慢性病，因此病理诊断时需要见到慢性损伤，其中隐窝异常（包括隐窝结构紊乱、隐窝炎、隐窝脓肿等）是 IBD 特征性的病理改变之一，见于 57%～100% 的 UC 和 27%～71% 的 CD。CD 的病变是节段性的，病变区活检可见到黏膜的慢性活动性炎症，包括隐窝结构紊乱、淋巴细胞浆细胞增多、假幽门腺化生或潘氏细胞化生，以及隐窝炎、隐窝脓肿。CD 病变区之间的黏膜正常。即使在病变区，活检也会显示出炎症的轻重不一。非干酪性肉芽肿是 CD 比较特异的表现，但黏膜活检阳性率仅约 20%。CD 肉芽肿的特征是比较小，上皮样细胞排列紧密，肉芽肿界限清楚，无坏死，不融合。与之相对，结核的肉芽肿可以较大，可见干酪样坏死，易见多核巨细胞，周围常见密集的淋巴细胞包围，肉芽肿间可融合（图 8-5-5）。此外，上文提到的异物肉芽肿也需鉴别，常比较松散，位于隐窝或溃疡的位置，连续切片可能见到隐窝破坏之处。

UC 的病变弥漫，通常多部位或同一部位不同组织块，都显示较一致的慢性活动性结肠炎。表面上皮可形成乳头状结构，隐窝结构紊乱明显，并常见基底浆细胞增多。UC 常有表浅溃疡，隐窝炎、隐窝脓肿广泛存在，均匀分布。

需要注意病变的不同阶段及治疗情况，会明显影响活检的组织形态，需要密切结合临床情况。此外，IBD 也可以合并感染等其他表现，应常记于心、仔细查找。病史长的患者，还需仔细观察有无异型增生的发生。关于 IBD 病理表现的总结见表 8-5-2。

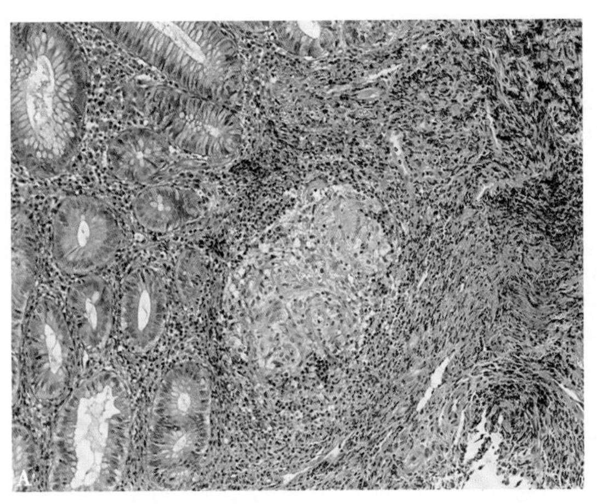

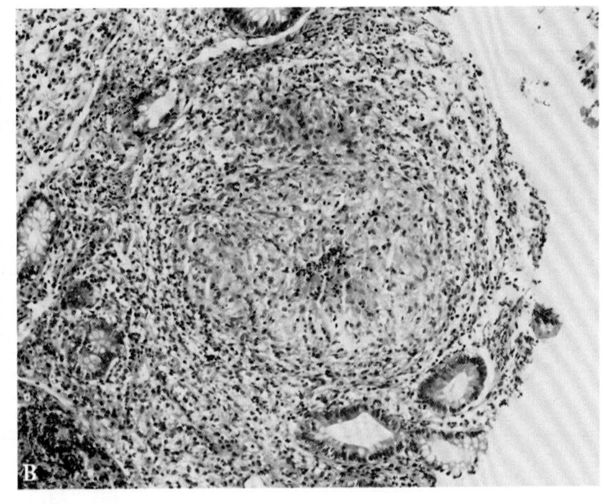

图 8-5-5　肉芽肿病变

A. 克罗恩病非干酪性肉芽肿：上皮样细胞密集，边界清楚，无坏死；B. 结核坏死性肉芽肿：肉芽肿中心可见小灶坏死，肉芽肿相对较大，边界不清

表 8-5-2　溃疡性结肠炎和克罗恩病的重要组织学特征

	溃疡性结肠炎	克罗恩病
重要组织学特征	• 从直肠开始的连续性病变，向近端结肠发展，远端病变相对更重 • 弥漫性隐窝结构改变，包括隐窝炎、隐窝脓肿、隐窝萎缩、隐窝密度减少 • 弥漫性固有膜炎症细胞浸润（单核细胞为主） • 结直肠上皮损伤（变得扁平），黏液减少，潘氏细胞化生 • 无上皮细胞肉芽肿	• 节段性跳跃性肠壁全层炎，可伴裂隙和肠瘘（手术标本） • 黏膜下层纤维组织增多，神经纤维增生 • 非连续性隐窝结构改变，包括隐窝萎缩、变形 • 非连续性黏膜固有层炎症细胞浸润（单个核细胞为主） • 非干酪性上皮细胞肉芽肿

四、显微镜下结肠炎的活检病理

显微镜下结肠炎（microscopic colitis，MC）是近年来日益受到关注的一种疾病，患者表现为轻重程度不一的水样泻。MC 好发于中老年人，女性患者数量是男性的 3～9 倍。在西方人群，MC 占全部慢性腹泻就诊者的 10%，70 岁以上人群中占 20%。顾名思义，MC 是指内镜下结肠黏膜正常或仅有轻度充血、水肿，而在显微镜下观察可见明显的黏膜炎症。MC 分为淋巴细胞结肠炎（lymphocytic colitis，LC）和胶原性结肠炎（collagenous colitis，CC）。区别在于 CC 黏膜下层有胶原带沉积，厚度多在 15～30μm，最高可达 70μm，这一点不见于 LC。CC 和 LC 临床表现无法区分，病理改变也有相当程度的重叠，因此可能代表了同一疾病的不同阶段。上皮内淋巴细胞（intraepithelial lymphocytes，IELs）增多而黏膜结构基本完好是 MC 的特征性病理改变，也是与 IBD 鉴别的重要依据。关于 LC 和 CC 的病理学表现总结见表 8-5-3。

表 8-5-3 显微镜下结肠炎的重要组织学特征

	淋巴细胞结肠炎	胶原性结肠炎
重要组织学特征	• 上皮内淋巴细胞增多(>30 个 /100 个上皮细胞) • 上皮损伤(变得扁平),黏液减少 • 均匀分布的固有膜单核细胞浸润(浆细胞多于淋巴细胞) • 可有黏膜下层纤维带轻度增厚(<10μm) • 可有少量类似炎症性肠病的改变,如隐窝炎、潘氏细胞化生等	• 弥漫性分布的黏膜下层增厚的纤维带(≥10μm),不一定见于全部活检标本 • 上皮损伤(变得扁平),黏液减少 • 均匀分布的固有膜单个核细胞浸润(浆细胞多于淋巴细胞) • 可有上皮内淋巴细胞增多 • 可有少量类似炎症性肠病的改变,如隐窝炎、潘氏细胞化生等

“病理为医学之本”,对于很多疾病,病理是诊断的“金标准”,是临床诊疗的关键依据,因而对病理医师提出了很高的要求。质量是病理工作的生命线,高质量的病理报告须具备以下几个特征:①准确性:应努力避免误诊、漏诊;②规范性:能够为临床决策提供必要的信息;③及时性:病理报告有时效性要求。但是,病理医师获得的标本是局限的,仅仅是某一个时间点上疾病在某一个部位的表现,难免有“管中窥豹”之感。因此,能否全面、详尽地掌握临床信息,常常对病理医师的诊断有很大影响。面对诊断困难而组织学表现并不足够典型的病例,临床对病理医师的信任和支持也是十分必要的。总之,临床医师和病理医师需要密切协作、充分沟通,才能为患者提供最佳医疗服务。

(周炜洵)

8

参 考 文 献

1. Kaye GI, Fenoglio CM, Pascal RR, et al. Comparative electron microscopic features of normal, hyperplastic, and adenomatous human colonic epithelium: variations in cellular structure relative to the process of epithelial differentiation. Gastroenterology, 1973, 64(5): 926-945.
2. Fenoglio CM, Noffsinger AE, Stemmermann GN, et al. Gastrointestinal pathology: an atlas and text. 3rd ed. Philadelphia: Lippincott Williams & Wilkins, 2008.
3. Shah RJ, Fenoglio-Preiser C, Bleu BL, et al. Usefulness of colonoscopy with biopsy in the evaluation of patients with chronic diarrhea. Am J Gastroenterol, 2001, 96(4): 1091-1095.
4. 中华医学会病理学分会消化病理学组筹备组,中华医学会消化病学分会炎症性肠病学组. 中国炎症性肠病组织病理诊断共识意见. 中华病理学杂志,2014,43(4): 268-274.
5. 卢朝晖,陈杰. 我国病理科质量管理六十年之回顾. 中华病理学杂志,2015,44(12): 856-858.
6. Langner C. Colorectal normal histology and histopathologic findings in patients with chronic diarrhea. Gastroenterol Clin N Am, 2012, 41(3): 561-580.
7. da Silva JG, De Brito T, Cintra Damião AO, et al. Histologic study of colonic mucosa in patients with chronic diarrhea and normal colonoscopic findings. J Clin Gastroenterol, 2006, 40(1): 44-48.
8. Chopra S, Wu ML. Specimens from biopsies of colorectal polyps often harbor additional diagnoses. Patholog Res Int, 2013, 2013: 570526.
9. Wu ML, Dry SM, Lassman CR. Deeper examination of negative colorectal biopsies. Am J Clin Pathol, 2002, 117(3): 424-428.

10. Hotouras A，Collins P，Speake W，et al. Diagnostic yield and economic implications of endoscopic colonic biopsies in patients with chronic diarrhoea. Colorectal Dis，2012，14（8）：985-958.

11. Shah N，Thakkar B，Shen E，et al. Lymphocytic follicles and aggregates are a determinant of mucosal damage and duration of diarrhea. Arch Pathol Lab Med，2013，137（1）：83-89.

12. Tontini GE，Pastorelli L，Spina L，et al. Microscopic colitis and colorectal neoplastic lesion rate in chronic nonbloody diarrhea：a prospective，multicenter study. Inflamm Bowel Dis，2014，20（5）：882-891.

第三篇

对 症 治 疗

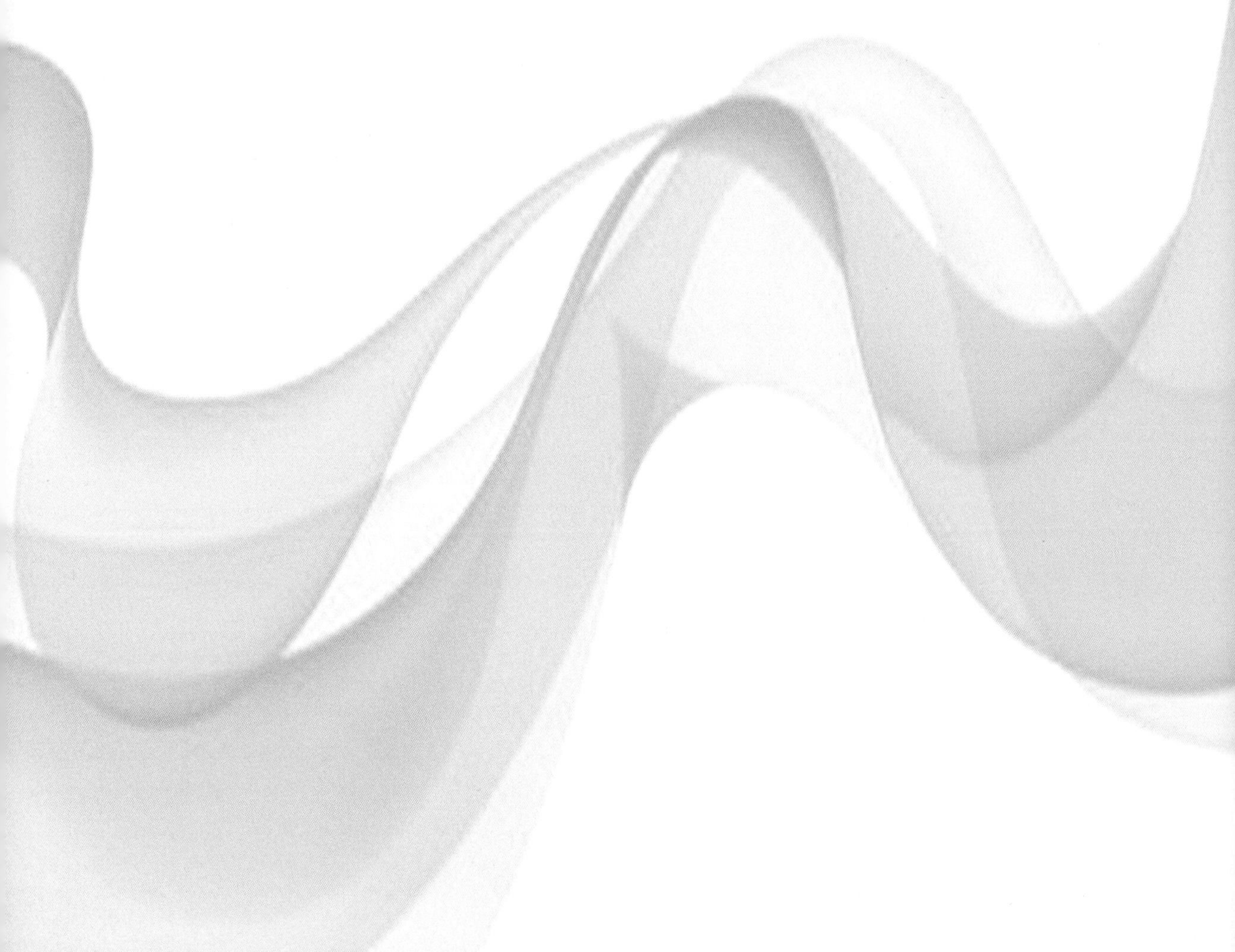

第9章
支持治疗

第1节　纠正水电解质平衡紊乱

知识要点

1. 腹泻伴体液严重丢失可造成低血容量性休克，理解休克的病理生理学是早期识别和正确施治的关键。
2. 严重腹泻可造成酸碱平衡和电解质紊乱，以低钾血症和代谢性酸中毒最为常见，临床医生应熟知其临床表现和纠正方法。

慢性腹泻患者容易经肠道丢失大量水分和电解质（包括 Na^+、K^+、Mg^{2+}、Ca^{2+} 及 HCO_3^- 等），加之患者多同时存在摄入不足和消化吸收障碍，易合并水电解质平衡紊乱，严重时可能危及生命。因此，及时补充水电解质并纠正酸碱平衡紊乱，是慢性腹泻对症治疗的重要一环。

一、容量支持

1. **血流动力学简介**　严重腹泻伴大量体液丢失可造成休克，这是毫无疑问的。早期识别和正确处理休克的关键是对病理生理学的理解。休克是指体循环障碍造成组织灌注减少，从而引发器官功能衰竭甚至死亡的病理过程。实质上，休克就是由循环衰竭造成的细胞缺氧。为便于理解休克的发病机制和临床表现，让我们做一个简单的类比：心脏相当于一个维持血流运转的“血泵”，体循环系统则是一个血流从左心向右心流动的通路。将该通路的血流量（心排血量）类比为电流，将血流在通路中遇到的阻力（体循环阻力）类比为电阻，参照物理学的欧姆定律，就可以得出一个公式：

左右心室压力差（电压）= 心排血量（电流）× 体循环阻力（电阻）

由于右心的压力通常远低于左心，而我们经常测量的血压与左心室压力相差不大，因此将“左右心室压力差”简化为血压，同时考虑到血压的波动性而取其平均值，从而得出：

平均动脉压（MBP）= 心排血量（CO）× 体循环阻力（SVR）

这是一个非常有用的公式，有助于我们深入理解休克的发病机制和处理原则。根据心排血量和体循环阻力的变化，可将休克分为4类：①低容量性休克：由于体液大量丢失而造成回心容量减少，CO下降而SVR代偿性升高。慢性腹泻所引起的休克属于此类，治疗关键是恢复循环容量。②心源性休克：这是由于心脏功能衰竭，即“泵功能衰竭”，同样也是CO下降而SVR升高，见于大面积心肌梗死、心肌病、心肌炎等。③分布性休克：其病因为炎症介质和细胞因子造成毛细血管通透性增加和微循环同路开放，引起 SVR 下降而 CO 代偿性增高，见于感染性休克、过敏性休克等。④梗阻性休克：较为少见，病因是循环通路的机械性梗阻，例如肺栓塞、心脏压塞等。

有的医生认为“休克就是低血压，血压不低就不是休克”，这种看法不仅片面，而且错误。血压是人体最重要的灌注指标，一定的血压是维持器官灌注的前提。因此，每当发生循环障碍时，人体总是要通过各种机制努力维持血压相对稳定。CO 是心脏每搏排血量（SV）和心率（HR）的乘积。当 SV 下降时，人体将提高 HR，以维持 CO 不变，如果单纯提高 HR 不足以维持 CO，人体将被迫收缩体循环血管以提高 SVR，从而努力抵消 CO 下降的影响。这种以牺牲次要器官灌注为代价，来维持重要脏器（心脏和大脑）血供的代偿机制，是人体进化过程中发展出的一种“丢车保帅”的策略。按照器官重要性的次序，最先被“牺牲”的是皮肤和肾脏，最后受影响的才是大脑和心脏。

通过上述分析就不难理解，为什么严重腹泻导致休克的患者在血压下降之前会有心率增快，随着腹泻量的增加，又会逐渐出现皮肤湿冷和尿量减少。只有当短时间内体液丢失过多，上述代偿措施不足以抵消血容量明显减少时，血压才会下降，才会现神志改变（脑灌注异常）等严重表现。因此，早期低容量性休克往往并无低血压，低血压常常是休克较为晚期的表现，认为“休克等于低血压”的错误观念很可能会延误诊治。相比于血压下降，我们更应该关注其他灌注指标，例如心率、皮温、黏膜、尿量等。有条件还应进行动脉血气检查，原因在于休克造成组织灌注减少时，细胞会因缺氧而被迫进行无氧代谢，易产生乳酸酸中毒。当然上述指标也有例外，例如某些老年人以及平素服用 β 受体阻滞剂的休克患者可能心率并无加快。炎症性腹泻合并发热时，即使发生感染性休克，皮温也无降低。当有渗透性利尿（例如酮症酸中毒）等因素存在时，患者即使血容量严重不足，尿量也可能并无减少。因此，想要正确判断休克患者的血容量，需要综合分析临床表现，而非拘泥于某一项指标的异常，更不能将休克等同于低血压。

2. 如何判断有效循环血量 慢性腹泻对有效血容量的影响程度与其类型相关。分泌性腹泻的腹泻量较大，丢失大量等渗消化液，常造成有效血容量减少，严重者甚至因重要脏器灌注不足而发生低血容量性休克。渗透性腹泻因其多合并消化 / 吸收功能障碍，进食后腹泻往往加重，摄入不足、吸收不良及低蛋白血症均可导致有效血容量不足，但程度一般不及分泌性腹泻。炎症性腹泻造成休克的机制可能是多方面的，一方面，炎症性腹泻的体液丢失量一般少于分泌性和渗透性腹泻，但因可能合并发热、食欲减退等，也有可能出现有效循环血量减少；另一方面，当炎症反应过于剧烈时还可能造成感染性（分布性）休克，中毒性菌痢就是一个例子。某些类型的炎症性腹泻如溃疡性结肠炎或伪膜性肠炎病情一旦加重，可造成中毒性巨结肠，过高的腹腔压力压迫下腔静脉易引起回心血流量减少，此时又将出现梗阻性休克。动力性腹泻由于排便量相对较少，很少出现容量不足。

首先，应关注患者的生命体征。心率增快、血压偏低（休克早期可不下降或仅表现为体位性低血压）是有效容量不足的表现。合并低血容量性休克后，因组织低灌注发生代谢性酸中毒，呼吸频率可有增快，此时往往病情已十分危重。

其次，神志清醒的患者可询问其有无渴感。体格检查对容量状态也有重要提示，如皮肤形态（饱满发亮、皱缩干燥、花斑）和皮肤温度（温暖、湿冷），特别应注意腋下皮肤是否湿润。应关注尿量，尿量减少意味着组织灌注不足。神志（焦虑、烦躁、萎靡、昏迷）改变提示循环容量丢失在20%～30%以上，往往病情严重。

实验室检查中，可关注尿比重（多在1.020以上）、BUN/Cr（单位均为mg/dl时，比值>10，提示有效容量不足）及血乳酸（升高时提示已出现组织灌注不足）。

最后，一些侵入性监测手段可以较为直接地判断容量情况，如中心静脉压、肺动脉楔压、心排血量等，可参阅危重病学相关著作，此处不再赘述。

3. **液体管理** 大部分慢性腹泻造成等渗脱水，血钠正常；长期摄入不足者可能合并低钠血症，出现低渗脱水；高渗脱水较罕见，多因医源性原因（补钠过度）且合并肾功能不全。给容量不足患者补液时，应注意以下因素。

（1）监测生命体征、出入量，遵循“量出为入”的原则。病情危重的休克患者需要在ICU接受监护。

（2）维持生理需要量：2000～2500ml/d，应含Na^+、K^+、Mg^{2+}等电解质。患者若能耐受口服，则优先给予口服补液。

（3）补充继续丢失量：包括每日腹泻量和不显性失水［每日约850ml=呼吸道350ml+皮肤500ml；体温每升高1℃，增加不显性失水3～5ml/（kg·d）］。

（4）液体类型：晶体（0.9%氯化钠、乳酸林格液、5%葡萄糖等；可根据脱水类型选择不同Na^+浓度的液体），胶体（羟乙基淀粉、白蛋白或血浆）；一般以晶体为主，在低血容量性休克是可适度补充人工胶体。

（5）补液速度应先快后慢，见尿补钾，尤其合并肾功能不全者。老年人、心功能不全患者、呼吸功能减退者补液速度应适当控制。

二、酸碱平衡和电解质紊乱

1. **代谢性酸中毒** 慢性腹泻时，大量的HCO_3^-经消化道丢失，体内Cl^-相对增多；严重腹泻而容量得不到恢复，可出现有效循环血量不足，导致组织低灌注，出现肾功能不全、低血容量性休克、血乳酸升高。

（1）诊断：动脉血气中pH<7.37，而［HCO_3^-］<24mmol/L。

1）计算阴离子间隙（anion gap，AG）=［Na^+］-［Cl^-］-［HCO_3^-］，正常值为12mEq/L。

2）慢性腹泻相关的代谢性酸中毒，一般为AG正常型代谢性酸中毒（即高氯性代谢性酸中毒）。出现AG升高型代谢性酸中毒，应注意是否存在肾功能不全或血乳酸升高。

（2）临床表现

1）轻者可无症状或仅感疲乏无力、呼吸稍促、食欲减退等。

2）严重者可出现深大呼吸（Kussmual呼吸），血pH<7.2时甚至可有血压下降、心律失常、昏迷等，随时可能发生心搏骤停。

（3）治疗

1）轻症者应以治疗腹泻为主，充分补液后肾脏多可自行纠正代谢性酸中毒［注意切勿大量补充0.9%生理盐水（NS），可选择乳酸林格液］。

2）单纯因腹泻出现严重代谢性酸中毒者较少见，应警惕合并肾功能不全、酮症酸中毒或低血容量性休克，这时治疗也应以补液为主，一旦恢复容量后酸中毒可自行纠正，仅当酸中毒严重时（血气pH<7.2）方给予碳酸氢钠纠酸治疗。

2. **代谢性碱中毒** 慢性腹泻更容易出现代谢性碱中毒，代谢性碱中毒多在合并频繁呕吐、胃酸（HCl）丢失过多时出现，因代谢性酸中毒和代谢性碱中毒同时出现，血 pH 改变较少。另一个常见原因是医源性原因——给予较多的碳酸氢钠治疗代谢性酸中毒。

（1）诊断：动脉血气中 pH > 7.43，而［HCO_3^-］> 24mmol/L。

（2）临床症状

1）轻度代谢性碱中毒一般无明显症状。

2）［HCO_3^-］> 35mmol/L 时出现呼吸浅慢；pH > 7.6 时因氧解离曲线右移出现组织氧供恶化，导致躁动、兴奋、谵妄、嗜睡、昏迷等神经精神症状。

（3）治疗：呕吐所致代谢性碱中毒是低氯性代谢性碱中毒，治疗以补液为主，可用 0.9% NS（恢复容量的同时补充氯离子）。

1）计算氯缺乏量（mmol）= 0.2 × 体重（kg）×（100 − 血清［Cl^-］）

2）计算所需 0.9% NS 量 = 氯缺乏量 ÷ 154

3. **低钾血症** 正常粪便中钾排出量为 5mmol/d，严重腹泻患者可达 60mmol/d 或更多。结肠绒毛状腺瘤致慢性腹泻者，因其主动泌钾特性，每日自粪便中丢失的钾远多于此。因此，低钾血症可能为慢性腹泻者最常合并的电解质紊乱。

（1）诊断：静脉血清［K^+］< 3.5mmol/L。

（2）临床表现

1）轻 / 中度（［K^+］= 2.5～3.5mmol/L）：肌无力、乏力、便秘、肠梗阻。

2）重度（［K^+］< 2.5mmol/L）：软瘫、腱反射减弱、横纹肌溶解。

3）ECG（见于 50% 的低血钾患者，不特异）：U 波、T 波低平、ST 压低、QT 间期延长，室性期前收缩、室性心动过速、心室颤动。

（3）治疗

1）轻度低钾者（3.0～3.4mmol/L）及轻中度低钾（2.5～3.5mmol/L）：口服，每 4～6 小时一次，每次最多 40mmol，必要时静脉滴注。

2）重度或有症状者（2.5～3.0mmol/L）：静脉滴注，每补充 20～30mmol 复查血钾。

3）补钾速度：外周静脉 < 10mmol/h，浓度 < 0.3%；中心静脉 < 20mmol/h。

4）常用补钾药物浓度：20% 枸橼酸钾口服液，0.9mmol/ml；15% 氯化钾注射液，2mmol/ml；0.5g 氯化钾缓释片，6.7mmol/ 片。

5）口服高钾食物（如橙子 / 香蕉）补钾效果差。

4. **低钠血症** 人体钠的主要来源为食物。钠在空肠几乎可被全部吸收，故正常粪便中含钠很少。慢性腹泻时，小肠因疾病影响或肠道动力异常导致钠吸收减少，或因进食减少致钠摄入减少，均可导致低钠血症发生。

（1）诊断：静脉血清［Na^+］< 135mmol/L。

（2）临床表现严重程度取决于血钠水平及血钠下降的速度。

1）血［Na^+］在 130mmol/L 以上时，极少引起症状。

2）血［Na^+］在 125～130mmol/L 时，表现为胃肠道症状。

3）血［Na^+］降至 125mmol/L 以下时，主要症状为头痛、嗜睡、痛性痉挛、可逆性共济失调等神经精神症状；若脑水肿加重，可出现脑疝、呼吸衰竭，甚至死亡。

4）若低钠血症在 48 小时内发生，则风险更高。

5）慢性腹泻合并低钠血症，一般均存在有效循环容量不足的表现。

（3）治疗

1）原则：血[Na^+]升高速度≤0.5mmol/h（12mmol/d）。低钠导致严重CNS症状时血[Na^+]升高速度可加快至1～2mmol/h，每2～3小时评价一次，症状缓解后速度减半。

2）无症状低钠血症可补充0.9% NS，有症状者宜补充3% NaCl溶液。

3）计算钠缺乏量及纠正时间。

①钠缺乏量（mmol）= 体液总量（L）×（130 − 血[Na^+]）= 体重（kg）× 0.6（女性为0.5）×（130 − 血[Na^+]）。

②纠正时间T（h）≥（130 −[Na^+]）÷ 0.5。

4）计算液体总量。

①钠浓度：154mmol/L（0.9% NS）；184mmol/L（0.9% NS 500ml + 10% NaCl 10ml）；513mmol/L（3% NaCl）。

②总液量（L）= 钠缺乏量（mmol）÷ 输入液体钠浓度（mmol/L）。

5）输注速率：输注速率 = 总液量（ml）÷ 预计纠正时间（h）。

6）静脉补钠治疗目标值为130mmol/L。

（4）补钠治疗的不良反应

1）慢性低钠纠正过快时易出现。

2）脱髓鞘损伤：脑桥髓鞘溶解、垂体损伤、动眼神经麻痹。

3）多不可逆，应尽量避免。

5. **低镁血症** 镁在小肠及部分结肠吸收，当严重腹泻、脂肪泻、吸收不良等均可致低镁血症。

（1）诊断：血清[Mg^{2+}]< 0.7mmol/L；血气中[Mg^{2+}]< 0.4mmol/L；由于血镁仅占全身总镁比值 < 1%，因此不能完全反映全身缺镁的严重程度。

（2）临床表现

1）导致其他电解质异常：低钾血症、低钙血症。

2）心律失常：QRS增宽、T波高尖、PR间期延长，以致尖端扭转型室性心动过速。

3）抽搐、肌肉震颤、反射亢进、意识障碍。

（3）治疗

1）一般慢性腹泻导致的轻度低镁血症多无明显症状，在静脉补液中注意加用生理需要量的$MgSO_4$（详见第9章第3节），低镁血症多可纠正。

2）严重低镁血症（抽搐、尖端扭转型室性心动过速），应加用$MgSO_4$ 2g静脉推注，而后$MgSO_4$ 10g/d静脉输注5天。

（张晟瑜 吴 东）

参考文献

1. 潘国宗，曹世植. 现代胃肠病学. 北京：科学出版社，1994：132-146.

2. Lawrence RS，Joseph HS. Diarrhea // Feldman M，Friedman LS，Brandt LJ. Sleisenger and Fordtran's gastrointestinal and liver disease. 9th ed. Philadelphia：Saunders，2010：221-241.

3. Podolsky DK，Camilleri M，Faasld JF，et al. Approach to the Patient with Diarrhea // Podolsky DK，Camilleri M，Fitz JG，et al. Yamada's textbook of gastroenterology. 6th ed. New Jersey：Wiley -Blackwell，2015：735-756.

4. 赵久良，冯云路. 协和内科住院医师手册. 2版. 北京：中国协和医科大学出版社，2013：149-166.
5. Vora S，Glikman D，Kahanna M，et al. Severe diarrhea and shock. Pediatr Infect Dis J，2006，25(3)：279，284-285.

第2节 营养支持治疗

知识要点

1. 营养不良和营养风险在慢性腹泻患者中发生率较高，对临床结局产生不良影响。
2. 营养治疗的对象不仅限于营养不良，而适用于所有存在营养风险，可从营养治疗中获益的患者。营养支持不仅有利于改善慢性腹泻患者的营养状态，在部分疾病（例如克罗恩病、短肠综合征）还可改变疾病自然史，改善临床预后。
3. 目前临床最常用的营养风险筛查工具是NRS-2002，最常用的营养状况主观评定工具是患者整体营养状况评估表（PG-SGA）。氮平衡试验是营养状况客观评定较为可靠的工具。
4. 在可能的情况下，应当首选肠内营养。肠内营养不足以满足机体能量和营养需求时，肠外营养可作为补充。两者是相辅相成的互补关系。
5. 肠内营养有利于促进克罗恩病患者小肠病变的黏膜深层愈合，诱导并维持缓解，减少围术期并发症并预防术后复发。
6. 短肠综合征患者术后急性期主要依靠肠外营养供能，但肠内营养也非常重要，因其可促进残存肠道发生适应性代偿，为部分患者最终脱离肠外营养奠定基础。

9

慢性腹泻常合并不同程度的营养不良（malnutrition），营养支持和干预是其临床治疗的重要组成部分。对于很多慢性腹泻病，营养治疗不仅是一种支持治疗手段，还有助于缓解病情，改善自然病程。例如肠内营养可诱导并维持累及小肠的克罗恩病缓解，促进黏膜深层愈合，还可降低围术期风险，预防术后克罗恩病复发。短肠综合征患者术后及时给予肠内营养，可提高残存肠道的吸收能力，促进肠道适应性代偿，有利于患者（最终）脱离肠外营养。小肠淋巴管扩张症的患者通过摄入中、短链甘油三酯，可缓解肠道淋巴管扩张，减少蛋白经肠道丢失。某些慢性腹泻疾病与食物致病因素关系密切，适当的饮食调整往往对病情有益，例如乳糜泻患者需终生去麦胶饮食，嗜酸性粒细胞胃肠炎患者应用要素膳，乳糖不耐受者避免摄入乳制品等。

慢性腹泻患者发生营养不良的原因是多方面的，包括：①进食诱发腹泻、腹痛、出血等胃肠道症状，导致患者不敢进食；②功能性肠道减少或缺乏胆汁和胰液，造成营养物质吸收减少；③由于肠黏膜炎症、溃疡及腹泻的影响，营养物质从肠道丢失增加；④某些疾病活动期引起发热或合并感染，导致机体高代谢状态而增加能量消耗；⑤某些治疗药物可对营养和代谢造成不利影响，如糖皮质激素、柳氮磺吡啶等。由于上述原因，营养不良在慢性腹泻疾病的发生率很高，例如在炎症性肠病患者中达60%～90%，在慢性胰腺炎中达50%～70%。营养不良不仅加重病情，增加感染等并发症风险，而且严重影响患者生活质量，值得临床高度重视。通过营养支持和干预可改善患者营养状况，提高机体免疫力，为其他药物或手术治疗创造良好的条件，从而有利于病情恢复。

部分慢性腹泻患者虽然营养状况正常，但由于病情进展或治疗需要，同样存在营养风险（nutritional risk），需要营养支持治疗并能从中获益。例如，胰腺神经内分泌肿瘤患者若计划接受胰十二指肠切除手术，即使其术前并无营养不良，也仍然需要围术期营养干预，且干预效果是影响患者术后恢复的重要因素。对于活动期克罗恩病（尤其是儿童、青少年患者及病变位于小肠者），肠内营养是诱导并维持病情缓解的重要手段，其疗效并不依赖于患者营养状态。因此，营养支持治疗的对象并不仅限于营养不良，而适用于所有存在营养风险的患者。

为保证营养治疗的效果和安全性，建议由多学科人员组成营养支持小组（nutrition support team，NST），其成员应当包括医师、营养师、护士、药师等，为患者提供多学科诊疗（MDT）服务。NST 负责评估患者营养风险，制订并负责实施营养治疗方案，以及评估营养支持效果。病情相对平稳但需要长期营养支持治疗的患者（例如克罗恩病、短肠综合征、慢性胰腺炎等），可在 NST 指导下实施家庭营养治疗，包括家庭肠内营养（home enteral nutrition，HEN）和家庭肠外营养（home parenteral nutrition，HPN）。目前研究提示，导管护理不善是 HEN 和 HPN 出现并发症甚至失败的主要原因，通过 NST 实施有效管理可延长导管使用时间，减少治疗相关并发症。

肠内营养（enteral nutrition，EN）最常用的途径是鼻胃管或鼻空肠管。若预计患者可能需要长时间（数月以上）接受 EN，建议经皮胃造口以提高患者舒适度。肠外营养（parenteral nutrition，PN）的营养液大多渗透压较高，需要从中心静脉导管（首选锁骨下静脉）或经外周中心静脉导管（peripherally inserted central venous catheter，PICC）输注。需长期应用 PN 的患者，可考虑放置隧道式导管（tunneled external catheter）或皮下输液港（subcutaneous infusion port）。为保证营养治疗的安全性，在临床工作中需要注意以下事项：① EN 导管若系盲法放置，在使用前应通过影像学等方法确认导管位置；②接受 EN 管饲的患者床头应抬高 20°～30°，同时控制管饲速度，以减少反流和误吸；③神志障碍的患者接受 EN 需评估其呛咳能力，并定时检查胃内容物容积，警惕误吸；④ PN 的静脉管路和 EN 的管路必须分开放置，并采用不同的颜色，同时禁止使用输液器实施 EN，以避免混淆；⑤ PN 的静脉通路应由专人维护，配制营养液及输液过程中须严格无菌操作，预防导管相关性血流感染。

以上是关于慢性腹泻疾病营养治疗的一般原则，本节还将介绍筛查营养风险和评估营养状况的方法。由于慢性腹泻病因较多，本节将以炎症性肠病和短肠综合征这两个疾病为代表，简要阐述临床营养支持治疗的理论和实践。

一、营养风险筛查与营养状况评估

准确的筛查与评估是识别患者营养风险，判断其是否需要营养治疗的主要依据。营养风险筛查（nutritional risk screening）和营养状况评估（nutrition status assessment）是两个不同的概念，前者是一个简单、便捷的“筛检”过程，其目的是及时发现可能从营养支持中获益的患者；后者则相对更为复杂，需要对较多指标进行详细记录与描述，因而更耗时力。对慢性腹泻患者，应常规进行营养风险筛查；发现合并营养风险者，应进一步评估其营养状况，以及营养支持治疗的效果。

1. **营养风险筛查** 所谓“营养风险”（nutritional risk），是指若不给予营养支持，患者将出现不良临床结局的风险。"营养风险"强调的是从营养支持治疗中获益，因而有别于"营养缺乏"的风险。某些患者虽然存在营养缺乏，但并不能从营养干预中获益，例如给予一位晚期胰腺癌患者管饲肠内营养，并不能改变临床结局。相反，还有一些患者虽然暂时营养状况正常，但由于病情发展和治疗需要，却应当给予营养治疗，例如严重烧伤、创伤、接受腹部大手术的患者，可从营养支持治疗中明确获益。因此，在筛查营养风险时，需要综合考虑患者营养状态、基础疾病及治疗因素。

自20世纪70年代以来，随着临床营养治疗的广泛开展，各类营养评定方法不断问世。近20年来，已有多种筛查和评估方法先后进入临床，包括营养风险指数（nutritional risk index，NRI）、营养风险筛查评分（nutritional risk screening，NRS）、主观全面评估（subjective global assessment，SGA）、营养不良通用筛查工具（malnutrition universal screening，MUST）、简易营养评估（mini nutritional assessment，MNA）等。这些评分工具在促进和指导临床营养治疗方面起到了有益作用，但缺点在于没有很好地区分"筛查"和"评估"，并且缺少循证医学证据支持，不能揭示营养不良、疾病结局和营养干预三者之间的有机联系，因而也无法证实患者可以从营养支持治疗中获益。

2002年，欧洲肠外肠内营养学会（European Society for Parenteral and Enteral Nutrition，ESPEN）的专家组对128项随机对照临床研究进行了荟萃分析，在此基础上制定了营养风险筛查2002（Nutrition Risk Screening 2002，NRS-2002）。NRS-2002有较为坚实的循证医学基础，对涉及营养风险的各因素考虑较全面，加之使用简便，已成为目前临床应用最广泛的营养风险筛查工具。NRS-2002包含了以下几方面的内容：①原发病对营养状态影响的严重程度，包括某些治疗因素（如腹部手术）对机体代谢产生的影响；②最近1～3个月内体重下降情况；③近1周饮食摄入量减少的程度；④体重指数（body mass index，BMI）以及一般状况；⑤年龄被视为营养风险因素之一，70岁以上判定营养风险程度为1分。上述信息只需通过床旁问诊和简单测量即可获得，因此评定较为方便。总分≥3分，被视为存在营养风险，建议开始营养支持治疗。多项研究表明，NRS-2002在预测营养不良风险和评估营养支持疗效方面具有优势，被推荐为住院患者营养风险筛查的首选工具（表9-2-1）。

表9-2-1 营养风险筛查2002（NRS-2002）的评分内容

评分	疾病有关评分	营养受损评分	年龄评分
0分	营养需要同正常人群	营养无受损	≤70岁
1分	营养需要轻度增加：①慢性疾病（如肝硬化）出现新的并发症；②髋部骨折；③慢性阻塞性肺疾病；④长期血液透析；⑤糖尿病；⑥恶性肿瘤	营养轻度受损：①最近3个月内体重下降＞5%；②最近1周进食量较前减少25%～50%	＞70岁
2分	营养需要中度增加：①血液恶性肿瘤；②腹部大手术；③重症肺炎；④脑卒中	营养中度受损：①最近2个月内体重下降＞5%；②最近1周进食量较前减少50%～75%	
3分	营养需要重度增加：①严重颅脑外伤；②骨髓移植；③急性生理与慢性健康评分（APACHE）＞10分的ICU患者	营养重度受损：①最近1个月内体重下降＞5%；②最近1周进食量较前减少70%～100%；③体重指数＜18.5kg/m^2；④血白蛋白＜30g/L（BMI无法获取时用白蛋白指标替代）	

2. 营养状况评估 患者营养状况的评定分为主观评估和客观评估两方面。主观评估工具目前应用较多的是患者整体营养状况评估表（scored patient-generated subjective global assessment，PG-SGA）。PG-SAG的评定较为复杂，建议在营养支持小组（NST）指导下进行，以保证评分的准确性和一致性。PG-SGA的主要评估指标见表9-2-2。

表9-2-2 患者整体营养状况评估表（PG-SGA）所包含的主要内容

病史评估内容	体格检查评估内容
● 体重有无下降（过去6个月；过去2周）	● 皮下脂肪消失
● 饮食摄入量（增加；无变化；减少）	● 肌肉容量减少
● 胃肠道症状>2周（无；恶心；呕吐；腹泻；厌食）	● 踝部水肿
● 一般状况（活动不受限；活动受限）	● 骶部水肿
● 疾病情况及营养需求（基础疾病；对机体代谢的影响）	● 腹水

参考PG-SGA结果，可将慢性腹泻患者营养状况分为：营养基本正常（PG-SGA 0～3分），中度营养不良（PG-SGA 4～8分），重度营养不良（PG-SGA>9分）。客观评估包括静态和动态两种测定方法，其中静态营养评定包括一些人体测量指标，如身高、体重、体重指数、三头肌皮褶厚度、上臂围、上臂肌围、总蛋白、白蛋白等。进行静态营养评定时应注意，体重和BMI等指标在患者大量输液、过度肥胖、水肿或体液潴留时，准确性会受影响。血浆蛋白水平变化不仅取决于营养状态，还受机体代谢速率、有无蛋白丢失等多种因素影响，在疾病急性期评估机体营养状况的可靠性受限。

营养状况的动态评定指标包括氮平衡和一些半衰期较短的内脏蛋白（如前白蛋白）。其中氮平衡是可靠且广泛应用的动态评定指标，有条件的单位应争取开展该项检查。体脂和体细胞群可反映患者营养状况和机体组成的动态变化，其时效性和准确性优于静态营养评定。评估机体组成的常用方法包括生物电阻抗法、双能X线吸收法、近红外线吸收法、放射性核素稀释法等。某些疾病（如炎症性肠病）活动期患者的PG-SGA、BMI和血浆白蛋白水平可能正常，但动态检测提示体细胞群已开始减少。

二、炎症性肠病的营养治疗

以往曾认为，肠外营养（PN）既能够为机体提供营养物质，又能够使肠道得到“休息”，是炎症性肠病（IBD）一种有效的治疗方法。但后来逐渐发现，长时间的肠道失利用可导致肠黏膜萎缩、肠道屏障破坏以及细菌易位，反而不利于IBD病情恢复。因此目前认为，以禁食为基础的肠道休息对溃疡性结肠炎（UC）及克罗恩病（CD）无治疗作用。相反，越来越多的研究发现肠内营养（EN）有助于保持IBD患者肠道功能的延续性，促进肠黏膜炎症消退和增殖修复，对IBD病情更为有利。此外，EN还有价格低廉、使用方便、不良反应少等优势。在UC或CD急性期无条件实施EN时（例如消化道大出血、中毒性巨结肠、严重肠梗阻等），应首先应用PN供能，待病情稳定后设法尽早过渡至EN。

EN在UC的意义主要在于改善营养状况，在病程的某一阶段（例如围术期）或有助于减少并发症，但EN本身不能诱导或维持UC缓解。在累及小肠的克罗恩病（CD）患者中，EN不仅可改善营养状况、降低营养风险，还可诱导和维持CD缓解、促进黏膜深度愈合、改善临床转归。对于需要手术的CD患者，北京协和医院的资料表明，术前2周供能不足可增加

CD围术期并发症风险，而术前EN可优化患者状态、减少手术并发症、降低术后CD复发率。因此，EN对CD患者意义重大，与药物、手术并列为CD的三大主要治疗手段。

EN改善CD临床结局主要针对小肠病变（蒙特利尔分型L1型和L3型），单纯结肠受累的CD（L型）能否从EN治疗中获益尚不肯定。EN治疗CD的机制主要在于减少内脏脂肪含量、调节肠道菌群及下调肠黏膜炎症。已知肠系膜脂肪指数（MFI，内脏脂肪含量/皮下脂肪含量）与CD病情活动指数（CDAI）呈正相关。研究发现，接受EN治疗8周的CD患者，其内脏脂肪含量明显降低，而皮下脂肪含量基本不变，其结果是MFI下降。高通量测序研究发现，在EN期间CD患者肠道菌群操作分类单元（operational taxonomic unit，OTU）数量显著下降，与成功诱导CD缓解有关，而CD复发则与OTU数量增多相关。EN还可通过肠上皮细胞核的NF-κB途径抑制TNF-α和IL-8产生，增加抗炎因子含量。以上说明EN可调节肠道菌群，抑制肠壁过度炎症反应。

（一）IBD患者营养支持治疗的适应证

1. 诱导和维持缓解 儿童及青少年活动期CD诱导缓解首选EN。EN对这类患者的诱导缓解率与糖皮质激素相当，维持缓解率不亚于免疫抑制剂，还可促使黏膜深层愈合，促进生长发育。因此，EN是儿童和青少年CD患者（尤其是生长发育停滞者）的首选治疗。EN也可诱导成人CD患者缓解，但效果不如糖皮质激素，且成人CD对EN的依从性欠佳，故主要用于药物无效或禁忌时的替代选择。EN用于诱导缓解时的疗程通常为6～8周，但若治疗2周仍无反应，则建议转换治疗。不建议应用EN诱导和维持UC缓解。

2. 营养不良或存在营养风险的CD患者 适用于重度营养不良，中度营养不良但预计营养摄入不足将超过5天，或营养状况正常但有营养风险者（NRS-2002≥3分）。营养摄入不足、生长发育迟缓或停滞的儿童及青少年CD患者，强烈推荐EN治疗。

3. 围术期UC或CD患者 对于营养不良或有营养风险的围术期UC或CD患者，除非是急诊手术，否则应先通过EN或EN联合PN改善营养状况，以降低手术风险。术前EN诱导CD缓解后再手术，有助于降低术后复发率。

4. 合并肠功能障碍的UC或CD患者 视病情需要，给予短期或长期营养支持治疗。因广泛小肠切除造成短肠综合征的CD患者，其治疗目标是脱离肠外营养，实现完全EN供能。

（二）IBD患者营养供给量

有条件的情况下，应采用间接能量测定仪测定IBD患者的静息能量消耗（resting energy expenditure，REE）。正常情况下，IBD患者每天总的能量消耗为REE的1.2～1.5倍。无法测定REE时，缓解期成人IBD的能量需求与普通人群类似，可按104.6～125.6kJ/（kg·d）给予，蛋白供给量应达到1.0～1.5g/（kg·d）。活动期IBD的能量消耗高出缓解期8%～10%，并受很多其他因素影响，例如体温每升高1℃，REE增加10%～15%；合并脓毒症时，REE约增加20%；接受腹部手术时，能量需求可能进一步增加。

儿童和青少年患者处于生长发育期，营养摄入除满足正常代谢需要外，还要尽可能地达到同龄人的身高和体重，因此每日供能应比正常儿童推荐量高10%～20%。

（三）营养支持的途径和方法

IBD的营养支持遵循“如果肠道有功能，则使用肠道；如果仅有一段肠道有功能，则使用这段肠道”的原则，优先选择EN。CD的EN治疗分为单一肠内营养（exclusive enteral nutrition，

EEN）和部分肠内营养（partial enteral nutrition，PEN）两种，其中EEN的能量完全由肠内营养提供，而PEN在应用EN的同时还结合普通膳食。从目前研究结果来看，EEN诱导CD缓解的效果优于PEN，因此活动期CD诱导缓解应首选EEN。当CD需要维持缓解时，患者常难以长时间坚持EEN，因此可选择PEN来维持，其效果与某些药物相当。若仅以纠正营养不良为目的，则可以使用EEN，也可使用PEN，必要时还可结合肠外营养。

EN的制剂可分为要素膳（由氨基酸、葡萄糖和脂肪酸组成）、半要素膳（由短肽、寡聚糖和中长链脂肪酸组成）和聚合物膳（由蛋白质、碳水化合物、中长链脂肪酸、维生素及微量元素组成）。三种制剂诱导CD缓解的疗效无明显差别。选择何种制剂，主要取决于患者的耐受性。IBD急性期优先选择要素膳和半要素膳，并减少膳食纤维摄入。存在狭窄病变时，应避免使用不可溶性的膳食纤维。

CD患者口服EN摄入量少，且依从性差，因此当EN需要量>2511.5kJ/d或需要EEN时均推荐管饲，包括鼻胃管、鼻空肠管、经皮内镜下胃造口（PEG）、手术胃造口等，一般不进行空肠造口。预计EN时间在4周以内，推荐使用鼻饲管；超过4周以上者，建议使用PEG。PEG的舒适度较高，CD患者使用PEG并不增加胃瘘或其他并发症风险。对于一些特殊的CD患者，如肠梗阻、腹腔脓肿或肠瘘等，应使用管饲。肠梗阻并非EN绝对禁忌。活动性炎症造成的梗阻可先给予完全肠外营养（TPN）联合药物（如激素）诱导缓解，待肠道部分恢复畅通后再尝试EN。高位梗阻患者可设法将导管放置到梗阻远端再实施EEN，梗阻近端消化液可收集后经导管回输。低位梗阻可行分期手术，即将梗阻近端肠道外置造口，成功后给予EN和药物治疗，择期再进行确定性手术。合并肠瘘和腹腔脓肿者应先实施经皮或手术引流，待控制脓肿后，低位瘘可在引流的同时进行EN；高位瘘（如十二指肠-结肠瘘）可将导管放置在瘘口以远给予EEN，可收集瘘口近端消化液回输。

由于EN对于IBD尤其是CD患者意义重大，因此应尽量避免不必要地停用EN。当患者对EN出现不耐受时，不应仓促停止EN，而应设法寻找病因。对于低蛋白血症患者，可先补充白蛋白减轻肠道水肿后再开始EN。另外，可通过更改EN制剂、加热输注泵、应用止泻剂/通便药、幽门后管饲等方式反复多次尝试。如上述方法均失败，可适当补充肠外营养（PN），进行EN联合PN的营养治疗。

三、短肠综合征的营养治疗

短肠综合征（short bowel syndrome，SBS）是指因各种原因引起的广泛小肠切除、旷置或其他疾病引起肠道吸收面积显著减少，残留功能性肠管不能满足机体营养需求，因而导致营养吸收不良以及水、电解质代谢紊乱的一种临床综合征。一般认为，残留功能性小肠长度不足200cm时，可诊断SBS。

（一）残存肠道的代偿和适应

正常情况下，小肠的潜在吸收能力远远超过维持正常营养的需求。加之肠道有很强的代偿功能，残留小肠通过代偿和适应过程，其吸收各种营养物、水、电解质的能力可接近甚至恢复至手术前水平，因此人体可耐受部分小肠切除而不出现相应临床症状。但若切除范围超过小肠总长度的50%，往往会出现吸收不良的表现。SBS患者残留肠道的代偿程度受许多因素影响，包括年龄、基础疾病、小肠切除的部位和范围、残存小肠的功能状态、是否保留回盲瓣、是否保留结肠、肠切除后距第一次营养治疗的时间等。青少年患者残存肠道代偿能力超过老年人，远端小肠代偿能力超过近端小肠。研究还发现，成人患者在无回盲瓣和完整结肠时，残留小肠至少需 110～130cm 才有可能不依赖 PN 而生存。在保留完整结肠和回盲瓣时，残留小肠只需超过 70～90cm 即有条件争取脱离 PN。SBS 患者术后残留肠管的代偿（adaptation）包括形态改变和功能改变两方面，形态改变包括肠管扩张、延长，肠黏膜表面积增加，绒毛加长，隐窝加深；功能改变包括肠管血流量增加，吸收功能增强。这一过程耗时较长，短者需要数月，长者需 1～2 年，通常 2 年以后残存肠道功能很难进一步改善。残存肠道功能的代偿效果对 SBS 患者影响极大。代偿成功的患者可脱离 PN，重新获得肠道的自主性（autonomy），不仅能减少 SBS 的并发症和病死率，更能显著提高患者的生命质量。

（二）短肠综合征术后急性期主要依靠肠外营养

SBS 术后急性期患者往往腹泻量较大，每天丢失大量消化液，易发生水、电解质紊乱。这一阶段实施 EN 难度较大，满足能量需求应以 PN 为主。通过 PN 可提供糖、脂肪、氨基酸、电解质、维生素及微量元素等在内的全部营养物质。实施完全 PN 的患者，合理选择营养物质配方有利于减少并发症、提高患者生存质量并降低治疗花费。蛋白质可按 1～1.5g/（kg·d）的用量供给。总热量一般给予 104.6～125.6kJ/（kg·d），其中碳水化合物和脂肪供能的比例以（1～2）∶1 为宜，原因在于高糖低脂配方有助于减少长期肠外营养导致的肝脏疾病。但血糖过高可引起机体代谢紊乱，并增加感染风险。因此在应用 PN 时，应控制葡萄糖的输注速度≤4mg/（kg·min），并将患者血糖控制在 11.1～14.0mmoL/L。PN 是帮助 SBS 患者度过术后急性期的主要保障，但长期应用 PN 可导致一系列问题，包括残留小肠黏膜萎缩、肠道细菌易位、胆汁淤积、肝功能异常、导管相关性血流感染等。因此，SBS 患者一旦条件具备，应尽快启动 EN 并逐渐减少 PN 用量，远期应以完全脱离 PN 为治疗目标。

（三）肠内营养是短肠综合征的核心治疗之一

SBS 患者术后尽早启动并恰当实施 EN，是促进 SBS 残存肠管适应性代偿的关键因素。EN 可直接接触肠黏膜并刺激其增生，这种直接作用不仅是因为 EN 可为肠上皮细胞提供能量，更主要是通过产生吸收功能的“工作负荷”，可促进肠黏膜的适应性反应，增强其吸收营养物质的能力。残存肠管的代偿程度取决于开始 EN 的时间、营养制剂成分及管饲速度。术后越早开始 EN，肠黏膜越容易充分代偿。EN 术后急性期肠管功能未恢复，腹泻严重，只能以 PN 为主功能，难以实施 EN。但此时仍应努力经肠道给予少量营养素，以尽快刺激肠管代偿。在一定范围内，营养物质成分越复杂，需要消化吸收的量越大，对肠道代偿的刺激就更有效。例如，要素膳虽然比复杂性饮食更容易被肠道吸收，但复杂性饮食对残留肠道的代偿刺激作用却优于要素膳。长链甘油三酯和膳食纤维是肠道代偿的有利因素。另外，谷氨酰胺（glutamine）是肠上皮细胞线粒体呼吸作用的主要能量来源，在应激状态下是维护肠黏膜正常结构的必需营养底物。研究表明，在 PN 或 EN 中加入谷氨酰胺均有利于促进肠上皮增生，增加葡萄糖和电解质的吸收，保护肠黏膜屏障和免疫功能。

SBS 患者术后生化指标相对稳定、体重不再减轻、每日腹泻量＜1.5～2L 时，即可正式启动 EN 治疗。实施 EN 应从等渗、易吸收的营养制剂开始，并遵循“由慢到快，由少到多”的原则。初始治疗可选用等渗性氨基酸或短肽营养液，以 20ml/h 的速度匀速从鼻胃管或鼻肠管泵入。根据患者对营养制剂的耐受程度，逐渐上调管饲速度，并增加非要素膳的比例。匀速管饲可增加患者对 EN 的耐受性，效果优于口服。经鼻肠管给予 EN，可减少鼻胃管引起的胃内潴留和胃液分泌。少数患者应用EN可能出现恶心、呕吐、腹胀、腹泻等不良反应，被称为EN不耐受。此时，应当努力寻找患者不耐受EN的原因并克服该问题，例如EN制剂渗透压过高、泵入速度过快、未充分加温、患者对某种制剂过敏等，尽量避免因患者不耐受而完全停用EN。待SBS患者初步适应EN后，应不失时机地尽快添加大分子聚合物膳食，直至完全脱离PN并争取实现普通饮食。

某些胃肠激素对残余肠管代偿有促进作用，已用于SBS的治疗，例如生长激素（GH）和胰高血糖素样肽2（GLP-2）。表皮生长因子（EGF）和胰岛素样生长因子1（IGF-1）也显示出治疗SBS的潜力，但还需要更多研究证实。

综上所述，营养支持治疗是很多慢性腹泻疾病的重要治疗手段。营养治疗和干预可有效降低患者的营养风险，改善营养状况，推动病情向有利于患者的方向发展。不同病因的慢性腹泻病营养治疗有一定的特殊性，但根据患者能量需求给予营养支持，循序渐进，内环境稳定后优先选择肠内营养是共同的治疗原则。

（吴 东 康维明 李景南）

参考文献

1. Kondrup J，Rasmusen HH，Hamberg O，et al. Nutritional risk screening（NRS 2002）：a new method based on an analysis of controlled clinical trials. Clin Nutr，2003，22（3）：321-336.
2. 詹斯•康卓普，雷米•梅耶. 营养风险筛查2002改善临床结局. 中华临床营养杂志，2013，21（3）：133-139.
3. Makhija S，Baker J. The subjective global assessment：a review of its use in clinical practice. Nutr Clin Pract，2008，23（4）：405-409.
4. da Silva Fink J，Daniel de Mello P，Daniel de Mello E. Subjective global assessment of nutritional status - A systematic review of the literature. Clin Nutr，2015，34（5）：785-792.
5. 杨猛，朱长真，于健春，等. 人体成分测量方法及其临床应用. 中华临床营养杂志，2015，23（2）：125-129.
6. 中华医学会消化病学分会炎症性肠病学组. 炎症性肠病营养支持治疗专家共识. 中华内科杂志，2013，52（12）：1082-1087.
7. Triantafillidis JK，Vagianos C，Papalois AE. The role of enteral nutrition in patients with inflammatory bowel disease：current aspects. Biomed Res Int，2015，2015：197167.
8. 朱峰，王礼建，钱家鸣，等. 肠内营养在克罗恩病治疗中的应用. 中国临床营养杂志，2005，13（6）：356-360.
9. 高永建，朱峰，钱家鸣，等. 112例炎症性肠病患者营养风险筛查. 中华临床营养杂志，2009，17（6）：324-347.
10. 沈冰冰，钱家鸣，伍东升，等. 肠内营养在溃疡性结肠炎治疗中的应用. 肠外与肠内营养，2008，15（3）：148-150.
11. 杨晓旭，于健春，康维明，等. 克罗恩病术后复发行再次手术的危险因素分析. 中华消化外科杂志，2014，13（8）：607-611.
12. Avitzur Y，Courtney-Martin G. Enteral approaches in malabsorption. Best Pract Res Clin Gastroenterol，2016，30（2）：295-307.
13. 郭明晓，李幼生. 短肠综合征适应机制研究进展. 肠外与肠内营养，2013，20（1）：58-62.
14. Carroll RE，Benedetti E，Schowalter JP，et al. Management and complications of short bowel syndrome：an updated review. Curr Gastroenterol Rep，2016，18（7）：40.
15. 龚剑峰，朱维铭，李宁，等. 短肠综合征的肠内营养支持. 中华外科杂志，2007，45（13）：894-897.

第3节 维生素和微量元素

知识要点

1. 慢性腹泻患者易合并维生素(包括脂溶性和水溶性维生素)和微量元素缺乏，二者可互为因果关系。
2. 维生素缺乏患者有一些共同的临床特征，不同的维生素缺乏也有各自特征性的表现。
3. 维生素及微量元素的缺乏的临床表现常被原发病所掩盖，容易被忽视，甚至造成严重的临床后果(例如不可逆的神经系统损害)，需要临床高度重视。
4. 维生素和微量元素的补充不仅是单纯补充丢失量，对腹泻的治疗常常也有一定帮助。
5. 全肠外营养的患者更容易合并维生素或微量元素缺乏，应注意补充。

随着我国经济发展和人民生活水平的提高，普通人严重缺乏维生素或微量元素的现象已很少见。但在一些特定人群，如老年人、接受胃肠手术者以及慢性消化疾病患者，仍有可能缺乏这些营养物质。由于摄入不足或吸收减少，慢性腹泻患者常会伴有维生素和微量元素的缺乏。人体对维生素和微量元素的需要量很小，日需要量常以毫克或微克计算，但一旦缺乏就会引发相应的症状，造成组织损害和疾病。一些水溶性维生素和微量元素的缺乏可损害免疫系统功能，并影响肠道吸收功能，从而加重腹泻。因此，慢性腹泻的支持治疗应重视维生素和微量元素的补充。

各类维生素在人体内的储存量差异很大。例如，维生素 B_{12} 和维生素 A 的体内储量相对较大，即使患者发生摄入或吸收不足，通常也会在 1 年后才出现相应临床表现。而叶酸和维生素 B_1 若得不到足够供应，数周之内即可导致异常。不同的维生素在生理代谢中所起作用不同，一旦缺乏所引起的临床表现也有区别。一种维生素缺乏可造成多个脏器损害，而相似的临床表现也可由多种维生素缺乏所引起。维生素缺乏症有一些常见的临床特征，具有一定的共性，了解这些表现有助于临床及早发现并进行营养干预。

1. **皮肤黏膜损害** 包括皮肤干燥、毛囊角化过度、瘀点、癞皮病样皮疹、阴囊或外阴湿疹等。维生素 A 缺乏可导致皮肤干燥和毛囊过度角化。皮肤瘀点可因维生素 C、维生素 K 缺乏所致。糙皮病皮疹可因烟酸缺乏而引起。缺乏 B 族维生素可导致阴囊或外阴湿疹。维生素 B_2 缺乏还可引起口角炎和口角干裂。舌炎见于维生素 B_2、维生素 B_6 或烟酸缺乏。维生素 B_2 缺乏时舌的颜色可呈紫红色或品红色，烟酸缺乏者舌体可出现明显的水肿和舌裂。维生素 C 缺乏症患者牙龈呈海绵状或牙龈出血，又称“坏血病”，现已很少见。

2. **眼部异常** 球结膜表面三角形灰色泡沫状斑，内含角化上皮，称为 Bitot 斑，与维生素 A 缺乏有关。维生素 A 缺乏还可引起角膜损害和夜盲症。睑角炎可见于维生素 B_2、维生素 B_6 缺乏。叶酸或维生素 B_{12} 缺乏导致贫血时眼结膜苍白。

3. **神经精神症状** 维生素 B_1 和烟酰胺缺乏时可出现中枢和外周神经异常，被称为干性脚气病(dry beriberi)，其中由中枢神经病变导致的神经精神障碍又名 Wernicke 脑病，由 Carl Wernicke 于 1881 年首先报道。中枢神经系统损害可累及多组颅神经，表现为呕吐、眼球震颤(水平震颤多于垂直震颤)、眼肌麻痹、共济失调、精神异常等，严重时可有意识障碍甚至昏迷。外周神经受累时，较典型的临床表现为对称性感觉、运动及反射功能受损，多从肢体远端开始，下肢多见于上肢，可有灼痛或异样感觉，呈袜套型分布，逐渐向肢体近端发展；逐渐出现痛觉、温度觉及振动感觉消失，伴下肢肌力减退和肌肉酸痛；腱、膝等神经反射初期可亢进，但以后均逐渐减退或消失。

维生素 B_{12} 缺乏可引起一系列神经精神异常，包括情绪变化、记忆力下降、焦虑、抑郁、痴呆等。严重缺乏可造成亚急性脊髓联合变性，病变主要累及脊髓后索、侧索及周围神经等，表现为双下肢深感觉缺失、感觉性共济失调、痉挛性瘫痪及周围性神经病变等，可伴或不伴有巨幼细胞贫血。

4. 心血管异常 维生素 B_1 缺乏可引起湿性脚气病（wet beriberi），出现心脏受累的症状和体征。其机制在于周围血管舒张引起体循环阻力下降，为维持脏器灌注心脏被迫做功增加，表现为心率增快和每搏输出量提高。若不及时治疗，可引起心力衰竭。患者表现为胸闷、气促、活动耐力下降、水肿等，体检可有心率增快、脉压增高、心浊音界扩大等心力衰竭体征。

叶酸和维生素 B_{12} 缺乏引起贫血，严重时也可反应性引起心动过速。

5. 骨骼改变 维生素 D 缺乏在儿童可引起佝偻病，在成人可造成骨软化症。维生素 C 缺乏引起坏血病时长骨生长停止。

表 9-3-1 总结了成人各类维生素缺乏的相应临床表现，以及每天膳食的最低补充量（低于该补充量的患者将出现症状）。

表 9-3-1 成人各类维生素的最低补充量及缺乏后所致临床表现

名称	最低膳食补充量	缺乏该维生素所致临床表现	导致该维生素缺乏的危险因素
维生素 A	300μg/d	干眼症、夜盲症、Bitot 斑、毛囊过度角化、胚胎发育不良、免疫力受损	脂肪泻、酗酒、营养不良、慢性感染、麻疹
维生素 B_1	300μg/4185.9kJ	脑病、神志改变、眼肌麻痹、肌肉萎缩、脚气病、心脏增大、水肿	长期禁食、慢性呕吐、酗酒、长期应用利尿剂
维生素 B_2	600μg/d	舌炎、口角炎、皮脂溢出、唇干裂	炎症性肠病、酗酒
维生素 B_3	9～16mg/d	腹泻、淡漠、定向力障碍、痴呆、糙皮病、皮肤色素沉着、舌炎	酗酒、缺乏维生素 B_3 或维生素 B_6、膳食含色氨酸过少
维生素 B_6	200μg/d	舌炎、神经病变、惊厥、皮肤损害、小细胞贫血	酗酒、长期应用异烟肼
维生素 B_7	25μg/d	神经病变、皮肤损害、肌肉疼痛、脱发	慢性腹泻、营养不良
叶酸	100μg/d	巨幼细胞贫血、腹泻、抑郁症、舌炎、高同型半胱氨酸血症	慢性腹泻、酗酒、长期使用柳氮磺吡啶等药物
维生素 B_{12}	1.0μg/d	巨幼细胞贫血、本体感觉障碍、痴呆、自主神经功能障碍、血同型半胱氨酸和甲基丙二酸升高	萎缩性胃炎、末端回肠病变或切除、素食、抑酸药、二甲双胍
维生素 C	10mg/d	坏血病、骨质和牙齿异常、伤口难愈合	酗酒、吸烟
维生素 D	2.0μg/d	骨软化症、佝偻病、骨质疏松	脂肪泻、高龄、日晒过少
维生素 E	5mg/d	外周神经病、共济失调、视网膜病变、肌肉萎缩	脂肪泻、基因变异
维生素 K	10μg/d	凝血时间延长、出血倾向	脂肪泻、慢性肝病、应用抗生素

9

一、维生素

1. **维生素A** 维生素A是一种脂溶性维生素，其主要生理功能是维持上皮细胞完整和正常的视觉功能。富含活性维生素的食物主要包括动物内脏、鱼油、乳制品、蛋等。食物中的类胡萝卜素(carotenoid)也可在肠上皮细胞内转化为维生素A。维生素A是一种脂溶性维生素，吸收入肠上皮细胞的维生素A需要被卵磷脂或棕榈酸酯化，随后被包裹入乳糜微粒经淋巴系统运输到肝脏。酯化的维生素A在肝脏发生水解，释放出视黄醇(retinol)，并由视黄醇结合蛋白(retinol-binding protein)转运至全身其他脏器。

维生素A具有免疫调节作用，尤其在肠道黏膜免疫中发挥重要作用。腹泻儿童血清维生素A水平明显低于健康儿童。维生素A缺乏与某些感染性疾病的发生(如麻疹)密切相关，可增加感染病死率。严重缺乏维生素A还可引起干眼症、角膜软化、夜盲症、视网膜色素沉积等眼部损害。

补充维生素A对腹泻疗效的研究大多来自儿童。结果发现，6～59个月龄腹泻患儿补充大剂量维生素A(200 000IU)比每日小剂量(5000IU)疗效更好，更适用于提早离院的严重营养不良患儿。发展中国家腹泻儿童合并维生素A缺乏症的风险很高，应予以补充。对于有干眼症征象、严重营养不良或麻疹病史的患者，建议连续补充3剂维生素A。

2. **维生素B_1** 维生素B_1(thiamine，硫胺素)是一种水溶性维生素，人体内不能合成且储存较少，需要从食物中获得。含丰富维生素B_1的食物包括肉类、豆类、麦类、谷物的糠皮和坚果仁等，长期以精米为主食易导致维生素B_1缺乏。小肠每天仅能吸收约5mg的维生素B_1，体内储存量也仅有25～30mg，半数储存在骨骼肌，其他包括心脏、肝脏、脑和肾脏等。小肠上皮细胞具有两种维生素B_1的转运蛋白：THTR1和THTR2，分别由*SLC19A2*和*SLC19A3*基因编码，在全小肠均有表达。已知*SLC19A2*基因突变可导致硫胺素有效的巨幼细胞贫血(thiamine-responsive megaloblastic anemia，TRMA)综合征，患者表现为巨幼细胞贫血、糖尿病和进行性感音性耳聋。*SLC19A3*突变或缺陷可引起Wernicke脑病。获得性维生素B_1缺乏多见于慢性腹泻、长期肠外营养或酗酒者。

进入体内的维生素B_1约80%转化为焦磷酸硫胺素，参与三羧酸循环进行糖代谢。大量输注葡萄糖可导致丙酮酸氧化脱羧反应减慢，从而消耗体内的维生素B_1。儿童维生素B_1缺乏多表现为心血管系统受累的湿性脚气病，而成人多为神经系统受累的干性脚气病，两者也可合并存在。干性脚气病严重者可导致Wernicke脑病，若不经治疗，病死率高达50%。Wernicke脑病的经典三联征为眼震、共济失调和精神意识障碍(脑病)，但多数患者并无如此典型。因此，若长期肠外营养的患者出现神经精神症状，尤其是既往酗酒、慢性肝病、有胃肠手术史者，均须怀疑本病并及时处置，漏诊或延误诊断可致严重后果。磁共振成像(MRI)是Wernicke脑病的首选检查。该病特征性的MRI表现是双侧对称性丘脑和脑干病变，第三脑室和导水管周围有对称性长T_2信号影，尤其是乳头体萎缩被认为对急性Wernicke脑病有诊断意义(图9-3-1)。

因此，对于腹泻量大、病程较久、长时间不能进食的患者，建议常规补充维生素B_1。对于已出现Wernicke脑病的患者，应立即予维生素B_1 200～500mg肌内注射或静脉注射，此后给予500mg，每日1次，直至神经系统症状恢复或不再继续好转。治疗应同时补充其他水溶性维生素。恢复进食后可予维生素B_1 5～10mg口服，2～3次/天。

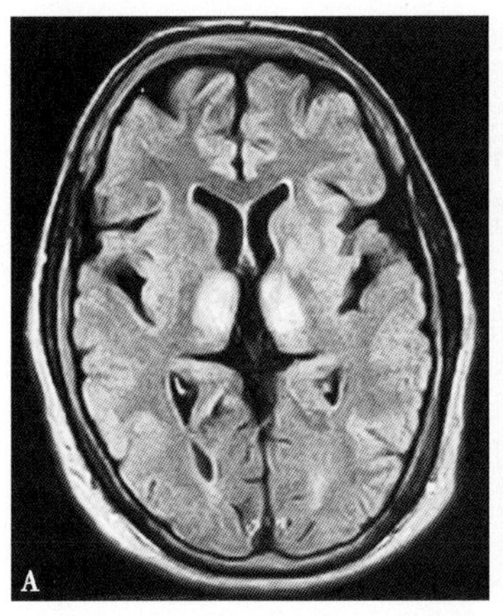

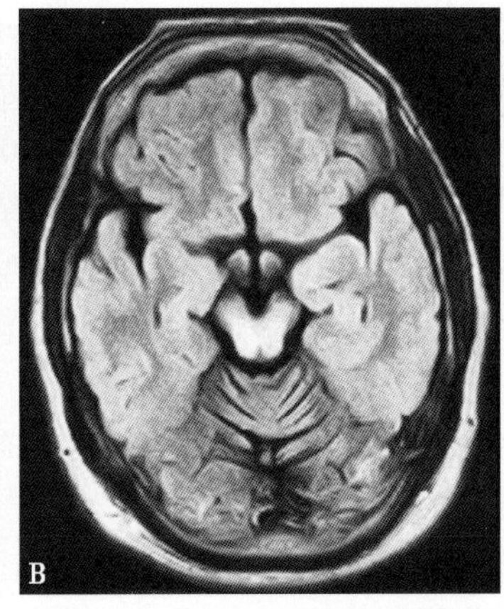

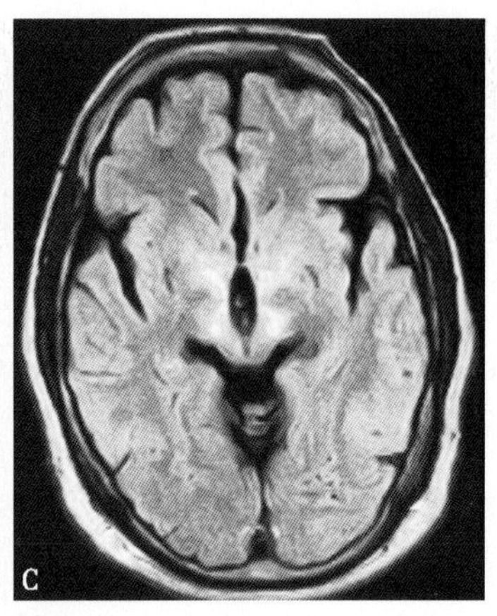

图 9-3-1 急性 Wernicke 脑病的典型 MRI 表现

双侧对称性丘脑病变，第三脑室和导水管周围有对称性长 T_2 信号影

3. **维生素 B_2** 维生素 B_2（riboflavin，核黄素）是一种水溶性维生素，在乳制品、蛋、肉类及绿叶蔬菜中含量较为丰富。小肠上皮细胞通过两种转运蛋白吸收维生素 B_2：RFVT1 和 RFVT2，分别由 *SLC52A1* 和 *SLC52A2* 基因编码。罕见情况下，*SLC52A2* 基因突变可造成 2 型 Brown-Vialetto-Van Laere 综合征，表现为进行性耳聋和其他颅神经损害。获得性维生素 B_2 缺乏多见于炎症性肠病或慢性酗酒者，其临床表现包括畏光、唇干裂、舌肿大、舌炎、角膜血管化、生长发育停滞、正细胞正色素型贫血等。治疗方法是补充维生素 B_2，患者常常合并其他维生素缺乏，应予注意。

4. **维生素 B_3** 维生素 B_3（niacin，烟酸）可由必需氨基酸色氨酸合成，故严格意义上并不是一种维生素。烟酸缺乏症又称糙皮病（pellagra），是以烟酸、色氨酸缺乏为特征的一种慢性消耗性疾病，常合并多种营养素缺乏，表现为皮肤损害、腹泻、痴呆等。为避免发生烟酸缺乏，饮食摄入应同时考虑色氨酸和烟酸的含量。

烟酸广泛存在于动植物中，以瘦肉、蛋、鱼及谷物中含量最多，由特异性载体介导在小肠吸收。该载体蛋白的组成尚未完全阐明，但从目前研究来看与有机阴离子转运蛋白 10（organic anion transporter 10，OAT10）很类似。与多数维生素不同，妊娠并不增加烟酸的需要量。

烟酸缺乏见于长期酗酒、营养不良或慢性胃肠道疾病所致烟酸摄入减少或吸收障碍。长期服用异烟肼的患者色氨酸转变为烟酸的过程受阻，亦可诱发烟酸缺乏症。本病的典型表现是皮肤损害，包括皮炎、糙皮病，常合并消化和神经系统受累。若不及时治疗，病情可进行性发展，患者往往在数年内死亡。

（1）皮肤损害：呈对称性皮炎，表现为红斑、糜烂、增厚和鱼鳞癣等。病变多见于身体暴露部位及经常摩擦处，有明显的分界。北京协和医院消化科曾收治一例因长期酗酒、营养不良而导致糙皮病的患者（见图 3-2-2），经补充烟酸治疗后痊愈。

（2）消化道损害：有舌炎、腹泻等症状。急性期舌炎呈猩红色，可出现深溃疡。腹泻很可能与消化道黏膜炎症有关。其他异常还包括胃酸缺乏、萎缩性胃炎等。

（3）神经系统表现：包括失眠、乏力、抑郁、淡漠等，严重者进展为脑病，表现定向力障碍、记忆受损、幻觉、精神异常等，最后可发展为痴呆。部分患者合并周围神经损害，可能是其他维生素缺乏症共存的结果。

含少量烟酸、丰富色氨酸的膳食即足以治愈糙皮病。Hartnup 病和类癌综合征的患者因烟酸转化为 5- 羟色胺增多，对烟酸的需求量增加，故一旦缺乏需补充更大剂量的烟酸（40～200mg/d），病情严重者可肌内注射或静脉滴注烟酸 400～1000mg/d，直至症状消失。

合理的膳食调配可预防烟酸缺乏。玉米中所含烟酸为结合形式，难以为人体所吸收。因此以玉米为主食的地区，可在玉米粉中加入 0.6% 的碳酸氢钠，这样有利于将结合型烟酸转变为游离型，从而易被人体利用。在玉米中加入 10% 的黄豆（富含色氨酸），也可达到预防效果。

5. **维生素** B_6　几乎所有食物均含有维生素 B_6，尤其在肉、鱼、马铃薯及水果中含量较高。人体肠道菌群也可合成少量维生素 B_6。维生素 B_6 也是一种水溶性维生素，包括多种活性形式：吡多醇（pyridoxine）、吡多醛（pyridoxal）、吡多胺（pyridoxamine）和它们的 5- 磷酸酯化合物。维生素 B_6 在体内的吸收机制尚未完全阐明。维生素 B_6 缺乏多见于慢性酗酒、糖尿病、乳糜泻及慢性肾病，还见于长期应用异烟肼或青霉胺的患者。临床表现包括烦躁、抑郁、皮炎、唇干裂、舌炎、周围神经炎、小儿惊厥、小细胞贫血等。维生素 B_6 缺乏引起贫血时，体内铁并不减少但利用障碍，过剩的铁以铁蛋白的形式沉积于肝、脾、骨髓，可导致肝脾肿大。

维生素 B_6 缺乏的预防比治疗更重要。孕妇对维生素 B_6 需求量增加，建议每日膳食中应至少含有 30mg 的吡哆醇。应用青霉胺者一般需要 100mg/d。因治疗结核病而长期应用异烟肼，尤其既往有癫痫病史的患者，应常规服维生素 B_6 以防止癫痫发作。

6. **维生素** B_7　维生素 B_7（biotin，生物素）是一种水溶性维生素，慢性腹泻和吸收不良的患者可合并维生素 B_7 缺乏，出现脱发、脂溢性皮炎、食欲下降、肌肉疼痛、感觉异常等。富含维生素 B_7 食物包括动物肝脏、蛋黄、大豆、乳制品和肉类，肠道菌群也可合成一部分维生素 B_7。维生素 B_7 在肠道的吸收是通过钠离子依赖性多种维生素转运蛋白（sodium-dependent multivitamin transporter，SMVT）来介导。SMVT 由 *SLC5A6* 基因编码，在全小肠均有表达。

9

7. **维生素** B_9　维生素 B_9 即叶酸，其缺乏可导致巨幼红细胞性贫血。叶酸含量丰富的食物包括绿色蔬菜、动物肝脏、水果（如柑橘、甜瓜）、富营养面包（fortified bread）等。高温烹煮对叶酸有破坏作用。叶酸缺乏症多见于营养摄入不足、酗酒及肠道吸收不良（例如乳糜泻）。长期服用柳氮磺吡啶等药物也可影响叶酸吸收。

肠道有 3 种特异性转运蛋白介导叶酸的吸收，包括：①还原型叶酸载体（FOLT，*SLC19A1*）；② H^+- 叶酸转运蛋白（PCFT/HCP1，*SLC46A1*）；③ GPI 锚定的叶酸受体（FOLR1）。成人每日至少需要消耗 100～200μg 的叶酸，若摄入叶酸不足，短则数周、长至 6 个月即可出现巨幼细胞贫血，少数患者还可出现黄疸，与红细胞无效生成有关。叶酸缺乏的消化系统症状还包括舌炎、口角炎、口腔溃疡、食欲下降、腹泻、便秘、体重下降等。有报道认为叶酸缺乏可导致抑郁状态，但叶酸缺乏是否会引起神经损害尚有不肯定。合并维生素 B_{12} 缺乏者若单纯补充叶酸可加重神经系统病变，应予注意。叶酸缺乏还可引起高同型半胱氨酸血症（hyperhomocysteinemia），引起血栓事件风险增加。

本病治疗主要是补充叶酸，一次 5mg，每日 1～2 次口服，直至贫血纠正，以后视病因酌定疗程和剂量。

8. **维生素** B_{12}　维生素 B_{12} 主要存在于动物性膳食中。食物所含维生素 B_{12} 在胃壁细胞分泌的内因子介导下，于回肠末端被吸收，并被转运至肝脏贮存。维生素 B_{12} 缺乏的病因包括长期素食、回肠疾病或切除、胃切除或萎缩性胃炎致内因子分泌不足、慢性胰腺炎等。因肠道细菌可与人体竞争维生素 B_{12}，因此小肠细菌过度生长也可造成维生素 B_{12} 缺乏。对于有这些高危因素的患者，应注意监测血清维生素 B_{12} 水平。

以往认为维生素 B_{12} 缺乏的临床表现主要是亚急性脊髓联合变性和巨幼细胞贫血（恶性贫血），且发病率不高。但近年来研究发现，本病真实患病率很高，尤其在老年人中高达12%～40%。维生素 B_{12} 缺乏产生的临床表现也很多样，包括记忆力减退、急躁、易怒、抑郁，甚至痴呆，但这些症状在老年人和住院患者中很容易被忽视或被归于其他原因。典型表现如脊髓变性和共济失调等往往出现于病程相对晚期。

由于人体每日对维生素 B_{12} 的需要量为 2～5μg，而正常人体内维生素 B_{12} 储存量为 2～5mg，可供人体维持 3～6 年，因此临床上多数巨幼细胞贫血是由于缺乏叶酸（而非缺乏维生素 B_{12}）所致。当仅有叶酸缺乏时，不伴有神经系统异常。缺乏维生素 B_{12} 的患者中，30%～40% 并无巨幼细胞贫血，而以神经精神症状为主。维生素 B_{12} 缺乏时也可导致高同型半胱氨酸血症和甲基丙二酸血症（methylmalonic acidemia）。

对于恶性贫血患者，建议维生素 B_{12} 1000μg/d 肌内注射，连用 1 周，此后每周 1000μg 肌内注射，连用 4 周。若基础疾病持续存在（如手术切除回肠），此后至少每月给予 1000μg。该剂量维生素 B_{12} 很少产生不良反应，而以往推荐的每次用药剂量较低（100μg），可能造成治疗收效缓慢，尤其对严重神经病变（如脊髓亚急性联合变性）治疗不充分的风险更大。因此，目前多主张给予大剂量维生素 B_{12}，以尽量避免发生不可逆的神经系统损害。叶酸对维生素 B_{12} 缺乏的贫血也有效，特别是大剂量治疗时，但不能减轻神经系统症状，甚至使之加重并造成严重后果，应予注意。

9. **维生素**C　维生素 C 又称抗坏血酸（ascorbic acid），是形成人体胶原蛋白所必需的营养物质，一旦缺乏可引起坏血病（scurvy），表现为牙龈出血、骨质和牙齿异常，伴有乏力、伤口不易愈合。人体缺乏合成维生素 C 所需的古洛糖酸内酯氧化酶（L-gulonolactoneoxidase），因而不能合成维生素 C，需要从食物中摄取。新鲜的蔬菜和水果中维生素 C 的含量较为丰富。维生素 C 的吸收主要依靠小肠的 Na^+ 共同转运载体（详见第 2 章第 1 节）。已知小肠上皮细胞表达两种维生素 C 转运蛋白：SVCT1（*SLC23A1*）和 SVCT2（*SLC23A2*）。

10. **维生素**D　维生素 D 的来源主要包括由皮肤经紫外线照射转化生成的内源性途径，以及摄入富含维生素 D 的食物和药物的外源性途径。维生素 D 是一种脂溶性维生素，肠道吸收维生素 D 的机制与维生素 A 类似。维生素 D 除介导钙、磷代谢外，还可调节肠道菌群，促进肠上皮合成抗菌肽，维持肠上皮细胞的屏障功能。此外，还参与调节固有免疫和适应性免疫过程。维生素 D 对黏膜免疫的调控与炎症性肠病（IBD）有重要关联。北京协和医院曾报道维生素 D 通过调节 T 细胞免疫，可减轻三硝基苯磺酸（TNBS）诱导的实验性结肠炎；还发现 IBD 患者血清 25- 羟维生素 D_3 水平低于健康对照者，且与 IBD 病情严重程度呈负相关。

维生素 D 缺乏的主要原因包括：①日光照射不足；②膳食中缺少维生素 D，主要是动物性食品（乳制品、肉类、鱼等）；③消化道疾病：如胃和小肠切除术、胆管梗阻、胆汁性肝硬化、慢性胰腺炎、克罗恩病等；④器官功能不全：如严重肝病和肾功能衰竭；⑤需要量增多：如生长发育较快的婴儿，多次妊娠和长期哺乳的母亲。应注意的是，炎症性肠病既是维生素 D 缺乏的病因之一，又可因维生素 D 缺乏而加重病情。婴幼儿患维生素 D 缺乏症时表现佝偻病（rickets），成人则发生软骨病（osteomalacia）。维生素 D 缺乏症的治疗原则是补充维生素D和钙剂，并治疗病因。治疗中应注意维生素D不可过量，否则将出现中毒症状。

美国国立卫生研究院（NIH）和美国内分泌协会推荐，成人及8岁以上儿童维生素D摄入量分别为15μg/d（600IU/d）和37.5～50μg/d（1500～2000IU/d），但这些剂量不适用于已经存在维生素D缺乏的患者。考虑到慢性腹泻患者存在胃肠道吸收障碍，补充维生素D的效果较普通人群至少下降30%，因此补充剂量应适当增加。目前研究发现，单次大剂量补充维生素D达750～1500μg/d（300 000～600 000IU）总体安全、有效，且患者依从性明显好于每日摄入，但需要监测血钙水平（防止一过性高钙血症）。

11. **维生素E** 维生素E是一种脂溶性维生素，其生理功能主要是发挥抗氧化作用，保护细胞免受脂代谢中产生的氧自由基伤害。食物中的维生素E在谷物和蔬菜中含量较为丰富。维生素E在小肠被动吸收，在乳糜微粒中由淋巴系统运送至肝脏。缺乏维生素E可引起一系列神经系统异常，包括周围神经病、反射亢进、震动觉和位置觉异常、共济失调、视网膜病变、肌肉萎缩等。

12. **维生素K** 维生素K也是脂溶性维生素，其食物来源主要是绿色蔬菜。食物中所含大部分为维生素K_1，肠道微生物可将维生素K_1转化为维生素K_2或从头合成维生素K_2。维生素K_2的活性约为维生素K_1的60%，是人体内维生素K的主要活性形式。新生儿容易合并维生素K缺乏，因而发生出血性疾病的风险较高，部分原因在于维生素K通过胎盘屏障的能力较低、母乳中维生素K_1含量较低，以及新生儿肠道菌群数量较少而不能合成足够的维生素K。

维生素K在肠道与脂肪一起吸收，因此需要完整的脂肪吸收机制，包括胰液和胆汁正常分泌、肠道动力正常、肠上皮细胞及肠系膜淋巴管功能完好等。膳食中的维生素K_1与蛋白质相结合，在小肠内经胰蛋白酶水解后释放出维生素K_1。维生素K_1随后被肠道菌群转化为维生素K_2，再通过胆汁酸盐将维生素K_2溶解为微粒状，以吸收进入肠细胞中合成乳糜微粒，最终由肠淋巴系统转运至肝脏。维生素K吸收的主要肠段是末段回肠。导致脂质吸收不良的各类原因（如胆汁或胰腺分泌减少、肠黏膜有效吸收面积减小、淋巴管阻塞等）都可引起维生素K缺乏，临床上常见的相关疾病包括梗阻性黄疸、慢性胰腺炎、乳糜泻、短肠综合征、炎症性肠病、小肠淋巴管扩张等。

维生素K缺乏可能引起黏膜出血、瘀血，消化道出血、尿血等凝血功能受损的表现。全肠外营养的成人可注射标准日剂量150μg维生素K，接受华法林治疗的患者应监测凝血指标并根据需要调整剂量。

二、微量元素

人体内元素含量占体重1/10 000以下者，称为微量元素（trace element），其中对人体生命活动所必需的称为必需微量元素，也称微量营养元素。必需微量元素缺乏可导致多种疾病。目前认为，与人体健康密切相关的必需微量元素有18种，包括铁、锌、铜、硒、钴、铬、锰、碘、镍、氟、钼、钒、锡、硅、锶、硼、铷、砷。可正常进食的个体一般不会缺乏微量元素，但对于慢性腹泻造成吸收不良、消化道存在严重疾病以及长期依赖肠外营养的患者来说，微量元素缺乏成为不容忽视的问题。例如，慢性腹泻患者常缺乏锌、铜等微量元素，静脉或口服补充这些微量元素可促进肠道和免疫功能修复，有利于减轻腹泻症状。目前已有市售的“多种微量元素静脉注射剂”，可作为肠外营养的添加剂使用，长期不能进食的患者应注意补充。此处简要介绍几种代表性微量元素的吸收机制，以及缺乏时对人体的影响。

1. 铁 铁（iron，Fe）是调节红细胞成熟、细胞生长和分化、能量代谢以及物质转运等生理过程不可缺少的重要元素。人体内含有3～5g的铁，其中70%为功能铁，主要存在于血红蛋白和肌红蛋白，其他30%为储存铁，以铁蛋白（ferritin）的形式储存于细胞中。正常情况下，人每天通过膳食摄入20～30mg的铁，仅能吸收其中1～1.5mg。膳食中的铁可分为两类：①以血红素（heme）形式存在的血红素铁（肠道吸收率20%～25%），主要存在于肉类食物；②以Fe^{3+}或Fe^{2+}形式存在的非血红素铁（吸收率仅有3%～5%），既存在于肉类，也存在于植物性食物。故素食者不一定会出现缺铁性贫血。血红素铁的吸收主要受体内铁的需要量和储存量的影响，而非血红素铁的吸收则受食物和胃酸的影响更大，当食物中含有较多植酸或草酸，或胃酸分泌不足（慢性萎缩性胃炎、应用抑酸药）时，其吸收明显减少。由于人体不能通过主动分泌的方式将铁排出体外，因此体内的铁含量主要取决于铁的吸收和转运，这一过程受到严密的调控。在铁的需要量上升时（如怀孕、贫血、缺氧等），其吸收量可以上调；而在铁的储备量增加（如血色病）或需要量下降时（如慢性感染、炎症、应激等），其吸收量可以下降。在临床上，因对铁的需求量增加而发生缺铁性贫血（iron deficiency anemia，IDA）者通常仅见于孕妇或儿童。成年人IDA往往继发于慢性失血，其中育龄期女性最常见的原因是月经过多。男性或女性IDA由胃肠道隐匿失血所致也很常见，尤其对于中老年人应警惕消化道肿瘤。乳糜泻（celiac disease）是成人IDA少数几种非出血性病因之一。

大部分膳食中的铁是三价铁（Fe^{3+}），必须还原为二价铁（Fe^{2+}）才能被吸收，这一过程在十二指肠上皮细胞刷状缘由细胞色素还原酶1（cytochrome reductase 1）完成。胃酸和食物中的维生素C可促进三价铁向二价铁的还原过程。Fe^{2+}随后被刷状缘的二价金属转运蛋白1（divalent metal transporter 1，DMT1）转入细胞内。贫血和缺氧可上调DMT1的表达。DMT1不仅转运二价铁，同时也介导铜、镁、锌、钴及镉等多种微量元素在小肠的吸收。血红素铁的吸收不通过DMT1途径，而是由肠上皮刷状缘的另一种转运蛋白——HCP1来介导。HCP1也参与小肠对叶酸的吸收。

进入肠上皮细胞的二价铁在基底膜处被亚铁氧化酶（hephaestin，HEPH）氧化为三价铁，再由膜铁转运蛋白（ferroportin）运送出细胞。Fe^{3+}在细胞外可结合转铁蛋白（transferrin）被输送至全身其他脏器，转铁蛋白主要运送Fe^{3+}，与Fe^{2+}结合力很低。铁从细胞内向全身的运输过程受到铁调素（hepcidin）的负向调控。铁调素是一种含有25个氨基酸的蛋白质，主要由肝脏合成。在慢性病贫血（anemia of chronic disease，ACD）的患者，IL-6等细胞因子可刺激肝脏合成和分泌铁调素，后者可抑制亚铁氧化酶（HEPH）活性，并下调膜铁转运蛋白在细胞膜的表达，从而阻止铁向细胞外运输，其结果是人体内的铁更多以铁蛋白的形式储存于细胞内。铁调素的这一调节机制可以解释ACD患者在贫血的同时铁蛋白水平却明显升高，检测铁调素水平也有助于贫血病因的鉴别诊断。

机体对铁的吸收和代谢调控，是人类在漫长进化过程中发展出来的一种保护性机制。无论细菌还是人类，生命活动都离不开铁元素。细菌感染人类的过程，实际上也是病原体与人体争夺铁元素的过程。在感染急性期，铁蛋白水平迅速增加，相当于人体加强了对铁的“管制”，以实现“饿死”细菌的目的。这一机制也被用来解释某些遗传病的流行。例如，血色病是一种铁代谢异常的遗传性疾病，过量的铁沉积在肝脏、胰腺、心脏等器官，若不及时治疗，可造成器官功能衰竭，甚至死亡。该病在欧洲人群发病率较高，人群基因携带率为

1/500。其在西方人群高发的原因很可能是由于历史上欧洲多次暴发烈性传染病，仅1347—1350年的鼠疫流行就造成1/3的人口死亡。血色病患者由于体内铁不能被细菌利用，因此在传染病大流行期间存活率更高，而健康的青壮年人群反而更容易死亡。经多次疫情“筛选”，最终形成了目前欧洲的血色病基因高携带率。镰状细胞贫血在非洲人群高发，其主要原因也是由于患病个体对疟疾有更强的抵抗力，从而获得了某种“生存优势”。

2. **锌** 锌(zinc，Zn)是人体内含量第二位的微量元素，仅次于铁。成人体内锌的含量约为2g，95%以上储存于细胞内。锌是人体内很多生物酶所必需的辅因子，尤其对于生长发育和免疫系统起重要的调节作用。长期摄入不足或丢失过多可能造成锌缺乏，从而引起一系列临床后果，包括生长发育迟缓、皮肤损害、伤口延迟愈合、腹泻、食欲下降、味觉异常、不育、免疫力受损、认知功能下降等。

锌缺乏与腹泻之间有密切关联。首先，锌是很多消化酶所必需的辅因子，且参与氧自由基和氮氧化合物类代谢产物的相互作用。由于氮氧化物在诸多腹泻病的发病机制中扮演重要角色，所以锌缺乏本身就可以引起腹泻。另一方面，锌主要在十二指肠和近端空肠吸收，很多消化疾病可造成锌吸收减少或丢失过多，从而引起锌缺乏，包括克罗恩病、慢性胰腺炎、肠瘘、小肠切除等。故锌缺乏和腹泻可互为因果，形成恶性循环。肠上皮细胞负责吸收锌的转运蛋白已基本阐明，包括Zip4(*SLC39A4*)、Zip5、Zip10、Zip11，以及ZnT1(*SLC30A1*)、ZnT2、ZnT4、ZnT5、ZnT6、ZnT7等。其中，Zip4发挥主要的吸收作用，编码该蛋白的*SLC39A4*基因突变可导致锌严重缺乏，表现为肠病性肢端皮炎(acrodermatitis enteropathica)、腹泻、生长发育迟缓等。

锌与儿童生长发育密切相关。锌缺乏对腹泻的影响在儿童患者研究较为详尽。小儿腹泻是儿科常见疾病，其中病程达2周至2个月属于迁延性腹泻。发生腹泻时，肠道锌吸收减少，患儿容易发生营养不良、发育停滞及免疫功能低下。及时补充锌剂有助于缩短腹泻病程，其机制在于增强肠黏膜对水和钠的重吸收，上调肠上皮细胞刷状缘的消化酶活性，以及修复并维持肠黏膜对病原体的屏障功能。

9

成人锌缺乏症较为罕见，由Prasad等于1961年首次报道。北京协和医院曾收治一名锌缺乏综合征的青年女性，表现为腹泻、小肠多发浅溃疡、顽固性缺铁性贫血、肝脾肿大以及皮肤黏膜损害(图9-3-2)。测血锌水平0.396mg/L(正常值0.7～1.4mg/L)。患者身材矮小，婚后10年未育。经补锌治疗半年后病情好转，贫血恢复，且成功怀孕并分娩。该患者临床表现及治疗经过符合经典的成人锌缺乏症(详见参考文献13)。需要指出的是，由于绝大部分锌储存于细胞内，不能单凭血锌浓度下降诊断锌缺乏，还需结合相关临床表现进行综合判断。

如前所述，儿童腹泻性疾病补充元素锌有助于缩短病程，降低腹泻严重程度，并预防腹泻再发，这一点已获公认。世界卫生组织建议腹泻患儿应常规补充锌，6个月以下的婴儿推荐补充量为10mg/d，年龄较大的婴儿和儿童的补充量为20mg/d，疗程为2周。同时补充维生素A和锌可能有协同作用。对于接受全肠外营养的成人，每天锌的生理需求量为2.5～3mg。慢性腹泻者大便中锌含量为17～20mg/L；合并慢性呕吐/肠瘘者胃肠液中锌含量为10～12mg/L，临床可据此估计从消化道丢失锌的总量并予以补充。

3. **铜** 铜(copper，Cu)在体内没有特异性贮存形式，因此含量甚低，大部分铜位于脑、肝脏及肾脏。铜是铁氧化酶和铜蓝蛋白的重要组成部分。铜参与亚铁变成高铁的氧化过

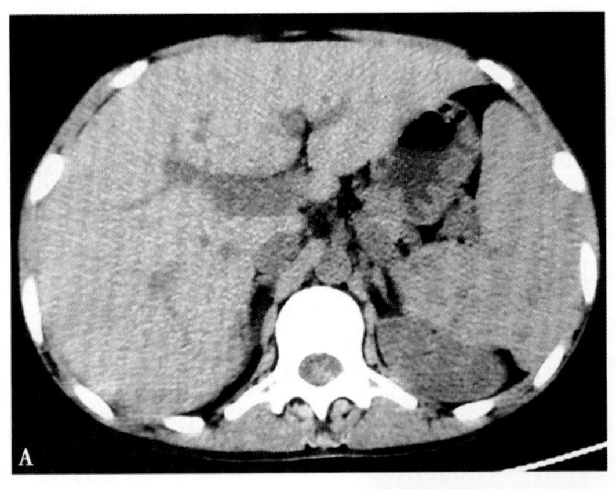
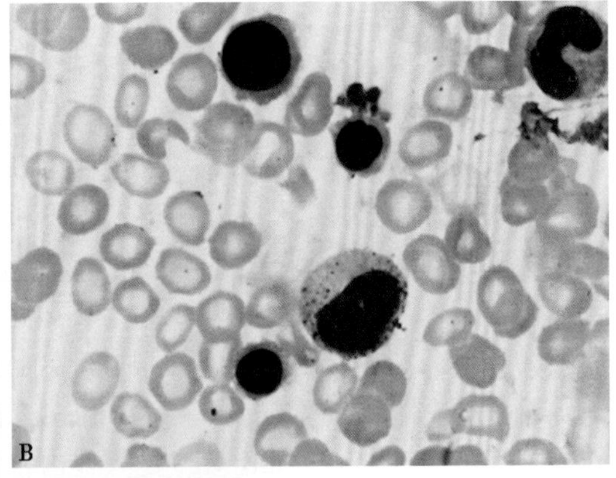
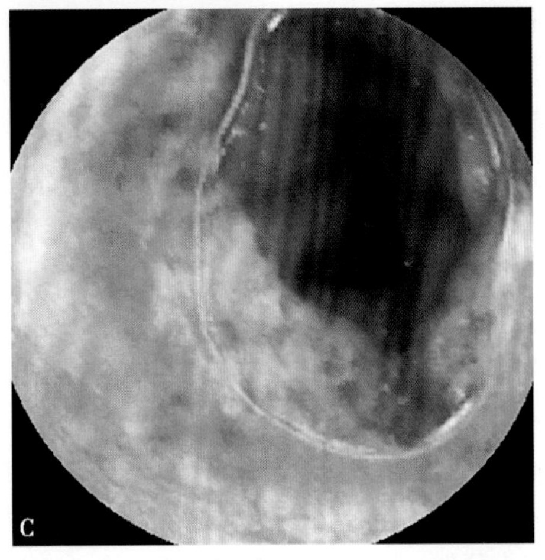

图9-3-2 患者女性，33岁，锌缺乏综合征

A. CT示肝脾肿大，系长期贫血引起髓外造血所致；B. 外周血图片红细胞大小不等，中央淡染区扩大，符合缺铁性贫血表现；C. 胶囊内镜示小肠环腔浅溃疡

程，促进铁离子进入骨髓参与造血。因此，当铜缺乏时，即使人体并不缺乏贮藏铁，但由于无法运输至骨髓，仍会引起贫血、白细胞减少和骨髓异常。铜与骨骼及胶原组织关系密切，因此铜缺乏可能影响生长发育。铜也是维持神经系统和内分泌系统功能的重要物质。

富含铜的膳食主要是鱼和蔬菜。成人每天需经消化道吸收铜1~3mg（平均30μg/kg体重），儿童需求量更高，约为80μg/kg体重。由于食物中的铜仅40%可被吸收，因此每天食物中应至少含有2～5mg的铜才能保证营养需求。铜的吸收主要是在胃和十二指肠，空肠也吸收一部分铜。锌可干扰和抑制铜的吸收，因此曾被用来治疗Wilson病。已知Cu^{2+}在胃肠道先被细胞色素B还原酶1（CYPBR1）和STEAP家族蛋白还原为Cu^{2+}，然后再由上皮细胞顶端膜的铜转运蛋白1（CTR1，*SLC31A1*）介导吸收入上皮细胞。负责铁吸收的DMT1载体也部分参与了铜的转运。肠上皮细胞内的铜与COX17及ATOX1等蛋白结合，一部分被运送至高尔基体由ATP7A蛋白合成含铜的各类生物酶；另一部分铜经基底膜被转运出上皮细胞，然后经门静脉运送至肝脏。编码ATP7A的基因突变可导致Menkes综合征，这是一种性别连锁隐性遗传病，铜在患儿肠黏膜内大量蓄积而身体其他部位严重缺乏铜，导致生长发育迟缓、精神改变、神经萎缩、毛发异常等。

被运送至肝脏后，大多数铜从结合形式中释放出来，然后再被转化为铜蛋白（主要是铜蓝蛋白）。血浆中90%～95%的铜以铜蓝蛋白的形式存在，其余少量与白蛋白和氨基酸结合。后者是铜的主要运输工具，可随时释放铜为人体细胞所摄取和利用。负责肝脏和其他器官铜转运的*ATP7B*基因缺陷可引起Wilson病，导致体内铜沉积过多，引起神经系统损害和肝脏病变。由于机体大部分铜位于组织和细胞内，因此血清铜和铜蓝蛋白水平并不能反映体内铜的实际含量。在Wilson病的患者，铜蓝蛋白水平反而降低。正常人铜的排泄途径主要是胆道，其次是肾脏。

一般认为，长期接受全肠外营养的成人为避免铜缺乏，每天需供给0.3mg铜。若有腹泻或肠瘘等丢失因素，则需增加到0.4～0.5mg/d。若合并肝胆系统疾病，可酌情减量至0.15mg/d。

4. 镁 镁（magnesium，Mg）是人体内含量居第四位的阳离子，虽然不属于真正意义上的微量元素，但也是很多生物酶保持活性所必需的辅因子，对维持生命活动十分重要。镁的吸收部位主要是小肠（以回肠为主），结肠也吸收一部分镁。镁的吸收方式有两种：细胞旁途径和肠上皮顶端膜上的离子通道。人体内含有25～28g的镁，其中约60%位于骨骼。血浆镁浓度通常并不作为常规生化检查的项目。因此，对低镁血症患者的识别通常需要临床医师保持警惕，特别是存在低镁血症危险因素（如慢性腹泻、质子泵抑制剂治疗、酗酒、使用利尿剂）或存在低镁血症临床表现（如原因不明的低钙血症、难治性低钾血症、神经肌肉障碍、室性心律失常等）患者。

对于镁缺乏的患者，镁的补充途径和剂量应当根据临床表现的严重程度来决定。具体包括：

（1）症状严重的患者（如存在手足搐搦、心律失常或癫痫发作）应接受静脉补镁，并进行持续心电监护。如血流动力学不稳定（合并尖端扭转型室性心动过速等），静脉给予1～2g硫酸镁，持续静脉注射2～15分钟；如血流动力学稳定，给予1～2g硫酸镁加入50～100ml的5%葡萄糖中，持续静脉滴注5～60分钟，然后再进行输注。非紧急补充的输注方案是缓慢给予硫酸镁4～8g，持续静脉滴注12～24小时。

（2）症状轻微或没有症状的患者，如果可用且能耐受，可以口服补充镁，但口服补充镁存在胃肠不适和腹泻，对于基础病为腹泻的患者不适宜。

（3）对于病情稳定的住院患者，当血浆镁浓度低于1mg/dl时可静脉补镁，给予4～8g，持续12～24小时，并根据需要重复给药；当血浆镁浓度为1～1.5mg/dl，给予2～4g，持续4～12小时；当血浆镁浓度为1.6～1.9mg/dl，给予1～2g，持续1～2小时。

5. 其他微量元素

（1）硒（selenium，Se）：是一种重要的微量元素，其在肠道的吸收和转运机制与氨基酸类似，由*SLC3A1*和*SLC1A4*载体介导。硒缺乏可引起肌肉疼痛、乏力、脱发、神经及牙齿损害。曾流行于我国部分地区的克山病和大骨节病也与硒缺乏密切相关。北京协和医院曾于1985年收治了一位十二指肠溃疡穿孔术后严重腹腔感染并发肠瘘的患者，该患者由基层医院转来，因术后并发症丢失肠液达4～6L/d。入院后行中心静脉插管并给予肠外营养。营养液中加有锌、铜、锰、碘等微量元素，但无硒。入院2周监测血清硒水平为6.25～15.4μg/L，远低于正常数值（北京地区正常人血清硒约为90μg/L）。患者出现肌肉疼痛、心悸等症状。遂从空肠导管滴入亚硒酸钠0.5mg/d（约含硒0.2mg/d），2周后血清硒上升至56μg/L，肌肉疼痛明显减轻。4周后肌痛、心悸等症状完全消失，两次复查血清硒分别为90μg/L和100μg/L。

治疗3个月后，患者康复出院。

（2）钴（cobalt，Co）：是维生素 B_{12} 的重要组成部分，也是维持红细胞功能的必需微量元素。正常情况下，钴以维生素 B_{12} 的形式被人体吸收，取决于胃壁细胞分泌的内因子及末端回肠功能。人体对钴的需求量较小，供给0.5～2.5μg/d的钴或500～1000μg/d的维生素 B_{12} 即可满足需要。

（3）铬（chromium，Cr）：在食物中广泛存在。食物中的铬在胃内由 Cr^{3+} 转变为 Cr^{2+}，然后在小肠（主要是空肠）吸收，其吸收机制很可能与铁类似。胰岛素发挥活性需要铬的“允许”作用，因此铬缺乏可引起胰岛素抵抗和血糖升高。

（4）锰（manganese，Mn）：在肠道的吸收主要由铁的转运载体DMT1来介导，Zip8和Zip14载体也有部分参与。缺乏锰可能导致生长发育迟缓、生殖系统和神经系统异常。全肠外营养的患者每天对锰的需求量为0.2～0.8mg，有肝胆疾病者应酌情减量。

（李晓青 吴 东 王莉瑛）

参考文献

1. 潘国宗，刘彤华. 现代胃肠病学. 北京：科学出版社，1994.
2. Kiela PR，Ghishan FK. Physiology of intestinal absorption and secretion. Best Pract Res Clin Gastroenterol，2016，30（2）：145-159.
3. 李杨，刘泉波. 维生素A缺乏与儿童腹泻研究进展. 国际检验医学杂志，2013，34（8）：1000-1002.
4. 刘庆，刘江红，贾建平. Wernicke脑病误诊为亚急性脊髓小脑变性. 临床误诊误治，2014，27（7）：59-60.
5. Vasconcelos OM，Poehm EH，McCarter RJ，et al. Potential outcome factors in subacute combined degeneration：review of observational studies. J Gen Intern Med，2006，21（10）：1063-1068.
6. 谭蓓，戴张晗，钱家鸣，等. 维生素 D_3 对三硝基苯磺酸诱导的大鼠结肠炎的作用. 胃肠病学，2012，12（11）：655-659.
7. 谭蓓，钱家鸣. 炎症性肠病与维生素D缺乏的关系. 中华消化杂志，2015，35（9）：640-642.
8. Tan B，Li P，Lv H，et al. Vitamin D levels and bone metabolism in Chinese adult patients with inflammatory bowel disease. J Dig Dis，2014，15（3）：116-123.
9. 王凤丹，周道斌. 慢性病贫血铁调节蛋白研究新进展. 中国实验血液学杂志，2009，17（6）：1616-1618.
10. Milto IV，Suhodolo IV，Prokopieva VD，et al. Molecular and cellular bases of iron metabolism in humans. Biochemistry（Mosc），2016，81（6）：549-564.
11. Lukacik M，Thomas RL，Aranda JV. A meta-analysis of the effects of oral zinc in the treatment of acute and persistent diarrhea. Pediatrics，2008，121（2）：326-336.
12. Valery PC，Torzillo PJ，Boyce NC，et al. Zinc and vitamin A supplementation in Australian Indigenous children with acute diarrhoea：a randomised controlled trial. Med J Aust，2005，182（10）：530-535.
13. Livingstone C. Zinc：physiology，deficiency，and parenteral nutrition. Nutr Clin Pract，2015，30（3）：371-382.
14. Prasad AS，Halsted JA，Nadimi M. Nutrition classics. The American Journal of Medicine，Volume 31，1961. Syndrome of iron deficiency anemia，hepatosplenomegaly，hypogonadism，dwarfism and geophagia. Nutr Rev，1983，41（7）：220-223.
15. Lönnerdal B. Trace element nutrition of infants--molecular approaches. J Trace Elem Med Biol，2005，19（1）：3-6.

第10章
药 物 治 疗

第1节 止 泻 剂

知识要点

1. 慢性腹泻首先应对因治疗，若效果不佳或无法明确病因时再考虑对症治疗。
2. 治疗慢性腹泻的非特异性药物可分为阿片类似物、收敛剂、5- 羟色胺受体拮抗剂和解痉剂。
3. 5- 羟色胺受体拮抗剂和钙拮抗剂可用于改善腹泻型肠易激综合征的症状。

慢性腹泻是一组临床症候群，而非特异性疾病。因此，理想情况下应明确慢性腹泻的病因后给予对因治疗，如应用糖皮质激素治疗炎症性肠病、抗生素控制小肠细菌过度生长、螯合剂治疗胆汁酸性腹泻、内镜或手术切除分泌性结直肠绒毛状腺瘤等。但对症治疗对于慢性腹泻也很重要，在某些情况下甚至是主要的临床处理，例如：①病因无法明确，如特发性分泌性腹泻；②病因已知但无法去除，见于遗传性腹泻、转移性神经内分泌肿瘤、短肠综合征等；③病因复杂，缺少特异性治疗，典型疾病如肠易激综合征；④原发病治疗难度大，对因治疗效果不理想，包括慢性胰腺炎、小肠淋巴管扩张症、免疫缺陷症所致腹泻等。这些患者可能需要对症治疗以减轻腹泻症状，提高患者生活质量。

治疗慢性腹泻的非特异性药物被称为止泻剂（anti-diarrheal agent），按药物作用机制可分为吸附剂、收敛剂、阿片类似物、5- 羟色胺受体拮抗剂、解痉剂等。解痉剂根据其作用机制不同，又可分为抗胆碱能 / 毒蕈碱受体药物和钙拮抗剂两大类，前一类药物除作用于肠道平滑肌外，还会引起口干、心动过速、视物模糊等全身性抗胆碱能不良反应；钙拮抗剂作用于钙通道而抑制肠道平滑肌运动，延长结肠通过时间，促进粪便成形，没有抗胆碱能受体相关性不良反应，因此更广泛地用于治疗慢性腹泻。生长抑素及其类似物也常用于腹泻治疗，特别是分泌性腹泻排便量过大造成水电解质紊乱时，具体详见第 10 章第 3 节。以下具体介绍各类止泻剂的代表性药物。

一、吸附剂

代表药物为双八面体蒙脱石散（smectite powder），商品名为思密达，其他尚有白陶土、活性炭等。口服蒙脱石散后药物可均匀覆盖于肠黏膜表面，维持 6 小时之久，可吸附多种病原体和炎症介质，将其固定在肠腔表面，而后随肠蠕动排出体外。对细菌毒素也有固定作用，减少肠细胞的运动失调。此外，还能修复损坏的细胞间桥，防止病原菌进入血液循环，并抑制其繁殖；还能通过与黏液糖蛋白相互结合，修复、提高黏膜屏障对攻击因子的防御功能。该药对于急性感染性腹泻疗效较好，也可用于炎症性肠病、肠易激综合征等非感染性腹泻。

用法为口服，每次 1 袋，每日 3 次，溶于半杯温水中餐前服。少数出现轻微便秘者，可减量继续服用。

二、收敛剂

用于治疗腹泻的收敛剂包括碱式碳酸铋、碱式硝酸铋、鞣酸蛋白等，其中碱式碳酸铋片应用相对较多。该药有非特异性抗腹泻作用，还可减轻腹胀、反酸等不适，与抗生素合用还可用于治疗幽门螺杆菌感染。碳酸铋能吸附肠道内毒素和病原体，并在消化道黏膜表面形成一层薄的保护膜，还可与肠腔内细菌异常发酵产生的硫化氢相结合，抑制肠蠕动。口服碳酸铋仅微量吸收，绝大部分随粪便排出。

规格为 0.3g/ 片，成人常规用量 0.3～0.6g，每日 3 次，餐前服用。用药期间舌苔和大便可呈黑色，大量和长期服用可致便秘和碱血症。偶尔可引起可逆性精神失常。用药期间不能联用微生态制剂，同时避免口服抗菌药物。本药仅能短期服用，肾功不全者、孕妇、3 岁以下儿童禁忌。

三、阿片类似物

1. 洛哌丁胺（loperamide） 商品名为易蒙停（imodium），其化学结构类似氟哌啶醇和哌替啶，但治疗剂量对中枢神经系统无作用。对肠道平滑肌的作用与阿片类药物相似，可抑制肠道平滑肌收缩，同时还可减少肠壁神经末梢释放乙酰胆碱，直接抑制蠕动反射。洛哌丁胺还可强烈抑制前列腺素、霍乱毒素和其他肠毒素引起的肠上皮过度分泌，但不影响胃酸分泌。该药与肠壁有高亲和力，且有明显的首过效应，因此几乎不进入血液循环。口服吸收约 40%，几乎全部进入肝脏代谢。T_{max} 为 4～6 小时，半衰期为 7～15 小时。大部分自肠道排泄，尿中排泄占 5%～10%。

10

用法为首次口服 4mg，以后每腹泻一次再服 2mg，直至腹泻停止或用量达每日 16～20mg，连续 5 日，若无效则停服。空腹或餐前半小时服药可提高疗效。慢性腹泻待显效后每日给予 4～8mg，长期维持。不良反应轻微，主要有皮疹、瘙痒、口干，以及腹胀、恶心、食欲不振，偶见呕吐，也可有头晕、头痛、乏力。抗生素相关腹泻、严重中毒性或感染性腹泻、活动期溃疡性结肠炎等患者禁用洛哌丁胺，因其可能诱发中毒性巨结肠。

2. 艾沙杜林（eluxadoline） 是美国食品药品监督管理局（FDA）新近批准的药物，属于阿片类似物，用于治疗腹泻型肠易激综合征（IBS-D，性别不限）。在一项纳入 2427 例 IBS-D 的随机对照试验中，治疗组应用艾沙杜林 75～100mg，2 次 / 天，共治疗 52 周，研究终点为腹痛缓解和大便成形的天数占治疗天数的比例 >50%。结果显示，第 26 周时治疗组有效率为 29.3%，安慰剂组为 19.0%，两组疗效存在显著差异，表明该药可减轻 IBS-D 患者的腹痛症状并促使大便成形。

推荐艾沙杜林口服剂量为 75mg 或 100mg，一日 2 次，与食物同服。不良反应包括恶心（8.1%）、便秘（7.4%）和腹痛（5.8%）等；另一罕见不良反应为急性胰腺炎，其发生率为 0.3%，原因是艾沙杜林具有潜在的收缩 Oddi 括约肌的作用。该药禁用于胆道梗阻、肝功能严重受损、酗酒、胰腺炎、严重便秘和肠梗阻患者。

四、5-羟色胺受体拮抗剂

阿洛司琼（alosetron）是一种 5-羟色胺（5-HT_3）拮抗剂，可抑制非选择性阳离子通道的活化，进而调节肠神经系统，抑制胃肠道神经元上的 5-HT_3 受体的活化，减少肠道分泌、蠕动和传入疼痛信号。该药主要抑制肠神经系统中非选择性离子通道的 5-HT_3 受体，可抑制内脏感觉反射，减轻 IBS-D 患者的便意和排便急迫感（urgency）。口服后快速吸收，1 小时内可达血浆峰值，食物可使本品的吸收减少约 25%，并降低药物的血浆浓度。本品在肝脏中代谢，经肾脏由尿液排出，部分经粪便排出。半衰期约为 1.5 小时。

2000 年美国食品药品监督管理局（FDA）批准阿洛司琼用于治疗女性 IBS-D。临床研究证实该药有助于减轻女性 IBS-D 的多种症状，包括腹痛、排便急迫、便次频繁等。口服推荐起始剂量为一次 0.5mg，一日 2 次。有缺血性结肠炎病史、活动性憩室炎、慢性或严重便秘、有肠梗阻或狭窄病史、中毒性巨结肠、胃肠道穿孔和（或）粘连、现（或既往）有克罗恩病或溃疡性结肠炎者禁用。常见不良反应有便秘、转氨酶升高，该药可能导致严重便秘并发症（可致肠梗阻、肠破裂，甚至死亡）和缺血性结肠炎。偶见恶心、腹痛、消化不良、腹胀、痔疮等。

五、解痉剂

1. **匹维溴铵（pinaverium）** 商品名为得舒特（dicetel），是一种对胃肠道具有高度选择性解痉作用的钙拮抗剂，主要对结肠平滑肌具有高度选择性，防止肌肉过度收缩而达到解痉作用，并增加肠道蠕动能力。另外，该药不会影响食管下部贲门括约肌的压力，也不引起十二指肠反流，但对 Oddi 括约肌有松弛作用。该药没有抗胆碱能作用，也没有对心血管系统的不良反应。该药为四价铵的复合物，故通过肠黏膜时的吸收受到限制。低于 10% 的口服剂量经胃肠道吸收进入血液，其中 95%～98% 与血浆蛋白结合。口服 100mg，0.5～3 小时后血药浓度达峰值，半衰期为 1.5 小时，该药几乎全部在肝脏代谢，由胆道系统排泄，最后随粪便排出。

10

用法为口服，一般剂量为一次 50mg，一日 3 次，进餐时服用。必要时，一次剂量可达 100mg，一日可达 300mg。耐受性良好，少见腹部不适、腹痛、腹泻或便秘，偶见皮疹或瘙痒。

2. **奥替溴铵（otilonium）** 商品名为斯巴敏（spasmomen），是一种铵盐，属于解除痉挛和抗胆碱能药物，为毒蕈碱和速激肽受体拮抗剂以及选择性钙通道阻滞剂（selective calcium channel blocker，SCCB）。奥替溴铵和匹维溴铵均为经典的 SCCB，其化学结构的共同特点是存在季铵盐和 1 个芳香环。这种特殊的化学结构决定了其口服后进入全身循环的剂量很小。SSB 直接作用于肠道平滑肌细胞的 L 型钙离子通道，抑制平滑肌收缩，解除肠道平滑肌痉挛，从而有效缓解腹痛、腹胀、腹泻等症状。

口服给药后的试验资料显示，本品的吸收率很低（相当于口服药量的 5%），被吸收的药物大部分经胆汁排泄。用法为口服，推荐剂量为一次 40mg，一日 2～3 次，餐前给药。不良反应如恶心、呕吐、皮疹等，但症状较轻，一般不影响治疗。青光眼、前列腺增生、幽门狭窄的患者慎用。

3. **阿尔维林(alverine)** 系人工合成的罂粟碱衍生物，是一种选择性平滑肌松弛药。可选择性作用于胃肠道及泌尿生殖器官的平滑肌，正常剂量下几乎不影响气管或血管平滑肌。该药主要通过影响离子通道的电位敏感度及磷脂酰肌醇途径而发挥解痉作用，也可抑制由组胺所致的平滑肌收缩反应。其解痉作用约为罂粟碱的2.5～3倍，为阿托品的5倍。但其抗胆碱作用仅为阿托品的1/10 000，故可用于不宜使用抗胆碱药物的患者。研究表明，阿尔维林和蒙脱石散联用有协同作用，可减轻IBS患者的腹痛和腹泻症状。口服阿尔维林吸收迅速，并迅速代谢为活性代谢产物。口服本品60～120mg后，1～1.5小时血中活性代谢产物浓度达到峰值，血浆半衰期为(0.8±0.1)小时，进一步代谢的无活性代谢产物随尿液排出。

用法为口服，推荐剂量为一次60～120mg，一日3次。药物过量可导致中枢神经系统兴奋、胃肠不适、嗜睡、头痛、头晕、口干、低血压等，可按阿托品中毒处理；也有引起恶心及过敏反应(如瘙痒、红斑、皮疹)的报道。

以上简要介绍了各类止泻剂的作用机制、用药方法和注意事项。需要指出的是，目前各类止泻剂的临床研究证据大多来自肠易激综合征，对于其他慢性腹泻疾病的疗效有待进一步研究。临床应用止泻剂给予对症治疗时，应注意个体化的原则，在发挥疗效的同时尽量避免和减少药物的不良反应。

(冯云路 吴 东 舒慧君)

参考文献

1. Lee KJ. Pharmacologic agents for chronic diarrhea. Intest Res，2015，13(4)：306-312.
2. Schiller LR，Pardi DS，Sellin JH. Chronic diarrhea：diagnosis and management. Clin Gastroenterol Hepatol，2017，15(2)：182-193.e3.
3. 陈玉. 止泻剂的合理使用. 现代临床医学，2011，37(2)：147-150.
4. Nee J，Zakari M，Lembo AJ. Novel therapies in IBS-D treatment. Curr Treat Options Gastroenterol，2015，13(4)：432-440.
5. Lembo AJ，Lacy BE，Zuckerman MJ，et al. Eluxadoline for irritable bowel syndrome with diarrhea. N Engl J Med，2016，374(3)：242-253.
6. Zychowski KE，Elmore SE，Rychlik KA，et al. Mitigation of colitis with NovaSil clay therapy. Dig Dis Sci，2015，60(2)：382-392.
7. Zheng L，Lai Y，Lu W，et al. Pinaverium Reduces symptoms of irritable bowel syndrome in a multicenter，randomized，controlled trial. Clin Gastroenterol Hepatol，2015，13(7)：1285-1292.
8. Clavé P，Acalovschi M，Triantafillidis JK，et al. Randomised clinical trial：otilonium bromide improves frequency of abdominal pain，severity of distention and time to relapse in patients with irritable bowel syndrome. Aliment Pharmacol Ther，2011，34(4)：432-442.
9. 陈雪娥，王承党. 奥替溴铵和匹维溴铵治疗84例腹泻型肠易激综合征的疗效和安全性. 中华消化杂志，2016，36(5)：343-346.
10. Wittmann T，Paradowski L，Ducrotté P，et al. Clinical trial：the efficacy of alverine citrate/simeticone combination on abdominal pain/discomfort in irritable bowel syndrome--a randomized，double-blind，placebo-controlled study. Aliment Pharmacol Ther，2010，31(6)：615-624.

第2节 微生态制剂

知识要点

1. 肠道微生态失衡不仅是众多胃肠道疾病的重要发病机制，与很多全身性疾病也密切相关。重建肠道微生态为很多疾病的治疗提供了新的思路。
2. 益生菌是指足量补充时对人体健康有益的活的微生物。
3. 益生元是指人体不能消化但可以被肠道有益菌利用的食物成分，具有间接改善宿主健康的作用。
4. 益生菌治疗对于抗生素相关性腹泻的疗效最为肯定，对肠易激综合征的有益效果也得到了临床研究的支持，但在炎症性肠病等其他疾病中的疗效还需要进一步评估。
5. 粪菌移植对艰难梭菌感染的疗效已获公认并得到临床指南推荐，对其他疾病（包括肠道疾病和全身疾病）也初步显示出良好的前景。

微生态（microbiota）是指经长期相互适应后，微生物与其宿主（人、动物、植物）、微生物与微生物，以及微生物、宿主和环境之间形成的一组特定的动态平衡的微生物群。人体最大的微生态群是肠道微生态群。人体肠道内定植着大量细菌，包括30个属500种以上的细菌，总量为10^{13}～10^{14}，是人体细胞数的10倍，所含遗传信息是人的150倍。因此，肠道菌群的基因构成又被称为人的“第二基因组”。消化道细菌的分布有以下三个特点。

1. **胃肠道不同节段所含细菌数量相差很大** 消化道常驻细菌的密度从胃向结直肠逐渐增多，通过回盲瓣之后细菌数量急剧增加，在结直肠达最高密度。据估计，每克干粪便含细菌10^{11}～10^{12}，以严格厌氧菌为主，全部种类至少有400～500种，但其中可分离、培养以供研究的只占5%～30%。

2. **胃肠道不同节段的细菌存在种类差异** 空肠和回肠的菌群组成相对简单，包括链球菌、乳酸杆菌、拟杆菌、肠球菌和γ蛋白菌等，多数是兼性厌氧菌或需氧菌，缺少粪便中的主要细菌如球形梭菌、柔嫩梭菌等。在盲肠细菌群落中，双歧杆菌、拟杆菌、球形梭菌和柔嫩梭菌数量多于小肠，但比粪便中含量要少得多，兼性厌氧菌成为盲肠的主要细菌。直肠和乙状结肠的菌群构成则更为复杂，除上述细菌之外，双歧杆菌数量明显增多。

3. **胃肠道相同节段的细菌数量和种类也有不同** 在肠道同一位置，细菌的数量和种类取决于与肠黏膜之间的距离。越邻近黏膜上皮，细菌种类和数量越少。结肠上皮细胞表面有一层黏液，其中含有广谱抗菌活性的抗菌肽（anti-microbial peptides），起到了屏障细菌的作用。该黏液层的外层（约700μm厚）主要由变性松散的黏液、被稀释的抗菌肽和数量较少的细菌构成，内层（约100μm厚）中主要由黏附固定的黏液、更高浓度的抗菌肽以及极少量细菌构成，而最内层的结肠上皮隐窝则由大量黏液、产生抗菌肽的潘氏细胞及潜在活性的白细胞等免疫细胞构成，是完全无菌的。

粪便中含有的细菌和结肠黏膜表面附着的细菌（黏膜相关细菌）的构成存在差异。99%的粪便细菌是由硬壁菌门、拟杆菌门、变形菌门、放线菌门4类构成，而结肠黏膜相关细菌中链球菌属、乳杆菌属和放线菌属比例增加，梭菌属和拟杆菌属比例减少。硬壁菌和拟杆菌可代谢食物中的纤维从而产生短链脂肪酸，为肠道上皮提供至少10%的能量来源。普拉梭菌属于硬壁菌门中梭菌类，在健康个体大量持续存在，是黏膜相关细菌的重要组成部分。研究发现，普拉梭菌的减少可能激发遗传易感个体的肠道炎症，破坏黏膜屏障的完整性和正常上皮的免疫功能。此外，益生菌如乳杆菌、双歧杆菌等除了能够分解肠道物质为肠上皮提供营养外，还可激活白细胞介素-10（IL-10）等免疫因子，从而调控并维持正常的肠道免疫平衡。疾病状态时菌群结构会有改变，老年人肠道拟杆菌和肠杆菌增多，而双歧杆菌则较年轻时减少。这些益生菌的数量过少或失活，可造成免疫平衡的紊乱和炎症发生。

肠道微生态不仅是近年消化病领域的研究热点，而且发现与很多全身性疾病相关。事实上，肠道微生态的建立自新生儿开始，约3岁以后人体肠道细菌组成基本稳定，并对之后的健康状态持续产生影响（图10-2-1）。因此，构建并维持良好的肠道微生态系统能让人终身受益。

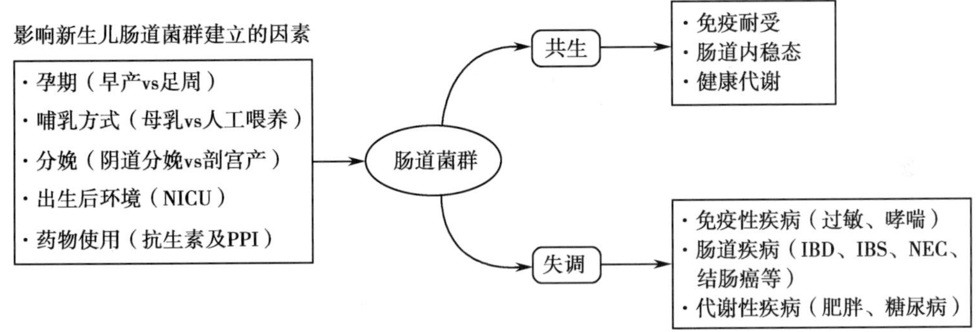

图10-2-1 肠道菌群对人体健康的影响

NICU：新生儿重症监护病房；PPI：质子泵抑制剂；IBD：炎症性肠病；IBS：肠易激综合征；NEC：坏死性小肠结肠炎

由肠道微生态改变而导致的疾病包括小肠细菌过度生长、抗生素相关性腹泻等，其发病机制目前已获公认，相关内容详见本书各章节。此外，微生态失衡还参与了多种消化和全身性疾病的发生，例如炎症性肠病（IBD）、肠易激综合征（IBS）、肥胖、哮喘、糖尿病、心理疾病，甚至衰老，都与肠道菌群失调相关。根据研究结果，已经开发了多种多样的微生态制剂广泛应用临床治疗。肠道微生态制剂指选用胃肠道优势菌株，经生物工程制备，能顺利通过人体生物屏障，通过改善消化道微生态平衡，调节肠道免疫作用的制剂。按有效成分可分为活菌制剂、死菌制剂和（或）其代谢产物；按制剂类型可分为液体制剂（口服液）、散剂、片剂、胶囊剂、凝胶剂等剂型；按主要功效又可分为益生菌（probiotics）、益生元（prebiotics）及合生元（synbiotics）。目前，最常用的是合生元。

一、肠道微生态制剂及其作用机制

1. **益生菌** 2001年，WHO/FAO将益生菌定义为："当足量补充时，对宿主健康有益的活的微生物"，强调了"足量""活的"和"有益"。随着对肠道菌群的研究不断加深，目前普遍接受的益生菌的概念扩展为：一类含活菌和（或）死菌及其组分和产物的细菌制品，经口或其他黏膜途径摄入，当达到足够量时即可改善人体微生态平衡，从而促进健康。目前，在食品及临床药品中应用较广的菌株是乳酸菌、双歧杆菌、肠球菌、酵母菌和数种芽孢杆菌等（表10-2-1）。

10

表 10-2-1 临床常用益生菌制剂

	屎肠球菌	枯草芽孢杆菌	双歧杆菌	粪链球菌	嗜乳酸杆菌	保加利亚乳杆菌	嗜热链球菌	乳酸杆菌	乳酸链球菌	地衣芽孢杆菌	酪酸梭菌芽孢	保存条件	有效期（月）
枯草杆菌二联活菌胶囊（美常安）/ 枯草杆菌二联活菌颗粒（妈咪爱）	√	√										干燥避光	24
双歧三联活菌（培菲康）/ 双歧杆菌三联活菌胶囊（贝飞达）			√	√	√							2～8℃避光 / 避光密封	24
双歧杆菌乳杆菌三联活菌片（金双歧）			√			√	√					2～8℃避光	24
复合乳酸菌胶囊（聚克）					√			√	√			避光密封凉暗	18
双歧杆菌活菌胶囊（丽珠肠乐）			√									冷处密封	24
乳酶生								√				阴凉	24
地衣芽孢杆菌活菌胶囊（整肠生）										√		避光干燥	24
酪酸梭菌活菌片（米雅 BM）/ 酪酸梭菌活菌胶囊（阿泰宁）/ 酪酸梭菌活菌散（宝乐安）											√	室温干燥	24
乳酸菌素片或颗粒					发酵产物							密闭，凉暗处	24
口服乳杆菌 LB 胶囊（乐托儿）					灭活菌体及代谢产物							阴凉干燥	36

临床使用的益生菌制剂根据成分不同主要分为：复合菌株或单菌株，含芽孢菌株或不含芽孢菌株，原籍菌或共生菌，活菌或死菌及细菌发酵产物、代谢物等。另外，不同厂家的制剂所含菌株及辅料均不相同，有些益生菌制剂因辅料成分较多，成为临床产生不良反应的原因之一。例如乐托儿的辅料含乳糖，乳糖不耐受者使用后就会产生不适，应避免使用。

益生菌促进肠道健康的机制主要包括：①通过上调紧密连接蛋白的水平，增强肠道上皮屏障功能；②通过刺激宿主的免疫球蛋白或细胞因子的生成，在宿主内源性或获得性免疫调节中起重要作用，有利于宿主抵御感染；③益生菌常表达细菌素、过氧化氢及其他抗菌剂，不利于病原微生物的生长，甚至对其具杀伤作用。

2. **益生元** 益生元是指一些人体不能消化但可以被微生物利用的食物成分，因其可选择性地增加大肠内定植的有益菌群或促进其生长繁殖，从而具有间接改善宿主健康的作用。2014 年 Pickard 等在 *Nature* 上报道，患重症感染宿主的小肠上皮细胞可主动合成岩藻糖（fucose），为肠道有益菌提供食物原料，并且岩藻糖可调控菌群代谢，减少细菌毒素的产生。岩藻糖就是一种益生元。由此可见，至少在理论上补充益生元具有在疾病状态下调控肠道菌群的潜力，使其朝着有利于宿主的方向演变，而且不仅限于消化道疾病，这为很多疾病的治疗提供了新的思路和可能性。双歧因子及多种仅能被人体有益菌利用的寡糖，如乳果糖、蔗糖寡聚糖、棉籽寡聚糖及寡聚麦芽糖等，都是主要的益生元组分。近年来，我国学者发现一些中草药制剂（如陈皮）本身也是很好的益生元。

益生元在结肠中主要被大肠定植的有益菌群（特别是双歧杆菌）利用并产生短链脂肪酸（SCFA）和气体，其中 SCFA 主要包括乙酸、丙酸和丁酸以及乳酸。SCFA 不仅是结肠上皮细胞主要的能量来源，还有助于维持肠黏膜功能，还可降低肠道 pH 并抑制蛋白质发酵，从而起到减少致病菌，维持肠道微生态平衡及促进排便的作用。另外，益生元通过促进双歧杆菌增殖而降低有害菌产生硝基还原酶等促致癌物。低聚糖益生元还能直接同部分毒素、病毒和细菌表面结合为一种免疫佐剂，减缓对抗原的吸收，增强抗原的效价和人体体液免疫力。

3. **合生元** 合生元是益生菌和益生元合二为一的工业化生物制剂，理论上具益生菌和益生元的双重作用。在一项随机、双盲、对照的新生儿短期试验中，给予出生后 2～3 天的新生儿补充植物乳杆菌（Lactobacillus plantarum）和果寡糖（fructooligosaccharides）合生元，结果发现治疗组新生儿较对照组肠道菌群种类更加多样，且在出生后半年内体重增加更快。但补充合生元是否可以让儿童长期获益尚不明确，需要进一步研究和数据支持。不过，因合生元兼具前两者的功效，目前市场上该类产品日趋增多。

二、微生物制剂与腹泻治疗

一直以来，抗生素相关性腹泻（antibiotics associated diarrhea，AAD）受关注较多（详见第 14 章第 1 节）。约 1/4 的 AAD 与艰难梭菌感染（*Clostridium difficile* infection，CDI）有关，反复发作的 CDI 可引起结肠炎、伪膜性肠炎（PMC）、中毒性巨结肠，甚至死亡。因此，国内外关于 CDI 的研究较多。一项包含 3164 例患者对荟萃分析表明，益生菌治疗不仅可预防 AAD（相对危险度 0.43，95%CI 0.31～0.58），而且治疗 CDI 有效（相对危险度 0.59，95%CI 0.41～0.85）。很多临床试验也支持益生元对急慢性腹泻的治疗效果，如 Passariello 等发现 72 小时内腹泻儿童加服益生元（0.35g/L 低聚木糖）较单纯口服补液盐（ORS）对缓解腹泻更有效；在治疗旅行者腹泻（travellers’ diarrhea，TD）时，服用益生元（低聚半乳糖）可有效减轻腹泻症状严重程度并缩短症状持续时间，其效果明显优于安慰剂（麦芽糖糊精）。

很多慢性腹泻疾病与肠道菌群失调有关。以肠易激综合征（IBS）为例，大量研究资料证实肠道微生态失衡在IBS患者发生率较高，可能是IBS发病的核心机制之一。肠道微生态失衡包括微生物构成比例改变以及微生物代谢活性改变。目前关于前者的研究显示，IBS患者粪便乳酸菌和双歧杆菌的水平降低，由链球菌和大肠杆菌为主的兼性厌氧菌含量升高，肠杆菌和厚壁菌的水平增加，厚壁菌对拟杆菌的比例升高。同时还发现IBS患者肠道菌群多样性减少，黏膜相关细菌数量增多和成分改变，肠道菌群定植抗力受损。荟萃分析结果显示，益生菌治疗可显著改善IBS患者症状。

益生菌对于炎症性肠病（IBD）的效果尚不十分肯定。在克罗恩病患者中补充益生菌是否有效，临床研究结果并不一致。但在溃疡性结肠炎患者中，目前研究结果似乎支持益生菌的效果，尤其对于预防储袋手术术后憩室炎效果比较肯定。需要注意的是，对于病情较活跃、肠黏膜损伤较重的IBD患者，由于肠黏膜屏障功能受损，理论上存在细菌易位的可能性，因此需要谨慎对待益生菌治疗。

我国《肠屏障功能障碍临床诊治建议（2006年）》《肠道菌群失调诊治建议（2009年）》《中国炎症性肠病诊治规范的共识意见（2012年）》《中国肠易激综合征专家共识意见（2015年）》《中国急性胰腺炎多学科（MDT）诊治共识意见（2015年）》均包含益生菌治疗，部分提到了益生元的有益效果，较好地指导了临床工作。

三、使用注意事项

1. 保存注意事项 具体见表10-2-1。活菌制剂多为冻干粉，需低温、密闭，有效期多不超过24个月。益生元不存在活菌保存问题，保存条件较宽松，有效期长。

2. 服用注意事项

（1）活菌制剂多需温水送服，但不宜与吸附收敛剂（铋剂、鞣酸、活性炭等）同服。

（2）不耐胃酸的制剂需餐后服用，如培菲康、整肠生等，有利于药物在胶囊保护下，送至肠道后起效；特殊工艺制剂需整粒服用，如美常安。

（3）一般不建议与抗生素同服，若必须同服，最好有针对性选择、加大服用剂量或更改为芽孢菌制剂或死菌制剂。

（4）注意辅料成分，除了主要的有益菌品种外，辅料的选择也十分重要。如乐托儿的辅料中有乳糖，故禁用于先天性半乳糖血症、葡萄糖和乳糖不耐症以及乳糖酶缺乏症的患者。

3. 治疗腹泻时注意事项 需考虑到病因及发病机制，选择合适的产品进行治疗。多数菌群失调导致腹泻的患者，建议选用活菌制剂进行治疗比较有效，但是在菌种的选择上需要有所考虑，如轮状病毒感染性腹泻时可选用鼠李糖乳杆菌GG（*Lactobacillus rhamnosus* GG，LGG）或双歧杆菌类产品进行治疗，而阿米巴原虫感染时则选用伯拉德酵母菌制剂为好。另外，一定要注意合并用药对治疗的影响，服用肠道微生态制剂前一定认真阅读药品说明书，如乳酶生的说明书中明确写有“制酸药、磺胺类或抗生素与本品合用时，可减弱其疗效，故应分开服用（间隔3小时）。铋剂、鞣酸、活性炭、酊剂等能抑制、吸附或杀灭活肠球菌，故不能合用”。

4. 其他 尽管多数临床试验未发现常用益生菌的使用安全问题，但临床使用中也发现了原因不明的鼠李糖乳杆菌GG菌血症，提示该菌在某些情况下有可能成为条件致病菌。

因此，有必要提醒临床医生在肠道益生菌使用时需注意其安全性，生产厂家在菌株选择、提纯等工艺制造上需严格按照规范实施。

四、粪菌移植

粪菌移植（fecal microbiota transplantation，FMT）也称为“粪便移植”“粪菌治疗”“肠菌移植”或“肠微生态移植”，是指将健康人粪便中的功能菌群，经提取后移植到患者胃肠道内，重建新的肠道菌群，实现肠道及肠道外疾病的治疗。相对于益生菌、益生元、合生元而言，是一种移植活菌数和菌种多（1000 多种 / 次）、技术要求较高的新型治疗技术。

1700 年前的东晋时代起，我国的医书中就记载了众多粪便入药的故事。金汁（人发酵的粪便汤）、蚕沙、望月砂（野兔子粪便）、夜明砂（蝙蝠的粪便）、五灵脂（鼯鼠的粪便）、白丁香（麻雀的粪便）均可以入药治疗疾病。以现在的观点来看，无非是借助外力重建了肠道微生态。西方第一位提到肠菌移植的是 17 世纪的意大利解剖学家 Fabricius Aquapendente，他听说“因故无法反刍的动物嘴里若含食了其他反刍动物咀嚼后的食物后，就可以恢复其反刍的功能”，可见消化道微生态重建的重要性。现代医学公认的 FMT 临床应用始于 1958 年 Eiseman 用粪水灌肠治疗 4 名外科术后发生难治性腹泻并生命垂危的患者。2013 年初，Surawicz 等牵头将 FMT 疗法写入美国复发性艰难梭菌感染的治疗临床指南，从此 FMT 从“民间偏方”正式成为“正规疗法”。

IBD 是一组病因未明的肠道炎症性疾病，患者多有慢性腹泻症状。正因为病因未明，患者肠病容易复发，迁延难愈，目前一线治疗包括糖皮质激素、免疫抑制剂和生物制剂有一定的不良反应，发生耐药时治疗往往棘手。FMT 在 IBD 中的作用目前知之甚少，检索到 2016 年 9 月底，Pubmed 上与 IBD 相关的 FMT 相关文献（含综述）仅有 51 篇；2015 年底检索 www.clinicaltrials.gov 时，已登记了 35 个 FMT 与 IBD 的相关研究，其中 74.3%（26/35）始于 2014 年。由此可以看出，FMT 治疗 IBD 已成为当下研究热点。

目前，国内学者已经研制了具有自主知识产权的粪菌分离仪，并发表了多篇相关论文。他们的研究发现，对于糖皮质激素耐药的 IBD，仅靠 FMT 治疗效果欠佳，故建议难治性 IBD 应该在 FMT 治疗后尽快序贯使用足量糖皮质激素、肠内营养、生物制剂等综合治疗。国内学者张发明提出的 FMT 治疗 IBD 的升阶梯治疗策略见图 10-2-2。

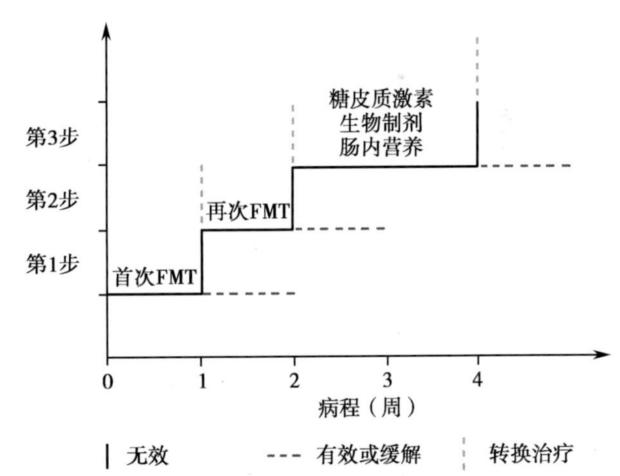

图 10-2-2 粪菌移植升阶梯治疗炎症性肠病的策略

［引自：Cui B，Li P，Xu L，et al. Step-up fecal microbiota transplantation（FMT）strategy. Gut Microbes，2016，7（4）：323-328.］

五、前景及展望

微生态失衡几乎参与了所有肠道疾病的发病机制。无论腹泻还是便秘，无论是稀水便还是黏液脓血便，均可理解为肠道微生态失衡相关性肠功能异常，甚至导致肠黏膜的损伤。因此，合理利用肠道微生态制剂，达到重建肠道微生态平衡的目的，或许可以达到异病同治甚至“对因治疗”的效果。

随着对脑功能、胃肠及肠道微生物相互关系的研究不断走向深入，“脑 - 肠 - 微生态轴”(brain-gut-microbiota axis)的概念被广泛接受。研究发现，肠道微生物可通过神经、内分泌、免疫、代谢等多种机制而影响人体不同方面的功能。肠道微生物与大脑之间的双向交流机制尚未完全阐明，但已知至少包括 3 种信使(messenger)：① 5- 羟色胺；②细胞因子；③细菌分解代谢产物如短链脂肪酸(SCFA)。除了上文提及的消化道和其他器官病变，一些心理疾病如焦虑症、抑郁症、自闭症等都可能与肠道微生态失调相关。例如，已知 SCFA 通过调节血脑屏障通透性，维持中枢神经系统内环境稳定，可影响大脑发育及行为，该机制被证实参与自闭症的发生。北京协和医院尤欣等在近期进行的自闭症患儿的研究中发现，通过口服益生菌制剂、进行粪菌移植(FMT)治疗等可显著减轻自闭，提高患儿的社交能力(待发表资料)。自闭症这种困扰临床和社会的心理疾病，有可能通过重建肠道微生态这一治疗策略而改善病情。此外，FMT 对癫痫的治疗也开始了临床研究。

2012 年后，我国开始建立中华粪菌库，为危重肠道疾病患者提供 FMT 技术支持，已有不少治疗成功的病例。从现有资料来看，国人粪便菌群的构成与西方人群有明显的不同，而且存在显著的个体差异。上述提示人种差异对肠道疾病治疗策略的影响，可能不仅仅限于人体基因水平，肠道微生态的变化也不容忽视。FMT 在 IBD 的临床治疗试验中初步观察有较好的效果，有望更加规范后走向临床。

但是，作为一种相对新颖的治疗方式，FMT 尚有很多需要解决的问题，如供体和患者的选择、粪菌的制备、是经鼻空肠管入路还是经结肠镜置管进行粪菌移植、如何避免及应对移植后疾病暴发、如何保证安全性等。图 10-2-3 是 Pigneur 等提出的 FMT 治疗 IBD 时各阶段

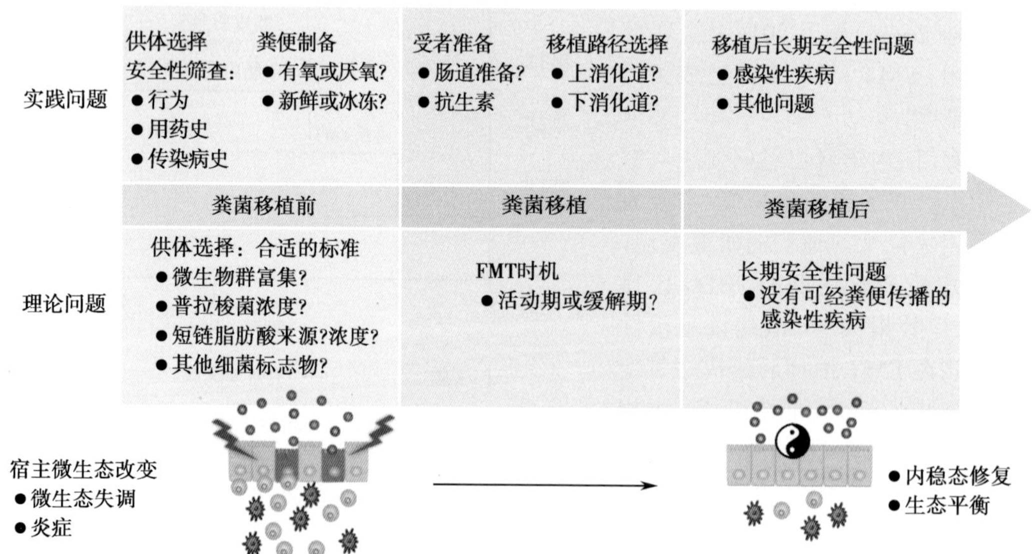

图 10-2-3 粪菌移植相关的实践和理论问题

[引自：Pigneur B，Sokol H. Fecal microbiota transplantation in inflammatory bowel disease：the quest for the holy grail. Mucosal Immunol，2016，9(6)：1360-1365.]

需要注意的问题，其中右下角的阴阳鱼体现了东方文化阴阳平衡、相生相克的特点，很适合用来形容肠道微生态复杂而精细的平衡。总之，FMT 领域尚有诸多问题有待解决，研究还任重道远。无论选择何种治疗方式，其最终目标应当是协助患者恢复自身内环境的平衡。

随着基础和临床研究的进步，相信肠道微生态制剂品种会越来越丰富，制剂加工越来越规范，粪菌移植技术有望日臻成熟，更有针对性的肠道微生态重建时代将会到来，届时消化道疾病（功能性、炎症性、肿瘤性）和全身性疾病将有更多的治疗选择。

（严雪敏　吕　红）

参考文献

1. Arrieta MC, Stiemsma LT, Amenyogbe N, et al. The intestinal microbiome in early life: health and disease. Front Immunol, 2014, 5: 427.
2. Saavedra JM, Dattilo AM. Early development of intestinal microbiota: implications for future health. Gastroenterol Clin North Am, 2012, 41(4): 717-731.
3. Goulet O. Potential role of the intestinal microbiota in programming health and disease. Nutrition Reviews, 2015, 73(S1): 32-40.
4. 林莉，黄志华. 微生态制剂的分类及临床应用. 中国临床医生，2009，37(11): 15-16.
5. Monachese M, Cunningham-Rundles S, Diaz MA, et al. Probiotics and prebiotics to combat enteric infections and HIV in the developing world. A consensus report. Gut Microbes, 2011, 2(3): 198-207.
6. Pickard JM, Maurice CF, Kinnebrew MA, et al. Rapid fucosylation of intestinal epithelium sustains host-commensal symbiosis in sickness. Nature, 2014, 514(7524): 638-641.
7. Gibson GR, Roberfroid MB. Dietary modulation of the human colonic microbiota: introducing the concept of prebiotics. J Nutr, 1995, 125(6): 1401-1412.
8. Panigrahi P, Parida S, Pradhan L, et al. Long-term colonization of a Lactobacillus plantarum synbiotic preparation in the neonatal gut. J Pediatr Gastroenterol Nutr, 2008, 47(1): 45-53.
9. McFarland LV. Meta-analysis of probiotics for the prevention of antibiotic associated diarrhea and the treatment of Clostridium difficile disease. Am J Gastroenterol, 2006, 101(4): 812-822.
10. Grandy G, Medina M, Soria R, et al. Probiotics in the treatment of acute rotavirus diarrhoea. A randomized, double-blind, controlled trial using two different probiotic preparations in Bolivian children. BMC Infect Dis, 2010, 10: 253.
11. Passariello A, Terrin G, De Marco G, et al. Efficacy of a new hypotonic oral rehydration solution containing zinc and prebiotics in the treatment of childhood acute diarrhea: A randomized controlled trial. J Pediatr, 2011, 158(2): 288-292.
12. Drakoularakou A, Tzortzis G, Rastall RA, et al. A double-blind, placebo-controlled, randomized human study assessing the capacity of a novel galactooligosaccharide mixture in reducing travellers' diarrhoea. Eur J Clin Nutr, 2010, 64(2): 146-152.
13. 胡玥，陶丽媛，吕宾. 益生菌制剂治疗肠易激综合征的 Meta 分析. 中华内科杂志，2015，54(5): 445-451.
14. 冉文斌，欧阳钦，史维. 克罗恩病患者黏膜相关细菌群落多样性分析. 中华医学杂志，2013，93(36): 2884-2889.
15. Rautio M, Jousimies-Somer H, Kauma H, et al. Liver abscess due to a Lactobacillus rhamnosus strain

10

indistinguishable from L. rhamnosus strain GG. Clin Infect Dis，1999，28（5）：1159-1160.

16. 张发明. 将标准化粪菌移植推向主流. 中华消化内镜杂志，2014，31（2）：61-63.
17. Zhang F，Luo W，Shi Y，et al. Should we standardize the 1，700-year-old fecal microbiota transplantation ?. Am J Gastroenterol，2012，107（11）：1755-1756.
18. Cui B，Li P，Xu L，et al. Step-up fecal microbiota transplantation（FMT）strategy. Gut Microbes，2016，7（4）：323-328.
19. Borody TJ，Warren EF，Leis SM，et al. Bacteriotherapy using fecal flora toying with human motions. J Clin Gastroenterol，2004，38（6）：475-483.
20. Pigneur B，Sokol H. Fecal microbiota transplantation in inflammatory bowel disease：the quest for the holy grail. Mucosal Immunol，2016，9（6）：1360-1365.

第3节 生长抑素及其类似物

知识要点

1. 生长抑素由胃肠道散在分布的旁分泌细胞产生，可抑制大部分胃肠激素的分泌，减少消化液产生，并降低门静脉系统血流。
2. 作为生长抑素类似物，奥曲肽是人工合成的能够与生长抑素受体 2、5 亚型结合的 8 肽环状结构，具有半衰期长、循环稳定的特点。
3. 能够与生长抑素受体 2 亚型结合，是生长抑素及其类似物用于神经内分泌肿瘤治疗的理论基础。
4. 生长抑素及其类似物的临床适应证十分广泛，包括分泌性腹泻、神经内分泌肿瘤、门静脉高压所致消化道出血、胰腺手术后并发症的预防和治疗等。

生长抑素（somatostatin，SS）是一种小分子肽类激素，在体内分布非常广泛。以中枢神经系统的下丘脑正中隆起的浓度为最高，在其他部位包括大脑皮层、纹状体、海马、杏仁核，以及脊髓、交感神经、胰岛、胃肠道、肾脏、甲状腺及甲状旁腺等均有分布。SS 在中枢和外周神经系统发挥肽能神经递质的作用。在胃肠道，SS 由散在分布的 D 细胞产生，通过旁分泌机制发挥抑制性作用。在胰腺内，SS 由胰岛 D 细胞分泌，通过血液循环对胰岛及消化道起作用，并通过旁分泌调节胰岛功能。SS 可抑制大部分胃肠激素的分泌，降低消化系统内分泌和外分泌腺体的血流，并减少胃肠道运动和胆囊收缩。SS 及其类似物（如奥曲肽）等广泛应用于临床，治疗分泌性腹泻、门静脉高压所致消化道出血、胃肠胰神经内分泌肿瘤（GEP-NEN）等多种消化道疾病。

一、分子结构

具有生物活性的天然 SS 存在两种分子形式：生长抑素 -14 和生长抑素 -28，二者羧基末端的 14 个氨基酸是相同的（图 10-3-1）。半胱氨酸残基之间的二硫键维持其稳定的环状结构。环状结构 F-W-K-T 是 SS 与受体结合并发挥生物学功能的主要结构。SS 受体是一种典型的 G 蛋白偶联受体，通过抑制性 G 蛋白偶联到腺苷酸环化酶上，激活后导致细胞内环磷酸腺苷减少，从而发挥抑制效应。天然SS在血液循环中半衰期过短（2～3分钟），故限制了其临床应用。

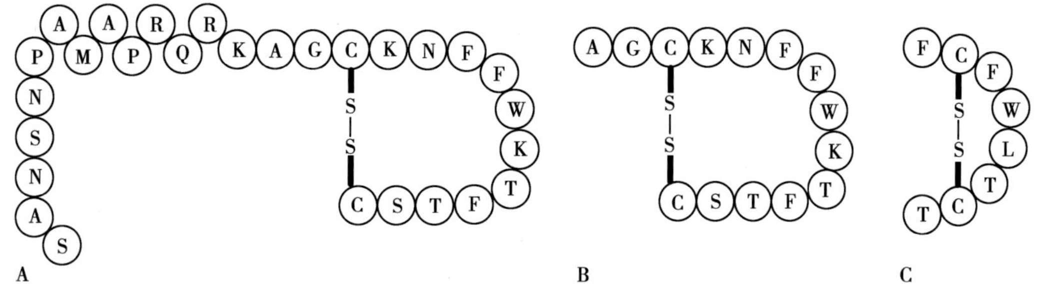

图10-3-1 生长抑素

A. 生长抑素-28；B. 生长抑素-14；C. 生长抑素类似物奥曲肽。生长抑素-28和生长抑素-14是生长抑素的两种活性分子形式，生长抑素类似物奥曲肽是人工合成的具有生长抑素环状结构的8肽，三者羧基末端的结构相似

奥曲肽（octreotide）是人工合成的保留天然SS环状主要结构的8肽，可与SS受体结合发挥功能，因此称为生长抑素类似物（somatostatin analogue，SSA）。奥曲肽的体内生物活性可维持90分钟以上，较天然14肽生长抑素稳定，这一优势使其在临床得到广泛应用。生长抑素受体（SSTR）是一种糖蛋白，主要分布在神经内分泌起源的细胞表面，一些非神经内分泌起源的细胞也有SSTR的少量表达，例如淋巴细胞。大部分中高分化胃肠胰神经内分泌肿瘤（GEP-NEN）均有SSTR的过度表达。SSTR共分5个亚型，不同亚型的SSTR存在一定的同源性，其一级结构的同源性为39%～57%。SSTR的各亚型在不同组织和种属表达方面存在差异，但均通过腺苷酸环化酶通路进行调节。

起源于小肠和胰腺的NEN表达SSTR-2的阳性率超过80%，其中仅胰岛素瘤表达率低于50%。天然SS-14和SS-28可激活所有SSTR，而人工合成的奥曲肽和兰瑞肽主要激活SSTR-2和SSTR-5，与SSTR-3的结合力较弱，与SSTR-1和SSTR-4的结合力最弱。GEP-NEN普遍高表达SSTR-2，这一特点是SS及SSA用于临床诊疗的理论基础。放射性核素与奥曲肽结合用于生长抑素受体显像（somatostatin receptor imaging，SRI），以及肽受体介导的放射性核素治疗（peptide receptor radionuclide therapy，PRRT）也是利用了同样的原理。SSTR各亚型激活后的生理作用以及与SS、SSA的结合力见表10-3-1，其中结合力以IC_{50}来表示，单位为mmol/L，数值越高代表结合力越弱。

表10-3-1 生长抑素及其类似物与生长抑素受体的结合力

	SSTR-1	SSTR-2	SSTR-3	SSTR-4	SSTR-5
激活后生理作用	抑制胰岛素分泌	抑制多种激素释放	抑制一氧化氮释放	抑制细胞钙离子通道	抑制多种激素释放
生长抑素-14	2.26	0.23	1.43	1.77	0.88
生长抑素-28	1.85	0.31	1.3	—	0.4
奥曲肽	1140	0.56	34	7030	7
兰瑞肽	2330	0.75	107	2100	5.2
帕瑞肽	9.3	1	1.5	>100	0.16

二、生理作用

SS分布较为广泛，在中枢神经系统如皮质、下丘脑、脑干及脊髓等神经组织中尤其丰富。胃肠道和胰腺也同样富含SS，整个消化系统均可合成生长抑素-14和生长抑素-28。胃肠道黏膜中，SS由D细胞产生。D细胞呈烧瓶形，含有长的胞质突起，末端呈神经末梢样突起，该结构有利于将激素释放至相邻细胞发挥作用。生理状态下，生长抑素-14和生长抑素-28从神经细胞、内分泌细胞和胃肠内分泌细胞中释放后，在组织和血液中的半衰期非常短，在血液中的浓度亦非常低，主要作为旁分泌介质发挥作用。多种生理性刺激可引起SS分泌，如膳食摄入、胃酸分泌等。

SS的生理效应基本是抑制性的，主要包括以下几个方面：

1. 抑制消化道外分泌，减少胰液、胆汁和胃肠液的产生。

2. 抑制消化道内分泌，受其抑制的胃肠激素和介质有胃泌素、胰高血糖素、胆囊收缩素、胰岛素、血管活性肠肽，此外还包括胃动素、胰多肽、5-羟色胺、P物质、葡萄糖依赖性促胰岛素肽等。

3. 减缓胃肠道蠕动，抑制胆囊收缩。

4. 降低肝脏和门静脉系统血流，因此可用于治疗消化道出血和肝肾综合征。

5. 调节机体免疫功能，并具有一定的抗炎作用。

6. 抑制血管再生和细胞增生，诱导细胞凋亡。

三、治疗用途

本节主要介绍SS和SSA在消化系统疾病中的应用，其他器官疾病如垂体生长激素腺瘤等虽然也首选SSA治疗，但超出本书的范围，不做详述。

1. **分泌性腹泻** 临床特点为大量水样泻，见于某些肠道感染（如肠产毒素性大肠杆菌）、血管活性肠肽瘤、胃泌素瘤、类癌综合征等（详见第2章第1、2节）。胃肠胰神经内分泌肿瘤（GEP-NEN）引起的分泌性腹泻是SSA的适应证。SSA通过抑制血管活性肠肽、胃泌素、5-羟色胺等激素分泌，并减少胃肠道黏膜分泌水和电解质，可明显改善腹泻症状，治疗有效率为70%～90%。这方面研究较为深入的是类癌综合征，一项系统综述纳入了10项临床试验，共计300例类癌患者，其使用奥曲肽的剂量为0.15～3mg/d（中位剂量为0.45mg/d），结果发现奥曲肽控制腹泻和皮肤潮红的总体有效率为70%。长效奥曲肽制剂对类癌综合征的疗效与常规剂型相仿。帕瑞肽（pasireotide）是一种新型SSA，对第4亚型以外的所有SSTR均有较高的结合力。临床研究发现，对于奥曲肽和兰瑞肽不能控制症状的顽固性类癌患者，帕瑞肽的有效率为20%～30%。

除上述分泌性腹泻之外，SS和SSA还可通过抑制消化道动力和分泌功能，发挥非特异性抗腹泻作用。因此，SS和SSA也可用于治疗短肠综合征、肿瘤化疗、放射性肠炎、糖尿病、艾滋病及移植物抗宿主病等所致慢性腹泻。

需要指出的是，SS和SSA对于其他胃肠激素的抑制作用主要体现在阻止激素经细胞外分泌（exocytosis）而释放，并非完全阻断其合成。因此，接受SS或SSA治疗的腹泻患者待病情稳定后，应逐渐减量至停用。若突然停药，消化道内分泌细胞储存的大量激素可在短时间内释放，导致腹泻症状反弹，甚至明显加重。

2. **胃肠胰神经内分泌肿瘤**　小肠和胰腺的 NEN 大多均表达生长抑素受体（SSTR），以 SSTR-2 表达最多，其中胃泌素瘤、胰高血糖素瘤、血管活性肠肽（VIP）瘤、无功能性胰岛细胞瘤等 SSTR-2 阳性率较高。不表达或很少表达 SSTR-2 和 SSTR-5 亚型的 GEP-NEN 主要是胰岛素瘤和分化较差的神经内分泌癌，故这类患者对 SSA 治疗不敏感。在临床实践中，若 GEP-NEN 的生长抑素受体显像（SRI）阳性或皮下注射奥曲肽 0.1mg 后，观察异常升高的血清肽 / 胺水平下降超过 50%，则认为其适合 SSA 治疗。SSA 对 SRI 阳性的功能性 GEP-NEN 疗效较好，对于无功能性 GEP-NEN 的效果尚有争议。在 NEN 的不同时期和治疗的不同阶段，SSTR 在肿瘤细胞的表达会有上调或下调，从而影响 SSA 的疗效。

通过与 SSTR 结合并抑制激素释放，SSA 可以改善功能性 GEP-NEN 患者的症状，例如胃泌素瘤引起的高胃酸综合征、胰高血糖素瘤的坏死溶解性皮肤病、VIP 瘤引起的腹泻等。此外，SSA 还可阻断细胞周期的 G1 期，抑制肿瘤生长，并通过非 SSTR 依赖性途径调节肿瘤免疫、抑制血管生成、促进肿瘤细胞凋亡，从而抑制 GEP-NEN 的进展。研究表明，SSA 可使约 1/3 的 GEP-NEN 肿瘤病灶由进展转为稳定，SSA 用于 GEP-NEN 的术后辅助治疗，也可延长患者生存时间。SSA 的优点在于药物耐受性好并且安全，持续应用后不良反应仍较低。但这类制剂对 NEN 肿瘤细胞无直接杀灭作用，抑制作用也较为有限，因此治疗后仅有不到 5% 的患者肿瘤体积缩小，约半数患者治疗期间肿瘤体积继续增大。近期研究发现，干扰素 -α（IFN-α）和 SSA 治疗 GEP-NEN 有一定的协同作用，二者联合应用不仅能提高治疗效果，还可减少不良反应。其机制在于 IFN-α 可上调 SSTR 表达，增强 SSA 效果，而 SSA 可减少 IFN-α 的不良反应（发热、疲倦、肌肉疼痛、体重下降等）。研究发现，与 SSA 单药治疗相比，SSA 和 IFN-α 联合治疗可降低 GEP-NEN 进展风险，并将患者中位生存时间由 35 个月延长至 51 个月。

SSA 与核医学技术结合产生的肽受体介导的放射性核素治疗（PRRT）也显示出很好的应用前景。应用较多的包括 ^{111}In-DTPA- 奥曲肽、^{90}Y-DOTA-Tyr^{3}- 奥曲肽和 ^{177}Lu-DOTA-Tyr^{3}-octreotate 等，可作为手术无法根治性切除、转移性以及晚期 GEP-NEN 的辅助治疗。部分患者接受 PRRT 治疗后，甚至可重获手术机会。为增强 PRRT 的疗效，正在接受长效 SSA 治疗的 GEP-NEN 患者在行 PRRT 前，应停用长效 SSA 至少 2 个月以上，暂时以短效 SSA 替代，行 PRRT 前 24 小时亦应停用，以保证奥曲肽与 SSTR 有效结合。PRRT 主要的不良反应是骨髓抑制和肾功能损伤，大多较轻微，治疗期间及治疗结束后应注意监测血常规和肾功能。

3. **消化道出血**　SS 和 SSA 可用于治疗食管胃底静脉曲张破裂造成的急性上消化道出血。SS 和 SSA 在这方面疗效肯定，可降低病死率并提高内镜治疗的安全性，是肝硬化静脉曲张出血的首选用药，尤其适合作为配合内镜下止血的辅助治疗措施，获得了国内外指南的一致推荐。SS 和 SSA 影响门静脉血流动力学的机制尚未完全阐明，曾有学者认为是由于 SS 和 SSA 选择性作用于内脏血管平滑肌，导致腹腔动脉收缩，门静脉血流量减少，从而降低门静脉压力。但随后研究发现，SS 和 SSA 用药期间全身动脉压及血管阻力无变化，且随着 SS 和 SSA 剂量增加，其降低门静脉压力和肝脏血流的作用并不增加。也有学者发现，该药对侧支循环的影响比降低门静脉压力作用更大，提示 SS 和 SSA 治疗静脉曲张出血可能是由于减少了侧支循环血流量，而不是降低门静脉压力本身。近年来认为，SS 和 SSA 抑制了扩张胃肠道血管的激素和活性物质，包括胰高血糖素、胃泌素、血管活性肠肽、降钙素基因相关肽（CGRP）、P 物质等，从而收缩内脏血管并导致门静脉血流量减少，最终降低门静脉压力。

治疗食管胃底静脉曲张出血时，无论是半衰期短的14肽生长抑素还是相对长效的奥曲肽，均推荐持续静脉滴注，最好是使用输液泵泵入。出血诊断明确后，应在内镜治疗（套扎或硬化剂）之前尽快应用。14肽生长抑素的剂量为250～500μg/h，奥曲肽的剂量为25～50μg/h，一般使用3～5天。国内研究发现，25μg/h和50μg/h的奥曲肽用药72小时，控制食管静脉曲张出血的成功率分别为71.8%和91.7%。SS和SSA控制出血失败者，可换用或联合应用特利加压素。

4. **肝肾综合征** 肝肾综合征（hepatorenal syndrome，HES）是晚期肝硬化的常见并发症，发病机制在于患者肝脏无法灭活体内大量舒张血管的介质，例如一氧化氮、内源性大麻素（endocannabin）、胰高血糖素等，造成内脏血管床扩张，大量血液潴留于血管床内，导致有效动脉循环血量减少，肾脏缺血和肾小球滤过下降，肾小管重吸收水、钠增加，最终引起顽固性腹水、稀释性低钠血症及肾功能恶化。根据肾功能进展的速度可将HES分为两型，其中Ⅰ型患者在2周内肌酐升高1倍或肌酐清除率下降50%，Ⅱ型患者肾功能进展相对较慢。HES预后较差，诊断后50%的患者在1个月内死亡。

应用缩血管药物治疗HES是近年来研究的热点，其原理是通过诱导内脏血管收缩而增加有效循环容量，从而改善肾灌注。SS和SSA可以拮抗NO的舒血管作用，降低肝门静脉和内脏血流量，还可有效减少肾素和血管紧张素的分泌，因此有望增加肾脏血流、提高肾小球滤过率，这是SS和SSA治疗HES的药理学基础。目前，研究结果不支持单独使用奥曲肽治疗HES，但奥曲肽和其他缩血管药物（如米多君）及白蛋白联合使用，已经显示出较好的疗效，需要今后严格设计的大规模临床研究进一步证实。

5. **胰腺疾病** SS和SSA可抑制胰腺内外分泌，用于预防逆行胰胆管造影（ERCP）术后急性胰腺炎，还可降低胰腺手术后并发症如胰瘘等。2016年的一篇系统综述指出，ERCP术前给予SSA可减少ERCP术后胰腺炎的发生，其相对风险性（RR）下降至0.63（95%CI 0.40～0.98），ERCP术后高淀粉酶血症的RR也下降至0.75（95%CI 0.66～0.84）。在胰腺手术方面，2013年的一项荟萃分析发现SS和SSA可减少胰腺外科术后胰瘘（RR＝0.66，95%CI 0.55～0.79，n＝2206）和总体并发症（RR＝0.70，95%CI 0.61～0.80，n＝1903）的发生率，但不能降低病死率（RR＝0.80，95%CI 0.56～1.16，n＝2210）或缩短住院时间（MD −1.29d，95%CI −2.60～0.03，n＝1314）。

目前在我国临床实践中，SS和SSA广泛用于治疗急性胰腺炎，但其确切疗效尚不肯定。早期动物试验曾发现奥曲肽有效，但迄今未能在临床研究中证实，因此属于经验性用药。其中规模最大的一项多中心随机对照试验来自欧洲，302例中度和重度AP患者被随机分配接受安慰剂或奥曲肽治疗，结果两组在病死率、并发症率、住院时间及疼痛症状方面均无显著差异。2013年的一项荟萃分析指出，奥曲肽不能降低中重度急性胰腺炎的病死率（RR＝0.88，95%CI 0.53～1.45）和并发症发生率（RR＝1.08，95%CI 0.94～1.26）。因此，我国亟待加强这方面的临床研究，明确SS和SSA对于AP的真实疗效，以节约不必要的医疗开支。

6. **肠梗阻** SS及SSA对消化液分泌有强有力的抑制作用，可用于肠梗阻的辅助治疗，特别是晚期肿瘤造成的无法手术的肠梗阻。各种腹盆腔恶性肿瘤均可造成肠梗阻，其中以卵巢癌和结直肠癌最为常见。对于恶性肿瘤所致肠梗阻，外科手术仍是最重要的治疗选择之一。但这类患者大多一般情况较差，已失去手术机会。因此，对于恶性肿瘤所致肠梗阻，合理应用药物治疗有重要意义。研究显示，在肠梗阻患者中SS和SSA可起到相当于“内减压”的作用，可减少肠液分泌，抑制肠道蠕动，防止因肠腔压力过高而造成肠壁缺血。从目前研究结果来看，SS 和 SSA 不能替代肠梗阻的手术处理，但在某些情况如肠道术后早期炎症性梗阻和粘连性不全肠梗阻，可提高药物保守治疗效果。对于晚期恶性肿瘤肠梗阻，虽不能改变病情进展，但有助于减轻症状，提高患者生活质量。

SS 和 SSA 的不良反应比较轻微，包括注射部位皮炎、胃肠道不适（恶心、腹胀）、糖代谢异常（高血糖或低血糖）、胆汁淤积（胆石症）等。在临床实践中，很少因为药物不良反应而停药。在 GEP-NEN 的治疗中，一般认为若无不可控制的不良反应或已证实对肿瘤无效，否则 SSA 应终生使用。有关长效 SSA 制剂的不良反应见表 10-3-2。奥曲肽在体内主要经肝脏代谢，但 30%～50% 的药物以原型从肾脏排出。因此，在肝肾功能明显减退的患者奥曲肽可能发生体内蓄积，需要酌情减量。

表 10-3-2 长效生长抑素类似物可能的各类不良反应

发生率	不良反应
常见（发生率＞10%）	头痛、乏力、腹部不适、胆系异常（胆泥、胆石症、胆管扩张）、关节痛、腰背痛、血糖波动（高血糖或低血糖）
少见（发生率＞1%）	心率减慢（心脏传导异常）、皮疹、皮肤瘙痒、黄疸、甲状腺功能减低、眩晕、呼吸困难
罕见	严重过敏反应、胰腺炎、肝炎
极罕见	脱发、心脏 QT 间期异常

四、药物用法

1. **生长抑素** 商品名“思他宁”，为天然的 14 肽生长抑素，主要用于严重的急性食管胃底曲张静脉破裂出血，以及胰腺外科术后并发症的预防和治疗。由于半衰期短（约 2 分钟），通常首剂需要静脉推注 250μg（3～5 分钟），然后以 250～500μg/h 的速度连续静脉滴注（泵入）。疗程 3～5 天，症状控制后应逐渐减量至停药。

2. **奥曲肽** 商品名“善宁”，为合成的 8 肽生长抑素，体内半衰期延长至 6～8 小时。剂量为 0.05～0.1mg，皮下注射，每 8 小时一次。治疗胃肠胰神经内分泌肿瘤（GEP-NEN），可根据耐受性和疗效，渐加量至每次 0.2mg，每 8 小时一次。治疗急性食管曲张静脉出血时，用法为持续静脉滴注（泵入），剂量为 25～50μg/h，疗程 3～5 天。

3. **长效奥曲肽** 商品名“善龙”，为长效制剂，适用于奥曲肽已证实有效的 GEP-NEN。用法为臀部肌内注射，初始剂量为每次 10mg，以后每次 20～30mg，间隔 4 周。

4. **兰瑞肽（lanreotide）** 商品名“somatuline”，美国食品药品监督管理局（FDA）新批准的一种生长抑素类似物，用于治疗手术无法切除的、中高度分化的、局部晚期或转移性 GEP-NEN。临床研究推荐初始剂量为每次 60mg，以后每次 90～120mg，间隔 4 周。

（李　玥　吴　东　李景南）

参考文献

1. Lamberts SW, van der Lely AJ, de Herder WW, et al. Octreotide. N Engl J Med, 1996, 334(4): 246-254.
2. Harris AG, O'Dorisio TM, Woltering EA, et al. Consensus statement: octreotide dose titration in secretory

diarrhea. Diarrhea Management Consensus Development Panel. Dig Dis Sci，1995，40（7）：1464-1473.

3. Arnold R，Frank M，Kajdan U. Management of gastroenteropancreatic endocrine tumors：the place of somatostatin analogues. Digestion，1994，55 Suppl 3：107-113.
4. Chan MM，Chan MM，Mengshol JA，et al. Octreotide：a drug often used in the critical care setting but not well understood. Chest，2013，144（6）：1937-1945.
5. Raj N，Reidy-Lagunes D. Current clinical trials of targeted agents for well-differentiated neuroendocrine tumors. Pancreas，2014，43（8）：1185-1189.
6. Caplin ME，Pavel M，Cwikla JB，et al. Lanreotide in metastatic enteropancreatic neuroendocrine tumors. N Engl J Med，2014，371（3）：224-233.
7. Sidéris L，Dubé P，Rinke A. Antitumor effects of somatostatin analogs in neuroendocrine tumors. Oncologist，2012，17（6）：747-755.
8. Gardner-Roehnelt NM. Update on the management of neuroendocrine tumors：focus on somatostatin antitumor effects. Clin J Oncol Nurs，2012，16（1）：56-64.
9. 张茹，钱家鸣. 胃肠胰神经内分泌肿瘤药物治疗进展. 胃肠病学，2008，13（4）：246-248.
10. 李宁宁，白春梅. 胃肠胰神经内分泌肿瘤药物进展. 癌症进展，2010，8（4）：352-356.
11. Dimitriadis GK，Weickert MO，Randeva HS，et al. Medical management of secretory syndromes related to gastroenteropancreatic neuroendocrine tumours. Endocr Relat Cancer，2016，23（9）：R423-R436.
12. 中华医学会肝病学分会，中华医学会消化病学分会，中华医学会消化内镜学分会. 肝硬化门静脉高压食管胃静脉曲张出血的防治指南. 中华内科杂志，2016，55（1）：57-72.
13. Bhutta AQ，Garcia-Tsao G. The role of medical therapy for variceal bleeding. Gastrointest Endosc Clin N Am，2015，25（3）：479-490.
14. McCormick PA，Donnelly C. Management of hepatorenal syndrome. Pharmacol Ther，2008，119（1）：1-6.
15. Hu J，Li PL，Zhang T，et al. Role of somatostatin in preventing post-endoscopic retrograde cholangiopancreatography（ERCP）pancreatitis：an update meta-analysis. Front Pharmacol，2016，7：489.
16. Gurusamy KS，Koti R，Fusai G，et al. Somatostatin analogues for pancreatic surgery. Cochrane Database Syst Rev，2013（4）：CD008370.
17. Uh W，Buchler MW，Malfertheiner P，et al. A randomised，double blind，multicentre trial of octreotide in moderate to severe acute pancreatitis. Gut，1999，45（1）：97-104.
18. Xu W，Zhou YF，Xia SH. Octreotide for primary moderate to severe acute pancreatitis：a meta-analysis. Hepatogastroenterology，2013，60（126）：1504-1508.
19. Obita GP，Boland EG，Currow DC，et al. Somatostatin analogues compared with placebo and other pharmacologic agents in the management of symptoms of inoperable malignant bowel obstruction：a systematic review. Pain Symptom Manage，2016，52（6）：901-919.
20. Saif MW. Lanreotide for the treatment of gastroenteropancreatic neuroendocrine tumors. Expert Opin Pharmacother，2016，17（3）：443-456.

第四篇

疾　病　篇

第11章 肠道疾病

第1节 肠易激综合征

知识要点

1. 肠易激综合征（IBS）是一种常见功能性肠病，主要临床表现为腹部疼痛和（或）不适伴随排便性状或排便习惯改变，我国以腹泻型IBS为主。
2. IBS发病率高，对患者生活质量影响较大。
3. 多因素共同参与其病理生理机制，包括肠道动力紊乱、内脏高敏感、感染和炎症免疫、社会心理因素和脑-肠轴调控异常等。
4. 临床上根据患者粪便性状将IBS分为4个亚型：腹泻型、便秘型、混合型和不定型，不同亚型病理生理机制和治疗有所不同。
5. IBS的诊断尚无“金标准”，推荐使用罗马Ⅳ标准，在详细了解病史和体格检查的基础上，根据报警征象选择必要的检查排除器质性疾病。
6. IBS的主要治疗包括解痉、止泻、调节肠道菌群等，对合并明显精神心理障碍的患者应给予抗焦虑/抑郁治疗。

功能性胃肠病（functional gastrointestinal disorders，FGIDs）是指临床表现为持续或反复发作的胃肠道症状，而无法用形态学或生化异常解释的一大类消化系统疾病。2016年美国胃肠病学会（AGA）发布了罗马Ⅳ功能性胃肠病的指南，其中将功能性肠病（functional bowel disease，FBD）分为6类：①肠易激综合征（irritable bowel syndrome，IBS）；②功能性便秘（functional constipation）；③功能性腹泻（functional diarrhea）；④功能性腹胀（bloating）/腹部膨胀（distension）；⑤不能归类的功能性肠病（unspecified functional bowel disorders）；⑥阿片诱导的便秘（opiod-induced constipation）。

IBS是FBD最重要的代表性疾病。IBS在世界范围内患病率为5%～25%。我国IBS患病率约为6.5%，在小学至大学的学生群体中高达15%～20%。流行病学调查显示，具有IBS症状的个体女性多于男性，男女比例为1∶（1.2～2）；中青年是IBS的高发人群，50岁以上的人群患病率有所下降。虽然IBS不危及生命，但明显影响患者的日常工作生活，症状严重者可显著降低生活质量。研究指出，IBS患者的生活质量甚至低于冠心病、糖尿病和哮喘患者。IBS临床往往表现为慢性、反复性或持续性，导致部分患者反复就医，加重患者的精神和经济负担。

【病因与发病机制】

IBS 是多种发病机制共同作用的结果，且各种发病机制间存在相互关联。目前认为，脑-肠轴调控障碍造成内脏高敏感和胃肠动力异常是造成 IBS 症状的主要原因。此外，免疫因素造成肠黏膜肥大细胞活化及神经激活，感染引起肠道菌群和内环境改变，以及社会心理因素等均参与 IBS 的发病。

（一）脑-肠轴调控异常

脑-肠轴在健康和疾病状态下的胃肠功能的调节中发挥重要作用。中枢神经系统可根据机体的不同生理状态（如睡眠与觉醒、应激与放松等）调节肠道功能，肠道上传到大脑的信息也同样影响神经系统的反射调节及情绪调整，这是一个双向的反馈通路。一些迷走神经还可以影响肠道痛觉感知。北京协和医院的研究显示，功能性 MRI 显示 IBS 患者的脑部代谢与内脏感觉通路与正常人有较大差异。心理应激因素可导致中枢“放大”内脏传入信息，从而改变肠道功能并产生疼痛等不适感。因此，生理和社会心理状态的改变均可影响 IBS 患者脑-肠轴功能，从而产生临床症状。

（二）内脏高敏感

内脏高敏感（visceral hypersensitivity）是 IBS 的核心发病机制，在 IBS 症状发生和疾病发展中有重要作用。很多研究提示，IBS 患者对胃肠道充盈扩张、肠肌收缩等生理现象极为敏感，较易感到腹痛，即内脏疼痛阈值降低，甚至对正常状态下的肠蠕动感觉亦明显高于正常人。Ritchie 等首次报道 IBS 患者接受直肠气囊扩张时，较小的气囊容积即可诱发疼痛，与正常人相比有明显异常，故提出 IBS 患者存在“内脏感觉过敏”的概念。此后研究显示，IBS 患者除了对机械性刺激存在痛觉过敏外，对化学及电刺激的疼痛阈值也有不同程度的下调。IBS 各亚型的内脏感觉改变有一定差异。腹泻型 IBS 直肠感觉阈值下降，直肠最大耐受压力降低，排便阈值低于便秘型 IBS。但无论腹泻型还是便秘型 IBS 的疼痛阈值均低于对照人群。

（三）胃肠动力异常

胃肠运动亢进和加快是腹泻型 IBS 的重要特征。IBS 患者存在多种形式的胃肠运动异常。

1. 胃-结肠反射 研究发现，给予正常人 4185.9kJ 的混合餐可引起结肠电活动及运动显著增加，30 分钟达到高峰，50 分钟后逐渐静息下来。腹泻型 IBS 患者餐后胃-结肠反射亢进，结肠集团运动增加，导致腹痛和排便，其胃结肠反射呈持续的增高反应，1 小时后与正常人比仍有显著差异。便秘型 IBS 患者结肠对进餐反应减少，持续时间短，高振幅推进收缩减少。研究发现，胃-结肠反射受神经激素的调节，与食物中脂肪等含量有关，切除迷走神经、横断胸段脊髓可消除胃-结肠反射，提示该反射通过自主神经调节。

2. 小肠动力改变 IBS 患者小肠消化期高振幅收缩明显增加。IBS 患者小肠消化间期移行性复合运动（migrating motor complex，MMC）异常，腹泻型表现为 MMC 周期在白天比正常人缩短。便秘型 MMC Ⅲ期收缩的幅度降低。长时间小肠压力测定可见两种特异的 MMC 方式：①群集性收缩：为成群蠕动性的小肠收缩，每 1 分钟发作一次，持续时间为 1 分钟。在正常人中，占 28% 左右，而 IBS 患者中更多见。Kellow 等研究发现，在腹泻型 IBS 中占 71%。②延长推进性收缩：是 IBS 患者另一种多见的高振幅收缩，主要发生于远端回肠的活动，其生理作用是防止结肠内容物逆流。IBS 患者群集性收缩波和延长推进性收缩的出现多伴随明显的腹痛。

3. **结肠收缩功能改变** 腹泻型IBS患者结肠运动指数增多，以降结肠、乙状结肠明显，并可伴腹痛。便秘型IBS患者则多表现为痉挛性收缩和腹胀。

4. **直肠肛门动力变化** 研究发现，腹泻型IBS患者乙状结肠、直肠壁张力减低，而直肠的节律性收缩增强；而便秘型IBS患者则相反。

（四）肠道炎症及免疫功能

肠道炎症和免疫细胞可以被食物、细菌抗原或通过肠神经和免疫细胞上的神经肽受体激活，分泌各类炎症介质从而影响肠道功能。其中，肥大细胞在IBS发病机制中发挥关键作用，其证据是IBS患者乙状结肠黏膜肥大细胞数量及活化状态与腹泻症状相关。Jakate等研究了IBS（47例）、其他腹泻疾病（63例）及健康个体（50例）的结肠和十二指肠黏膜肥大细胞浸润情况。结果发现IBS患者肠黏膜的肥大细胞数量［（25.7±4.5）个/HPF］远高于其他疾病［（12.3±2.3）个/HPF］和正常人群［（13.3±2.5）个/HPF］。80%以上的IBS患者肥大细胞计数在20个/HPF以上，67%的患者经抗组胺治疗后腹泻症状好转。

（五）肠道感染

流行病学研究显示，肠道感染是国人IBS的高危因素。荟萃分析表明，IBS患者合并小肠细菌过度生长的比例是对照组的4.5倍。肠道微生态失衡很可能也参与了IBS的发病。病原体感染可通过以下途径导致肠道功能紊乱：①肠道感染可导致促肾上腺素皮质激素释放激素（CRF）的合成和释放增加，部分患者感染后中枢CRF神经元的功能异常持续存在，从而持续影响胃肠运动和分泌功能；②某些病原体可直接破坏肠黏膜屏障，也可通过内毒素或细胞因子破坏肠黏膜，使其通透性增加；③肠道感染改变了原有正常菌群，引起肠道微环境变化；④发生肠道感染后，在一定环境中，即使病原体被清除，肠黏膜炎症消退，遗留的肠道肌肉和神经功能异常依然会持续相当长的时间。北京协和医院的研究发现，病程处于恢复期的痢疾患者即使粪便细菌培养转阴，仍有相当数量的患者存在类似IBS的症状。这类患者被称为感染后IBS（post-infective IBS，PI-IBS），占全部IBS病例数的6%～17%。

（六）社会心理因素

心理应激在多数个体可引发胃肠道症状，但是在IBS患者中，这种反应尤其明显。大量研究表明，IBS患者更易抱怨生活中的负性事件，并且应激强度与症状的发生及严重程度呈正相关。社会心理因素对IBS患者的生活质量和临床转归影响很大，常见的影响因素包括：情感冲突、既往性虐待或生理虐待史、生活应激事件、长期精神压力增高、不良的心理应对等。因此，心理干预是中重度IBS治疗的重要环节。

【临床表现】

腹痛是IBS最核心的症状，腹痛伴随排便异常是IBS最突出的特点。正常人排便习惯有一定规律性。IBS患者排便习惯改变表现为排便次数增多或减少，粪便性状为干硬便或稀糊便，分别对应Bristol分型的1、2型或6、7型（详见第1章第1节）。临床表现为间断性腹痛伴随腹泻或便秘发作，腹痛可在排便后减轻或消失，但部分患者也可以加重。典型的腹痛位于下腹部，但也可以出现在腹部任何部位。IBS典型的腹泻症状是早晨连续排3～5次不成形便，到中午时缓解，有时在1周内可有3种以上的粪便性状改变（unpredictable bowel movements）。其他症状还可能包括排便费力（straining）、排便紧迫感（urgency）、排便不尽感（incomplete defecation）、腹部不适（discomfort）、腹胀（bloating）、腹部膨胀（distension）等，但这些症状对于IBS无特异性。IBS的症状特点以及和其他功能性胃肠病的关系见图11-1-1。

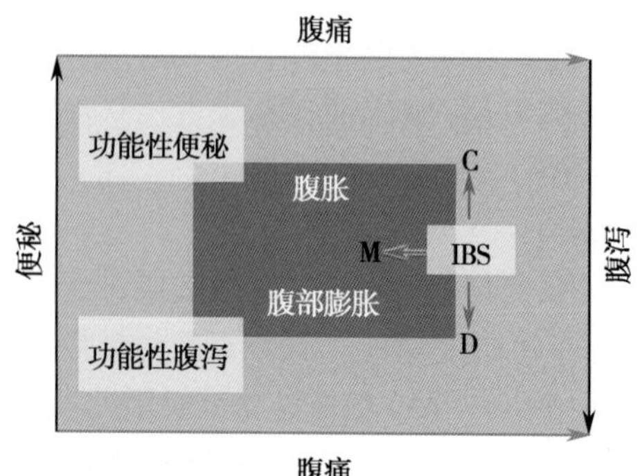

图11-1-1 肠易激综合征症状特点及其与其他功能性胃肠病的关系
［引自：Mearin F，Lacy BE，Chang L，et al. Bowel disorders. Gastroenterology，2016. pii：S0016-5085（16）00222-5.］

根据排便的频率和性状，临床上分为以下4个亚型（图11-1-2）。

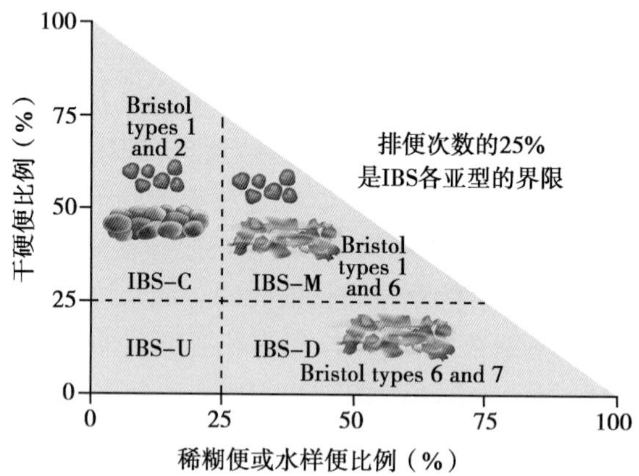

图11-1-2 肠易激综合征4个亚型的分类依据
［引自：Mearin F，Lacy BE，Chang L，et al. Bowel disorders. Gastroenterology，2016. pii：S0016-5085（16）00222-5.］

11

1. **便秘型**IBS（IBS-C） 25%以上的排便为硬粪或干球粪（Bristol分型的1、2型），25%以下为松散或水样粪（Bristol分型的6、7型）；或在临床工作或流行病学调查时，患者描述的症状以便秘为主。

2. **腹泻型**IBS（IBS-D） 25%以上的排便为松散或水样粪（Bristol分型的6、7型），25%以下为硬粪或干球粪（Bristol分型的1、2型）；或在临床工作或流行病学调查时，患者描述的症状以腹泻为主。

3. **混合型**IBS（IBS-M） 25%以上的排便为硬粪或干球粪（Bristol分型的1、2型），25%以上为松散或水样粪（Bristol分型的6、7型）；或在临床工作或流行病学调查时，患者描述的症状是腹泻与便秘交替出现。

4. **不定型**IBS（IBS-U） 粪便的性状异常，不符合上述IBS亚型的标准。

IBS常合并其他消化不良、胃食管反流病等其他功能性胃肠病。部分IBS患者有消化道以外的其他表现，如尿频、尿急、夜尿增多、排尿不尽感等泌尿系统症状，以及慢性躯体疼痛表现如慢性纤维肌痛、慢性疲劳综合征等。40%～75%的IBS患者伴随精神心理异常，表现为焦虑和抑郁状态、睡眠障碍、疑病等。

IBS患者通常缺乏特异性体征。

【诊断与鉴别诊断】

IBS的诊治应基于深思熟虑的临床评估（thoughtful approach）、少量的实验室检查（limited diagnostic test）和仔细的随诊（careful follow-up）。详尽的病史非常重要，有腹痛症状和排便习惯改变，以及二者具有时间上的关联是诊断IBS的必要条件。尽管IBS通常无阳性体征，但规范、认真的腹部体检是必需的，一方面是为了排除其他疾病，另一方面是建立患者对医生的信任。临床表现典型，满足罗马Ⅳ诊断标准，且无报警症状的患者诊断IBS有一定的把握。根据具体病情可以选择性地做一些检查，以除外器质性胃肠道或全身病变。不建议单纯为了排除其他疾病做大量的检查。对于有报警征象的患者，应完善内镜等相关检查，不急于诊断IBS。诊断IBS后应注意随诊，密切的医患关系是成功治疗IBS的基础。

2016年美国胃肠病学会（AGA）发表了IBS的罗马Ⅳ诊断标准，其中对症状持续时间的要求较前无变化，但其他内容在罗马Ⅲ标准的基础上有不同程度的修订（表11-1-1）。

表11-1-1　肠易激综合征罗马Ⅲ和罗马Ⅳ诊断标准的比较

	罗马Ⅲ	罗马Ⅳ
腹部症状	反复腹痛或腹部不适	反复腹痛
症状频率	最近3个月内每个月发作至少3日	最近3个月每周至少发作1日
其他条件（应具备至少2条）	①排便后腹痛或腹部不适减轻 ②发作时伴有排便频率改变 ③发作时伴有粪便性状改变	①腹痛与排便相关 ②伴有排便频率改变 ③伴有粪便性状改变
持续时间	诊断前症状出现应至少6个月，近3个月符合以上诊断标准	诊断前症状出现应至少6个月，近3个月符合以上诊断标准

从上表可以看出，罗马Ⅳ对罗马Ⅲ诊断标准进行了4处修正：

1. **去除了原来的“腹部不适”一词**　因为在罗马Ⅲ应用的过程中，世界各地的消化医师发现“腹部不适”（abdominal discomfort）一词的含义比较模糊，不同的患者对该词常有不同的理解；而且不同的语言对该词的翻译和使用也有明显差异。因此，罗马Ⅳ仅强调腹痛是IBS唯一核心的腹部症状，以统一认识，保证诊断的准确性。

2. **提高了对症状频率的要求**　罗马Ⅳ较罗马Ⅲ提高了症状频率的“门槛”，由原来的每个月3日变成了每周1日。这是基于流行病学调查结果做出的修正，有助于提高诊断标准的特异性。

3. **不再使用“排便后腹痛或腹部不适减轻”的提法**　因为相当部分的IBS患者排便后腹痛并无减轻，反而加重，因此以更笼统的“腹痛与排便相关”替代。

4. **不再要求“发作时”伴有排便频率或粪便性状的改变**　尽管IBS的腹痛往往伴随排便习惯的改变，但并非所有改变均出现在腹痛“发作时”。

根据我国学者的研究，中国IBS患者的临床特点和诊疗方法与西方存在一定的差异，临床须注意这些特殊性，包括：①国人发生排便相关的腹胀（包括上腹胀）比例较高（52.8%），这一点在罗马Ⅲ/Ⅳ标准中均未予强调。②根据国人粪便性状的特点，我国学者曾提出将 Bristol 分型的 1～3 型作为诊断 IBS-C 的参考，将 5～7 型作为诊断 IBS-D 的参考，但其合理性有待进一步验证。③我国人群的结直肠癌发病率低于西方，但直肠癌所占比例较高（40%～50%），且 45 岁以下的年轻结直肠癌患者较多（19.5%），发现时常常已处于进展期。④在国内当前的医疗环境中，排除器质性疾病仍然是诊断 IBS 的前提。排除器质性疾病是否需要经过辅助检查以及选择何种检查，主要取决于每例患者的具体情况。

需要和 IBS 鉴别的疾病：①其他功能性肠病：如功能性腹泻、功能性便秘和功能性腹胀等，其中功能性腹泻与 IBS-D 的区别主要在于腹痛非前者核心症状。②肠道炎症性疾病：如溃疡性结肠炎、显微镜下结肠炎、克罗恩病等；③吸收不良综合征：如乳糖不耐受、乳糜泻等；④结直肠肿瘤；⑤代谢性、系统性疾病：如糖尿病、甲状腺功能亢进、系统性红斑狼疮、干燥综合征、系统性硬化等。应根据患者临床表现及有无报警征象（年龄 >40 岁、消化道出血、贫血、腹部包块、腹水、发热、体重减轻、消化道肿瘤家族史等），估计器质性疾病的风险，然后有针对性地选择血清学、影像和内镜等检查予以排除。另外，密切随访本身就是排除器质性疾病的重要方法。

【治疗】

建立良好的医患关系是开始 IBS 治疗的前提。治疗方面主要包括饮食治疗和药物治疗，中重度 IBS 患者应辅以必要的认知和心理治疗。

（一）饮食治疗

研究表明，20%～67% 的 IBS 患者存在各种类型的食物不耐受，不良饮食习惯和不合理的膳食结构可以加重 IBS 症状。饮食治疗方面包括膳食纤维的选择，可溶性和不可溶性膳食纤维对 IBS 总体症状的疗效不同。可溶性纤维（如车前草制剂）的疗效相对较好，而不可溶性纤维（如谷物、麦麸）则可能加重症状。我国人群中乳糖不耐受情况较为常见，因此建议低乳糖饮食（如减少奶、豆类食用）。食物对腹泻症状的影响也不可忽视，部分 IBS 患者进食某些食物后血中 IgG 抗体增加，临床表现为食物摄入后 24 小时至几天后出现胃肠道症状。

（二）药物治疗

IBS 的药物治疗主要针对腹痛或腹部不适、便秘和腹泻进行对症治疗，包括解痉剂、导泻剂、止泻剂、抗生素、肠道益生元或益生菌以及中医药治疗等。

11

1. 解痉剂 解痉剂有助于减轻 IBS 患者的腹痛。常用解痉剂有：①选择性胃肠道平滑肌钙离子通道阻滞剂：如匹维溴铵、奥替溴铵等；②钙离子通道调节剂：如曲美布汀；③抗胆碱能药物：如东莨菪碱、山莨菪碱等；④植物提取物：如薄荷油。

2. 止泻剂 止泻剂可有效缓解 IBS 腹泻症状。可供选择的止泻剂包括：①阿片受体激动剂：如苯乙哌啶、洛哌丁胺等，直接作用于肠平滑肌，并抑制肠黏膜感受器，减轻局部黏膜的蠕动反射而减弱肠蠕动，同时可增加肠的节段性收缩，延迟肠内容物的传输，有利于其中水分的吸收。美国 FDA 于 2015 年批准艾沙杜林（eluxadoline）用于治疗腹泻型 IBS，这是一种有阿片类活性的药物，可减轻 IBS 的腹痛和腹泻症状。②吸附剂：如蒙脱石散，与胃肠道黏膜有很强的吸附能力，服用后迅速形成一层保护膜，增加肠道对细菌、病毒及其他刺激因素的抵抗能力，改善黏膜的通透性，减少肠液的分泌，对腹泻及黏液便有明显的缓解作用。③ 5-HT_3 受体拮抗剂：如阿洛司琼、昂丹司琼、格拉司琼和西兰司琼，这类药物可抑制非选择性阳离子通道的活化，进而调节肠神经系统，抑制胃肠道神经元上的5-HT$_3$受体的活化，减少肠道分泌和蠕动，减少传入疼痛信号。

3. **通便药** 用于治疗便秘型IBS。这类药物种类较多，其中容积性泻剂临床证据相对较多，聚乙二醇已获美国FDA批准用于治疗IBS的便秘症状。常用的通便药包括：①容积性泻剂：如聚乙二醇、天然或人工膳食纤维等，这类泻剂可加速结肠或全胃肠道传输，吸收水分，使粪便松软易排出，缓解便秘及排便后紧迫感。②渗透性泻剂：包括糖类渗透性泻剂（如乳果糖、聚乙二醇）和盐类渗透性泻剂（如硫酸镁等），这类药物具有高渗透性特征，口服后在肠内形成高渗状态吸收水分，同时阻止肠道水分吸收，使肠内容物容积增加，促进肠蠕动和排便，但可能加重部分IBS患者的腹胀。③刺激性泻剂：如蒽醌类泻剂（大黄、番泻叶、芦荟等）和多酚化合物（酚酞、比沙可啶等），这类药物本身或其代谢产物通过刺激结肠黏膜、肌间神经丛、平滑肌而增进肠蠕动和黏液分泌，促进排便。由于这类泻剂可能加重IBS患者腹痛，因此应用相对较少。④选择性2型氯离子通道激活剂：这类药物的代表是鲁比前列酮，可以蛋白激酶A非依赖性的方式选择性地激活位于肠上皮中的2型氯离子通道（ClC-2），提高肠上皮分泌、软化粪便而促进排便。美国FDA批准其用于18岁以上女性便秘型IBS患者。

4. **抗生素** 部分IBS患者发病与小肠细菌过度生长和肠道感染有关，抗生素治疗有效。理想的抗生素选择应具有抗菌谱广、口服后不易被吸收、不良反应小等特点。常用的抗生素包括新霉素、环丙沙星、左氧氟沙星和甲硝唑等。利福昔明是目前最有前景的抗生素，可能通过调节肠道菌群而发挥疗效。但仍有较多问题尚未解决，包括其长期使用效果、大量使用后耐药情况、治疗前是否需要证实患者存在肠道菌群失调等，是今后需要研究的问题。

5. **微生态制剂** 微生态制剂是根据肠道微生态的原理，利用对宿主有益的正常微生物及其代谢产物和（或）促进其生长繁殖的物质制成的制剂，包括：①益生菌：如双岐杆菌、乳酸杆菌等制剂；②益生元：如低聚糖、多糖、中草药提取物等；③合生元：是益生菌和益生元的合成制剂。多项临床研究和荟萃分析证实，通过恢复肠道微生态，益生菌可以改善IBS患者腹胀、腹痛、腹泻、便秘和总体症状，且不良反应少，安全性与安慰剂相似。

6. **中医药治疗** 中医药是我国传统医学的伟大宝库，尤其对IBS这类功能性疾病，应用得当往往可以收效。考察历代中医典籍，无“肠易激综合征”这一病名记载，但揆诸医理，该症可归于“泄泻”“滞下”“郁证”“腹痛”等范畴。中医认为，肠易激综合征的主要发病机理是肝条失达，因肝“属木”，为将军之官，喜条达而恶抑郁，主疏泄，而脾“属土”，主运化。肝的疏泄与脾的运化功能密切相关，肝气条达方能保障脾之升降，谓之“土得木则达”。一旦肝木有病，即脾运受制，从而导致肝郁脾虚、清浊不分、升降失调，故发为泄泻。因此，从疏肝健脾入手加以调治往往可以见功。目前，已有不少研究报道中药、针灸等治疗IBS取得了较好的效果，有待今后设计严格的大样本临床试验进一步证实。

（三）认知和心理治疗

部分IBS患者伴有精神心理障碍，对常规治疗疗效不佳的患者应进行心理评估，存在明显精神心理异常者可考虑抗抑郁药物治疗。常用的药物包括：①三环类抗抑郁药物：如阿米替林、多虑平、地昔帕明等，这类药物可以通过调节脑-肠轴信号以减少IBS患者中出现的腹部胀气和不适，不良反应之一是便秘，因此能够改善部分腹泻型IBS患者的症状；②新型选择性5-HT再摄取抑制剂（SSRI）：常用的药包括氟西汀、帕罗西汀、西酞普兰、氟伏沙明等。对于合并严重抑郁、焦虑状态的 IBS 患者，联合心理医学科共同诊治有助于改善病情。

IBS 的治疗目的并非完全治愈，而是消除患者疑虑、改善症状、提高生活质量。治疗原则应建立在良好的医患关系基础上，根据主要症状类型及症状严重程度进行分型和分级治疗。

（孙晓红　方秀才）

参考文献

1. Mearin F, Lacy BE, Chang L, et al. Bowel disorders. Gastroenterology, 2016. pii: S0016-5085(16)00222-5.
2. Lacy BE. Perspective: an easier diagnosis. Nature, 2016, 533(7603): S107.
3. 潘国宗，鲁素彩，柯美云，等. 北京地区肠易激综合征的流行病学研究：一个整群、分层、随机的调查. 中华流行病学杂志，2000，21(1)：26-29.
4. 李晓青，常敏，许东，等. 中国肠易激综合征流行病学调查现状分析. 胃肠病学和肝病学杂志，2013，22(8)：734-739.
5. Wang LH, Fang XC, Pan GZ. Bacillary dysentery as a causative factor of irritable bowel syndrome and its pathogenesis. Gut, 2004, 53(8): 1096-1101.
6. Chey WD, Kurlander J, Eswaran S. Irritable bowel syndrome: a clinical review. JAMA, 2015, 313(9): 949-958.
7. 中华医学会消化病学分会胃肠功能性疾病协作组，中华医学会消化病学分会胃肠动力学组. 中国肠易激综合征专家共识意见(2015年，上海). 中华消化杂志，2016，36(5)：299-312.
8. 方秀才. 我国肠易激综合征的诊断现状. 中华消化杂志，2015，35(7)：438-440.
9. Narducci F, Bassotti G, Grannta MJ, et al. Colonic motility and gastric emptying in patients with irritable bowel syndrome. Dig Dis Sci, 1986, 31(3): 241-246.
10. Jakate S, Demeo M, John R, et al. Mastocytic enterocolitis: increased mucosal mast cells in chronic intractable diarrhea. Arch Pathol Lab Med, 2006, 130(3): 362-367.
11. 柯美云，方秀才. 功能性胃肠病罗马Ⅲ诊断标准的临床实践和难点. 胃肠病学，2010，15(4)：197-199.
12. Whitehead WE, Engel BT, Schuster MM. Irritable bowel syndrome: physiological and psychological differences between diarrhea-predominant and constipation -predominant patients. Dig Dis Sci, 1980, 25(6): 404-413.
13. Kellow JF, Gill RC, Wingate DL. Prolonged ambulant recordings of small bowel motility demonstrate abnormalities in irritable bowel syndrome. Gastroenterology, 1990, 98(5 Part 1): 1208-1218.
14. 常敏，陈卫，方秀才，等. 腹泻型肠易激综合征患者肠外症状分析. 胃肠病学，2010，15(11)：654-656.
15. 黄丹，梁列新，方秀才，等. 精神心理因素对腹泻型肠易激综合征患者生命质量的影响. 中华消化杂志，2015，35(9)：599-605.
16. 许东，陈卫，周炜洵，等. 腹泻型肠易激综合征患者乙状结肠黏膜肥大细胞与肠道症状和精神心理状态的关联性. 中华医学杂志，2016，96(30)：2398-2403.
17. Ritchie J. Pain from distention of the pelvic colon by inflating a balloon in the irritable bowel syndrome. Gut, 1973, 14(2): 125-132.
18. Drossman DA. Rome Ⅲ: the functional gastrointestinal disorders. 3rd ed. Mclean: Degnon Associates, 2006.
19. Lembo AJ, Lacy BE, Zuckerman MJ, et al. Eluxadoline for irritable bowel syndrome with diarrhea. N Engl J

Med, 2016, 374(3): 242-253.

20. 朱丽明，柯美云，周丽雅，等. 益生菌治疗腹泻型肠易激综合征. 基础医学与临床，2008，28(10): 1070-1074.

21. 胡玥，陶丽媛，吕宾，等. 益生菌制剂治疗肠易激综合征的Meta分析. 中华内科杂志，2015，54(5): 445-451.

第2节 吸收不良综合征

知识要点

1. 吸收不良综合征是由于消化不良和(或)吸收不良导致的临床症候群，主要表现是慢性腹泻和营养不良，尤以脂肪泻为典型表现。
2. 任何影响营养物质的消化、吸收、转运的因素均可导致吸收不良综合征，不同病因相应的发病机制差异很大。
3. 不同营养素吸收不良所导致的临床表现差别巨大。
4. 需要根据详细的病史和体格检查，选择性地进行辅助检查项目，明确营养不良的程度及营养素吸收不良的种类，明确吸收不良的病因、病变部位及可能的发生机制，为营养治疗和对因治疗提供依据。
5. 吸收不良综合征不是单一的疾病，其病因及发病机制繁杂，需要尽可能明确病因后给予个体化治疗。

消化和吸收营养物质是胃肠道最基本的生理功能。肠腔内或肠黏膜上皮刷状缘消化酶不足或缺乏、消化液分泌障碍或者肠道通过时间过短，均可导致食物中的大分子营养物质(蛋白质、脂肪、碳水化合物)不能被充分降解为小分子物质，难以被肠上皮细胞吸收，称为消化不良(maldigestion)。小分子物质(包括单糖、氨基酸、短肽、脂肪酸、维生素、矿物质和微量元素等)通过不同途径被转运入肠上皮细胞，进一步进入黏膜组织并经淋巴系统和肝门静脉系统运输进入循环系统，这个吸收过程若发生障碍被称为吸收不良(malabsorption)。消化和吸收密切关联的生理过程，消化不良必然导致营养物质的吸收不良。所以，尽管消化不良和吸收不良是不同的病理生理学过程，但在临床上两者难以截然分开。吸收不良综合征(malabsorption syndrome)这个术语被用于描述由于消化不良和(或)吸收不良导致的肠内一种或多种营养物质不能顺利经肠黏膜转运进入组织，而经肠道过量丢失，最终导致营养物质缺乏的临床综合征。主要表现为慢性腹泻和营养不良(体重下降、维生素和矿物质缺乏等)，常以脂肪吸收障碍(脂肪泻)最为突出。

【病因与发病机制】

如上所述，营养物质的吸收需要经过以下生理过程：①食物在腔内被消化酶加工消化；②营养物质经肠上皮细胞被吸收进入黏膜组织；③从黏膜组织转运入循环(单糖、氨基酸、中短链甘油三酯)或淋巴(长链甘油三酯)系统。这三个紧密相连的阶段中任何环节出现障碍或缺陷，均可引起吸收不良综合征(表11-2-1)。不同病因影响的发病环节可能不同，同时一种病因也可能影响多个发病环节。

表 11-2-1 吸收不良的病因和机制

阶段	机制		典型疾病
腔内消化	营养物质水解障碍	消化酶不足或缺乏	慢性胰腺炎、囊性纤维化、胰腺癌
		消化酶失活	胃泌素瘤、CCK 瘤、肠道感染
		酶解时间过短	短肠综合征、肠内瘘
	脂肪乳化溶解障碍	胆盐合成减少	肝硬化、肝功能衰竭
		胆盐分泌障碍	肝内胆汁淤积、胆管梗阻
		胆盐丢失过多	回肠病变（如克罗恩病）、回肠切除
		胆盐分解过多	小肠细菌过度生长、盲襻综合征
上皮吸收	刷状缘双糖水解障碍	先天性双糖酶缺陷	先天性蔗糖酶 - 异麦芽糖酶缺乏
		获得性双糖酶缺陷	成人乳糖不耐受
	上皮转运障碍	非选择性转运异常	乳糜泻、自身免疫性肠病、放射性肠炎
		选择性转运异常	维生素 B_{12} 吸收障碍、氨基酸吸收障碍
	上皮吸收不充分	吸收面积不足	短肠综合征、肠道感染、浸润性疾病
黏膜转运	向循环系统转运障碍	淋巴回流受阻	小肠淋巴管扩张症
		肠系膜血运障碍	血管炎、缺血性肠病、慢性心力衰竭

根据吸收不良所影响的营养物质种类不同，吸收不良综合征可以表现为全营养素吸收不良，也可以表现特定营养素吸收不良。全营养素吸收不良的原因是肠黏膜弥漫受损（如乳糜泻）或吸收面积减少（如短肠综合征）。特定营养素吸收不良是因为某些疾病影响相应营养素的消化吸收所致，包括：①碳水化合物吸收不良，如双糖酶缺乏；②脂肪吸收不良和脂肪泻，如慢性胰腺炎、小肠淋巴管扩张症、生长抑素瘤等；③蛋白质吸收不良，如慢性胰腺炎、蛋白丢失性肠病；④维生素及矿物质吸收不良，如恶性贫血、全胃切除或回肠克罗恩病致维生素 B_{12} 吸收障碍、脂肪泻影响脂溶性维生素吸收、钙吸收减少造成骨软化症等；⑤微量元素吸收不良，如锌缺乏综合征。

吸收不良所致慢性腹泻的病理生理机制比较复杂，取决于吸收不良的营养素种类和消化道病变性质。其腹泻类型一般为脂肪泻和水样泻。

1. **脂肪泻** 脂肪泻是吸收不良综合征最突出和最具有代表性的腹泻。当脂肪消化吸收出现障碍时，脂肪可分解产生脂肪酸，尤其是被细菌发酵后产生的羟化脂肪酸，刺激肠黏膜上皮分泌大量水和电解质，引起腹泻。典型病因见于慢性胰腺炎、短肠综合征等。

2. **水样泻** 吸收不良综合征的水样泻包括渗透性腹泻和分泌性腹泻。某些营养物质吸收障碍导致渗透性腹泻，尤以碳水化合物吸收障碍最为突出，例如乳糖不耐受。胃泌素瘤和胆囊收缩素瘤造成胃酸过度分泌，可灭活胰腺消化酶，造成营养物质吸收不良，其腹泻性质为分泌性腹泻。多种原因可导致胆盐的肠肝循环被破坏，较多量的胆汁酸进入结肠，出现胆汁酸相关的分泌性腹泻（详见第 12 章第 9 节）。

【临床表现】

临床表现包括两方面：原发疾病的症状和吸收不良的症状。各原发疾病的相应表现参见本书其他章节。

全营养素吸收不良的主要临床表现是慢性腹泻和营养不良，其中脂肪和蛋白质吸收不良是症状产生的关键因素。但在疾病早期，腹泻和营养不良的程度常很轻微或缺乏，可以仅表现为腹胀、食欲缺乏、胃肠胀气和肠鸣等不适。最常见的典型表现为脂肪泻，粪便油腻、量大，常有恶臭，禁食后腹泻减轻或缓解。营养缺乏程度与吸收不良的严重程度和病程长短有关，主要表现为体重下降、乏力，可出现不同程度的水肿（与低白蛋白血症相关）；严重者可出现贫血，青少年患者可出现生长发育障碍。

短期严重腹泻者常合并水、电解质、酸碱平衡紊乱。长期大量脂肪泻导致脂溶性维生素缺乏，出现相应症状。例如，维生素 D 缺乏可导致低钙血症和骨质疏松；维生素 A 缺乏导致皮肤粗糙、过多角化，以及夜盲症；维生素 K 缺乏影响凝血因子合成，患者合并出血倾向；水溶性 B 族维生素缺乏与腹泻丢失和食物摄入不足有关，可出现相应的症状，如周围神经炎、舌炎、贫血等（详见第 9 章第 3 节）。

特定营养素吸收不良的临床表现取决于相应营养素相关的病理生理异常，而腹泻和营养不良的表现则可能缺乏或很轻微。例如，乳糖酶缺乏导致的乳糖不耐受可仅表现为摄入含乳糖食品（如牛奶）后的腹泻；铁缺乏造成小细胞低色素贫血，见于较轻的乳糜泻；维生素 B_{12} 吸收障碍表现为巨幼细胞贫血、舌炎和神经精神症状。

总之，吸收不良综合征的相应病因和疾病的严重程度决定其临床特征，也因此临床表现差异巨大。

【诊断与鉴别诊断】

吸收不良综合征不是单一疾病，而是多种疾病共有的病理生理异常，因此临床表现范围较广。确定吸收不良综合征本身多无困难，但临床要求进一步明确病因，因此针对吸收不良综合征的诊断评估应包含以下内容：①是否存在吸收不良，包括评估营养不良的程度；②存在哪些营养物质的吸收不良；③吸收不良的病因和病变部位。

详细的病史采集和全面的体格检查是诊断的基础。病史信息中需要重点关注：发病年龄，腹泻时粪便的性状，腹泻与进食时间的关系，腹泻与食物种类的关系，饮酒史，腹部手术史，既往病史，家族遗传史等。幼年发病需考虑遗传因素所致吸收不良，如先天性乳糖酶缺乏。吸收不良常表现为脂肪泻或水样泻，详细了解粪便性状有助于缩小鉴别诊断范围。进食后迅速出现腹泻，提示肠道通过时间明显缩短，见于短肠综合征、肠内瘘、严重的乳糜泻等。特定食物可诱发腹泻者需考虑食物不耐受。长期大量饮酒可引起慢性胰腺炎和酒精性肝病，造成胰酶、胆汁酸缺乏，从而引起脂肪泻。很多腹部手术可改变消化道解剖结构，减少肠道吸收面积，造成营养物质吸收障碍。用于治疗过度肥胖的减重手术（bariatric surgery）就是通过人为造成吸收不良，而达到减轻体重的目的。既往放疗病史可能引起放射性肠炎。某些既往疾病可能引起消化道病变，例如糖尿病、高血压和高脂血症患者易发生缺血性肠病；心脏手术可引起小肠淋巴管扩张症，可在术后多年才出现。某些药物还可导致药物相关性肠病，表现为吸收不良综合征，包括非甾体类抗炎药（NSAIDs）、霉酚酸酯、奥美沙坦、硫唑嘌呤等。遗传机制参与了一些引起吸收不良疾病的发病，应注意询问有无类似病例家族聚集现象，例如乳糜泻、神经内分泌肿瘤等。

体格检查时，需观察是否存在相应原发疾病的体征，同时需要评估总体营养状态，是否存在消瘦、水肿、皮脂厚度变薄等，还要关注是否存在各种维生素缺乏所出现的相应体征，如神经精神异常、低钙血症体征、皮肤黏膜改变、舌苔及舌体异常等（详见第 9 章第 3 节）。

病史和体征信息常常可以提示是否存在吸收不良以及可能病因，为进一步选择辅助检查项目提供依据。

辅助检查项目大致分三类，包括综合评估营养状态、了解吸收不良的营养物质种类，以及判断病因和病变部位。

1. 营养状态和全身状况的评估

（1）血常规（血红蛋白、红细胞体积等），血清白蛋白、前白蛋白、总蛋白，血清胆固醇、甘油三酯，血清铁、铁蛋白、转铁蛋白，血清叶酸、维生素 B_{12}，血清电解质浓度。大细胞贫血提示体内缺乏叶酸或维生素 B_{12}，见于恶性贫血、胃切除、回肠切除及小肠细菌过度生长；小细胞贫血提示缺铁，见于乳糜泻或消化道慢性失血。

（2）肝功能、肾功能。维生素 D 缺乏的患者常有血碱性磷酸酶升高，其水平降至正常提示补充维生素 D 足够。

2. 吸收不良的功能试验 详见第 4 章和第 5 章相关章节。

（1）脂肪吸收的检测：这是全营养素吸收不良最常用的指标。脂肪泻诊断的金标准是粪便脂肪定量测定，粪便中脂肪含量 > 6g/d 或脂肪吸收率 < 90% 为阳性。粪便苏丹Ⅲ染色为定性检测，可以用作脂肪吸收不良的初筛试验，其敏感性为 78%，特异性为 70%。另外，胡萝卜素是维生素 A 的前体，血清胡萝卜素含量可间接反映脂肪吸收情况。若血清胡萝卜素明显降低，可认为存在脂肪吸收不良。

（2）糖吸收的检测：慢性腹泻患者粪便 pH < 5.5 是碳水化合物吸收不良的有力证据。氢呼气试验常用于了解是否存在糖吸收不良，该试验还可以间接反映小肠细菌过长，并用来测量从口至盲肠的传输时间。少数患者肠道细菌可分解氢气并产生甲烷，造成氢呼气试验假阴性。乳糖氢呼气试验或乳糖耐量试验可用于检测乳糖酶是否缺乏。D- 木糖试验可以反映小肠（尤其是近端小肠）黏膜的吸收功能。

（3）蛋白质吸收试验：氮平衡试验可反映粪便蛋白质排出量和蛋白质吸收率，因操作烦琐、设备复杂、影响因素较多，临床已很少应用。^{131}I-PVP 试验和粪便 ^{51}Cr- 白蛋白测定主要用于检测胃肠道蛋白质漏出和丢失情况，受放射性核素和检测设备的限制，临床应用相对较少。

（4）胰腺外分泌功能试验：反映胰腺分泌消化酶的功能状态。检查方法包括测定粪便中的胆囊收缩素或弹力蛋白酶浓度、荧光二月桂酸盐试验和 N- 苯甲酰基 -1- 酪氨酰对氨基苯甲酸（NBT-PABA）试验等。其中，粪便弹力蛋白酶浓度诊断胰腺外分泌功能不全的实际应用较多（详见第 5 章第 5 节）。

（5）胆汁酸吸收功能检测：主要用于检测各类原因导致的胆汁酸性腹泻（详见第 5 章第 6 节和第 12 章第 9 节）。

（6）维生素 B_{12} 吸收试验（Schilling 试验）：Schilling 试验可用于评估维生素 B_{12} 吸收不良。结合口服内因子、胰酶、抗菌药物后的试验结果，该试验可以鉴别维生素 B_{12} 吸收不良的病因（详见第 5 章第 4 节）。

3. 病因和病变部位的检查

（1）粪便常规及病原学检查：包括粪便隐血、寄生虫（例如蓝氏贾第鞭毛虫包囊）、粪便培养等。

（2）影像学检查：根据病因提示评估胃肠道、肝、胆、胰腺有无异常，可选择 X 线钡剂造影、腹部超声、CT、MRI、生长抑素受体显像等。钡剂造影有助于明确是否存在引起小肠细菌过度生长的改变，如肠道憩室、冗余肠襻、肠段扩张、肠道活动减弱等。CT 有助于发现某些肠道病变，如克罗恩病、小肠淋巴瘤等，对肿大的腹部淋巴结灵敏度很高，也可发现胰腺钙化、占位、胰管扩张等胰腺疾病。腹部MRI对于胰胆管病变、炎症性肠病以及肝脏占位性病变有较高的诊断价值。生长抑素受体显像主要用于检测神经内分泌肿瘤。

(3) 消化内镜检查：包括胃镜、结肠镜、小肠镜、超声内镜、ERCP等。内镜检查可能为寻找吸收不良病因提供一些线索，例如肠黏膜铺路石样改变和纵行溃疡提示克罗恩病，白点病灶提示淋巴管扩张症，十二指肠绒毛扁平萎缩可见于乳糜泻等。内镜检查中可以取肠黏膜活检及抽取肠液，进行组织学和病原学检查。小肠黏膜活检对以下疾病有诊断意义，包括乳糜泻、自身免疫性肠病、Whipple病、小肠淋巴管扩张症、小肠淋巴瘤、贾第鞭毛虫病、血β脂蛋白缺乏症等。怀疑胰腺病变或消化道黏膜下病变者，可选择超声内镜。ERCP有助于确定胆道梗阻病因，鉴别慢性胰腺炎和胰腺肿瘤，以及证实胰管是否存在结石等。

(4) 特殊血清学和病理学检查：根据病因提示进行相关检查，譬如结缔组织病相关的自身抗体谱检测、乳糜泻相关的基因学和血清抗体检测、恶性贫血的壁细胞抗体和内因子抗体检测；病理组织学特殊染色（刚果红染色、免疫组织化学染色等）。

【治疗】

吸收不良综合征的病因及相应吸收不良的发病机制繁杂，临床表现差别巨大，需要尽可能在明确病因的基础上采用个体化治疗策略。

1. 纠正营养不良，酌情对症支持治疗 纠正水、电解质和酸碱平衡紊乱。根据病因和病情严重程度给予肠内营养支持，无法实施或无法耐受肠内营养者予肠外营养。根据缺乏的营养素给予针对性的补充，包括铁剂、脂溶性和水溶性维生素、微量元素等。必要时输血、输注白蛋白治疗。

2. 针对原发病及所致吸收不良的发病机制给予对因治疗 应根据病因调整饮食结构，去除不耐受的食物，譬如乳糖不耐受者避免服用乳制品或选用发酵乳；去麦胶饮食适用于乳糜泻者；中链甘油三酯（MCT）饮食适用于小肠淋巴管扩张症者。食物不耐受和嗜酸性粒细胞胃肠炎发病与食物中的致敏物质有关，去除致敏物质后病情可改善。对于各种原因导致胰腺外分泌功能受损、消化酶不足者，除了治疗胰腺疾病外，需要给予胰酶制剂进行替代治疗。抗生素及微生态制剂治疗适用于肠道感染以及小肠细菌过度生长者。对于短肠综合征者，可通过调整肠内营养的配方和摄入速度，给予抑制肠道蠕动药物，尽量充分利用残留肠道的吸收功能。存在其他解剖异常者，如肠瘘、盲襻综合征，需要评估外科手术的可能性，有指征者争取手术治疗。对于保守治疗无效的小肠功能衰竭的患者（如严重的短肠综合征），需考虑肠移植治疗。

（费贵军 李景南）

参考文献

1. Hogenauer C，Hammer H. Maldigestion and Malabsorption // Feldman M，Friedman L，Brandt L. Sleisenger and Fordtran's gastrointestinal and liver disease. 9th ed. Philadelphia：Saunders，2010：1735-1768.
2. Murray JA，Rubio-Tapia A. Diarrhoea due to small bowel diseases. Best Pract Res Clin Gastroenterol，2012，26（5）：581-600.
3. Nikaki K，Gupte GL. Assessment of intestinal malabsorption. Best Pract Res Clin Gastroenterol，2016，30（2）：225-235.

4. van der Heide F. Acquired causes of intestinal malabsorption. Best Pract Res Clin Gastroenterol，2016，30（2）：213-224.
5. 潘国宗. 中华医学百科全书•临床医学•消化病学. 北京：中国协和医科大学出版社，2014：73-80，300-310.
6. Podboy A，Anderson BW，Sweetser S. 61-year-old man with chronic diarrhea. Mayo Clin Proc，2016，91（2）：e23-e28.
7. 黄梅芳，梅鹏飞. 吸收不良综合征诊断方法与步骤. 医学新知杂志，2013，23（2）：88-91.
8. Greenson JK. The biopsy pathology of non-coeliac enteropathy. Histopathology，2015，66（1）：29-36.
9. 李晓波. 小肠消化吸收功能评价. 诊断学理论与实践，2008，7（1）：114-116.
10. Avitzur Y，Courtney-Martin G. Enteral approaches in malabsorption. Best Pract Res Clin Gastroenterol，2016，30（2）：295-307.

第3节 肠功能衰竭

知识要点

1. 对于全身多脏器功能衰竭的危重患者，肠功能衰竭可能是发病的中心环节和始动因素。
2. 肠功能衰竭的概念不仅是指营养消化吸收功能下降，还包括肠黏膜屏障功能受损。
3. 肠功能衰竭可继发于功能性肠道面积减少、其他疾病造成的肠道动力障碍或实质损伤。
4. 目前认为，需要静脉营养才能维持机体生存或发育是诊断肠功能衰竭的必要条件。
5. 目前临床还缺乏评估肠道屏障功能的可靠手段，多数检测方法还停留在研究阶段。
6. 合理的肠内营养是治疗肠衰竭的基础，多数患者经治疗后肠道功能恢复或残余肠道功能代偿性增强，有望最终脱离肠外营养。
7. 在理解肠道病理生理机制的基础上，近年来提出了肠道康复治疗和生态免疫营养的概念，有助于进一步提高肠衰竭的治疗效果。
8. 不同病因和类型的肠衰竭的病情严重程度和临床转归差异很大。

11

在全身所有器官功能衰竭中，肠功能衰竭（intestinal failure，IF）的研究起步较晚，但近年来日益受到关注。Irving 于 1956 年最早提出 IF 的定义：“功能性肠道减少以致不能满足营养物质吸收”，但未引起学术界的足够重视。直至 1982 年，Remington 和 Fleming 将 IF 重新定义为“肠道功能下降至不能维持消化和吸收最低量的营养物质”。此后陆续有学者提出修正和补充，使得 IF 的概念不断演变并趋于清晰和深入。例如，Jeejeebhoy 提出 IF 的病情应严重到需要“肠内或肠外营养支持”。Jeppensen 和 Mortensen 认为 IF 应当是“需要肠外营养支持”，仅需要肠内营养的患者为“肠功能不全”（intestinal insufficiency）。1992 年，Deitch 将肠功能障碍定义为“腹胀，不能耐受进食 5 天以上”，将肠功能衰竭定义为“应激性溃疡出血需要输血，或非结石性急性胆囊炎”。2001 年，Nightingale 和 Woodward 对 IF 进行了严重程度分级，其中需要肠外营养的患者被定义为重度 IF（severe IF），需要肠内营养的为中度 IF（moderate IF），仅需要口服液体和营养物质的为轻度 IF（mild IF）。2004 年国内学者任建安、黎介寿提出将 IF 分为三型：①一型：即功能性小肠长度绝对减少，如短肠综合征。②二型：为小肠实质广泛损伤，例如放射性肠炎、炎症性肠病、缺血性肠病等。肠瘘、肠梗阻也属于此型，但多为急性，经恰当治疗可逆转。③三型：多见于危重疾病患者，以肠黏膜屏障功能损害为主，可同时伴有消化吸收功能障碍，如严重感染、创伤、出血、休克等。2015 年，欧洲肠外肠内营养学会（European Society for Parenteral and Enteral Nutrition，ESPEN）首次提出关于 IF 的临床指南，对 IF 的定义、分类和诊疗方法进行规范。ESPEN 指南将 IF 定义为“由于肠道功能减退，其吸收大分子营养物质和（或）水、电解质的能力不能满足人体最低需求，因而需要接受静脉营养以维持生存 / 发育。”

自 20 世纪 50 年代起，器官功能衰竭成为临床医学的核心问题，20 世纪 70 年代又提出多器官功能衰竭（MOF）的概念，后修正为多脏器功能障碍（MODS）。彼时 MOF 和 MODS 的定义仍基于传统脏器如心血管、呼吸、肾脏、肝脏等，未包含 IF。直至 1986 年，Carrico 才提出 IF 是 MODS 的重要组成部分，甚至可能是始动因素（initiator）。相比其他器官衰竭，IF 受到的关注较少，可能是由于三个方面的原因：①引起 IF 的疾病如短肠综合征（SBS）和先天性腹泻等患者人数较少，例如 SBS 在西方国家的发病率仅为 0.2/10 万～0.3/10 万。② IF 在重症患者大多表现隐匿，且不像其他器官衰竭那样直接威胁生命。除非因黏膜破损而发生消化道出血或肠道严重梗阻引起腹腔高压，否则 IF 不易为临床察觉。③ IF 缺少统一的定义和客观测量指标，临床评估难度较大。常用于危重疾病的评分系统如 APACHE 评分、Marshall 评分、SOFA 评分等均未纳入 IF，即与此有关。

但是近年来，随着重症医学、消化病学和营养支持治疗的进展，特别是肠道微生态和黏膜免疫功能研究的不断深入，IF 的重要性日益凸显。学术界逐渐认识到 IF 对机体的影响不仅在于营养吸收功能不足（maldigestion and malabsorption），还包括肠道屏障功能障碍（barrier dysfunction），后者对危重患者病情和预后的影响可能更大。胃肠道不仅是消化吸收器官，也是人体最大的免疫器官和生理屏障。肠道内含有大量的定植菌群（10^{13}～10^{14}），大多位于下消化道。肠黏膜层面积近 $100m^2$，其屏障功能将机体与肠腔内大量内容物隔离，以免微生物的侵袭和毒素、抗原分子的损害。IF 是危重疾病的中心环节和始动因素，其机制在于患者肠黏膜萎缩，肠上皮细胞数量减少，屏障功能减退，从而引起肠道细菌和毒素易位，进而造成全身炎症反应综合征（systemic inflammatory response syndrome，SIRS）和 MODS。IF 在 MODS 患者的发生率超过 50%，因 IF 无法实施肠内营养是 MODS 预后不良的高危因素。因此，制订 IF 诊疗方案时应兼顾营养吸收和免疫屏障功能，才能更全面地反映疾病的本质，并争取改善预后。

【病因与发病机制】

IF 的病因较多，可以是先天性，也可以获得性；可以继发于消化道病变，也可继发于全身疾病；可以是良性疾病所致，也可以是恶性肿瘤造成。在成年人，IF 最常见于肠系膜缺血、外伤、克罗恩病、放射性肠炎、广泛肠粘连，以及外科术后并发症等。在儿童，IF 的常见病因则包括肠套叠、先天性腹泻、肠道发育畸形，以及坏死性肠炎等。

按照 IF 病因、病情演变规律及预后的不同，2015 年 ESPEN 指南建议将 IF 分为三型。三种类型的 IF 可独立存在，也可相互转化。

1. **Ⅰ型** 即自限性 IF。这部分 IF 患者起病较急，但病程较短且通常自限，预后良好。例如胃肠外科手术后患者在一段时间内肠道功能未恢复，需要肠外营养（PN）支持，进而过渡至肠内营养（EN）而康复。

2. **Ⅱ型** 多见于危重疾病患者，其起病较急，短时间病情难以恢复甚至进展，因此需要一段时间（数周至数月）的EN和PN支持，例如多脏器功能衰竭的ICU患者。其预后取决于原发病的治疗情况。

3. **Ⅲ型** 即慢性IF，以短肠综合征（SBS）为代表。这类患者病情相对稳定，为慢性病程，需要长时间的EN和（或）PN支持治疗。临床转归取决于残留肠道功能以及肠康复治疗（adaptation therapy）的效果。

从上述分型可以看出，IF的病因有急性和慢性之分，病情有可逆与不可逆之分。从SBS的治疗效果来看，IF病程还存在一定的动态演变规律，例如SBS术后早期通常表现为进展过程，患者完全或大部分依赖PN；随着肠康复治疗的实施，残余肠道功能逐渐恢复甚至增强，病情表现出一定的可复性；最终多数SBS患者可不依赖PN而实现营养自主（nutrition autonomy），但也有少数患者始终无法脱离PN。另外，IF与其他脏器一样也历经由轻至重的发展阶段，即器官功能由障碍（dysfunction）进展至衰竭（failure），IF仅是肠功能障碍的终末阶段。因此，用肠功能障碍（intestinal dysfunction）一词似乎能更好地反映这一过程，以便于临床早期识别、早期诊断与治疗；而使用IF这一用语的好处在于引起学术界的重视，并推动今后深入研究。

【临床表现】

IF的临床表现取决于原发病、病程以及肠道功能丧失的严重程度。肠消化、吸收功能障碍衰竭可表现为：腹胀、腹痛、食欲减退、不能耐受进食/管饲、恶心、呕吐、腹泻、便秘等，常有不同程度的营养不良、体重减轻、脱水、电解质和酸碱平衡紊乱等。

肠黏膜屏障功能障碍可引起肠道细菌易位（enteral bacterial translocation，EBT）和肠源性内毒素血症（enteral endotoxemia，ETM）。发生EBT和ETM时病原体或内毒素侵入肠壁，累及肠系膜淋巴结并造成腹腔内感染，可进一步引起脓毒症和MODS。胃肠黏膜糜烂、溃疡，甚至引起消化道出血也是危重疾病的常见表现。在肝病患者，EBT和ETM可造成自发性腹膜炎，加重肝功能损害和循环紊乱，并增加食管静脉曲张破裂出血、肝性脑病、肝肾综合征的发生率。EBT和ETM也是重症急性胰腺炎合并胰腺感染性坏死的主要机制。在危重疾病患者中，肠黏膜屏障功能丧失的危害要超过消化、吸收功能障碍的危害。

【诊断与鉴别诊断】

对于肠道吸收功能障碍，2015年ESPEN指南要求诊断IF需同时满足以下两个条件：①肠道营养吸收功能严重受损；②患者被迫接受肠外营养以维持生存或发育。若肠道吸收功能虽有下降，但仅需要肠内营养即可满足生理需要，称为肠功能不全（intestinal deficiency或intestinal insufficiency）。另一方面，若患者接受肠外营养的原因并非由于肠道功能受损（例如神经性厌食、吞咽功能障碍、拒绝肠内营养等），也不属于IF的范畴。

关于肠黏膜屏障功能的评估，目前所用方法大多仍停留在研究阶段，缺少可用于临床的可靠的检测手段。常用的方法包括：

1. **肠黏膜组织学和理化特性评估** 通过光学或电子显微镜下观察肠黏膜形态（微绒毛排列、细胞器、淋巴细胞浸润等），以及测量肠黏膜pH、跨上皮电位差等指标，间接反映黏膜屏障功能。该方法主要用于动物实验。

2. **糖分子探针** 这是目前应用较多的方法。探针分为单糖和双糖2类，前者包括D-甘露醇、D-木糖、L-鼠李糖等；后者包括乳果糖、蔗糖、乳糖等。其方法为给患者口服定量的糖分子探针，然后检测其尿中的排出量。肠黏膜屏障功能减退的患者，糖分子探针吸收入血的量增加，故测定其尿中含量增高。为提高检测可靠性，通常将单糖和双糖组合使用，最常用的组合是甘露醇/乳果糖。

3. **放射性核素检测法** 原理与糖分子探针一致，较常用的放射性核素示踪剂是 ^{51}Cr-EDTA 和 ^{99m}Tc-EDTA。但由于操作较烦琐，且有一定的放射性，故限制了该方法在临床应用。

4. **D-乳酸检测** D-乳酸是肠道细菌发酵的产物，人体代谢不会产生D-乳酸，因此血D-乳酸几乎全部来源于肠道。IF患者肠黏膜通透性增加，致使D-乳酸通过受损黏膜进入血液循环，故血中D-乳酸水平可较好地反映肠黏膜损害程度和通透性的变化。短肠综合征患者血D-乳酸水平若明显升高，甚至可出现D-乳酸酸中毒。该方法的局限性在于不同患者之间血D-乳酸水平变异较大，其正常值范围还需要进一步探索。

5. **病原体及内毒素检测** 血培养、腹腔淋巴结或坏死组织培养可确定感染的致病菌。16S rRNA基因检测也有一定的诊断价值。该基因是所有细菌共有的rRNA编码基因，序列分为可变区和保守区两部分，后者由于高度保守，又被称为"细菌化石"。另外，检测血中内毒素含量也是常用的检测方法。这类方法的最大问题是无法确认病原体来源于肠道。

【治疗】

IF患者的治疗原则包括：①积极处理原发病；②肠道吸收功能的替代和代偿；③积极维护肠黏膜屏障。

治疗原发病是逆转IF病情的关键，尤其是合并危重疾病的患者，包括积极引流腹腔脓肿、控制腹腔感染、稳定循环、纠正缺氧、恢复肠道血流和灌注、重建肠道连续性等。

对于小肠消化吸收功能大部丧失的患者，可采用肠外营养（PN）来替代其丧失的肠道功能。这种替代可能是长时间的，甚至是终生的。然而长期PN会引起一系列并发症，被称为"医源性肠饥饿综合征"，增加免疫力受损、感染及营养不良的风险。因此，原则上应尽快恢复EN，并且只要还存在功能性肠道，就应当优先应用肠内营养（EN）。单纯EN若不足以维持机体营养需要（例如IF患者），PN可作为辅助措施。对于残存少量功能性肠道的患者，部分或全部EN本身就是一项重要的治疗手段，更是逆转IF的重要步骤之一。现已发现，机体在小肠长度减少后会发生主动代偿，表现为残存肠道延长和扩张、动力改变、小肠黏膜增殖、绒毛增粗、刷状缘消化酶活性增强以及肠上皮吸收能力增高等。大多数代偿始于小肠广泛切除后的2～3个月，但代偿过程可持续2～3年之久。在合理的EN和各种营养因子作用下，这种代偿作用还可进一步增强增快。

为促进残余肠道功能代偿，提出了"肠康复治疗"（intestinal adaptation）的概念，其主要原理是在EN及PN基础上加用生长激素和肠道特异性营养因子（主要是谷胺酰胺和膳食纤维），以促进残存肠黏膜在结构和功能上的代偿。谷氨酰胺（Gln）是肠黏膜细胞的组织特异性营养素（tissue specific nutrient），肠道对Gln的摄取量超过任何其他氨基酸。研究表明，危重患者EN中加入Gln可降低肠壁通透性，预防肠道细菌易位，改善临床预后。膳食中水溶性和非水溶性纤维均可刺激肠道黏膜生长和细胞增殖，但不同的膳食纤维对肠道的促进作用也有一定区别。例如，非水溶性纤维（纤维素）可促进肠道运动，增加粪便容积；某些特异性水溶性纤维（如果胶）可延缓胃排空，延长肠道传输时间，具有一定的抗腹泻作用；可酵解的水溶性纤维（非淀粉多糖）可被结肠厌氧菌分解代谢，产生短链脂肪酸（SCFA）。SCFA（乙酸、丙酸、丁酸）易于被结肠上皮细胞吸收，并作为主要能量来源。SCFA对小肠和结肠黏膜均有营养刺激作用，可促进肠黏膜细胞增生，提高结肠对水和钠的吸收，维持肠黏膜的形态和屏障功能。

EN 本身就是维护肠黏膜屏障的最佳手段。在此基础上，近年来还提出了生态免疫营养（ecoimmune nutrition）的理念，即在常规 EN 配方中加入肠道特异性营养因子，以改变肠道菌群、减少肠道有害菌的生长和肠道细菌易位。除了上述谷氨酰胺和膳食纤维外，这些营养因子还包括精氨酸、ω-3 脂肪酸、核苷酸、益生菌、益生元等，其确切疗效还有待进一步研究证实。

（吴 东 费贵军）

参考文献

1. 任建安，黎介寿. 肠衰竭的认识与进展. 中国实用外科杂志，2003，23（1）：37-38.
2. Remington M，Fleming CR，Malagelada JR. Inhibition of postpran-dial pancreatic and biliary secretion by loperamide in patients with short bowel syndrome. Gut，1982，23（2）：98-101.
3. 黎介寿. 肠衰竭——概念、营养支持与肠粘膜屏障维护. 肠外与肠内营养，2004，11（2）：65-67.
4. 蒋朱明. 外科营养在中国的发展历程. 中华外科杂志，2015，53（1）：47-49.
5. 李宁. 肠功能障碍的肠内营养策略. 肠外与肠内营养，2010，17（4）：193-194.
6. Bines JE. Intestinal failure：a new era in clinical management. J Gastroenterol Hepatol，2009，24（Suppl 3）：S86-S92.
7. Kappus M，Diamond S，Hurt RT，et al. Intestinal failure：a new era in clinical management. Curr Gastroenterol Rep，2016，18（9）：48.
8. Pironi L，Arends J，Baxter J，et al. ESPEN endorsed recommendations. Definition and classification of intestinal failure in adults. Clin Nutr，2015，34（2）：171-180.
9. Pironi L，Arends J，Bozzetti F，et al. ESPEN guidelines on chronic intestinal failure in adults. Clin Nutr，2016，35（2）：247-307.
10. 陈烨，姜泊. 肠道细菌易位的机制、后果及治疗. 内科急危重症杂志，2013，19（6）：324-328.
11. Vermeulen MA，van de Poll MC，Ligthart-Melis GC，et al. Specific amino acids in the critically ill patient--exogenous glutamine/arginine：a common denominator?. Crit Care Med，2007，35（9 Suppl）：S568-S576.
12. Shatnawei A，Parekh NR，Rhoda KM，et al. Intestinal failure management at the Cleveland Clinic. Arch Surg，2010，145（6）：521-527.

第4节 短肠综合征

知识要点

1. 短肠综合征是指因小肠广泛切除或先天性肠道疾病导致的消化吸收障碍，严重者常伴有消瘦和营养不良。
2. 成人残留小肠长度小于 200cm 时即可诊断短肠综合征，其病情严重程度差异很大，与残留小肠长度、切除部位、回盲瓣是否完好以及结肠是否保留等有关。
3. 短肠综合征早期常表现为严重腹泻及水电解质失衡，慢性并发症包括各种营养素缺乏、小肠细菌过度生长、尿路结石、D- 乳酸酸中毒、肝胆疾病等。

4. 内科治疗以对症支持为主，术后早期充分肠外营养，逐步恢复并调整肠内营养。肠内营养是短肠综合征的核心治疗手段之一。
5. 短肠综合征最好的治疗手段是预防，即术中尽可能减少肠切除，尽量多保留功能性肠段。
6. 积极治疗原发病有助于改善预后。内科治疗效果欠佳者可考虑手术或小肠移植。

短肠综合征(short bowel syndrome，SBS)是指因小肠广泛切除、旷置或其他肠道疾病导致残存功能性肠管减少，肠道有效吸收面积明显下降，从而引起消化吸收障碍的一种综合征。SBS患者通常伴有不同程度的营养物质吸收减少、体重减轻和营养不良。由于小肠有一定的功能储备，因此成人可耐受部分小肠切除而不出现临床症状。但若切除小肠长度超过原有50%时，一般会出现吸收不良的临床表现。按照学术界的共识，残留小肠长度不足200cm时(相当于切除约70%)即可诊断SBS。SBS的病情严重程度差异很大：轻者可正常生活，仅有腹泻和营养物质轻度缺乏；严重者残存肠道不足以维持患者生存，需长期依赖肠外营养。SBS患者功能性小肠长度小于100cm，通常需要特殊的营养支持治疗才能维持生存；小于60cm(或按体重计算不足1cm/kg)时，往往无法脱离肠外营养。除了残留肠管长度，还有诸多因素可影响SBS的病情严重程度及临床预后。

【病因与发病机制】

成人SBS的常见病因包括克罗恩病、恶性肿瘤、放射性肠炎、缺血性肠病、外伤及小肠扭转等导致的小肠切除。婴幼儿的SBS多继发于坏死性小肠炎和先天性肠道解剖异常(肠闭锁或腹裂)。

肠道广泛切除或功能丧失后，对所有营养物的吸收能力均显著下降，并且营养物质与肠黏膜接触时间也明显缩短，容易导致营养不良。残存功能性小肠长度对SBS病情严重程度影响最大，但患者临床表现和预后还取决于很多其他因素，包括年龄、小肠切除部位和范围、残存小肠功能、是否完整保留回盲瓣和结肠等。整体而言，年轻患者术后适应代偿的能力超过老年人，回肠的代偿能力超过空肠，保留回盲瓣和结肠对病情更为有利。

1. 小肠切除部位 不同部位的小肠吸收营养物质不同。正常人进餐后，绝大部分营养物质吸收由近端100cm小肠完成。因此，十二指肠和近端空肠切除可引起铁、钙、叶酸、维生素(维生素B_{12}除外)和单糖的吸收障碍，而全空肠切除将严重影响糖类、脂肪和氨基酸的吸收。远端回肠切除主要影响胆盐、维生素B_{12}和镁的吸收。

2. 残留回肠的长度 SBS患者术后早期可出现严重腹泻、脱水及电解质紊乱。随着时间推移，残余小肠功能会逐渐适应并增强，表现为小肠绒毛变长及肠道扩张。回肠适应性改变的能力较空肠更强，因此回肠切除(或病变)对SBS患者的影响大于空肠。正常成年人可很好地耐受50%～60%的空肠切除，但回肠切除超过30%即可出现腹泻症状。研究发现，膳食脂肪到达回肠时，可引起肠上皮细胞释放YY肽(PYY)和胰高血糖素样肽1(GLP-1)。PYY和GLP-1可抑制胃排空，增加饱感，并使近端肠蠕动减慢，以有助于营养物质的吸收，这一机制被称为“回肠刹车”(ileal brake)作用。回肠切除导致这一刹车作用消失，肠道运动加速；加之胆汁酸在回肠吸收减少，肝肠循环被打断，胆汁酸对结肠的刺激作用增加，因此回肠切除术后急性期的腹泻症状往往较相同长度的空肠切除更为严重。

3. **是否保留回盲瓣和结肠** 回盲瓣和结肠对 SBS 患者有较大的影响。回盲瓣缺失时，肠道通过时间缩短，促进小肠细菌过度生长并加剧维生素 B_{12}、脂肪和胆汁酸吸收不良，可导致腹泻加重。结肠对于 SBS 患者的意义重大。正常人结肠主要吸收水和电解质，但在 SBS 患者结肠适应代偿后可分解吸收一部分糖和蛋白质，为 SBS 患者补充约 15% 的能量需要，因此保留完整结肠有利于改善 SBS 病情。

4. **外科术式的影响** 不同胃肠外科的术式对 SBS 病情和预后影响甚大，具体见图 11-4-1，病情严重程度为 A>B>C。SBS 最好的治疗策略是预防。外科医师应树立“珍惜”残存小肠的观念，术中尽可能多的保留肠段，以提高术后患者的长期生活质量。

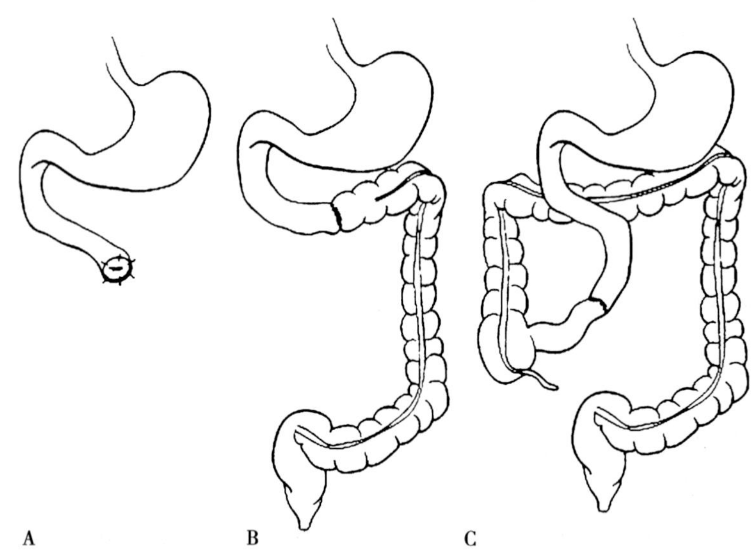

图 11-4-1 不同外科术式对残留肠管功能的影响

A. 空肠造口：丢失大量胃肠液体，病情最为严重，常难以脱离静脉营养；B. 部分空肠及全部回肠切除 + 空肠 - 结肠吻合：较术式 A 相当于增加了 30cm 的小肠；C. 部分空肠及部分回肠切除 + 空肠 - 回肠吻合：较术式 A 相当于增加了 60cm 的小肠

【临床表现】

对于广泛肠切除造成 SBS 的患者，在术后不同时期临床表现差异较大。

1. **急性期**（acute stage） 肠道广泛切除后 2 个月内，主要表现为大量水样泻，类似分泌性腹泻。因胃肠道的正常吸收功能受损，每天丢失大量的消化液，可伴有脱水和电解质紊乱，易合并各类并发症如感染、血栓栓塞等。另外，由于肠道分泌的抑制胃酸的激素如抑胃肽（gastric inhibitory peptide）和肠高血糖素（enteroglucagon）减少，加上胃液丢失过多，引起反射性胃酸过度分泌，可导致消化性溃疡。在急性期营养支持治疗以肠外营养为主，实施肠内营养有一定难度，但仍应尽早经肠道给予少量营养素，以促进残存肠管适应。

2. **适应期**（adaptation stage） 术后 2～6 个月，肠上皮开始增生，残存小肠吸收功能逐渐代偿恢复。这一阶段应尽快增加肠内营养的供给量，反复而合理的肠内营养素刺激有助于加速肠道适应。此阶段患者仍有营养不良表现，应注意营养维持。

3. **维持期**（maintenance stage） 术后 6 个月至 2 年，残存小肠吸收功能已达到峰值。多数患者仍有不同程度的腹泻，但部分患者有望逐渐脱离静脉营养。腹泻性质与肠切除部位有一定关系，空肠切除过多的患者对脂肪和氨基酸的吸收能力下降，易发生脂肪泻；回肠切除者可合并胆汁酸性腹泻（渗透性），但若回肠广泛切除，可因胆汁酸丢失过多而引起脂肪吸收不良，造成脂肪泻。因回盲瓣切除造成小肠细菌过度生长的患者，还可能合并炎症性腹泻。另外，胃酸持续高分泌，仍有发生消化性溃疡的风险。

北京协和医院外科曾收治一例 SBS 患者，其临床经过较为典型。患者女性，50 岁，因“横结肠纤维瘤病”于外院行部分横结肠及受累小肠切除，术后第 3 天发生吻合口瘘和严重腹盆腔感染。经保守治疗 50 天无效，二次探查发现小肠吻合口断裂，远端小肠大段坏死，且被粘连包裹未能分离，遂行近端空肠造瘘（保留近端空肠约 50cm）。术后每日造瘘口引流量达 4000～5000ml，出现急性肾衰竭而转至北京协和医院。入院后 NRS-2000 营养风险评分为 5 分（进食明显减少 3 分，大型腹部手术 2 分），予停止经口进食，并给予肠外联合肠内营养治疗，同时积极恢复血容量，纠正水电解质紊乱。初期以肠外营养为主，并以短肽为营养剂，缓慢增加肠内营养用量。完善 CT 检查发现腹盆腔大部分小肠未显影；血管重建显示肠系膜上动脉空肠第一支显影，余均未显影；同时还发现横结肠吻合口狭窄及结肠瘘（图 11-4-2）。结合病程经过，考虑血管病变为第一次手术损伤所致，可以解释术后吻合口瘘和小肠大范围坏死。经过充分营养支持后，患者一般情况恢复，经多学科团队（MDT）讨论后决定第三次探查腹腔。术中按照尽可能保留功能性肠道的原则重建消化道，努力设法分离出末端回肠，行近端空肠 - 末段回肠 + 横结肠部分切除吻合术。术后首先给予全肠外营养，术后第 5 天开始通过 PEJ 管缓慢给予肠内营养，并给予谷氨酰胺及益生菌。术后恢复顺利，逐渐脱离肠外营养并恢复进食。

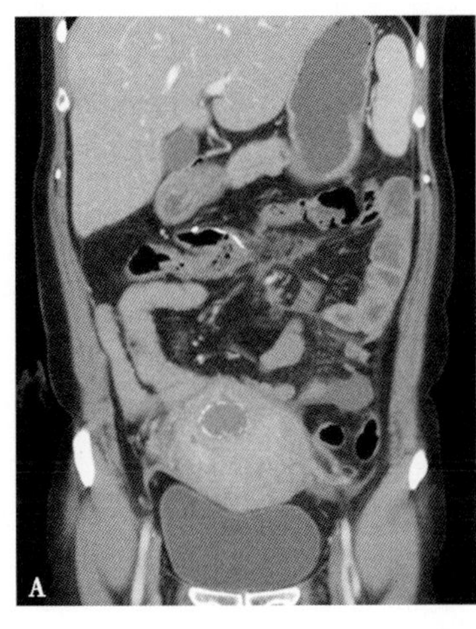

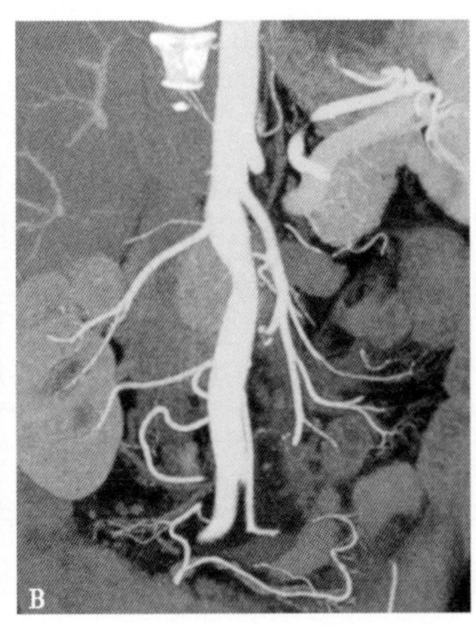

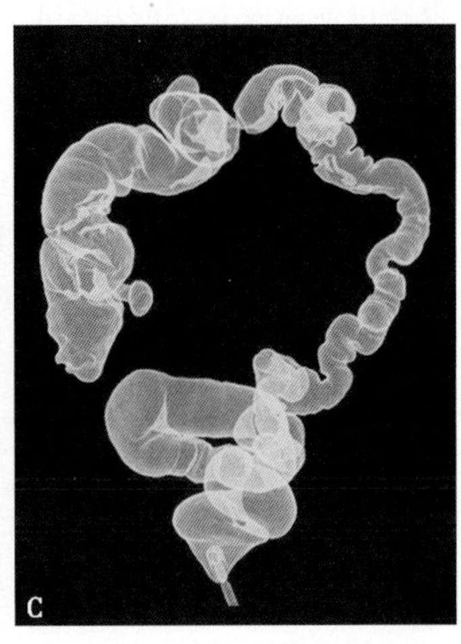

图 11-4-2 一例短肠综合征患者的影像资料

A. 腹盆腔大部分小肠未显影，盆腔小肠被包裹；B. 肠系膜上动脉回结肠支中断；C. 横结肠吻合口狭窄，吻合口近端结肠扩张，末端回肠显影

SBS 患者代偿不良或长期肠外营养支持则会发生一系列的慢性并发症：

（1）营养不良：通常在脱离肠外营养后逐渐出现。除了消瘦和低蛋白血症等表现外，铁、维生素 B_{12} 和叶酸缺乏者可发生贫血，维生素 B_{12} 长期缺乏还可引起神经精神改变。维生素和微量元素缺乏者可出现皮肤、肌肉、骨骼等相应临床表现。

（2）小肠细菌过度生长：可通过氢呼气试验诊断，会进一步加重吸收不良和腹泻（详见

第 11 章第 17 节）。

（3）肠源性高草酸尿：见于保留结肠的 SBS 患者，与脂肪吸收不良有关，可增加尿路结石风险。这是由于 SBS 患者大量脂肪酸在小肠无法被正常吸收，进入结肠后脂肪酸与草酸竞争性结合钙离子，造成游离草酸增多。加之胆汁酸对结肠上皮的刺激性作用，结肠黏膜通透性增加，最终导致草酸吸收增多，引起肠源性高草酸尿（enteric hyperoxaluria）。其合并尿路结石的风险约为 25%。

（4）慢性肾功能不全：约 50% 的 SBS 患者可发生慢性肾功能不全，与脱水、肠外营养并发症（如血流感染）以及尿路结石等因素有关。

（5）低镁血症：正常情况下镁离子主要在末端回肠和右半结肠吸收，该肠段切除后可引起镁吸收减少。同时 SBS 患者常合并血容量不足，反射性引起醛固酮释放，后者可增加肾脏排泄镁离子。因此，SBS 患者常合并低镁血症，可引起神经肌肉症状、心律失常，严重者甚至发生神志改变和抽搐。

（6）D- 乳酸酸中毒：常见于结肠完整的患者，未被吸收的碳水化合物在结肠细菌的作用下产生 D- 乳酸盐，导致代谢性酸中毒，严重者可出现意识模糊、共济失调等神经系统并发症。

（7）肝胆疾病：据统计，SBS 发生胆石症风险为 30%～45%，原因在于 SBS 患者小肠分泌胆囊收缩素（CCK）减少，造成胆汁排空障碍。加之长期肠外营养对肝细胞代谢的不利影响，可导致肝内胆汁淤积和脂肪肝，甚至进展为肝硬化和肝功能衰竭，约 4% 的 SBS 患者因此而死亡。SBS 患者尽快恢复经口进食，有利于预防肝胆疾病。

（8）中心静脉导管相关性并发症：病情严重的短肠综合征患者需要静脉营养支持，部分患者可能需要长期应用中心静脉导管，应注意避免相关并发症，如导管相关性血流感染、血栓形成、空气栓塞等。

【诊断与鉴别诊断】

SBS 的定义是：“因疾病或手术切除造成正常小肠长度不足 200cm，并伴有腹泻、营养吸收不良等临床表现”，因此其诊断多无困难。不同的外科手术可造成不同类型的 SBS，其临床表现和治疗需求有一定的区别，临床应注意鉴别（表 11-4-1）。

表 11-4-1 不同类型的 SBS 病理生理改变和临床表现的区别

病理生理和临床表现	回结肠切除＋空肠造口	空肠 - 结肠吻合或空肠 - 回肠吻合（回盲瓣完好）
术后小肠适应性吸收增强	无	有（至术后 2 年）
术后胃酸高分泌	有（至术后 6 个月）	有（至术后 6 个月）
术后胃排空和小肠通过时间	缩短	延长
胃肠激素分泌（PYY、GLP）	减少 / 缺如	增加
结肠吸收营养供能	无	最多可增加至 4185.9kJ/d
残余小肠对水、钠的重吸收	残余空肠＜100cm 时分泌大于吸收	结肠最多可重吸收水分 6L/d
维生素 B_{12} 和胆盐重吸收	缺如	保留或减少
镁的重吸收	减少	减少
脱离肠外营养最短长度	残余小肠须＞115cm	残余小肠＞65cm（空肠 - 结肠吻合） 残余小肠＞35cm（空肠 - 回肠吻合）

注：PYY：胃肠激素肽；GLP：胰高血糖素样肽

11

【治疗】

对于 SBS 来说，预防是最好的治疗。在手术中应尽可能减少肠切除范围。严重 SBS 的诊治往往需要外科、消化科和营养科医师的多学科协作，外科医师术中应尽可能多地保留肠段，消化科和营养科医师应密切配合，制订术后营养支持的方案。治疗原则在于促进残存小肠代偿功能逐渐恢复，最终从胃肠外营养平稳过渡到完全肠内营养。SBS 的整体治疗方法和原则总结如表 11-4-2。

表 11-4-2　短肠综合征的营养、药物及手术治疗

营养治疗	药物和手术治疗
● 避免不进食而单独饮水，每次小口饮水	● 胃肠动力抑制剂：洛哌丁胺、生长抑素等
● 将饮水频次均匀至全天	● 补充消化酶：复方胰酶等
● 避免饮用低张力纯水	● 胃肠分泌抑制剂：质子泵抑制剂、生长抑素等
● 水中适当加入盐和糖分	● 胃肠激素：重组人生长激素、GLP-2 等
● 少食多餐，逐渐加量	● 抗生素（治疗小肠细菌过度生长）
● 适当加盐（结肠完整者）	● 手术：肠襻成形术、小肠倒置术等
● 均衡营养，适当高脂膳食	● 小肠移植

1. **术后早期处理**　在 SBS 术后急性期，主要治疗是给予肠外营养（PN）并维持水、电解质平衡。在此阶段，补充足够的钠、钾、镁等电解质非常重要，并根据丢失的体液量进行补液。由于胃酸分泌和丢失过多，可给予质子泵抑制剂抑酸治疗。生长抑素或其类似物（如奥曲肽）可抑制胃肠运动，有助于减少消化液丢失。也可试用其他止泻剂如洛哌丁胺、可乐定等。对于回肠切除的患者，考来烯胺有助于减轻胆盐对肠管的刺激，控制胆汁酸性腹泻。

2. **肠内营养治疗**　较多研究指出，肠内营养（EN）是促进 SBS 残存肠道适应代偿的关键因素，且 EN 开始越早，患者获益越大。因此，在术后急性期和适应期，一旦患者生化指标相对稳定，体重不再继续减轻，腹泻量≤2L/d，即具备了应用 EN 的条件，应尽早启动并逐渐减少 PN。持续管饲泵入 EN 的效果优于经口进食，连续慢速泵入或少量注入 EN 能降低肠道内渗透压，促进吸收并减轻腹泻。应尽量选择复合膳食。脂肪含量较高的饮食可降低小肠内渗透负荷，且有助于刺激肠道适应，但在肠道炎症状态时，要素膳食可能更为有益。另外，对于病程较长的患者，应注意调整膳食结构，降低碳水化合物的摄入比例，限制草酸摄入，定期监测维生素和矿物质水平，以减少出现代谢性酸中毒、高草酸尿、营养素缺乏等慢性并发症的风险。随着肠道适应和代偿功能的建立，部分患者可在 2 年后逐渐过渡到正常饮食。应注意补充维生素和微量元素，回肠切除的患者可能需要永久性补充维生素 B_{12}。积极治疗原发病并保护残存小肠，对改善预后至关重要。

3. **药物治疗**　某些药物如谷氨酰胺（glutamine）、生长激素（growth hormone，GH）和胰高血糖素样肽 2（glucagon-like peptide-2，GLP-2）可刺激肠上皮生长，促进肠道损伤修复，对 SBS 有一定的治疗价值。谷氨酰胺是肠上皮细胞重要的能量来源和营养底物，可促进 SBS 患者肠上皮细胞增生，增强对葡萄糖、水和钠吸收。由于谷氨酰胺在血液中不稳定、易分解，因此经肠道给药效果优于静脉给药。

GH 短期应用可促进 SBS 肠黏膜生长，增强残余肠道吸收能力，但远期疗效尚不明确。约 30 年前，外科就开始尝试在围术期应用 GH。2000 年前后，成人 GH 治疗得到了美国食

11

品药品监督管理局（FDA）的批准，其适应证包括：长期营养不良、肠瘘、短肠综合征、重症感染、肌少症、呼吸衰竭、成人生长激素缺乏等，尤其适用于胰岛素样生长因子1（IGF-1）水平很低的患者。活动期恶性肿瘤是GH最主要的禁忌证。美国FDA批准GH用于SBS的用法是每日皮下注射0.1mg/kg，最大剂量不超过0.8mg/kg，疗程4周。用药期间应监测IGF-1水平。

GLP-2可促进肠隐窝细胞增殖并抑制其凋亡，降低胃肠动力和消化液分泌，增加肠系膜血流量，以促进残余肠道代偿。2012年美国FDA批准长效GLP-2类似物替度鲁肽（teduglutide，商品名Gattex）用于治疗SBS。用法是每日1次，皮下注射，可有效增强肠黏膜功能，减少对PN的依赖。另外，精氨酸和胰岛素样生长因子1（insulin-like growth factor 1，IGF-1）等其他药物初步显示出治疗SBS的潜力，但其确切疗效还需要进一步研究。

4. 手术治疗 对于不适合长期肠外营养或出现肠外营养并发症且不能实现充分肠道适应的短肠综合征患者，应考虑手术治疗。手术分为移植手术和非移植手术两大类，其中非移植手术包括结肠代小肠、小肠转向、连续肠襻成形术（serial transverse enteroplasty procedure，STEP）与小肠纵向延长成形术（Bianchi术）等，手术目的在于增加食物在肠段潴留时间，增加残存肠段的吸收面积。

整体来看，非移植手术的疗效目前尚缺少有力的证据支持，但STEP术近年来得到较多肯定。该术式最早由Kim等于2003年提出，至2010年1月已有111例短肠综合征患者接受STEP术治疗。STEP术是运用直线切割闭合器，按固定间距连续保留切割系膜缘及对侧系膜缘肠管，最终形成肠道阶梯样（step）样的管腔。尽管节段性肠管管腔变窄，但肠管总体长度增加。与其他自体肠道成形手术相比，STEP术最大的优势是仅增加了肠黏膜接触时间，而未改变肠道血管，并且避免了肠管吻合，因此肠瘘及腹腔感染发生率降低，可多次重复进行肠道成形术。术后肠管不需经历适应性扩张，发生梗阻的风险也较低。

在移植手术方面，当前小肠移植的病例数正快速增长，治疗效果提高较快，有望在不远的将来成为SBS的根治方法。

（王 强 吴 东 康维明）

参考文献

1. O'Keefe SJ, Buchman AL, Fishbein TM, et al. Short bowel syndrome and intestinal failure: consensus definitions and overview. Clin Gastroenterol Hepatol, 2006, 4(1): 6-10.
2. Pironi L. Definitions of intestinal failure and the short bowel syndrome. Best Pract Res Clin Gastroenterol, 2016, 30(2): 173-185.
3. Thompson JS, Rochling FA, Weseman RA, et al. Current management of short bowel syndrome. Curr Probl Surg, 2012, 49(2): 52-115.
4. Kalaitzakis E, Carlsson E, Josefsson A, et al. Quality of life in short-bowel syndrome: impact of fatigue and gastrointestinal symptoms. Scand J Gastroenterol, 2008, 43(9): 1057-1065.
5. Kelly DG, Tappenden KA, Winkler MF. Short bowel syndrome: highlights of patient management, quality of life, and survival. JPEN J Parenter Enteral Nutr, 2014, 38(4): 427-437.
6. 李世荣. 短肠综合征 // 潘国宗. 中华医学百科全书•临床医学•消化病学. 北京：中国协和医科大学出版社，2015：298-299.

7. Wall EA. An overview of short bowel syndrome management: adherence, adaptation, and practical recommendations. J Acad Nutr Diet, 2013, 113(9): 1200-1208.
8. Sundaram A, Koutkia P, Apovian CM. Nutritional management of short bowel syndrome in adults. J Clin Gastroenterol, 2002, 34(3): 207-220.
9. 张少一, 王剑, 毛琦, 等. 连续横向肠成形术(STEP)——外科治疗短肠综合征的新方法. 中华胃肠外科杂志, 2014, 17(3): 284-286.
10. Avitzur Y, Courtney-Martin G. Enteral approaches in malabsorption. Best Pract Res Clin Gastroenterol, 2016, 30(2): 295-307.
11. Wilhelm SM, Lipari M, Kulik JK, et al. Teduglutide for the treatment of short bowel syndrome. Ann Pharmacother, 2014, 48(9): 1209-1213.
12. Lim DW, Wales PW, Turner JM, et al. On the horizon: trophic peptide growth factors as therapy for neonatal short bowel syndrome. Expert Opin Ther Targets, 2016, 20(7): 819-830.
13. Jeppesen PB. Pharmacologic options for intestinal rehabilitation in patients with short bowel syndrome. JPEN J Parenter Enteral Nutr, 2014, 38(1 Suppl): 45S-52S.
14. Ganousse-Mazeron S, Lacaille F, Colomb-Jung V, et al. Assessment and outcome of children with intestinal failure referred for intestinal transplantation. Clin Nutr, 2015, 34(3): 428-435.

第5节 小肠淋巴管扩张症

知识要点

1. 小肠淋巴管扩张症(ILE)见于多种病因所致小肠淋巴回流障碍，分为原发性和继发性两大类，可引起蛋白经肠道丢失。
2. 原发性ILE的特征为肠淋巴管的弥漫性或局部扩张，常伴有身体其他部位的淋巴管异常，有一定的遗传倾向。继发性ILE最常见的病因包括心脏疾病、腹部疾病引起的淋巴回流障碍以及可引起肠黏膜损伤的各类疾病。
3. ILE并发肠道蛋白丢失最突出的症状是水肿，可伴有腹泻、恶心、呕吐等。实验室检查提示血白蛋白和球蛋白水平下降，血淋巴细胞绝对值减少，尿蛋白阴性。
4. 影像、内镜等检查手段对本病有辅助诊断价值。放射性标记的人血白蛋白肠道显像是诊断ILE肠道蛋白丢失的金标准，但由于其在体内稳定性不足，现已很少应用。应用^{99m}Tc-MDP显像剂可能是一种较有希望的替代方法。
5. 继发性ILE患者应积极治疗原发病，给予低脂、高蛋白并中链甘油三酯(MCT)膳食，部分患者需要手术治疗。

小肠淋巴管扩张症(intestinal lymphangiectasia, ILE)见于多种病因所致小肠淋巴回流受阻，引起肠黏膜、浆膜层、肠系膜等部位的淋巴管扩张，导致富含蛋白的淋巴液经肠腔丢失。1961年Waldmann采用放射性核素^{51}Cr标记白蛋白的方法，发现蛋白质可从肠道丢失，从而首次提出本病，此后文献有陆续报道。ILE不是一个单独的疾病，而是一大类可引起相似组织学改变和临床表现的综合征，以低白蛋白血症、低γ球蛋白血症和血淋巴细胞绝对值减少（特别是T淋巴细胞）为主要特征。本病是引起失蛋白肠病（protein-losing enteropathy）的主要病因。

【病因与发病机制】

ILE由多种病因所致的淋巴管回流受阻和压力升高所致。淋巴管扩张可发生于肠黏膜、黏膜下层、浆膜层及肠系膜等多个部位，引起乳糜微粒和脂溶性维生素（维生素A、维生素D、维生素E、维生素K）吸收减少，肠淋巴液漏入肠腔，造成蛋白经肠道丢失，同时也阻碍了淋巴细胞进入外周血循环。正常情况下，每天从肠道丢失的总蛋白占血清蛋白总量的1%～2%，丢失的白蛋白占血清白蛋白的10%以下，而ILE患者可从肠道丢失多达60%的血清蛋白。

根据有无基础疾病，可将ILE分为原发性和继发性两大类。原发性ILE主要见于儿童和年轻成人，90%于30岁以前发病，平均发病年龄11岁，没有性别差异，多为散发病例，有家族遗传倾向。原发性ILE常合并身体其他部位淋巴管发育异常。北京协和医院曾报道国内首例Hennekam综合征患者，表现为原发性小肠淋巴管扩张、低白蛋白血症、贫血和生长发育迟缓，同时还有凸额、鼻梁低平、眼距增宽等发育异常改变。

继发性ILE最常见的病因包括：①心脏疾病（如右心衰竭、缩窄性心包炎）或心脏手术（如Fontan手术）；②各类原因造成的腹膜后淋巴回流受阻，如腹腔结核、丝虫病、结节病、腹部肿瘤、腹部外伤等；③可引起肠黏膜损伤的各类疾病，例如炎症性肠病、肠结核、肠道淋巴瘤、Whipple病等；④任何可造成肠上皮细胞紧密连接松弛、血管和淋巴管通透性增加的其他疾病，例如结缔组织病（特别是系统性红斑狼疮和干燥综合征）、门静脉高压、布加综合征等。上述疾病造成淋巴管本身及周围组织的炎症和狭窄，使淋巴循环受压或回流不畅，是造成ILE的主要原因。北京协和医院曾先后报道31例继发性ILE，其病因包括心脏病5例（16.1%）、慢性肝病5例（16.1%）、腹部外伤/手术/放疗5例（16.1%）、布加综合征3例（9.7%）、克罗恩病3例（9.7%）、腹腔结核2例（6.5%），另有8例（25.8%）病因不明。

【临床表现】

本病消化道症状可不突出，甚至无腹部不适。有症状者最常见的是间断性腹泻、恶心和呕吐。腹泻多为糊状便，部分会出现脂肪泻，通常无黏液脓血便表现。受病变范围、淋巴管扩张程度、肠道动力等因素的影响，患者排便次数不等，但排便量一般明显少于小肠吸收不良性腹泻。北京协和医院统计的61例失蛋白肠病患者中，33例（54.1%）合并腹泻，16例（26.2%）合并腹痛，约半数患者无明显腹部症状。

11

外周性水肿最常见的全身症状，由低白蛋白血症所致，呈对称性、可凹性水肿。若同时存在肢体淋巴管异常，水肿为不对称、非可凹性。另外，也可同时存在乳糜性腹水、胸腔积液或低白蛋白血症所致非门静脉高压性腹水及漏出性胸腔积液。

实验室检查可发现低白蛋白血症、免疫球蛋白降低、外周血淋巴细胞绝对数减少等。本病外周血T淋巴细胞减少更为显著，$CD4^+$ T淋巴细胞和$CD8^+$ T淋巴细胞计数均明显降低。根据北京协和医院的资料统计，ILE患者的血淋巴细胞绝对数平均为0.55×10^9/L（0.2×10^9/L～0.81×10^9/L），淋巴细胞比例平均为10.2%（3.9%～16%），血白蛋白为21.1g/L（17～27g/L），总蛋白为42g/L（30～47g/L），免疫球蛋白也有不同程度减低，以IgG和IgA最为明显。部分ILE患者因长期营养不良，可出现皮肤干燥、色素沉着、头发干枯、缺铁性贫血、低钙血症等表现。另外，儿童 ILE 患者往往生长发育迟缓，并且由于淋巴细胞及大量免疫球蛋白丢失，可导致免疫功能低下。

【诊断与鉴别诊断】

目前临床应用较多的 ILE 诊断标准为：①典型的临床表现如水肿、腹泻等；②血浆白蛋白和 IgG 均减低；③外周血淋巴细胞绝对数减少；④实验室检查证实肠道蛋白丢失增多；⑤内镜活检或手术病理证实存在 ILE。具备前 3 条应疑诊本病，具备后 2 条即可确诊。

对于存在不能解释的慢性腹泻、低白蛋白和免疫球蛋白血症、血淋巴细胞绝对值减少的患者，应怀疑小肠淋巴管扩张。腹部症状阴性不能排除本病。显著的低蛋白血症是本病的突出表现，也是重要的诊断线索。低蛋白血症是临床工作中经常遇到的问题，其原因主要考虑以下四个方面：①蛋白质摄入不足；②严重肝病导致蛋白质合成功能下降；③肿瘤、结核等慢性病消耗过多；④各种途径的蛋白丢失等。其中前三个原因相对容易排除，在没有大面积皮肤破损（如烧伤）的情况下，蛋白丢失的渠道主要是肾脏（如肾病综合征）和胃肠道。血白蛋白明显降低且尿蛋白阴性，又无慢性肝病等基础疾病者，往往就需要考虑失蛋白肠病。若血常规提示淋巴细胞计数减少，则高度怀疑本病。

常用于诊断 ILE 的辅助检查包括以下几种。

1. **影像学检查**　CT、MRI 等手段有助于诊断结核、克罗恩病、淋巴瘤等导致 ILE 的原发病。超声心动图可检出缩窄性心包炎等心脏疾病。

2. **淋巴管造影**　经足静脉注射造影剂淋巴管造影，可发现异常的肠淋巴管狭窄、扭曲，淋巴漏及淋巴回流异常（图 11-5-1）。核素淋巴管显像有助于诊断蛋白丢失性肠病，但受限于空间分辨率不足，对淋巴管结构异常的敏感性较低，易出现假阴性。磁共振淋巴管造影在淋巴疾病的应用逐渐增多，显示出良好的前景。

3. **内镜检查**　胃镜应探及十二指肠降部，结肠镜应插入末端回肠，胶囊内镜和小肠镜也有一定的诊断价值。典型病例内镜下小肠黏膜多发乳白色突起，可呈雪花样外观。严重者活检后甚至可见乳白色淋巴液流出，组织病理学检查发现显著扩张的淋巴管可确诊（图 11-5-1）。但由于内镜活检取材较为表浅，因此活检阴性不能排除本病。

4. **α_1 抗胰蛋白酶清除率**　α_1 抗胰蛋白酶是肝脏合成的一种糖蛋白，其相对分子量与白蛋白接近，具有抗蛋白水解酶的活性，在肠道中可以稳定存在，主要以原型从粪便中排出。检测粪便中 α_1 抗胰蛋白酶含量，可间接反映白蛋白从肠道丢失的情况。该方法仅适用于检测幽门到结肠的蛋白丢失，且需要同时检测血浆 α_1 抗胰蛋白酶水平，以计算粪便清除率。该试验操作复杂，临床应用较少。

11

5. **^{99m}Tc 标记的白蛋白肠道显像**　这是 ILE 的特异性检测方法，被视为诊断本病的金标准。^{99m}Tc 标记的白蛋白显像是利用放射性核素标记白蛋白，通过检测胃肠道中的放射性，来判断是否存在过量的蛋白从胃肠道丢失。对于消化道活动性出血的患者，由于放射性示踪剂随着血液漏入胃肠道，可导致假阳性结果。该检查的缺点在于 ^{99m}Tc 对白蛋白的标记率变异较大，且在体内的化学稳定性欠佳，现已基本撤出市场。

6. **^{99m}Tc- 亚甲基二膦酸盐肠道显像**　^{99m}Tc- 亚甲基二膦酸盐（^{99m}Tc-MDP）在临床上一般用于骨显像，但该显像剂在 ILE 患者的肠道聚集作用较为明显，因此对本病有较大的诊断潜力。2012 年北京协和医院在国内首次应用 ^{99m}Tc-MDP 诊断 ILE 并取得了良好的效果。其原理为 25% MDP 在注射后会迅速与血浆蛋白结合，3 小时后结合率可升高至 40%，24 小时

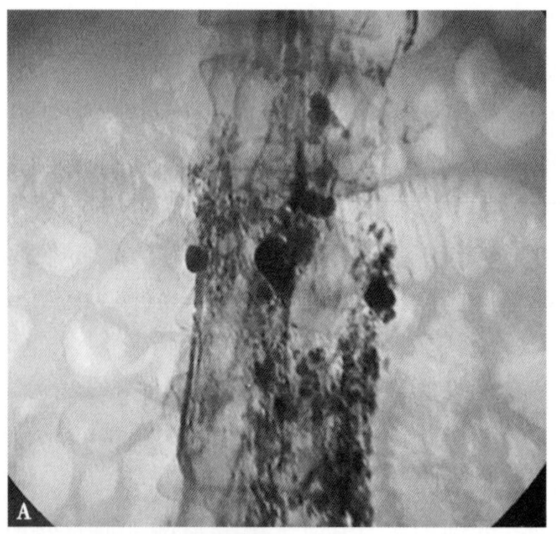

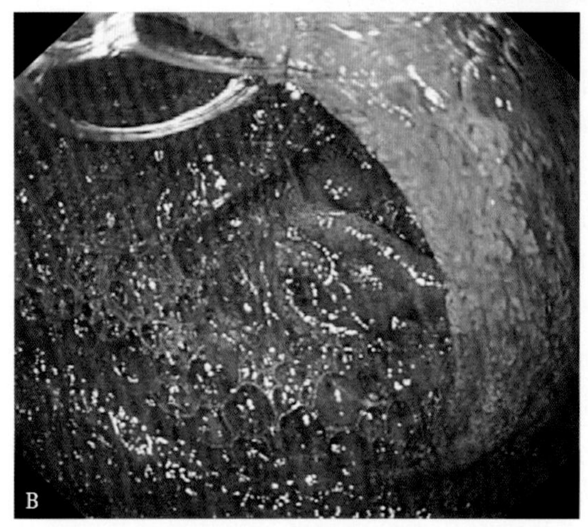

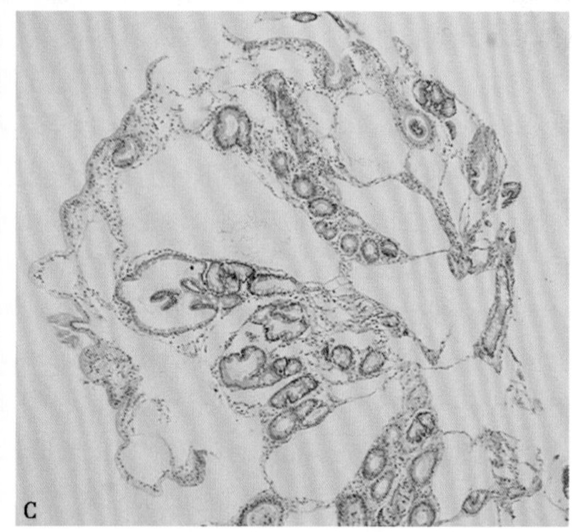

图 11-5-1 患者女性，53 岁，继发性小肠淋巴管扩张症，病因为缩窄性心包炎

A. 直接淋巴管造影见腹膜后淋巴管高度扭曲、扩张；B. 十二指肠降部黏膜水肿，多发乳白色凸起；C. 活检病理见小肠黏膜淋巴管显著扩张

后可升高至 70%。与血浆蛋白的高结合力是 ^{99m}Tc-MDP 用于诊断 ILE 的基础。根据 Lee 等的研究，ILE 患者注射 ^{99m}Tc-MDP 后 30 分钟即显示小肠显像剂浓聚，2 小时后显示放射性物质聚集于结肠。根据这一现象推测 ^{99m}Tc-MDP 先渗出到血管间质中，由局部淋巴管重吸收，由于 ILE 患者的淋巴管阻塞，遂由肠淋巴系统逆行至肠腔，并随着肠道运动而排出体外。有较多研究指出，^{99m}Tc-MDP 显像与其他淋巴显像结果一致，可早于 CT 等其他影像学检查而出现异常肠道浓聚现象。应用 ^{99m}Tc-MDP 显像剂来诊断 ILE 时，其所用剂量与骨显像相同，区别在于骨显像的摄片时间为注射显像剂后 2 小时，而 ILE 则需要在注射后 30 分钟显像，并建议在注射后 2 小时再次显像。需要注意的是，疑诊 ILE 的患者行 ^{99m}Tc-MDP 检查时，如有肠道放射性聚集，应结合病史除外肠梗阻、转移性钙化、乳碱综合征、肠道膀胱瘘、尿路手术、消化道出血和系统性淀粉样变等其他可能，方可判断为失蛋白肠病。

ILE 要和易造成低白蛋白血症的其他疾病相鉴别，包括肝硬化、肾病综合征、慢性消耗性疾病等，通过完善肝肾功能、尿蛋白定量、影像学等检查往往不难排除。

【治疗】

原发性ILE可给予低脂、高蛋白饮食。由于中链甘油三酯（MCT）经肠上皮吸收后直接经门静脉吸收而无需淋巴系统转运，因此给予MCT饮食并限制长链脂肪酸摄入有助于缓解症状。ILE患者常伴有脂溶性维生素和微量元素缺乏，要注意补充。病情较重的ILE可临时给予肠外营养支持。如有合并其他部位淋巴管先天性发育异常可以尝试手术纠正。Sari等报道，应用生长抑素类似物治疗原发性ILE有效，表现为腹泻减轻，血白蛋白指标回升，需要输注白蛋白的次数减少。

继发性ILE的治疗原则以处理原发病为主，MCT饮食及营养支持也有一定疗效。对于结缔组织病、克罗恩病、淋巴瘤等疾病造成的继发性ILE，应积极治疗原发病。胸导管出口梗阻等淋巴管阻塞较为局限的病变，应争取手术治疗，例如切除梗阻并做淋巴管-静脉吻合或松解粘连以恢复淋巴管通畅。若ILE肠道病变较为局限，也可考虑性节段性肠切除+肠吻合。部分ILE患者（尤其病情严重、病程较久者）即使手术切除淋巴梗阻部位并重建淋巴循环，低蛋白血症等异常指标仍不能恢复。

（李　玥　姚　方　杨爱明）

参考文献

1. Waldmann TA，Steinfeld JL，Dutcher TF，et al. The role of the gastrointestinal system in “idiopathic hypoproteinemia”. Gastroenterology，1961，41：197-207.
2. Abramowsky C，Hupertz V，Kilbridge P，et al. Intestinal lymphangiectasia in children：a study of upper gastrointestinal endoscopic biopsies. Pediatr Pathol，1989，9（3）：289-297.
3. 张宁，沈文彬，蔡华聪，等. Hennekam综合征一例并文献复习. 中华内科杂志，2013，52（3）：192-196.
4. Udink Ten Cate FE，Hannes T，Germund I，et al. Towards a proposal for a universal diagnostic definition of protein-losing enteropathy in Fontan patients：a systematic review. Heart，2016，102（14）：1115-1119.
5. Khalesi M，Nakhaei AA，Seyed AJ，et al. Diagnostic accuracy of nuclear medicine imaging in protein losing enteropathy：systematic review and meta-analysis of the literature. Acta Gastroenterol Belg，2013，76（4）：413-422.
6. 李新萍，龙明清，连小兰，等. 应用 $^{99}Tc^{m}$-亚甲基二膦酸盐诊断小肠淋巴管扩张症一例并文献复习. 中华内科杂志，2012，51（9）：720-722.
7. Lee KH，Chung JK，Lee DS，et al. Intestinal leakage of technetium-99m-MDP in primary intestinal lymphangiectasia. J Nuel Med，1996，37（4）：639-641.
8. 杨爱明，蔡华聪，陆星华，等. 小肠淋巴管扩张症的诊断和治疗. 临床消化病杂志，2007，19（2）：80-82.
9. 朱丽明，孙钢，钱家鸣，等. 蛋白丢失性肠病61例临床分析. 中华内科杂志，2011，50（3）：209-211.
10. Sari S，Baris Z，Dalgic B. Primary intestinal lymphangiectasia in children：is octreotide an effective and safe option in the treatment?. J Pediatr Gastroenterol Nutr，2010，51（4）：454-457.
11. Umar SB，DiBaise JK. Protein-losing enteropathy：case illustrations and clinical review. Am J Gastroenterol，2010，105（1）：43-49.
12. Desai AP，Guvenc BH，Carachi R. Evidence for medium chain triglycerides in the treatment of primary intestinal lymphangiectasia. Eur J Pediatr Surg，2009，19（4）：241-245.

11

第6节 乳 糜 泻

知识要点

1. 以往认为乳糜泻好发于白人青少年，但现在发现该病为世界性分布，可影响不同种族各年龄段人群。
2. 部分乳糜泻患者可无明显胃肠道症状，而以胃肠外疾病为主要临床表现。
3. 乳糜泻的诊断依靠临床表现、血清学和遗传学标志物，通常还需要小肠活检，可以在上消化道内镜检查时获取。血清学抗体 anti-tTG IgA 适合作为本病的初筛试验，但在 IgA 缺乏的患者可为假阴性。
4. 小肠上皮绒毛萎缩伴上皮内淋巴细胞增多和隐窝增生是乳糜泻的病理学改变，但也可见于其他多种疾病，因此并不特异。
5. 对于确诊为乳糜泻的患者，在临床营养医师指导下的严格的去麦胶饮食是最重要的治疗手段。多数患者对去麦胶饮食反应良好。
6. 少数乳糜泻患者会进展为小肠T细胞淋巴瘤，预后较差。

乳糜泻（celiac disease，CD）是一种在遗传易感人群中由于摄入含麦胶食物而引起的慢性自身免疫性肠道炎症疾病，表现为小肠绒毛的萎缩以及小肠营养物质吸收不良，需终身给予去麦胶膳食治疗。1887 年，Samuel Gee 首先描述了 CD 的临床表现。该病曾被称为非热带性脂肪泻（non-tropical sprue）、特发性脂肪泻（idiopathic steatorrhea）、麦胶性肠病（gluten-induced enteropathy）等，属吸收不良综合征的范畴。

传统上认为 CD 是西方国家的常见疾病。该病在北美、西欧、澳洲患病率较高（平均 1/300～1/100），但欧美各国患病率也有明显差异。例如，CD 在德国的患病率为 0.3%，远低于芬兰的 2.4%，具体原因尚不清楚。越来越多的证据指出，CD 并不仅限于欧美国家，据估计全世界人口数的 0.6%～1% 受该病影响，不同年龄段的患病人群在全球广泛分布。已证实，该病在北非、中东和印度北部地区高发。中国目前尚未见大规模流行病学数据，但近年来的调查显示，CD 相关血清学抗体在成人及儿童慢性腹泻人群的阳性率高达 1.77%～12%。在国内的一项多中心临床研究中，199 例慢性腹泻患儿中筛查出 14 例 CD，这说明该病在我国很可能并不像原先认为的那样罕见。

【病因与发病机制】

CD 源于环境因素、遗传体质和免疫反应三者共同作用。

1. **环境因素** 麦胶（gluten）是此病的致病抗原。食物中的麦胶可被分解为麦胶蛋白，应用电泳技术可分离为 a、p、7 和 S 四种。其中 a 麦胶蛋白对小肠黏膜具有毒性，毒性在水解后消失。正常人小肠黏膜细胞内有多肽分解酶，可将其分解为小分子的无毒物质，但活动性 CD 患者酶活性不足，因不能将其分解而致病。

2. **遗传因素** 白种人较常见，且具有家族易感性。CD 同卵双胎患病率为 70%，家族无症状者可检出 CD 血清抗体。10%～15% CD 患者的一级亲属亦患有该病。90% CD 患者表达 HLA-DQ2（正常人群表达率约 30%），5% 表达 HLA-DQ8。

3. **免疫机制** 在CD小肠黏膜的损害过程中起关键作用。肠道黏膜暴露于麦胶2～4小时后，表层细胞人类白细胞抗原增多。T细胞可与肌内膜自身抗原的主要成分起反应，启动一系列炎症反应，导致特征性的肠黏膜损害。肠黏膜中增多的浆细胞产生抗麦胶蛋白和结缔组织自身抗原的IgA、IgG和IgM抗体。组织型转谷氨酰胺酶（tissue transglutaminase，tTG）可能是自身抗体的天然靶目标。活动性患者血、小肠分泌物及粪中可检出醇溶麦蛋白抗体、肌内膜、网状蛋白的IgA抗体及免疫复合物，提示此病是麦胶引起的一种免疫性疾病。

【临床表现】

CD好发于青少年和儿童，但可见于任何年龄，男女比例为1∶2.8。临床表现差异较大，与病变范围、程度、病程及年龄有关。轻症CD患者症状可类似肠易激综合征；或无自觉不适，仅有营养素缺乏或某些肠外表现（如缺铁性贫血）。

1. **腹部症状** 40%～50%的CD患者出现腹胀、腹泻和体重减轻。北京协和医院曾报道17例CD患者，所有病例均有腹泻，约1/3的患者有腹胀、恶心、食欲减退等。CD的典型腹泻为脂肪泻，粪便色淡、量多、油脂状或泡沫样，常浮于水面，多有恶臭。轻症患者腹泻可类似肠易激综合征，甚至无腹部不适。一般认为，当CD累及远端小肠时腹泻才趋于明显，仅累及近端小肠的早期或轻型病例可无腹泻，甚至可有便秘，因此易漏诊。腹痛较少见，多在排便前出现。

2. **营养不良** 根据北京协和医院资料，70.6%的CD患者存在不同程度的营养不良，表现为体重减轻、生长发育迟缓、易疲劳等，贫血（64.7%）亦较常见，其他尚有低白蛋白血症、血脂减低等。蛋白质、脂肪等吸收障碍及食欲缺乏是重要原因，严重病例可呈恶病质。钙和维生素D缺乏可致手足搐搦、感觉异常、骨质疏松、骨软化并可引起骨痛。维生素K缺乏可致出血倾向。维生素B缺乏可致舌苔、口炎、口角炎、脚气病、糙皮病样色素沉着等。维生素A缺乏可致毛囊角化、角膜干燥、夜盲等。少数可有肌肉压痛及杵状指趾。需注意的是，轻症CD病例体重可无减轻，因此超重或肥胖并不能排除CD。

3. **肠外表现** CD可有多种肠外表现，不典型病例可以肠外表现为主要临床特征，而无腹部症状。肠外表现包括缺铁性贫血、叶酸或维生素B_{12}缺乏、骨质疏松、血清转氨酶持续升高、身材矮小、青春期延迟、反复流产、不育、持续性阿弗他口炎、牙釉质发育不良、特发性周围神经病、非遗传性小脑性共济失调或复发性偏头痛等。疱疹样皮炎（dermatitis herpetiformis，DH）是一种自身免疫性大疱病，系CD的特征性皮肤损害，其皮疹呈多形性、对称性分布，伴瘙痒。约90%的DH患者合并CD，但仅有约20%的CD患者出现DH。

【诊断与鉴别诊断】

最重要的是，及时识别CD的高危人群。检测应当在患者摄入富含麸质膳食时进行。主要辅助检查分为血清抗体、遗传学标志物和内镜活检三个方面，需结合临床表现解释化验结果，不能仅凭单项检测阳性结果来确诊该病。以下几类患者应怀疑CD：

1. 有胃肠道症状者，包括慢性或复发性腹泻、吸收不良、体重减轻等，包括拟诊肠易激综合征（irritable bowel syndrome，IBS）或乳糖不耐受但治疗无效者。

2. 符合CD肠外表现且无其他原因可解释者。

3. 1型糖尿病患者、自身免疫性甲状腺炎、自身免疫性肝炎、IgA缺乏，以及CD患者亲属存在CD临床表现或实验室证据者。对于确诊CD患者的无症状一级亲属（尤其是儿童）以及唐氏综合征、特纳综合征患者，也应考虑检测。

首先应进行血清学评估（表 11-6-1）。已有多种血清学抗体可帮助诊断 CD，其中血清 anti-EmA IgA（anti-endomysial IgA）特异性最高，而 anti-tTG IgA（anti-tissue transglutaminase IgA）的诊断敏感性和特异性均高，适合作为 CD 的初筛试验，但在 IgA 缺乏的患者 anti-tTG IgA 可出现假阴性。已知 9% 的 IgA 缺乏症可合并 CD，因此这类患者可检测 anti-tTG IgG 和 anti-DGP IgG。曾应用多年的抗麦醇溶蛋白抗体（anti-gliadin antibody，AGA）由于特异性欠佳，易出现假阳性结果，目前已不被推荐。

表 11-6-1 血清抗体对乳糜泻的诊断价值

抗体名称	敏感性	特异性	用途
IgA 抗肌内膜抗体（anti-EmA IgA）	85%～98%	97%～100%	确证 anti-tTG IgA 阳性者
IgA 抗组织转谷氨酰胺酶抗体（anti-tTG IgA）	90%～98%	95%～97%	筛查 CD 首选血清抗体
IgG 抗组织转谷氨酰胺酶抗体（anti-tTG IgG）	>70%	>90%	用于儿童和 IgA 缺乏者
IgA 抗去酰胺基麦胶蛋白肽抗体（anti-DGP IgA）	94%	99%	用于筛查儿童患者
IgG 抗去酰胺基麦胶蛋白肽抗体（anti-DGP IgG）	92%	100%	用于 IgA 缺乏者
IgA 抗肌动蛋白抗体（anti-actin IgA）	>50%	>85%	与小肠黏膜损伤程度平行

血清学检测呈阳性的患者应接受小肠活检。血清学检测结果呈阴性的患者应接受人类白细胞抗原（human leukocyte antigen，HLA）DQ2/DQ8 检测。超过 90% 的 CD 患者为 HLA-DQ2 单倍体，另有 5%～10% HLA-DQ8 单倍体。因此，若 HLA-DQ2/DQ8 检测阴性，则可排除 CD。HLA-DQ2/DQ8 阳性患者以及血清学抗体阳性，但组织学结果正常或不具有诊断性的患者，应接受改良麦胶激发试验，随后重复行抗体检测和十二指肠黏膜活检。

对血清学阳性的患者，应通过上消化道内镜检查行小肠活检，以确诊该病（图 11-6-1）。十二指肠降部是最常用于活检的部位，内镜下十二指肠黏膜可表现为绒毛萎缩和皱襞消失，包含明显的裂隙，具有结节状外观或圆齿状皱襞。光镜下上皮内淋巴细胞（intraepithelial lymphocytes，IELs）计数明显增加（>25～40 个 IELs/100 个上皮细胞）是 CD 的组织学特征之一，其他尚有黏膜扁平伴黏膜整体萎缩、绒毛完全丧失、上皮细胞凋亡增加及隐窝增生

11

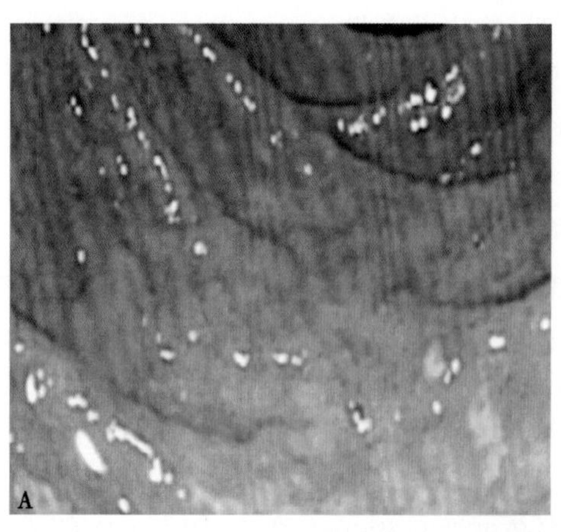

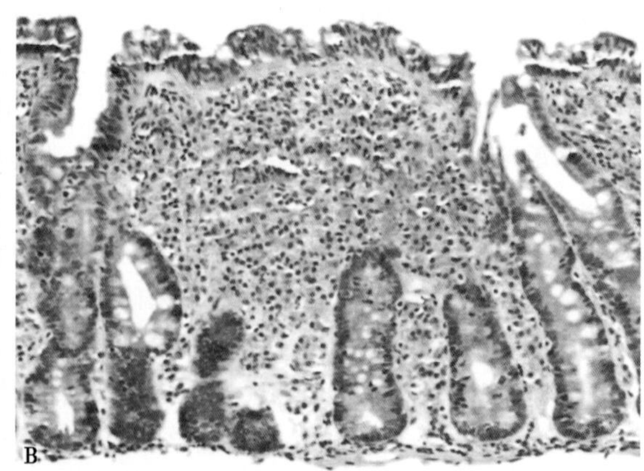

图 11-6-1 乳糜泻的小肠黏膜内镜和组织学改变

A. 内镜下十二指肠黏膜弥漫充血、糜烂，黏膜皱襞扁平；B. 活检病理见小肠绒毛严重萎缩，黏膜内大量淋巴细胞和浆细胞浸润

等。但 CD 病理学表现多样，上述发现并不特异，与自身免疫性肠病、放射性肠炎和小肠淋巴瘤等疾病有较多重叠。部分 CD 患者 IELs 数量也可轻微增加或不增加。对于疑诊 CD 但组织学改变不典型的患者，对小肠活检标本行 anti-tTG IgA 免疫组化染色阳性有助于诊断。

当血清学检查结果和活检表现一致时，可以临床诊断为 CD。给予无麦胶膳食后，若症状消失，则可确诊。

轻症 CD 患者要和肠易激综合征、乳糖不耐受等疾病相鉴别，重症 CD 患者要和自身免疫性肠病、小肠淋巴瘤、放射性肠炎、感染性肠炎（特别是蓝氏贾第鞭毛虫感染、Whipple 病等）以及炎症性肠病等相区分，可借助病史、血清学、病原学及免疫组化染色等进行鉴别。另有一种热带乳糜泻（tropical sprue），其吸收不良表现和肠道改变与 CD 相似，但仅见于南亚、东南亚及加勒比海等热带地区，病因可能是肠道细菌感染所致，起病时常伴有发热。

近年来还发现一类胶原性乳糜泻（collangenous sprue，CS），该病患者多有不同程度的腹痛、腹泻、体重减轻和缺铁性贫血。CS 可累及食管和小肠，其中以十二指肠和上段空肠受累最为明显。在内镜下，CS 患者小肠黏膜可有水肿、结节样改变及绒毛萎缩等，这些表现均酷似 CD。但 CS 患者血清 CD 相关抗体阴性，且对去麦胶饮食无效，因此是一种独立的小肠吸收不良疾病。CS 具有特征性的组织学改变，包括：①小肠绒毛显著萎缩，黏膜变薄；②小肠黏膜上皮内淋巴细胞（IELs）数量较少，肠上皮隐窝减少（这两点与典型的乳糜泻恰好相反）；③小肠黏膜上皮下有胶原沉积，直至固有层，其厚度超过 12μm，内有少量毛细血管、成纤维细胞和淋巴细胞浸润（有诊断意义，见图 11-6-2）。

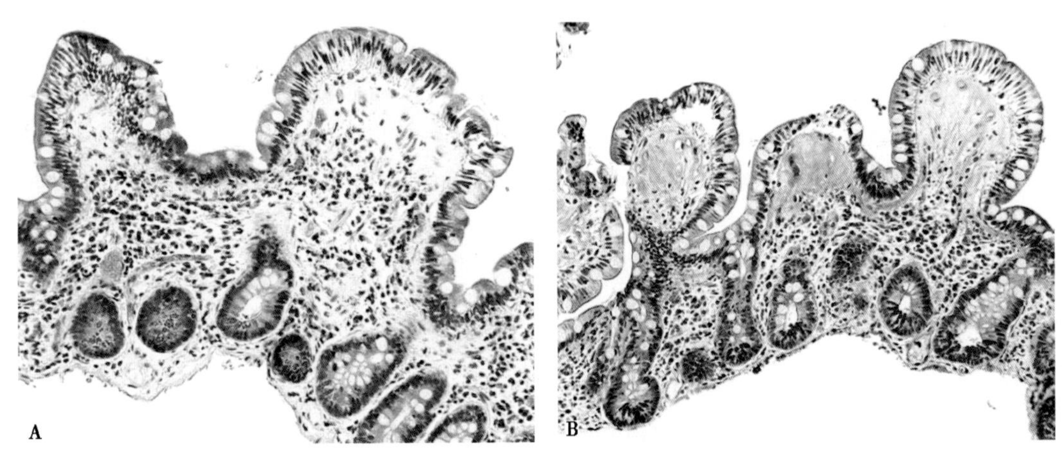

图 11-6-2　胶原性乳糜泻的典型组织学改变

A. 小肠绒毛变钝，上皮内淋巴细胞较少；肠上皮隐窝萎缩（HE 染色，中倍）。B. 小肠黏膜层和黏膜下层较多胶原纤维（蓝色）沉积，内有少量毛细血管、成纤维细胞和淋巴细胞（Masson 染色，中倍）

【治疗】

饮食治疗：无麦胶饮食是本病最基本和必需的治疗，且需终身坚持。对症治疗及支持疗法包括补充维生素 A、维生素 C、维生素 D、维生素 K、叶酸及 B 族维生素，纠正水、电解质失调和酸碱平衡失调。对去麦胶饮食无效的顽固病例可能需要糖皮质激素和免疫抑制剂（硫唑嘌呤、甲氨蝶呤、环孢素 A 等）治疗，生物制剂如英夫利昔单抗等也有治疗成功的报道。

需要指出的是，无麦胶饮食应当在临床营养医师的指导下进行。多种食物还有麦胶成分，即使进食少量麦胶（10～50mg/d）也将造成治疗失败。应严格禁食含麦胶的食物如小麦、大麦、莜麦、黑麦、麦芽及其制品，包括面粉制作的馒头、烙饼、面条、通心粉、糕点、饼干和各种面包。含麦胶成分的食品还包括某些面酱、味精、酱油等调味品，以及糖果、饮料、啤酒和其他酒类。长期禁食上述含麦胶食物可能对患者心理造成不良影响，临床应加以关注。

CD 患者可食用的食物包括：谷薯类（大米、小米、玉米、豆类及其制品，淀粉类如土豆粉、玉米粉、木薯粉、粉丝、粉皮、红薯、山芋、马铃薯），动物类（牛奶及其制品、蛋类、瘦肉、鱼类、禽类、水产类），蔬菜水果类（宜选用含纤维较少的蔬菜如冬瓜、胡萝卜、西红柿、茄子、南瓜、山药及嫩的叶菜、水果汁、水果冻），坚果类（杏仁、核桃、花生、栗子、腰果、葵花籽、南瓜子）。

严格去麦胶饮食后，平均 6～24 个月后患者症状、血清抗体及小肠组织学损伤可恢复。多数 CD 患者经有效治疗后预后良好，可正常生活。但少数 CD 患者（2%～5%）病情顽固，并可能继发肠道 T 细胞淋巴瘤和其他消化道恶性肿瘤。

（赖雅敏　吴　东）

参考文献

1. AGA Institute. AGA Institute medical position statement on the diagnosis and management of celiac disease. Gastroenterology，2006，131（6）：1977-1980.
2. Rubio-Tapia A，Hill ID，Kelly CP，et al. ACG clinical guidelines：diagnosis and management of celiac disease. Am J Gastroenterol，2013，108（5）：656-676.
3. Fasano A，Catassi C. Clinical practice. Celiac disease. N Engl J Med，2012，367（25）：2419-2426.
4. Harris LA，Park JY，Voltaggio L，et al. Celiac disease：clinical，endoscopic，and histopathologic review. Gastrointest Endosc，2012，76（3）：625-640.
5. Wang XQ，Liu W，Xu CD，et al. Celiac disease in children with diarrhea in 4 cities in China. J Pediatr Gastroenterol Nutr，2011，53（4）：368-370.
6. 王红玲，罗琳洁，寇继光，等. 中国湖北地区腹泻型肠易激综合征患者中成人乳糜泻血清学筛查. 中华内科杂志，2013，52（1）：38-41.
7. 王歆琼，刘伟，徐俊杰，等. 乳糜泻在中国慢性腹泻患儿中的发病情况. 中华儿科杂志，2010，48（4）：244-248.
8. 李融融，于康. 全程营养管理改善乳糜泻患者结局. 协和医学杂志，2015，6（4）：255-259.
9. Tack GJ，Verbeek WH，Schreurs MW，et al. The spectrum of celiac disease：epidemiology，clinical aspects and treatment. Nat Rev Gastroenterol Hepatol，2010，7（4）：204-213.

第 7 节　原发性肠道淋巴瘤

知识要点

1. 原发性肠道淋巴瘤是起源于肠道黏膜内淋巴组织的淋巴瘤，回盲部是最常受累部位，组织病理类型以弥漫大 B 细胞性淋巴瘤和 T 细胞淋巴瘤为主。

2. 原发性肠道淋巴瘤临床表现包括腹痛、腹泻、腹部包块等，可伴穿孔、消化道出血、肠梗阻等临床急症。
3. 原发性肠道淋巴瘤出现腹泻的病理生理学机制包括渗出性腹泻和渗透性腹泻等，偶尔也可合并分泌性腹泻。
4. CT、PET-CT和内镜等检查有助于诊断和评估，确诊本病有赖于内镜活检或手术病理。
5. 以腹泻起病的肠道淋巴瘤需要与克罗恩病、间质瘤、结直肠癌等疾病相鉴别。
6. 早期病变局限者可手术切除并联合化疗，晚期患者推荐化疗，化疗方案依据不同组织病理类型而异。

原发性肠道淋巴瘤（primary intestinal lymphoma，PIL）是起源于肠道黏膜下淋巴组织的淋巴瘤，其发病率远低于继发性肠道受累的肠外淋巴瘤，仅占节外非霍奇金淋巴瘤的5%～20%，占消化道肿瘤的1%～4%。近年来PIL发病率有上升的趋势，北美发病率达1.73/10万，平均发病年龄为42～72岁，病理类型以弥漫大B细胞淋巴瘤和T细胞淋巴瘤为主。

【病因与发病机制】

PIL发病机制尚不明确。其危险因素包括乳糜泻、免疫抑制剂用药史、人类免疫缺陷病毒或EB病毒（Epstein-Barr virus，EBV）感染、炎症性肠病等。乳糜泻被认为与肠病相关性T细胞淋巴瘤相关。在乳糜泻高发病率地区（如北欧等发达地区），肠病相关性T细胞淋巴瘤发病率也升高。在中东和地中海地区，PIL被发现与寄生虫感染、小儿传染性肠炎、卫生条件差等相关，且其病理类型多为免疫增生性小肠病淋巴瘤。遗传因素和空肠弯曲菌感染也被认为参与PIL发病。此外，克罗恩病（Crohn's disease，CD）也是PIL的危险因素之一，但对两者之间是因果关系还是平行关系一直存在争议。

PIL患者病程中可出现多种类型的腹泻，涉及的病理生理机制包括：①渗透性腹泻：PIL引起消化道炎症或溃疡，可导致肠黏膜吸收营养物质的能力减弱；肠系膜淋巴管受累堵塞可造成脂肪吸收障碍；部分PIL患者肠道慢性穿孔可引起肠内瘘，导致小肠黏膜吸收面积减少，从而出现渗透性腹泻。上述腹泻本质上属于吸收不良。②渗出性腹泻：PIL继发肠黏膜破损严重时可产生黏液脓血，引起渗出性腹泻，此种情形多见于结直肠受累的PIL患者。此外，当PIL患者化疗后进入骨髓抑制阶段，也是肠道细菌感染的高危时期，此时继发细菌感染（如肠侵袭性大肠杆菌）也可导致渗出性腹泻。③分泌性腹泻：若PIL广泛累及小肠或结肠黏膜，可导致肠上皮细胞吸收水、电解质减少，引起分泌性腹泻；少数PIL患者若感染分泌毒素的肠道病原体（如肠产毒素性大肠杆菌），也可出现分泌性腹泻。

【临床表现】

PIL以单部位病变多见，最常见的受累部位是回盲部（37.2%），其次为回肠和结肠，空肠再次之。中位发病年龄为56岁，男女比例为1.71∶1，中位确诊时间为2个月。

（一）症状

PIL临床表现随受累部位及组织病理学类型而不同。通常腹痛是PIL最常见的临床表现，见于59.3%的PIL患者，其他常见症状包括腹泻、腹部包块、厌食和体重下降等，约28%的患者可合并发热。如前所述，PIL的腹泻症状多样，取决于PIL对肠道结构和功能的影响。PIL患者腹泻一般较轻，然而溃疡型肠道淋巴瘤腹泻表现会相对严重，且出现肠瘘和肠系膜淋巴管堵塞的患者腹泻症状可能会更突出。

并发症方面，PIL 可继发消化道穿孔（15.2%）、消化道出血（43.5%），部分肿块型患者可继发肠梗阻（17.4%），11%～64% 的 PIL 患者需要急诊手术。Vaidya 等报道，淋巴瘤累及消化道最常见的穿孔部位是小肠（59%），弥漫大 B 细胞性淋巴瘤（DLBCL）是这类患者最常见的病理类型，约半数穿孔发生在化疗后。

（二）辅助检查

1. 血清学检查 目前临床上尚无 PIL 特异性血清标志物，部分患者可检测到血清乳酸脱氢酶的升高，研究显示其水平与 PIL 患者预后相关。有报道指出，原发性肠道 T 细胞淋巴瘤常伴有嗜酸性粒细胞增多，可能与淋巴细胞产生过多的 IL-3 和粒细胞 - 巨噬细胞集落刺激因子，导致嗜酸性粒细胞前体的成熟和增殖过多有关。此外，PIL 患者可伴有炎症指标的升高（如 C 反应蛋白、红细胞沉降率），但此改变非特异，且难以与其他疾病如炎症性肠病相鉴别。

2. 影像学

（1）腹部超声：操作简便，超声可见实质性低回声包块或非对称性肠壁增厚，间接征象包括腹腔淋巴结肿大、腹水和腹部包块等。

（2）消化道造影：消化道造影因其操作便捷、技术简单，应用较为广泛，可用于病变的初步筛查。35%～40% 的 PIL 患者可见充盈缺损、管壁僵硬，对诊断有提示意义。

（3）多层螺旋 CT 小肠成像：国内外文献对于 PIL 影像学分型方案尚未完全统一，可能与 PIL 的病理类型和影像学表现多变有关。PIL 以单发病变多见，小肠、回盲部是常见受累部位，其影像学表现包括：①浸润型：受累范围较长（> 2cm），肠壁增厚，血供不丰富，增强后仅见轻度强化（图 11-7-1）；②肿块型：可见肠腔内体积较大的肿块，较少侵犯邻近结构；③多发结节型：黏膜下多发结节，肠壁增厚，向腔内累及时可出现黏膜溃疡；④动脉瘤样扩张：肿瘤浸润破坏肠壁内自主神经，肠管扩张。此外，淋巴结转移的 PIL 患者在 CT 扫描中可见肠系膜或腹膜后淋巴结肿大，多发肿大的淋巴结形成肿块包绕肠系膜血管及周围脂肪，可形成典型的“三明治征”。

（4）正电子发射断层显像 - 电子计算机断层扫描（positron-emission tomography- computed tomography，PET-CT）：PET-CT 能够识别高代谢病灶，在恶性肿瘤的诊疗过程中起重要作

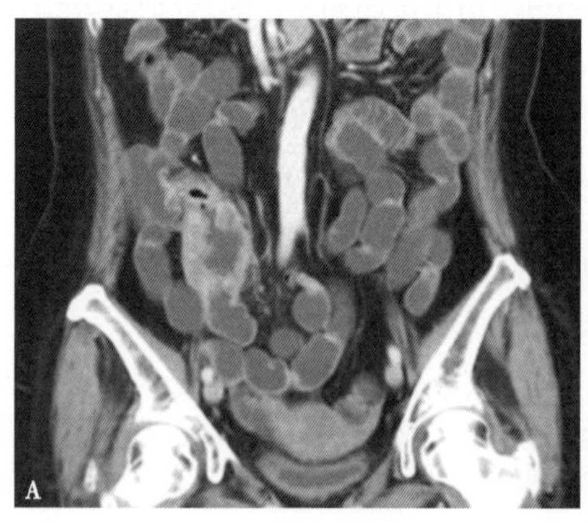

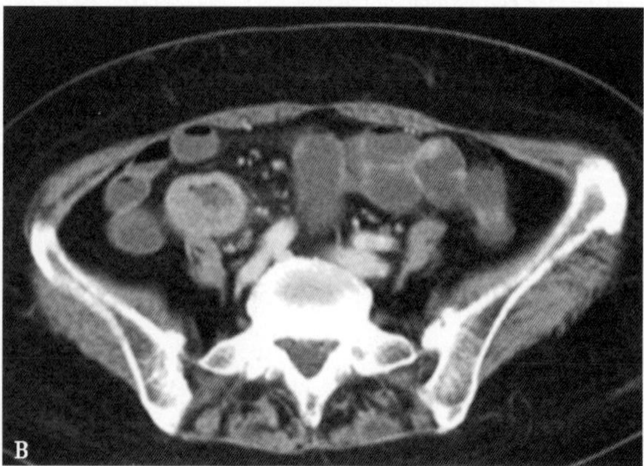

图 11-7-1 一例原发性肠道淋巴瘤患者的 CT 表现：末端回肠管壁增厚，增强后可见强化

A. 冠状位；B. 横断位

用。对弥漫大B细胞性淋巴瘤、套细胞淋巴瘤、外周T细胞淋巴瘤，PET均有较稳定的高摄取性；但MALT淋巴瘤、边缘区淋巴瘤等类型的淋巴瘤则变异度较大，滤泡淋巴瘤相对惰性，诊断敏感性不高。有研究认为，大部分惰性淋巴瘤SUVmax≤13，而SUVmax≥10可用于侵袭性淋巴瘤与惰性淋巴瘤的鉴别，其诊断特异性为81%。

（5）消化内镜检查：结合PIL的常见受累部位，可选择结肠镜和小肠镜进行评估，并通过活检明确诊断。北京协和医院报道PIL内镜下可表现为溃疡型、息肉型、肿块型，以肿块型多见，而浸润型更易并发肠穿孔（图11-7-2）。PIL在小肠镜下早期可看到白色绒毛、绒毛萎缩、红斑等改变，在病情进展期可看到结节、隆起型病变和溃疡改变。Fujiya等应用窄带成像（NBI）技术观察肠道淋巴瘤和单纯淋巴增生，发现前者表面血管网更稀疏，且血管形态不规则，有助于鉴别二者。

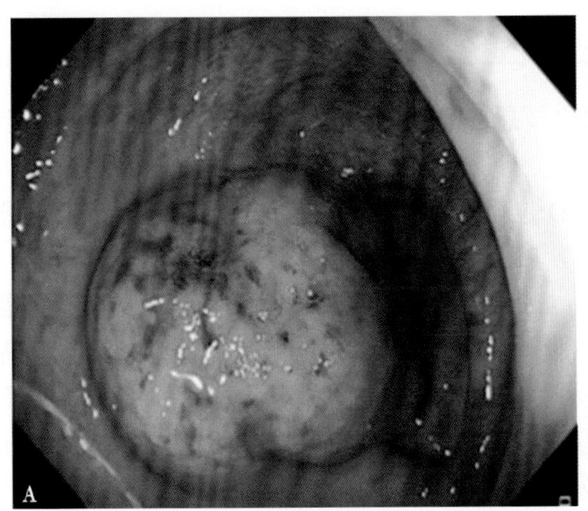

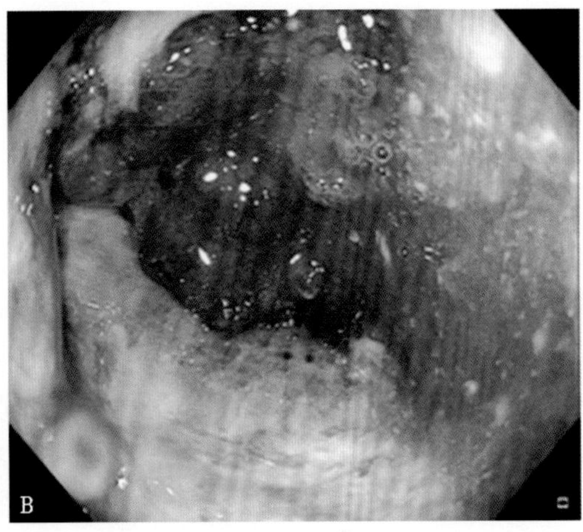

图11-7-2　一例原发性肠道淋巴瘤患者的内镜表现

A. 回盲瓣肿胀变形；B. 回肠末端可见巨大溃疡，表覆黄苔，周围黏膜充血，结节样隆起

胃镜有助于滤泡淋巴瘤的筛查和诊断，因该类型主要累及十二指肠。镜下表现主要包括十二指肠降部或壶腹周围多发小息肉样或腺瘤样病变，其中15%的病例为单发病灶。

3. 组织病理检查　组织病理是PIL诊断的金标准，但淋巴瘤细胞一般位于黏膜下层，病变相对较深，故需多次、多部位、深凿样取材活检，一次活检阴性不能排除本病。由于PIL的内镜活检诊断率较低，若高度怀疑肠道淋巴瘤但多次活检不能诊断，必要时可考虑手术切除病变肠段以求确诊。病理类型方面，弥漫大B细胞性淋巴瘤最为常见（53.6%），T细胞淋巴瘤次之，滤泡淋巴瘤、套细胞淋巴瘤、霍奇金淋巴瘤亦见报道。

【诊断与鉴别诊断】

1. 诊断　本病诊断主要依靠内镜活检或手术病理。诊断标准有2种。

（1）Dawson标准：病变以胃肠道受累为主，可包括局部淋巴结转移，但不包外周或纵隔淋巴结、肝脾受累，白细胞计数正常。

（2）Lewin标准：病变以胃肠道为主，但其他脏器或远隔淋巴结可同时受累。二者主要区别在于是否承认同时合并远隔部位受累的淋巴瘤，近年来国内外研究主要采用后者。

2. 分期　传统的Ann Arbor分期系统仅对肿瘤累及范围分类，未涵盖肠道黏膜的浸润深度，而后者是影响 PIL 预后的重要因素，故 Ann Arbor 分期被认为不适用于 PIL。目前被广泛接受的 PIL 分期系统是 Lugano 分期系统（表 11-7-1），依据有无局部淋巴结和（或）远隔部位受累分为Ⅰ～Ⅳ期（该分期系统无Ⅲ期）。

表 11-7-1 原发性胃肠道淋巴瘤 Lugano 分期系统

分期	定义
Ⅰ期	肿瘤局限于胃肠道，单发或多发
Ⅱ期	肿瘤侵入腹腔，依据淋巴结受累进一步分为：
$Ⅱ_1$ 期	仅胃旁或肠周淋巴结受累
$Ⅱ_2$ 期	腹腔远隔部位淋巴结受累，如主动脉旁、肠系膜淋巴结等
$Ⅱ_3$ 期	侵透浆膜，累及邻近组织或器官
Ⅲ期	无
Ⅳ期	非邻近部位其他节外器官受累或膈肌上淋巴结受累

3. **鉴别诊断** 以腹泻起病的 PIL 需要与克罗恩病、胃肠道间质瘤、结直肠癌等胃肠道疾病相鉴别。

（1）克罗恩病（Crohn's disease，CD）：因 CD 也可引起腹泻、腹痛等症状，同时 CD 的最常受累部位亦是回盲部，不典型患者有时难以与 PIL 鉴别。从腹泻病理生理学机制来分析，CD 和 PIL 均可出现渗透性腹泻、渗出性腹泻。CD 更易于继发肠道内瘘也可导致渗透性腹泻（吸收不良性腹泻），而 PIL 更易因堵塞肠系膜淋巴管而导致渗透性腹泻。两者鉴别诊断是临床难点。北京协和医院一项回顾性研究发现，CD 患者更易出现发热、瘘管、肛周病变等临床表现，肠梗阻多见而出血、穿孔相对少见。二者在影像学上均可出现肠黏膜增厚、异常强化、肠系膜淋巴结肿大等征象，但 PIL 肠壁增厚和肠系膜淋巴结肿大均较 CD 更为明显。侵袭性较高 PIL 患者的病灶最高 SUV 值往往高于 CD。对于初发型 CD，有时鉴别二者较为困难，如患者合并穿孔、梗阻或消化道大出血，必要时可通过剖腹探查术明确病理诊断。

（2）胃肠道间质瘤（gastrointestinal stromal tumor，GIST）：GIST 是胃肠道最常见的非上皮源性肿瘤，其起病隐匿，症状不特异，少数也可出现腹泻症状，腹泻多表现为渗透性腹泻和渗出性腹泻。在肠道，GIST 受累部位以空肠和回肠多见，影像学上表现为实性、轮廓光滑的肿块，增强可见强化，与肿块型 PIL 难以鉴别。此外，部分肿瘤可见分叶、坏死、液化、瘤内出血或外向型生长，仅通过影像无法区分，需要内镜活检或手术明确诊断。

（3）结直肠癌：结肠 PIL 较为少见，其发病率远低于结直肠癌，但二者在临床表现、影像、内镜表现中均有重叠之处，结直肠癌引起的肠黏膜破损也可继发渗出性腹泻，临床难以区分。因病变位于结直肠，故推荐结肠镜及活检进行鉴别，必要时可获得手术病理明确诊断。

（4）其他疾病：表现为小肠绒毛广泛萎缩的 PIL 需要和乳糜泻、自身免疫性肠病等疾病相鉴别。主要累及回盲部的 PIL 还需要和肠结核、白塞病等相鉴别。

【治疗与预后】

PIL 相关腹泻并无特异性治疗方法，主要以维持水、电解质平衡为主，积极补充营养，改善一般状况。

PIL 的治疗手段包括手术、放疗、化疗等。应用最广泛的是手术联合化疗（60.7%），多数文献报道该疗法能够延长患者的中位生存期，手术方式包括局限性的手术切除，以及依据血管和淋巴结分布的广泛切除术，尚无文献证实广泛切除肠道有助于改善预后。但亚组分析显示，病变局限者是该疗法获益的主要人群，而进展期患者获益有限。化疗在PIL患者中应用也较为广泛(20.5%)。化疗药物方案依据组织病理类型不同而异，如弥漫大B细胞淋巴瘤选用R-CHOP方案(美罗华联合环磷酰胺+表柔比星+长春新碱+泼尼松)等。放疗应用较少，但可与手术或化疗联合使用。值得注意的是，10%～20%的患者在病程中因肠穿孔、出血或肠梗阻而接受急诊手术，其中6.3%的患者在化疗期间中出现穿孔等并发症。

滤泡淋巴瘤相对惰性，目前对Ⅰ期患者推荐继续观察，Ⅱ～Ⅳ期患者建议手术切除，术后联合化疗预防复发、梗阻或穿孔。大部分患者可获得完全缓解或至少数年的稳定。

文献报道，PIL 5年生存率为60%～86%，但不同病理类型差异较大。影响预后的主要因素包括分期、部位和组织病理类型，其中Ⅰ/Ⅱ期、回盲部受累和B细胞性淋巴瘤、乳酸脱氢酶正常的患者预后较好；年龄>60岁、一般情况差、乳酸脱氢酶升高、Ⅳ期、B组症状和T细胞性淋巴瘤患者预后较差。

(杨 红 钱家鸣)

参考文献

1. Lightner AL, Shannon E, Gibbons MM, et al. Primary gastrointestinal non-Hodgkin's lymphoma of the small and large intestines: a systematic review. J Gastrointest Surg, 2016, 20(4): 827-839.
2. 邹宁，吕红，钱家鸣，等. 克罗恩病与原发性肠道淋巴瘤临床表现的异同. 中华消化杂志，2006，26(6)：364-367.
3. 黄月华，周道斌，段明辉，等. 104例原发胃肠道非霍奇金淋巴瘤患者临床特征及预后分析. 中华血液学杂志，2014，35(9)：791-795.
4. Vetro C, Romano A, Amico I, et al. Endoscopic features of gastrointestinal lymphomas: from diagnosis to follow-up. World J Gastroenterol, 2014, 20(36): 12993-13005.
5. Fujiya M, Kashima S, Ikuta K, et al. Decreased numbers of vascular networks and irregular vessels on narrow-band imaging are useful findings for distinguishing intestinal lymphoma from lymphoid hyperplasia. Gastrointest Endosc, 2014, 80(6): 1064-1071.
6. Abbott S, Nikolousis E, Badger I. Intestinal lymphoma--a review of the management of emergency presentations to the general surgeon. Int J of Colorectal Dis, 2015, 30(2): 151-157.
7. Vaidya R, Habermann TM, Donohue JH, et al. Bowel perforation in intestinal lymphoma: incidence and clinical features. Ann Oncol, 2013, 24(9): 2439-2443.
8. 吴东，李玥，庄俊玲，等. 腹痛、发热、回盲部溃疡. 中华消化杂志，2013，33(11)：781-783.
9. Kim SJ, Choi CW, Mun YC, et al. Multicenter retrospective analysis of 581 patients with primary intestinal non-hodgkin lymphoma from the Consortium for Improving Survival of Lymphoma(CISL). BMC Cancer, 2011, 11: 321.
10. Sun J, Lu Z, Yang D, et al. Primary intestinal T-cell and NK-cell lymphomas: a clinicopathological and molecular study from China focused on type Ⅱ enteropathy-associated T-cell lymphoma and primary intestinal NK-cell lymphoma. Mod Pathol, 2011, 24(7): 983-992.
11. Foukas PG, de Leval L. Recent advances in intestinal lymphomas. Histopathology, 2015, 66(1): 112-136.

12. Margolskee E, Jobanputra V, Lewis SK, et al. Indolent small intestinal CD4+ T-cell lymphoma is a distinct entity with unique biologic and clinical features. PLoS One, 2013, 8(7): e68343.

第8节 肠道息肉病

知识要点

1. 肠道息肉可分为肿瘤性和非肿瘤性两大类，后者占大多数。肿瘤性息肉和部分非肿瘤性息肉具有癌变风险。
2. 容易引起慢性腹泻的肠道息肉病包括绒毛状腺瘤、Cronkhite-Canada 综合征、遗传性结直肠息肉综合征等。
3. 少数位于直肠或乙状结肠的巨大绒毛状腺瘤可造成分泌性腹泻，但发病机制不明。
4. Cronkhite-Canada 综合征以全胃肠道息肉和外胚层受累为突出临床表现，糖皮质激素治疗有效。
5. 遗传性结直肠息肉综合征与基因突变有关，少数患者可表现为慢性腹泻，该病发生结直肠癌或其他部位恶性肿瘤的风险较高。

肠息肉(intestinal polyps)是指由肠黏膜表面隆起凸向肠腔内，肉眼可见的瘤状物。从组织学类型来看，肠道息肉可分为非肿瘤性和肿瘤性两大类。非肿瘤息肉占结直肠息肉的 90% 以上，其组织学类型主要分为 3 类：①增生性；②炎症性；③错构瘤性。增生性息肉(hyperplastic polyp)与肠黏膜细胞成熟异常有关，好发于乙状结肠和直肠，直径通常在 0.5cm 以下，患者通常无症状，也不引起癌变。炎症性息肉(inflammatory polyp)多继发于肠道炎症性病变，例如炎症性肠病(IBD)、感染性肠炎、缺血性肠病等，其中长病程 IBD 有一定的癌变风险。炎症性息肉本身并不引起腹泻，但由于肠道存在基础疾病，故患者常有腹泻症状。错构瘤息肉(harmatomatous polyp)多见于 Cronkhite-Canada 综合征、Cowden 综合征、Peutz-Jeghers 综合征、幼年性息肉病等，当息肉数量较多时可能引起腹泻。其他类型的非肿瘤性息肉还包括帽状息肉病(cap polyposis)、血管发育不良(angiodysplasia)、结直肠子宫内膜异位症(colorectal endometriosis)等，但发病率较低。肿瘤性息肉的癌变风险相对较高，可造成腹泻、腹部不适、消化道出血等症状，是消化医生关注的重点。

肠道息肉病的种类较多，受篇幅所限无法一一介绍。本节将着重讨论容易引起慢性腹泻的 3 类息肉病：①腺瘤性息肉；② Cronkhite-Canada 综合征；③遗传性结直肠癌综合征，重点是这些疾病导致慢性腹泻的机制及其临床特点。

一、腺瘤性息肉

腺瘤性息肉(adenomatous polyp)是西方国家的常见病。50～60 岁以上的人群发病率明显增高。统计显示，美国 60 岁以上老年人结直肠腺瘤患病率高达 40%。随着国人饮食结构的西方化，结直肠腺瘤在我国也日益常见，其结果是结直肠癌(colorectal cancer，CRC)发病率不断升高，目前已位居我国恶性肿瘤的第 3～5 位。腺瘤性息肉是多因素疾病，其高危因素包括年龄、吸烟、高脂饮食、肥胖和遗传背景等。一级亲属患腺瘤性息肉的患者发生该病的风险增加4倍。

按照组织学表现，可将结直肠腺瘤性息肉分为两类：①普通腺瘤：包括腺管状腺瘤（tubular adenoma）、绒毛腺管状腺瘤（tubulovillous adenoma）和绒毛状腺瘤（villous adenoma），这类腺瘤癌变机制的研究已较为充分。②锯齿状腺瘤（serrated adenoma，SA）：SA 有独特的组织学改变和癌变机制，包括 CpG 岛甲基化、*BRAF* 基因突变和微卫星不稳定性等，被称为“锯齿状癌变通路”。估计约有 1/3 的 CRC 系由该通路进展而来，其中以右半结肠 CRC 为主，而左半结肠 CRC 大多起源于普通腺瘤，二者癌变机制不同。普通腺瘤的癌变风险主要取决于息肉大小及异型增生程度。直径不足 1cm 的腺瘤癌变率仅为 1%～3%，直径在 1～2cm 的腺瘤癌变率增至 10%，而 2cm 以上的腺瘤癌变率则高达 40%。高度异型增生（高级别上皮内瘤变）的腺瘤性息肉癌变风险为 27%。根据癌变风险高低，我国早期 CRC 诊治指南又将普通腺瘤分为非进展期腺瘤和进展期腺瘤（advanced adenoma）。非进展期腺瘤是指一次结肠镜发现 1～2 个腺管状腺瘤，直径均＜1cm。进展期腺瘤指一次结肠镜检查发现≥3 个腺瘤、腺瘤直径≥1cm、组织学绒毛成分≥1/3 或存在高级别上皮内瘤变。

体积较小的腺瘤性息肉一般不造成临床症状，体积较大者可能引起腹部不适、消化道出血、腹泻、便秘等非特异性症状，与息肉的占位效应有关。根据文献报道，少数位于乙状结肠或直肠的巨大绒毛状腺瘤可造成分泌性腹泻，严重者伴有血钾、钠和氯浓度下降，甚至引起急性肾衰竭。推测病因可能是绒毛状腺瘤大量分泌水分和电解质所致，故这类病变又被称为分泌性绒毛状腺瘤（secretory villous adenoma）。该病最早由 McKittrick 和 Wheelock 于 1954 年报道，因此又被称为 McKittrick-Wheelock 综合征（MWS）。MWS 较少见，截止到 2013 年，全世界仅报道 132 例。

MWS 的绒毛状腺瘤有两个特点：①体积大，直径至少在 3cm 以上，平均直径 5～8cm，最大可达 18cm；②通常位于直肠或乙状结肠。予内镜或手术切除病变后腹泻可迅速缓解。图 11-8-1 是北京协和医院的一例 McKittrick-Wheelock 综合征患者，内镜下切除病变后腹泻迅速消失。受前列腺素 E_2（prostaglandin E_2，PGE_2）和环磷酸腺苷（cAMP）介导，几乎所有的绒毛状腺瘤都有一定的分泌水和电解质的能力。因此，体积较大的绒毛状腺瘤引起水样泻并不奇怪，临床观察约 1/3 的绒毛状腺瘤患者存在腹泻症状，但大多比较轻微，达不到 MWS 的严重程度。在直肠和乙结肠绒毛状腺瘤中，能引起 MWS 的仅占 1%～3%，合并严重电解质紊乱者＜1%。

MWS 的发病机制目前尚有争议，可能的病因假说有 3 种：

1. **分泌假说** Balázs 用光镜和电子显微镜研究了分泌性绒毛状腺瘤的细微结构，发现其含有较多的杯状细胞，杯状细胞内分泌颗粒的形态也有别于普通绒毛状腺瘤。由于杯状细胞在结直肠上皮的主要功能是分泌黏液，因而部分学者认为 McKittrick-Wheelock 综合征或许代表了绒毛状腺瘤中分泌能力特别突出的一个亚型。

2. **炎症假说** Steven 等曾报道一例直肠巨大绒毛状腺瘤（11cm），该患者排水样便，便量为 1800ml/d。粪便中钠和钾的浓度分别为 150mmol/L 和 12mmol/L。粪便中 PGE_2 水平也异常升高，达 1160～1250pg/ml，甚至高于感染性腹泻患者（200～395pg/ml）。应用吲哚美辛栓剂置肛后，患者排便量下降至 850ml/d，粪便 PGE_2 水平也明显下降，停药后二者又再度升高。由此作者推论，本病可能系巨大绒毛状腺瘤内部的慢性炎症反应所致，PGE_2 是其主要炎症介质。

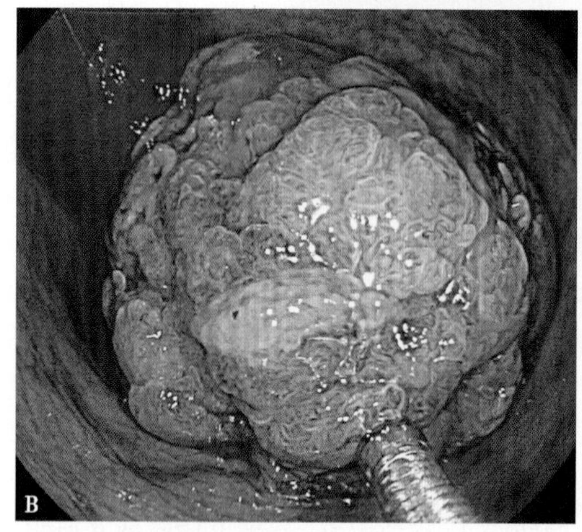

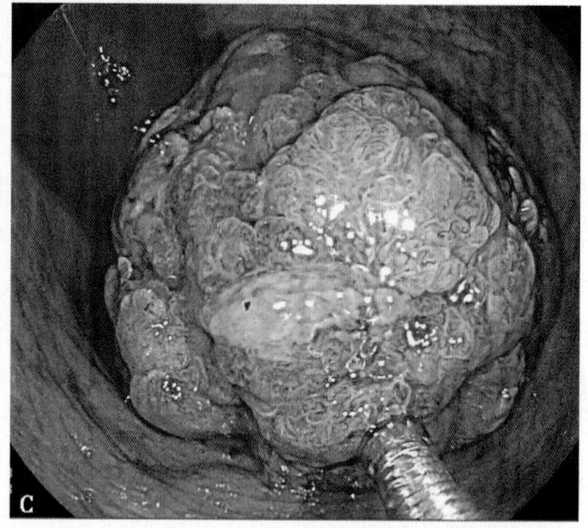

图 11-8-1 患者中年男性，水样泻每日 5～8 次，排便量 1500～2000ml/d。结肠镜发现直肠距肛门 10cm 处腺瘤病变，直径 5cm。内镜下切除后腹泻缓解，病理示“绒毛状腺瘤伴局灶高级别上皮内瘤变”

A. 反转内镜并用活检钳固定病变后白光观察；B、C. 智能分光比色技术（FICE）观察，注意腺瘤表面有较多黏液附着

3. **动力假说** 这一假说由笔者提出。其原因在于，上述两种假说虽然可以解释 MWS 造成的分泌性腹泻，但难以说明为何 WMS 病灶均位于直肠和乙状结肠，而右半结肠 WMS 迄今未见报道。若 WMS 引起的腹泻完全由绒毛状腺瘤本身分泌所致，那么就需要假设除直肠和乙状结肠外，其他肠段的绒毛状腺瘤分泌能力较弱，而这一假设在理论上缺乏根据。有关肠道动力的研究进展为解释 WMS 的发病机制提供了新的思路，Dinning 领导的团队应用高分辨率结直肠测压技术对远端结肠的运动进行研究，他们发现乙状结肠和直肠可产生逆向蠕动波，对肠内容物向直肠的推进起到一定的迟滞作用，被称为防止腹泻的一种“刹车”效应（brake effect）。这种逆向蠕动参与腹泻、便秘、大便失禁等诸多肠道动力疾病的发病过程，并有可能成为未来的治疗靶点（详见参考文献 10～12）。因此，位于直肠或乙状结肠的巨大绒毛状腺瘤是否有可能破坏这一刹车效应，使得结肠内容物过早到达直肠从而导致腹泻？笔者认为这种可能性目前尚不能轻易排除，值得今后深入研究。若能证实，则有助于阐明为何远端结肠和直肠的其他病变（例如放射性肠炎）也容易引起排便习惯改变和腹泻。

二、Cronkhite-Canada综合征

Cronkhite-Canada综合征（CCS）是表现为胃肠道多发息肉和外胚层改变的一种罕见的非遗传性疾病。其外胚层受累表现包括脱发、甲营养不良、色素沉着、味觉减退和腹泻等，因此又被称为息肉-色素沉着-脱发-甲营养不良综合征。该病在1955年首次由Cronkhite和Canada报道，CCS发病率较低，全世界至今报道约500例，其中约半数来自日本。图11-8-2是北京协和医院的一例CCS患者资料。

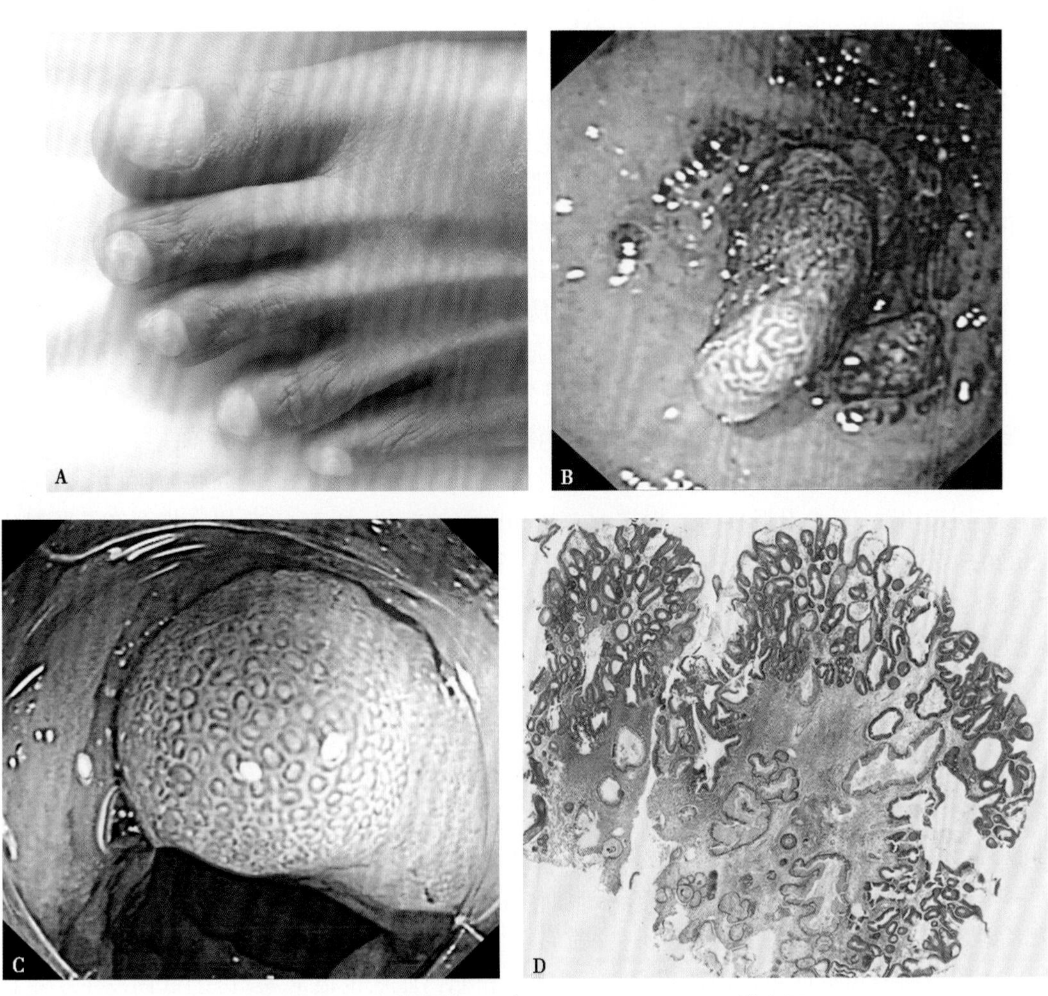

图11-8-2 患者男性，63岁，Cronkhite-Canada综合征

A. 左足趾甲萎缩，皮肤色素沉着。B. 胃多发息肉，表面充血。C. 结肠息肉，近距离观察可见黏膜水肿，腺管开口增宽。D. 病理提示该结肠息肉为错构瘤，有上皮细胞覆盖，腺体增生呈囊性扩张，内含较多黏液；黏膜固有层血管充血，水肿明显，较多慢性炎细胞浸润（HE染色，低倍）

CCS原因不明，但目前研究认为发病机制主要与自身免疫异常有关。支持点包括：①CCS患者常合并其他自身免疫病；②CCS的胃肠道息肉病理多为炎性息肉、增生性息肉或错构瘤性息肉，只有少数为腺瘤性息肉，嗜酸性粒细胞和慢性炎细胞浸润较为明显，包括IgG4免疫组化染色阳性的淋巴细胞和浆细胞；③糖皮质激素和免疫抑制剂治疗本病有效。北京

协和医院总结了20例CCS患者，其中8人合并自身免疫相关疾病，包括肾病综合征2人，甲状腺炎2例，类风湿关节炎、干燥综合征、成人Still病和白癜风各1例。17例患者泼尼松治疗有效，有效率达85%。

文献报道CCS好发于老年人，平均发病年龄为50～60岁，男女比例约为3∶2。北京协和医院统计患者平均年龄为(50.9±7.9)岁，男性13例，女性7例。日本学者根据CCS初发症状和体征将其分为5型：Ⅰ型(腹泻型)、Ⅱ型(味觉减退型)、Ⅲ型(口腔干燥型)、Ⅳ型(腹部不适型)及Ⅴ型(毛发脱落)，以前两型最为常见。CCS的常见临床表现包括：

1. **腹泻** 腹泻是本病最重要的症状，发生率达90%，也是患者前来消化科就诊的主要原因。多为水样泻，每日数次至十余次。少数患者便中带血。可因腹泻造成蛋白丢失过多，引起低蛋白血症。CCS发生腹泻的机制尚未完全阐明，脂肪泻和分泌性腹泻可能均有参与。一方面，CCS的大量息肉密布全部消化道，造成消化道上皮有效吸收面积减少。CCS还可引起胃酸分泌减少，且部分患者合并小肠细菌过度生长。约半数CCS患者D-木糖试验和Schilling试验阳性，证明确实存在营养物质吸收不良。另一方面，CCS息肉的慢性炎症可阻碍结肠上皮吸收水分，甚至破坏上皮细胞间的紧密联系(tight junction)，造成组织间液漏入肠腔，这一机制可能类似于炎症性肠病相关性腹泻。

2. **腹痛** 半数以上的CCS患者存在腹痛。腹痛严重程度不一，多位于脐周或左下腹，呈间断性隐痛、钝痛或绞痛，多与腹泻同时发生，可伴有里急后重；也有患者仅表现为上腹部饱胀、隐痛等。文献报道，腹泻、腹痛和粪便潜血阳性三联征诊断CCS敏感性可达100%。

3. **胃肠道息肉** CCS的息肉可密布全消化道，其大小不一，息肉间黏膜充血、水肿明显，偶尔可引起出血、套叠及肠梗阻。根据北京协和医院的资料，所有CCS患者均存在结肠息肉(20/20)，按发生率高低其余为胃息肉(19/20)、十二指肠息肉(14/20)、直肠息肉(14/20)、回肠息肉(11/20)和食管息肉(3/20)。CCS息肉的组织学表现较为多样，北京协和医院统计其病理类型包括炎性息肉(9/20)、增生性息肉(13/20)、普通腺瘤(7/20)和错构瘤(5/20)，其中8例患者的息肉有较多嗜酸性粒细胞浸润。

4. **外胚层受累表现** 指(趾)甲萎缩脱落最为突出，治疗有效者指(趾)甲可迅速恢复生长，故可以反映临床疗效。脱发常见，以头发脱落最早、最明显，伴多处体毛枯黄、稀疏或脱落。色素沉着表现为深浅和大小不一的棕色或黑褐色斑块，见于体表部位如头颈部、躯干、四肢、手掌足底、口唇等处，还可沉积于消化道黏膜。80%的患者味觉消失或减退，少数伴有舌麻木、口渴等。多数患者食欲下降，与腹痛、腹泻相平行，伴体重减轻、乏力等。由于CCS患者频繁腹泻，加之食欲缺乏、吸收不良，常有明显消瘦，短时间内下降数十千克者亦不鲜见。

实验室检查可见低白蛋白血症(88%)，低钾和低钙血症也很常见，可因低钙发生手足搐搦。少数患者血嗜酸性粒细胞计数升高，免疫球蛋白水平下降。尽管文献报道CCS息肉IgG4免疫组化染色阳性，但北京协和医院8例行血清IgG4检测的患者中，仅有1例升高。

在治疗方面，由于本病营养不良较为突出，应注意支持治疗，包括纠正水电解质紊乱、补充维生素(尤其是B族维生素如维生素B_1和维生素B_{12})和微量元素(特别是铁、铜和锌)。对因治疗方面，糖皮质激素为首选药物。研究显示，激素可改善本病临床症状，并使胃肠道息肉消退。根据北京协和医院的治疗经验，同时参考文献报道，推荐泼尼松起始剂量为0.8～1mg/(kg·d)，疗程12～16周。治疗有效率达80%～90%，通常用药后1周内症状即有好转。激素无效或激素依赖的患者，可选用免疫抑制剂如硫唑嘌呤、沙利度胺或环磷酰胺。

柳氮磺吡啶和美沙拉秦疗效不肯定。近年来有用生物制剂英夫利息单抗治疗成功的报道。

CCS 预后不良，不治疗者 5 年存活率仅为 55%，多死于全身衰竭。北京协和医院的资料表明，治疗前存在味觉消失和低钾血症是本病预后不佳的高危因素，而糖皮质激素为基础的免疫抑制治疗有助于延缓病情进展，改善预后。以往曾认为 CCS 的息肉不会癌变，但近年来研究提示，本病发生消化道恶性肿瘤的风险为 10%～20%，明显高于普通人群。癌变以乙状结肠癌、直肠癌和胃癌最为常见，男性癌变风险高于女性。其中，约 40% 的结直肠癌是从“锯齿状通路”进展而来，提示 CCS 可能与锯齿状腺瘤有关。

三、遗传性结直肠癌综合征

遗传性结直肠癌综合征（hereditary colorectal cancer syndrome，HCCS）与基因变异密切相关，有以下几个特点：①结直肠癌发病时间早（50 岁以下）；②结直肠息肉数量多（10 个以上）或出现时间早（45 岁以下）；③存在结肠以外其他部位的肿瘤或病变，包括骨、皮肤、神经系统、生殖系统等；④有家族史。从发病机制来说，HCCS 本身并不引起腹泻，但当息肉数量较多时，可引起肠道吸收面积减小，加之息肉本身可分泌黏液，因此少数患者可有非特异性腹泻。本病腹泻不常见，例如 Peutz-Jeghers 综合征的腹泻发生率低于 10%，多以肠套叠、消化道出血等为首发表现。研究 HCCS 对揭示结直肠癌的发病机制意义重大，故本节将对其作简略介绍。HCCS 代表性疾病包括以下几种：①家族性腺瘤性息肉病（包括 Gardner 综合征）；② Lynch 综合征；③ MUTYH 相关性息肉病；④ Turcot 综合征；⑤ Peutz-Jeghers 综合征；⑥幼年型息肉病；⑦ Cowden 综合征。各疾病的临床特点和突变基因见表 11-8-1。

表 11-8-1 遗传性结直肠癌综合征的主要临床特征和基因突变

病名	息肉类型	分布部位	结直肠癌变风险	基因定位
家族性腺瘤性息肉病	腺瘤	结直肠为主	100%	5q（*APC*）
Gardner 综合征	腺瘤	结直肠、小肠	100%	5q（*APC*）
Lynch 综合征	腺瘤	结直肠	60%～80%	错配修复基因*
MUTYH 相关性息肉病	腺瘤	结直肠	80%	*MUTYH*
Turcot 综合征	腺瘤	结直肠为主	100%	5q（*APC*）或类似 Lynch 综合征
Peutz-Jeghers 综合征	错构瘤	小肠、结直肠	39%	19p（*STK11*）
幼年型息肉病	错构瘤	结直肠、小肠	10%～38%	*PTEN*、*SMAD4*、*BMPR1*
Cowden 综合征	错构瘤	全胃肠道	9%	*PTEN*

* 错配修复基因包括 *hMSH2*、*hMSH3*、*hMSH6*、*hMLH1*、*hPMS1* 以及 *hPMS2*

1. 家族性腺瘤性息肉病 家族性腺瘤性息肉病（familial adenomatous polyposis，FAP）在西方人群的发病率为 1/13 000，有明显家族遗传倾向。本病为常染色体显性遗传病，发病机制在于大肠腺瘤性息肉（*APC*）基因的突变。*APC* 基因是一种抑癌基因，位于 5 号染色体长臂（5q21），其主要功能在于调节肠黏膜细胞的生长。FAP 患者的一个 *APC* 基因发生突变，若其等位基因恰好也发生突变，即造成 *APC* 基因彻底失活，结直肠上皮细胞发生失控性生长，最终形成数百至数千枚息肉。若不治疗，40 岁前 95% 的患者会发生结直肠癌。

发现结直肠腺瘤的中位年龄为 16 岁（8～34 岁）。FAP 的息肉逐渐增大，数目逐渐增多，10～20 年后可满布结肠壁以致整段肠腔无正常黏膜。早期一般无症状，甚至当息肉充满结肠后，症状亦不明显，偶有腹泻、出血、梗阻或肠套叠等表现，直肠息肉可在排便时脱出肛门外。除结直肠外，息肉还好发于胃（30%～100%）和十二指肠（45%～90%），小肠可有散发性息肉。胃部以胃底腺息肉为主，腺瘤仅占10%。胃腺瘤好发于胃窦，发生胃癌的风险<1%。十二指肠腺瘤的癌变率为4%～10%。FAP主要治疗方法是手术切除病变结肠，然后做回肠肛管吻合（储袋手术）或回肠造口。应在术后定期作内镜检查，了解残存息肉情况并及时切除。患者直系亲属应筛查*APC*基因突变，必要时也应接受消化内镜检查。

另有一类肠道多发息肉伴肠外表现的FAP患者，被称为Gardner综合征。其遗传机制与FAP相似，均为*APC*基因突变，只是突变位点有所区别，目前认为属于FAP的一个特殊亚型。除了肠道多发腺瘤性息肉外，Gardner综合征有较多肠外表现，包括面部骨瘤（特别是上颌骨瘤）、皮肤脂腺瘤、纤维瘤、杵状指、类无睾症等。部分患者还可伴发间叶组织恶性肿瘤，如骨肉瘤、脂肪肉瘤和网状细胞瘤。

2. **Lynch综合征** 亦称为遗传性非息肉病型结肠癌（hereditary non-polyposis colon cancer，HNPCC），是最常见的一类HCCS。患者结直肠也可有多个息肉病变，但不会像FAP患者肠道内满布息肉，故名“非息肉病型”。HNPCC约占全部结直肠癌的5%。其发病机制在于DNA错配修复基因突变，常见突变基因包括*hMSH2*、*hMSH3*、*hMSH6*、*hMLH1*、*hPMS1*以及*hPMS2*。错配修复基因突变可造成DNA微卫星不稳定性（microsatellite instability，MSI）。若MSI发生在细胞生长调控的关键基因，例如负责细胞信号传导通路的转化生长因子β受体，即可引起癌变。

HNPCC的平均癌变年龄为45岁。70%的息肉位于右半结肠，且形态大多扁平，内镜容易漏诊，因此HNPCC所致结直肠癌也好发于右侧。随着内镜筛查结直肠癌不断开展，在筛查间歇期出现的间期癌（interval cancer）日益受到重视。研究表明，近半数间期癌与HNPCC相关，另有约半数可能是散发性无蒂锯齿状腺瘤（sessile serrated adenoma，SSA）引起。SSA与HNPCC的癌变通路均与MSI相关，因此二者的关系很值得进一步探讨。HNPCC患者还易发其他部位的肿瘤，包括胃癌、胰腺癌、卵巢癌和子宫内膜癌。对于HNPCC的直系亲属，应定期行消化内镜检查，女性患者还应接受妇科检查。

3. **MUTYH相关性息肉病** MUTYH相关性息肉病（MUTYH-associated polyposis）的临床表现类似FAP，但息肉数量<100个。约7.5%的结直肠弥漫性息肉病患者无*APC*基因突变，而是由*MUTYH*基因突变所致。*MUTYH*是一种碱基切除修复基因，其功能为修复错配的腺苷酸。87%的*MUTYH*基因突变主要集中在外显子7和13。本病发现腺瘤和结直肠癌的平均年龄分别为46岁和50岁。遇有临床表现类似FAP但*APC*基因突变阴性的患者，应考虑本病。

4. **Turcot综合征** Turcot综合征是罕见疾病，其特征性表现为结直肠多发腺瘤合并脑部肿瘤，包括髓母细胞瘤、胶质瘤等。目前发现，约2/3的Turcot综合征患者病因系*APC*基因突变，与FAP患者相似；另有1/3存在DNA错配修复基因缺陷，与HNPCC患者相仿。

5. **Peutz-Jeghers综合征** Peutz-Jeghers综合征（以下简称P-J综合征）特征为小肠多发性息肉伴黏膜与皮肤色素沉着，又称黑斑-息肉综合征。最早由Peutz-Jeghers报道一家系中多个成员患小肠多发性息肉，同时伴有口腔黏膜和手脚皮肤色素斑，因而得名。P-J综合征为常染色体显性遗传，偶有隔代现象。目前发现本病主要致病基因为*STK11*，位于19号染色体短臂，突变发生率约为60%。部分患者只有肠道多发性息肉而无色素沉着，有的则仅有色素沉着而无息肉，提示可能为多效基因所致或与表观遗传机制有关。

P-J 综合征的息肉主要见于小肠，约 53% 发生于结肠，亦可见于胃。这类息肉并非腺瘤，而是错构瘤（hamartoma）。本病错构瘤组织学的最大特征是间质内有平滑肌束，呈树枝状分布，穿插至腺体间。腺上皮杯状细胞数量增多，分泌增加，腺体增多可呈增生样或簇状，也可呈乳头状生长。P-J 综合征的小肠息肉极少癌变，但发生结直肠癌的风险达 39%。

P-J 综合征患者出生时肠道无息肉存在，随年龄增长而逐渐发展，病变最常累及空肠。约 95% 的患者存在皮肤色素沉着，于出生时即出现，呈棕黑色、蓝色或黑色斑。斑块边缘分界清楚，可随年龄增长而褪色，常见于口、眼和鼻部周围，亦可见于手指或足趾。黏膜色素斑多见于唇、咽颊和牙龈等处。P-J 综合征平均诊断年龄在 23～26 岁，发生结直肠癌的平均年龄为 46 岁，发生胰腺癌的风险也有增加。多数患者无症状，少数可有腹泻，可能与息肉分泌较多液体有关，偶可发生肠套叠、肠梗阻、消化道出血及肠穿孔。推荐诊断本病后定期行结肠镜检查。

6. **幼年型息肉病** 幼年型息肉病（juvenile polyposis）较罕见，亦为常染色体显性遗传疾病，其突变基因包括 *SMAD4*、*PTEN*、*BMPR1A* 等。本病可累及全消化道，尤其好发于升结肠和直肠，但胃和小肠也可见息肉。息肉为错构瘤，但不含平滑肌成分，其组织学特征与 Peutz-Jeghers 综合征不同。故本病息肉容易发生扭转、缺血和坏死。患儿多在 10 岁以内起病，可有腹痛、腹泻、消化道出血等表现，还可伴发肺动静脉畸形。本病发生结直肠癌的风险为 10%～38%，平均癌变年龄为 34 岁，故需定期随诊观察。

7. **Cowden 综合征** 这是一种少见的常染色体显性遗传疾病，发病率低于 1/10 万，其突变基因主要是 *PTEN* 抑癌基因。该病临床表现包括：皮肤及胃肠黏膜广泛错构瘤形成、口腔乳头状瘤及手足过度角化，其中皮肤的毛根鞘瘤是本病的特征性表现。Cowden 综合征的胃肠道息肉为错构瘤，通常为良性，但随着病程发展也有风险。研究统计，Cowden 综合征进展为结直肠癌的风险约为 9%，其他器官的癌变风险更高，尤其是乳腺癌（85%）、甲状腺癌（35%）和子宫内膜癌（28%），故患者需定期接受肿瘤监测。

（吴 东 李景南）

参考文献

1. 中华医学会消化病学分会消化道肿瘤协作组. 中国早期结直肠癌及癌前病变筛查与诊治共识意见（2014 年 11 月•重庆）. 中华内科杂志，2015，54（4）：375-389.
2. Strum WB. Colorectal adenomas. N Engl J Med，2016，374（11）：1065-1075.
3. Brenner H，Kloor M，Pox CP. Colorectal cancer. Lancet，2014，383（9927）：1490-1502.
4. Inadomi JM. Screening for colorectal neoplasia. N Engl J Med，2017，376（2）：149-156.
5. Older J，Older P，Colker J，et al. Secretory villous adenomas that cause depletion. Arch Intern Med，1999，159（8）：879-880.
6. Hsieh MC，Chen CJ，Huang WS. McKittrick-Wheelock Syndrome. Clin Gastroenterol Hepatol，2016，14（4）：e41-e42.
7. Raphael MJ，McDonald CM，Detsky AS. McKittrick-Wheelock Syndrome. CMAJ，2015，187（9）：676-678.
8. Steven K，Lange P，Bukhave K，et al. Prostaglandin E2-mediated secretory diarrhea in villous adenoma of rectum：effect of treatment with indomethacin. Gastroenterology，1981，80（6）：1562-1566.
9. Balázs M. Electron-microscopic study of the villous adenoma of the colon. Virchows Arch A Pathol Anat

Histol, 1980, 387(2): 193-205.

10. Dinning PG, Wiklendt L, Maslen L, et al. Quantification of in vivo colonic motor patterns in healthy humans before and after a meal revealed by high-resolution fiber-optic manometry. Neurogastroenterol Motil, 2014, 26(10): 1443-1457.
11. Bampton PA, Dinning PG. High resolution colonic manometry--what have we learnt?--A review of the literature 2012. Curr Gastroenterol Rep, 2013, 15(6): 328.
12. Patton V, Wiklendt L, Arkwright JW, et al. The effect of sacral nerve stimulation on distal colonic motility in patients with faecal incontinence. Br J Surg, 2013, 100(7): 959-968.
13. Traussnigg S, Dolak W, Trauner M, et al. Difficult case of Cronkhite-Canada syndrome with small intestinal bacterial overgrowth, *Clostridium difficile* infection and polymyalgia rheumatic. BMJ Case Rep, 2016, 2016. pii: bcr2015213465.
14. 刘颖娴，吴东，费贵军，等. 12 例 Cronkhite-Canada 综合征临床及病理特点. 基础医学与临床，2012，32(11): 1349-1342.
15. Wen XH, Wang L, Wang YX, et al. Cronkhite-Canada syndrome: report of six cases and review of literature. World J Gastroenterol, 2014, 20(23): 7518-7522.
16. Slavik T, Montgomery EA. Cronkhite–Canada syndrome six decades on: the many faces of an enigmatic disease. J Clin Pathol, 2014, 67(10): 891-897.
17. Boland BS, Bagi P, Valasek MA, et al. Cronkhite Canada syndrome: significant response to infliximab and a possible clue to pathogenesis. Am J Gastroenterol, 2016, 111(5): 746-748.
18. 赵莉，李景南. 结直肠癌的遗传学特点及研究进展. 中华内科杂志，2011，50(1): 77-79.
19. Gala M, Chung DC. Hereditary colon cancer syndrome. Semin Oncol, 2011, 38(4): 490-499.
20. Pourmand K, Itzkowitz SH. Small bowel polyps and neoplasms. Curr Gastroenterol Rep, 2016, 18(5): 23.
21. Richter JM, Pino MS, Austin TR, et al. Genetic mechanisms in interval colon cancers. Dig Dis Sci, 2014, 59(9): 2255-2263.
22. Syngal S, Brand RE, Church JM, et al. ACG Clinical Guideline: genetic testing and management of hereditary gastrointestinal cancer syndromes. Am J Gastroenterol, 2015, 110(2): 223-262.

第9节 乳糖不耐受

知识要点

1. 乳糖酶缺乏包括原发性成人型低乳糖酶症、先天性乳糖酶缺乏症和早产相关的乳糖酶低活性。
2. 乳糖消化、吸收障碍引起腹胀、腹泻、腹痛等症状称为乳糖不耐受。乳糖在人体内的消化和吸收过程包括乳糖的摄取、消化、吸收以及未吸收乳糖在结肠内再利用这几个步骤。上述任一环节异常均可导致乳糖不耐受相关临床症状。
3. 病史是诊断乳糖不耐受的关键，乳糖氢呼气试验是确诊本病的主要检查依据。
4. 治疗以调整饮食和补充乳糖酶为主。

绝大多数哺乳动物的乳糖酶在发育过程中逐渐丧失活性，只有一部分人类可终生保持乳糖酶活性。在大多数人群中，从5岁开始肠道乳糖酶水平即明显降低。乳糖酶水平低于正常婴儿出生时的水平，被称为乳糖酶缺乏（lactase deficiency）。由于小肠乳糖酶缺乏或其他原因导致乳糖消化吸收障碍而引起腹胀、腹泻、腹痛等临床症状，则称为乳糖不耐受（lactose intolerance）。东亚人群和非洲黑人成年人出现乳糖酶缺乏比例相对较高，而北欧、地中海沿岸居民以及北美的白种人乳糖酶缺乏比例相对较低（表11-9-1）。

表11-9-1 不同种族成人原发性乳糖酶缺乏症患病率

种族	乳糖酶缺乏症患病率
北欧人群	5%～15%
地中海居民	60%～85%
非洲黑人	85%～100%
非裔美国人	45%～80%
北美白人	10%～25%
美洲原住民	50%～95%
墨西哥裔美国人	40%～75%
亚裔	90%～100%

［引自：Simons FJ. The geographic hypothesis and lactose malabsorption. A weighing of the evidence. Am J Dig Dis，1978，23（11）：963-980.］

【病因与发病机制】

乳糖不耐受分为原发性乳糖不耐受与继发性乳糖不耐受，前者主要指乳糖酶缺乏，后者则指继发于肠道基础疾病的乳糖不耐受表现。乳糖的消化和吸收过程包括：乳糖的摄取、消化、吸收以及未吸收乳糖的结肠内再利用等几个步骤。乳糖酶缺乏并不一定导致乳糖不耐受的症状，出现乳糖不耐受症状时除了考虑乳糖酶缺乏，还应注意鉴别其他可能影响乳糖消化、吸收的环节。

1. **乳糖摄取** 在典型的西方膳食中，成人平均每日摄入300g碳水化合物，其中乳糖约占5%。研究表明，若分次饮用牛奶，多数受试者均可耐受每日480ml牛奶而不出现腹泻等不适，但空腹一次饮用较多的受试者则易出现乳糖不耐受症状。

2. **乳糖消化** 乳糖被小肠黏膜细胞的乳糖酶水解为葡萄糖和半乳糖，通过钠依赖性葡萄糖转运载体吸收。与吸收过程相比，乳糖消化是整个乳糖代谢的限速步骤。乳糖酶缺乏，即原发性乳糖不耐受包括原发性成人型低乳糖酶症（primary adult-type hypolactasia，PATH）、先天性乳糖酶缺乏症（congenital lactase deficiency，CLD）以及早产儿。

（1）PATH：本病多与种族相关，常见于东亚人群与非洲人群，而少见于北欧裔白种人，考虑与种族遗传以及历史上的游牧文化存在一定关系。在乳糖酶基因编码区和调控区的DNA序列中，已经确认存在多个单核苷酸多态性（single nucleotide polymorphisms，SNP），可能与乳糖酶持久表达有关。对非洲人群的PATH患者的研究发现，这类患者位于乳糖酶基因上游约14kb处的SNP位点T等位基因往往存在缺失。

（2）CLD：这是一种罕见的常染色体隐性遗传病，多见于北欧人群。小肠黏膜细胞缺乏乳糖酶活性，其他双糖酶水平正常，而黏膜组织活检结果正常，目前基因定位尚不清楚。新生儿哺乳后 1～2 小时内即出现渗透性腹泻，可导致营养不良和生长发育迟缓，需长期依赖无乳糖婴儿配方食品喂养。

（3）早产儿：胎儿的乳糖酶活性往往在妊娠后期升高，因此在妊娠期 28～32 周出生的早产儿其乳糖酶活性较低。但随着喂养的进行和肠道菌群的改善，多数婴儿能逐渐耐受乳糖喂养。

3. **乳糖吸收**　继发性乳糖不耐受主要影响乳糖吸收环节。

（1）肠腔因素：多见于肠道感染，如感染性腹泻、蓝氏贾第鞭毛虫感染常常可导致小肠内乳糖发酵增加，从而导致继发性乳糖不耐受。对于小肠细菌过度生长（small intestinal bacteria overgrowth，SIBO）的患者，由于小肠内有结肠型菌群大量繁殖，也会导致乳糖发酵增加，导致类似症状。

（2）黏膜因素：肠黏膜损伤导致绒毛结构受损，将严重影响乳糖的吸收。如乳糜泻、炎症性肠病（克罗恩病更多见）等累及小肠的疾病常合并乳糖不耐受。乳糖的吸收依赖于钠依赖性葡萄糖转运载体。有个案报道表明，若这一载体存在缺陷，可引起患者摄取碳水化合物之后出现严重腹泻。

（3）动力因素：胃排空或小肠传输速度加快，均可导致乳糖吸收不良。临床上可以见到脱脂奶比全脂奶更容易出现乳糖不耐受，这是由于脱脂奶在胃中排空更快。此外，胃空肠吻合或肠蠕动较快的患者往往乳糖氢呼气试验阳性多见，这都可以用小肠缺乏足够时间吸收乳糖来解释。

4. **未吸收乳糖的结肠内再利用**　未被小肠吸收的乳糖进入结肠后可被肠道菌群分解产生短链脂肪酸（如乙酸、丙酸和丁酸）和氢气，短链脂肪酸在结肠黏膜被吸收。这是肠道乳糖酶活性较低的成人继续摄取乳糖的重要代偿机制，可被某些影响肠道菌群的疾病所破坏。例如，使用广谱抗生素的患者需警惕肠道菌群紊乱，导致继发性乳糖不耐受。

【临床表现】

乳糖不耐受缺少特异性症状，主要表现为摄取乳糖后出现腹胀、脐周或下腹部绞痛、渗透性腹泻，以泡沫样便和水样便多见。单纯从临床症状上难以将乳糖酶缺乏与其他导致乳糖不耐受的疾病相鉴别。继发性乳糖不耐受易被基础肠道疾病所掩盖。

研究发现，肠道菌群（尤其是结肠菌群）能够适应膳食中乳糖的缓慢增长。在一项针对该现象的交叉研究中，让 20 例已确诊乳糖酶缺乏的患者进行 10 天的乳糖摄取（从低剂量逐步加量），对照组的乳糖酶缺乏患者则摄取葡萄糖，期间两组患者均未出现乳糖不耐受症状。随后让两组患者进行乳糖氢呼气试验，发现乳糖治疗组的排气频率和排气症状严重性比葡萄糖治疗组低 50%，且氢呼气浓度显著降低。该试验说明肠道对乳糖的吸收和利用存在一定的“可诱导性”，乳糖不耐受在不同患者之间临床表现差异较大，可能与此有关。

【诊断与鉴别诊断】

乳糖不耐受的诊断依据包括病史和适当的辅助检查，其中病史是诊断本病的关键，乳糖氢呼气试验是主要的诊断依据。并非所有患者均能主动叙述乳制品是腹泻的诱因，故需要医生仔细询问。

1. **病史**　是诊断本病的核心要素，需要注意摄取乳糖与腹痛、腹胀、腹泻等症状的时间相关性。若停止摄入乳制品后腹泻好转，则强烈支持本病诊断。

2. **乳糖氢呼气试验**　本病患者呼气中氢浓度升高或呼气 $^{14}CO_2$ 下降。禁食产氢食物（乳类、豆类、麦面制品）及镇静药物 24 小时，空腹 12 小时后测定基础呼气氢浓度。口服乳糖（2g/kg，最大剂量为 25g）后，每隔一定时间（30 分钟）测定呼气中氢浓度。摄入乳糖 3～6 小时内呼气氢浓度提高 20 百万分率（ppm）可诊断为乳糖吸收不良。本试验是诊断乳糖不耐受的主要检查依据，但有时可产生假阳性或假阴性结果，应予注意。例如，空腹时间不足或吸烟患者可出现假阳性，肺功能障碍、试验前应用抗生素者以及少数肠道细菌不产氢气患者（1%～5%）可出现假阴性结果。

3. **乳糖耐量试验**　本病患者可见血糖曲线低平。其具体做法是让成人口服 50g 乳糖（儿童剂量为 2g/kg），然后分别在 0、1 和 2 小时测定血糖水平。血糖升高不足 1.1mmol/L，并出现乳糖不耐受症状时即可诊断本病。糖尿病或小肠细菌过度生长的患者可能出现假阴性。由于步骤较烦琐且需频繁采血，目前应用已较少。

4. **小肠黏膜活检测定乳糖酶活性**　这是诊断乳糖酶缺乏的金标准，但在继发于肠黏膜损伤的乳糖酶缺乏患者中，由于病灶分布存在节段性，可能出现假阴性结果（即所取黏膜乳糖酶活性测定正常）。

5. **粪便 pH**　粪便呈酸性以及粪便还原糖类浓度升高。该试验结果受肠道动力、标本新鲜程度以及肠道菌群等因素干扰，仅作为间接诊断依据。

乳糖不耐受需要和引起水样泻的其他疾病相鉴别，包括肠易激综合征、功能性腹泻、胆汁酸性腹泻、显微镜下结肠炎等。服用乳制品后出现腹泻的特征性病史，有助于区分本病和其他疾病。

【治疗】

1. **限制膳食乳糖摄取量**　避免空腹饮用牛奶，可将乳糖与吸收较慢的食物同食（如含糖、脂肪丰富的冰淇淋），少量多次摄入乳糖。

2. **酶替代治疗**　使用乳糖酶制剂，将其与含乳糖膳食同时摄入。乳糖酶制剂主要成分为细菌 β- 半乳糖苷酶或酵母菌 β- 半乳糖苷酶，但它并不能完全水解所有的膳食乳糖，因此疗效个体差异较大。活菌酸奶中含有内源性 β- 半乳糖苷酶，是能量和钙的替代来源，注意饮用时避免加热。

3. **坚持无乳糖食品**　适用于遗传性乳糖酶缺乏（CLD）的患者，但应注意通过其他途径补充蛋白质与钙。

（郑威扬　吴　东）

11

参考文献

1. 韩英．乳糖不耐受 // 潘国宗．中华医学百科全书•临床医学•消化病学．北京：中国协和医科大学出版社，2015：304-306.

2. Scrimshaw NS，Murray EB. The acceptability of milk and milk products in populations with a high prevalence of lactose intolerance. Am J Clin Nutr，1988，48（4 Suppl）：1079-1159.

3. Maiuri L，Raia V，Potter J，et al. Mosaic pattern of lactase expression by villous enterocytes in human adult-type hypolactasia. Gastroenterology，1991，100（2）：359-369.

4. Martín MG，Turk E，Lostao MP，et al. Defects in Na^+/glucose cotransporter（SGLT1）trafficking and function cause glucose-galactose malabsorption. Nat Genet，1996，12（2）：216-220.

5. Shaw AD, Davies GJ. Lactose intolerance: problems in diagnosis and treatment. J Clin Gastroenterol, 1999, 28(3): 208-216.

6. Tishkoff SA, Reed FA, Ranciaro A, et al. Convergent adaptation of human lactase persistence in Africa and Europe. Nat Genet, 2007, 39(1): 31-40.

7. Mulcare CA, Weale ME, Jones AL, et al. The T allele of a single-nucleotide polymorphism 13.9kb upstream of the lactase gene(LCT)(C-13.9kb T) does not predict or cause the lactase-persistence phenotype in Africans. Am J Hum Genet, 2004, 74(6): 1102-1110.

8. Järvelä I, Enattah NS, Kokkonen J, et al. Assignment of the locus for congenital lactase deficiency to 2q21, in the vicinity of but separate from the lactase-phlorizin hydrolase gene. Am J Hum Genet, 1998, 63(4): 1078-1083.

第10节 先天性腹泻病

知识要点

1. 先天性电解质吸收障碍导致慢性腹泻的实质是遗传缺陷造成肠道对电解质的吸收或转运异常。
2. 临床表现为婴儿期起病的大量水样泻、妊娠期羊水过多或胎儿肠襻内液体潴留，需考虑此类疾病。
3. 小肠黏膜活检对少数遗传性小肠吸收不良有诊断意义，例如血β脂蛋白缺乏症，但多数无特异性改变。
4. 粪便中检测到大量的电解质丢失对先天性电解质吸收障碍有诊断价值，但敏感性差。
5. 基因突变检测对这类疾病的诊断更为可靠。
6. 胆汁酸螯合剂(如考来烯胺、考来维仑)治疗有效，也是诊断依据之一。

先天性腹泻病(congenital diarrhea diseases，CDD)是一大类由于基因变异和遗传缺陷造成的慢性腹泻，其机制在于肠道的吸收功能障碍或过度分泌。CDD起病多在婴幼儿时期，少数也可到成年后由某些诱因(例如肠道感染)所引发。根据发病机制的不同，CDD可分为以下四类。

1. **肠道消化、吸收或转运营养素、电解质功能障碍** 例如先天性失氯性腹泻、先天性失钠性腹泻、先天性乳糖酶缺乏等。囊性纤维化和遗传性胰腺炎也属于此类。

2. **肠道上皮细胞分化或排列异常** 包括微绒毛萎缩[肠上皮异型增生(intestinal epithelium dysplasia，又名Tufting enteropathy)]、毛发-肝-肠综合征(trichohepatoenteric syndrome)、家族性嗜血性淋巴组织细胞增多症5型(familiar haemophagocytic lymphohistiocytosis type 5，FHL-5)等。

3. **肠道内分泌细胞发育异常** 以先天性无内分泌腺吸收不良(congenital malabsorptive diarrhea，anendocrinosis)和蛋白质转化酶1/3型缺乏(protein-convertase 1/3 deficiency)为代表。

4. **先天性免疫缺陷累及消化道** 包括寻常变异型免疫缺陷症(common variable immu-

nodeficiency，CVID）、选择性 IgA 缺乏（selective IgA deficiency，IGAD）、慢性肉芽肿性疾病（chronic granulomatous disease，CGD）等。广义上讲，自身炎症性疾病（auto-inflammatory disease）也属于这个范畴，如高 IgD 综合征、家族性地中海热等。

CDD 所包含的遗传疾病近百种，限于篇幅不能一一介绍。本节将重点讨论先天性电解质和营养素吸收障碍所致慢性腹泻，这是一组由于肠道对电解质或营养素（糖、脂肪等）的吸收或转运异常，从而导致慢性腹泻的遗传病。其中，电解质吸收不良引起的是分泌性腹泻，其共同临床特征是发病年龄早，通常婴儿期起病，大量水样便，有时甚至被误认为是尿液。患者往往继发脱水和体重下降。妊娠期羊水过多或胎儿肠襻内液体潴留，提示患儿可能存在电解质吸收或转运异常。体检可能发现腹部膨隆、腹壁水肿、皮疹和骨骼发育异常。小肠黏膜活检病理没明显的形态学异常。糖类吸收不良可造成渗透性腹泻，而脂肪吸收不良通常引起脂肪泻。随着全外显子组测序技术的推广，对于维持肠道吸收功能的基因的作用认识日益深刻，发现了许多导致肠道吸收不良的基因突变，多数突变都与细胞膜转运体（transporter）缺陷有关。以下介绍一些代表性的先天性电解质和营养素吸收不良。

一、先天性失氯性腹泻

先天性失氯性腹泻（congenital chloride diarrhea，CCD）是一种常染色体隐性遗传病，由 *SLC26A3* 基因的各种突变所致。该基因编码上皮细胞的阴离子交换蛋白，*SLC26A3* 的致病突变会影响十二指肠、回肠和结肠上皮细胞刷状缘的 Cl^-/HCO_3^- 交换（具体机制详见第 2 章第 1 节）。

大多数病例报道都来自芬兰、波兰或阿拉伯地区。芬兰的发病率约为 1∶35 000，阿拉伯国家的发病率可达 1∶3200。患儿往往有胎儿期羊水过多、宫内发育迟缓，早产儿还会出现严重的腹胀。患儿由于经粪便大量丢失液体和电解质，实验室检查会存在低钠、低钾、低氯和代谢性碱中毒。大量水样便中氯离子浓度 >90mmol/L 有诊断价值，粪便中氯离子含量超过钾离子和钠离子的总和。但有时因为尿液的稀释、过度补钠或脱水，导致粪便中氯离子含量没有达到 90mmol/L，给诊断带来难度。基因检测 *SLC26A3* 是一种可靠的诊断方法。目前尚无改善 CCD 症状的有效治疗措施。早期开始口服补充氯离子、钠离子和钾离子，可以预防脱水、肾损伤和发育障碍，从而获得相对理想的预后。有些患者因基因突变类型不同，在口服丁酸盐后可以减少经粪便丢失离子和水分。

二、先天性失钠性腹泻

先天性失钠性腹泻（congenital sodium diarrhea，CSD）包含一组少见的遗传性肠病，均为不同的单基因突变，如 *GUCY2C* 和 *SLC9A3*。其中有一种同时合并鼻后孔或肛门闭锁的综合征，这一综合征与 *SPINT2* 基因突变有关，该基因编码的丝氨酸肽酶抑制剂活性减低，导致空肠 Na^+/H^+ 交换障碍（详见第 2 章第 1 节）。该病最早的病例报道见于 1985 年。患者可有危及生命的分泌性腹泻、严重的代谢性酸中毒和继发于大量经粪便失钠（>90mmol/L）的低钠血症。尿钠减少或低至正常下限。患儿可能有羊水过多的病史。而且胎儿期大量液体在肠襻内积聚，可能导致出生后很快出现肠梗阻，需要接受肠造口手术。有的 *GUCY2C* 突变患者可能发展为炎症性肠病。治疗原则为通过肠内或肠外途径纠正水、电解质失衡以及代谢性酸中毒。

三、肠病性肢端皮炎

肠病性肢端皮炎(acrodermatitis enteropathica，AE)的典型表现是腹泻、脱发、口周和肢端皮炎以及发育不良。其发病机制是由于患者十二指肠和空肠对锌的吸收不良，导致严重的锌缺乏(血锌浓度低于 50μg/dl)。2002 年，研究者发现 *SLC39A4* 突变与 AE 相关，该基因编码一种在十二指肠和空肠大量表达的锌特异性转运蛋白(ZIP4)，基因突变后 ZIP4 功能丧失，导致锌吸收障碍。Li 等曾报道一例国人 *SLC39A4* 的纯合子新型突变(c.1115T>G)。本病开始补锌治疗，(1～3)mg/(kg•d)后数日内，腹泻及其他症状就会有改善。AE 的发病机制和治疗策略生动体现了微量元素在慢性腹泻中的重要地位。

四、先天性糖类吸收不良

其他会导致先天性慢性腹泻的情况还包括肠道对糖类或脂肪的消化、吸收或转运异常，结果导致粪便渗透压较高，往往临床表现为渗透性腹泻。糖类代谢异常根据上皮细胞功能障碍的发生部位不同，可分为刷状缘酶缺陷和细胞膜载体缺陷两大类，前者包括先天性乳糖酶缺乏(congenital lactase deficiency，CLD)、先天性蔗糖酶 - 异麦芽糖酶缺乏(congenital sucrose-isomaltase-deficiency)和先天性麦芽糖酶 - 葡糖淀粉酶缺乏(congenital maltase-glucoamylase-deficiency)，后者如葡萄糖 - 半乳糖吸收不良(glucose-galactose-malabsorption)、果糖吸收不良(fructose-malabsorption)及 Fanconi-Bickel 综合征(FBS)等。

先天性乳糖酶缺乏(congenital lactase deficiency，CLD)是一种常染色体隐性遗传病，芬兰地区高发，发病率约为 1∶60 000。乳糖酶的基因(*LCT*)突变导致肠黏膜乳糖酶 - 根皮甙水解酶活性明显降低至 10U/g 以下。患儿进食含有乳糖的母乳或配方奶粉后会出现严重的水样泻，并导致脱水和酸中毒。某些病例还会出现高钙血症和肾钙化。从饮食中去除乳糖后，症状可以迅速改善。十二指肠活检后检测乳糖酶活性，同时进行 *LCT* 基因的突变分析，可以确诊 CLD。

先天性葡萄糖 - 半乳糖吸收不良是一种常染色隐性遗传病，编码钠 - 葡萄糖共转运体 SGTL1 的基因 *SLC5A1* 突变，导致葡萄糖和半乳糖吸收不良。饮食中去除葡萄糖和半乳糖可以迅速缓解症状，口服含糖的溶液会诱发腹泻。而果糖的转运不受影响。粪便中检测到葡萄糖、氢呼气试验明显异常或 *SLC5A1* 基因检测到突变，具有诊断价值。

五、先天性脂肪吸收异常

由于先天性异常导致的脂肪吸收障碍，从机制上可分为胰酶缺乏和脂质 / 脂蛋白代谢异常两大类，前者包括遗传性胰腺炎(hereditary pancreatitis)和先天性胰腺脂肪酶缺乏(congenital pancreas lipase deficiency)等；后者代表性疾病是乳糜微粒潴留病(chylomicron retention disease，CRD)和血 β 脂蛋白缺乏症(abetalipoproteinemia，ABLP)。

乳糜微粒潴留病(chylomicron retention disease，CRD)是一种罕见的常染色体隐性遗传病，患儿表现为严重的脂肪吸收不良、生长发育障碍以及顽固性腹泻。其腹泻性质属于脂肪泻。实验室检查提示甘油三酯在正常范围，但胆固醇、低密度脂蛋白(LDL)、高密度脂蛋白(HDL)、脂蛋白 B 和 A1 的水平明显降低。此外，还可能有维生素 E 缺乏、肌酶升高和脂肪肝。病理学检查可见肠上皮细胞内脂肪沉积。CRD 的发病是由 *SAR1B* 基因突变导致细胞内乳糜微粒转运异常所致，造成胆固醇吸收及代谢障碍。降低饮食里长链脂肪的比例，增加必需脂肪酸和中链甘油三酯的含量，可以改善CRD患者的胃肠道症状。口服大量的脂溶性维生素，特别是维生素E，有助于预防神经系统和眼部并发症。

血β脂蛋白缺乏症（abetalipoproteinemia，ABLP）也是一种常染色体遗传病，又被称为棘红细胞β脂蛋白缺乏症。ABLP最早于1950年由Bassen和Kornzweig首先描述，故也称为Bassen-Kornzweig综合征。本病表现为β脂蛋白缺乏、脂肪吸收不良、棘红细胞增多、共济失调和视网膜色素变性，以及血胆固醇和甘油三酯水平下降。ABLP的发病系微粒体甘油三酯转运蛋白（microsomal triglyceride transfer protein，MTP）基因突变造成，疾病基因定位在4q22～q24。ABLP临床表现除脂肪吸收不良外，可能还和维生素E代谢异常有关。目前本病尚无特效疗法，应尽量减少膳食脂肪，部分患者对补充中链甘油三酯和大剂量维生素E有反应。

（冯云路　吴　东）

参考文献

1. Posovszky C. Congenital intestinal diarrhoeal diseases：A diagnostic and therapeutic challenge. Best Pract Res Clin Gastroenterol，2016，30（2）：187-211.
2. Canani RB，Castaldo G，Bacchetta R，et al. Congenital diarrhoeal disorders：advances in this evolving web of inherited enteropathies. Nat Rev Gastroenterol Hepatol，2015，12（5）：293-302.
3. Müller T，Rasool I，Heinz-Erian P，et al. Congenital secretory diarrhoea caused by activating germline mutations in GUCY2C. Gut，2016，65（8）：1306-1313.
4. 刘雅平，陈雅娴，仇丽茹，等. 表现为巴特综合征的婴儿先天性失氯性腹泻一例. 中华儿科杂志，2016，54（10）：783-785.
5. 宋福英，陈晓波，刘颖，等. 先天性失氯性腹泻一家系临床及SLC26A3基因突变分析. 中华实用儿科临床杂志，2015，30（12）：949-951.
6. Janecke AR，Heinz-Erian P，Yin J，et al. Reduced sodium/proton exchanger NHE3 activity causes congenital sodium diarrhea. Hum Mol Genet，2015，24（23）：6614-6623.
7. Bin BH，Bhin J，Kim NH，et al. An acrodermatitis enteropathica-associated Zn transporter，ZIP4，regulates human epidermal homeostasis. J Invest Dermatol，2017，137（4）：874-883.
8. Li CR，Yan SM，Shen DB，et al. One novel homozygous mutation of SLC39A4 gene in a Chinese patient with acrodermatitis enteropathica. Arch Dermatol Res，2010，302（4）：315-317.
9. Ben Ameur S，Aloulou H，Jlidi N，et al. Chylomicron retention disease：A rare cause of chronic diarrhea. Arch Pediatr，2016，23（7）：735-737.
10. Welty FK. Hypobetalipoproteinemia and abetalipoproteinemia. Curr Opin Lipidol，2014，25（3）：161-168.

第11节　食物不耐受

知识要点

1. 食物不耐受（food intolerance）和食物过敏（food allergy）均属于食物不良反应（adverse reaction to food）的范畴，其发病机制不同，是两个不同的概念。

2. 食物不耐受的人群发生率为15%～20%，在胃肠道功能性疾病（如肠易激综合征）中发生率更高。
3. 食物不耐受的发生机制较为复杂，尚未完全阐明，一些代表性机制包括食物成分的药理作用、消化吸收障碍、肠道菌群分解等。
4. 诊断食物不耐受的主要依据是病史，其金标准是去除可疑食物后胃肠道症状消失或减轻，再次摄入该食物后症状复发。
5. 诊断食物不耐受的其他方法还包括呼气试验、影像学检查、共聚焦内镜检查等，针对各类食物的血清IgG和IgG4抗体检测虽在临床应用较多，但其诊断价值存疑。
6. 富含可发酵性寡糖、双糖、单糖及多元醇（FODMAPs）的食物与腹泻型肠易激综合征（IBS-D）关系较为密切，减少FODMAPs摄入有助于改善IBS-D患者的症状。
7. 饮食治疗是主要的处理方法，包括禁食可疑食物以改善症状，必要时可从少量开始，逐渐增加该食物摄入，以诱导机体耐受并维持肠道微生态平衡。

食物不耐受（food intolerance）属于广义上的食物不良反应（adverse reaction to food，ARF）的范畴。ARF是由食物成分或添加剂所引起的不良反应的统称，表现为进食后出现腹痛、腹胀、腹泻等不适，少数患者还可出现胃肠外症状如皮疹、哮喘、头痛等。ARF的发生率很高，据估计至少约1/4的人口受其影响。根据致病机制的不同，ARF可分为毒性和非毒性两大类。其中毒性反应可能来源于食物中的有害微生物、化学毒素或放射性物质，而非毒性反应则包括食物过敏（food allergy）和食物不耐受。

很多患者用“食物过敏”一词来形容自己的消化系统症状与食物相关，但事实上食物过敏和食物不耐受是两个不同的概念。食物过敏被定义为由食物抗原（主要是蛋白质）所诱发的高敏反应，可分为IgE诱导型（Ⅰ型高敏反应）和非IgE诱导型（Ⅱ、Ⅲ、Ⅳ型高敏反应）。食物过敏可分为速发型和迟发型两型，其中速发型较常见。临床上可同时累及多个器官或系统，其中胃肠道及皮肤最易受累，重者可出现喉头水肿、休克甚至死亡。其诊断有赖于病史、皮肤试验、特异性IgE检测和食物激发试验等信息。研究表明，食物过敏的发生率常被过高估计（表11-11-1）。1/4～1/3的个体认为自己对某种食物“过敏”，但成人食物过敏的实际患病率仅为2%～5%，儿童食物过敏的患病率高于成人，但也仅有5%～10%。

表11-11-1 西方人群食物过敏的主观患病率和实际患病率

食物种类	主观患病率[%（95%CI）]	实际患病率[%（95%CI）]
牛奶	6.0（5.7～6.4）	0.6（0.5～0.8）
鸡蛋	2.5（2.3～2.7）	0.2（0.2～0.3）
花生	0.4（0.3～0.6）	0.2（0.2～0.3）
坚果	1.3（1.2～1.5）	0.5（0.1～0.8）
鱼类	2.2（1.8～2.5）	0.1（0.02～0.2）
贝类	1.3（0.9～1.7）	0.1（0.06～0.3）

［引自：Nwaru BI，Hickstein L，Panesar SS，et al. EAACI Food Allergy and Anaphylaxis Guidelines Group. Prevalence of common food allergies in Europe：a systematic review and meta-analysis. Allergy，2014，69（8）：992-1007.］

食物不耐受则是源于人体对食物的消化、吸收障碍，可能有某些免疫因素（如肥大细胞、P物质等）参与，但不涉及IgE或其他免疫球蛋白介导的高敏反应。食物不耐受的发病机制较为复杂，至少有以下因素参与：①某些食物成分（如组胺、水杨酸）具有药理作用；②人体消化酶缺陷（如乳糖不耐受）或吸收营养物质的能力不足；③食物中不被消化的碳水化合物被肠道菌群分解。大多数由食物引起的胃肠不适实际上是由食物不耐受所致，而非食物过敏。本节主要讨论食物不耐受的发病机制及其诊治方法。

【病因与发病机制】

食物不耐受可见于功能性肠病，亦可见于器质性疾病。在功能性疾病中，腹泻型肠易激综合征（IBS-D）受食物影响最为显著。半数以上IBS患者的胃肠道症状发生率和严重程度与饮食有关。例如，研究发现IBS-D患者摄入富含可发酵性寡糖、双糖、单糖及多元醇（fermentable oligo-，di-，mono-saccharides and polyols，FODMAPs）的食物后可加重腹泻症状，这类食物统称为可发酵性短链碳水化合物。推测是由于食物不耐受与肠道低度炎性反应以及肠道神经内分泌紊乱之间存在着复杂的相互作用，从而诱发或加重了IBS的症状。

不同的器质性疾病合并食物不耐受的机制有很大差异，主要取决于原发病的类型。例如，肠憩室可继发小肠细菌过度生长，引起餐后腹胀、腹泻等不适；炎症性肠病患者进食辛辣刺激性食物可加重腹泻、便血等症状；5-羟色胺和色氨酸含量较高的食物（如香蕉、菠萝等）可诱发类癌综合征等。食物不耐受的病因十分复杂多样，很多机制目前尚未完全阐明，其中代表性的作用机制包括以下几种。

1. **药理作用**　食物中的某些成分如水杨酸盐、生物胺（组胺、酪胺、5-羟色胺）、谷氨酰胺、咖啡因等，可通过肠道神经内分泌系统发挥药物样作用，引起腹痛、腹胀、腹泻等不适。含有上述物质的食物及其药理作用机制见表11-11-2。

表11-11-2　引起食物不耐受的某些成分及其药理作用机制

活性成分	代表性食物	药理机制
水杨酸盐	苹果、柠檬、香蕉、李子、葡萄、西红柿、黄瓜、胡萝卜、豌豆、辣椒、茶叶、咖啡	水杨酸盐可刺激肥大细胞释放白三烯代谢产物，引起胃肠道黏膜炎症反应和平滑肌收缩，其作用机制类似于非甾体类抗炎药（NSAIDs）
生物胺	红酒、啤酒、乳酪、肉类、鱼类、罐装食品、香蕉、菠萝	部分个体胺氧化酶活性较低，不能通过代谢或转化食物中含有的组胺，从而引起肠上皮分泌增加和平滑肌收缩
谷氨酰胺	属于食品添加剂，见于方便面、固体汤料、西红柿、奶酪等	具体作用机制不详，但去除这类食物后肠易激综合征患者腹泻症状可有明显改善
咖啡因	咖啡、茶叶、巧克力、可口可乐、某些饮料	刺激中枢神经系统，促进胆囊收缩素、外啡肽、胃泌素、胃动素等激素释放，增加胃肠分泌和运动
亚硫酸盐	属于食品添加剂，见于红酒、啤酒、泡菜、土豆泥、麦片等	具体作用机制不详，在体内具有还原性并可能形成自由基，在少数人可引起恶心、腹痛、腹泻、头晕等不适

2. **消化吸收缺陷**　这方面最具代表性的疾病是乳糖酶缺乏和果糖吸收障碍。由于小肠上皮细胞刷状缘乳糖酶活性不足，进食大量含乳糖的食品（例如牛奶）可引起渗透性腹泻（详见第11章第9节）。果糖是一种单糖，广泛存在于水果、蜂蜜等食物中。果糖主要通过小肠上皮细胞的GLUT-2和GLUT-5受体吸收，这些受体低表达的个体若进食较多果糖，可

11

能会发生吸收不良，引起腹胀、腹泻。此外，山梨糖醇（sorbitol）、甘露醇（mannitol）、木糖醇（xylitol）等被统称为多元醇（polyols），见于某些水果（如杏仁、桃、樱桃、苹果、梨）和蔬菜（如蘑菇、花菜），同时也被广泛用于食品添加剂。这些多元醇只能在小肠进行被动吸收，当摄入量超出小肠最大吸收能力时，可造成渗透性腹泻。

3. **肠道细菌的分解作用** 肠道正常菌群可分解食物中不被消化的碳水化合物成分，并合成短链脂肪酸，为结肠上皮细胞供能。某些食物（如豆浆、面条、蛋糕、牛奶等）含有较多量的可发酵性短链碳水化合物（FODMAPs）。FODMAPs 不仅可在小肠内形成高渗环境，引起渗透性腹泻；还可在结肠内快速发酵分解，产生较多气体，从而导致腹痛、胀气、腹泻等症状。较多研究表明，FODMAPs 与 IBS-D 的发病关系较为密切，避免摄入富含 FODMAPs 的食物有助于减轻 IBS-D 患者的腹泻症状。在庄莹等的研究中，国人 IBS-D 患者食物不耐受的发生率为 44.4%（12/27），显著高于对照组的 14.8%（4/27）；引起两组患者不耐受的食物中，FODMAPs 的出现率高达 71.4%（30/42）。

【临床表现】

食物不耐受的临床表现可分为胃肠道症状和胃肠外表现两个方面。胃肠道症状包括腹痛、腹胀、恶心、腹泻等不适，多数情况下其表现类似功能性胃肠病如 IBS，严重程度较轻。引起不耐受的食物与胃肠症状之间似乎存在剂量依赖关系，即超出一定进食量之后方才引起症状，这一点有别于食物过敏。进食与症状出现之间的时间关系常常较为模糊，部分患者会过高估计食物对症状的影响。

食物中含有的组胺和水杨酸盐不仅可引起腹泻等消化道症状，还可能引起胃肠外其他表现。组胺在体内的转化和代谢主要由细胞外的二氨基氧化酶（DAO）和细胞内的组胺 -N-甲基转移酶（HNMT）进行。人群中约 1% 的个体上述两种酶的活性较低，易发生组胺耐受不良，表现为进食富含组胺的食物（见表 11-11-1）后出现皮肤症状（潮红、瘙痒、红斑、荨麻疹）、鼻塞、流涕、呼吸困难、心律失常、血压波动、头痛、痛经等不适。水杨酸不耐受的患病率约为 2.5%，其临床表现主要累及呼吸系统，包括鼻塞、鼻息肉、鼻窦炎、哮喘等，也可能出现胃肠道症状如腹胀、腹泻，在个别患者还可引起肠道狭窄和结肠炎。

【诊断与鉴别诊断】

病史是食物不耐受的主要诊断依据。尤其对于病因不明的功能性胃肠病患者，详细了解食物与症状之间的相关性有助于诊断。诊断本病的金标准是去除可疑食物后症状改善或消失，而恢复进食后症状复发。症状改善通常发生在饮食调整后的 3～4 周内，减少食物摄入量往往就可产生效果，不一定需要严格禁食。在病史的基础上，以下实验室检查有一定的辅助诊断意义。

11

1. **呼气试验** 对于怀疑乳糖或果糖不耐受的患者，氢呼气试验有一定的提示意义。但由于个体差异性较大，氢呼气试验结果不一定能反映症状的发生率和严重性。

2. **影像学检查** 山梨糖醇等多元醇可引起渗透性腹泻，过量服用后肠道内液体含量增多，小肠磁共振成像可检出。在小规模临床研究中其诊断价值得到初步验证，有待今后进一步研究。

3. **内镜检查** 共聚焦激光显微内镜（CLF）是一种新型内镜技术，可实时观察胃肠道黏膜的微细变化。一项研究纳入了 36 例疑诊食物不耐受的 IBS 患者，将可疑食物通过内镜钳道注入十二指肠，5 分钟后 22 例（61%）患者通过 CLF 观察到上皮内淋巴细胞（IEL）计数增多、上皮细胞形态改变以及小肠绒毛间隙增宽等异常变化，提示肠黏膜对非耐受性食物反应十分迅速。随着内镜技术的快速进步，CLF 将来可能成为有前途的诊断方法。

4. 特异性食物 IgG 或 IgG4 抗体检测 曾广泛用于诊断食物不耐受。但近年来深入研究发现，针对某种食物的抗体阳性仅代表人体曾接触该食物抗原，正常个体也有一定的阳性率，与食物不耐受是否发生及严重程度无关。临床研究证实，针对食物的 IgG 抗体检测的特异度和敏感度均较低，不能区分健康者和患者，也不能区分是食物不耐受、食物过敏或其他疾病。因此，欧洲变态反应和临床免疫学会（EAACI）指南指出，针对食物的 IgG 或 IgG4 抗体检测不应作为诊断食物不耐受或食物过敏的依据。

食物不耐受应与肠道感染（例如蓝氏贾第鞭毛虫、沙门菌肠炎等）、乳糜泻、嗜酸性粒细胞胃肠炎、肥大细胞增生症等器质性疾病相鉴别。食物不耐受与功能性胃肠病共病的现象较为突出，例如半数以上的 IBS 患者腹泻症状与饮食因素相关。

【治疗】

食物不耐受缺乏特异性药物治疗，明确诱发不耐受的食物后减少或避免摄入，有助于改善病情。需要指出的是，食物种类繁多，国人每天摄入的食物种类可能多达数十种；加之烹饪等过程可能改变食物成分，因此饮食治疗有一定的复杂性，调整饮食最好在专业营养师的指导下进行。较多随机对照研究证实，减少 FODMAPs 食物的摄入有利于减轻 IBS-D 患者的腹泻症状，其有效率为 50%～85%。某些食物（如面食）禁食后对生活质量影响较大，可从少量开始，逐渐增加摄入，有望诱导机体耐受并维持肠道微生态平衡。

（吴　东　钱家鸣）

参 考 文 献

1. Nwaru BI，Hickstein L，Panesar SS，et al. EAACI Food Allergy and Anaphylaxis Guidelines Group. Prevalence of common food allergies in Europe：a systematic review and meta-analysis. Allergy，2014，69（8）：992-1007.
2. Pasqui F，Poli C，Colecchia A，et al. Adverse food reaction and functional gastrointestinal disorders：role of the dietetic approach. J Gastrointestin Liver Dis，2015，24（3）：319-327.
3. 王良录，王子熹. 食物过敏的诊断和治疗. 医学与哲学，2015，36（14）：27-30.
4. Turnbull JL，Adams HN，Gorard DA. Review article：the diagnosis and management of food allergy and food intolerances. Aliment Pharmacol Ther，2015，41（1）：3-25.
5. Eswaran SL，Chey WD，Han-Markey T，et al. A randomized controlled trial comparing the Low FODMAP diet vs. modified NICE guidelines in US adults with IBS-D. Am J Gastroenterol，2016，111（12）：1824-1832.
6. Lomer MC. Review article：the aetiology，diagnosis，mechanisms and clinical evidence for food intolerance. Aliment Pharmacol Ther，2015，41（3）：262-275.
7. 王俊阁，张虹，罗辉. 食物过敏与食物不耐受的鉴别. 中华全科医师杂志，2015，15（8）：653-656.
8. 庄莹，林志辉. 27 例腹泻型肠易激综合征患者食物不耐受与结肠黏膜肥大细胞、P 物质含量的相关性. 中华消化杂志，2016，36（2）：91-95.
9. Stapel SO，Asero R，Ballmer-Weber BK，et al. Testing for IgG4 against foods is not recommended as a diagnostic tool：EAACI Task Force Report. Allergy，2008，63（7）：793-796.
10. Shaw AD，Davies GJ. Lactose intolerance：problems in diagnosis and treatment. J Clin Gastroenterol，1999，28（3）：208-216.

第12节 溃疡性结肠炎

知识要点

1. 溃疡性结肠炎（ulcerative colitis，UC）是一种肠道慢性炎症性疾病，临床病程以反复复发、缓解为特点，好发于青壮年，对患者生活质量影响较大。
2. UC所致腹泻的发病机制是炎症因子抑制肠上皮吸收水和电解质，并导致结肠运动加快。多数情况下，腹泻次数和便血量可反映UC病情严重程度，但并非所有腹泻均系UC原发病所致，还应排除其他因素，尤其是机会性感染（以艰难梭菌和巨细胞病毒感染为代表）。
3. UC患者常合并免疫力受损，故应重视机会性感染的识别与控制。
4. UC病变绝大多数累及直肠与结肠，偶尔累及末端回肠，为连续性病变，并主要局限于肠黏膜与黏膜下层。
5. UC典型的临床表现是慢性腹泻和黏液脓血便，可分为轻、中、重度；结肠镜检查有助于诊断与鉴别诊断。
6. 一线治疗药物包括5-氨基水杨酸和糖皮质激素；激素无效或依赖需应用免疫抑制剂或生物制剂，重症患者可能需要手术治疗。应重视维持治疗。
7. 急性重度UC（ASUC）建议接受多学科协作诊疗，应首选糖皮质激素，激素抵抗的患者可给予环孢素或英夫利昔补救治疗或手术治疗。
8. 20%～30%的UC患者最终需手术治疗，首选术式是全结直肠切除加回肠贮袋肛管吻合术（IPPA）。

溃疡性结肠炎（ulcerative colitis，UC）和克罗恩病（Crohn's disease，CD）是炎症性肠病（inflammatory bowel disease，IBD）的两种不同类型，二者均为肠道非特异性、慢性反复性炎症。UC以直肠受累并向近端结肠扩展的连续性病变为主要特点，通常局限于结直肠，偶尔累及末段回肠，即“倒灌性回肠炎”（backwash ileitis）。炎症性腹泻（黏液脓血便）是该病最突出的临床表现，疾病缓解期也可出现水样泻。UC在欧美国家发病率较高，最早于1875年首次被正式报道，但其影响西方人群的历史似乎更为悠久。根据历史文献记载，德国音乐家贝多芬（1770—1827年）生前受“痢疾”样症状折磨多年，严重时每天多次脓血便，有学者经考证后认为他很可能就是一位UC患者。

目前，北美地区UC的发病率约为19.2/10万，患病率高达249/10万。1956年，北京协和医院文士域等首次于国内报道本病，并详细分析了23例UC患者的临床特征。近20～30年来，随着我国工业化和城市化进程加速，国人膳食结构和生活方式向西方国家接近，UC在我国发病率也逐年上升。北京协和医院在黑龙江大庆、广州中山一院在广东中山分别进行的流行病学调查显示，目前UC在我国的发病率为1.77/10万～3.14/10万。

【病因与发病机制】

UC的病因和发病机制尚未明确，环境、遗传、感染、肠道菌群及免疫因素等均参与了发病。其致病机制可总结为，某些环境因素作用于遗传易感者，在肠道菌群的参与下，激活了肠道免疫及非免疫系统，最终导致过度的、不受控制的免疫反应和炎症过程。

腹泻是 IBD 患者就医的主要症状，对患者生活质量影响较大，也是近年来 IBD 的研究热点。UC 患者体内多种炎症因子（如 TNF-α、INF-γ、IL-4、IL-6、IL-8、IL-12 等）释放增加。已知这些炎症因子作用于肠道神经，可加快结肠运动，缩短肠道通过时间。更重要的是，炎症因子还可抑制结肠上皮细胞对水、电解质的吸收，这是 IBD 相关性腹泻的主要发病机制。生理情况下，由于肠内容物始终维持与组织和血浆的等渗状态，因此肠腔内水的吸收主要伴随和继发于电解质（主要是 Na^+）的吸收。结肠上皮细胞依靠其顶端膜表达的电解质载体或离子通道吸收 Na^+，主要机制有两种：① Na^+/H^+ 交换载体（NHE3，*SLC9A3*）和 Cl^-/HCO_3^- 交换载体（DRA，*SLC26A3*）：净效应是将肠腔的 NaCl 吸收入上皮细胞，而将碳酸（分解为 H_2O 和 CO_2）分泌入肠腔，属于主动吸收。②上皮钠离子通道（epithelial sodium channel，ENaC）：利用上皮细胞基底膜的 Na^+-K^+-ATP 酶产生的胞内低钠浓度，将 Na^+ 转运入细胞内，属于被动吸收。为维持电中性，在 Na^+ 通过 ENaC 进入肠上皮细胞的同时，Cl^- 从细胞外间质经基底膜 NKCC1 载体运输，也进入细胞内（图 11-12-1）。关于肠上皮细胞转运电解质和水分的详细机制，详见第 2 章第 1 节。

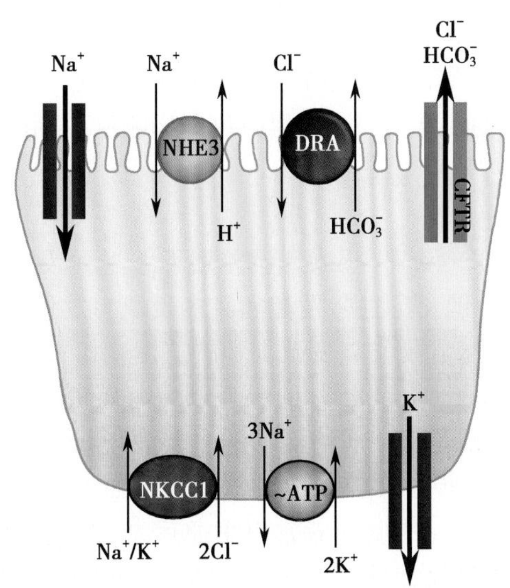

图 11-12-1 结肠上皮细胞通过 NHE3/DRA 载体和 ENaC 通道吸收钠离子和水分

细胞基底膜的 NKCC1 载体的主要功能是维持跨上皮的电化学梯度

已知 UC 相关性炎症因子可全面下调上述载体和通道的功能，抑制结肠上皮吸收水分和 Na^+，从而造成腹泻。具体机制包括：①抑制 NHE3 活性；②下调 DRA 的表达；③ TNF-α 和 INF-γ 可在转录水平抑制 ENaC 的 β 和 γ 亚基表达；④ TNF-α 可通过 PGE_2 途径，在翻译水平抑制 Na^+-K^+-ATP 酶和 NKCC1 载体的表达；⑤上皮细胞膜的 K^+ 通道也受到负性调控；⑥炎症还可破坏结肠上皮细胞之间的紧密连接（tight junction，TJ），造成肠黏膜通透性增加，水分和电解质可通过 TJ 排入肠腔。即使 UC 黏膜炎症减轻或消退，上述载体或通道的功能仍低于正常人群，这有助于理解为何缓解期 UC 患者仍有不同程度的腹泻症状。事实上，已有学者发现轻症 UC 和肠易激综合征（IBS）在危险因素、临床症状和内镜表现方面有较多相似之处，因此提出存在“IBD-IBS 重叠综合征”（IBD-IBS overlap syndrome）的概念，也从另一个角度说明结肠黏膜的慢性炎症状态造成肠黏膜转运水和电解质的能力下降，是引起UC（以及一部分 IBS）患者腹泻的主要原因。

研究还发现，UC 对肠上皮吸收功能的影响不仅限于结直肠，对小肠也有一定的影响。例如，Büning 等应用乳果糖 / 甘露醇作为标记物，在 89 例缓解期 UC 患者中检测小肠黏膜通透性改变。结果发现，25 例（28.1%）UC 患者小肠黏膜通透性增高，而健康对照组升高比例仅有 6.1%，并且广泛型 UC 的增高比例（42.9%）高于左半结肠型（23.3%）和直肠型（10.5%）。有趣的是，UC 患者一级亲属中小肠黏膜通透性增高的比例（20%）也高于对照人群，说明遗传机制可能也参与了 UC 相关性腹泻。刘晓昌等报道，在电镜下 UC 患者的回肠黏膜微绒毛萎缩、长短不一、排列稀疏，回肠上皮细胞间连接复合体缩短、增宽，细胞间隙扩大，部分紧密连接开放。上述形态学改变与回肠上皮细胞肌球蛋白轻链激酶（MLCK）表达增高呈正相关。MLCK 是一种钙离子和钙调蛋白依赖性磷酸化蛋白，对于维持肠上皮细胞骨架、促进肠黏膜分泌和离子交换等具有重要作用。

由此可见，UC 患者腹泻的病理生理机制较为复杂，但其根本原因是 UC 造成结肠及小肠上皮细胞吸收液体的能力下降。需要指出的是，在实际临床工作中，并非所有 UC 患者腹泻均系原发病所致，有时还应考虑其他因素，例如肠道菌群紊乱（尤其是艰难梭菌感染）、巨细胞病毒肠炎、药物不良反应等。这些疾病的处理原则与 UC 原发病治疗不尽相同，甚至可以相反，临床应注意区分。UC 直肠严重受累时可能影响肛门括约肌功能，少数患者可出现大便失禁，需要和腹泻鉴别。

【临床表现】

国人 UC 发病高峰在 20～49 岁，男女比例差别不大，男∶女为（1～1.3）∶1。多数 UC 患者起病缓慢，少数急性起病，偶见急性暴发起病。多表现为发作与缓解相交替，少数患者症状持续存在并逐渐加重。临床表现与病变范围和严重程度相关。

腹泻是 UC 的典型临床表现，约 85% 的患者以腹泻症状起病。UC 具有炎症性腹泻的特点，即黏液脓血便。腹泻常是 UC 病情活动的主要表现，对患者生活质量影响较大。排除其他原因（例如巨细胞病毒肠炎）之后，大便次数和便血的严重程度可以反映 UC 病情轻重。活动期直肠病变往往最重，因此患者常有里急后重、排便急迫感，甚至大便失禁。典型 UC 患者往往便次增多，但每次便量少。病变范围广泛的患者，黏液脓血便中脓血与便相混。病变范围局限于远端直肠的患者可表现为成形便表面覆有脓血，也可能出现便秘，但伴有黏液脓血的频繁少量排出。严重患者常出现夜间排便，甚至便失禁表现。病变范围较广、病程较长的 UC 患者由于结肠黏膜广泛瘢痕形成，肠上皮吸收水分的能力下降而炎症减轻，可仅有水样泻。

轻度 UC 患者可无腹痛或仅有腹部不适。中重度患者常伴有腹痛，多以左下腹为主，与进食、排便相关，有疼痛 - 便意 - 便后缓解 / 减轻的规律。若便次由多突然减少，并出现腹痛加重、腹胀、排气减少、全身毒血症状，需警惕中毒性巨结肠可能，出现剧烈腹痛警惕自发性肠穿孔。其他症状包括腹胀，严重病例有食欲减退、恶心、呕吐等。中、重型患者活动期常有低至中度发热，高热多提示合并感染、并发症或见于重型且起病急者。重型或病情持续活动可出现体重下降、贫血、低白蛋白血症、水电解质平衡紊乱等表现。

本病可伴有多种肠外表现，发生率约为 1/3，包括外周关节炎、皮肤损害（结节性红斑、坏疽性脓皮病)、眼炎(巩膜外层炎、前葡萄膜炎)、口腔复发性溃疡等,这些肠外表现多与病情活动相伴随。骶髂关节炎、强直性脊柱炎、原发性硬化性胆管炎等可先于UC出现或与UC共存,但与疾病活动无明确相关性。

体格检查通常正常,尤其是轻型患者。中、重度患者可出现腹部触诊压痛、发热,甚至心率增快、血压下降和皮肤黏膜苍白。若有腹肌紧张、反跳痛、肠鸣音减弱,应警惕中毒性巨结肠、肠穿孔等并发症。直肠指检可有触痛及指套带血。

实验室检查方面,重度UC患者存在贫血、ESR升高、低白蛋白及腹泻引起的水电解质紊乱。粪便常规检查肉眼观常有黏液脓血,显微镜检见红细胞和脓细胞。需反复多次进行粪便病原学检查,以排除感染性结肠炎,包括:①常规致病菌培养:排除志贺菌和沙门菌等感染,根据情况选择特殊细菌培养以排除空肠弯曲菌、艰难梭菌、耶尔森菌、真菌等感染;②取新鲜粪便,注意保温,找溶组织阿米巴滋养体及包囊;③如有血吸虫疫水接触史,需行粪便集卵和孵化以排除血吸虫病。

结肠镜检查和活检是本病诊断与鉴别诊断的最重要手段之一。应作全结肠及回肠末段检查,帮助鉴别诊断、确定病变范围及严重程度。典型的内镜下表现呈连续性、弥漫性分布,从直肠开始逆行向上扩展。黏膜粗糙呈细颗粒状,弥漫性充血、水肿,血管纹理模糊,质脆、出血,可附有脓性分泌物;病变明显处见弥漫性糜烂或多发性浅溃疡;慢性病变见假息肉及桥状黏膜,结肠袋变钝或消失。

黏膜活检组织病理学检查建议多段、多点取材。组织学特征包括隐窝脓肿、隐窝分支、缩短及排列紊乱以及隐窝萎缩等。隐窝脓肿并非UC所特有,也可见于感染等其他类型的结肠炎。

影像学检查不是UC诊断所必需。重型患者应避免钡灌肠检查,可能诱发中毒性巨结肠。CT或MRI肠道成像可应用于与累及小肠的肠道疾病(如克罗恩病)相鉴别,对于病情重无法行全结肠内镜检查的患者,也可通过CT或MRI评估UC的病变范围。约5%的慢性UC患者可出现结肠狭窄和肠梗阻,影像学检查有助于确定病变部位。

【诊断与鉴别诊断】

(一)诊断

UC诊断缺乏金标准,在排除感染性肠炎、缺血性肠炎、放射性肠炎、克罗恩病等的基础上,可按下列要点诊断:①具有典型临床表现者为临床疑诊;②同时具备结肠镜特征者可临床拟诊;③如再具备黏膜活检和(或)手术切除标本组织病理学特征者,可确诊。初发病例,病程不超过4周,如临床表现、结肠镜以及活检组织学改变不典型者,暂不确诊,应予随访。完整的诊断应包括临床类型、病变范围、疾病活动性的严重程度及并发症。

1. **临床类型** 分为初发型和慢性复发型。

2. **病变范围** 采用蒙特利尔分型(图11-12-2),分为直肠型(E1)、左半结肠型(E2)和广泛型(E3)。其中E1病变局限于直肠,E2累及脾曲以远,E3累及脾曲近端乃至全结肠。

3. **病情活动性的严重程度** 根据改良Turelove和Witts疾病严重程度分型标准,将UC患者病情分为轻、中、重度,见表11-12-1。

结肠镜下UC病变严重程度的判断多依据Mayo内镜评分(图11-12-3)。Mayo内镜评分简单、直观,临床使用方便,但其与患者预后的相关性尚未得到充分证明。主要原因在于Mayo评分稍显笼统,例如患者治疗后肠溃疡减少、深度变浅,但Mayo评分仍为3分,不能

11

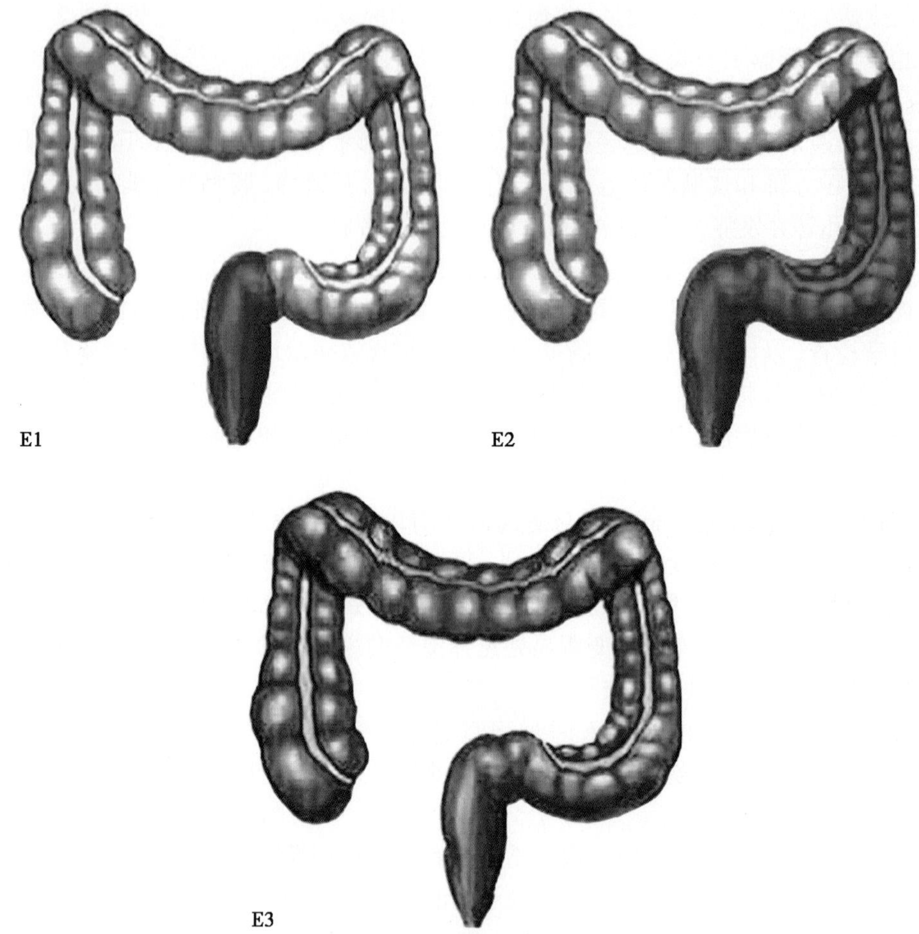

图 11-12-2 溃疡性结肠炎病变范围蒙特利尔分型

E1：直肠型；E2：累及脾曲以远；E3：累及脾曲以近乃至全结肠

表 11-12-1 改良 Turelove 和 Witts 疾病严重程度分型

严重程度分型	便次（次/日）	便血	脉搏（次/分）	体温（℃）	血红蛋白	ESR（mm/h）
轻度	<4	轻或无	正常	正常	正常	<20
重度	6	重	>90	>37.8	<75% 正常值	>30

注：中度介于轻、重度之间

充分反映治疗前后黏膜炎症变化。近年来问世的溃疡性结肠炎内镜下严重度指数（ulcerative colitis endoscopic index of severity，UCEIS）是一种较新的 UC 内镜评分系统，反映病情变化的准确性优于 Mayo 评分（详见第 8 章第 3 节）。

4. **UC 的并发症** 包括中毒性巨结肠、肠穿孔、下消化道大出血、异型增生以及癌变，少数可发生肠狭窄和梗阻。长期随访曾发现 UC 患者在 10 年、20 年和 30 年时罹患结直肠癌的风险分别为 2%、8% 和 18%。近年来研究发现 UC 患者癌变风险较前有所下降，可能与药物治疗效果提高以及内镜筛查更为普及有关，但仍明显高于普通人群。

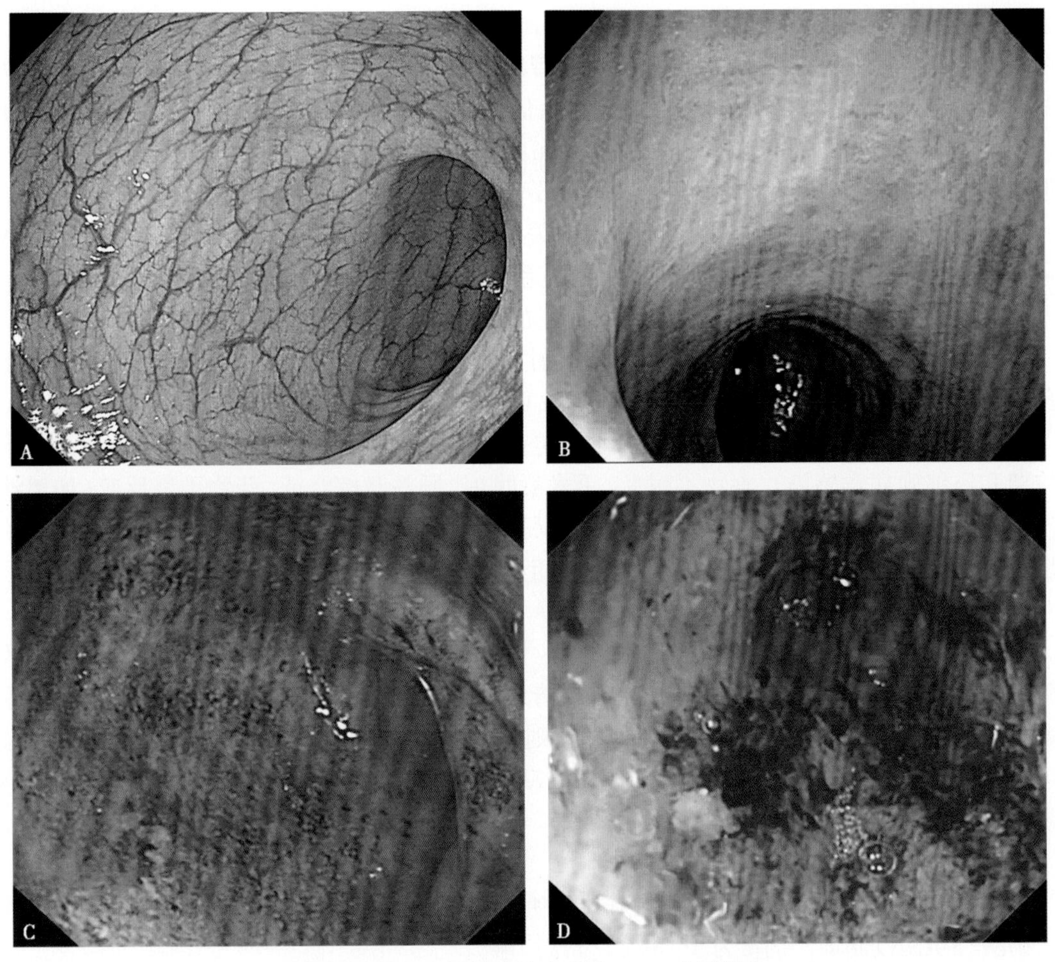

图 11-12-3 UC 的内镜表现及 Mayo 内镜评分

A. 正常（Mayo 内镜评分 0 分）；B. 轻度活动（Mayo 内镜评分 1 分）：典型表现为红斑、水肿、轻度易脆和正常血管纹理消失；C. 中度活动（Mayo 内镜评分 2 分）：典型表现为黏膜易脆、糜烂或浅溃疡；D. 重度活动（Mayo 内镜评分 3 分）：典型表现为明显的溃疡形成、自发出血

（二）鉴别诊断

UC 的鉴别诊断包括以渗出性腹泻为特点的慢性腹泻的其他病因，如克罗恩病、感染性结肠炎、缺血性结肠炎、放射性结肠炎、憩室性结肠炎、药物相关性结肠炎等。

1. **克罗恩病** 以结肠受累为主，特别是左半结肠受累的 CD 与 UC 临床表现相似，以黏液脓血便为突出表现。肛周病变、肠道狭窄及瘘管形成、节段性分布是 CD 的特点。内镜检查和活检如有回肠炎、局灶性炎症和肉芽肿，提示 CD 可能。

2. **感染性结肠炎** 感染性结肠炎的临床和内镜表现可与 UC 非常相似，但通常病程短且抗生素治疗有效。在作出 UC 诊断之前，应通过多次粪便、组织培养以及肠黏膜活检除外感染性肠炎。对于病程较短、临床及内镜表现不似典型 UC 的患者，应首先怀疑感染。由于细菌性肠炎中仅半数可明确病原学诊断，因此在完善检查的同时可酌情给予经验性抗生素治疗。

3. **缺血性结肠炎** 缺血性结肠炎（ischemic colitis，IC）多见于有动脉粥样硬化症高危因素的患者，起病年龄大、发病急，先腹痛后便血，内镜表现病变多不连续、直肠不受累、短期内复查肠镜恢复快是其特点。北京协和医院曾比较43例老年UC和36例老年IC患者，发现两组之间差异包括：① UC组心脑血管基础疾病较少（39.5% vs 88.9%）；② UC组黏液脓血便较多（79.1% vs 5.6%）而IC组单纯血便较多（61.1% vs 7.0%）；③直肠受累见于全部UC患者，但仅见于8.3%的IC患者；④隐窝脓肿病理改变见于71.4%的UC患者，但未见于IC患者。

4. **放射性结肠炎**　病史是诊断本病的关键。放射性结肠炎见于腹部或盆腔放疗后数周至数年（最长可达20年），内镜表现特点是毛细血管扩张样改变，严重者可有出血和溃疡。

5. **结肠憩室炎**　该病通常仅累及憩室分布的肠段，憩室局部黏膜出现炎症。

6. **NSAIDs相关性肠病**　本病可引起慢性腹泻和出血，因此采集病史中需重点询问用药史。NSAIDs可加重炎症性肠病的病情，故UC患者禁用。

值得强调的是，UC患者出现腹泻不一定都是原发病所致，还需要和感染（尤其是艰难梭菌和巨细胞病毒感染）、食物不耐受、手术后腹泻、肠易激综合征、药物不良反应（如奥沙拉秦、柳氮磺吡啶、硫唑嘌呤、抗生素、质子泵抑制剂等）等相鉴别。这些腹泻潜在病因的治疗策略有可能与原发病并不一致，甚至完全相反，临床不可不慎。

【治疗】

UC的治疗目标是诱导并维持临床缓解，争取达到黏膜愈合，防治UC各类并发症，改善患者生活质量。治疗方案应建立在对病情进行全面评估的基础上。根据病情的严重程度和病变范围制订方案。UC腹泻的处理原则是治疗原发病，腹泻严重者应注意支持治疗，可适当给予蒙脱石散等吸附剂对症止泻。活动期UC患者应避免使用洛派丁胺等阿片类似物，因其有诱发中毒性巨结肠的风险。

（一）活动期治疗

1. **轻度**UC　氨基水杨酸制剂是主要治疗药物，包括柳氮磺胺吡啶（SASP）和5-氨基水杨酸（5-ASA）制剂。剂量为3～4g/d，分次口服。

2. **中度**UC　氨基水杨酸仍是治疗UC的主要药物，其最大优势是安全性好，但足量治疗2～4周症状控制不佳者，尤其是病变广泛者，应给予泼尼松口服治疗，剂量0.75～1mg/（kg•d）。达到症状缓解后，开始逐渐缓慢减量至停药。

3. **重度**UC　约20%的UC患者在病程中会出现急性重度溃疡性结肠炎（ASUC）。ASUC患者需收入院并加强监测。给予补液、纠正水电解质、酸碱平衡紊乱等支持治疗，同时避免应用阿片类似物、解痉剂、抗胆碱能药物、NSAIDs类药物等。静脉糖皮质激素是重度UC的首选治疗，建议给予甲泼尼龙40～60mg/d或氢化可的松300～400mg/d。同时应筛查肠道感染，特别是艰难梭菌或巨细胞病毒等机会性病原体。巨细胞病毒（CMV）感染增加重度UC的病死率和急诊结肠切除率，故对于合并CMV肠炎的ASUC患者，应选用更昔洛韦或膦甲酸钠抗CMV治疗。感染艰难梭菌的患者应给予万古霉素口服治疗。需要强调的是，ASUC患者是机会性感染的高危人群，一旦处理不当可造成严重后果，不可不慎。ASUC患者的血栓风险也有所增加，临床须保持警惕。

ASUC患者若足量静脉激素治疗3～5天无效，则属于激素抵抗，此时应考虑转换治疗。可供选择的方案包括：①应用二线药物如环孢素［2～4mg/（kg•d）］或英夫利昔（5mg/kg）补救治疗：这两种药物对ASUC患者的疗效基本相当。Laharie等通过长期随访后发现，激素抵抗的ASUC患者经环孢素补救治疗后1年和5年，分别有70.9%和61.5%的患者免除结肠切除；接受英夫利昔治疗者上述风险分别为69.1%和65.1%。②手术治疗：所有ASUC患者入院时均建议请结直肠外科医师会诊，评估手术指征。对可疑穿孔、合并中毒性巨结肠以及急性消化道大出血的ASUC患者，宜尽早实施手术。

我国专家共识认为，抗肿瘤坏死因子药物治疗UC的适应证包括：①静脉激素抵抗的重度活动性UC；②激素依赖活动性UC免疫抑制治疗无效或不耐受（存在禁忌证或严重不良反应）；③活动性UC伴突出肠外表现者（如关节炎、坏疽性脓皮病、结节红斑等）。65岁以上的老人应用抗肿瘤坏死因子感染风险增加，用药前应充分权衡利弊。

（二）维持治疗

除轻度初发病例、很少复发且复发时为轻度易于控制者外，所有患者均应接受维持治疗。维持的药物以氨基水杨酸制剂为主，维持剂量一般为2～3g/d，推荐维持疗程为3～5年，甚至更长。硫唑嘌呤用于激素依赖、氨基水杨酸不耐受者，剂量1.5～2mg/(kg•d)。英夫利昔诱导缓解后，继续用该药维持。维持治疗的疗程目前尚无共识。

（三）手术治疗

尽管UC药物治疗已有长足的进步，但仍有20%～30%的患者最终需要手术治疗。手术治疗UC的绝对指征是中毒性巨结肠、消化道大出血、穿孔或癌变；相对指征包括积极保守治疗无效的ASUC，以及治疗效果不佳或药物不良反应严重影响生活质量的难治性UC患者。手术方式首选全结直肠切除+回肠贮袋肛管吻合术（ileal pouch-anal anastomosis，IPAA）。视患者意愿、年龄和病情，也可选择全结直肠切除+永久性回肠造口。

对于接受急诊手术的ASUC患者，目前多数IBD中心将手术分为三期完成：①Ⅰ期手术包括急诊结肠次全切除（subtotal colectomy）+末端回肠造口（ileostomy），该手术相对安全，腹腔镜下完成则创伤更小，有利于术后恢复。Ⅰ期术后患者全身炎症反应减轻，并可恢复进食，为后续治疗提供了更好的条件。②Ⅱ期手术一般在Ⅰ期手术后3～6个月时进行，包括切除残留结直肠并实施IPAA术，同时行预防性回肠襻式造口（defunctioning loop ileostomy）。③Ⅲ期手术闭合回肠造口，启用贮袋。IPAA手术是目前西方国家治疗UC的主流术式，该术式通过剥离直肠黏膜，将回肠构造成贮袋与肛管吻合，有助于保留患者排便功能，提高生活质量。Fazio等报道美国克利夫兰诊所3707例IPAA手术患者，术后早期并发症发生率为33.5%，晚期并发症为29.1%，贮袋失败率为5.3%，手术病死率为0.1%，95.0%的患者术后生活质量达到优良。急性贮袋炎是IPAA术后最常见的并发症，5年发生率为25%～50%，抗菌治疗有效；其他并发症包括慢性贮袋炎（多种抗菌药物疗效不佳）、贮袋易激综合征（内镜下无炎症表现但临床有肠道症状）、直肠残端袖套炎等，少数患者可发生贮袋克罗恩病。

（四）UC相关性癌变的监测及治疗

长病程UC的癌变风险增加，应注意内镜监测和随访。一般认为，病程8～10年以上的UC患者应接受结肠镜检查以筛查肿瘤，同时再次确定病变范围。若为E3型，此后应2年复查一次，至病程达20年后每年复查一次。若为E2型，则从起病15年开始每2年复查一次。E1型除非病情变化，否则不需要肠镜监测。具有高危因素（包括狭窄性病变、近5年内筛查发现异型增生、合并硬化性胆管炎、一级亲属在50岁以下患大肠癌）的UC患者癌变风险增加，应每年复查结肠镜。

满意的肠道准备和充裕的退镜时间是提高结肠镜肿瘤检出率的先决条件，用于观察肠黏膜的时间不应少于6分钟。高分辨率结肠镜联合色素喷洒（如亚甲蓝或0.03%的靛胭脂）

是目前 UC 结肠癌变监测的推荐方法。有经验的医生通过此种方法可发现绝大多数异型增生，并进行精确的靶向活检（target biopsy）。不具备高分辨率和色素内镜条件的单位仍可采用普通白光内镜，沿每 10cm 肠管四象限随机活检的方法。发现早期结直肠癌或异型增生后，若病变单发且界限清楚，癌灶局限于黏膜层及黏膜下层 1000μm（SM1）以内，可以考虑内镜下治疗，治疗后需密切随访。若病变多发、平坦、界限不清、周围黏膜炎症活动，则推荐手术切除结直肠。

（李 玥 吴 东 钱家鸣）

参 考 文 献

1. Ordás I，Eckmann L，Talamini M，et al. Ulcerative colitis. Lancet，2012，380（9853）：1606-1619.
2. 中华医学会消化病分会炎症性肠病学组. 炎症性肠病诊断与治疗的共识意见（2018 年，北京）. 中华消化杂志，2018，38（5）：292-311.
3. 文士域，费立民，史济招. 溃疡性结肠炎二十三例之分析与探讨. 中华内科杂志，1956，4（5）：333-347.
4. Larkin E. Beethoven's illness - a likely diagnosis. Proc R Soc Med，1971，64（5）：493-496.
5. Yang H，Li Y，Wu W，et al. The incidence of inflammatory bowel disease in Northern China：a prospective population-based study. PLoS One，2014，9（7）：e101296.
6. Zeng Z，Zhu Z，Yang Y，et al. Incidence and clinical characteristics of inflammatory bowel disease in a developed region of Guangdong Province，China：a prospective population-based study. J. Gastroenterol Hepatol，2013，28（7）：1148-1153.
7. Payne CM，Fass R，Bernstein H，et al. Pathogenesis of diarrhea in the adult：diagnostic challenges and life-threatening conditions. Eur J Gastroenterol Hepatol，2006，18（10）：1047-1051.
8. Priyamvada S，Gomes R，Gill RK，et al. Mechanisms underlying dysregulation of electrolyte absorption in inflammatory bowel disease–associated diarrhea. Inflamm Bowel Dis，2015，21（12）：2926-2935.
9. Abdul Rani R，Raja Ali RA，Lee YY. Irritable bowel syndrome and inflammatory bowel disease overlap syndrome：pieces of the puzzle are falling into place. Intest Res，2016，14（4）：297-304.
10. Büning C，Geissler N，Prager M，et al. Increased small intestinal permeability in ulcerative colitis：rather genetic than environmental and a risk factor for extensive disease?. Inflamm Bowel Dis，2012，18（10）：1932-1939.
11. 刘晓昌，梅俏，黄健，等. 溃疡性结肠炎患者小肠黏膜通透性改变及其机制研究. 中华消化杂志，2013，33（8）：559-561.
12. Wenzl HH. Diarrhea in chronic inflammatory bowel diseases. Gastroenterol Clin North Am，2012，41（3）：651-675.
13. 吕红，刘爱玲，李骥，等. 老年溃疡性结肠炎合并机会性感染临床特点分析. 中国医学科学院学报，2016，38（3）：288-293.
14. 李骥，韦明明，谭蓓，等. 活动性巨细胞病毒感染和糖皮质激素抵抗是溃疡性结肠炎患者手术的独立危险因素. 中华内科杂志，2015，54（11）：936-939.
15. 吕红，李骥，刘爱玲，等. 老年溃疡性结肠炎与老年缺血性结肠炎临床特点比较. 中华内科杂志，2016，55（6）：466-469.
16. 李玥，钱家鸣. 免疫抑制剂在炎症性肠病治疗中的应用进展. 临床荟萃，2016，31（8）：824-827.
17. Laharie D，Bourreille A，Branche J，et al. Long-term outcome of patients with steroid-refractory acute severe

UC treated with ciclosporin or infliximab. Gut, 2018, 67(2): 237-243.

18. 吴东，戴晓艳，陆君阳，等. 腹泻、脓血便、呼吸困难. 中华消化杂志，2016，36(7): 493-495.
19. 中华医学会消化病学分会炎症性肠病学组. 炎症性肠病合并机会性感染的专家共识意见. 中华消化杂志，2017，37(4): 217-226.
20. Hindryckx P, Jairath V, D'Haens G. Acute severe ulcerative colitis: from pathophysiology to clinical management. Nat Rev Gastroenterol Hepatol, 2016, 13(11): 654-664.
21. Hohmann EL, Ananthakrishnan AN, Deshpande V. Case Records of the Massachusetts General Hospital. Case 25-2014. A 37-year-old man with ulcerative colitis and bloody diarrhea. N Engl J Med, 2014, 371(7): 668-675.
22. 吴东，李玥，王莉瑛，等. 重度溃疡性结肠炎合并机会性感染的临床特点分析. 中国实用内科杂志，2016，36(6): 482-484.
23. 吴斌. 溃疡性结肠炎的外科治疗规范与认识进展. 中华消化杂志，2016，36(7): 458-460.
24. 中华医学会消化病学分会炎症性肠病学组. 抗肿瘤坏死因子α单克隆抗体治疗炎症性肠病专家共识(2017). 协和医学杂志，2017，8(4): 239-243.
25. Fazio VW, Kiran RP, Remzi FH, et al. Ileal pouch anal anastomosis: analysis of outcome and quality of life in 3707 patients. Ann Surg, 2013, 257(4): 679-685.
26. 吴东，李景南，钱家鸣. 炎症性肠病患者结直肠癌前病变的内镜诊治——美国炎症性肠病不典型增生监测与管理国际专家共识解读. 中国实用内科杂志，2016，36(3): 195-198.

第13节 克罗恩病

知识要点

1. 克罗恩病是一种累及肠壁全层的炎症疾病，其发病与环境因素、遗传因素和免疫因素等密切相关。
2. 本病好发于青年，呈慢性复发性病程，以腹泻、腹痛、血便等为主要临床表现，瘘管形成和肛周病变是本病特征性表现。
3. 克罗恩病发生腹泻的病因机制比溃疡性结肠更为复杂多样，包括肠道吸收和动力异常、胆汁酸性腹泻、小肠细菌过度生长、肠瘘、短肠综合征、胰腺外分泌功能不全等。
4. 并非所有克罗恩病患者腹泻均系原发病所致，机会性感染和药物不良反应也可导致腹泻，临床应注意鉴别。
5. 克罗恩病影像学及内镜可见节段性、跳跃性病变，内镜可见铺路石样外观或纵行溃疡，病理见透壁性炎症反应和非干酪样坏死性肉芽肿。
6. 在我国，克罗恩病需要和肠结核等其他疾病相鉴别，综合临床表现、感染标志物、影像和内镜表现，多数病例可以区分两者。实在难以鉴别时，可先给予试验性抗结核治疗，治疗后肠结核可在数周内收效。
7. 克罗恩病治疗包括戒烟、营养支持、药物治疗和外科治疗。药物治疗主要包括激素、免疫抑制剂、生物制剂等，治疗目标包括诱导和维持缓解，促进黏膜及深层愈合，防治并发症，提高患者生活质量。

克罗恩病（Crohn’s disease，CD）呈慢性复发性病程，特征为累及肠壁全层的透壁性炎症，病变呈节段性、跳跃性分布，可伴有肛周并发症以及肠外表现。1932年，美国纽约市西奈山医院（Mount Sinai Hospital）的Burrill Crohn首次报道该病。在这篇经典文献中，Crohn详细描述了14例CD（当时被称为“regional ileitis”）患者的临床和病理特征，指出该病易表现为慢性腹泻、腹痛、腹部包块、轻中度发热，常有狭窄、肠瘘、肛周脓肿等并发症。在Crohn报道的这些患者中，排便次数平均每日2～4次，多为松散粪（loose defecation），伴有黏液，少数便中带血，但很少为糊状粪（mushy stool）或水样粪（watery stool），无里急后重。此后该病遂以Crohn而得名。

CD在欧洲和北美洲最高患病率分别为322/10万和319/10万，曾被称之为“西方人肠病”。国人以往CD较为少见。我国最早见诸文献的CD病例来自1956年北京协和医院文世域等的报道。1981年，北京协和医院刘彤华、潘国宗和陈敏章在国内最早提出CD的病理诊断标准以及与肠结核的鉴别要点，获得了西方学术界的认可。近年来，随着工业化和城市化的进展以及生活方式和饮食结构的西方化，包括我国在内的亚洲人群CD发病率呈快速上升趋势。中国炎症性肠病（IBD）协作组对1990—2003年IBD住院患者回顾性研究显示，10年间本病增长3～4倍。2012—2013年我国流行病调查结果显示，CD标化后发病率在黑龙江省大庆市为0.13/10万，广东省中山市为1.09/10万，湖北省武汉市为0.51/10万。

【病因与发病机制】

本病发病机制尚未明确。环境因素、遗传因素、免疫因素均与CD发生密切相关。免疫因素被认为是CD发病机制中的重要因素之一，肠道屏障功能受损、免疫应答异常、肠道菌群移位等异常病理生理改变，共同导致肠道炎症反应。吸烟增加CD的发病风险。

CD引起腹泻的发病机制较溃疡性结肠炎（UC）更为复杂，其腹泻轻重程度也有很大差异，取决于病变部位、范围、严重程度及治疗情况。仅有结肠受累的CD患者腹泻症状可类似UC，以黏液脓血便为主，排便量相对较少。结肠和小肠均受累的CD患者往往腹泻量较大，原因在于结肠吸收水分的能力下降。纵观各类CD及CD整个病程，腹泻可能涉及多种病理生理机制。需注意的是，CD患者腹泻并非都是原发病所致，只有确切掌握CD腹泻的病因机制，才能给予针对性的治疗。

1. **炎症因子对肠道功能的影响**　已知CD释放的炎性细胞因子可刺激肠道神经，造成肠道运动加快，肠内容物通过时间缩短。炎症介质还可抑制小肠和结肠上皮细胞对水和钠的吸收，造成粪便中水分增加，其机制基本同UC一致（详见第11章第12节）。受炎症影响，部分CD患者还可出现肠腺分泌亢进，而UC患者肠上皮细胞分泌水和电解质通常并不增加。

2. **胆汁酸性腹泻**　由于CD好发于回盲部，回肠末端黏膜常有不同程度严重受损，部分患者可能切除末端回肠，因此发生胆盐重吸收障碍，易导致胆汁酸性腹泻（详见第12章第9节）。

3. **小肠细菌过度生长**　部分CD还可合并小肠细菌过度生长，尤其好发于回盲部切除后的患者。过度滋生的细菌可损伤小肠黏膜，分解胆汁酸，与机体竞争营养物质，造成吸收不良（详见第11章第17节）。

4. **肠瘘**　CD可因其肠内瘘，导致肠道有效吸收面积减少，引起消化吸收不良。其诊断线索是腹泻与进食关系密切，便中有不消化食物。患者多无明显腹痛，血沉、C反应蛋白等炎症指标也可在正常范围，但体重常显著下降。

5. **短肠综合征** 大范围切除小肠的CD患者可合并短肠综合征，导致各种营养物质吸收障碍，并增加小肠细菌过度生长和胆汁酸性腹泻的风险。

6. **其他因素** 包括胰腺外分泌功能不全，肠道黏膜破损易于继发细菌感染，或抗生素使用不当继发肠道菌群紊乱、抗生素相关性腹泻、伪膜性肠炎等。IBD的治疗药物和患者服用的其他药物还可能引起药物相关性腹泻（详见第14章第3节）。

【临床表现】

据我国的资料显示，CD发病年龄高峰为18～35岁，男性略多于女性（男∶女约为1.5∶1）。本病呈慢性复发性病程，包括活动期和缓解期。CD好发于回盲部（45%），20%的CD仅累及结肠，33%仅累及小肠。

（一）临床症状

CD的临床症状可分为消化道症状、全身症状和肠外表现等，严重者还可出现各类并发症。

1. **消化道症状**

（1）腹痛：发生率约80%，腹痛部位常与病变范围相一致，右下腹痛较常见，该处还易扪及包块。部分CD患者也可表现为上腹部或脐周疼痛，性质可为绞痛或胀痛，与肠梗阻和狭窄等并发症有关。

（2）腹泻：见于半数以上的CD患者。粪便多为糊状，一般无肉眼脓血。病变累及左半结肠、肛门直肠者，腹泻症状可类似UC。但如果回肠末端病变严重、合并肠内瘘、病变范围广或者手术切除出现短肠综合征等，则腹泻量较大。应仔细询问患者的粪便性状，例如黏液脓血便提示左半结肠和直肠受累；大便有恶臭见于小肠吸收不良；若粪便中有较多不消化食物，说明肠道通过时间明显缩短或吸收面积显著减少，应警惕肠内瘘。

（3）便秘：见于少数CD患者，尤其是合并肛周并发症者。便秘可与腹泻交替。继发肠梗阻可表现为腹胀、排便减少。

CD的特征性消化道表现还包括瘘管、肛周病变（肛周脓肿、肛周瘘管、皮赘、肛裂等）、狭窄等。少数患者可以肛周病变起病。长病程CD患者癌变风险增加，CD累及结肠范围若达到1/3，则癌变风险与UC相仿。

2. **全身症状** 消瘦和营养不良是CD的常见全身症状之一，活动期较缓解期普遍。可伴有发热、食欲减退、体重下降、乏力、盗汗等，大部分患者因长期慢性失血可伴缺铁性贫血。部分CD患者体温可有轻、中度升高，但很少高热，一般不伴有寒战，若出现应怀疑CD并发症如肠内瘘或腹腔脓肿形成。儿童和青少年CD患者可有生长发育迟缓。

3. **肠外表现** 包括关节炎（外周或中轴关节炎）、皮肤黏膜改变（如结节红斑、坏疽性脓皮病）、口腔复发性溃疡、肝胆系统疾病（原发性硬化性胆管炎）、眼部疾病（巩膜炎、前葡萄膜炎）等，这些并发症可先于CD出现或与CD伴发。

4. **并发症**

（1）肠道并发症：包括消化道出血、穿孔、肠瘘、肠梗阻、腹腔脓肿等，严重时可危及生命。CD若累及结肠超过1/3，长期发生癌变的风险与UC相似。因此，长病程的CD患者应接受内镜监测，警惕癌变可能。

（2）肠外并发症：大部分肠外并发症与药物治疗相关，如激素相关性骨质疏松、青光眼、脂肪肝、胆结石等。此外，CD患者相关精神心理异常也日益受到临床医师的关注。

（二）辅助检查

1. **血液检查** 血常规可见贫血，活动期血小板数常明显增高；还会出现红细胞沉降率增快，C 反应蛋白（CRP）升高，疾病缓解时显著下降。

2. **粪便检查** 通过检查粪便可将 CD 腹泻分为水样泻、脂肪泻和炎症性腹泻这三大类，有助于缩小腹泻的鉴别诊断范围。通过检验粪便渗透压差，还可将水样泻进一步区分为渗透性腹泻和分泌性腹泻（详见第 4 章）。

3. **免疫学检查** 抗酿酒酵母菌抗体（ASCA）、自身免疫性抗体[包括抗中性粒细胞胞质抗体（pANCA）]、抗肠杯状抗体和抗胰腺腺泡抗体等有助于诊断 IBD，并有助于 UC 和 CD 的鉴别。我国研究显示，ASCA 对 CD 诊断敏感性可达 45.2%～65.5%。

4. **其他实验室检查** 我国结核病高发，CD 与肠结核鉴别诊断有时存在困难，T.SPOT-TB 对两者鉴别有一定价值。北京协和医院报道，T.SPOT-TB 鉴别诊断肠结核和 CD 的敏感性为 84.2%，特异性为 75.4%。考虑小肠细菌过度生长的 CD 患者，可行氢呼气试验。疑有胆汁酸性腹泻的患者，可完善胆汁酸吸收方面的检查评估（详见第 5 章第 6 节）。

5. **影像学检查**

（1）腹部 X 线片：CD 患者如并发肠梗阻，可见多发气液平。

（2）钡剂灌肠和小肠钡剂造影：CD 多见多发性、跳跃性病变，病变处见裂隙状溃疡，铺路石样改变，假息肉、肠腔狭窄、僵硬。动态造影对于瘘管较为敏感，对于腹泻较为严重，粪便中有较多不消化食物的患者，应完善消化道造影检查以排除肠瘘。

（3）多层螺旋 CT 小肠成像：活动期 CD 典型 CT 或 MR 肠道显像表现为肠壁明显增厚（>4mm），肠黏膜明显强化伴有肠壁分层改变，黏膜内环和浆膜外环明显强化，呈“靶征”或“双晕征”；肠系膜血管增多、扩张、扭曲，呈“梳齿征”，相应系膜脂肪密度增高、模糊，肠系膜淋巴结肿大等（图 11-13-1）。

（4）腹部超声：对发现瘘管、脓肿和炎性包块具有一定价值。腹部超声简单易行，对 IBD 的肠外病变肠镜检查是一个盲区，腹部超声是重要的补充（详见第 6 章第 2 节）。

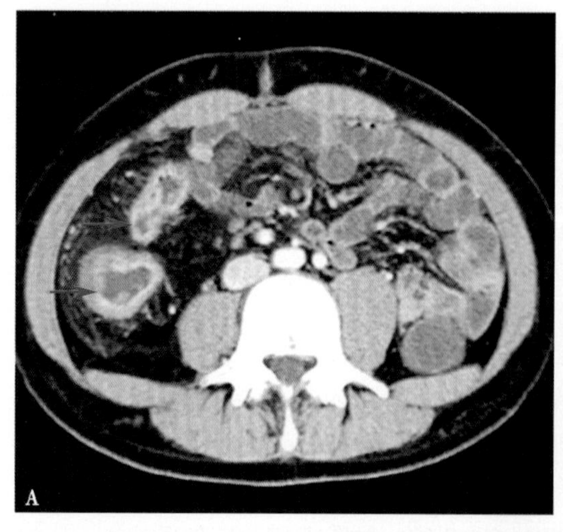

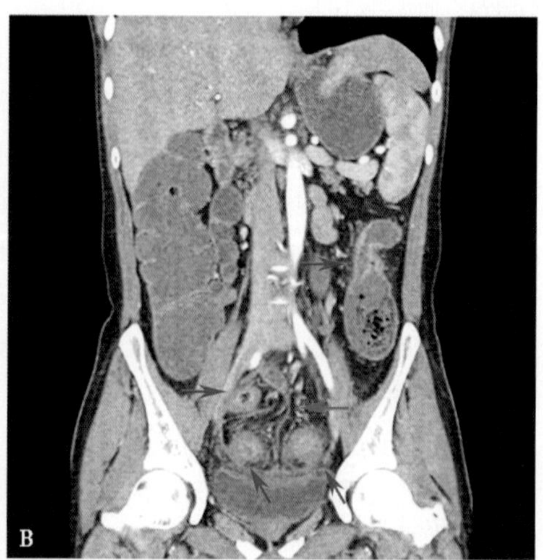

图 11-13-1 克罗恩病的小肠 CT 表现

红色箭头提示肠黏膜明显强化伴肠壁分层改变，蓝色箭头提示肠系膜血管“梳齿征”

11

6. **内镜检查** 根据CD病变的部位选择进行结肠镜、小肠镜、胶囊内镜检查，其中结肠镜检查和活检应该是CD诊断的常规首选检查。CD特征性内镜下表现为非连续性病变、纵行溃疡和铺路石样外观（图11-13-2）。

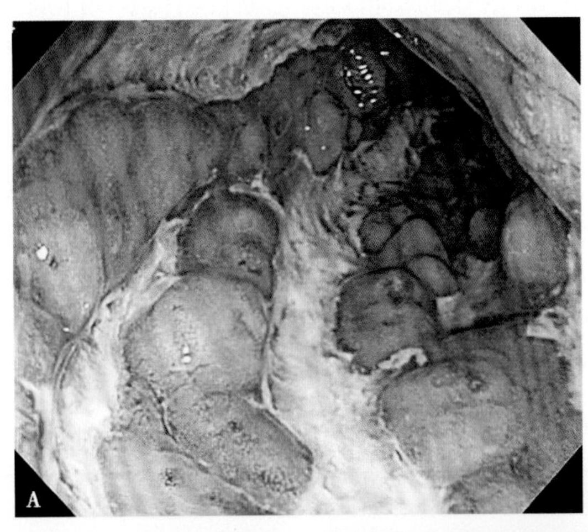

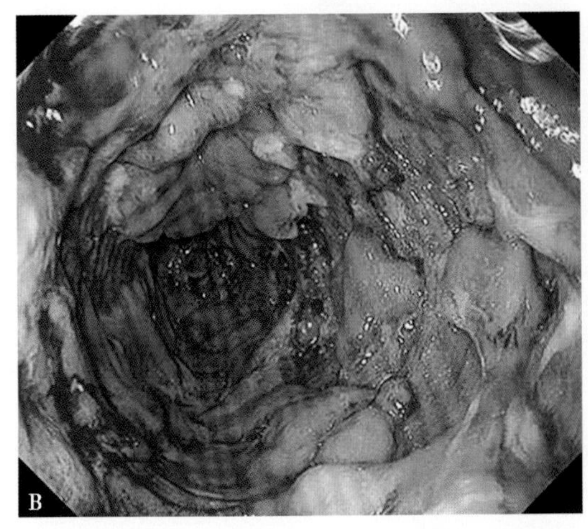

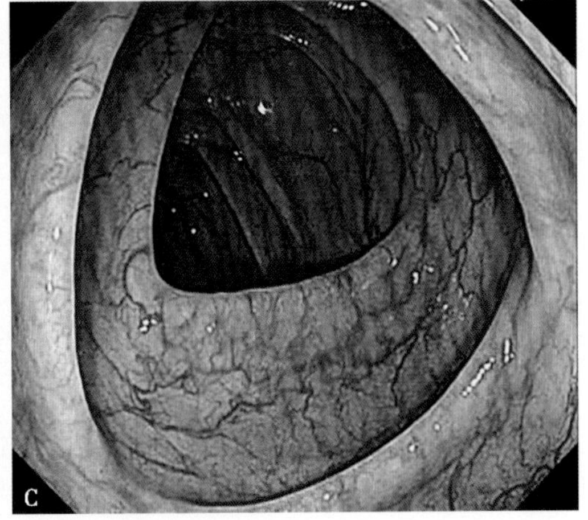

图11-13-2 CD内镜下表现

A. 结肠纵行溃疡；B. 铺路石样改变；C. 正常结肠黏膜

7. **黏膜活检病理** 需多部位、多点取材。典型病理改变包括以淋巴细胞和浆细胞为主的慢性炎症细胞浸润，以固有膜底部和黏膜下层为重，隐窝结构异常，可见隐窝脓肿、非干酪样坏死性肉芽肿、黏膜下淋巴管扩张。

8. **手术病理** 大体可见节段性或局灶性病变、融合的线性溃疡、铺路石样外观、肠壁增厚和肠腔狭窄，肠系膜脂肪包绕病灶。显微镜下可见节段性、透壁性炎症，活动期有深入肠壁的裂隙状溃疡甚至穿孔，非干酪样坏死性肉芽肿（可见于黏膜内、黏膜下、肌层甚至肠系膜淋巴结）。

【诊断与鉴别诊断】

1. **CD的诊断标准** WHO推荐6条诊断要点，包括：①非连续性或节段性改变；②铺路石样外观或纵行溃疡；③全壁性炎性反应改变；④非干酪样肉芽肿；⑤裂沟、瘘管；⑥肛周病变。具有①②③者为疑诊，再加上④⑤⑥三者之一可确诊。具备第④项者，只要加上①②③三者之二。我国2018年北京共识意见提出，对于无病理确诊的初诊病例，随访6～12个月以上，根据对治疗的反应和病情变化判断，符合CD自然病程者可做出临床确诊，如与肠结核混淆不清但倾向于肠结核者，应按肠结核进行诊断性治疗8～12周，再行鉴别。

2. **CD临床类型** 按蒙特利尔分型分为：①确诊年龄（A）：A1≤16岁，A2为17～40岁，A3>40岁；②病变部位（L）：L1回肠末端，L2结肠，L3回结肠，L4上消化道；③疾病行为（B）：B1非狭窄非穿透，B2狭窄，B3穿透。

3. **CD疾病活动性的严重程度** 临床上用克罗恩病活动指数（CDAI）评估疾病活动性的严重程度以及评估疗效。其中，Best CDAI计算法广泛应用于临床和科研（表11-13-1）。血清CRP水平等也是疾病活动性评估的参考指标。目前认为，根据临床表现和CRP判断CD病情有一定的局限性，内镜下病变黏膜的愈合情况是判断CD治疗效果以及预测复发风险更有力的指标。

表11-13-1 克罗恩病活动指数Best计算法

变量	权重计分
稀便次数（1周）	2
腹痛程度（1周总评，0～3分）	5
一般情况（1周总评，0～4分）	7
肠外表现与并发症（1项1分）	20
阿片类止泻药（0～1分）	30
腹部包块（可疑2分，肯定5分）	10
红细胞比容降低值（正常值：男0.40，女0.37）	6
100×（1－体重/标准体重）	1

4. **鉴别诊断**

（1）感染性肠炎：对以腹泻为主要表现的初发型或病情复发的CD患者而言，首要的鉴别诊断为感染性肠炎。因CD患者肠黏膜屏障受损，且长期应用激素和（或）免疫抑制剂治疗，为感染好发人群。而在未充分除外感染的情况下，贸然加强免疫抑制治疗有进一步加重病情的可能。故需通过多次重复病原学培养，并结合患者的临床表现、血常规、PCT等指标充分鉴别诊断。在病原学方面，除常见大肠杆菌、粪肠球菌等肠道菌群外，需警惕艰难梭菌感染、CMV感染等少见病原体感染，可通过艰难梭菌毒素监测、CMV血清学检查及肠道病理免疫组化进行鉴别。

（2）肠结核：我国属于结核高发国家，肠结核与CD的病变部位和临床表现颇多重叠，鉴别诊断常有一定难度。多中心大样本量研究发现，CD的腹泻发生率（68%）明显高于肠结核（24%）。

整体来看，以下特征有利于诊断CD：肛周病变（尤其是肛瘘/肛周脓肿）、瘘管、腹腔脓肿、肠外表现（反复发作口腔溃疡、皮肤结节性红斑等）、结肠镜下见纵行溃疡、铺路石样改变、多节段（≥4）病变、活检发现非干酪样坏死性肉芽肿以及小肠多发跳跃性病变。

以下特征有利于诊断肠结核：结核既往史或伴其他部位结核、结肠镜下见环腔溃疡、回盲瓣口固定开放、单节段病变。活检见肉芽肿分布在黏膜固有层且数目多、直径大（长径

>400μm），特别是有融合；活检组织抗酸染色或结核分枝杆菌 DNA 检测阳性。结核菌素试验强阳性或者血清 γ- 干扰素释放试验（如 T-SPOT.TB）阳性。CT 发现肠系膜淋巴结肿大伴中心坏死等（详见第 11 章第 21 节）。

随着研究不断深入和检查技术进步，多数情况下 CD 和肠结核是可以区分的。实在难以鉴别者，可先给予诊断性抗结核治疗，治疗数周内（2～4 周）症状明显改善，并于 2～3 个月后肠镜复查病变痊愈或明显好转，临床可初步诊断为肠结核，但要注意进一步随访观察，因少数 CD 患者抗结核治疗后也可能出现症状缓解，肠镜下肠病变减轻。

（3）UC：以腹泻起病的 CD 患者首先需与 UC 相鉴别。一般来说 CD 腹泻较 UC 轻，UC 腹泻多表现为渗出性腹泻和动力性腹泻，故大便多为脓血便，大便次数明显增多，量较少，伴有里急后重等症状。而 CD 可分为小肠型 CD 和结肠型 CD，小肠型 CD 发生腹泻多由于肠黏膜破损、吸收功能障碍所致渗透性腹泻，临床可表现少见脓血便，辅助检查苏丹Ⅲ染色可为阳性，多层螺旋 CT 小肠成像、胶囊内镜和小肠镜可见到小肠病变，结肠多不受累，以此不难与 UC 进行鉴别。与 UC 鉴别较困难的是单纯结肠型，特别是直肠型的 CD 患者，直肠型 CD 可以发生渗出性腹泻，表现为脓血便、大便次数增多、里急后重等，这类患者就必须结合内镜下病变特征和分布特点，并通过活检病理辅助诊断，定期随诊，观察病情变化，以期获得最终诊断。若综合临床、生化、影像及内镜检查仍难以鉴别者，可考虑诊断为未分化型炎症性肠病（unclassified IBD，IBD-U）。IBD-U 好发于儿童患者，多数将向 CD 演变。

（4）肠道淋巴瘤：肠道淋巴瘤患者腹泻症状大多较轻，多出现渗透性腹泻和渗出性腹泻，此二类表现有时不易与 CD 鉴别。需结合病史、影像学及病理结果综合判断，必要时可借助 PET-CT 等检查辅助判断有无肠道外受累。

（5）其他需要鉴别诊断的疾病：还包括白塞病、缺血性肠炎、放射性肠炎、药物性肠病、嗜酸性粒细胞肠炎、结缔组织病累及肠道等，均可通过不同机制引起腹泻，在临床工作中需提高警惕。

【治疗】

（一）CD 的原发病治疗

依据疾病特点、肠道受累部位、疾病严重程度、合并症、并发症、个体对药物反应和耐受性的不同而采取针对性的治疗方案。其治疗目标为：①改善并维持患者一般情况和生活质量；②缓解急性期临床症状，尽可能获得黏膜愈合；③缓解期维持病情，减少疾病复发和对激素的依赖；④避免并发症、住院和手术的发生；⑤改善并维持营养状态。开始治疗前首先建议患者戒烟，重视营养不良并作相应处理。认真检查有无全身或局部感染，特别是使用全身作用激素、免疫抑制剂或生物制剂者。在 CD 患者应用糖皮质激素、免疫抑制剂和生物制剂的治疗中，要时刻警惕机会感染的发生。CD 治疗的主要的药物是 5- 氨基水杨酸制剂、糖皮质激素、免疫抑制剂和生物制剂（表 11-13-2）。

1. **药物治疗** 糖皮质激素是中重度 CD 患者诱导缓解治疗的一线药物，推荐剂量为 0.75～1mg/（kg•d），儿童也可选用完全肠内营养（exclusive enteral nutrition，EEN）诱导疾病缓解。

硫唑嘌呤（AZA）是 CD 治疗的一线免疫抑制剂，也是维持用药的主要药物，我国临床研究显示该药的临床有效率与国外报道相似，但其在国人的最佳剂量尚需进一步临床研究确定。硫唑嘌呤在我国 IBD 人群的主要不良反应为血液系统损害、感染、胃肠道反应、肝功能异常、头晕、乏力、关节痛和皮疹等。沙利度胺、甲氨蝶呤作为 CD 治疗的二线用药，在

表 11-13-2 克罗恩病的治疗方案

轻度	中度	重度
● 5-ASA ● 布地奈德 ➢ 回盲部病变 ➢ 优于 5-ASA	● 激素 ➢ 首选 ➢ 0.75～1mg/(kg•d) ● 硫唑嘌呤 ➢ 激素无效或依赖 ➢ 2mg/(kg•d)[1.5～2.5mg/(kg•d)] ● 甲氨蝶呤 ➢ 15～25mg，每周 1 次，肌内注射 ➢ 英夫利昔单抗	确定是否存在并发症？ ● 激素 ➢ 口服或静脉 ➢ 0.75～1mg/(kg•d) ● 生物制剂 ➢ 视情况，具备高危因素者可选用生物制剂 ➢ 通常需联合免疫抑制剂 ● 手术

我国也有部分研究报道。罗涵青等报道 29 例顽固性 CD 患者接受口服沙利度胺治疗，其中 87.5% 达到临床缓解，提示该药对我国难治性 CD 有一定疗效，但尚需大样本多中心的临床研究证实。

以抗肿瘤坏死因子（TNF）为代表的生物制剂开启了 IBD 治疗的新纪元。2007 年，英夫利昔获得国家食品药品监督管理总局（CFDA）批准，并应用于临床治疗 CD。全国很多中心报道了英夫利昔在我国疾病人群中的临床疗效。Yang 等入组 28 例 CD 合并肛周瘘管的患者，英夫利昔治疗第 30 周临床完全缓解率达 89.3%，平均愈合时间 31.4 天；随访 26.4 月后，96.4% 达到临床完全缓解。但是我国目前关于生物制剂后药物浓度、抗体水平以及失应答原因等资料相对较少，今后需要在这方面加强研究。

（1）抗 TNF 药物治疗 CD 的适应证

1）非狭窄非穿透型 CD：适应证包括中至重度活动性 CD，糖皮质激素治疗无效或激素依赖者，和（或）免疫抑制剂（如硫唑嘌呤等）治疗无效者，或不能耐受上述药物（存在禁忌证或严重不良反应）者。

合并以下高危因素的患者 CD 病情进展的风险较高，早期应用抗 TNF 药物可能获益较大，包括：发病年龄＜40 岁；合并肛周病变；病变范围广泛，小肠受累＞100cm；伴上消化道（食管、胃、十二指肠受累）；首次发病即需要激素治疗。

出现以下情况建议优先选择抗 TNF 药物：因 CD 造成消化道出血；结肠病变范围广泛，溃疡深大；肠外表现突出；生育愿望强烈；经激素治疗仍有频繁复发（≥2 次 / 年）；存在炎性狭窄；病程＜2 年。

2）瘘管型 CD：因 CD 引起肠皮瘘、直肠阴道瘘、肛瘘等经外科引流、抗生素、免疫抑制药物等治疗无效者，建议应用抗 TNF 药物。复杂肛瘘经充分外科引流和抗感染治疗后，推荐早期应用抗 TNF 药物。

3）儿童及青少年 CD：上述适应证同样应用于 6～17 岁的儿童和青少年患者。经激素和肠内营养治疗病情仍进展、明显生长发育迟缓以及合并严重骨质疏松的患儿，推荐早期应用抗 TNF 药物。6 岁极早以下发病的患儿，若传统治疗失败，建议筛查遗传缺陷后慎重应用抗 TNF 药物。

4）肠切除术后 CD：CD 患者肠切除术后，应给予免疫抑制治疗以预防复发。以下患者术后复发风险较高，可考虑早期应用抗 TNF 药物：吸烟；既往肠切除；穿透型 CD；肛周病变；肠切除组织病理学可见肉芽肿；肠切除后仍有活动性病变。

（2）抗TNF药物治疗前应排除以下禁忌证

1）过敏：包括对英夫利昔、其他鼠源蛋白或英夫利昔中任何药物成分过敏，以及对阿达木单抗或其制剂中其他成分过敏。

2）感染：包括活动性结核病或其他活动性感染，如脓毒症、腹腔和（或）腹膜后感染或脓肿、肛周脓肿等CD并发症，机会性感染如巨细胞病毒、艰难梭菌感染等。

3）中重度心力衰竭：纽约心脏病学会心功能分级Ⅲ/Ⅳ级。

4）神经系统脱髓鞘病变。

5）近3个月内接受过活疫苗接种。

2. **手术治疗** CD的临床表现复杂多样，需通过多学科协作（MDT）的模式才能实现最佳疗效。手术是MDT治疗的重要环节。尽管手术无法治愈CD，但在药物治疗无效的情况下，手术可有效控制病情，诱导CD缓解，提高患者的生活质量，并为后续治疗创造有利条件。为预防CD复发，术后需给予免疫抑制剂和（或）生物制剂治疗，并定期进行内镜监测。在免疫抑制剂起效之前，可考虑给予完全肠内营养（EEN）过渡。

CD手术并发症的发生率高于胃肠道其他非恶性疾病。为提高手术成功率，应尽量避免在病情活动期实施手术，同时通过术前强化肠内营养、引流腹腔脓肿等方法，努力消除或减少术后并发症的危险因素，以实现术前优化（preoperative optimization）。这一处理原则又被称为CD患者的预康复（prehabilitation）。CD手术的基本原则包括：①使用可吸收缝线或吻合器进行肠吻合，以避免丝线作为异种蛋白对吻合口的刺激；②尽量采用侧-侧肠吻合，以扩大吻合口，延缓再次梗阻的发生；③技术条件允许的情况下，优先选择腹腔镜手术，以减少手术创伤；④术中尽量保留无病变的肠管，避免大范围肠切除，以预防短肠综合征；⑤对于穿透性病变，在切除病变肠管并清除感染后，视情况决定是否直接肠吻合以重建消化道。对于腹腔感染较重且全身状况欠佳的患者，应先行切除肠管近端造口。

（二）CD相关性腹泻的治疗

1. **维持水、电解质平衡** 腹泻易继发水、电解质平衡的紊乱，常见表现包括脱水、代谢性酸中毒、低钾血症、低钠血症等。轻度腹泻患者可通过口服补液盐维持水、电解质的平衡。中重度腹泻患者通常需静脉补充，并依据患者每日丢失的情况调整液体补充量。

2. **营养** 预计腹泻持续时间小于7日的患者，可仅补充水分和电解质。对预计短期内无法恢复进食或营养风险较高的患者（NRS评分≥5分或NUTRIC评分≥6分），可启用肠内营养或肠外营养。需注意长时间静脉营养继发的肠道菌群紊乱。推荐CD患者尽量进行肠内营养治疗，对原发病本身亦有明确益处，有助于诱导病情缓解，减少术后并发症。对于儿童CD患者，肠内营养维持CD患者的效果与免疫抑制剂相当（详见第9章第2节）。

3. **止泻药物的使用** 对于CD相关性腹泻，应尽可能明确腹泻病因后给予针对性治疗，例如积极治疗CD原发病以控制肠道炎症，应用抗生素治疗小肠细菌过度生长，选用胆汁酸螯合剂控制胆汁酸性腹泻，应用口服万古霉素治疗伪膜性肠炎，外科手术切除肠瘘等。腹泻病因不明者，可谨慎给予蒙脱石散、洛哌丁胺等止泻剂对症治疗，但对于发热、腹痛、炎症指标明显升高的CD患者，应避免使用这类药物，因其可加重液体在肠道内过度积聚，甚至诱发肠梗阻等并发症。

4. **肠道益生菌和益生元** 肠道益生菌和益生元有助于维持肠道内环境的稳态。对于合并抗生素相关性腹泻的 CD 患者，首要治疗措施是停用所有可疑抗生素，其次可选择益生菌和益生元制剂以恢复肠道菌群稳态。对于非抗生素相关性腹泻 CD 患者，也不同程度的存在菌群失调的情况，可使用肠道益生菌及益生元以治疗肠道菌群紊乱。

5. **抗生素** CD 一般不常规使用抗生素。如粪便病原学培养为阳性的患者，宜依据药敏选用敏感抗生素治疗。对于粪便病原学阴性但粪便常规中可见白细胞，或患者发热寒战明显且临床高度怀疑感染（例如腹腔脓肿）时，也可选用经验性抗生素治疗，如三代头孢类抗生素、甲硝唑等。

（杨 红 吴 东 钱家鸣）

参考文献

1. Crohn BB, Ginzburg L, Oppenheimer GD. Landmark article Oct 15, 1932. Regional ileitis. A pathological and clinical entity. By Burril B. Crohn, Leon Ginzburg, and Gordon D. Oppenheimer. JAMA, 1984, 251(1): 73-79.
2. 中华医学会消化病分会炎症性肠病学组. 炎症性肠病诊断与治疗的共识意见(2018 年，北京). 中华消化杂志，2018，38(5): 292-311.
3. 文士域，赵溥泉，李恩生. 胃、十二指肠及空肠的克隆氏病一例报告. 中华内科杂志，1956，4(5): 379-381.
4. Liu TH, Pan GZ, Chen MZ. Crohn's disease. Clinicopathologic manifestations and differential diagnosis from enterocolonic tuberculosis. Chin Med J(Engl), 1981, 94(7): 431-440.
5. Yang H, Li Y, Wu W, et al. The incidence of inflammatory bowel disease in Northern China: a prospective population-based study. PLoS One, 2014, 9(7): e101296.
6. Abraham C, Cho JH. Inflammatory bowel disease. N Engl J Med, 2009, 361(21): 2066-2078.
7. Baumgart DC, Sandborn WJ. Crohn's disease. Lancet, 2012, 380(9853): 1590-1605.
8. Mayberry JF, Lobo A, Ford AC, et al. NICE clinical guideline(CG152): the management of Crohn's disease in adults, children and young people. Aliment Pharmacol Ther, 2013, 37(2): 195-203.
9. Priyamvada S, Gomes R, Gill RK, et al. Mechanisms underlying dysregulation of electrolyte absorption in inflammatory bowel disease–associated diarrhea. Inflamm Bowel Dis, 2015, 21(12): 2926-2935.
10. Wenzl HH. Diarrhea in chronic inflammatory bowel diseases. Gastroenterol Clin North Am, 2012, 41(3): 651-675.
11. Carethers JM, McDonnell WM, Owyang C, et al. Massive secretory diarrhea and pseudo-obstruction as the initial presentation of Crohn's disease. J Clin Gastroenterol, 1996, 23(1): 55-59.
12. 罗涵青，谭蓓，吕红，等. 沙力度胺治疗免疫相关性肠病的药物不良反应分析. 中华内科杂志，2013，52(9): 726-729.
13. 徐蕙，李玥，钱家鸣，等. γ 干扰素释放分析在亚洲地区肠结核与克罗恩病鉴别诊断中准确性评价的 Meta 分析. 中华内科杂志，2016，55(7): 535-540.
14. Jung Y, Hwangbo Y, Yoon SM, et al. Predictive factors for differentiating between Crohn's disease and intestinal tuberculosis in Koreans. Am J Gastroenterol, 2016, 111(8): 1156-1164.
15. Li J, Li P, Bai J. Discriminating potential of extraintestinal systemic manifestations and colonoscopic features in Chinese patients with intestinal Behçet's disease and Crohn's disease. Chin Med J(Engl), 2015, 128(2): 233-238.

16. Yang BL，Chen YG，Gu YF. Long-term outcome of infliximab combined with surgery for perianal fistulizing Crohn's disease. World J Gastroenterol，2015，21（8）：2475-2482.
17. 吴东，李玥，朱峰，等. 临床病例讨论第428例—右下腹痛、回盲部溃疡、术后腹泻. 中华内科杂志，2013，52（8）：712-714.
18. Terdiman JP，Gruss CB，Heidelbaugh JJ，et al. American Gastroenterological Association Institute guideline on the use of thiopurines，methotrexate，and anti-TNF-α biologic drugs for the induction and maintenance of remission in inflammatory Crohn's disease. Gastroenterology，2013，145（6）：1459-1463.
19. 朱维铭，左芦根. 规范克罗恩病的外科治疗. 中华消化杂志，2016，36（7）：455-457.
20. 美国结直肠外科医师协会临床实践指南委员会. 克罗恩病外科治疗的临床实践指南. 中华胃肠外科杂志，2016，19（4）：361-365.
21. Strong S，Steele SR，Boutrous M，et al. Clinical Practice Guideline for the Surgical Management of Crohn's Disease. Dis Colon Rectum，2015，58（11）：1021-1036.
22. Regueiro M，Velayos F，Greer JB，et al. American Gastroenterological Association Institute Technical Review on the Management of Crohn's Disease After Surgical Resection. Gastroenterology，2017，152（1）：277-295.
23. 中华医学会消化病学分会炎症性肠病学组. 抗肿瘤坏死因子α单克隆抗体治疗炎症性肠病专家共识（2017）. 协和医学杂志，2017，8（4）：239-243.

第14节 嗜酸性粒细胞胃肠炎

知识要点

1. 嗜酸性粒细胞胃肠炎的临床表现多样，取决于病变范围和浸润深度。
2. 患者症状和影像学均非特异性表现，组织活检见较多嗜酸性粒细胞浸润是诊断的主要依据。
3. 诊断本病需要除外可引起腹部症状和血嗜酸细胞升高的其他疾病，例如寄生虫感染、结缔组织病、肿瘤等。
4. 饮食调整（去除过敏原）和糖皮质激素是本病主要的治疗手段。

从广义上讲，嗜酸性粒细胞性胃肠病（eosinophilic gastrointestinal disorder，EGID）是一种以胃肠道组织中嗜酸性粒细胞异常浸润为特征的消化道疾病，范围涵盖全胃肠道壁各层，伴或不伴外周血嗜酸性粒细胞升高。1937年Kaijser首次报道EGID，以往认为这是一种少见疾病，但由于临床认识水平的提高以及内镜检查的不断普及，EGID的病例数增加很快。据估计，北美地区EGID的发病率为22/10万～28/10万，我国暂时还没有流行病学调查的数据。

EGID可累及从食管到直肠各段，根据病变部位的不同，临床表现也有所区别，分别被称为嗜酸性粒细胞食管炎（eosinophilic eophagitis，EoE）、嗜酸性粒细胞胃炎（eosinophilic gastritis，EG）、嗜酸性粒细胞小肠炎（eosinophilic enteritis，EE）以及嗜酸性粒细胞结肠炎（eosinophilic colitis，EC），见表11-14-1。EG经常和EE同时发生，被称为嗜酸性粒细胞胃肠炎（EGE）。EoE 与其他类型的 EGID 病因机制相似，但一般不造成腹泻，故本节主要介绍 EGE 并兼顾 EC。

表 11-14-1 嗜酸性粒细胞累及消化道不同部位的临床表现和诊治

疾病	症状	辅助检查	病理诊断标准	治疗
EoE	吞咽困难、胸痛	血 EOS 可↑	>15 EOS/HPF	饮食调整，局部应用激素
EG	腹痛、呕吐、呕血	血 EOS 可↑	>30 EOS/HPF	饮食调整，全身应用激素
EE	腹痛、腹泻、失蛋白肠病	血 EOS 可↑，贫血，ALB↓	>50 EOS/HPF	饮食调整，全身应用激素
EC	腹痛、腹泻、便血	血 EOS 可↑，贫血	>65 EOS/HPF	饮食调整，全身应用激素

注：EoE：嗜酸性粒细胞性食管炎；EG：嗜酸性粒细胞性胃炎；EGE：嗜酸性粒细胞性小肠炎；EC：嗜酸性粒细胞结肠炎；EOS：嗜酸性粒细胞；HPF：显微镜高倍视野

【病因与发病机制】

虽然 EGE 病因尚不完全清楚，但很可能与食物诱发的过敏反应有关。国外报道，70% 的患者有过敏性疾病的个人史或家族史。北京协和医院曾报道，40% 的 EGE 患者有明确的过敏史。与 EGE 相关的常见食物包括麦胶、奶制品、豆制品、蛋、坚果、海产品等，患者个体差异较大，但去除可疑食物均有利于病情缓解。某些药物可能与 EGE 相关，包括降压药、利福平、吉非罗齐、萘普生等。有学者认为，EGE 的发病机制是由于经胃肠道摄入的外源性抗原激活了 CD4 阳性的 Th2 辅助细胞，后者释放白介素 5（IL-5）等细胞因子活化消化道黏膜的嗜酸性粒细胞，从而引起胃肠道损伤。EGE 患者的外周血 IL-5 水平升高，支持这一假说。Eotaxin 是嗜酸性粒细胞的趋化因子，也是介导本病最重要的生物介质之一。

【临床表现】

EGE 的发病高峰是 30～50 岁，但可见于任何年龄。本病缺乏特异性临床表现，症状因病变部位及浸润深度的不同而异。Klein 等根据消化管壁受累的深度，将 EGE 分为黏膜型、肌层型、浆膜型（或称透壁型）三类，其中黏膜型最为常见，约占 57.5%，肌层型占 30%，浆膜型占 12.5%。北京协和医院曾统计 40 例 EGE 患者，发现黏膜型占 67.5%，肌层型占 12.5%，浆膜型占 20.0%。目前尚不清楚这三个亚型是代表不同类型的病变，还是 EGE 病情的三个不同阶段。

11

1. **黏膜型** EGE 当病变主要局限于黏膜和黏膜下层时，主要症状为腹痛、腹泻、呕吐、食欲下降和体重减轻，病变广泛时出现小肠吸收不良、蛋白丢失性肠病、贫血等表现。这一类型的腹泻属于脂肪泻。若病变仅累及结肠黏膜，症状可类似肠易激综合征，表现为腹痛、稀便、排便急迫感、里急后重等，有动力性腹泻的特点。少数患者结肠黏膜炎症较重，临床表现类似炎症性肠病，即出现炎症性腹泻。

2. **肌层型** EGE 病变累及肌层时胃肠壁常有增厚、僵硬，严重时可造成幽门梗阻或肠梗阻。EGE 造成的肠梗阻以假性肠梗阻为主，但若炎症较重，小肠肠壁明显水肿增厚，肠腔狭窄，也可引起机械性肠梗阻，甚至肠套叠。若假性肠梗阻持续时间较长，可引起小肠细菌过度生长和低动力性腹泻。无论是假性肠梗阻还是机械性肠梗阻，大多都对糖皮质激素有反应，说明炎症水肿是梗阻的主要机制。

3. **浆膜型** EGE EGE 病变侵及浆膜层时，可出现腹膜炎体征。腹水很常见，为渗出性，含大量嗜酸性粒细胞，比例可高达95%。该型患者外周血嗜酸性粒细胞往往会明显升高。

40%～80%的EGE患者外周血嗜酸性粒细胞增多，常合并缺铁性贫血、血浆白蛋白和球蛋白降低、血中IgE增高等，但血沉、CRP等炎症指标大多正常。粪便隐血多为阳性，部分患者有轻至中度脂肪泻（苏丹Ⅲ染色阳性）。肠黏膜炎症较重时，大便中可出现夏科-莱登结晶（Charcot-Leyden crystal）——一种嗜酸性粒细胞释放的质膜溶血磷脂酶的结晶。

腹部影像学检查可发现受累胃肠道黏膜水肿、管壁增厚（图11-14-1）、皱襞增宽、结节样增生等，严重者可有肠腔狭窄及梗阻、小肠扩张等，但均为非特异性改变。肠系膜淋巴结肿大也不少见。超声检查对于EGE有迅速、经济和无射线暴露等优势，肌层病变亚型的超声表现为胃肠壁增厚并呈多层回声，浆膜层病变型超声可发现浆膜层增厚和腹水。糖皮质激素治疗后异常的超声表现消失，与外周血嗜酸细胞水平恢复正常同步，可进一步证实诊断。

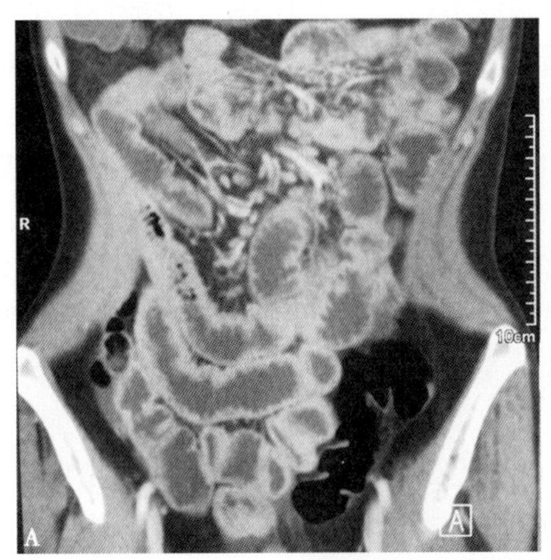

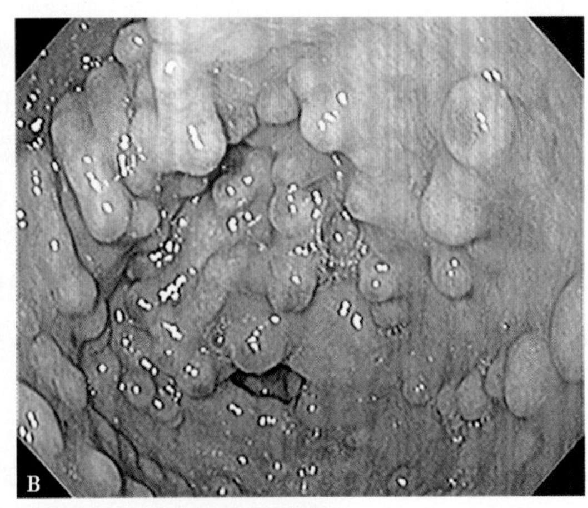

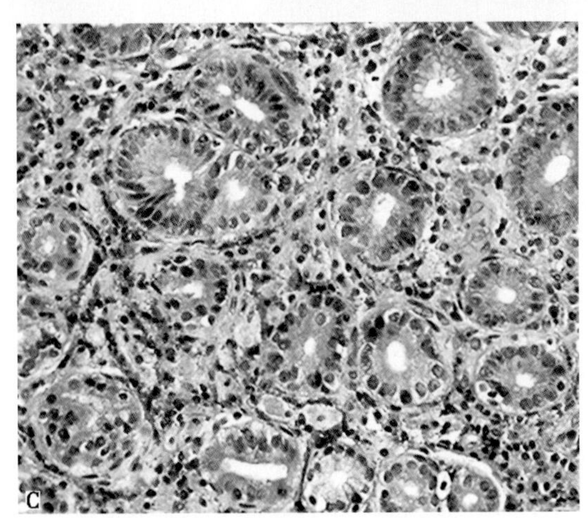

图11-14-1　嗜酸性粒细胞性胃肠炎

A. 小肠CT示弥漫性肠壁水肿、增厚，均匀强化；B. 内镜下见胃窦充血、多发结节样隆起；C. 活检病理示黏膜内较多嗜酸性粒细胞浸润（HE染色，高倍）

内镜下可见胃肠黏膜皱襞粗大、充血、水肿、溃疡或多发结节，但部分内镜表现也可相对正常。多点活检对EG的诊断有重要意义，活检证实有嗜酸性粒细胞组织浸润可明确诊断。嗜酸性粒细胞浸润必须达到10～50个细胞/HPF（高倍视野）以上（见表11-14-1）。由于 EGE 病变可能为跳跃分布且累及胃肠壁的不同层次，内镜活检有一定的漏诊率。北京协和医院统计各部位活检的阳性率分别为：胃 54.5%（12/22）；十二指肠 76.7%（23/30），末段回肠和结直肠 56.3%（9/16）。因此，为减少漏诊，有必要在可疑部位的正常和非正常黏膜多点活检，至少应取标本 6 块。如一次活检阴性而临床仍提示 EG，有必要重复内镜活检。对于肌层病变型和浆膜层病变型患者，由于局部可能存在黏膜和黏膜下层累及，内镜多点活检也有诊断价值。肌层和浆膜层病变往往需通过手术切除后病理证实。

【诊断与鉴别诊断】

EGE 目前尚无公认的诊断标准，须综合分析临床、影像和组织学表现以做出诊断。目前应用较多的诊断标准为：①有消化道症状；②病理活检证实在 1 个或 1 个以上消化道部位有较多嗜酸性粒细胞浸润；③无胃肠道以外其他器官嗜酸细胞浸润；④除外血嗜酸性粒细胞增多的其他疾病（寄生虫感染、结缔组织病、血液病、恶性实体肿瘤等）。关于嗜酸性粒细胞组织浸润的程度，目前亦无统一规定，一般认为诊断嗜酸性粒细胞食管炎需要 >15 个 /HPF，诊断胃炎、小肠炎和结肠炎分别需要 >30 个 /HPF、>50 个 /HPF 和 >65 个 /HPF，且存在于多个视野内。但也有学者认为上述阈值设定过高，有可能造成漏诊。若显微镜下发现嗜酸性粒细胞有脱颗粒现象，则更加支持诊断。

需要指出的是，并非所有 EGE 患者外周血嗜酸性粒细胞均升高，因此血嗜酸性粒细胞增多仅支持 EGE 诊断，但并非诊断所必需。外周血嗜酸性细胞数量与组织中嗜酸性细胞浸润或脏器损伤程度无明确相关性。

EGE 需要和以下疾病相鉴别：

1. **肠道寄生虫感染** 如钩虫、蛔虫、血吸虫、旋毛虫、华支睾吸虫、包虫、鞭虫、肠绦虫等，可引起腹痛、腹泻等症状且外周血嗜酸性粒细胞升高，但治疗方向与 EGE 完全相反，诊断 EGE 之前必须排除。通过临床表现、粪便虫卵及血清抗体等加以区分。

2. **高嗜酸性粒细胞综合征（HES）** 本病是一种原因不明的外周血嗜酸性粒细胞增多伴骨髓及多器官受累的疾病。Hardy 和 Anderson 提出诊断标准为：①外周血中嗜酸性粒细胞计数 $\geq 1.5 \times 10^9$/L，持续半年以上；②缺乏明确病因如寄生虫感染、过敏、血管炎及肿瘤等引起嗜酸性粒细胞增多的证据；③存在多器官受累，包括心脏、肺部、中枢神经系统、皮肤、肌肉等。若 EGE 伴有外周血嗜酸性粒细胞明显升高，诊断 EGE 前要先排除 HES，HES 累及消化道时与 EGE 临床和病理改变相似，但无明显食物诱因。多系统受累是 HES 区别于 EGE 的重要临床特征。*FIP1L1*/*PDGFR* 融合基因是特发性 HES 的分子标志物，有助于诊断。北京协和医院曾报道，血沉增高、球蛋白升高、外周血白细胞总数 $\geq 20 \times 10^9$/L 更有利于诊断 HES 而非 EGE。

3. **Churg-Strauss 综合征** 本病是一种累及呼吸道的高嗜酸性粒细胞肉芽肿性炎症和累及小到中等大小血管的坏死性血管炎，伴有哮喘和高嗜酸性粒细胞血症。1990 年提出的该病诊断标准为：①哮喘；②外周血嗜酸性粒细胞计数 >10%；③单发性或多发性神经炎；④游走性肺内浸润；⑤副鼻窦炎；⑥血管外嗜酸性粒细胞浸润，符合以上 4 条可诊断。胃肠道受累并不多见，但可出现腹痛、腹泻和消化道出血。因该病为多系统受累，而 EGE 仅局限于胃肠道，因此不难鉴别。其他结缔组织病如结节性多动脉炎、硬皮病、皮肌炎和多发性肌炎等均可累及胃肠道，并出现程度不同的外周血嗜酸粒细胞增多，但多合并消化道以外多系统受累，因此也不难区分。

4. **恶性肿瘤** 各种胃肠道的恶性肿瘤和发生在胃肠道的淋巴瘤常伴有外周血嗜酸性粒细胞增多，在实体肿瘤间质中还可发现嗜酸性粒细胞浸润，与肿瘤类型和分化级别有关。例如胃癌的分化度越低，癌组织中嗜酸性粒细胞浸润越显著。仔细观察病理标本，在嗜酸细胞中发现癌细胞有助于鉴别诊断。

5. **炎症性肠病** 炎症性肠病（IBD）肠黏膜中可有较多嗜酸性粒细胞浸润，并且对糖皮质激素治疗也有反应，与结肠受累为主的EGE鉴别有一定困难。但IBD的病理改变虽有嗜酸性粒细胞活化，但其聚集程度却明显低于EGE，尚有其他炎性细胞的浸润，而EGE以嗜酸性粒细胞浸润为主。文献报道，EGE可与IBD合并发生，其具体机制不详。

【治疗】

1. **饮食调整** 对于确定或可疑的食物、药物，应停止服用。无明确食物过敏史者，可尝试排除某些特异性食物，如牛奶、蛋类、豆类、鱼虾等，多数患者症状可减轻。饮食治疗对儿童效果好，尤其是黏膜病变型患者。对糖皮质激素治疗效果不好或者有应用激素禁忌的患者，建议应用要素膳，尤其是EGE本身引起生长发育迟缓的患者。要素膳有利于避免常规食物中的大分子抗原，减轻肠道过敏和炎症反应，对本病疗效比较肯定，但患者往往难以长期耐受。

2. **糖皮质激素** 是EGE的标准治疗药物，对本病具有良好疗效。泼尼松每天20～40mg（可分次服用）连续服用7～10天，之后2～3个月可逐渐减量，90%的患者服药后症状明显缓解，同时外周血嗜酸性粒细胞水平在2周内恢复正常。约50%的患者停药后复发，因此可能需要小剂量泼尼松（5～10mg/d）维持治疗。出现肠梗阻等外科情况的患者需要静脉应用激素。

3. **免疫抑制剂** 糖皮质激素治疗无效或依赖时，可考虑加用免疫抑制剂，如硫唑嘌呤50～150mg/d，但需注意药物的不良反应。

4. **抗过敏药物** 有报道，色甘酸钠能抑制肥大细胞脱颗粒，防止组胺的释放而有一定的疗效，用法200mg，每天4次，疗程为6周至数月不等。由于IL-5释放是EGE发病的核心环节，IL-5的单克隆抗体瑞丽珠单抗（relizumab）正在进行临床试验，显示出一定的前景。

5. **手术治疗** EGE一旦确诊，通过饮食调整和糖皮质激素治疗大多可以收效，一般不需要手术治疗。即使出现胃幽门梗阻或肠梗阻，也应先采取保守治疗，多数患者可免于手术。只有对于并发症严重（如肠瘘、肠穿孔、腹膜炎等）或内科治疗无效的患者，才考虑手术治疗。术后EGE易复发，仍需使用糖皮质激素。

EGE整体预后良好。Pineton等曾随访43例EGE患者平均达15年，发现其中约40%的患者疾病自发缓解；37%的患者疾病有多次发作，但经糖皮质激素治疗可控制病情；仅20%的患者转为慢性病程。

（吴 东 舒慧君）

参考文献

1. Klein NC，Hargrove RL，Sleisenger MH，et al. Eosinophilic gastroenteritis. Medicine（Baltimore），1970，49（4）：299-319.

2. Talley NJ，Shorter RG，Phillips SF，et al. Eosinophilic gastroenteritis：a clinico-pathological study of patients with disease of the mucosa，muscle layer，and subserosal tissues. Gut，1990，31（1）：54-58.

3. Spergel JM, Book WM, Mays E, et al. Variation in prevalence, diagnostic criteria, and initial management options for eosinophilic gastrointestinal diseases in the United States. J Pediatr Gastroenterol Nutr, 2011, 52(3): 300-306.
4. Uppal V, Kreiger P, Kutsch E. Eosinophilic gastroenteritis and colitis: a comprehensive review. Clin Rev Allergy Immunol, 2016, 50(2): 175-188.
5. Muir A, Surrey L, Kriegermeier A, et al. Severe eosinophilic gastroenteritis in a Crohn's disease patient treated with infliximab and adalimumab. Am J Gastroenterol, 2016, 111(3): 437-438.
6. 温小恒，佟建丽，孙钢，等. 嗜酸细胞性胃肠炎的临床诊治. 胃肠病学和肝病学杂志，2014，23(8): 882-882.
7. 王礼建，朱峰，钱家鸣. 嗜酸细胞性胃肠炎和高嗜酸性粒细胞综合征. 中华消化杂志，2003，23(8): 455-457.
8. Lucendo AJ, Arias A. Eosinophilic gastroenteritis: an update. Expert Rev Gastroenterol Hepatol, 2012, 6(5): 591-601.
9. Pineton de Chambrun G, Gonzalez F, Canva JY, et al. Natural history of eosinophilic gastroenteritis. Clin Gastroenterol Hepatol, 2011, 9(11): 950-956.
10. Yan BM, Shaffer EA. Primary eosinophilic disorders of the gastrointestinal tract. Gut, 2009, 58(5): 721-732.

第15节 显微镜下结肠炎

知识要点

1. 显微镜下结肠炎是一种以慢性水样腹泻为主要症状，结肠镜下肉眼观察结肠黏膜大致正常，而病理活组织检查可见特异性改变的一组临床病理综合征。
2. 本病好发于老年人群，主要包括胶原性结肠炎和淋巴细胞性结肠炎两个亚型，两个亚型虽然病理特征不同，但临床表现无区别。
3. 在结肠镜下对于外观正常的肠黏膜多点活检，是确诊的唯一办法。
4. 布地奈德是经过随机对照临床试验证实有效的治疗药物，顽固性病例可应用免疫抑制剂、生物制剂，甚至手术治疗。
5. MC治疗目标是达到临床缓解(每日排便次数3次以下或仅有1次水样便)，以提高患者的生活质量。

顾名思义，显微镜下结肠炎(microscopic colitis，MC)是一种结肠镜下肉眼观察结肠黏膜大致正常，而病理活组织检查可见特异性改变的一组临床病理综合征，主要包括胶原性结肠炎(collagenous colitis，CC)和淋巴细胞性结肠炎(lymphocytic colitis，LC)两个亚型。患者突出的临床表现是慢性水样腹泻。MC好发于西欧和北美人群，但亚洲、非洲、南美洲和澳大利亚均有病例报道，说明本病为世界性分布。近年来MC日益受到消化病学者的重视，原因在于其发病率很高。国外文献报道，MC占慢性腹泻全部病例的7.5%～15%，70岁以上人群占20%。西方国家LC和CC的发病率分别为2.2/10万～14/10万和2.6/10万～10.8/10万，患病率为48/10万～219/10万。我国目前尚无MC流行病学数据。MC好发于

60岁以上的人群，女性多见，但约25%的患者确诊时年龄小于45岁。

【病因与发病机制】

MC的病因及发病机制不明，目前认为可能与肠道黏膜的异常免疫、感染、吸烟及HLA基因多态性、药物、胆汁酸吸收异常等因素有关。MC合并结缔组织病、乳糜泻和甲状腺疾病的发病率显著高于对照人群，说明其发病与自身免疫异常有关。与MC发病相关的药物种类较多，其中较为肯定的包括非甾体抗炎药（nonsteroidal anti-inflammatory drugs，NSAIDs）、质子泵抑制剂（proton pump inhibitor，PPI）、血管紧张素转换酶抑制剂（angiotensin converting enzyme inhibitor，ACEI）、β-阻滞剂、选择性5-羟色胺再摄取抑制剂（SSRI，如舍曲林）、氯氮平、阿卡波糖等。其中NSAIDs和PPI相关研究较多。据统计，约2/3的MC患者有服用NSAIDs史。PPI增加MC发病风险，其相关OR值为3.23（95%CI 1.63～6.40）。已知吸烟是MC发病的高危因素。通过放射性核素标记的硒-75-同型胆酸牛磺酸（^{75}SeHCAT）试验发现，约44%的MC患者存在胆汁酸吸收异常，提示本病与胆汁酸性腹泻（bile acid diarrhea，BAD）可能有一定程度的重叠。

MC腹泻的原因尚未完全明确，目前认为造成水样泻的机制可能包括以下三个方面：①结肠上皮内淋巴细胞数量增多，造成上皮吸收水分和电解质的能力下降，且氯离子分泌增多，导致肠腔内水分含量增加；②结肠上皮细胞之间的紧密连接受炎症影响，屏障功能下降，组织间液体向结肠漏出；③上皮下胶原带的存在增加了水分转运的难度。因此，MC引起腹泻的主要病理生理机制是分泌性腹泻，其临床分类属于水样泻。但部分MC患者予禁食后腹泻量也有减少，因此渗透性腹泻可能作为辅助因素也参与了发病，不排除食物抗原对病情的加重作用。

【临床表现】

MC症状缺乏特异性，主要特点是慢性或间歇性水样腹泻，程度轻重不一，其临床表现与肠易激综合征（IBS）和胆汁酸性腹泻（BD）有一定的重叠。病情严重者因腹泻量大，可引起水电解质平衡紊乱，但不常见。CC和LC临床表现无法区分。MC大多起病隐匿，但有40%为急性起病。MC患者每日腹泻次数大多在4～9次，少数情况下会超过15次，总量可达2L/d，可伴腹痛、夜间腹泻、排便急迫感、大便失禁等。肠外表现包括消瘦、乏力、关节炎、结膜炎等。MC患者一般无血便或黏液便。

30%～50%的MC患者可同时合并自身免疫性疾病，包括乳糜泻、I型糖尿病、桥本甲状腺炎、类风湿关节炎、干燥综合征、雷诺现象、银屑病等。实验室检查也无特异性，可有贫血、血沉增快，约1/2的患者可有自身抗体阳性，包括类风湿因子（RF）、抗核抗体（ANA）、抗线粒体抗体（AMA）、抗中性粒细胞抗体（ANCA）、抗酿酒酵母菌抗体（ASCA）、抗甲状腺过氧化物酶抗体等。少数患者可因肠道丢失蛋白而引起低白蛋白血症。

【诊断与鉴别诊断】

MC的诊断首先需要医师对本病保持警惕性，对于不明原因慢性水样泻的患者，例如疑诊肠易激综合征但治疗无效者，尤其是老年人，要及时考虑本病。确诊需在内镜下多点活检。内镜下，肉眼观察结肠黏膜正常或仅表现为轻度红斑、充血、水肿。因MC病变呈非连续性分布，严重程度由近及远减轻，故以往推荐在升结肠和横结肠活检，认为其阳性率较高。但近年来多项研究指出，95%以上的MC患者左半结肠也存在异常病理改变，若左半结肠活检阴性，则不利于MC的诊断。因此，除仅在直肠活检易漏诊MC这一点较为明确之外，对于 MC 的理想活检部位及数量尚未达成共识。美国胃肠病学会推荐于升结肠、横结肠、降结肠、乙状结肠及直肠多点活检，每处活检 2～4 块，以提高诊断率。多数情况下，HE 染色和其他传统染色（如 Masson 染色、Van Gieson 染色）足以确定 MC 诊断。

病理组织学检查主要特征是肠上皮下及固有层内 CD8 阳性淋巴细胞数量增加，CD4 细胞数量较少，但上皮无明显破坏，尤其是隐窝结构基本完好（这是与其他慢性结肠炎尤其是炎症性肠病鉴别的关键）。其中，CC 是指连续的上皮下胶原层异常增厚 > 10μm（正常为 3～7μm），在隐窝之间胶原带沉积往往最为明显，采用常规苏木精 - 伊红染色即可观察到（图 11-15-1）。LC 是指表面上皮内淋巴细胞（intraepithelial lymphocytes，IELs）数目增加，诊断标准 > 30 个 IELs/100 个上皮细胞。MC 的病理诊断标准详见第 8 章第 5 节。

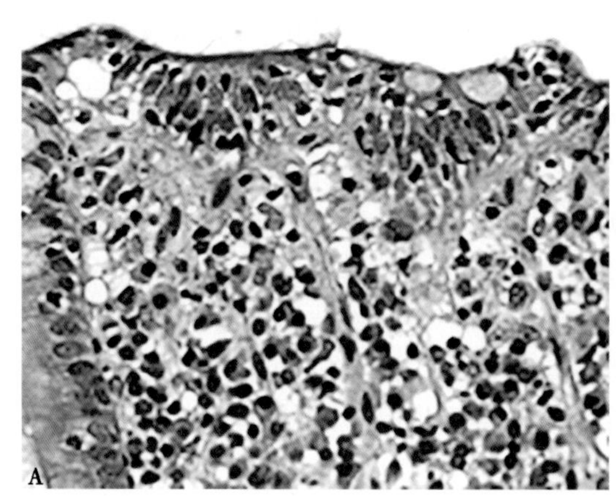

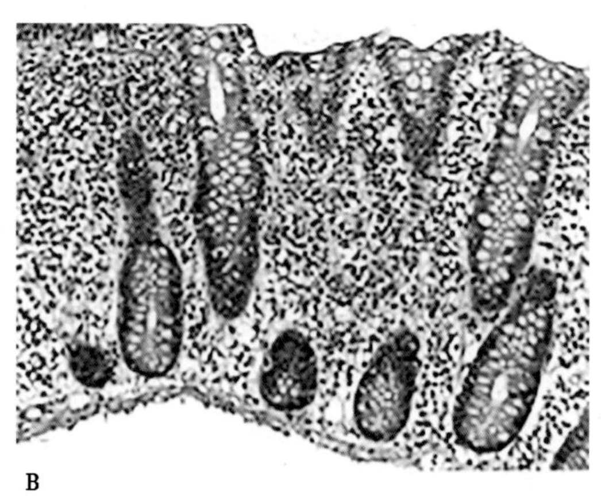

图 11-15-1　结肠炎病理组织学改变

A. 胶原性结肠炎：结肠黏膜固有层胶原带沉积，在相邻隐窝之间最为明显，结肠上皮结构完好（HE 染色，高倍）；B. 淋巴细胞性结肠炎：IELs 明显增加，结肠上皮轻度损伤（HE 染色，中倍）

需要指出的是，关于 LC 的诊断标准尚有一定的争议。国际上一般认为 IELs > 20～30 个 /100 个上皮细胞可以诊断 LC，但这一数值属于人为设置，其合理性尚未得到充分证明。考虑到我国消化学界对该病的认识刚刚起步，并结合我们自身工作经验，认为现阶段还是从严把握诊断较为妥当，因此推荐 30 个 IELs 作为诊断标准的下限。对于临床存在慢性水样泻，结肠黏膜活检无异常胶原带，IELs 增加但数量未达到 MC 诊断标准的患者，有学者将其称为“未定型显微镜下结肠炎”（MC not otherwise specified），也有称之为“不全显微镜下结肠炎”（incomplete MC）、“不典型淋巴细胞性结肠炎”（atypical LC）、“寡细胞淋巴细胞性结肠炎”（paucicellular LC）等。约 30% 的这类患者重复活检可符合 MC 诊断标准，其对布地奈德治疗与 MC 一样有效。因此，对于临床表现高度怀疑 MC，但初次活检并不足够典型的患者，应注意随访和内镜复查。

北京协和医院曾诊断 1 例淋巴细胞结肠炎，该患者为 42 岁女性，临床表现为不明原因的反复水样泻，进行性加重，病程前后长达 18 年。腹泻量最大时达 4000ml/d，粪便常规无隐血，镜检无红白细胞，因腹泻造成脱水和低钾血症。禁食试验腹泻量无减少，粪便渗透压差为 21mOsm/kg，为典型的分泌性腹泻。该患者在外院先后接受多次肠镜检查未见明显异常，入院后结肠黏膜活检病理证实为淋巴细胞性结肠炎。其内镜及病理见图 11-15-2。

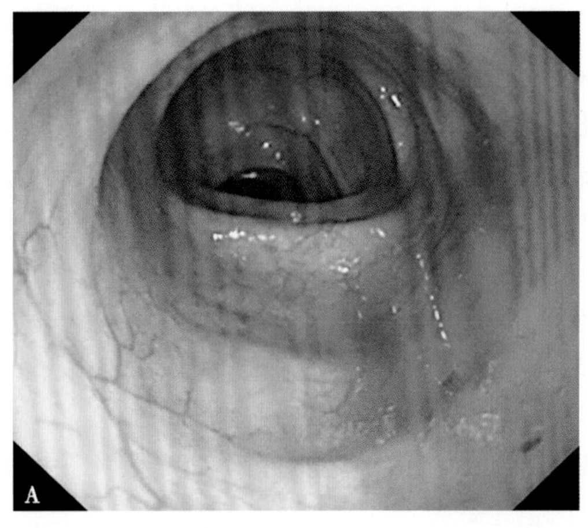

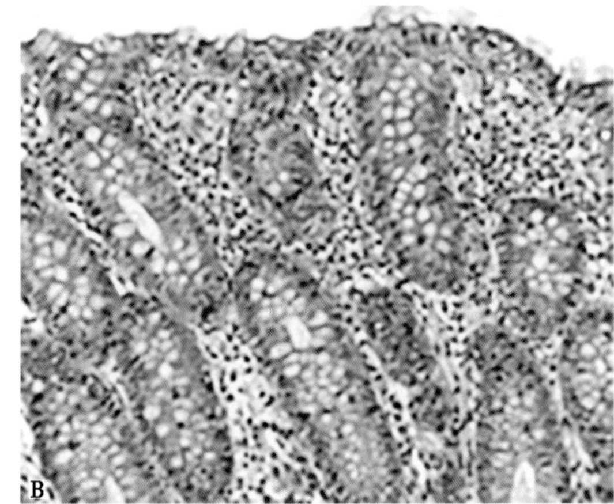

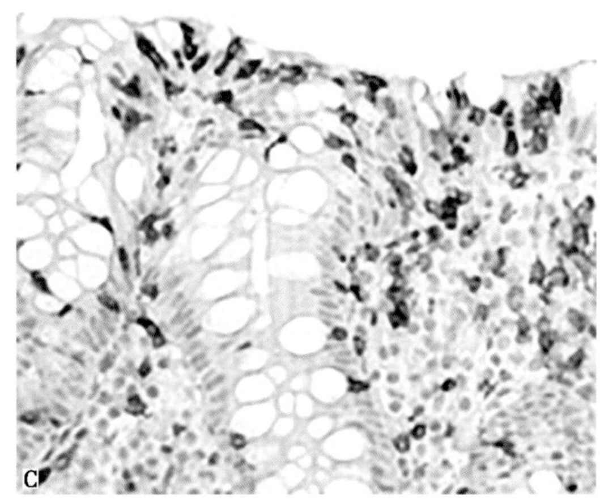

图 11-15-2 一例淋巴细胞结肠炎的内镜和病理资料

A. 结肠镜下未见异常；B. IELs 明显增加，超过 30 个 /HPF（HE 染色，中倍）；C. IELs 免疫组化染色 CD8 阳性（高倍）

MC 需要与引起慢性腹泻的其他原因进行鉴别，如腹泻型肠易激综合征（IBS-D）、早期炎症性肠病（IBD）、肥大细胞性肠炎、乳糜泻、胆汁酸性腹泻等。

1. IBS–D 最近一项回顾性分析显示，38%～58% 的 MC 患者符合 IBS-D 的诊断标准，故仅凭临床表现符合 IBS-D 不足以排除 MC，许多患者被忽略或误诊为 IBS-D 而没有进行结肠镜活检及合理治疗。因此，对于有理由怀疑 MC 的患者（年龄 >50 岁，夜间腹泻，服用与 MC 相关的药物，合并自身免疫性疾病）或者对 IBS-D 治疗无效病情较顽固的患者，应考虑本病并行结肠活检。

2. **早期** IBD MC 患者结肠黏膜在内镜下大致正常，部分患者虽然结肠黏膜有轻度充血、红肿，但程度明显较 IBD 更轻，MC 不会出现严重的结肠黏膜破损、溃疡等。如果出现，要考虑药物不良反应例如 NSAIDs 相关性肠病。MC 活检病理见上皮结构（隐窝）基本完好，这和 IBD 的隐窝结构改变、隐窝炎、隐窝脓肿等也有明显的区别。

3. **肥大细胞性肠炎** 肥大细胞性肠炎（mastocytic enterocolitis，MEC）是近年来受到关注的一种肠道疾病。肥大细胞在调节肠道免疫功能方面起重要作用，与 IBS 和 IBD 的发病有密切关系。MEC 可以是系统性肥大细胞增多症的胃肠道表现（发生率 10%），也可以单独发生。本病临床表现与 MC 相似，均有慢性水样泻，内镜下结肠黏膜正常或有轻度炎症改变，区别之处在于 MEC 上皮固有膜内有较多肥大细胞浸润（20 个 /HPF 以上）。由于常规 HE 染色不能显示肥大细胞，因此怀疑 MEC 的患者，黏膜活检标本需做针对肥大细胞的特异性免疫组化染色。组胺 H_1 受体拮抗剂（如氯雷他定）治疗本病有效。

4. **乳糜泻** 轻度乳糜泻患者仅表现为水样泻，无脂肪泻、营养不良和消瘦等症状，有时可能误诊为 IBS 或 MC。乳糜泻主要累及小肠，一般不影响结直肠。可通过遗传标志物、血清抗体及消化道内镜等检查加以区分。

5. **胆汁酸性腹泻** 如前文所述，MC 与胆汁酸性腹泻（BD）有一定的重叠。部分 BD 患者结肠上皮组织学改变类似 MC。约半数 MC 患者 ^{75}SeHCAT 试验阳性，提示末端回肠吸收胆汁酸障碍，较多胆汁酸进入结肠从而引起水样泻。部分 MC 患者应用胆汁酸螯合剂治疗腹泻症状可以减轻，但组织学无好转。

【治疗】

MC 治疗目标是达到临床缓解（每日大便少于 3 次或 1 次水样便），提高患者的生活质量。建议停用 NSAIDs 和 PPI 等可能与 MC 相关的药物，患者应戒烟。美国胃肠病学会（AGA）推荐的 MC 治疗流程见图 11-15-3。

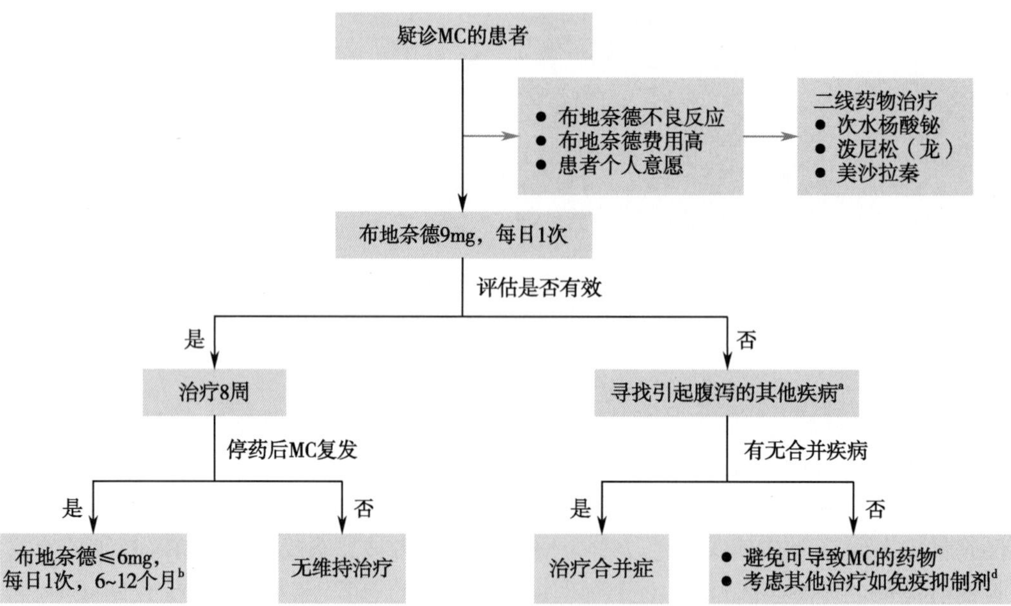

图 11-15-3 美国胃肠病学会推荐的显微镜下结肠炎的治疗流程

[a] 需要寻找引起腹泻的疾病，至少包括：乳糜泻、甲亢、肠易激综合征；[b] 维持治疗的剂量应减至最低有效剂量 3～6mg，每日 1 次；[c] 可导致 MC 的药物至少包括 NSAIDs、阿司匹林、质子泵抑制剂、选择性 5- 羟色胺再摄取抑制剂（SSRI）、氯氮平、阿卡波糖；[d] 尽管证据有限，但研究显示硫唑嘌呤和抗 TNF-α 制剂可能对难治性 MC 有效

对于确诊的 MC 患者，首选口服布地奈德治疗。布地奈德是目前唯一获得随机对照试验推荐的药物。口服后布地奈德主要在末段回肠和右半结肠释放，而 MC 病变以右半结肠相对更重，这可能是该药效果较好的原因。布地奈德诱导临床缓解的用法是 9mg，每日 1 次；连续治疗 4 周后若达到临床缓解，则减量为 6mg，每日 1 次；2 周后再减量为 3mg，每日 1 次，

满2周后停药。如症状持续不缓解或复发，可将9mg，每日1次的剂量延长使用至12周或者更长时间。若布地奈德使用不便或无法获得，也可用泼尼松（龙）诱导缓解。但据文献报道，泼尼松应答率（53%）明显低于布地奈德低（83%），且不良反应多，停药后复发率高。对于激素耐药的MC患者，可考虑加用免疫抑制剂（硫唑嘌呤、6-巯基嘌呤、甲氨蝶呤），有效率约为50%。

洛派丁胺、次水杨酸铋、考来烯酸（消胆胺）及美沙拉秦等属于二线药物，但对于症状较轻的MC患者，也可优先选用。某些腹泻量大造成水电解质紊乱的患者，可短暂应用生长抑素类似物如奥曲肽控制症状，但应注意缓慢减量至停药，防止突然停药后腹泻反弹甚至加重。初步资料显示，益生菌可减轻MC的腹泻症状，有效率为50%～64%，可酌情选用。

对于难治性MC，生物制剂如英夫利息、阿达木单抗均有治疗成功的报道，其有效率为60%～90%，但目前还没有得到随机对照研究的验证。对于药物治疗无效的顽固性病例，手术回肠造口也是一种治疗选择，文献报道8例患者造口后腹泻症状均缓解。

（吕　红　钱家鸣）

参考文献

1. Genta RM，Sonnenberg A. The yield of colonic biopsy in the evaluation of chronic unexplained diarrhea. Eur J Gastroenterol Hepatol，2015，27（8）：963-967.
2. Pardi DS，Loftus EV，Smyrk TC，et al. The epidemiology of microscopic colitis：a population based study in Olmsted County，Minnesota. Gut，2007，56（4）：504-508.
3. Masclee GM，Coloma PM，Kuipers EJ，et al. Increased risk of microscopic colitis with use of proton pump inhibitors and non-steroidal anti-inflammatory drugs. Am J Gastroenterol，2015，110（5）：749-759.
4. Bürgel N，Bojarski C，Mankertz J，et al. Mechanisms of diarrhea in collagenous colitis. Gastroenterology，2002，123（2）：433-443.
5. 吕丽媛，刘懿. 显微镜下结肠炎的研究进展. 国际消化病杂志，2016，36（1）：28-30.
6. Münch A，Langner C. Microscopic colitis：clinical and pathologic perspectives. Clin Gastroenterol Hepatol，2015，13（2）：228-236.
7. Roth B，Gustafsson RJ，Ohlsson B. Auto-antibodies and their association with clinical findings in women diagnosed with microscopic colitis. PLoS One，2013，8（6）：e66088.
8. Fernández-Bañares F，Casanova MJ，Arguedas Y，et al. Current concepts on microscopic colitis：evidence-based statements and recommendations of the Spanish Microscopic Colitis Group. Aliment Pharmacol Ther，2016，43（3）：400-426.
9. Kamp EJ，Kane JS，Ford AC. Irritable bowel syndrome and microscopic colitis：a systematic review and meta-analysis. Clin Gastroenterol Hepatol，2015，5（15）：1333-1336.
10. Nguyen GC，Smalley WE，Vege SS，et al. American Gastroenterological Association Institute Guideline on the Medical Management of Microscopic Colitis. Gastroenterology，2016，150（1）：242-246.
11. Gentile NM，Abdalla AA，Khanna S，et al. Outcomes of patients with microscopic colitis treated with corticosteroids：a population-based study. Am J Gastroenterol，2013，108（2）：256-259.
12. 魏莹，郑岚，陈华. 美沙拉嗪和双歧杆菌三联活菌联用治疗显微镜下结肠炎疗效分析. 胃肠病学和肝病学杂志，2015，24（10）：1215-1218.

13. Langner C. Colorectal Normal histology and histopathologic findings in patients with chronic diarrhea. Gastroenterol Clin N Am，2012，41（3）：561-580.

第16节 自身免疫性肠病

知识要点

1. 自身免疫性肠病（AIE）是一种较为罕见的因免疫机制异常造成的肠道吸收不良性疾病，可累及肠道各段。
2. IPEX综合征和APECED综合征的肠道表现同AIE。
3. AIE需要和乳糜泻、淋巴细胞性结肠炎、淋巴瘤、炎症性肠病、放射性肠炎、移植物抗宿主病等多种疾病相鉴别。
4. 需结合临床表现和肠黏膜组织学改变，并排除其他类似疾病后，方能诊断本病。
5. 抗肠上皮细胞抗体（AEA）或抗杯状细胞抗体（AGA）阳性有助于诊断本病，但缺乏特异性，并非诊断AIE的必要条件。
6. 糖皮质激素和免疫抑制剂治疗本病有效。

自身免疫性肠病（autoimmune enteropathy，AIE）是一种少见的吸收不良性肠病，以顽固性腹泻、营养不良、小肠绒毛萎缩及自身免疫异常为主要特征。AIE患者的临床表现类似于严重的乳糜泻（celiac disease，CD），其组织学改变与乳糜泻也有一定程度的重叠，但AIE患者缺少乳糜泻的遗传背景（*HLA-DQ2/DQ8*阳性），乳糜泻特征性血清抗体阴性，且对去麦胶饮食治疗无反应，说明这两种疾病的发病机制有很大的不同。AIE好发于儿童，在婴幼儿的发病率不到1/10万，也可见于成年人，但较为罕见，迄今全世界报道成人AIE不到50例。由于病例数有限，对于AIE的研究还仅限于小规模的病例报道，其病理生理机制和最佳治疗方案尚未完全阐明。

【病因与发病机制】

现有证据支持自身免疫异常可能是AIE的主要发病机制，其依据主要来自IPEX综合征和APECED综合征的研究，这两个综合征的肠道表现与AIE一致。

11

IPEX综合征代表Immune dysregulation（免疫调节异常）、Polyendocrinopathy（多内分泌腺病）、Enteropathy（肠病）和X-linked（X染色体连锁）4个单词的首字母，其致病的突变基因为*FOXP3*，位于Xp11.23～q13.3。IPEX综合征系X染色体连锁隐性遗传病，仅见于男性患者。APECED综合征又被称为自身免疫性多内分泌腺病综合征（autoimmune polyglandular syndrome），其名称来自于Autoimmune phenomena（自身免疫现象）、PolyEndocrinopathy（多内分泌腺病）、Candidiasis（白色念珠菌病）和Ectodermal Dystrophy（外胚层萎缩）中的6个大写字母。APECED综合征的致病基因为*AIRE*（autoimmune regulator）基因，位于21q22.3。APECED综合征罕见，为常染色体隐性遗传，是与HLA无关的一种自身免疫病。上述两个综合征的共同点在于基因突变造成免疫调控机制障碍，$CD4^+$调节T细胞功能丧失，导致$CD8^+$T细胞过度活化。激活后的$CD8^+$T细胞攻击肠上皮细胞，从而引起肠道黏膜慢性炎和绒毛萎缩，其肠道组织学改变和吸收不良表现与AIE一致。

不伴有 IPEX 综合征和 APECED 综合征的 AIE 发病机制尚不明确，推测可能与 *FOXP3* 基因突变致使 FOXP3 蛋白表达下调，从而导致调节 T 细胞功能障碍有关。$CD25^+/CD4^+/FOXP3^+T$ 细胞数量下调易导致免疫不耐受，肠上皮细胞表面的自身抗原可活化 $CD4^+$ 的 T 细胞，引起肿瘤坏死因子 -α（TNF-α）等炎症介质释放增加，从而激活 $CD8^+T$ 细胞而损伤肠黏膜。多数学者发现 AIE 肠上皮内主要为 $CD8^+T$ 细胞浸润，该发现支持这一理论，但具体机制尚无定论。

除细胞免疫外，AIE 体液免疫也存在异常。AIE 患者可出现多种自身抗体阳性，包括抗核抗体、抗 ENA 抗体、抗线粒体抗体、抗壁细胞抗体等。69% 的 AIE 患者合并其他自身免疫病，包括系统性红斑狼疮、干燥综合征、重症肌无力、自身免疫性肝病等。超过 80% 的患者血清抗杯状细胞抗体（anti-goblet cell antibody，AGA）或抗肠上皮细胞抗体（anti-enterocyte antibody，AEA）阳性。与此相对应，组织病理学上 AIE 小肠黏膜往往出现杯状细胞和潘氏细胞数量减少，甚至缺如，从而支持体液免疫异常的致病学说。但 AGA 和 AEA 也可见于其他慢性小肠炎症，例如乳糜泻、克罗恩病、艾滋病、移植物抗宿主病等。因此，这两种抗体并非 AIE 的特异性标志物，但若患者具备相应的临床表现，则 AGA 或 AEA 阳性可进一步支持 AIE 的诊断。

【临床表现】

成人 AIE 的发病年龄为 19～82 岁，平均 55 岁。男女比例为 1∶0.8。由于本病较为罕见，在确诊之前常有不同程度的延误。文献报道，AIE 从发病到确诊历时 2～54 个月，平均 17.1 个月。

由于小肠（尤其是近端小肠）受累明显，因此患者有严重的吸收不良性腹泻、营养不良和消瘦，甚至被迫禁食，接受完全肠外营养。内镜下 AIE 患者小肠黏膜皱襞减少、变平，绒毛萎缩甚至消失。小肠造影可显示肠道运动明显减弱。成人 AlE 的小肠组织病理学改变与儿童患者相同，均表现为绒毛短缩甚至缺如，隐窝淋巴细胞数量增多，隐窝上皮凋亡，而表面上皮内淋巴细胞（IELs）数量相对较少（不足 25～40 个 IELs/100 个上皮细胞），这一点有别于典型的乳糜泻。AIE 患者肠黏膜杯状细胞及潘氏细胞常减少或消失，病情较重的 AIE 病例可出现隐窝脓肿。黏膜固有层内可见大量淋巴细胞、单核细胞及浆细胞浸润。需要强调的是，AIE 的肠黏膜组织学改变并无绝对特异性，部分不典型病例的组织学表现与乳糜泻等其他疾病相似或有重叠，难以单独依靠病理形态加以区分。因此，诊断 AIE 必须结合病史、临床表现、内镜特征、组织学及血清学检查等进行综合判断。图 11-16-1 是北京协和医院的一例 AIE 病例，患者男性，60 岁，因腹泻 2 个月入院。临床表现为大量水样泻，1500～2500ml/d。因腹泻量过大导致休克和急性肾功能不全，经容量复苏后恢复正常。禁食试验后腹泻量减少 50%，奥曲肽治疗无效。多种自身抗体（包括抗肠上皮细胞抗体）阳性。经内镜下活检并结合临床表现诊断为 AIE，给予泼尼松 0.8mg/（kg•d）后病情迅速好转，腹泻量减少至 500ml/d。复查内镜发现十二指肠降部绒毛有所恢复。

以往认为 AIE 主要累及小肠，但近期发现该病可累及全部胃肠道。我国学者赖玉梅等报道一例同时累及小肠和结肠的 AIE 患者，糖皮质激素治疗有效。Masia 总结了 24 例 AIE 患者的黏膜活检资料，发现小肠以外胃肠道其他部位也多有不同程度受累，包括食管（5/18，28%）、胃（19/22，86%）和结直肠（14/22，64%），其病理异常改变包括急性和慢性炎症、上皮内淋巴细胞计数增高、上皮细胞凋亡增加等。

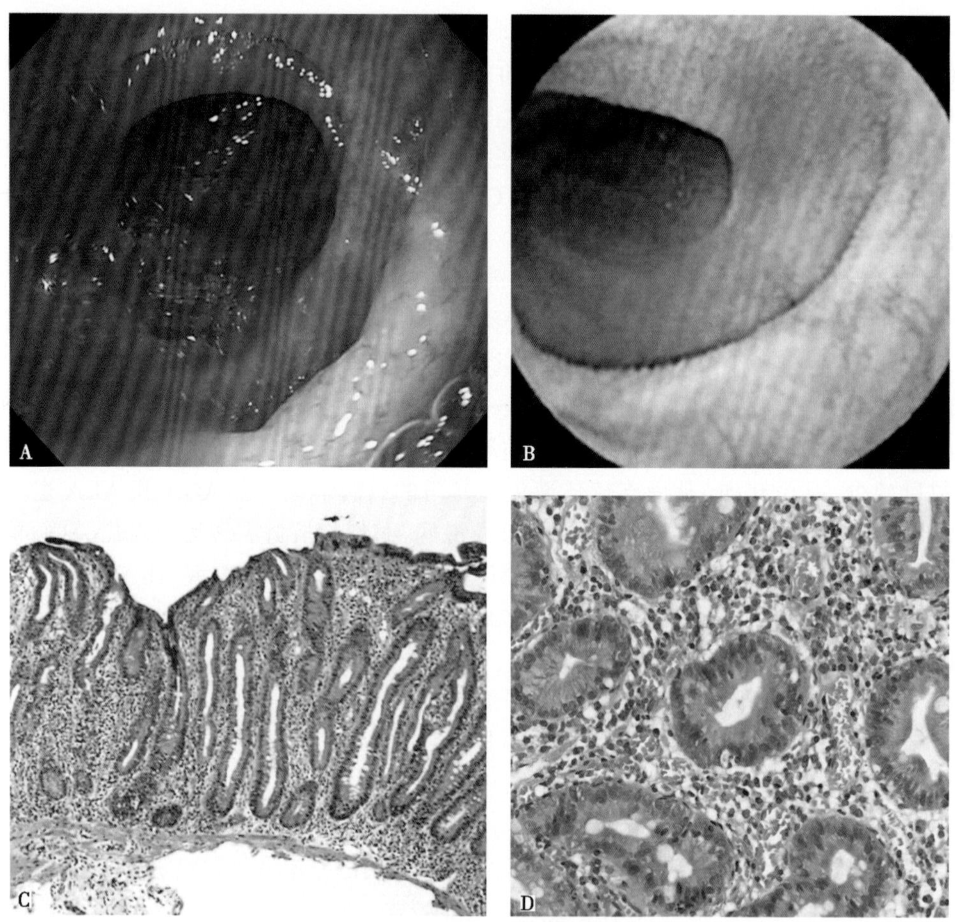

图 11-16-1 自身免疫性肠病

A. 十二指肠降部绒毛萎缩；B. 胶囊内镜示上段空肠绒毛消失；C. 十二指肠降部黏膜活检见小肠绒毛萎缩，黏膜固有层淋巴细胞浸润，上皮内淋巴细胞（IELs）无增多（HE 染色，低倍）；D. 隐窝结构尚规整，可见凋亡小体（HE 染色，高倍）

【诊断与鉴别诊断】

11

成人 AIE 一般采用 Akram 于 2007 年提出的诊断标准，包括：①慢性腹泻 6 周以上；②营养物质吸收不良；③小肠绒毛部分或完全变钝，深部隐窝淋巴细胞浸润增多，隐窝上皮内凋亡小体增多，但表面上皮内淋巴细胞增多不显著；④除外其他原因引起的肠绒毛萎缩，如乳糜泻、放射性肠炎、移植物抗宿主病等；⑤抗肠上皮细胞抗体（AEA）或抗杯状细胞抗体（AGA）阳性。其中①～④为诊断 AIE 必备条件，⑤为非必需条件，但若具备则支持本病诊断。AEA 和 AGA 的抗体类型主要为 IgG 型，偶尔为 IgA 或 IgM 型。目前，未发现这两种抗体与 AIE 的临床病程和组织学严重程度之间的相关性，加之可出现在其他小肠疾病，因而不作为 AIE 的特异性标志物，抗体阳性也不是诊断 AIE 的必要条件。

由于 AIE 可累及消化道全长，其临床表现缺乏特异性，因此需要和一些胃肠道疾病相鉴别。诊断 AIE 之前需要排除的疾病主要包括乳糜泻、淋巴细胞性结肠炎、小肠淋巴瘤、溃疡性结肠炎、移植物抗宿主病及放射性肠炎等。

1. **乳糜泻** 乳糜泻与 AIE 临床表现重叠之处较多，均表现为小肠吸收不良和腹泻。但

95% 的乳糜泻患者表达 *HLA-DQ2* 或 *DQ8* 易感基因，而 AIE 的表达率同正常人群（约 30%）。anti-tTG IgA 等自身抗体是乳糜泻的特征性标志物，而 AIE 缺少特异性的血清标志物。乳糜泻的组织学改变与 AIE 也存在一定的差异。需要指出的是，乳糜泻的临床和病理特征变异较大，不典型病例可能与 AIE 不易区分。此时，需要综合分析病情资料、结合去麦胶饮食疗效等进行判断。

2. **淋巴细胞性结肠炎和溃疡性结肠炎** 这两种疾病主要累及结直肠，结肠黏膜活检的组织学表现可类似 AIE 累及结直肠。但溃疡性结肠炎排脓血便，且有较为典型的内镜特征，与 AIE 不难区分；淋巴细胞性结肠炎内镜下大致正常，但组织学改变有自身特点，其上皮内淋巴细胞主要位于上皮细胞之间，隐窝内较少，这一点与 AIE 正好相反。

3. **小肠淋巴瘤** 局灶受累以及肿块型的小肠淋巴瘤不难与 AIE 区分，表现为弥漫性小肠绒毛萎缩的小肠淋巴瘤与 AIE 鉴别有一定难度，可能需要重复内镜下活检，甚至手术病理方能确诊。

4. **移植物抗宿主病和放射性肠炎** 这两种疾病的肠道组织学改变与 AIE 类似，均表现为绒毛萎缩和隐窝上皮损伤，但通过病史不难区分。

各疾病与 AIE 的主要鉴别点见表 11-16-1。

表 11-16-1 需要和自身免疫性肠病鉴别的相关疾病

	AIE	乳糜泻	淋巴细胞性结肠炎	小肠淋巴瘤	溃疡性结肠炎
腹泻特点	水样泻或脂肪泻	水样泻或脂肪泻	水样泻	不特异	炎症性腹泻
病变部位	小肠为主，也可累及结肠	小肠	结直肠	各肠段均可累及	结直肠，偶可累及末端回肠
血清抗体或基因标记物	AGA 和 AEA	抗 tTG 抗体，*HLA-DQ2/DQ8*	无	*TCR* 基因重排	ANCA
上皮内淋巴细胞数量和分布	隐窝内多，表面上皮内较少	隐窝内少，表面上皮内较多	隐窝内少，表面上皮内较多	淋巴上皮病变	较少
间质淋巴细胞	成熟，多克隆	成熟，多克隆	成熟，多克隆	异型，单克隆	成熟，多克隆
隐窝凋亡小体	多见	少或无	少或无	少或无	少或无
隐窝变形	可有，但不明显	多无	多无	多无	明显
去麦胶饮食	无效	大多有效	无效	无效	无效
糖皮质激素	有效	无效	有效	可一过性有效	有效

［引自：赖玉梅，叶菊香，张燕，等．广泛累及小肠和结肠的成人自身免疫性肠病一例并文献复习．中华病理学杂志，2015，44（1）：32-36．］

11

【治疗】

AIE 患者往往有不同程度的体重减轻和营养不良，因此予肠内营养（EN）并补充电解质、维生素、微量元素等是重要的支持治疗。病情严重的 AIE 患者可能无法耐受口服或管饲 EN，应及时给予肠外营养。长期应用肠外营养有一定风险，视病情好转后仍应及时应用 EN，以维护肠道菌群及肠黏膜屏障功能。

AIE 需要免疫抑制治疗，常用药物包括糖皮质激素、霉酚酸酯、环孢素 A、他克莫司等，也有应用生物制剂英夫利昔治疗有效的报道。糖皮质激素是首选药物，剂量通常为泼尼松

0.8～1mg/(kg•d)，疗程尚无明确建议。在 Akram 的研究中，14 例患者接受了以激素为主的治疗，其中 9 例有效，3 例部分有效，仅 2 例无效。在 Masia 报道的 17 例 AIE 患者中，16 例(94%)接受糖皮质激素治疗，9 例(53%)接受免疫抑制剂治疗(硫唑嘌呤、甲氨蝶呤或环孢素 A)，7 例(41%)接受他克莫司治疗，6 例(35%)接受英夫利昔治疗。另有 2 例(13%)患者其他药物治疗失败，最终接受了骨髓移植。

AIE 的预后取决于消化道症状的严重程度、胃肠病变的范围和损伤程度、是否有全身并发症等，其中临床症状和消化道组织学损伤程度之间并无相关性。目前，关于成人 AIE 的预后资料还不多，但激素治疗无效似乎是预后不良的高危因素。Akram 等对 15 例患者随访 1～4.8 年，发现死亡 1 例，其他文献报道共有 4 例死亡，其中 2 例对激素治疗无反应，死于严重营养不良和全身衰竭；其余 2 例激素治疗后病情有明显改善，但死于机会性感染。因此，成人 AIE 患者对激素治疗大多有一定的疗效，但存在个体差异，激素无效者可考虑其他药物，但需警惕免疫抑制所致的严重感染。

(吴 东 李 骥 吕 红)

参考文献

1. Unsworth DJ, Walker-Smith JA. Autoimmunity in diarrhoeal disease. J Pediatr Gastroenterol Nutr, 1985, 4(3): 375-380.
2. Hill SM, Milla PJ, Bottazzo GF, et al. Autoimmune enteropathy and colitis: is there a generalised autoimmune gut disorder?. Gut, 1991, 32(1): 36-42.
3. Corazza GR, Biagi F, Volta U, et al. Autoimmune enteropathy and villous atrophy in adults. Lancet, 1997, 350(9071): 106-109.
4. 孙菡青，王震华，吴叔明，等. 成人自身免疫性肠病三例及文献复习. 临床内科杂志，2009，26(3): 194-197.
5. 赖玉梅，叶菊香，张燕，等. 广泛累及小肠和结肠的成人自身免疫性肠病一例并文献复习. 中华病理学杂志，2015，44(1): 32-36.
6. Gentile NM, Murray JA, Pardi DS. Autoimmune enteropathy: a review and update of clinical management. Curr Gastroenterol Rep, 2012, 14(5): 380-385.
7. Montalto M, D'Onofrio F, Santoro L, et al. Autoimmune enteropathy in children and adults. Scand J Gastroenterol, 2009, 44(9): 1029-1036.
8. Akram S, Murray JA, Pardi DS, et al. Adult autoimmune enteropathy: Mayo Clinic Rochester experience. Clin Gastroenterol Hepatol, 2007, 5(11): 1282-1290.
9. Barzaghi F, Passerini L, Bacchetta R. Immune dysregulation, polyendocrinopathy, enteropathy, x-linked syndrome: a paradigm of immunodeficiency with autoimmunity. Front Immunol, 2012, 3: 211.
10. Fontenot JD, Rudensky AY. A well adapted regulatory contrivance: regulatory T cell development and the forkhead family transcription factor Foxp3. Nat Immunol, 2005, 6(4): 331-337.
11. Leon F, Olivencia P, Rodriguez-Pena R, et al. Clinical and immunological features of adult-onset generalized autoimmune gut disorder. Am J Gastroenterol, 2004, 99(8): 1563-1571.
12. Masia R, Peyton S, Lauwers GY, et al. Gastrointestinal biopsy findings of autoimmune enteropathy a review of 25 cases. Am J Surg Pathol, 2014, 38(10): 1319-1329.

第17节　小肠细菌过度生长

知识要点

1. 小肠细菌过度生长是指小肠细菌过度繁殖而引起的肠道炎症及吸收不良。
2. 最常见的病因是肠道动力紊乱和慢性胰腺炎。
3. 主要临床表现为腹泻和巨幼细胞贫血。
4. 空肠抽吸液培养是诊断金标准，呼气试验易于实施且无创，得以广泛应用。
5. 抗生素治疗有良好效果，利福昔明是首选的抗生素，针对原发病是最根本的防治方法。

小肠细菌过度生长（small intestinal bacterial overgrowth，SIBO）临床又称为盲襻综合征（blind loop syndrome），是指由于小肠淤滞、小肠细菌数量增加和菌群变迁而引起的肠道炎症及吸收不良。SIBO 的典型表现包括慢性腹泻、营养缺乏和巨幼细胞贫血，抗生素治疗有效，预后往往取决于引起本病的基础疾病治疗情况。近年来，由于基因芯片、高通量测序等实验技术的发展，对肠道菌群的研究日益深入，发现 SIBO 与多种胃肠道疾病和全身疾病关系紧密，其重要性日益显现。

【病因与发病机制】

正常情况下，人体消化道正常菌群分布具有沿胃肠道而逐渐递增的现象，即胃和近端小肠含有细菌相对较少，远端小肠细菌含量逐渐增多，结肠细菌含量迅速增加。原因在于健康人有一系列生理防御机制防止小肠细菌过度生长，包括胃酸分泌、胰液和胆汁的抑菌作用、肠道蠕动、完好的回盲瓣、消化道黏膜分泌 IgA 抗体等。因此，空肠细菌浓度一般不超过 10^3CFU/ml，主要是乳酸杆菌、肠球菌等革兰阳性需氧菌，无或很少有厌氧菌生长。回肠细菌浓度约为 10^6CFU/ml，末段回肠不超过 10^9CFU/ml，回肠菌群处于空肠与结肠间的移行状态，需氧菌和厌氧菌数量达到平衡。结肠细菌浓度则可达 10^{12}CFU/ml，主要为厌氧菌，如拟杆菌、乳酸杆菌、梭状芽孢杆菌和双歧杆菌。SIBO 不仅意味着空肠细菌浓度增加，同时空肠的生理性菌群被来自结肠的致病性菌群所替代，是 SIBO 的另一个重要特征。

SIBO 的发生是上述防御机制被破坏的结果，包括肠道动力紊乱（如硬皮病、糖尿病、淀粉样变性、放射性肠炎、小肠假性梗阻等）、肠道解剖结构异常（如憩室、瘘、狭窄、盲襻、回盲部切除）及其他多种因素所致，例如慢性胰腺炎、应用质子泵抑制剂、肝硬化、免疫缺陷症等。从发生率来看，最常导致 SIBO 的疾病首先是肠道动力障碍。多项研究指出，SIBO 与肠易激综合征（IBS）相关。Ford 等针对 12 项研究（1921 例患者）的荟萃分析表明，IBS 患者乳果糖氢呼气试验的阳性率为 54%（95%CI 32%～76%），葡萄糖氢呼气试验的阳性率为 31%（95%CI 14%～50%），但空肠液体细菌培养的阳性率仅为 4%（95%CI 2%～9%）。不同检测方法之间结果差异极大，说明 IBS 患者合并 SIBO 的确切发生率有待进一步研究。另一个与 SIBO 有关的常见病是慢性胰腺炎（CP），CP 患者中 SIBO 的发生率为 15%～40%。根据现有资料，估计 IBS 和 CP 两者约占全部 SIBO 患者的 90%。近年来还发现，高龄、功能性消化不良、炎症性肠病、慢性肝病、糖尿病、使用麻醉镇痛药等均与 SIBO 有关。

SIBO造成腹泻的机制比较复杂，既有吸收不良的因素，也有肠道动力异常和肠上皮分泌增加。SIBO可造成碳水化合物、脂肪及蛋白质吸收不良。肠道细菌在肠腔中降解糖类，产生短链脂肪酸、二氧化碳、氢和甲烷，导致渗透性腹泻（酸性大便）。由于小肠内滋生的厌氧菌分解胆盐，破坏了胆盐的肝肠循环，进而影响长链脂肪酸消化和吸收，可引起脂肪泻。细菌分解胆盐产生的羟化脂肪酸和游离胆汁酸会进入结肠，刺激结肠上皮细胞分泌大量水和电解质，缩短肠道通过时间，从而导致胆汁酸性腹泻。蛋白质吸收不良可能是由于小肠黏膜摄取氨基酸减少，以及细菌降解肠道内蛋白质前体所致。

【临床表现】

本病临床表现包括造成SIBO的原发病和SIBO本身两个方面。引起SIBO的原发病若病情严重，可能掩盖SIBO。SIBO本身的症状又可分为胃肠和胃肠外两大类，不同个体轻重程度差异较大。多数SIBO表现为非特异性消化道不适，包括不明原因的慢性腹痛、胃肠胀气、腹部不适、排便习惯改变等，也可能无任何症状。重度SIBO的患者可出现腹泻（包括水样泻和脂肪泻）、体重减轻、贫血、低蛋白血症等。腹泻和吸收不良可以反映本病严重程度。

由于SIBO可造成各类维生素和微量元素缺乏，故可引起很多胃肠外症状。例如，由于肠道细菌与人体竞争并大量消耗维生素B_{12}，患者可有维生素B_{12}缺乏症的相关表现，例如巨细胞贫血、共济失调、神经病变、精神心理异常等。在SIBO患者腹泻严重时，患者还可缺乏其他水溶性维生素。由于肠道细菌本身可合成并分泌叶酸，因此SIBO患者体内叶酸含量一般正常或偏高。脂肪消化吸收不良可引起脂溶性维生素（维生素A、E和D_3）缺乏，造成皮炎、夜盲症、骨质疏松等。维生素K虽然也是脂溶性维生素，但由于肠道细菌本身可合成部分维生素K并为人体吸收，因此患者一般不会缺乏。病情严重的SIBO患者还可出现D-乳酸酸中毒，其机制和临床表现类似短肠综合征。

【诊断与鉴别诊断】

通过与健康对照者的数据比较，目前认为小肠细菌计数$>10^3$CFU/ml提示SIBO可能，$>10^5$CFU/ml可确诊。空肠抽吸液可在内镜检查时通过从活检孔道置入无菌导管采集，或在X线透视引导下插入导管采集。抽吸液应立即转移至无氧运输瓶，并将进行需氧及厌氧微生物培养。以往认为小肠细菌定量培养是诊断SIBO的金标准，但该试验受取材方法的影响较大，且体外仅能培养约40%的肠道细菌，因此不可避免地存在一定的局限性。未来肠道菌群基因组学和代谢组学研究的进展，或许可以带来更精确的诊断方法。

由于小肠液标本不易获取，临床多以呼气试验替代。其原理是碳水化合物底物（乳果糖、葡萄糖或D-木糖）能被肠道菌群（主要是结肠厌氧菌）分解代谢，产生被检测物（氢气、甲烷或放射性二氧化碳），后者被肠道吸收并随呼气排出。由于SIBO患者的生理性小肠菌群被致病性结肠菌群所取代，因此呼气试验阳性可作为SIBO的标志。呼气试验的敏感性和特异性低于空肠抽吸液培养，且受膳食和胃肠通过时间等多种因素干扰，但易于实施且无创，故广泛用于诊断SIBO（详见第7章第1节）。有研究认为，少数SIBO患者的肠道菌群以产甲烷气为主，产氢气较少，故主张同时检测呼出的氢气和甲烷气。北京协和医院应用氢气结合甲烷乳果糖呼气试验（LBT）对IBS患者的筛查表明，IBS患者合并SIBO的比例为71.4%；在IBS合并SIBO的患者中，LBT甲烷气浓度与氢气浓度呈线性相关，同时检测甲烷对氢气是一种补充，但价值有限。

多数 SIBO 患者的小肠黏膜无明显异常。但对于重度 SIBO 患者，内镜下小肠可表现为非特异的炎性病变，包括黏膜水肿、变脆、斑片状充血及正常血管形态消失，少数还可见溃疡。SIBO 的组织病理学改变包括小肠绒毛变钝萎缩、隐窝炎、肠上皮内淋巴细胞增多和嗜酸性粒细胞增多。

具有典型临床表现且呼气试验或空肠抽吸液培养结果阳性的患者，可诊断为 SIBO。需要强调的是，大多数 SIBO 的患者都有明确的基础疾病，包括肠道动力异常、肠道解剖结构改变以及系统性疾病等，应予排查。本病需要和引起小肠吸收不良等其他疾病相鉴别，例如乳糜泻、自身免疫性肠病、肠道淋巴瘤、感染性肠炎等（详见各疾病章节）。轻症 SIBO 和 IBS（尤其是 IBS-D）共病的现象较为常见。2015 年美国食品药品监督管理局（FDA）正式批准利福昔明用于治疗 IBS-D，其治疗机制很可能与 SIBO 有关。

【治疗】

治疗应首先针对引起 SIBO 的基础疾病。这些疾病大多难以根治，但通过治疗往往可有不同程度的好转，从而有利于恢复肠道微生态平衡。例如，由于肠动力减弱（如慢性假性肠梗阻）所致的 SIBO 可尝试应用促动力药物，例如甲氧氯普胺、莫沙必利、红霉素和替加色罗等。同时，应中止使用可能抑制肠蠕动的药物（如阿片类药物、镇静剂和解痉剂）。质子泵抑制剂广泛用于治疗胃食管反流病和消化性溃疡，但该药可能引起小肠细菌过度生长，此时应争取停药，难以停药者应设法将剂量和用药时间减至最低。因肠道解剖结构改变导致 SIBO 的，应争取手术治疗，以恢复正常肠道结构与功能。

大部分 SIBO 患者需要抗生素治疗。治疗的目的是减少而非根除过量生长的细菌，以恢复小肠菌群结构，改善腹泻和吸收不良的相关症状。抗生素方案应针对 SIBO 相关的优势菌群，且覆盖需氧和厌氧肠道细菌。利福昔明是一种不能吸收的抗生素，其耐药率低于其他抗生素（如新霉素、多西环素、阿莫西林 - 克拉维酸盐、环丙沙星等），是治疗本病的首选药物。研究发现，7～10 日的利福昔明治疗可明显改善吸收不良症状，但部分患者可能需要延长治疗时间（3～4 周以上）才能收效。Gatta 等进行的荟萃分析（32 项研究，1331 例患者）表明，应用利福昔明治疗 SIBO 患者的细菌清除率达 70.8%（95%CI 61.4%～78.2%，$I^2=89.4\%$），患者症状改善率为 67.7%（95%CI 44.7%～86.9%，$I^2=91.3\%$），不良反应发生率为 4.6%（95%CI 2.3%～7.5%，$I^2=63.6\%$），说明利福昔明是一种安全、有效的药物。国内刘作静等报道，利福昔明治疗可以显著改善合并 SIBO 的 IBS-D 患者整体临床症状，降低呼气中氢气与甲烷丰度，但对不合并 SIBO 的 IBS-D 患者仅能减轻腹泻症状，提示两组患者肠道菌群构成可能存在差异。目前尚不清楚长期应用抗生素是否会诱导肠道菌群耐药，以及发生耐药后的治疗策略。

部分研究显示益生菌对 SIBO 有效，但有一定争议，故不作为常规推荐。饮食疗法可能有效，其理论依据在于为患者提供更易于吸收的食物，从而减少可供细菌分解代谢的营养物质。由于碳水化合物是细菌的主要营养源，患者膳食中应适当减少这类成分，尤其是难以吸收的多糖和纤维。脂肪难以被细菌代谢利用，因此高脂肪、低碳水化合物和低纤维的饮食可能对 SIBO 患者有益。

SIBO 合并重度营养不良者需接受营养支持治疗，首选肠内营养，并注意补充维生素和微量元素。肠内营养不能满足机体能量需求时，可联合肠外营养。

（郭　涛　李景南）

参 考 文 献

1. Quigley EM，Abu-Shanab A. Small intestinal bacterial overgrowth. Infect Dis Clin North Am，2010，24(4)：943-959.
2. Kumar K，Ghoshal UC，Srivastava D，et al. Small intestinal bacterial overgrowth is common both among patients with alcoholic and idiopathic chronic pancreatitis. Pancreatology，2014，14(4)：280-283.
3. Ford AC，Spiegel BM，Talley NJ，et al. Small intestinal bacterial overgrowth in irritable bowel syndrome：systematic review and meta-analysis. Clin Gastroenterol Hepatol，2009，7(12)：1279-1286.
4. Lo WK，Chan WW. Proton pump inhibitor use and the risk of small intestinal bacterial overgrowth：a meta-analysis. Clin Gastroenterol Hepatol，2013，11(5)：483-490.
5. K Sunny J Jr，Garcia CJ，McCallum RW. Interpreting the lactulose breath test for the diagnosis of small intestinal bacterial overgrowth. Am J Med Sci，2016，351(3)：229-232.
6. 李宁宁，王智凤，费贵军，等. 氢气结合甲烷气呼气试验检测肠易激综合征患者小肠细菌过度生长. 胃肠病学与肝病学杂志，2015，24(6)：683-687.
7. Gatta L，Scarpignato C. Systematic review with meta-analysis：rifaximin is effective and safe for the treatment of small intestine bacterial overgrowth. Aliment Pharmacol Ther，2017，45(5)：604-616.
8. 刘作静，魏慧，段丽萍，等. 肠易激综合征患者合并小肠细菌过度生长的临床特征及利福昔明治疗效果初探. 中华医学杂志，2016，96(24)：1896-1902.
9. Rezaie A，Pimentel M，Rao SS. How to test and treat small intestinal bacterial overgrowth：an evidence-based approach. Curr Gastroenterol Rep，2016，18(2)：8.

第18节　细菌性肠炎

知识要点

1. 细菌性肠炎大多表现为急性腹泻，但少数病原体也可导致慢性腹泻。免疫抑制人群罹患细菌性肠炎更容易出现病程迁延。
2. 细菌性肠炎的致病因素主要为细菌感染释放毒素刺激肠道分泌增多（分泌性腹泻），以及细菌侵袭致肠道黏膜损伤（渗出性腹泻）。
3. 重视询问流行病学史，积极开展粪便及血液相关病原体检查，以及针对性的抗生素治疗，是细菌性肠炎诊治的关键点。
4. 约半数细菌性肠炎患者不能明确病原体，需要经验性应用抗生素治疗。应注意合理把握抗生素的种类和疗程，避免细菌耐药和肠道菌群紊乱。
5. 对于腹泻量较大的患者，必须及时补充液体，纠正电解质紊乱及酸中毒。

细菌性肠炎（bacteria enteritis）也称细菌性腹泻（bacteria diarrhea），是指由某一种或多种细菌导致的肠道感染，以腹泻为突出表现的临床症候群。在发展中国家，感染性腹泻是儿童最常见的疾病，全世界每年有460万婴幼儿因此而死亡。随着我国经济社会发展水平的提高，感染性腹泻的发病率已呈下降趋势。但在卫生条件落后地区、某些时段（如夏季）以及特殊人群（如免疫力受损者、儿童、老年人等），本病仍时有发生，因此值得临床重视。细菌也是旅行者腹泻（travellers' diarrhea，TD）最常见的病原体，约占全部病例的 61%。

细菌性肠炎大多急性起病，病程小于 2 周，呈自限性经过，少数患者也可病程迁延。本节介绍的是表现为慢性腹泻的细菌性肠炎，细菌感染所致急性腹泻不在讨论之列。流行病学资料证实，在免疫功能正常个体中能造成慢性腹泻的致病菌主要包括大肠杆菌（*Escherichia coli*）、沙门菌（*Salmonella*）、志贺菌（*Shigella*）、弯曲菌（*Campylobacter*）、耶尔森菌（*Yersinia*）、气单胞菌（*Aeromonas*）和邻单胞菌（*Plesiomonas*）等。另外，*Tropheryma whippleii* 和艰难梭菌分别是导致 Whipple 病和医源性腹泻的病原体，相关内容详见第 11 章第 19 节和第 14 章第 1 节。

【病因与发病机制】

多数细菌性肠炎患者表现为急性腹泻，亦存在少数细菌感染导致慢性腹泻，这一点在免疫抑制人群更为常见。细菌病原体感染肠道引起慢性腹泻的机制较为复杂，包括产生肠毒素、侵袭肠黏膜、影响肠道动力等。很多细菌性肠炎患者即使病原体被消除后，腹泻症状仍然持续很长时间，其原因可能是细菌感染引起肠道微生态改变和肠动力异常。

1. **肠毒素所致腹泻** 这类感染性腹泻的代表病原体包括肠产毒素性大肠杆菌（enterotoxigenic *Escherichia coli*，ETEC）、气单胞菌等。这些细菌产生的肠毒素可刺激肠黏膜细胞分泌并抑制肠道吸收，对肠黏膜的直接损伤较轻，病变部位主要在小肠。其中 ETEC 可产生两种不同的肠毒素，分别称为耐热毒素（ST）和不耐热毒素（LT）。LT 的致病机制与霍乱毒素相似，ST 可活化鸟苷酸环化酶产生 cGMP，刺激肠上皮大量分泌水和电解质。ETEC 还可以增加肠壁间质内组胺浓度，从而促进肠上皮细胞分泌。临床表现为水样泻，腹泻量大者可类似分泌性腹泻，可有腹部痉挛性疼痛，但全身中毒症状较轻，无明显发热、里急后重等表现，无黏液脓血便，粪便中白细胞阴性或少量。

2. **侵袭性病原体所致腹泻** 如肠侵袭性大肠杆菌（enteroinvasive *Escherichia coli*，EIEC）、沙门菌、志贺菌、空肠弯曲菌等，细菌直接侵袭肠道黏膜，以远端小肠及结肠受累多见。临床上表现为炎症性腹泻，可有腹痛、黏液脓血便或血水样便，严重者有明显的全身毒血症状，如高热等。粪便常规中可见大量红细胞、白细胞。志贺菌感染易累及直肠，患者多有里急后重。此外，感染性直肠炎还可见于男同性恋人群，常见病原体包括奈瑟菌、苍白密螺旋体（梅毒）和沙眼衣原体（性病淋巴肉芽肿）。

侵袭性病原体和产肠毒素性病原体的区别只是相对的，因前者也可产生肠毒素。例如，很多革兰阴性致病菌如大肠杆菌、沙门菌、志贺菌和空肠弯曲菌等均可产生细胞致死性扩张毒素（cytolethal distending toxin，CDT）。CDT 可破坏肠上皮细胞，诱发小肠细菌过度生长，还可引起自身免疫反应并影响到肠外器官，如肠病性关节炎等。

3. **肠道动力异常** 早在 1918 年，英国医生 Arthur Hurst 就观察到，急性细菌性肠炎患者病情恢复后，其肠道症状仍然持续存在很长时间。据统计，约 1/4 的细菌性肠炎患者在根除病原体后依然有腹泻、腹痛等不适，其症状符合肠易激综合征（irritable bowel syndrome，IBS）的诊断标准，被称为感染后肠易激综合征（PI-IBS）。北京协和医院潘国宗等曾对 PI-IBS 进行过系统研究，该研究纳入 295 例确诊的细菌性痢疾患者，其中 71.4% 的患者粪便志贺菌培养阳性；对照组为患者配偶或兄弟姐妹，共计 243 例，两组随访时间为 1～2 年。结果表明，菌痢患者即使病原菌被清除，仍有 22.4% 的患者在随访过程中出现功能性腹泻（FBD），

8.1% 出现 IBS，远高于对照组 7.4% 和 0.8% 的相应比例。菌痢急性期腹泻时间较长（≥7天），是后期发生 FBD 的独立危险因素（OR＝3.49，95%CI 1.71～7.13）。

据统计，PI-IBS 占全部 IBS 病例数的 6%～17%。目前认为其发病机制是由于病原体改变了肠道菌群的组成，在病原体被清除后这一影响仍持续存在。例如，肠道常驻微生物具有保护性生物膜（biofilm），主要由多糖构成。而研究证实，致病性空肠弯曲菌可分解该生物膜，并将原本对人无害的正常肠道细菌变成有致病力的有害菌。在有害菌的影响下，肠道动力加快，上皮分泌增加，使得腹泻症状持续。这一细菌由“好”变“坏”的过程类似于西方文学中经常出现的“僵尸”（zombie）故事，因此学术界形象地将这类被转变的细菌称为“僵尸菌”（zombie bacteria）。另外，感染性肠炎恢复后患者结肠黏膜的淋巴细胞和肥大细胞计数仍持续增高，并释放生物活性物质，可能也是 PI-IBS 的发病机制之一。在北京协和医院的上述研究中，IBS 患者末端回肠和直肠 - 乙状结肠黏膜的肥大细胞计数，以及 IL-1β mRNA、神经元特异性烯醇化酶（NSE）、P 物质和 5- 羟色胺的阳性率均显著高于对照组。

【临床表现】

1. 流行病学史 细菌性肠炎多为粪口传播，有不洁饮食、疫区居留、接触特殊环境等病史的患者应警惕本病。部分地区可出现局部流行。例如，气单胞菌和邻单胞菌广泛存在于自然界的水、土壤及水生动物中，曾在河流 / 湖泊中游泳、饮生水或生食水产品的慢性腹泻患者，应怀疑这两种病原体感染。烹饪不充分的鸡肉可能被沙门菌、弯曲菌或志贺菌污染。肠出血性大肠杆菌（O157∶H7）感染常来自汉堡等食品。蜡样芽孢杆菌（*Bacillus cereus*）易污染重复加热的食物（如炒饭）。不合格的奶油（cream）或蛋黄酱（mayonnaise）中可能检出金黄色葡萄球菌及沙门菌，沙门菌还可污染禽、蛋、鱼及乳制品。食用软奶酪及生冷食品，可能患李斯特菌（*Listeria*）肠炎。烹饪不当的海产品或盐腌制品（如海鱼、虾、海蜇、贝类等）可传播弧菌（*Vibrio*）肠道感染。不同类型的细菌感染潜伏期不同，可从最短的 4 小时（如侵袭性大肠杆菌）到数月（如沙门菌）不等。

2. 不同类型的细菌性肠炎 因不同细菌的致病机制不同，其临床表现差异较大，可大致分为非炎症性腹泻和炎症性腹泻这两组症候群。前者主要由细菌产生的肠毒素引起，症状为水样便，腹泻量较大，可伴有腹部绞痛、恶心、呕吐等，一般无发热或仅有低热；后者则由侵袭性病原体导致，表现为血水便或黏液脓血便，伴有里急后重、发热等，腹痛常常较为剧烈。感染性腹泻病程迁延者多有不同程度的消瘦。

患者症状和体征与具体病原体有关。

（1）沙门菌：伤寒沙门菌和副伤寒沙门菌可导致稽留高热，患者可出现玫瑰疹，体格检查可有相对缓脉、肝脾大等阳性体征。病程的第 3 周可有肠道出血、穿孔等严重并发症。非伤寒沙门菌多以恶心、呕吐起病，腹泻发生率较高但全身症状较轻。沙门菌肠炎的内镜下表现可类似炎症性肠病，其在末段回肠可形成特征性的周边隆起的椭圆形小溃疡。

（2）志贺菌：志贺菌肠道感染可导致痢疾，患者有特征性的脓血便，伴直肠刺激症状，但在病程早期，患者可仅有水样泻（系志贺菌毒素所致）。慢性志贺菌肠炎内镜下表现与溃疡性结肠炎类似，需避免误诊。

（3）空肠弯曲菌：该菌感染可导致发热（90%）、腹泻（90%）、腹痛（70%）和血便（50%），约 16% 的患者病程超过 2 周。免疫增生性小肠病（immunoproliferative small intestinal disease，IPSID）患者肠组织标本及粪便培养中可分离出空肠弯曲菌，且针对该菌的抗生素治疗可使部分患者病情缓解，提示该菌与淋巴增殖性疾病相关（详见第 13 章第 5 节）。

（4）耶尔森菌：耶尔森菌肠炎好发于回盲部，表现为炎症性腹泻，可伴右下腹痛和压痛，易误诊为阑尾炎。

（5）沙眼衣原体：沙眼衣原体肠炎好发于男同性恋人群，约 5% 的男同性恋系无症状带菌者。该病临床表现类似菌痢，可有血便、里急后重和肛门疼痛，严重者可引起肛周脓肿，应注意与炎症性肠病鉴别。奈瑟菌肠炎的危险因素、症状和内镜表现与之相似。

部分细菌性肠炎可出现全身并发症，例如反应性关节炎、Reiter 综合征、吉兰 - 巴雷综合征、心肌炎、脑膜炎、肾炎等。肠出血性大肠杆菌（O157∶H7）感染可造成溶血尿毒综合征（HUS）和血栓性血小板减少性紫癜（TTP）。

【诊断与鉴别诊断】

不明原因的慢性水样泻、黏液脓血便的患者，需考虑细菌性肠炎。系统的病史采集除了腹泻情况之外，还应重视起病前感染病原体的暴露情况、症状持续时间、前期抗生素治疗及疗效评价，以及有无可疑流行病学史。详细的体格检查需注意体温、脉搏、神志、血压等，了解有无相对缓脉，观察有无脱水表现，重点是腹部体格检查。某些病原体（沙门菌、志贺菌等）感染可造成肠穿孔、中毒性巨结肠等临床急症，应保持警惕。

辅助检查中，以粪便常规和隐血最基本，以粪便病原学检查最为重要（详见第 4 章第 2 节）。传统的粪便病原学显微镜下涂片观察及培养后的菌种鉴定仍是诊断细菌感染的金标准。一般微生物学实验室可常规分离培养沙门菌、志贺菌、空肠弯曲菌等常见肠道病原体。由于粪便中有大量杂菌存在，若临床怀疑某些特殊病原体感染，应与实验室充分沟通，必要时对粪便标本做特殊处理，以提高培养阳性率。即使积极行病原体化验，仍有半数以上的细菌性肠炎无法明确病原体，只能依靠临床表现和治疗经过作出诊断，并给予经验性抗生素治疗。

部分细菌的血清学检查亦有助于疾病的诊断，如对于伤寒有诊断价值的肥达试验。国际上已有商品化的粪便微生物的诊断试剂盒，可通过 PCR 扩增病原体特异的核酸序列鉴定腹泻病原体。譬如，xTAG 胃肠病原体检测通道试剂盒可同时测定 14 种病毒、细菌及寄生虫。该方法不依赖于传统的粪便病原体培养，而且更快捷、易使用、不受太多人为因素限制，有助于及时检出细菌性肠炎的致病病原体，但该技术本身存在一定的假阳性率。此外，血培养检查对于易并发血流感染的沙门菌、单胞菌、大肠杆菌感染等特异性较高，亦有一定的诊断价值。

鉴别诊断方面，以渗出性腹泻表现的细菌性肠炎需与炎症性肠病、缺血性肠病等鉴别，而肠产毒素性腹泻表现者需与吸收不良综合征、乳糜泻、神经内分泌肿瘤、胆汁酸性腹泻、显微镜下结肠炎等鉴别（详见本书相关章节）。流行病学史、病原学检查、经验性抗生素疗效及疾病转归均有助于疾病的鉴别诊断。炎症性肠病（IBD）是慢性腹泻的重要病因，该病在我国的发病率正快速上升。细菌性肠炎所致慢性腹泻临床表现与 IBD 可能高度相似，而治疗却完全相反，临床一定要慎重。Tedesco 等曾进行过一项前瞻性观察研究，发现在表现为黏液脓血便并拟诊为 IBD 的一组患者中，最终有 38% 被确诊为感染性肠炎，其病原体包括空肠弯曲菌、沙门菌、志贺菌、阿米巴、艰难梭菌等。

感染性肠炎的患者一旦被误诊为 IBD，错误接受了糖皮质激素等免疫抑制治疗，将造成病情迁延、加重，甚至危及生命。北京协和医院曾收治一个比较典型的细菌性肠炎误诊为 IBD 的病例，患者为青年女性，因“腹泻 6 周，加重伴发热 1 周”入院。曾因水样泻在外院行结肠镜检查，见“黏膜炎症改变”，诊断为溃疡性结肠炎，给予口服泼尼松治疗。患者从水样泻转为脓血便，并开始发热。北京协和医院复查内镜见结肠黏膜广泛糜烂、溃疡，自发出血（图 11-18-1）。结合病情判断，虽然内镜表现类似溃疡性结肠炎，但该患者病程尚短，且起病后未正规应用抗生素治疗，予糖皮质激素后病情反而加重，因此感染性肠炎可能性较大。遂将糖皮质激素减停，并给予头孢他啶抗感染治疗，症状明显缓解。3 周后复查结肠镜，黏膜炎症基本愈合，散在瘢痕改变。出院诊断为“细菌性肠炎”。从这个病例可以吸取的经验是 IBD 缺少诊断金标准，需结合临床、内镜、影像、病理等各种资料综合分析，诊断 IBD 前必须排除其他相似疾病，尤其是各类肠道感染。细菌性肠炎、血吸虫肠炎、阿米巴痢疾、肠结核等多种感染性肠炎内镜改变可模拟 IBD，不能仅根据内镜这一项表现就匆忙诊断 IBD，需结合病程、症状、感染方面的检查以及治疗反应等信息综合判断。

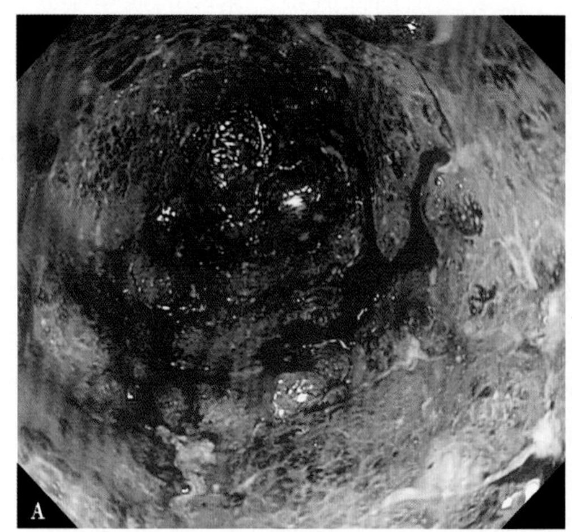

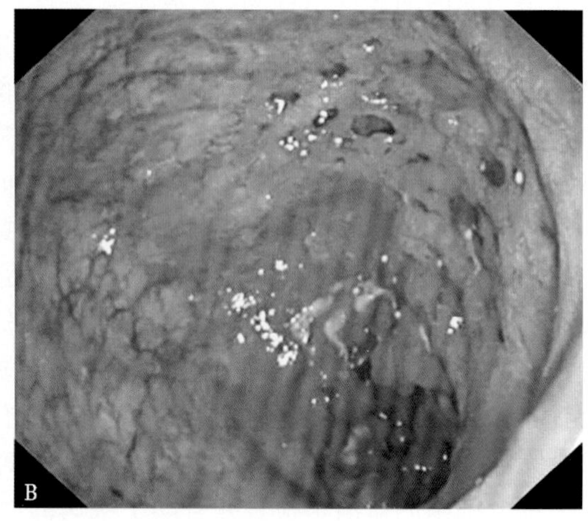

图 11-18-1　一例误诊为溃疡性结肠炎的细菌性肠炎病例

A. 细菌性肠炎抗生素治疗前结肠镜表现类似重度溃疡性结肠炎；B. 减停激素后予抗生素治疗病情好转，复查内镜黏膜基本愈合，遗留瘢痕改变

【治疗】

对症支持治疗对于细菌性结肠炎有重要意义。首先应补充液体避免容量不足，腹泻量大的患者尤其要重视补液。不能耐受口服补液者应积极静脉输注。洛哌丁胺不推荐作为细菌性腹泻的单一用药，但在细菌病原体明确、无中毒性巨结肠表现且已加用针对性抗生素时，可考虑使用。益生菌和益生元有助于调节和恢复肠道正常菌群，可酌情使用。

某些细菌性肠炎不需要抗感染治疗而自愈，甚至抗生素治疗可加重病情，例如大肠杆菌 O157∶H7 和非伤寒沙门菌等。但对于多数患者，尤其是病程迁延而造成慢性腹泻者，针对性的抗生素治疗是治疗细菌性腹泻的关键。如能明确感染的细菌种类及药敏，可根据药敏选择合理的抗生素（表 11-18-1）。然而，半数以上的细菌性肠炎难以明确病原体，因此当临床上高度怀疑细菌性腹泻，在完成病原学标本采集后，可给予经验性抗生素治疗，包括喹诺酮类药物、三代头孢类抗生素等。随着抗生素的广泛应用，近年来细菌耐药率有升高的趋势，譬如初始对于左氧氟沙星敏感的大肠杆菌感染患者，约 16% 在后续治疗中会出现耐药情况。肠道菌群紊乱和抗生素相关性腹泻也是值得重视的问题。因此，应严格掌握抗生素的种类和疗程，避免不必要地长期使用广谱抗生素。

表 11-18-1　常见细菌性肠炎的临床表现及抗生素治疗

细菌病原体	潜伏期	腹泻类型	临床表现	诊断方法	首选抗生素及疗程
肠致病性大肠杆菌	4 小时	炎症性腹泻	水样泻、发热	粪便培养及应用 DNA 探针技术检测粪便大肠杆菌的特异核酸序列	头孢曲松、喹诺酮类抗生素，2 天
肠产毒素性大肠杆菌	24～48 小时	肠产毒素性腹泻	水样泻	粪便培养及应用 DNA 探针技术检测粪便大肠杆菌的特异核酸序列	氨苄西林、四环素和喹诺酮类抗生素，2 天
肠聚集性大肠杆菌	8～52 小时	肠产毒素性腹泻	水样泻，可出现脓血便	粪便培养及 HEP-2 细胞黏附实验	头孢曲松和喹诺酮类抗生素，2 天
伤寒沙门菌	1～3 周	炎症性腹泻	腹泻、腹痛、发热、里急后重	血清学检测（肥达试验）、粪便细菌培养、血培养、骨髓培养	喹诺酮类抗生素，5～7 天；头孢曲松，5～7 天
志贺菌	8 小时至 9 天	炎症性腹泻	黏液血便、里急后重、腹痛、发热	粪便涂片及培养	喹诺酮类抗生素、磺胺，3 天
空肠弯曲菌	1～5 天	炎症性腹泻	黏液血便、发热、腹痛、里急后重	粪便培养、粪便特异性抗原检测	红霉素、喹诺酮类抗生素，5～7 天
耶尔森菌	3～7 天	炎症性腹泻	腹痛、腹泻，重者可有发热、穿孔	粪便培养、PCR 检测	多西环素联合妥布霉素或庆大霉素，头孢曲松、喹诺酮类抗生素，5 天；重症者疗程 21 天
气单胞菌 / 邻单胞菌	>24 小时	肠产毒素性腹泻为主	腹泻，可有轻度黏液血便	粪便和血培养	喹诺酮类抗生素、磺胺，3 天

多数细菌性肠炎经针对性抗感染治疗可治愈，但少数病情较重者可能需要手术治疗。手术适应证包括：①中毒性巨结肠；②急性肠穿孔或慢性肠瘘经内科治疗而未能闭合；③完全性肠梗阻；④严重消化道出血经保守治疗不能止血。

（李　骥　吴　东　侍效春）

参考文献

1. DuPont HL. Persistent diarrhea：a clinical review. JAMA，2016，315（24）：2712-2723.
2. Butterton JR，Caldenvood SB. Acute infectious diarrheal diseases and bacterial food poisoning // Kasper DL，Braunwald E，Fauci AS，et al. Harrison's principles of internal medicine. 16th ed. New York：McGraw-Hill，2004：754-759.
3. DuPont HL. Acute infectious diarrhea in immunocompetent adults. N Engl J Med，2014，370（16）：1532-1540.
4. Wang LH，Fang XC，Pan GZ. Bacillary dysentery as a causative factor of irritable bowel syndrome and its pathogenesis. Gut，2004，53（8）：1096-1101.

5. Gupta S. Infectious disease: something in the water. Nature, 2016, 533(7603): S114-S115.
6. Tedesco FJ, Hardin RD, Harper RN, et al. Infectious colitis endoscopically simulating inflammatory bowel disease: a prospective evaluation. Gastrointest Endosc, 1983, 29(3): 195-197.
7. 贺国斌，欧阳钦，周继雍．溃疡性结肠炎与感染性结肠炎内镜及病理分析．中华消化杂志，2006，28(8): 546-547.
8. Pasumarthy L, Srour J, Choudhary C. Common pitfalls in management of inflammatory bowel disease. Gastroenterology Res, 2009, 2(4): 200-208.
9. Guerrant RL, Van Gilder T, Steiner TS, et al. Practice guidelines for management of infectious diarrhea. Clin Infect Dis, 2001, 32(3): 331-350.
10. Becker SL, Chatigre JK, Gohou JP, et al. Combined stool-based multiplex PCR and microscopy for enhanced pathogen detection in patients with persistent diarrhoea and asymptomatic controls from Côte d'Ivoire. Clin Microbiol Infect, 2015, 21(6): 591. e1-e10.
11. Han JH, Nachamkin I, Tolomeo P, et al. Temporal changes in resistance mechanisms in colonizing Escherichia coli isolates with reduced susceptibility to fluoroquinolones. Diagn Microbiol Infect Dis. 2013, 76(4): 491-496.
12. Bourke B, Hussey S. Chronic infections of the small intestine. Curr Opin Gastroenterol, 2015, 31(2): 104-110.

第19节 Whipple病

知识要点

1. 吸收不良性腹泻患者出现肠外症状，尤其是不明原因的关节炎时要怀疑本病。
2. 对于疑诊 Whipple 肠病的患者，最佳诊断方法是十二指肠黏膜活检，并在黏膜固有层的巨噬细胞中发现 PAS 染色阳性的小体。
3. Whipple 可有多系统受累，包括心内膜炎和中枢神经系统感染，要与结核病、淋巴瘤、自身免疫病等多种疾病相鉴别。

Whipple 病于 1907 年首次由美国约翰•霍普金斯大学医学院的病理医生 Whipple 报道。本病是一种罕见的慢性多系统疾病，其中消化道受累以腹痛、腹泻和吸收障碍为主要特征。Whipple 病好发于成年白人男性，但所有种族男性和女性均易感。近年来，随着临床认识的提高，以及新的诊断技术如聚合酶链式反应（PCR）技术在临床的广泛应用，本病报道日渐增多，国内也开始有个案报道出现。

【病因与发病机制】

1949 年 Black Schaffel 用 PAS 染色发现该病患者小肠黏膜内巨噬细胞中有 PAS 阳性物质，20 世纪 60 年代经电镜证实巨噬细胞中的镰状颗粒由杆状细菌组成，1992 年正式将该病的病原体命名为 *Tropheryma whippleii*（一种革兰阳性、非抗酸细菌）。尽管早已认识到 Whipple 病是一种感染性疾病，但直至 2000 年才有 Raoult 等在体外完成 *T. whippleii* 的分离和培养，并于 2003 年完成了基因组测序工作，至此才完全确定 Whipple 病的病原体。此时，距离 Whipple 报道的首例患者死亡已过去近一个世纪的时间(详见本节附录“一百年后的诊断”)。*Tropheryma whipplei* 的感染途径尚不肯定，推测是经口感染，可侵犯全身多器官，但该菌似乎不具直接传染性，直接的人 - 人传播的病例尚未见报道。发病可能与宿主的细胞免疫功能障碍有关。

消化道、胰腺、关节、心脏、中枢神经系统、肺、脾及淋巴结等几乎全身各组织器官均可受累。消化道受累部位主要位于小肠(十二指肠、空肠上段、回肠末段)。大体组织活检可见小肠扩张、肠壁肥厚僵硬、黏膜粗糙无光泽、散在黄色斑块，近端小肠明显炎症浸润，肠系膜及腹腔动脉周围淋巴结肿大，切面呈筛状。光镜下可见小肠黏膜绒毛呈杵状，小肠黏膜内巨噬细胞增多、内含 PAS 阳性的镰状颗粒，此为该病的确诊证据。电镜下见其由杆状细菌组成。

【临床表现】

常有多系统受累，以累及小肠最常见，胃肠道症状突出。大部分患者均有腹泻或吸收不良，但部分患者仅表现为关节、心脏或神经系统症状。Whipple 病的四大主要症状为腹泻、腹痛、关节痛及体重下降。

1. **消化系统** 病例报道显示，一组 Whipple 病患者的消化道相关症状中，腹痛占 82%，腹泻占 76%，隐性消化道出血占 64%，腹水占 15%，腹部包块占 13%。腹痛为其最常见主诉，疼痛性质为痉挛性，疼痛部位不定。腹泻亦为主要的症状，系小肠吸收不良造成的脂肪泻，每天排便 5～10 次，粪便呈水样、有恶臭，含有大量泡沫，肉眼血便较少。消化道出血可能与吸收不良而引起的维生素 K 缺乏有关。辅助检查常显示营养性贫血、D- 木糖试验阳性。

2. **关节** 本病患者约半数存在关节症状，且可比其他症状早出现 10 年以上。主要表现为慢性、复发性、多关节炎或关节痛。最常受累的关节为膝和踝，其他少见的关节依次为掌指、腕、肩、肘及跖趾关节。关节炎仅持续 1～3 周，消退后无后遗症。骶髂关节炎和脊柱炎的发生率分别占 20% 和 5%。

3. **心血管系统** 17%～55% 的 Whipple 病患者并发心血管系统损害，依次为感染性心内膜炎、心包炎、心肌炎及动脉(包括冠状动脉)炎。*T. whipplei* 感染所致的感染性心内膜炎常无明显肠道症状和关节炎症状，临床表现亦不典型，如无明显发热、既往无瓣膜病史，且血培养阴性。

4. **神经系统** 20%～40% 的患者存在中枢神经系统受累，可表现为头痛、嗜睡、记忆力减退、痴呆、癫痫、小脑性共济失调、脊髓半切综合征或横贯性损害等。

5. **其他** 除上述症状外，尚可出现虹膜炎、玻璃体炎、视网膜炎及球后视神经炎等眼部表现；亦可出现胸腔积液、慢性咳嗽、肺间质病及肺高压等呼吸系统表现。另外，还可出现全身淋巴结肿大、脾大、皮肤色素沉着和皮疹等。

【诊断与鉴别诊断】

凡长期腹泻伴肠外表现，特别是反复关节痛和(或)同时有全身淋巴结肿大，应高度怀疑本病可能。D- 木糖试验有吸收功能降低，小肠黏膜活组织检查[可于胃镜下行十二指肠多个部位(推荐 7～10 处)活检，亦可通过小肠镜行空肠黏膜活检]有绒毛萎缩及黏膜固有层广泛分布的 PAS 染色阳性巨噬细胞，电镜证实有巨噬细胞内镰状颗粒则可做出诊断。应用 PCR 技术检出病原菌的 RNA 片段，可帮助确立本病的诊断；一项研究报道 PCR 的特异性为97%、敏感性为100%，但可能出现假阳性（可能为 *T. whippleii* 无症状定植）。

Whipple病可累及人体多个组织、器官，加之发病率低，临床医生对其不熟悉，极易误诊误治，造成严重的不良后果。须与其他腹泻疾病（炎症性肠病、其他病原体导致的慢性感染性腹泻）、骨关节疾病（尤其是合并多器官损害的类风湿关节炎和强直性脊柱炎）、艾滋病、结核病、淋巴瘤、结缔组织病等鉴别。Whipple病的活检与AIDS的活检均可见黏膜PAS阳性巨噬细胞的浸润，但AIDS患者感染细胞内的鸟分枝杆菌是一种抗酸菌，而 *T. whippleii* 则不是，也可用电镜区别这两种疾病。

【治疗】

一般治疗包括止痛、止泻等对症处理，有吸收不良者注意维持水电解质和营养物质平衡（尤其脂溶性维生素）等支持治疗。

Whipple病对抗生素治疗有明显反应，多数患者的病情可在抗生素治疗后数天或数周内获得明显改善，但抗生素必须持续应用数月，甚至数年，疗程过短常易复发。经验性治疗方案包括：①经典方案：头孢曲松2g，静脉输注，每日1次，连用2周，继之以TMP-SMX（160mg TMP/800mg SMX每片计）1片，每日2次，连用1年，对中枢神经系统受累者亦有良好疗效；②头孢过敏者可使用美罗培南（1g，每日3次）替代，而磺胺过敏者可使用多西环素（100mg，每日2次）+羟氯喹（200mg，每日3次）替代，疗程相同。

（张晟瑜 吴 东）

参考文献

1. Whipple GH. A hitherto undescribed disease characterized anatomically by deposits of fat and fatty acids in the intestinal and mesenteric lymphatic tissues. Bull Johns Hopkins Hosp，1907，18：382-391.
2. Fenollar F，Puéchal X，Raoult D. Whipple's disease. N Engl J Med，2007，356（1）：55-66.
3. Raoult D，Birg ML，La Scola B，et al. Cultivation of the bacillus of Whipple's disease. N Engl J Med，2000，342（9）：620-625.
4. Ramzan NN，Loftus E Jr，Burgart LJ，et al. Diagnosis and monitoring of Whipple disease by polymerase chain reaction. Ann Intern Med，1997，126（7）：520-527.
5. Feurle GE，Moos V，Bläker H，et al. Intravenous ceftriaxone，followed by 12 or three months of oral treatment with trimethoprim-sulfamethoxazole in Whipple's disease. J Infect，2013，66（3）：263-270.
6. Lagier JC，Fenollar F，Lepidi H，et al. Treatment of classic Whipple's disease：from in vitro results to clinical outcome. J Antimicrob Chemother，2014，69（1）：219-227.
7. 李楠，梁浩，范开春，等．Whipple病2例报道并文献复习．胃肠病学和肝病学，2015，24（6）：763-764.
8. Baudendistel TE，Afshar N，Tierney LM Jr. One hundred years later. J Hosp Med，2008，3（6）：483-488.
9. Feurle GE，Moos V，Schinnerling K，et al. The immune reconstitution inflammatory syndrome in whipple disease：a cohort study. Ann Intern Med，2010，153（11）：710-177.
10. Arnold CA，Moreira RK，Lam-Himlin D，et al. Whipple disease a century after the initial description：increased recognition of unusual presentations，autoimmune comorbidities，and therapy effects. Am J Surg Pathol，2012，36（7）：1066-1073.

附录

一百年后的诊断

译者按：这是有文献记载的人类Whipple病首例患者（index patient）。该患者于1907年患病并于美国巴尔的摩市的霍普金斯医院去世，生前未能明确诊断。当年负责该患者诊治的George Hoyt Whipple医师意识到，这很可能是一种新的感染性疾病，但彼时技术条件有限，无法确定病因。于是，Whipple医师详细记录了该患者的临床信息，并保存了病理标本，以备后世学者进一步研究。整整一个世纪之后，才应用免疫组化染色确认患者肠黏膜内含有大量的*Tropheryma whippleii*细菌，困扰当年Whipple医师的谜团终于解开。

该病例的诊断前后历经一个世纪的时间，这一曲折经过反映出科学发现的艰辛，以及一代又一代医师对科学真理的不懈追求。本文是一篇"循序渐进"(step by step)的病例分析，由美国加州大学旧金山分校内科名家Lawrence M. Tierney Jr等执笔，行文流畅，内容丰富，兼备医学知识和史家情怀。这篇文章深入揭示了一个道理：无论医学技术发展到何等程度，详细的病史询问、仔细的病情观察以及科学缜密的临床思维，始终是医生"克敌制胜"的有力武器。为了加深对Whipple病的认识，我们特地翻译全文，作为本节附录以飨读者（原文见本节参考文献8）。文中黑体字是该患者的临床信息，宋体字是原作者对临床信息的分析、推理和评论。

一位36岁的男性内科医师因"消瘦、乏力、关节痛及腹胀5年并不断加重"，于1907年4月收入巴尔的摩的一家医院。

在20世纪初期的美国，不明原因体重下降的主要病因包括结核病、甲状腺功能亢进、恶性肿瘤及糖尿病。关节痛及乏力缺乏特异性。患者长达5年隐匿进展的病程，有助于除外多种急性和亚急性感染，但结核病与梅毒仍需重点考虑。在1907年，手术切除是恶性肿瘤的主要治疗手段，因此需要询问既往有无手术史。若有，则提示患者可能患有术后复发并进展的恶性肿瘤。

5年前，患者作为医学传教士访问土耳其时最早出现关节痛症状，每周发作3～4次，每次持续6～8小时。此后逐渐发展为持续24小时，并同时有小关节和大关节的肿胀、发热和压痛。患者逐渐出现消瘦和体力下降。入院前1年，患者出现咳嗽，咳黄痰。7个月前，患者从土耳其返回亚特兰大时咳嗽加重，伴发热和盗汗，体温100℉(37.8℃)。

该疾病以关节痛为首发症状，以及累及骨关节的多系统疾病（包括感染），让我考虑到风湿性疾病。在1907年，系统性红斑狼疮和类风湿因子的相关检测手段尚未问世。19世纪之前，没有人体骨骸或艺术作品能够显示存在类风湿关节炎，但强直性脊柱炎、痛风和佝偻病早已在西方世界流行多年。

作为医学传教士，患者完全有可能罹患所访问地区的流行病，也可能其旅行史与疾病无关。家族性地中海热在土耳其高发，是关节痛的病因之一，同时有反复发作的腹痛和发热，但该病系遗传病而非获得性疾病。贝赫切特病（白塞病）又称"丝绸之路病"(silk road disease)，自日本至中东的古丝绸之路地区是该病的高发地带。该病可导致关节炎、口腔溃疡、生殖器损害、针刺反应阳性及葡萄膜炎。为排除这些可能性，有必要了解该患者的人种以及发热的具体情况。

11

尽管5年的病程对于结核病来说似乎太长，但在20世纪上半叶，美国几乎所有内科医生都会将结核病置于首要诊断。1930年美国人口仅有1亿3千万人，却有超过30万人感染结核分枝杆菌。当时尸体解剖开展得更为普遍，医生尤其是病理科医生常被传染结核病，甚至死于该病。直到第一个抗结核药物链霉素于1944年问世，这一局面才有所改观。在20世纪初，结核分枝杆菌的实验室检查已达到较高的水平。因此，有理由怀疑结核性腹膜炎是该患者腹部症状的病因。由于1/3的结核性腹膜炎患者有肺结核的证据，我会尝试进行痰结核培养，该检验在当时几乎跟血常规一样普遍。

6个月前，患者的痰检结核分枝杆菌是阴性的。入院前4个月，患者迁居至新墨西哥州。其咳嗽有所改善，但体重仍继续下降，并出现腹泻，每日排3~4次稀便或半成形大便。入院前3个月，他发现腹围增加伴右下腹胀满。1个月前出现双踝关节肿痛及局部发热，同时出现活动后呼吸困难。

慢性腹围增加可能缘于腹水、淋巴结肿大、脏器肿大或占位性病变如肿瘤或脓肿。若系腹水所致，需考虑肝脏疾病以及可在数年内进展的肝外疾病。甲型肝炎病毒感染不会导致慢性肝病。乙型肝炎当时被称为“血清性肝炎”（serum hepatitis），乙型肝炎病毒的血清标记物——澳大利亚抗原直至1967年才被鉴定出来。心源性腹水包括充血性心力衰竭和缩窄性心包炎，后者是重要的鉴别诊断，因其有治愈的可能性。由于慢性脏器充血，缩窄性心包炎也可表现为缓慢的体重下降。其他需要考虑的疾病还包括肾病综合征、感染和肿瘤（包括间皮瘤）。

腹胀亦可见于包裹较好的腹腔脓肿。除了阑尾脓肿，游走性并且位于右下腹的腹胀需考虑阿米巴肿。该患者症状确实位于阿米巴病好发部位。阿米巴肿是感染溶组织内阿米巴后的一种不伴随腹泻或肝脓肿的慢性炎症疾病，其表现可类似盲肠腺瘤。

活动后呼吸困难提示心脏疾病的可能性。

尽管痰培养为阴性，但仍需高度怀疑结核病，因结核可导致缩窄性心包炎或腹膜炎，且可以在无活动性肺结核的情况下出现。

患者既往史包括儿时曾患麻疹和百日咳，14岁时患轻型胸膜炎，7年前患轻型的流行性感冒。患者儿时曾行扁桃体切除术，还为缓解鼻部疾病症状行部分下鼻甲切除术。

体格检查显示体型消瘦，面部及双手皮肤为深棕色。体温为101.5华氏度（38.6℃），心率为100次/分，呼吸频率为24次/分。腋下和肱骨内上髁可触及小淋巴结。胸廓活动度不对称，左肺尖活动减弱，局部叩诊轻度浊音。肺动脉瓣第二心音轻度增强。腹部膨隆，叩诊鼓音，以右下腹为著，无肝脾大。左踝肿胀，表面皮肤发紧、发亮、发热。双下肢可见变色及轻度硬结区域，可能是消退的结节性红斑。

尽管胸膜炎有很多种病因，但这一病史再次让人想到结核病。鼻部异常提醒我们需要排除韦格纳肉芽肿及致死性中线性肉芽肿，不过这两种疾病在该患者均不太可能。肺部检查提示肺尖病变，这是结核病的常见体征。肺动脉瓣第二心音增强提示肺高压可能，该体征可继发于多种慢性肺部疾病。肱骨内上髁淋巴结是一个很有意思的发现，因淋巴瘤和霍奇金病很少累及这里，而梅毒和人类免疫缺陷病毒（HIV）感染等一些慢性疾病可出现该体征。更有意义的阴性体征是无肝脾大，因为许多恶性肿瘤和感染可导致肝脾大。

作为一条临床规律，单关节的关节炎往往是感染引起，而较少继发于风湿性疾病。当类风湿关节炎加重时，整个骨关节系统均加重，而非单个关节。本患者的惰性病程和单关节受累再次让人想到结核分枝杆菌感染。

接下来我希望获取一张胸部X线片以寻找结核证据。无论做任何检查，我们都应当先考虑该检查结果是否会改变治疗策略。1907年抗结核药物尚未问世，治疗结核的策略主要是降低感染灶的氧含量，譬如经人工气胸治疗肺结核。若胸部X线片没有结核的线索，则应考虑对右下腹异常部位进行探查手术。

外周血涂片提示小细胞低色素性贫血。红细胞计数为 4.468×10^{12}/L[男性正常值范围为($4.52\sim5.90$)$\times10^{12}$/L]，白细胞计数为 8.18×10^{9}/L，其中中性粒细胞80%，嗜酸性粒细胞9%。粪便外观为黏土样，镜检示大量中性脂肪滴，未见虫卵、寄生虫或结核分枝杆菌。尿检未见白蛋白或管型。踝关节像示骨质正常。再次送检痰液未见结核分枝杆菌，且结核菌素皮内试验为阴性。

患者结核菌素皮试阴性是很不寻常的，因为其既往曾患有肺结核。当时结核感染非常普遍，很少出现皮试阴性。可能性最大的是，对结核分枝杆菌的免疫反应由于严重的潜在疾病而被抑制了，因此这一阴性结果无法为诊断提供线索。多次痰检阴性降低了肺结核的可能性，但不能除外肺外结核。

粪便中大量脂肪提示吸收不良引起的脂肪泻，病因可分为胰腺疾病和肠道疾病这两大类，前者的吸收不良更为严重。但我们并未发现患者曾有黄疸病史。另外，将胰腺疾病与关节炎联系起来也有一定的困难。慢性感染中能引起吸收不良及嗜酸性粒细胞增多的尚有类圆线虫病，其流行于美国东南部。该患者迁居的新墨西哥州并非该病的好发地区，但发病时所在地巴尔的摩曾有该病的报道。不过，该患者缺乏慢性类圆线虫病最常见的临床表现，即哮喘。肾上腺皮质功能不全可由播散性结核引起，会合并皮肤色素增多、腹泻及嗜酸性粒细胞增多，但该病引起的腹泻并非脂肪泻。确立该诊断需要做血清电解质及皮质醇水平测定，这在当时是不具备条件的。

如果要尝试将慢性关节炎、吸收不良及皮肤色素增多以一元论来考虑，现在我首先必定会考虑Whipple病。当时的诊治思路受到时代的局限，还不知道该病的存在。根据腹部的发现，若患者情况恶化，必然会行剖腹探查。

尽管加强了营养支持，患者体重仍持续下降，从正常范围的175磅最低降至145磅。由于腹胀加重，患者在住院第21日进行了剖腹探查手术。术中未见腹水，但肠系膜淋巴结明显增大而变硬，未做进一步处理而关腹。手术后第2日，患者突然出现呼吸困难。呼吸频率40次/分，心率120次/分，肺底有少量啰音但并未发现实变。2小时后患者死亡(住院第23日)，并且进行了尸检。

最后的致死原因可能是肺栓塞。至于术中观察到的淋巴结肿大，淋巴瘤及结核病均有可能。重链病是一种罕见的淋巴增殖性疾病，见于由中东至远东丝绸之路地区的居民，本例可能性不大。无论如何，5年的时间对于大部分癌症来说太过惰性，对于结核病也非常少见。我认为以上的发现强烈支持Whipple病，并可能是第一例报道的病例。

尸检发现，腹腔内淋巴结肿大十分明显。小肠绒毛肿胀，黏膜下层增厚，肠系膜淋巴结增大伴脂质沉积，且有异常的“泡沫细胞”。显微镜下发现泡沫细胞内含有大量杆状微生物。所有关于结核的检查均为阴性，尽管病理学家George Hoyt Whipple医生当时的确怀疑这是一种特殊的感染性疾病，但还是将该病称为“肠道脂肪营养不良”，以强调尸检所见显著小肠病变。事实上，小肠受累正是目前以他名字命名的该病主要特征。Whipple还跟Minot以及 Murphy 共同获得了 1934 年诺贝尔生理学或医学奖，原因是他们发现了肝脏内一种营养物质，即目前所知的维生素 B_{12}，可用于治疗恶性贫血。不过这是后话了。

评论：这是 Whipple 病的第一例患者（index patient），本文是根据其 1907 年的原始病历资料进行的总结和分析。作为当时约翰•霍普金斯大学医学院的一位病理学家，George Hoyt Whipple 突出显示了敏锐的观察和病例报道对于发现一种全新疾病的价值。病例报道有助于详细描述一种未知疾病的特点。在这个方面，Whipple 的总结是有示范意义的。他的成就源于广阔的思维，充分意识到未知疾病的可能性，并迈出探索性的第一步。可惜的是，当时 Whipple 未能确定致病菌，也无法将肠外所见与显著的肠道病变联系到一起。几十年后，人们才认识到该病的关节痛、嗜酸性粒细胞升高、皮肤色素沉着及心脏瓣膜病变均与肠道吸收不良有关，并鉴定出了病原体。

在当年发表的病例报道之讨论部分，Whipple 清楚地表明他认识到这是一种新的疾病。手术前，根据发热、体重下降、咳嗽、吸收不良及淋巴结肿大，首先怀疑的当然是肺结核及肠系膜结核。但他正确地指出，左肺尖的异常更可能是既往疾病所致而非活动性感染。Whipple 也困惑于皮试及痰检的阴性结果。术中明显的淋巴结肿大提示肉瘤或霍奇金病，但病理结果排除了这些可能。腹部异常是尸检过程中最引人注目的发现。小肠病理提示绒毛扩大伴黏膜下增厚，以及显著增大的肠系膜淋巴结，内有大量脂肪沉积以及“明显异常的泡沫细胞”。这些泡沫巨噬细胞含有“大量杆状生物体类似于结核分枝杆菌”。然而，所有关于结核分枝杆菌的检查均为阴性，肺内也没有活动性结核的证据。

尽管 Whipple 在 1907 年就推测这是一种新型的感染性疾病，然而将近一个世纪之久后病原微生物才得到分离和鉴定。1949 年对小肠泡沫巨噬细胞内的颗粒进行了过碘酸希夫（periodic acid-Schiff，PAS）染色，发现其染色阳性。相似的 PAS 染色阳性的颗粒很快在其他组织和体液中被发现。1961 年通过电镜观察确认感染性杆菌的存在，迎来了这种疾病抗生素治疗的时代。近期应用聚合酶链式反应（PCR），在 Whipple 病患者身上分离出一种细菌 16S 核糖体的 RNA 基因。最终在 2000 年培养出 *Tropheryma whipplei*（trophe 来自希腊语，意思是“营养”；eryma 的意思是“障碍”），并将其归类为放线菌。而后免疫组化技术问世，应用这种技术，在 1907 年的病理标本中发现黏膜固有层存在大量细胞内细菌，终于为 Whipple 在一个世纪之前开始的工作画上了句号。

Whipple 的病例报道描述了现今我们熟悉的该病大多数临床表现。正如 1907 年病历资料所讲述的，关节痛是最常见的起始症状，诊断前平均可存在 8 年。其他主要症状包括体重下降、腹痛和脂肪泻（继发于小肠黏膜损伤）。值得注意的是，在 Whipple 的报道中没有包含中枢神经系统受累。已知本病可累及中枢神经系统，引起认知障碍、脑炎、局灶损伤等，可在治疗后数年出现且不伴有肠道症状。

现在仍不清楚，为什么 *T. whipplei* 在临床上很少导致疾病？大多数被感染者是白种人，男性的感染率是女性的 8 倍。HLA-B27 过度表达提示基因易感性，但在致病机制中的确切作用尚不清楚。*T. whipplei* 在无症状人群中应用 PCR 方法被鉴定出来，提示易感宿主被感染后可能还合并其他的异常，才导致疾病发生。免疫力受损是否为致病因素尚不肯定，理由是 Whipple 病患者很少合并免疫缺陷状态（如 HIV 感染）。

诊断 Whipple 病最重要的手段是内镜下在十二指肠活检。绒毛扁平和显著增加的固有层 PAS 染色阳性的巨噬细胞强烈提示本病。然而，PAS 染色阳性并非 *T. whipplei* 所独有。在严重免疫缺陷的患者，鸟分枝杆菌复合群（MAC）亦可出现 PAS 染色阳性。Whipple 病罕见于 AIDS 病患者，故 HIV 检测阳性不利于该病的诊断。电子显微镜可在形态学上将 *T. whipplei* 与其相似微生物鉴别开。对于肠外病变，对感染组织样本进行 PCR 检测的可靠性已得到证实。

由于本病的病例数有限，实施临床对照试验以评估治疗方案存在很大难度。目前推荐起始治疗应选用可透过血脑屏障的抗生素（如头孢曲松）治疗 14 天，以控制潜在的颅内感染。接下来口服 TMP-SMZ 或四环素至少 1 年。大部分患者在 2～3 周内起效，但多达 1/3 的患者病情会复发。

Whipple 历史性的病例报道进一步强化了基于病例的学习模式。对于一个世纪以前的医生来说，观察常是唯一的治疗。通过详细描述一位患者 7 年的疾病进展过程，Whipple 提供了一个独特的窗口，展现了这一罕见的系统性疾病的自然史。通过他的视角，我们再次回顾小肠内显著的淋巴组织增生和不寻常的微生物，从而强化了对该病发病机制的理解。回顾历史确实令我们获益良多。

（Baudendistel TE，Afshar N，Tierney LM Jr 编写；徐蕙　吴东 译）

第 20 节　肠道寄生虫感染

知识要点

1. 引起慢性感染性腹泻的病原体中以寄生虫最为常见；肠道寄生虫感染多经由粪 - 口途径传播，临床表现因寄生虫的致病力、侵袭部位、宿主的免疫状态不同而各异。
2. 某些阿米巴（如迪斯帕内阿米巴）形态与溶组织内阿米巴相似，但无致病性，在粪便标本中出现时无临床意义，需要和阿米巴肠病相区分。
3. 以结肠受累为主要表现的患者（如脓血便），应重点筛查溶组织内阿米巴；以上消化道症状为主（如腹胀、产气、恶心）的患者，主要考虑并检测蓝氏贾第鞭毛虫、隐孢子虫和环孢子虫。
4. 环孢子虫和隐孢子虫腹泻的特点为大量水样泻；微孢子虫病的症状比较轻，为腹胀和间歇性腹泻。
5. AIDS 患者慢性腹泻主要由寄生虫感染引起，包括溶组织内阿米巴、蓝氏贾第鞭毛虫、隐孢子虫、球孢子虫、小孢子虫、贝氏等孢子球虫等。
6. 寄生虫肠道感染往往需通过粪便或组织中检出病原体而确诊，免疫学和分子生物学检测方法应用日益广泛。不典型病例可能需借助血清学、内镜及试验性驱虫治疗等方法进行诊断。

大部分感染性腹泻为急性（2 周以内）或亚急性（2～4 周）病程，而造成慢性腹泻的病原体中以寄生虫最为常见。引起慢性腹泻的寄生虫主要包括原虫和蠕虫两大类。肠道寄生虫感染在人群中非常普遍。Hashmey 等认为，约 70% 的人身上寄生有 1 种或 1 种以上的肠道寄生虫，尤其是在经济不发达、卫生条件落后及生活环境差的地区。然而，并非所有寄生虫感染都会引起腹泻，很多携带寄生虫的个体并无症状。因此，腹泻患者检测到肠道寄生虫不意味着该寄生虫一定就是腹泻的病因，还需考虑病原体种类和致病性，并结合临床表现进行判断。例如肠道阿米巴原虫种类很多，但大部分寄生于人体内作为共居生物，并无致病能力，仅有溶组织内阿米巴等少数几种在一定条件下可以致病。表 11-20-1 和表 11-20-2 分别列举了可导致腹泻的原虫和蠕虫。

寄生虫为真核生物，比病毒和细菌的体积更大，生命机制更复杂，且由于其细胞结构与宿主的相似性而更难以被机体清除。寄生虫感染后临床表现多样，取决于虫体的致病性、数量、感染部位以及宿主的免疫状态。

一、原虫感染

常见原虫（protozoan）感染引起慢性腹泻的病原体包括阿米巴、蓝氏贾第鞭毛虫、孢子虫、人芽原囊虫等。刚地弓形虫（*Toxoplasm gondii*）在免疫缺陷宿主偶尔也可感染胃肠道引起腹泻，但较少见。原虫感染与腹泻的关系详见表 11-20-1。

表 11-20-1　原虫与腹泻的关系

明确导致腹泻	可能导致腹泻
致血性腹泻 / 痢疾	● 脆弱双核阿米巴 *Dientamoeba fragilis*
● 溶组织内阿米巴 *Entamoeba histolytica*	● 人芽囊原虫 *Blastocystis hominis*
● 结肠小袋纤毛虫 *Balantidium coli*	**很少导致腹泻**
导致水样泻 / 吸收不良	● 迪斯帕内阿米巴 *Entamoeba dispar*
● 蓝氏贾第鞭毛虫 *Giardia lamblia*	● 结肠内阿米巴 *Entamoeba coli*
● 微小隐孢子虫 *Cryptosporidium parvum*	● 哈门内阿米巴 *Entamoeba hartmanni*
● 贝氏等孢子虫 *Isospora belli*	● 布氏嗜碘阿米巴 *Iodamoeba biitschlii*
● 环孢子虫 *Cyclospora cayetanensis*	● 微小内蜒阿米巴 *Endolimax nana*
● 微孢子虫 *Microsporidia*	● 人毛滴虫 *Trichomonas horninis*

（一）阿米巴病

许多阿米巴原虫可感染人类，其中仅部分有致病性。溶组织内阿米巴（*Entamoeba histolytica*）为最常见的病原体，它属于内阿米巴科的内阿米巴属。过去认为溶组织内阿米巴一般在宿主结肠内共栖，只是在一定条件下侵入肠壁或由血流带到其他器官并引起阿米巴病（amebiasis）。然而，20 世纪 70 年代末研究者证实存在另一种虽与溶组织内阿米巴形态相似、生活史相同，但无致病性的虫种即迪斯帕内阿米巴（*Entamoeba dispar*）。故以往认为的无症状溶组织阿米巴携带者，有可能其实是携带迪斯帕内阿米巴。在其他阿米巴原虫中，双核阿米巴可能也有致病性。

世界卫生组织估计，全球每年约 5000 万人感染溶组织内阿米巴，其中 10 万人因此而死亡。我国人群溶组织内阿米巴的感染率平均为 0.95%，估计感染人数为 1069 万人。张小萍等对上海市 3 家综合医院腹泻患者的调查发现，溶组织内阿米巴的感染率为 3.55%，说明该病并不罕见。

溶组织内阿米巴的包囊在外界潮湿环境中可存活并保持感染性数日至 1 个月，但在干燥环境中易死亡。被粪便污染的食品、饮水中的感染性包囊经口摄入通过胃和小肠，在回肠末端或结肠中性和碱性的环境中，虫体脱囊而出，分裂成 4 个滋养体，滋养体可侵入肠黏膜，吞噬红细胞，破坏肠壁，引起肠壁溃疡，也可随血流进入其他组织或器官，引起肠外阿米巴病。

阿米巴肠病好发于盲肠或阑尾，也易累及乙状结肠和升结肠，偶尔累及回肠。结肠镜下该病的典型特征是口小底大的烧瓶样溃疡，边缘潜行，溃疡间的黏膜正常或稍有水肿。除重症病例外，病灶一般仅局限于黏膜层。镜下可见组织坏死伴少量炎症细胞，以淋巴细胞和浆细胞浸润为主，由于阿米巴滋养体可溶解中性粒细胞，故中性粒细胞极少见，这是本病组织学的一个特点。重症病例形成的溃疡可深及肌层并互相融合，引起大片黏膜脱落，活检组织学检查有时可发现阿米巴滋养体（图 11-20-1）。阿米巴肿（amoeboma）是结肠黏膜对阿米巴原虫刺激的反应性增生，主要是组织肉芽肿伴慢性炎症和纤维化，需要与结直肠癌进行鉴别。肠外阿米巴病以肝脓肿最为常见，其他组织如肺、腹腔、心包、脑等亦可出现脓肿，病理特征以无菌性、液化性坏死为主。

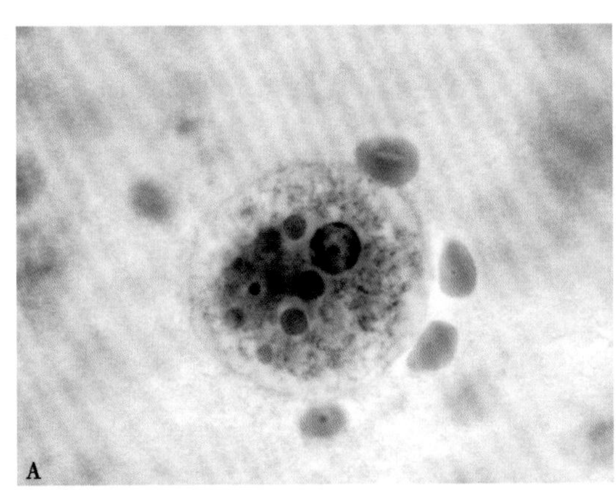

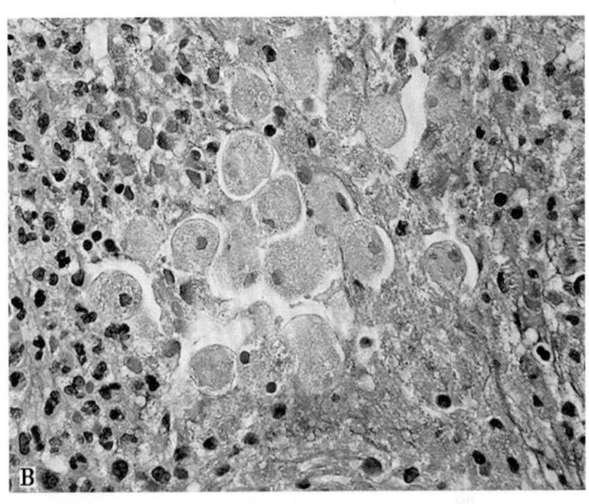

图 11-20-1 阿米巴病

A. 粪便镜检见吞噬红细胞的溶组织阿米巴滋养体；B. 结肠镜黏膜活检见溶组织阿米巴滋养体

阿米巴肠病的潜伏期 2～26 天不等，以 2 周多见，起病突然或隐匿，可呈暴发性或迁延性病程。患者临床症状从轻度、间歇性腹泻到暴发性、致死性的痢疾不等。根据临床表现，可将本病分为 3 型：

1. **急性阿米巴肠病** 患者起病隐匿，可有腹部不适、腹痛、腹泻。腹泻症状与感染部位有关，若阿米巴仅侵犯盲肠和升结肠，患者多为水样便，便中并无脓血，但粪便中可找到溶组织内阿米巴滋养体，被称为“非痢疾阿米巴结肠炎”。累及直肠和乙状结肠者往往出现典型的痢疾症状，其粪便为果酱样脓血便，伴恶臭，每日数次至数十次，80% 的病例有局限性腹痛、腹胀、里急后重、恶心呕吐等。急性肠阿米巴病可有发热，但以低热为主。

2. **暴发性阿米巴肠病** 好发于儿童、孕妇、营养不良及免疫力受损人群。该型起病急骤，中毒症状较明显，高热可达 40℃。患者多呈重病容，精神较衰弱，可出现剧烈腹痛、腹泻、脓血便，每日排便次数在 10 次以上，粪便中易发现阿米巴滋养体。此型患者较易发生下消化道出血及肠穿孔，若治疗不及时，可死于脓毒性休克。

3. **慢性阿米巴肠病** 表现为长期间断腹泻、腹痛、腹胀和体重下降，病情呈间歇发作，多系急性阿米巴肠病治疗不彻底，病程迁延所致。

诊断方法主要包括病原学诊断（包括阿米巴核酸检测）、血清学诊断和内镜 / 影像诊断等。粪便生理盐水涂片法可检出活动的滋养体，滋养体内可见被吞噬的红细胞。阿米巴痢疾古称“赤痢”，又称“红痢”，粪便镜检红细胞较多而白细胞相对较少。这和细菌性痢疾恰好相反，后者被称为“白痢”，镜下观察白细胞多而红细胞较少。慢性阿米巴肠病患者以检查粪便包囊为主，碘液染色有助于显示包囊的胞核。部分患者粪检应持续 1～3 周，多次检查以防漏诊。我国学者的研究表明，脓血便中检出滋养体的阳性率明显高于水样便。由于涂片法检验耗时较多，且依赖于检验者的经验水平，其诊断敏感性低于酶联免疫吸附试验（ELISA）。ELISA 价格相对较高，不利于基层医疗机构广泛开展，因此显微镜直接涂片检查目前依然是本病主要的检查手段。

血清阿米巴抗体是另一重要检测手段，其阳性率可达 90%。由于该抗体通常在感染后几个月内转阴，因此阳性几乎均提示急性感染。结肠镜下于溃疡处活检，也有助于发现阿米巴病原体。影像学检查可以为阿米巴肝脓肿提供诊断线索。需要指出的是，某些阿米巴（以迪斯帕内阿米巴为代表）形态与溶组织阿米巴接近，但无致病性，因此在粪便中检出时无临床意义，临床应注意和阿米巴肠病相区分（见表 11-20-1）。同工酶分析、ELISA、PCR 等方法可用于鉴别溶组织内阿米巴和其他类型的阿米巴原虫。

急性阿米巴病首选治疗方案为甲硝唑口服，也可同时加服四环素，待症状消失后继续应用喹碘方巩固治疗。慢性阿米巴病患者可联合应用甲硝唑和喹碘方治疗。

（二）蓝氏贾第鞭毛虫病

蓝氏贾第鞭毛虫（*Giardia lamblia*）简称贾第虫，是一种呈全球性分布的寄生性肠道原虫。该虫最早由荷兰微生物学家列文胡克（Antonie van Leeuwenhoek）于 17 世纪末发现。蓝氏贾第虫是旅行者腹泻（travellers' diarrhea，TD）的常见病原体，被称为贾第鞭毛虫病（giadiasis）。饮用水污染是贾第虫传播的重要因素，因此本病也是一种水源性传染病。近年来，贾第虫在艾滋病及同性恋者中流行的报道不断增多。全世界贾第虫感染率为 1%～30%，西方人群为 1%～6%，我国平均为 2.52%。绝大多数感染者为无症状带虫者。美国每年约 5000 人因贾第虫感染而住院。自 20 世纪 60 年代起，欧美国家不时出现贾第虫疫情，大多与水源污染有关。例如 2004 年挪威 Bergen 地区暴发贾第虫感染，患病人数达 2500 余人，其中 1252 例为确诊病例。后来发现其感染源是当地的一个水库。

贾第虫的包囊在十二指肠内脱囊形成 4 个滋养体，滋养体主要寄生于十二指肠或近端空肠。人吞入包囊后是否感染和发病与虫株致病力密切相关，不同虫株的致病力差异很大，例如 GS 株具有较强的致病力，而 ISR 菌株致病力很弱。IgA 缺乏是导致贾第虫病的重要因素，胃肠道分泌的 IgA 可介导宿主清除体内的寄生虫。此外，乳糖酶缺乏可加重贾第虫感染者的小肠黏膜病变，也是引起宿主腹泻的另一原因。贾第虫滋养体主要侵袭近端小肠，并通过多种机制引起吸收不良性腹泻：

1. 贾第虫的腹吸盘正好附着于小肠微绒毛边缘，可抑制肠上皮细胞吸收功能，造成肠上皮损伤和通透性增加。

2. 贾第虫感染可影响肠上皮 Cl^- 的分泌以及依赖 Na^+ 的葡萄糖的吸收。

3. 贾第虫感染可下调致密连接蛋白 claudin 1 的表达，抑制肠上皮细胞增殖，诱导肠上皮细胞凋亡。

4. 由于寄生部位的虫体数量极多，常将局部肠黏膜完全覆盖，造成小肠有效吸收面积减少。

5. 贾第虫感染还可改变肠道微环境，导致小肠细菌过度生长，从而加重营养物质吸收不良。

吞入贾第虫包囊后多为无症状带虫者。少数有症状者主要表现为急、慢性腹泻，潜伏期 1～2 周。慢性腹泻往往发展至吸收不良综合征。腹泻呈水样便、量大，一天排便数次或十数次不等，恶臭。一般无黏液脓血便，这一点有别于肠阿米巴病。其他症状包括上腹或脐周痛、腹胀、恶心、呕吐、厌食等。儿童患者常因腹泻而导致营养不良或贫血，从而影响生长发育。如不及时治疗，易发展为慢性，此时常表现为周期性腹泻，反复发作，大便可有恶臭，病程可长达数年。值得注意的是，很多患者即使贾第虫经治疗后消失，其腹泻症状依然长期存在。在上述挪威 Bergen 地区疫情中，39.4% 的患者在根除贾第虫 6 年后依然有腹泻、腹痛等不适，其症状符合肠易激综合征的诊断标准。有学者认为，造成这一现象的原因可能是贾第虫感染造成肠道菌群变化，从而引起感染后肠易激综合征（PI-IBS）。

粪便检查为本病最佳诊断方法，用改良的抗酸染色可在粪便中发现病原体（图 11-20-2）。亦可留取十二指肠液，镜检滋养体。偶尔通过吸取十二指肠液或内镜下黏膜活检进行病原学诊断。此外，酶联免疫吸附试验（ELISA）、间接荧光抗体试验、PCR 等免疫学方法和分子生物学方法均有较高的敏感性和特异性，但未广泛应用于临床。

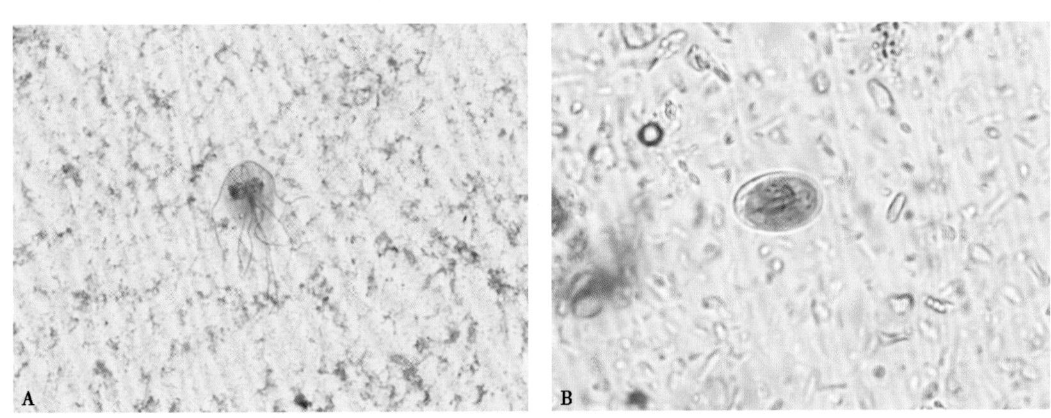

图 11-20-2 粪便镜检发现

A. 蓝氏贾第鞭毛虫滋养体（瑞氏染色）；B. 蓝氏贾第鞭毛虫包囊（碘染色）

有症状的贾第虫病患者需接受治疗，主要包括支持治疗和抗生素治疗。前者主要是纠正腹泻引起的电解质和酸碱平衡紊乱。抗生素首选甲硝唑、替硝唑或硝唑尼特，其中甲硝唑 5～7 天疗程的治愈率 >90%。替代药物包括阿苯达唑、甲苯达唑、巴龙霉素、呋喃唑酮和奎纳克林等。

（三）孢子虫病

隐孢子虫、环孢子虫、等孢子虫和微孢子虫被统称为肠道成孢子原虫，主要侵犯肠上皮细胞，导致细胞内感染，被称为孢子虫病（sporidiosis）。经粪 - 口途径传播具有感染性的孢子或卵囊，是本病主要传播方式。孢子虫感染可导致肠道炎症、肠黏膜结构异常（如绒毛变平）和功能异常（如吸收不良），因此腹泻是患者最常见的症状。对于健康人群，感染常为轻、中度且为自限性，而免疫抑制人群病情较为严重。

1. 隐孢子虫 隐孢子虫（*Cryptosporidium*）为体积微小的球虫类寄生虫，寄生于人和大多数哺乳动物的主要为微小隐孢子虫（*Cryptosporidium parvum*）和人隐孢子虫（*Cryptosporidium hominis*）。隐孢子虫病呈全球性分布，已在90多个国家至少300个地区发现了本病。欧洲和北美人群平均感染率为1%～3%，亚洲为5%，非洲高达10%。1993年，美国威斯康星州的密尔沃基市暴发隐孢子虫感染疫情，影响人群达40万人。西方国家免疫功能正常的人粪便隐孢子虫卵囊检出率为1%，在发展中国家检出率为5%～10%。我国自1987年韩范等首次在南京地区报道隐孢子虫感染以来，陆续在国内17个省市发现本病流行，感染率在1.4%～10.4%。

隐孢子虫感染主要由水源污染引起。英国报道，水源性暴发肠道感染的病例中96%为人隐孢子虫感染，而在散发的病例中，59%为人隐孢子虫感染，35%为微小隐孢子虫感染。隐孢子虫主要寄生于小肠上皮细胞的刷状缘纳虫空泡内，空肠近端是虫体寄生数量最多的部位，严重者可扩散到整个消化道，亦可寄生于呼吸道、肺脏、扁桃体、胰腺、胆囊和胆管等器官。虫体寄生于肠黏膜，造成肠上皮表面呈凹陷或呈火山口状。

腹泻为本病主要临床表现，多急性起病。大便呈水样或糊状，一般无脓血，日排便2～20余次。常伴痉挛性腹痛、腹胀、恶心、呕吐、食欲减退、发热等，偶尔还可引起胆囊炎和肺炎。隐孢子虫病是寄生虫性腹泻的常见原因，尤其在婴幼儿更为常见。免疫功能正常者的微小隐孢子虫感染呈自限性。一般持续数天即可自愈，最长可持续1～2个月。而免疫缺陷宿主的症状较重，可造成小肠绒毛萎缩并扩散至全胃肠道，常并发肠外隐孢子虫病。艾滋病患者隐孢子虫感染率最高可接近50%，可引起严重分泌性腹泻，患者可因脱水及电解质紊乱而死亡。

本病诊断方法主要分为3类：①粪便显微镜检法；②免疫学诊断法；③分子生物学方法。显微镜检法操作较烦琐，但却是诊断本病的可靠依据。应用合适的染色技术有助于提高阳性率，包括金胺-酚染色法、改良抗酸染色法（图11-20-3）等。免疫学方法包括酶联免疫吸附法（ELISA）、免疫荧光试验（IFA）、免疫印渍技术（ELIB）、流式细胞技术（FC）等，其敏感性和特异性较高，且操作简便、易于推广。ELIB被认为是诊断本病的“金标准”。分子生物学技术包括常规PCR、巢式PCR、环介导等温扩增（LAMP）等，有利于快速检测病原

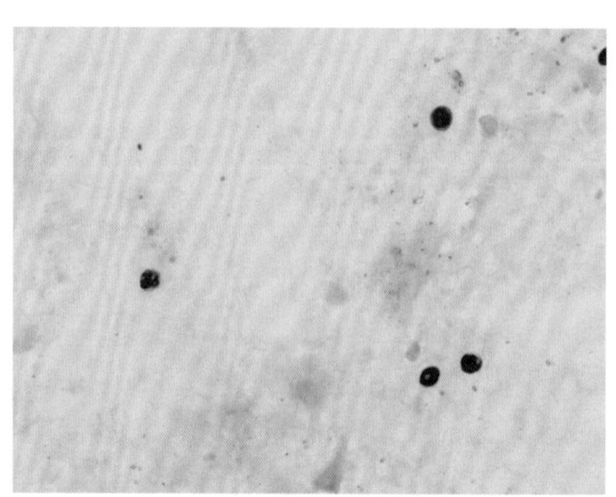

图11-20-3 粪便镜检发现：隐孢子虫卵囊（改良抗酸染色）

体。分子生物学检测的优势在于可分析隐孢子虫的基因表达，从而了解基因型与临床表现之间的关系，以监控传染源和传播途径。

本病至今无特效治疗，最近发现硝唑尼特和螺旋霉素有一定疗效。国内曾报道大蒜素有效，但还需要更多研究资料证实。既往健康、无基础疾病的患者予对症支持治疗，通常于2周内痊愈；免疫缺陷者除支持治疗外，可酌情给予止泻药，如苯乙哌啶、生长抑素及其类似物、5-羟色胺受体拮抗剂等。

2. **环孢子虫** 环孢子虫（*Cyclospora cayetanensis*）又被称为“蓝绿藻”，为全球性分布的寄生虫，亦为旅行者腹泻的病因之一。环孢子虫的流行主要经草莓、木莓、蔬菜等食物传播，也可经水传播，经粪-口途径传染。美国报道该病较多，2013年美国中西部地区曾因蔬菜色拉被污染而暴发环孢子虫疫情。我国福建、江苏、陕西、云南等地也有病例报道。环孢子虫主要寄生在近端小肠，引起肠黏膜充血，黏膜绒毛萎缩、变短，并有融合及隐窝加深，黏膜固有层出现弥漫性、非特异性炎症。在小肠绒毛近肠腔端的纳虫泡内，可见到不同发育阶段的虫体。本病发病急，潜伏期1～7天，主要症状为持续性腹泻，平均每日3～8次，为水样便，有时带少量黏液，但无脓血。此外，患者尚有腹痛、腹胀、烧心、恶心、呕吐、食欲下降、乏力等不适，部分患者有发热。腹泻可持续7周，而艾滋病患者可持续4个月。诊断方法为粪便检查。治疗可应用复方新诺明口服，疗程5～7日。

3. **等孢子虫** 贝氏等孢子虫（*Isospora*）引起等孢子虫病，除免疫抑制的宿主外，疾病常呈自限性，也与旅行者腹泻有关，主要在中南美洲、非洲和东南亚等热带或亚热带国家多见。随着AIDS的发病率增多，等孢子虫病在AIDS患者和男同性恋中发病率也在升高。慢性腹泻主要出现在免疫抑制患者，每日排便6～10次，呈水样便或软便，持续腹泻可伴厌食、体重减轻。卵囊可经粪便涂片及抗酸染色检出，应用十二指肠组织活检或内镜检查可提高检出率。目前尚无特效药物治疗，曾有用乙胺嘧啶和磺胺咪啶治疗有效的报道。

4. **微孢子虫** 微孢子虫（*Microsporidia*）可感染免疫健全或免疫抑制患者。近年来的研究发现，该虫是艾滋病患者腹泻的重要病原体，感染率达27%。引起腹泻的微孢子虫病原体主要是比氏肠微孢子虫（*enterocytozoon bienesi*）及肠脑微孢子虫（*encephalitozoon intestinalis*），前者占90%以上。病变主要在空肠，其次在十二指肠远端，肠黏膜活检可见轻度非特异性炎症，绒毛轻度低平、变钝。本病在热带国家更为常见。微孢子虫病潜伏期为4～7个月，其临床症状相对较轻，为腹胀和间歇性腹泻，腹泻可持续数月，水样便，每日3～10次不等。可经粪便镜检诊断或分子检测如PCR诊断。对此病尚无满意的治疗方法，仅阿苯达唑或复方新诺明对部分病例有效，且治疗后存在复发现象。

（四）人芽囊原虫

1912年被首次描述时，将人芽囊原虫（*Blastocystosis hominis*）归为酵母菌，后根据其超微结构等方面特点将其归为原虫，1993年国内学者江静波将其归入芽囊原虫亚门。该虫主要寄生于人体回盲部。关于人芽囊原虫的致病性颇有争议。一般认为其致病力较弱，认为许多粪便检出该病原体的患者并无症状。腹泻为其最主要的临床表现，可多达每日20余次，呈水样便，亦可为黏液或血样便。急性病例较少，往往呈慢性迁延性病程。临床诊断主要依据粪便中查到人芽囊原虫确诊（图11-20-4）。人芽囊原虫严格厌氧，应选用甲硝唑治疗，但在治疗慢性腹泻患者时应注意适当增加用药剂量或延长用药时间。

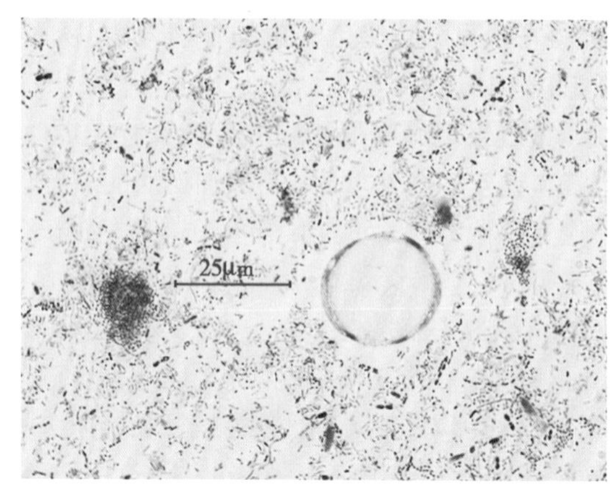

图 11-20-4　粪便镜检发现：人芽囊原虫（瑞氏染色）

二、蠕虫感染

引起慢性腹泻的蠕虫（helminth）主要有旋毛形线虫、粪类圆线虫、毛首鞭形线虫等（表 11-20-2）。腹泻伴血嗜酸性粒细胞升高时应怀疑蠕虫感染所致，而常见原虫感染（弓形虫除外）一般不伴有嗜酸性粒细胞增高。

表 11-20-2　蠕虫与腹泻的关系

明确导致腹泻	**很少引起腹泻**
● 旋毛形线虫 *Trichinella spiralis*	● 似蚓蛔线虫（人蛔虫）*Ascaris lumbricoides*
● 粪类圆线虫 *Strongyloides stercoralis*	● 十二指肠钩口线虫 *Ancylostoma duodenale*
● 毛首鞭形线虫 *Trichuris trichiura*	● 美洲板口线虫（美洲钩虫）*Necator americanus*
● 菲律宾毛线虫 *Capillaria philippinensis*	● 蠕形住肠线虫（蛲虫）*Enterobius vermicularis*
可能导致腹泻	● 链状带绦虫（猪肉绦虫）*Taenia solium*
● 血吸虫 *Schistosoma* spp.	● 肥胖带绦虫（牛肉绦虫）*Taenia saginata*
● 微小膜壳绦虫 *Hymenolepsis nana*	● 阔节裂头绦虫 *Diphyllobothrium latum*
● 布氏姜片吸虫 *Fasciolopsis buski*	
● 横川后殖吸虫 *Metagonimus yokogawai*	
● 异形异形吸虫 *Heterophyes heterophyes*	
● 异尖线虫 *Anisakis* spp.	

（一）旋毛形线虫病

旋毛形线虫（*Trichinella spiralis*）简称旋毛虫，是人体最小的寄生线虫，广泛分布于全世界除澳大利亚和部分南太平洋以外的区域。成虫主要寄生于宿主的十二指肠和空肠上段，幼虫则寄生在同一宿主的横纹肌细胞内。宿主通过食入含有活幼虫囊包的肉类及其制品而感染，猪是最重要的感染源。旋毛虫病的潜伏期一般为 5～15 天，平均 10 天左右，但也有短为数小时，长达 46 天者。一般潜伏期越短，病情越重。1993 年在法国因食用从加拿大进口的马肉而暴发旋毛虫病疫情，先后有 538 例患者发病，其中分别有 23 例和 7 例患者出现心脏和神经系统并发症。

本病的临床过程可大致分为3个时期：

1. **侵入期** 人食入囊包后，幼虫在小肠内脱囊至发育为成虫，导致肠黏膜炎症反应，历时约1周。侵入期主要病变部位在十二指肠和空肠，故又称肠型期。此期幼虫以小肠绒毛为食，对肠上皮细胞损伤较大。主要症状为腹泻、腹痛和呕吐，腹泻系肠黏膜炎症和吸收不良所致，严重者可出现重症肠炎，少数也可迁延为慢性腹泻。部分患者感染后胃肠道症状不明显。

2. **幼虫移行期** 新生幼虫随淋巴、血循环离开肠道，到达各器官及侵入横纹肌内发育，可导致心肌炎、肺炎、肌炎等，部分病例合并血管炎和血栓形成。此期患者可出现发热、眼睑水肿、皮疹等过敏症状，往往伴有血嗜酸性粒细胞增多。多数患者在发热同时出现对称性眼睑、眼眶及面部水肿，重者伴有下肢甚至全身水肿。水肿可持续1周，消失后很少复发。部分可出现球结膜出血。幼虫移行的最终部位是肌肉，肌痛也是此期最突出的症状，故又称为肌型期。患者肌肉肿胀，有硬结感，压痛与触痛明显，常影响颈部、躯干和上下肢肌肉，尤以腓肠肌、肱二头肌及肱三头肌为著。多数患者静息期即有肌痛，活动后加重。

少数患者可出现肺、心脏、中枢神经系统严重并发症，若不及时治疗，可因此而死亡。2004年在土耳其发生一起因食牛肉和猪肉混合肉丸而引起的疫情，474例患者中15%出现心脏并发症，0.2%出现神经系统并发症。

3. **囊包形成期** 为受损肌细胞的修复过程，肌细胞逐渐膨大呈纺锤状，形成梭形肌腔包绕幼虫。此期以肌肉局部不适为主，全身症状较少。

旋毛虫病的临床表现受病程分期的影响，但分期并不是绝对的。整体而言，本病缺乏特异性的症状和体征，表现复杂多样，诊断有一定的难度，且误诊率颇高。例如，本病出现高热和肌痛常被误认为流感，尤其是在冬季。慢性炎症性腹泻易被误诊为沙门菌、志贺菌或其他感染性肠炎。幼虫移行期出现炎症反应、肌痛和多器官损害时，应当与结缔组织病、其他蠕虫感染（如急性华支睾吸虫、并殖吸虫及血吸虫等）以及原发性嗜酸性粒细胞增多症相鉴别。眼眶和面部水肿伴发热时，须注意不要与急性肾小球肾炎、过敏反应及皮肌炎等相混淆。结膜出血、皮肤出血斑点伴发热时，应与流行性脑脊髓膜炎、钩端螺旋体病、细菌性心内膜炎及斑疹伤寒相鉴别。中枢神经受累的患者应排除其他类型的感染性脑膜炎和脑炎。

以发热、皮疹、肌痛和多系统损害为主要表现，曾有生食或半生食肉类史，尤其是多人同时发病者，应怀疑本病并进一步检查。患者如有吃剩的残余肉类，可取小块肌肉压片镜检，查找旋毛虫幼虫或囊包，以资佐证（图11-20-5）。患者肌肉活检发现幼虫囊包是确诊本病最可靠的方法，但检出率不高，仅有50%左右。免疫学方法检测血清中特异性旋毛虫抗体或抗原可作为重要辅助手段，建议同时应用两种血清学方法，以提高检出率。ELISA法检测血清旋毛虫抗体是目前推荐的标准诊断方法，ELISA法阳性者可进一步应用蛋白印迹法（Western Blot）加以验证。

治疗方面，阿苯达唑是本病首选用药。阿苯达唑可驱除肠内早期脱囊幼虫和成虫，并抑制雌虫产生幼虫，而且还能杀死移行期和肌肉中的幼虫。剂量为20～30mg/(kg•d)，每天分2次口服，疗程5～7天。多数患者于用药后2天退热，3～5天体温降至正常，全身症状好转。少数患者于服药后第2～3天皮疹或发热反而加重，系虫体死亡后引起的变态反应所

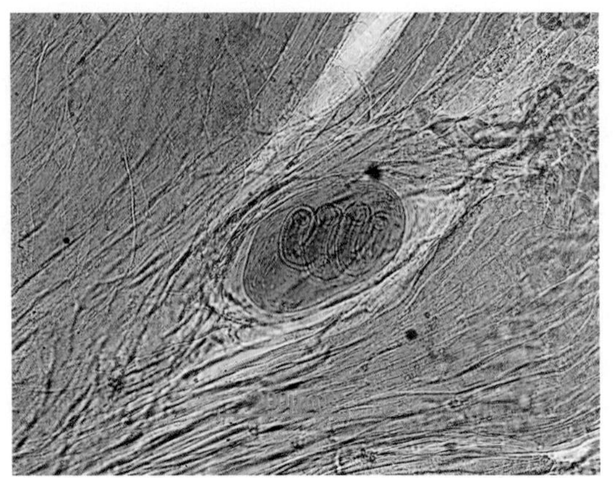

图 11-20-5 肌肉活检镜检发现：旋毛虫囊包

致，一般不需要停药。值得强调的是，阿苯达唑杀灭肠道脱囊幼虫、成虫及移行期幼虫的效果明显优于囊包形成期的幼虫，因此早期诊断本病非常重要。甲苯达唑目前在欧美国家仍普遍应用，剂量为 300mg/d，分 3 次口服，疗程 5～9 天。但我国学者报道该药出现一定的耐药性，因此在我国不作为首选。

（二）粪类圆线虫病

粪类圆线虫（*Strongyloides stercoralis*）是一种兼性寄生虫，生活史复杂，包括自生世代和寄生世代。在寄生世代中，成虫主要在宿主（如人、狗、猫、狐狸等）小肠内寄生，幼虫可侵入肺、脑、肝、肾等组织器官。粪类圆线虫的致病作用取决于感染程度、侵袭部位及机体免疫功能状态。感染后，大部分轻度感染病例病原体被自动清除，无临床症状；少数为持续的慢性感染（可长达数十年），间歇出现胃肠症状；而在免疫抑制患者可引发播散性重度感染，导致脑、肺、肾等多器官损伤，甚至因严重器官衰竭而死亡。我国有散发病例报道，但确切流行情况尚不清楚。

消化道方面，本病成虫主要寄生于小肠，也可累及胃和结肠。虫体对消化道黏膜具有机械性刺激和毒性作用，轻者表现为黏膜充血为主的炎症性腹泻；重者表现为肠壁糜烂、溃疡甚至肠穿孔。患者可出现恶心、呕吐、腹痛、腹泻等，并伴有发热、贫血及全身不适。若虫体寄生于胆管或肝内，可引起肝大，合并发热、黄疸等类似胆管炎的表现。疑诊患者应首先询问有无泥土接触史。同时出现消化道和呼吸系统症状，并有嗜酸性粒细胞升高的患者，应考虑本病可能。慢性感染病程造成迁延者，血嗜酸性粒细胞可不升高，应予注意。诊断主要依靠新鲜粪便、痰、尿或脑脊液中检出杆状蚴或丝状蚴（图 11-20-6），腹泻患者的粪便中也可检出虫卵；ELISA 方法可检测患者血清特异抗体。驱虫药物可选用噻苯达唑或阿苯达唑，噻嘧啶和左旋咪唑也有一定疗效。

（三）毛首鞭形线虫病

毛首鞭形虫（*Trichuris trichiura*）简称鞭虫，是常见的人体肠道寄生线虫之一，全球感染人数约 8 亿人，主要分布于热带、亚热带地区的发展中国家。成虫主要寄生于人体盲肠，感染严重时也可寄生于结肠、直肠甚至回肠末端，成虫钻入肠黏膜，引起肠黏膜点状出血、炎症或溃疡。少数患者可有肠上皮细胞增生，肠壁组织明显增厚。轻度感染病例一般无明显症状。发生重度感染时，患者多表现为食欲不振、恶心、呕吐、腹痛、腹泻、血便和贫血等症状，偶尔可因大量虫体结成团导致急性肠梗阻。感染者可出现外周嗜酸性粒细胞增多，比例可高至15%。诊断本病主要依赖粪便中检出滋养体或虫卵（图11-20-7）。治疗可选用甲硝唑或阿苯达唑。

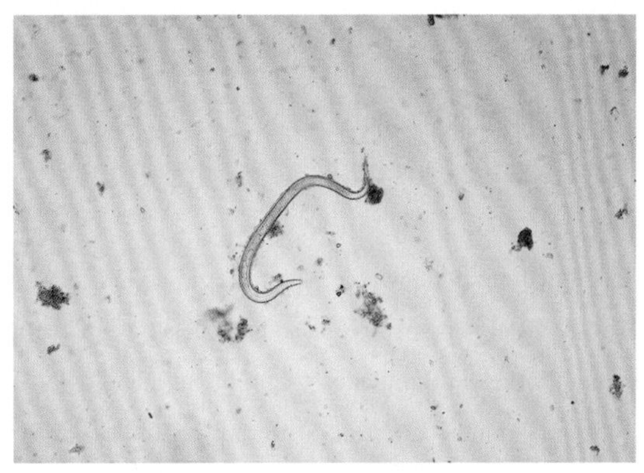

图11-20-6 粪便镜检发现：类圆形线虫

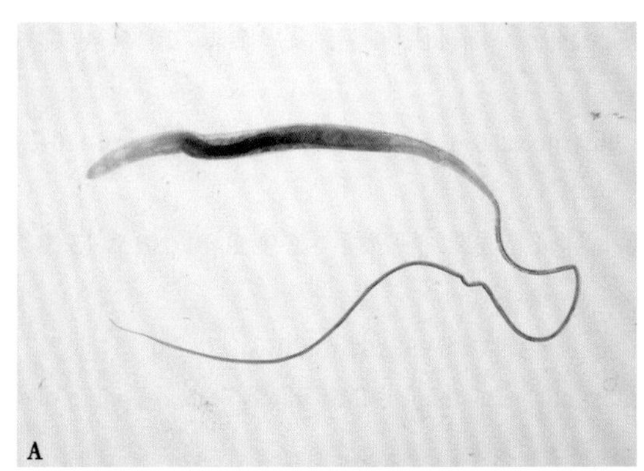

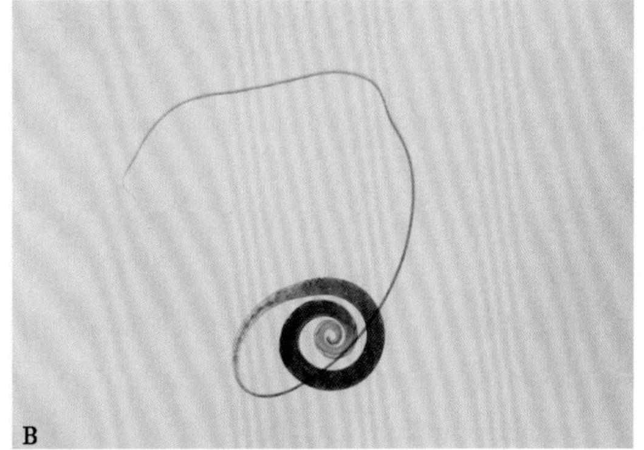

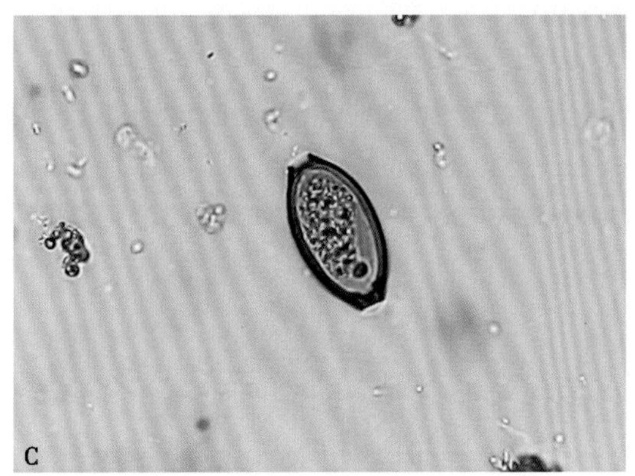

图11-20-7 粪便镜检发现：毛首鞭形线虫

A. 雌虫；B. 雄虫；C. 虫卵

（徐 蕙 张 峰 吴 东）

参 考 文 献

1. Hashmey R，Genta RM，White Jr AC. Parasites and diarrhea. Ⅰ：protozoans and diarrhea. J Travel Med，1997，4（1）：17-31.
2. Hashmey R，Genta RM，White Jr AC. Parasites and diarrhea. Ⅱ：helminths and diarrhea. J Travel Med，1997，4（2）：72-75.
3. 许炽熛. 寄生虫性腹泻. 传染病信息，2007，20（4）：209-213.
4. 张小萍，何艳燕，王真瑜，等. 上海市综合性医院腹泻患者中溶组织内阿米巴感染现状调查. 中国血吸虫病防治杂志，2015，27（6）：601-603.
5. Gupta S. Infectious disease：something in the water. Nature，2016，533（7603）：S114-S115.
6. Haque R，Mondal D，Karim A，et al. Prospective case-control study of the association between common enteric protozoal parasites and diarrhea in Bangladesh. Clin Infect Dis，2009，48（9）：1191-1197.
7. Ramos JM，Rodríguez-Valero N，Tisiano G，et al. Different profile of intestinal protozoa and helminthic infections among patients with diarrhoea according to age attending a rural hospital in southern Ethiopia. Trop Biomed，2014，31（2）：392-397.
8. Gardner TB，Hill DR. Treatment of giardiasisi. Clin Microbiol Rev，2001，14（1）：114-128.
9. 余新刚，胡伟，李国清. 蓝氏贾第鞭毛虫潜在致病机制初探. 国际医学寄生虫病杂志，2015，42（3）：112-117.
10. Kaiser L，Surawicz CM. Infectious causes of chronic diarrhoea. Best Pract Res Clin Gastroenterol，2012，26（5）：563-571.
11. 王庆权，操治国，李启扬，等. 人体隐孢子虫病流行病学研究进展. 热带病与寄生虫学，2015，13（2）：120-124.
12. 刘道华，汪天平，李启扬. 隐孢子虫检测方法的研究进展. 热带病与寄生虫学，2013，11（3）：181-183.
13. Kappus KD，Lundgren RG Jr，Juranek DD，et al. Intestinal parasitism in the United States：update on a continuing problem. Am J Trop Med Hyg，1994，50（6）：705-713.
14. 温少芳，王玉光，成军. 慢性 HIV 感染者的肠道寄生虫感染. 国际流行病学传染病学杂志，2011，38（1）：44-47。
15. 王中全，崔晶. 旋毛虫病的诊断和治疗. 中国寄生虫学与寄生虫病杂志，2008，26（1）：53-57.
16. Martinez-Gordillo MN，Gonzalez-Maciel A，Reynoso-Robles R，et al. Intraepithelial giardia intestinalis：a case report and literature review. Medicine（Baltimore），2014，93（29）：e277.

第21节 肠 结 核

知识要点

1. 全球结核病疫情有重新抬头的趋势，我国结核病仍然高发，且耐药结核不断增多，临床应高度重视。
2. 肠结核是一种特殊的感染性肠炎，可累及胃肠道任何部位，但以回盲部最常见。

3. 肠结核引起慢性腹泻的机制较为复杂多样，包括吸收不良、肠功能紊乱、小肠细菌过度生长、胆汁酸性腹泻、炎症性腹泻等均参与其中。
4. 肠结核的临床表现与克罗恩病相似，但治疗方向完全相反。熟悉这两种疾病的发病机制，并综合临床、生化、影像、内镜及病理结果，多数病例可作出有效鉴别。实在难以鉴别者，可通过试验性抗结核治疗进行区分。
5. 肠结核的治疗原则同肺结核，强调早期、适量、全程、联合、规律用药，治愈率高。充分休息和营养支持十分重要。少数病例可能需要手术治疗。

由结核分枝杆菌（*Mycobacterium tuberculosis*）感染造成的结核病是一种古老的传染性疾病，始终伴随人类历史的进程。进入20世纪中叶，随着抗结核药物的问世和人们生活水平的提高，结核病的发病率和死亡率一度明显下降。然而，近年来由于结核分枝杆菌耐药菌株的出现和免疫抑制剂的应用，加之贫困人口扩大、艾滋病、吸毒以及人口流动等社会因素，全球范围内结核病疫情有明显的抬头趋势。据世界卫生组织（WHO）统计，2015年全球约有1040万人患有结核病，170万人因结核病而死亡（其中包括40万艾滋病患者）。95%的结核病死亡发生在中低收入国家。我国2015年新发结核病92万例（年发病率为67/10万），其中3%～5%为肺外结核。

结核分枝杆菌感染引起的肠结核（intestinal tuberculosis，ITB）是一种特异性感染性肠炎，占全部结核患者的1%～3%。ITB是肺外结核的一种，在肺外结核中低于淋巴系统、泌尿生殖系统、骨关节及中枢神经系统的感染率。ITB的发病率与宿主的免疫力关系密切。据西方国家统计，在免疫力正常的宿主，肺外结核约占全部结核病例的20%，但在艾滋病患者中可达50%。ITB曾经是我国的常见病。随着经济发展和卫生条件的改善，近年来我国ITB病例数有下降趋势。但由于肺结核在我国依然高发，而ITB与肺结核关系密切，故临床仍需重视和警惕该病。

世界卫生大会在2014年5月通过了世界卫生组织（WHO）提出的“终结结核病战略”。该战略要求在2015年至2030年之间，全球减少90%的结核病死亡，并使新发病例数下降80%，确保没有一个家庭因为结核病而承担灾难性的医疗费用。进一步，WHO提出至2035年使结核病死亡人数下降95%，使结核发病率下降90%，从而与目前发达国家的结核病的低流行情况相当。为实现这一目标，全球结核病的发病率每年应下降4%～5%。这是一个艰巨的任务，因我国人口密集、地区发展不平衡、人员流动性增加、健康生活方式仍有待普及，结核防控工作依然任重道远。

【病因与发病机制】

ITB的病原体多数是人型结核分枝杆菌。少数患者是牛型结核分枝杆菌，可能是饮用未经充分消毒的乳制品所致。ITB的致病途径主要包括4种：①经口感染；②直接侵犯；③血行播散；④原发感染。

经口感染是ITB患者最主要的感染途径。患者多合并肺结核，因吞下含结核分枝杆菌的痰液而引起本病。与开放性肺结核患者密切接触，也可能罹患ITB。在抗结核药物问世以前，尸检发现肺结核死亡患者半数以上合并ITB。肺结核患者是否出现ITB，与宿主自身免疫力有关，也取决于肺结核本身的严重程度。例如轻型肺结核合并ITB的比例仅有1%，而严重肺结核则高达25%。结核分枝杆菌对强酸（3% HCl）和强碱（4% NaOH）均有一定的耐受性，因此被吞入胃内后多数不被胃酸灭活。但临床上较少见到胃结核，原因可能包括：①胃内容物排空较快；②结核分枝杆菌易侵犯淋巴系统，而胃壁缺少淋巴滤泡；③胃黏膜本身具有屏障作用。按易感性排序，ITB的好发部位依次是回盲部、升结肠、回肠、空肠、阑尾、横结肠、降结肠、十二指肠、乙状结肠和直肠，其中回盲部受累的比例高达80%。其原因可能是由于回盲瓣对肠内容物有生理性滞留作用，含有结核分枝杆菌的肠液在此处停留时间较长，加之回盲部淋巴组织丰富，故成为ITB最好发的部位。

除经口感染，ITB尚有其他致病途径。例如，腹盆腔其他部位结核（如腹腔淋巴结核、子宫结核等）感染可直接蔓延、侵犯肠道，引起ITB。少数ITB可由粟粒性肺结核或全身性结核病血性播散引起。肠道也可以是结核分枝杆菌的原发感染部位，但较为罕见，据估计仅占全部ITB病例的1%。

ITB的组织病理学改变是理解本病临床表现的基础。ITB的大体形态学可分为溃疡型（60%）、增生型（10%）及混合型（30%）3种。当机体免疫力下降，侵犯肠道的结核分枝杆菌数量多、致病力强时，则易造成溃疡型改变；反之，则多为增殖型。

溃疡型是ITB最常见的病理类型。结核分枝杆菌侵犯肠黏膜后，被巨噬细胞吞噬并带至黏膜下层。结核分枝杆菌进而侵犯肠壁的集合淋巴结和孤立淋巴滤泡，形成特异性结核肉芽肿。受结核分枝杆菌感染的影响，肠壁发生闭塞性血管炎，局部血供变差，致使部分结核肉芽肿中心发生干酪性坏死。干酪坏死性肉芽肿（caseous granuloma）是ITB特征性改变，有别于克罗恩病的非干酪性坏死，也是这两种疾病的鉴别要点之一（图11-21-1）。需要指出的是，ITB患者内镜活检发现肉芽肿的比例较高，例如顾清等报道ITB肉芽肿活检阳性率为70.1%（24/34），其中75.0%（18/24）位于黏膜固有层。但这些多为非特异性肉芽肿改变，并非干酪性坏死，故对ITB诊断意义有限。典型的干酪性坏死常位于黏膜下层，活检阳性率很低。何瑶等报道国内一组多中心ITB病例，内镜活检标本检出干酪性坏死的阳性率仅为4.4%（6/136）。

受缺血影响，肠黏膜表面坏死脱落而形成小溃疡。随着病变进一步发展，小溃疡可相互融合、增大。北京协和医院刘彤华等报道53例ITB病例，其肠溃疡最大可达5cm×3cm。ITB溃疡可单发或多发，深浅不一，深者可达固有肌层甚至浆膜层，边缘往往不规整，呈鼠

11

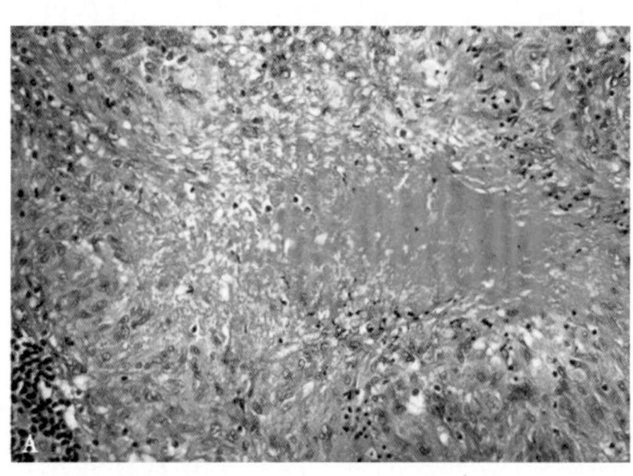

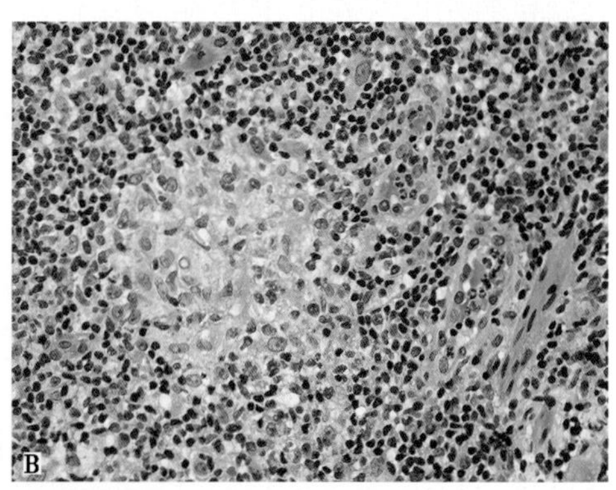

图11-21-1 两种肉芽肿比较

A. 结核性肉芽肿：中央有干酪性坏死，肉芽肿结构松散，边界不清；B. 克罗恩病肉芽肿：无干酪性坏死，上皮样细胞紧密排列，边界清楚

咬状（图 11-21-2A）。由于结核分枝杆菌易侵犯淋巴系统，沿肠淋巴管走向形成溃疡，所以在内镜下典型的 ITB 肠溃疡呈环腔分布（图 11-21-2B）。这是 ITB 的重要内镜特征，有助于和克罗恩病鉴别，后者病变大多沿肠系膜走行，表现为纵行溃疡（图 11-21-2C）或阿弗他溃疡（图 11-21-2D）。ITB 溃疡修复时，可因瘢痕收缩导致环形狭窄。北京协和医院报道 53 例 ITB 中，43 例（81.1%）出现环腔狭窄，其中半数以上为多发，狭窄病变数 2～10 个不等。ITB 病程迁延，常与周围组织粘连，故很少发生急性肠穿孔，但可因溃疡慢性穿孔而引起腹腔脓肿或肠瘘。病变肠段动脉管壁增厚，内腔狭窄甚至闭塞，故 ITB 很少引起下消化道大出血。溃疡局部肠系膜往往增厚，肠系膜淋巴结肿大，淋巴结可有干酪样坏死，部分会出现钙化。

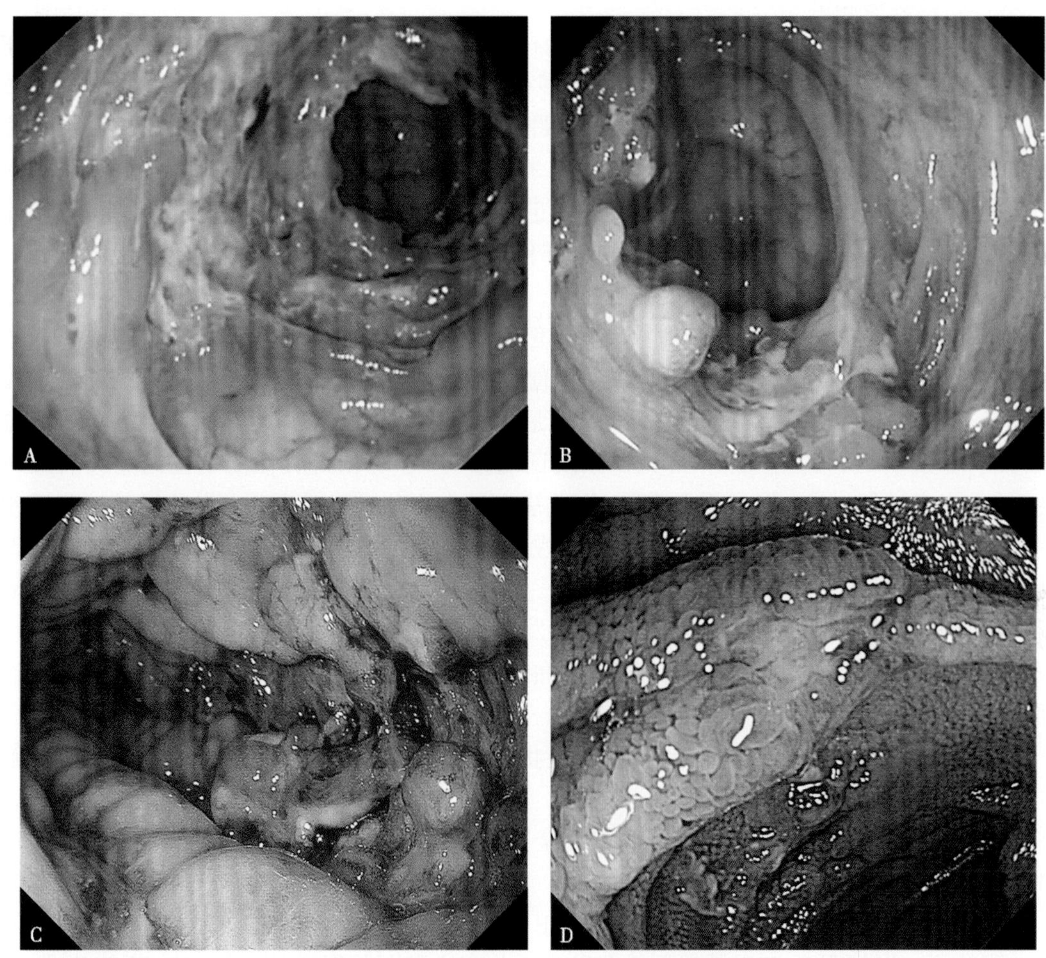

图 11-21-2　肠结核与克罗恩病的肠溃疡比较

A. 肠结核巨大溃疡：边缘不整齐，呈鼠咬状；B. 肠结核环腔溃疡：侵犯回盲瓣；C. 克罗恩病纵行溃疡：伴铺路石样外观；D. 克罗恩病阿弗他溃疡

增生型 ITB 较少见，好发于原发性 ITB。由于纤维组织增生、瘢痕形成等，病变部位可形成肿块，易被误诊为肠肿瘤。病变肠段浆膜可出现灰白色结核小结节。混合型 ITB 肠黏膜不仅有溃疡，也有结核性肉芽肿及瘢痕形成，故增生性狭窄和瘢痕性狭窄可同时存在。这一特点也可见于溃疡型 ITB 的恢复期。

ITB 引起慢性腹泻的机制较为多样。结核分枝杆菌侵袭肠黏膜可引起急性炎症，从而造成炎症性腹泻。当结核分枝杆菌侵犯左半结肠且范围较广时，甚至可出现黏液脓血便，类似溃疡性结肠炎。ITB 易并发肠粘连和肠梗阻，可引起小肠细菌过度生长，导致吸收不良性腹泻（详见第 11 章第 17 节）。当 ITB 对末端回肠破坏严重时，可引起胆汁酸吸收障碍，胆汁酸肠肝循环被打断，从而造成胆汁酸性腹泻（详见第 12 章第 9 节）。

【临床表现】

ITB 患者以中青年居多，20～40 岁者占 60%～70%。女性患者多见，男女比例约为 1∶3。北京协和医院统计 53 例 ITB 患者，男女比例为 1∶6.6。

（一）症状与体征

1. **腹痛和腹部包块** ITB 的临床表现以右下腹痛和包块最多见。80%～90% 的 ITB 患者有慢性腹痛，回盲部是好发部位，故腹痛多在右下腹，少数在脐周或全腹。ITB 起病大多隐匿，常为隐痛，有时可出现绞痛。合并肠梗阻或穿孔时，腹痛加剧。进食可诱发及加重疼痛，可能与胃 - 结肠反射使肠蠕动增强有关。排便或呕吐后腹痛常减轻。

30%～60% 的 ITB 患者出现腹部包块，也以右下腹多见，比较固定，质地中等偏硬，伴有压痛。溃疡型或增生型 ITB 均可出现腹部包块，产生机制与病变肠段与周围组织粘连有关，或同时由肠系膜淋巴结结核所致。

2. **腹泻** 慢性腹泻是 ITB 的症状之一，但发生率并不高，大宗病例统计为 10%～30%。腹泻多见于溃疡型 ITB，而增生型 ITB 多以便秘为主。腹泻次数因病变严重程度和范围不同而异，一般每日 2～4 次，多出现于腹痛之后。溃疡型 ITB 病变范围广泛时，腹泻次数每日可达 10 余次，粪便呈糊样。当 ITB 累及远端结肠时，可出现类似溃疡性结肠炎的脓血便，但发生率较低。ITB 罕见累及直肠，因此患者通常不伴有里急后重。若小肠结核广泛侵犯肠系膜淋巴组织，使淋巴管阻塞或继发肠腔狭窄、肠梗阻时，可引起小肠细菌过度生长，从而导致吸收不良性腹泻。

部分 ITB 患者会出现腹泻与便秘交替，发生率约为 30%，以往曾认为是 ITB 的特征性表现，现今认识到这只是 ITB 引起的肠道功能紊乱，也可见于其他慢性肠道疾病，故并无诊断意义。

3. **全身症状** ITB 患者可有结核中毒症状，如发热、盗汗、乏力、消瘦、食欲下降等。若 ITB 患者同时合并其他部位结核（如肺结核），会有相应的症状，甚至因该症状突出（如咳嗽、咯血）而掩盖 ITB。相对而言，增生型 ITB 全身情况一般较好，无发热或仅有低热；而溃疡型 ITB 发热等全身症状更为显著。

4. **并发症** 随着抗结核治疗的普及，ITB 相关性并发症已不多见，但仍时有发生，临床应加强认识。肠梗阻是 ITB 最常见的并发症。北京协和医院报道的一组 ITB 患者中，肠梗阻发生率达 77.4%（41/53），多为慢性不全肠梗阻。文献报道，肠穿孔发生率为 1%～10%，通常为慢性穿孔，穿孔后可形成瘘管或局限性腹腔脓肿，以右下腹最多见，但发生率远低于克罗恩病。当 ITB 溃疡较深或梗阻严重时，也可发生急性穿孔，但临床少见。北京协和医院报道的 53 例 ITB 中，仅有 1 例出现急性穿孔。如前文所述，由于 ITB 的病理改变属于闭塞性血管炎，故很少引起出血。文献报道，ITB 造成下消化道出血的发生率为 2%～4%。

（二）辅助检查

1. **血液学和粪便检查** ITB 患者贫血不少见，多为轻至中度贫血，北京协和医院统计表明ITB的贫血发生率约为50%。血白细胞计数一般正常，出现急性并发症（梗阻、穿孔）时会增高。血沉和C反应蛋白多增高，可作为评估ITB活动程度的指标之一。

结核菌素（PPD）试验或γ-干扰素释放试验（国内常用T-Spot TB试验）阳性有助本病诊断。李玥等前瞻性观察了93例疑诊ITB或克罗恩病的患者，发现T-Spot TB试验阳性诊断ITB的敏感性为84.2%，特异性为75.4%。T-Spot TB试验阳性的患者罹患ITB的风险比（hazard ratio，HR）为7.0（95%CI 1.9～25.7）。徐蕙等针对T-Spot TB试验对亚洲人群ITB和克罗恩病的鉴别价值进行了荟萃分析，发现该试验阳性诊断ITB的敏感性为82.8%，特异性为86.7%，阳性似然比为6.87，阴性似然比为0.17。

ITB患者粪便多为糊样，肉眼观察大多无黏液或脓血，但显微镜检可有少量白细胞和红细胞，粪便隐血可呈阳性。以往曾用粪便浓缩法找抗酸杆菌或用粪便标本做结核分枝杆菌培养，从而诊断ITB，但费时、耗力且阳性率较低。在排菌性肺结核患者的粪便中找到结核分枝杆菌，还需排除吞咽带结核分枝杆菌痰液所致，故临床意义有限。在粪便中找到抗酸杆菌时，还需要结合其他临床表现综合考虑。北京协和医院李融融等曾报道一例克罗恩病，患者27岁，青年男性，腹痛4年，升结肠和盲肠多发溃疡，粪便结核抗酸杆菌培养阳性。但经历3个月的抗结核治疗后，病情反而加重，出现肠梗阻。最终，经剖腹探查和手术病理确诊为克罗恩病。

2. **影像学检查** 影像学检查对于ITB有诊断价值，常用方法包括X线钡剂造影、CT或MRI小肠重建等。CT和MRI有替代传统钡剂造影的趋势（详见第6章第3节）。在溃疡型ITB，钡剂在病变肠段排空很快（激惹现象），而在病变的近段和远端肠段则充盈良好，称为X线钡剂的“跳跃征”。病变肠段如能充盈，则显示黏膜皱襞粗乱、边缘不规则，也可见肠腔狭窄、升结肠缩短变形等。CT若发现肠壁不规则增厚，溃疡形成，肠系膜淋巴结增大、中央低密度（坏死）及钙化等，有利于ITB的诊断（图11-21-3）。

3. **内镜检查** 结肠镜可观察全结肠及回肠末段，并取活检，对ITB的诊断及鉴别诊断意义重大。内镜下ITB病变处肠黏膜表现为充血、水肿，典型病变形态为环腔溃疡，溃疡边缘不整齐，可呈鼠咬状，有别于克罗恩病的纵行溃疡或阿弗他溃疡（见图11-21-2），也不同于白塞病边缘整齐的孤立性大溃疡（见图8-3-2E）。ITB可出现大小及形态各异的炎性息肉，肠腔可有不同程度的狭窄。如果内镜活检发现干酪性坏死肉芽肿或结核分枝杆菌，可以确诊ITB，但多数情况下活检病理仅有非特异性炎症改变。

当ITB病灶主要位于小肠，结肠镜和影像学检查不能确诊时，可考虑行小肠镜或胶囊内镜检查。前者优势在于可取活检，但属于侵入性检查；后者无创，但禁用于肠梗阻患者，详见第8章第1、2节。

【诊断与鉴别诊断】

临床遇有以下情况应怀疑ITB：①中青年患者（特别是女性）出现腹痛、排便习惯改变、右下腹压痛、腹部包块；②原因不明的肠梗阻，伴发热、消瘦、盗汗、纳差等全身症状；③钡剂检查或CT/MRI发现跳跃征、肠道溃疡、肠壁增厚、肠管变形和狭窄等；④结肠镜检查发现回盲部炎症、溃疡、炎性息肉或肠腔狭窄，溃疡为环腔分布以及病变局限于回盲部者需加倍怀疑；⑤有其他部位结核的证据，尤其是活动性肺结核、腹盆腔结核；⑥ PPD试验或T-Spot TB试验强阳性。

符合以下任何一条，可确诊为ITB：①病变组织抗酸染色找到结核分枝杆菌；②病变

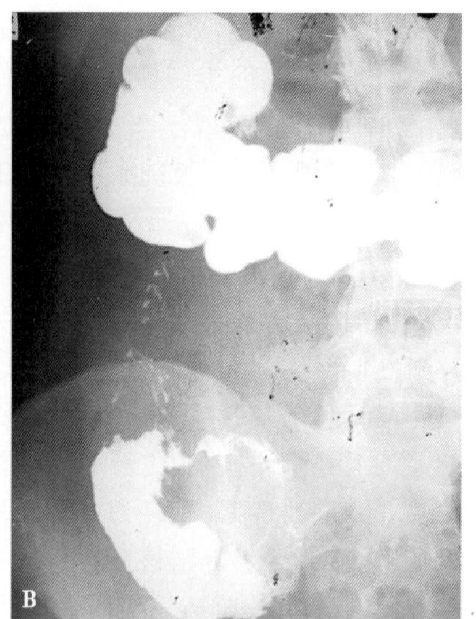

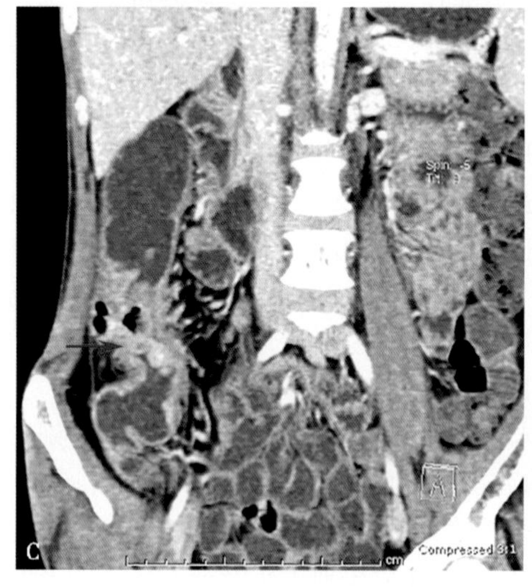

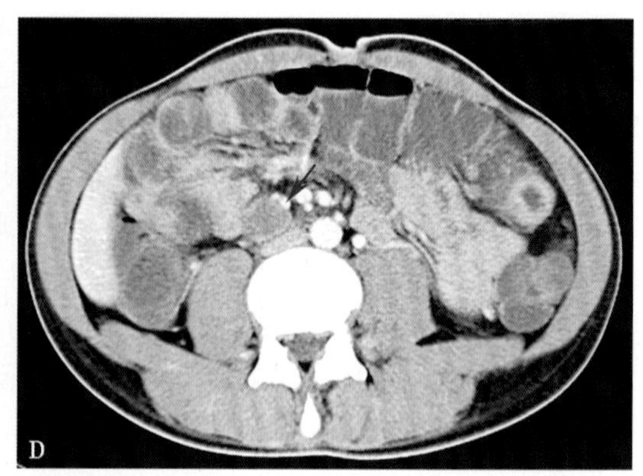

图 11-21-3 肠结核的影像学特征

A. 升结肠收缩变短；B. 升结肠病变肠段钡剂被快速排空，但盲肠和横结肠充盈良好（跳跃征）；C. 升结肠不规整溃疡，肠腔狭窄，肠壁增厚（红色箭头）；D. 腹膜后淋巴结增大，中央坏死（红色箭头）

组织病理检查发现干酪坏死性肉芽肿；③病变处取材培养结核分枝杆菌阳性；④病变处取材做动物接种有结核改变。只有通过内镜活检或手术切除病变，才有望符合上述诊断标准，且阳性率较低，因此该标准在实际工作中价值有限。对活检标本应用聚合酶链式反应（PCR）有望快速（48 小时内）得到结核检测结果，对于 ITB 有一定的诊断价值，但应做好检验质控，因该技术可因操作过程的污染而产生假阳性结果。

对高度怀疑 ITB 而又不能确诊的病例，可给予试验性抗结核治疗。ITB 患者通常在治疗 2 周内症状即有改善，治疗数周后（2～4 周）病情有望明显好转。2～3 个月后内镜检查证实溃疡愈合或炎症消退，则 ITB 的临床诊断可以成立，应继续完成正规的抗结核疗程。对诊断不明而又有手术指征的病例可行手术探查，依靠手术病理有望确诊本病。

ITB 最重要的鉴别诊断是克罗恩病（Crohn’s disease，CD），两者临床表现较为相似，但治疗方向却完全相反。对误诊为 CD 的 ITB 患者应用糖皮质激素、免疫抑制剂或生物制剂，可造成严重后果，故准确区分 CD 和 ITB 极为关键。遇有典型病例时，鉴别这两种疾病多无特殊困难。但具体工作中，患者常缺乏特征性表现，需要综合临床、血液学、影像及内镜改变进行分析，已有大量研究参考。Limsrivilai 等报道了一项系统性综述，纳入 38 项研究，共计 2117 例 CD 和 1589 例 ITB 患者。作者建立了一套贝叶斯模型，用于定量评价各类临床信息对 ITB 和 CD 的鉴别诊断意义。在该模型中，比值比（odds ration，OR）>1 说明诊断倾向于 ITB，OR<1 说明诊断倾向于 CD（表 11-21-1）。

表 11-21-1 通过临床表现鉴别肠结核和克罗恩病

临床表现	肠结核的 OR 值	95% CI
男性	0.61	0.48～0.78
腹泻	0.48	0.33～0.69
便血	0.47	0.34～0.66
肛周病变	0.16	0.11～0.28
发热	2.27	1.72～3.03
盗汗	5.00	3.03～8.33
腹腔积液	5.88	3.70～9.09
肠外表现	0.24	0.17～0.34
纵行溃疡	0.11	0.08～0.15
环腔溃疡	6.66	5.00～9.09
阿弗他溃疡	0.33	0.19～0.55
铺路石征	0.20	0.12～0.33
回盲瓣变形开放	4.54	2.44～9.09
回盲瓣变形狭窄	0.69	0.52～0.93
黏膜桥	0.20	0.05～0.72
跳跃性病变	0.25	0.09～0.68
直肠受累	0.32	0.19～0.55
乙状结肠受累	0.34	0.13～0.92
盲肠受累	1.79	1.20～2.63
回盲瓣受累	1.89	1.30～2.78
短节段受累	9.09	3.84～20.00
梳齿征	0.05	0.01～0.21
TB-Spot（+）	50.00	25.0～100.0

根据该研究得出数据，应用贝叶斯定理（Bayes theory）可定量计算 CD 和 ITB 的验后概率。该定理包含以下公式：

概率比（odds）= 概率 /（1 − 概率）

阳性似然比［LR（+）］= 敏感性 /（1 − 特异性）

阴性似然比［LR（−）］=（1 − 敏感性）/ 特异性

11

验前概率比 × 似然比 = 验后概率比

概率 = 概率比 /（1 + 概率比）

例如，假设一位患者为男性（OR = 0.61），表现为腹泻（OR = 0.48）和盗汗（OR = 5.00），内镜表现为环腔溃疡（OR = 6.66）、回盲瓣变形狭窄（OR = 4.54）和乙状结肠受累（OR = 0.34），需要鉴别 ITB 和 CD。通过上述信息可计算 CD 的验后概率如下：

假设 CD 与 ITB 的验前概率均为 50%，则

CD 的验前概率比 = 50%/（1 − 50%）= 1

CD 的验后概率比 = 1 × 0.61 × 0.48 × 5.00 × 6.66 × 4.54 × 0.34 = 15.1

CD 的验后概率 = 15.1/（15.1 + 1）= 93.8%

贝叶斯定理的精髓在于，某项检查得到的结果可影响我们对诊断概率的判读。理解贝叶斯定理有一定的难度，通过一个例子进行解读或许有助于读者领会。假设有一个孩子，他对太阳每天都从东方升起感到好奇，想知道是否每天都会如此，于是，他准备了一些白豆和黑豆，白豆代表太阳升起，黑豆代表太阳没有升起。在前一天夜里，因为不知道明天的情况，他认为太阳升起或不升起的概率均为 50%，故取出一颗白豆和一颗黑豆作为基线资料。第二天，太阳照常升起了，他取出了第二枚白豆。第三天，太阳再次升起，他又取出了第三枚白豆。以此类推，白豆越来越多，而黑豆却始终只有一枚，表明相对于太阳不升起，太阳升起的概率正越来越大。最后，随着白豆积累到一定数量，他终于有一定把握推测，明天太阳依旧会升起。这一例子展示的是贝叶斯定理的精髓，其意义在于每次试验和观察都会改变我们对未来的判断。在本例中，每次观察太阳升起的结果都表现为白豆数量增加一颗，即太阳第二天仍然会升起的概率增加了一点。通过不断积累资料并加以总结、研究，可以从中得出某种规律，从而具备一定的信心来预测未来。医生在临床工作中不断积累经验从而提高决策能力的过程，与上述现象本质上是相通的。由此可见，临床思维和决策也可应用贝叶斯定理。

ITB 还需要和非结核分枝杆菌肠炎、结肠癌、白塞病、肠道淋巴瘤、阿米巴肠炎、血吸虫性肉芽肿、药物性肠炎、耶尔森菌肠炎、梅毒或淋巴细胞肉芽肿侵犯肠道等疾病相鉴别，这些疾病具有各自的临床特点，通常不难和 ITB 相区分，具体详见本书相关章节。

【治疗】

（一）治疗原则

坚持早期、适量、全程、联合、规律应用抗结核药物是 ITB 的治疗原则。休息和营养支持对于保证疗效十分重要。少数患者可能需要手术治疗。肺外结核与肺结核的治疗采用相同的方案，所有抗结核方案均包括 2 个不同的治疗阶段，即强化治疗阶段和巩固治疗阶段。强化阶段的目标是快速杀灭处于繁殖期菌群，可预防和减少耐药菌的产生；巩固阶段则针对病灶内残留的少数存留菌（persister）。研究发现，结核分枝杆菌是一种“顽强”的致病菌，富含脂质成分的细胞壁是其天然的屏障。结核分枝杆菌还可以编码、调控具有“致病性”“潜伏性”“存留性”“突变性”等特征性功能的基因，从而逃避宿主免疫机制和药物的杀伤，以半静止和低代谢的状态长期潜伏于宿主体内，“伺机而动”。已知的抗结核药除了利福平（R）和吡嗪酰胺（Z），大多对潜伏状态的存留菌欠敏感，甚至表观耐药。因此，在 ITB 的巩固治疗阶段应继续使用利福平。

多数 ITB 经针对性药物治疗可治愈，但少数病情较重者可能需要手术治疗。手术适应

证包括：①肠穿孔或肠瘘；②保守治疗无效的肠梗阻；③严重消化道出血。为防止结核分枝杆菌播散，必须做好围术期的防护工作。

（二）抗结核药物的分类

1. **一线口服药物** 包括异烟肼（H）、利福平（R）、乙胺丁醇（E）、吡嗪酰胺（Z）、利福布汀（Rfb）、利福喷丁（Rft）。包含多种一线口服药物的固定复合剂现已在临床开始应用，如异烟肼-利福平-吡嗪酰胺（商品名卫非特，rifater），其中含利福平120mg、异烟肼80mg、吡嗪酰胺250mg；异烟肼-利福平（商品名卫非宁，rifinah），含利福平150mg、异烟肼100mg。复合制剂的优点是有利于保证患者用药依从性，便于督导管理。

2. **氨基糖苷类药物** 链霉素（S）、卡那霉素（Km）、阿米卡星（Am）、卷曲霉素（Cm）。

3. **喹诺酮类药物** 左氧氟沙星（Lfx）、莫西沙星（Mfx）、加替沙星（Gfx）。

4. **二线口服类抗结核药物** 乙硫异烟胺（Eto）、丙硫异烟胺（Pto）、环丝氨酸（Cs）、特立齐酮（Trd）、对氨基水杨酸（PAS）、对氨基水杨酸异烟肼（Pa）

5. **其他具有抗结核活性的药物** 利奈唑胺（Lzd）、氯法齐明（CfZ）、贝达喹啉（Bdg）、德拉尼马（Dlm）、阿莫西林-克拉维酸（Amx-Clv）、亚胺培南（Lpm）、美罗培南（Mpm）、氯硫脲（Thz）、克拉霉素（Clr）等。

（三）疗程和用量

对于敏感型ITB，要求使用3～4种一线抗结核药，疗程1年以上。根据WHO的推荐，ITB治疗方案至少应包含6个月的利福平（2HRZE/4HR），以往应用较多的2HRZE/6HE易诱导结核分枝杆菌耐药和治疗失败，现已逐渐停用。ITB通常需要较长的疗程，强化期一般2～3个月，总疗程一般在12～18个月，以减少复发。

若患者不能耐受一线抗结核药，可用以下药物替代：喹诺酮类、氨基糖苷类、对氨基水杨酸异烟肼等。常用抗结核药的剂量和用法见表11-21-2。

表11-21-2 抗结核药的剂量和用法

药物	常规剂量（mg/d）		最大剂量（mg/d）	用药频次（天）
	体重＜50kg	体重≥50kg		
异烟肼	300	300	300	1
利福平	450	600	600	1
乙胺丁醇	750	1000	1500	1～2
吡嗪酰胺	1500	1750	2000	1～3
利福布汀	150～300	150～300	300	1
利福喷丁	450	600	600	1～2
链霉素	750	750	1000	1
卡那霉素	500	750	1000	1
阿米卡星	400	400～500	800	1
卷曲霉素	750	1000	1000	1
左氧氟沙星	400	500	600	1
莫西沙星	400	400	400	1
加替沙星	400	400	400	1
乙硫异烟胺	600	800	1000	2～3

11

续表

药物	常规剂量(mg/d)		最大剂量(mg/d)	用药频次(天)
	体重<50kg	体重≥50kg		
丙硫异烟胺	600	800	1000	2～3
环丝氨酸	500	750	1000	2～3
特立齐酮	600	600～900	900	2～3
对氨基水杨酸	8000	10 000	12 000	1
贝达喹啉	前2周400mg/d，1次/天；后22周200mg/次，每周3次			
德拉马尼	200	200	200	1
利奈唑胺	300～600	300～600	600	1
氯法齐明	前2个月200～300mg/d，以后100mg/d			
阿莫西林-克拉维酸	2600～3000	2600～3000	3000	2
亚胺培南	2000	2000	2000	2
美罗培南	3000～4000	3000～4000	4000	2～3
克拉霉素	500～750	750～1000	1000	2～3

（四）耐药结核的重要意义

近年来，耐药结核（drug resistant tuberculosis）不断出现，大大增加了结核病的治疗难度，值得临床高度重视。耐多药结核病的疾病负担主要出现于印度、中国和俄罗斯，这三个国家耐多药结核的新发病例约占全球半数。我国在6个省区的调查发现结核总体耐药率为23.42%，耐多药率为13.51%。据WHO的统计，2016年全球约有60万耐利福平的结核病例，其中49万例为耐多药结核，3.1万例为广泛耐药结核。

简要介绍关于耐药结核的几个概念：①单耐药结核（single drug resistant TB，SDR-TB）：结核分枝杆菌对1种一线抗结核药物耐药；②多耐药结核（polydrug resistant TB，PDR-TB）：结核分枝杆菌对2种以上的一线抗结核药物耐药，但不包括同时耐异烟肼和利福平；③耐多药结核（multidrug resistant TB，MDR-TB）：结核分枝杆菌至少同时对异烟肼和利福平耐药；④耐利福平结核（rifampin resistant TB，RR-TB）：结核分枝杆菌对利福平耐药；⑤广泛耐药结核（extensively drug resistant TB，XDR-TB）：对异烟肼和利福平耐药，同时对任意一种喹诺酮类药物耐药，并且对至少一种注射剂（卷曲霉素、卡那霉素、阿米卡星）耐药。XDR-TB常常是由抗结核药物使用不规范或治疗管理不当造成，例如药物剂量或疗程不足、选择药物不当或药物质量低劣等。MDR-TB和XDR-TB治疗困难，据WHO估计MDR-TB的治疗成功率仅为54%，XDR-TB的治疗成功率仅为30%。耐药结核对包括ITB在内的所有结核病的治疗提出了严峻的挑战。

对于耐药ITB，应当使用4～5种有效结核药，疗程1年至2年半。有效药物的判断标准：①在患者既往治疗失败的方案中不含该药；②药物敏感试验证实有效；③该药与已知耐药药物之间没有较高的交叉耐药性。有药敏试验结果者，符合①+②+③或②+③者判断为有效；暂无药敏试验结果者，符合①+③者判断为有效。

（五）抗结核药的不良反应

治疗ITB需联合用药，疗程较长，需重视可能发生的药物不良反应（adverse durg reactions，ADRs）。抗结核药ADRs的发生率为3%～30%，其中约5%的患者因严重ADRs而需要改变治疗方案。最易引起ADRs的药物是利福平、异烟肼、乙胺丁醇和吡嗪酰胺。ADRs通常发生于用药后1周至3个月内，1～2周是第一个高峰，2个月是第二个高峰。按照发生率的高低排序，抗结核药的常见ADRs包括：胃肠道反应、肝功能损害、关节痛、神经系统损害、过敏反应、血液系统异常、肾损伤等（表11-21-3）。其中胃肠道反应的发生率最高，而肝功能损害的临床意义最为重要（因此而停药）。发生ADRs的患者危险因素有低体重、营养不良、老人或儿童、存在肝肾基础疾病、药物过敏史等。一旦发生药物不良反应，需调整用法或停药。

表11-21-3　抗结核药的常见不良反应

不良反应类型	可疑药物
胃肠道不适	异烟肼、利福平、利福喷丁、吡嗪酰胺、丙硫异烟胺、对氨基水杨酸、环丝氨酸、利奈唑胺、氯法齐明
肝功能损害	异烟肼、利福平、吡嗪酰胺、丙硫异烟胺、对氨基水杨酸、莫西沙星
关节痛	吡嗪酰胺、喹诺酮、利福布汀
神经系统损害	
精神症状	亚胺培南、环丝氨酸、喹诺酮、丙硫异烟胺
外周神经炎	异烟肼、乙胺丁醇、环丝氨酸、喹诺酮、卡那霉素、卷曲霉素、丙硫异烟胺、利奈唑胺
视神经炎	乙胺丁醇、莫西沙星、利奈唑胺
听力损害	链霉素、阿米卡星、卡那霉素、卷曲霉素
过敏反应	所有药物
血液系统异常	异烟肼、利福平、利福喷丁、利福布汀、喹诺酮、利奈唑胺
肾功能损害	
电解质紊乱	链霉素、阿米卡星、卡那霉素、卷曲霉素
肌酐升高	链霉素、利福平、乙胺丁醇、阿米卡星、卡那霉素、卷曲霉素、左氧氟沙星
高尿酸血症	吡嗪酰胺
甲状腺功能减退	对氨基水杨酸、丙硫异烟胺
药物热	利福平、对氨基水杨酸、吡嗪酰胺、异烟肼、乙胺丁醇、利福喷丁

（吴　东　刘晓清）

参考文献

1. Donoghue HD，Holton J. Intestinal tuberculosis. Curr Opin Infect Dis，2009，22（5）：490-496.
2. 刘彤华，潘国宗，麦灿荣，等. Crohn病及Crohn病与肠结核的鉴别诊断. 中华内科杂志，1981，20（4）：211-214.
3. 顾清，欧阳钦，张文燕，等. 克罗恩病与肠结核的临床及病理特征的对比研究. 中华内科杂志，2009，48（4）：291-294.
4. 何瑶，陈瑜君，杨红，等. 回结肠克罗恩病与肠结核临床及内镜特征比较. 中华消化内镜杂志，2012，29（6）：325-328.
5. Tandon RK，Bansal R，Kapur BM，et al. A study of malabsorption in intestinal tuberculosis：stagnant loop syndrome. Am J Clin Nutr，1980，33（2）：244-250.

6. Dasgupta A，Singh N，Bhatia A. Abdominal tuberculosis：a histopathological study with special reference to intestinal perforation and mesenteric vasculopathy. J Lab Physicians，2009，1（2）：56-61.
7. Li Y，Zhang LF，Liu XQ，et al. The role of in vitro interferon γ-release assay in differentiating intestinal tuberculosis from Crohn's disease in China. J Crohns Colitis，2012，6（3）：317-323.
8. 徐蕙，李玥，钱家鸣，等. γ 干扰素释放分析在亚洲地区肠结核与克罗恩病鉴别诊断中准确性评价的Meta 分析. 中华内科杂志，2016，55（7）：535-540.
9. 李融融，杨红，吴东，等. 克罗恩病反复肠梗阻、回盲部溃疡一例. 胃肠病学，2012，17（12）：782-783.
10. Mao R，Liao WD，He Y，et al. Computed tomographic enterography adds value to colonoscopy in differentiating Crohn's disease from intestinal tuberculosis：a potential diagnostic algorithm. Endoscopy，2015，47（4）：322-329.
11. 高翔，何瑶，陈瑜君，等. 试验性抗结核治疗鉴别肠结核与克罗恩病的临床与内镜分析. 中华消化内镜杂志，2011，28（8）：446-451.
12. Limsrivilai J，Shreiner AB，Pongpaibul A，et al. Meta-analytic Bayesian model for differentiating intestinal tuberculosis from Crohn's disease. Am J Gastroenterol，2017，112（3）：415-427.
13. 张文宏. 全球广泛耐药结核的流行和应对策略. 中华传染病杂志，2008，26（6）：321-323.
14. 宋艺，万季，李双双，等. 中国 6 个省份结核分枝杆菌耐药状况及影响因素分析. 中华流行病学杂志，2016，37（7）：945-948.
15. 中国防痨协会. 耐药结核病化学治疗指南（2009）. 中华结核和呼吸杂志，2010，33（7）：485-497.
16. Nahid P，Dorman SE，Alipanah N，et al. Executive summary：Official American Thoracic Society/Centers for Disease Control and Prevention/Infectious Diseases Society of America Clinical Practice Guidelines：treatment of drug-susceptible tuberculosis. Clin Infect Dis，2016，63（7）：853-867.
17. 端木宏谨，陆宇. 抗结核药不良反应概述. 医药导报，2009，27（3）：245-249.
18. 方勇，肖和平，唐神结，等. 抗结核药物致药物热的临床特征及处理措施. 中华临床医师杂志（电子版），2010，4（11）：2237-2240.

第12章
胰胆疾病

第1节　慢性胰腺炎

知识要点

1. 腹泻是慢性胰腺炎的重要临床表现，除脂肪吸收不良外，尚有其他因素参与。
2. 慢性胰腺炎的诊断有赖于临床表现、影像学、胰腺外分泌功能检测和组织学。
3. 慢性胰腺炎有一定的癌变风险，诊断后应注意随访。
4. 营养支持及正确应用胰酶制剂对于控制脂肪泻，改善慢性胰腺炎患者生活质量十分重要。

慢性胰腺炎（chronic pancreatitis，CP）是各种病因引起胰腺组织和功能不可逆改变的慢性炎症性疾病。CP基本病理特征包括胰腺实质慢性炎症损害和间质纤维化、胰腺实质钙化、胰管扩张及胰管结石等改变。临床主要表现为反复发作的上腹部疼痛和胰腺内、外分泌功能不全，但不同的患者临床表现有一定的差异。在国内，CP发病率有逐年增高的趋势，但还缺乏确切的流行病学资料。根据北京协和医院消化内科2014年的统计，该中心自1985年至2008年间CP住院患者数量及占同期住院患者人数的比例均呈现快速增长的趋势（图12-1-1）。

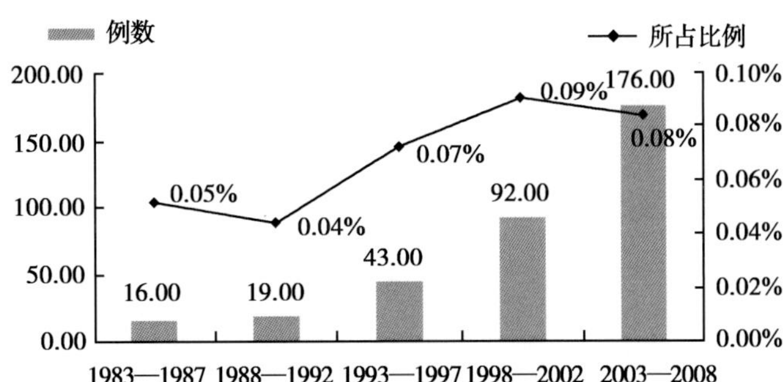

图12-1-1　北京协和医院1983—2008年慢性胰腺炎患者入院例数及占同期住院患者人数比例的变化趋势

【病因与发病机制】

CP致病因素较多，长期酗酒是主要因素，其他病因包括高脂血症、高钙血症、自身免疫性疾病、胰腺先天性异常及胰腺外伤或手术等。遗传性胰腺炎中阳离子胰蛋白酶原（*PRSS1*）基因突变多见。南亚、非洲和东南亚地区有一种热带慢性胰腺炎（tropical chronic pancreatitis），与当地食物和环境因素有关。对于散发性CP患者，*CFTR*基因和*SPINK1*基因突变与CP发病相关。吸烟可显著增加CP发病的危险性。其他致病因素不明确者称为特发性CP。

以往认为急性胰腺炎（acute pancreatitis，AP）和CP是两个完全不同的疾病，但目前已经认识到AP和CP有一定的重叠。一部分AP（尤其是复发性AP）其实是CP的急性发作，但此时患者处于CP病程早期，胰腺结构改变尚不明显，内、外分泌功能不全也未显现，因此难以确诊。一项纳入8492例AP患者的荟萃分析表明，约1/3的复发性AP在多次发作后可进展为CP，初发型AP中约10%将来会进展为CP（图12-1-2）。在我国，胆石症等胆系异常见于46.5%的CP患者，被视为CP的一个高危因素，其原因不排除是胆源性急性胰腺炎反复发作，胰腺实质受损严重，逐渐进展为CP。因此可以看出，目前临床的各项检查手段对于早期和轻症CP还不够敏感，患者确诊时往往已进入病程中后期。对于这部分CP患者，目前还缺少有效治疗的手段。因此，未来的一个重要研究方向应当是开发CP早期的敏感性诊断实验，以提前发现并干预CP病情，以逆转其自然病程，改善预后。

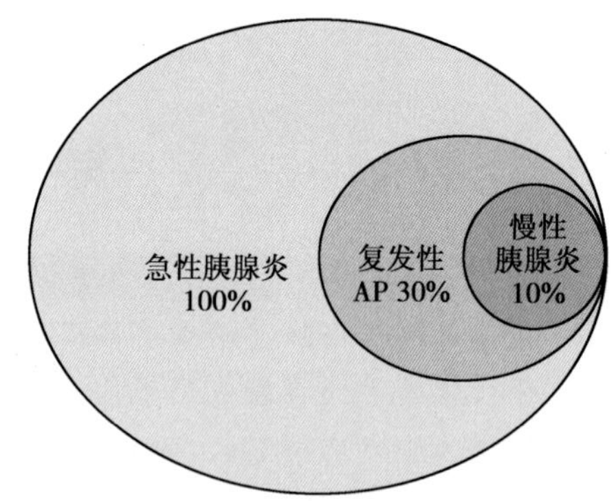

图12-1-2 一部分急性胰腺炎（AP）反复发作最终会进展为慢性胰腺炎（CP）

【临床表现】

腹痛是CP患者的特征性临床症状，典型表现为发作性上腹部疼痛，常因高脂饮食或饮酒诱发。腹痛虽然是CP的常见症状，但有3%～20%的CP患者无明显腹痛，而在体格检查时无意中发现，或以内、外分泌功能不全为首发临床表现。外分泌功能不全早期无特殊症状，当胰腺实质破坏90%以上才会出现脂肪泻、消瘦及营养不良。内分泌功能不全的患者早期可出现糖耐量异常，后期表现为糖尿病。如合并胆道梗阻、十二指肠梗阻、胰腺假性囊肿、胰源性门静脉高压及胰源性胸腔积液和腹水等并发症，则有相应的临床表现。

根据临床表现、形态学改变以及胰腺内、外分泌功能受损程度，可将CP分为4期：潜伏期、早期、中晚期及终末期（表12-1-1）。

CP患者出现症状后，根据临床表现可将其分为4型（表12-1-2）。分型与CP病程有一定的相关性，各型之间可有重叠，划分也并不绝对，但借助于分型有助于理解CP的病情演

12

表12-1-1 慢性胰腺炎各期的病情特点

分期	时间	病情特点和治疗方法
1期（潜伏期）	1～20年	有CP危险因素但无症状，难以发现，因此无法进行有效干预
2期（早期）	3～10年	有胰腺结构改变和功能减退，但症状较轻；或表现为复发性急性胰腺炎。应努力去除病因，余治疗同急性胰腺炎
3期（中晚期）	约10年	出现明显的临床症状、胰腺破坏和各类局部并发症，予胰酶替代及营养治疗，视病情需要选择内镜或手术治疗
4期（终末期）	余生	出现各种并发症，胰腺功能几乎完全丧失，严重脂肪泻、血糖升高。给予营养支持、胰酶替代和胰岛素治疗

变规律。例如，Ⅰ型大多处于CP病程的早期，Ⅱ型为中晚期，这两型均有显著腹痛。随着CP病程迁延，Ⅲ型和Ⅳ型的比例逐渐增多，Ⅳ型患者尽管内、外分泌功能严重受损，但腹痛反而可能减轻。3%～5%的CP会发展为胰腺癌，此时病情多明显加重。

表 12-1-2 慢性胰腺炎临床表现分型

分型	主要临床表现
Ⅰ型（急性发作型）	急性上腹痛，伴血淀粉酶升高和影像学急性炎症改变
Ⅱ型（慢性腹痛型）	间歇性或持续性上腹部疼痛，餐后明显
Ⅲ型（局部并发症型）	假性囊肿、消化道梗阻、左侧门静脉高压、腹水、胰瘘等并发症
Ⅳ型（外、内分泌功能不全型）	消化吸收不良、脂肪泻、糖尿病和体重减轻等症状

脂肪泻是CP中晚期和终末期的特征性表现之一。根据北京协和医院的资料，该中心CP患者慢性腹泻的比例约为19.9%，明确为脂肪泻的约占总CP总人数的6%。除了胰酶分泌不足造成脂肪泻外，CP腹泻的其他原因还包括：①合并小肠细菌过度生长（SIBO）：研究发现，CP是SIBO的重要病因，15%～20%的CP患者合并SIBO；②胆汁酸吸收不良；③腹腔自主神经功能紊乱；④糖尿病影响肠道动力等。脂肪泻的检查包括粪便苏丹Ⅲ染色（定性）和72小时粪便脂肪含量测定（定量，金标准）。研究表明，粪弹力蛋白酶-1对于CP所致脂肪泻有较高的敏感性（70%）和特异性（85%），且只需1份粪便样本，免去了粪便脂肪定量测定的诸多不便。但对于早期和轻症CP的敏感性较低（详见第5章第5节）。

【诊断与鉴别诊断】

CP的诊断主要依据临床表现和影像学检查，胰腺内、外分泌功能检测可以作为诊断的补充。继发于CP的糖尿病现归类于ⅢC型糖尿病，检测方法包括空腹血糖、糖耐量试验、胰岛素释放试验和糖化血红蛋白等，但这些指标异常在胰腺内分泌功能损失90%以上时才出现，因此敏感性较低。关于胰腺外分泌功能试验详见第5章第5节。病理学检查是CP诊断的金标准。

CP常用的影像学检查手段包括：

1. **腹部X线片** 腹部X线片是一种简单、经济的检查手段。当CP造成胰腺钙化、结石时，可在腹部X线片上有所显示，但敏感性较低。当假性囊肿压迫胃、十二指肠时，钡剂造影可显示胃肠道的轮廓变化。

2. **腹部超声** 腹部超声是CP常用的初筛方法，可显示胰腺及胰管形态改变，以及胰腺钙化、结石等。胰腺实质改变包括分叶征（伴或不伴蜂窝样改变）、胰腺实质回声增强（伴或不伴声影）、线性或囊性回声。腹部超声的不足之处是对操作者技术经验有一定要求，且受胃肠气体的感染，因此诊断CP的敏感性和特异性受限。近年来，对比增强超声（contrast enhanced ultrasound，CEU）在临床应用逐渐增多。CEU是利用静脉注射微泡造影剂，利用微气泡在超声下的背向散射信号，通过扫描对象界面回声声阻抗差来评估病灶内的血供情况。CEU诊断CP的敏感性优于普通经腹超声，且可用于CP和胰腺肿瘤的鉴别诊断。

3. CT CT是目前临床用来诊断CP的首选影像学检查，可发现胰腺钙化、胰腺增大或萎缩、主胰管扩张、假性囊肿等征象。建议针对胰腺疾病设置特定CT参数，包括薄层（0.6～3mm）、平扫、动脉期、实质期、门静脉期及三维重建等。CT还可用于鉴别其他容易与CP混淆的疾病，如胰腺癌、自身免疫性胰腺炎等。CT 对已有临床症状的中晚期 CP 患者敏感性较高，但对于早期 CP 诊断价值有限。

4. **MRI 和 MRCP** MRI 对 CP 的诊断价值与 CT 相仿。MRI 的软组织分辨率较好，对于早期 CP 及胰腺功能的诊断潜力较大，但由于其成像原理特点，导致对胰腺钙化和胰管结石的成像效果不如 CT。MRI 有助于发现早期 CP 胰腺实质改变，包括腺体萎缩；T_1 加权脂肪抑制图像上胰腺信号降低；增强扫描胰腺实质灌注延迟等。MRCP 可清晰显示胰胆管形态，有利于发现胰胆管狭窄和扩张、结石、假性囊肿等。CP 胰管不规则扩张但可贯通病变，胰管规则光滑扩张伴病变区截断则多见于胰腺癌。MRI/MRCP 对于诊断 CP 的并发症，尤其是假性囊肿、瘘管、胆管扩张和血管并发症等有一定优势。促胰液素（secretin）增强的 MRCP 可间接反映胰腺外分泌功能，有助于 CP 的早期诊断，但目前在我国还无法应用。

5. **超声内镜（EUS）** EUS 目前是显示胰腺病变敏感性最高的检查方法。EUS 探头和胰腺之间距离很短，不受胃肠气体干扰，并且其超声频率较高，因此可获得高质量的胰腺图像。近年来，弹性成像技术（elastography）和对比增强超声（CEU）在 EUS 应用不断增多，可获取更多的病变组织信息，有利于 CP 的诊断。EUS 诊断 CP 的主要依据是胰腺实质及胰管形态改变，且与组织学改变有一定的对应关系。EUS 所见胰腺实质改变包括回声增强（钙化）、小叶状分隔（纤维化）、囊性空腔（水肿或假性囊肿）、边界不规则（胰腺肿大或萎缩）等；胰管变化包括胰管形态不规则、主胰管或分支胰管扩张、胰管壁回声增强、胰管内强回声（结石）等。郭涛等回顾性分析了 106 例胰源性腹痛患者，其中 61 例（57.5%）为 CP。结果发现，EUS 诊断 CP 敏感性和特异性分别为 95.1% 和 64.4%，回声不均伴散在点状强回声或钙化（52.5%）是胰腺实质系统异常最常见的表现，胰管扩张（34.4%）则是胰管系统异常最常见的表现。

根据胰腺实质和胰管异常已有多个 EUS 评分标准问世，将各项分数相加用于 CP 的诊断。不同评分标准的诊断价值有无差异，以及 EUS 异常表现与 CP 严重程度及自然病程的相关性，这些问题有待进一步研究。对于肿块型 CP 需要排除恶性肿瘤者，还可通过 EUS 进行细针穿刺活检（FNA），以获取病理学诊断。尽管 EUS 安全性好，但仍属于侵入性操作，且对医生的技术要求较高。

6. **ERCP** 以往通过 ERCP 显示胰管形态异常曾被视为诊断 CP 的金标准，但近年来无创影像学检查（CT、MRI）及 EUS 发展迅速，已基本取代了诊断性 ERCP。目前 CP 患者进行 ERCP 多服务于治疗目的，例如取出胰管结石、置入胆管支架引流等。通过 ERCP 实施胰管镜可直接观察胰管内病变，并收集胰液、细胞刷片等进行分析，可能对早期 CP 及胰腺癌鉴别诊断有一定价值。

CP 的诊断条件包括：①典型的临床表现：腹痛、腹泻、消瘦、糖尿病等；② 1 种及 1 种以上影像学检查显示 CP 特征性形态改变：胰腺钙化、胰管结石、胰管狭窄和扩张等（图 12-1-3）；③组织病理学检查显示 CP 特征性改变（图 12-1-3）；④胰腺外分泌功能异常。具备②或③可以确诊 CP，具备①＋④为拟诊。CP 诊断流程详见图 12-1-4。

CP 需要和自身免疫性胰腺炎、胰腺癌，以及其他引起腹痛和脂肪泻的疾病相鉴别，血清标志物 IgG4 和 CA19-9、CT 以及超声内镜（必要时细针穿刺活检）是主要的鉴别方法。由于少数 CP 可进展为胰腺癌，因此确诊 CP 后须注意密切随访。

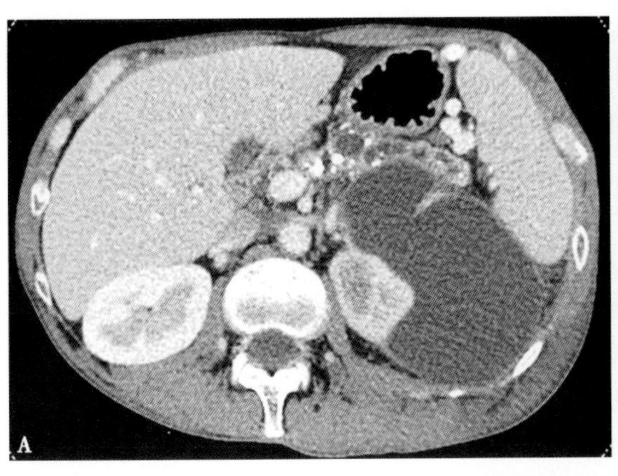

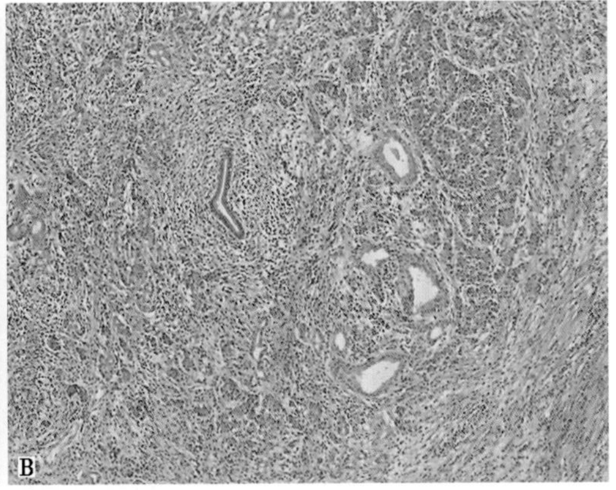

图 12-1-3 慢性胰腺炎的影像和病理改变

A. 典型 CT 表现：胰腺实质萎缩、钙化，胰管串珠样扩张，伴假性囊肿形成；B. 典型组织学表现：导管形态不规则，导管周围及腺泡见较多淋巴浆细胞浸润，纤维组织增生，部分腺泡萎缩（HE 染色，中倍）

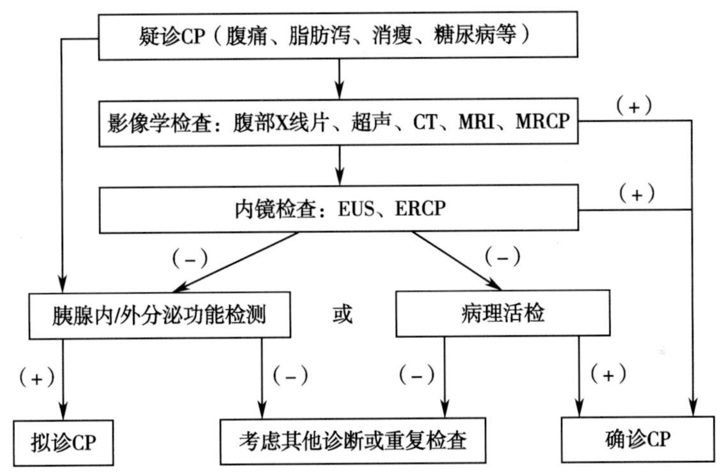

图 12-1-4 慢性胰腺炎（CP）的诊断流程

【治疗】

1. **基本治疗** CP 患者需绝对戒酒并戒烟。慎用某些可能诱发胰腺炎的药物，如柳氮磺胺吡啶、硫唑嘌呤、氢氯噻嗪、甲基多巴等。

2. **营养治疗** 作为辅助治疗手段，营养不良的患者应调整饮食结构，避免高脂饮食。膳食要求适量脂肪（25%～35%）、适当高蛋白（20%～30%）、低碳水化合物（40%），脂肪摄入量应控制在每天 50～75g；也有更为严格的标准要求脂肪摄入量低于每日 20g。中链甘油三酯（MCT）可为消瘦、对膳食和胰酶治疗反应较差的患者提供额外热量。MCT 作为营养素的优势是易于降解，不需要胆汁即可被肠黏膜直接吸收，对胰腺刺激较少，且可促进脂溶性维生素的吸收。

3. **控制血糖** 合并糖尿病的 CP 患者应给予糖尿病饮食。由于 CP 常同时存在胰高血糖素缺乏，加之营养不良，小剂量胰岛素即可诱发低血糖的发生，因此尽量选用口服降糖药替代胰岛素，血糖控制范围可适当放宽。

12

4. 脂肪泻的治疗　对于长期脂肪泻患者，应注意补充脂溶性维生素（维生素 A、D、E、K）、维生素 B_{12}、叶酸以及各种微量元素。外源性胰酶制剂有助于缓解腹痛和改善营养物质吸收，效果良好者可以减轻脂肪泻、改善腹部症状和营养状况、增加体重。

胰酶替代治疗目标是使餐后释放入十二指肠内的胰酶总量达到正常时胰酶排出量的 5% 以上。正常情况下，胰腺每餐分泌 70 万～100 万脂肪酶单位，10% 的正常胰脂肪酶替代物（70 000～100 000 脂肪酶单位）即可控制脂肪泻，但可能无法纠正胰腺外分泌功能衰竭的其他影响。CP 患者通常有一些残留的胰腺功能，因此补充而非完全替代通常就已足够。胰酶的剂量取决于症状缓解或营养目标的实现情况。由于胃酸会破坏胰酶活性，为保证药物的疗效，可同时联用抑酸治疗如 H_2 受体拮抗剂或质子泵抑制剂，使餐后胃内 pH>4 维持 60 分钟以上，十二指肠内 pH>4 维持 90 分钟以上。一般抑酸剂为餐前给药。

研究表明，为了模拟正常的胰酶分泌状态，达到最佳替代效果，需注意胰酶制剂的服用方式。以得每通为例，如果某患者服药剂量为每天 3 次，每顿 4 粒，则最佳服用方式是：与三餐时间相一致，刚开始进餐时的前几口饭后服用 1 粒，餐中 2 粒，餐末再服用 1 粒；或者在进餐开始时服用 2 粒，餐中再服用另 2 粒。非正餐如吃零食或少量加餐时建议服用半量，即 2 粒。胶囊制剂不可咀嚼。餐前服药不可取，一方面是因为胰酶不能充分与食物混合，另一方面是由于胃酸未被食物中和，会导致过多胰酶的失活。

5. 疼痛治疗　腹痛对 CP 患者生活质量影响极大，很多患者正是因为顽固性腹痛而无法戒酒，造成恶性循环。CP 腹痛的主要原因包括梗阻造成胰管内压力升高、腹膜后神经丛受累、炎症刺激等。不同的患者腹痛机制差异较大，治疗方法亦多种多样，包括药物、介入、内镜和手术治疗等，应根据病情特点进行个体化决策。按照阶梯止痛原则药物治疗，腹痛较轻者初始宜选择非甾体类抗炎药（NSAIDs），效果不佳可选用弱阿片类药物，无效者再选用强阿片类镇痛药物。阿片类药物均有一定的成瘾性，而 CP 并非恶性疾病，因此临床应予注意，避免长期使用该类药物。

通过 ERCP 置入胰管支架或取石，有助于胰管减压和疼痛控制。超声波体外碎石联合 ERCP 取石或可进一步提高治疗效果。CT、EUS 引导下腹腔神经丛阻滞可短期缓解疼痛，但长期疗效还有待观察。迄今为止，仅有两项随机双盲对照研究（RCT）比较了内镜和手术治疗控制 CP 疼痛的效果。关于这两项 RCT 的荟萃分析指出，对于存在梗阻因素的 CP 患者，外科手术缓解 CP 疼痛的长期疗效优于内镜下置入胰管支架。因此，若 CP 患者腹痛顽固且存在胰头肿块、胰管梗阻等表现，建议考虑手术治疗。

（赖雅敏　吴　东　钱家鸣）

参 考 文 献

1. Majumder S，Chari ST. Chronic pancreatitis. Lancet，2016，387（10031）：1957-1966.
2. 《中华胰腺病杂志》编委会，中华医学会消化内镜学分会. 慢性胰腺炎诊治指南（2012，上海）. 中华内科杂志，2012，51（11）：922-924.
3. 中华医学会外科学分会胰腺外科学组. 慢性胰腺炎诊治指南（2014）. 中华外科杂志，2015，53（4）：241-246.
4. Sankaran SJ，Xiao AY，Wu LM，et al. Frequency of progression from acute to chronic pancreatitis and risk factors：a meta-analysis. Gastroenterology，2015，149（6）：1490-1500.

5. 赖雅敏，郭涛，丁辉，等. 北京协和医院346例慢性胰腺炎人口学特征、病因变迁及临床特点. 协和医学杂志，2015，6（2）：89-95.
6. 李景南，王红军，钱家鸣，等. 慢性胰腺炎190例实验室检查评价. 中国实用内科杂志，2008，28（2）：122-124.
7. Saftoiu A，Dietrich CF，Vilmann P. Contrast-enhanced harmonic endoscopic ultrasound. Endoscopy，2012，44（6）：612-617.
8. Domínguez Muñoz JE. Diagnosis of chronic pancreatitis：functional testing. Best Pract Res Clin Gastroenterol，2010，24（3）：233-241.
9. 郭涛，杨爱明，钱家鸣，等. 超声内镜在慢性胰源性腹痛中的诊断价值. 中华消化内镜杂志，2006，23（3）：164-166.
10. Rana SS，Vilmann P. Endoscopic ultrasound features of chronic pancreatitis：a pictorial review. Endosc Ultrasound，2015，4（1）：10-14.
11. Brelian D，Tenner S. Diarrhea due to pancreatic disease. Best Pract Res Clin Gastroenterol，2012，26（5）：623-631.
12. 赖雅敏，钱家鸣，郭涛，等. 慢性胰腺炎不同治疗方法的疗效及预后. 中华临床医师杂志（电子版），2010，4（12）：2549-2552.
13. Ito T，Ishiguro H，Ohara H，et al. Evidence-based clinical practice guidelines for chronic pancreatitis 2015. J Gastroenterol，2016，51（2）：85-92.
14. Kumar K，Ghoshal UC，Srivastava D，et al. Small intestinal bacterial overgrowth is common both among patients with alcoholic and idiopathic chronic pancreatitis. Pancreatology，2014，14（4）：280-283.
15. Ahmed Ali U，Pahlplatz JM，Nealon WH，et al. Endoscopic or surgical intervention for painful obstructive chronic pancreatitis. Cochrane Database Syst Rev，2015，（3）：CD007884.

第2节 胰 腺 癌

知识要点

1. 胰腺癌是目前恶性程度最高的实体肿瘤，患者出现临床症状后平均生存时间不到1年。近30年来胰腺癌的预后无根本改观。
2. 腹泻是胰腺癌重要的临床表现之一，多为脂肪泻，少数为水样泻，与多种病理生理异常相关。
3. 胰腺癌无特异性症状，早期诊断困难，出现症状时大部分患者已失去手术机会。
4. 提高临床对PAC的警惕，对高危人群应用高敏感性影像检查（多层螺旋CT等）和超声内镜等手段有望提高早期诊断率。
5. 推荐多学科协作诊疗（multidisciplinary therapy，MDT）的方式进行诊断和鉴别诊断，术前评估和分期，制定和实施治疗方案并评估疗效。MDT的诊疗方式应贯穿胰腺癌患者病程的始终。
6. 应争取根治性手术切除，但仅有20%的患者确诊时存在根治切除的可能。失去手术机会者可选择化放疗，联合放疗和化疗有助于延长生存时间，改善症状。

7. “可能切除”(borderline resectable)的胰腺癌约占局部进展期胰腺癌的 1/3，推荐术前新辅助治疗。该策略有助于提高这类患者的根治性切除率，从而改善预后。

胰腺恶性肿瘤(pancreatic malignancy)的组织学起源包括胰腺外分泌腺、内分泌腺或非上皮组织，其中来自外分泌腺的胰腺癌(pancreatic adenocarcinoma，PAC)约占 85%，是最重要的胰腺恶性肿瘤。近年来由于人口老龄化加剧，肥胖、糖尿病等疾病高发，加之吸烟、酗酒等不良生活习惯仍很普遍，PAC 在全世界均呈增加趋势。

PAC 恶性程度高，病情进展快，诊断时多处于晚期，治疗效果很不理想，目前是我国第 7 位、美国第 4 位、全世界第 8 位致死性恶性肿瘤。PAC 患者出现症状后平均存活时间不到 1 年，约 3/4 的患者生存期不超过 6 个月。近 30 年来虽然肿瘤诊疗技术发展迅速，但 PAC 预后却无根本改观，5 年存活率仍为 5% 左右。值得指出的是，尽管 PAC 整体预后甚差，但获得根治性切除的 PAC 患者术后 5 年存活率可提高至 10%～25%，生存期可延长至 10～20 个月。提高 PAC 根治性切除率的最佳方法是早期诊断。

【病因与发病机制】

PAC 病因和发病机制尚未完全阐明。已知 PAC 的危险因素包括吸烟、糖尿病、慢性胰腺炎、肥胖等。接触苯类及萘胺化合物显著增加罹患 PAC 的风险。糖尿病是 PAC 的危险因素之一，特别是老年、低体重、无代谢综合征高危因素、无糖尿病家族史的新发 2 型糖尿病患者，应警惕 PAC 的可能。

5%～10% 的 PAC 患者发病有遗传因素参与(表 12-2-1)。同一家族中若有 1 位、2 位或 3 位 PAC 患者，其余家族成员的患病风险将分别增加 2 倍、6 倍或 30 倍。分子遗传学研究显示，PAC 的发病是一个多基因参与的复杂过程，癌基因激活、抑癌基因失活以及 DNA 修复基因功能异常均在发病过程中发挥作用。例如，PAC 患者 *P16* 基因、*K-RAS* 基因、*P53* 基因及 *DPC4* 基因的突变率分别为 95%、90%、75% 和 55%，其中 *K-RAS* 基因突变很可能是 PAC 发病的早期事件。已知的 PAC 的癌前病变包括胰腺上皮内瘤变(pancreatic intraepithelial neoplasia，PanIN)、黏液囊性肿瘤(mucinous cystic neoplasm，MCN)和乳头状导管黏液瘤(intraductal papillary mucinous neoplasm，IPMN)等。

表 12-2-1 增加胰腺癌发病风险的获得性和遗传性因素

危险因素		增加发病风险倍数
获得性	吸烟	2～3
	长病程的糖尿病	2
	非遗传性慢性胰腺炎	2～6
	肥胖	2
遗传性	遗传性胰腺炎(*PRSS1*、*SPINK1*)	50
	家族性非典型性多发痣 - 黑色素瘤综合征(*P16*)	10～20
	遗传性乳腺癌和卵巢癌综合征(*BRCA1*、*BRCA2*、*PALB2*)	1～2
	Peutz-Jeghers 综合征(*STK11*)	30～40
	遗传性非息肉性结肠癌(Lynch)综合征(*MLH1*、*MSH2*、*MSH6*)	4

慢性腹泻是 PAC 的常见症状之一，少数患者甚至是主要临床表现。PAC 患者出现腹泻的病因机制包括以下几个方面：

1. PAC 常合并慢性胰腺炎，甚至从慢性胰腺炎进展而来，加之肿瘤细胞可破坏胰腺实质，损伤正常腺泡细胞损伤，故引起胰腺外分泌功能减退（pancreatic exocrine insufficiency，PEI）。研究证明，约 80% 的 PAC 患者合并不同程度的 PEI，这可能是 PAC 患者腹泻的主要原因。

2. 癌肿可堵塞胰胆管造成胰液 / 胆汁分泌受阻，加重脂肪吸收不良。

3. 肿瘤可侵犯腹膜后神经丛和胃肠道自主神经，造成肠道动力紊乱。

4. PAC 的并发症如糖尿病、小肠细菌过度生长等可进一步加重小肠吸收不良。

5. 少数 PAC 具有神经内分泌功能，产生可导致腹泻的激素或活性物质。

6. PAC 的治疗如手术、化疗、放疗等引起的医源性腹泻。

【临床表现】

PCA 发病年龄以 45～70 岁居多，40 岁以下罕见（不到 2%）。男性高于女性，男女比例为 1.3∶1～1.8∶1。癌灶以胰头最多见，占 60%～70%，胰体占 5%～10%，胰尾占 10%～15%，另有 10% 为弥漫性病变。PAC 确诊时，仅有 10% 的癌灶局限于胰腺，90% 已有转移，转移以侵犯胰周和腹腔脏器为多，其中 50% 为肝转移，25% 为肠系膜转移，20% 侵犯十二指肠。PAC 起病隐匿，早期常无明显症状，胰头癌较胰体癌、胰尾癌出现症状早。部分 PAC 晚期患者仍仅有轻度腹部不适，与肿瘤侵犯或压迫毗邻器官有关。

1. **临床症状** PAC 缺少特异性的症状。北京协和医院 300 例 PAC 的临床资料表明，PAC 的常见症状包括消瘦（75.3%）、腹痛（66.3%）、食欲缺乏（51.0%）、黄疸（50.0%）和腹泻（14.3%）。因疼痛、腹泻及进食减少，患者常在短期内发生显著体重减轻，晚期呈恶病质。早期腹痛常位于中上腹，其次为左侧季肋部，后期常伴有腰背部放射性疼痛，仰卧与脊柱伸展时疼痛加剧，弯腰前倾坐位或屈膝侧卧时可稍缓解。胰头癌常有黄疸，多由 PAC 压迫或浸润胆总管引起，也可由肝内、肝门、胆总管淋巴结肿大所致。PAC 患者的腹泻多为脂肪泻，少数为水样泻，对补充胰酶制剂有反应。个别患者可无明显腹痛，而以腹泻、吸收不良、进行性消瘦为主要症状。少数 PAC 患者出现急性胰腺炎或胰源性糖尿病，甚至为首发表现。研究提示，因 PAC 而导致急性胰腺炎的患者预后好于无胰腺炎的 PAC，可能与诊断时间提前有关。

2. **体征** 早期 PAC 多无明显体征，进展期可有消瘦、黄疸和上腹压痛。当扪及无压痛肿大胆囊时为 Courvoisier 征，是诊断 PAC 的重要体征。胆汁淤积、肝转移癌可致肝大，胰腺癌压迫脾静脉可致脾肿大。晚期有腹部包块、腹水和远处转移征象等。

3. **实验室和辅助检查**

（1）肿瘤标志物：糖抗原 19-9（carbohydrate antigen 19-9，CA19-9）是目前用来诊断 PAC 的各项肿瘤标志物中敏感性（79%～81%）和特异性（82%～90%）最高的一项。术前 CA19-9 升高的患者，可用于评估术前辅助治疗的疗效，并监测术后有无复发。经术前辅助治疗后，若 CA19-9 下降超过基线水平 75%，对患者生存时间延长有预测价值。不足之处包括以下几方面：①当 PAC 肿瘤直径 <1cm 时，CA19-9 常为阴性，因此难以用于早期诊断；②其他胃肠道肿瘤如胃癌、胆管癌、结直肠癌患者 CA19-9 也可升高；③ CA19-9 的检测受胆红素水平影响较大，导致黄疸的一些良性疾病如肝硬化、肝炎、胆管炎、胆石症患者可出现假阳性，鉴别点在于当胆红素下降时 CA19-9 也同步下降；④ 3%～7% 的 PAC 患者为 Lewis 抗原阴性，

不表达 CA19-9 抗原，故检测不到 CA19-9。

除 CA19-9 外，目前临床应用的其他 PAC 肿瘤标志物均不甚理想。北京协和医院的资料表明，CA50 检出 PAC 的敏感性为 66.0%，CA242 为 48.3%，CEA 为 29.7%。多种肿瘤标志物联合检测或可提高诊断敏感性，例如当 CAl9-9 联合 CA50、CA242、CEA 时，敏感性可提高至 86.O%。新兴的肿瘤标志物如循环肿瘤细胞（circulating tumor cell，CTC）、循环肿瘤 DNA（circulating tumor DNA，CT-DNA）以及粪便 *K-RAS* 基因突变检测等，初步展现出一定的诊断或筛查潜力，但在进入临床实际应用之前还需要进一步研究。

（2）影像学检查：腹部超声可显示直径 2cm 以上的 PAC 病灶，以及胰管扩张、狭窄或中断等。超声引导下经腹壁穿刺活检是获取 PAC 病理诊断的方法之一。CT 是目前 PAC 诊断和鉴别诊断、可切除性评估及肿瘤分期的首选方法，可发现直径最小为 1cm 的肿瘤病灶，清晰显示有无侵袭周围组织及血管，判断是否可手术切除，并进行较精确的 TNM 分期。推荐应用多层螺旋 CT，并针对胰腺肿瘤设置特定的 CT 参数，包括薄层（0.6～3mm）、平扫、动脉期、实质期、门静脉期及三维重建等，以准确显示癌灶大小、部位、与周围血管的关系、有无淋巴结转移等。胰腺 MRI 的诊断价值与 CT 相当，其显示肝脏转移的敏感性高于 CT，而 MRCP 是了解胰胆管情况的首选无创方法。PET-CT 暂时还不能取代 CT 和 MRI，但作为二者的重要补充，PET-CT 对显示腹腔和远处转移有明显的优势，常用于 PAC 的分期和疗效评估，有助于减少不必要的手术探查。对于容易和 PAC 混淆的一些疾病，如肿块型慢性胰腺炎、自身免疫性胰腺炎、胰腺神经内分泌肿瘤等，PET-CT 有较高的鉴别诊断价值。

（3）内镜检查：逆行胰胆管造影（ERCP）可显示胰管梗阻、狭窄、扩张和截然中断，诊断 PAC 的敏感性为 95%，特异性为 85%。PAC 首先破坏分支胰管，因此仔细辨别主胰管分支有无残缺或局限性扩张，是诊断早期 PAC 的重要线索。由于 ERCP 属于侵入性操作，可引起急性胰腺炎等并发症，因此 PAC 患者行 ERCP 大多是出于治疗目的（例如置入胆管支架引流），单纯诊断性 ERCP 已不多见。

超声内镜（endoscopic ultrasound，EUS）是目前诊断胰腺占位最敏感的检查手段。在有经验的医师手中，EUS 发现 PAC 的敏感性和特异性均优于 CT，可发现直径 2cm 以下肿瘤。EUS 结合细针穿刺（FNA）还可获得组织学 / 细胞学诊断（图 12-2-1）。CT 发现“可能切除”的 PAC 病灶后，EUS 检查意义较大。一方面，EUS 对淋巴结转移和门静脉血管侵犯的敏感性和特异性均较高，TNM 分期的准确性高于 CT；另一方面，通过 EUS-FNA 可获得病理诊断，为 PAC 术前新辅助治疗或无手术机会者放化疗提供依据。北京协和医院的随访资料表明，EUS 对于 PAC 的阴性预测值接近 100%，因此可用于排除 PAC。对于在慢性胰腺炎的背景下发生的 PAC，EUS 诊断难度增加。

【诊断与鉴别诊断】

尽管 PCA 整体预后甚差，但直径≤2cm 的小胰腺癌术后 5 年生存率可达 19%～41%。直径≤1cm 的微小胰腺癌若无淋巴结转移或血管神经受累，术后 5 年生存率甚至可接近 100%。因此，PAC 诊断的要义在于早期发现。对高危人群应用高敏感性检查手段（多层螺旋 CT、超声内镜等），有望提高 PAC 早期诊断率。当出现临床症状时，诊断 PCA 通常并无困难，但 80%～85% 的患者此时已丧失根治性手术的机会。

对于疑诊 PAC 的患者，应根据患者年龄、病史、体征、肿瘤标志物、影像学及内镜检查结果，在多学科协作（multi-disciplinary team，MDT）的模式下完成诊断和鉴别诊断。一般来

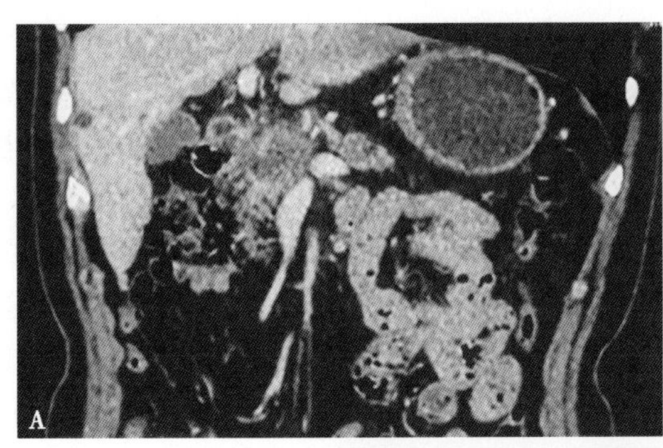

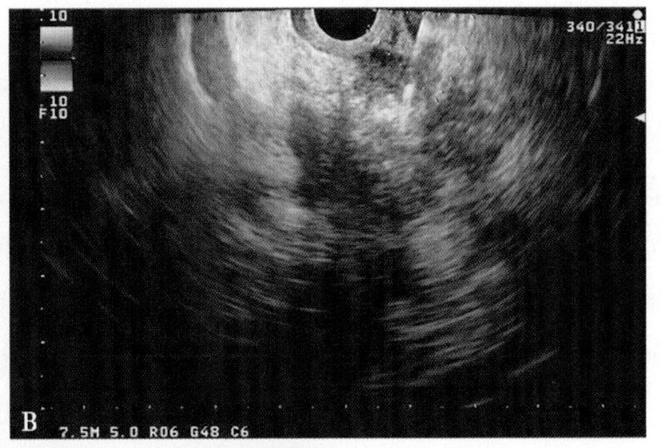

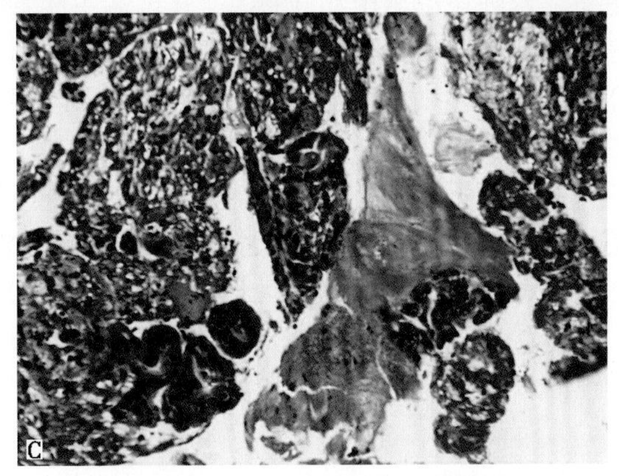

图 12-2-1 胰腺癌的影像和病理改变

A. 腹部 CT 发现胰颈直径 2cm 低密度占位，与肠系膜上静脉关系密切；B. 超声内镜见胰腺颈部低回声占位，行细针穿刺活检；C. 穿刺图片找到瘤细胞，结合临床考虑为腺癌。免疫组化染色：AE1/AE3（+），CD34（−），Ki-67 index 约 5%。该患者行术前新辅助治疗后，接受了根治性（R0）手术切除

说，40 岁以上且有下列任何表现的患者需怀疑 PAC 的可能性：①不明原因的梗阻性黄疸；②近期出现无法解释的体重下降；③近期出现不能解释的上腹或腰背部疼痛；④近期出现模糊不清又不能解释的类似消化不良症状，而常规胃镜、结肠镜检查正常；⑤新发糖尿病而无常见诱因，如家族史、肥胖等；⑥新发不明原因腹泻，且症状较重；⑦新发急性胰腺炎而无明显诱因，如胆石症、饮酒、高脂血症等；⑧既往患有慢性胰腺炎而近期病情加重。有吸烟史更应加倍怀疑。

近期英国进行了一项多中心前瞻性研究以探讨哪些症状对于 PAC 有诊断价值，其结果证实了上述推荐的合理性。在这项研究中，Walter 等纳入了 391 例临床疑诊 PAC 的患者，并根据最终诊断将其分为 3 组：① PAC 组（119 例，30%）；②其他肿瘤组（47 例，12%）；③无恶性肿瘤组（225 例，58%）。PAC 组与非肿瘤组相比，以下症状的发生率有显著性差异：黄疸（49% vs 12%）、乏力（51% vs 26%）、排便习惯改变（41% vs 16%）、体重减轻（55% vs 22%）和食欲缺乏（48% vs 26%）。作者认为，虽然这些症状单独出现时不足以区分 PAC 与其他疾病，但在 PAC 高危人群中一旦出现，临床有必要给予足够重视。

PAC 的诊断应包括 3 个方面的内容：①是否为胰腺癌（与壶腹癌、胆管癌、慢性胰腺炎、自身免疫性胰腺炎、其他胰腺肿瘤相鉴别），主要依靠 CA19-9、影像学、超声内镜等检查加以区分；②有无根治性手术切除的机会（依靠 CT、MRI、EUS、PET-CT 等检查综合判定）；

③肿瘤的 TNM 分期。

自身免疫性胰腺炎(autoimmune pancreatitis,AIP)多见于中老年人,也可造成梗阻性黄疸和腹部不适,与 PAC 有时难以区分。AIP(尤其是局灶型 AIP)被误诊为 PAC 而接受手术者并不鲜见。两者鉴别诊断的线索包括:①受累范围:AIP 以弥漫型为主,累及胰腺整体,局灶型相对少见;而仅有少数(10%)PAC 为全胰受累。②胰腺实质:AIP 是一种慢性炎症,因此胰腺实质肿胀较为明显,且胰腺周围出现一层低密度影,系胰周炎症反应和纤维增生所致,被称为"包鞘征";而典型 PAC 远端胰腺实质多有不同程度的萎缩。③胰管:AIP 较少引起胰管扩张,少数即使扩张也往往是不规则的,而 PAC 往往造成远端胰管全程扩张,且伴有相应区域的胰腺萎缩。若肿块型 AIP 位于胰头,其远端主胰管也可扩张,此时可依靠"穿通征"来鉴别。即在 MRCP 下观察到肿块型 AIP 内部有纤细的分支胰管穿过,而 PAC 内部胰管结构不可见。④肿瘤标志物:血清 IgG4 和 CA19-9 有一定的鉴别诊断价值。⑤ PET-CT 有助于判断胰腺肿块的良恶性。PAC 癌灶的标准摄取值(SUV)不仅高于 AIP,且为局部升高;而 AIP 的 SUV 值升高程度不及 PAC,且多为弥漫性升高。⑥超声内镜引导下细针穿刺可获得组织学 / 细胞学诊断,但由于取材受限,因此阴性不能完全除外 PAC。

对于临床怀疑 AIP 但 PAC 一时难以排除者,经与患者及家属密切沟通,在密切观察的情况下可先给予糖皮质激素治疗,AIP 往往在 2 周内即可收效;若无效,则应当按照 PAC 给予相应治疗。关于 AIP 与 PAC 的鉴别要点见图 12-2-2。

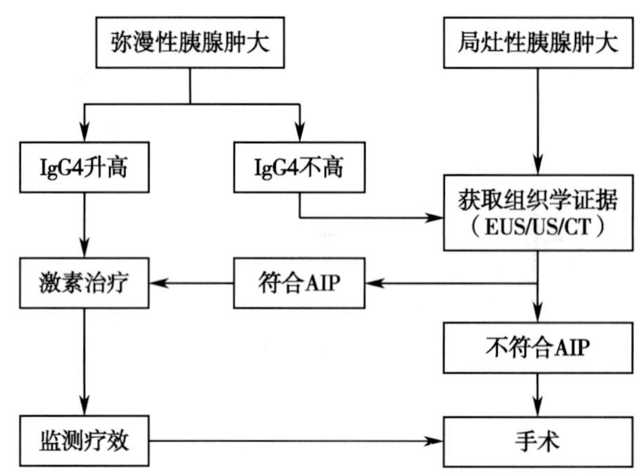

图 12-2-2 自身免疫性胰腺炎和胰腺癌的鉴别诊断及临床处理策略

【治疗】

手术是唯一有可能根治 PAC 的治疗方法,因此以往 PAC 的治疗策略是"外科优先"。过去 30 年来外科技术不断发展和改进,围术期病死率和并发症也有了显著降低。在有经验的胰腺外科中心,Whipple 术的围术期病死率已降至 3% 以下,但 PAC 患者的总体预后并无改善。这就说明,针对 PAC 这一预后最差的实体肿瘤,单纯依靠外科技术并不足以将其攻克,必须走循证医学、整合医学和精准医学相结合的道路。因此,目前国内外指南均强烈建议 PAC 的诊疗应以多学科团队(MDT)的形式,在有一定规模的医疗中心进行。MDT 应由消化科、外科、肿瘤科、放疗科、介入科、病理科、影像科、麻醉科、营养科等多学科人员组成。由 MDT 根据患者基础健康情况、临床症状、肿瘤分期、病理类型等,共同制订并实施个体化的PAC治疗方案并评估疗效。MDT应充分发挥多学科的综合优势，为患者争取最佳治疗和最大获益，这一诊疗模式应贯穿患者病程的始终。

1. **支持治疗** 支持治疗对所有PAC患者均十分重要，几乎所有PAC患者均存在不同程度的胰腺外分泌功能不全。大剂量的胰酶替代（详见第12章第1节）可减轻脂肪泻，改善营养状态，有助于延长患者生存时间。有顽固性腹痛或腰背痛者按阶梯止痛治疗，必要时可考虑腹腔神经丛阻滞。PAC患者合并营养风险较高，营养治疗和干预不可或缺。我国一项前瞻性多中心研究表明，围术期PAC患者接受肠内营养有助于改善营养和免疫状态，为后续治疗打下良好基础。

2. **外科治疗** 根治性手术切除是治疗PAC最有效的措施。根据术前评估结果，可将PAC患者分为3个类型：①可切除（15%～20%）；②可能切除（20%～40%）；③不可切除（50%～60%）。其中，可切除的患者首选手术治疗，术后视病情予以辅助化疗；不可切除者考虑化疗、放疗及姑息支持治疗；"可能切除"的患者约占局部进展期PAC的1/3，在接受新辅助治疗或联合血管切除后，有较高的机会实现R0切除（切缘阴性，定义为瘤细胞距切缘1mm以上）。

"可能切除"的定义包括：①PAC无远处转移；②肠系膜上静脉和门静脉局限受累，有狭窄、扭曲或闭塞，但其远端正常，允许手术切除后重建；③瘤体局限性包裹胃十二指肠动脉或肝动脉，但未浸润至腹腔干；④肿瘤紧贴肠系膜上动脉，但未超过180°。随着外科技术的发展，"可能切除"的PAC接受肠系膜上静脉、门静脉切除并重建，并不增加围术期并发症。"可能切除"的PAC患者若能实现R0切除，其预后和无血管受累的患者相似。但在实际工作中，"可能切除"的患者若直接手术，大多导致R1切除（瘤细胞距切缘不足1mm），甚至R2切除（肉眼切缘阳性），难以改善预后。研究认为，存在高危因素的可能切除的PAC患者（CA19-9过高、严重消瘦、剧烈腹痛、肿瘤体积较大、淋巴结明显肿大等）接受术前新辅助治疗可以提高R0切除率，从而改善预后，推荐方案为FOLFIRINOX方案或吉西他滨+白蛋白结合的紫杉醇。最近发表的一篇荟萃分析指出，局部进展期PAC患者接受FOLFIRINOX方案新辅助治疗后，25.9%的患者重获手术机会，R0切除率达78.4%，患者中位生存期较吉西他滨单药治疗延长了24.2个月。因此，评估为"可能切除"的PAC患者目前均推荐术前新辅助治疗。治疗后重复影像学检查评估，若肿瘤降期或无进展再行手术治疗，以提高R0切除率。

需要指出的是，决定手术的PAC患者术前病理诊断并非必须，但对于新辅助治疗及姑息性放化疗，都需要在治疗前明确病理诊断，EUS-FNA是其首选方法，安全性优于体外穿刺活检。

3. **放疗和化疗** 术前新辅助治疗可为原本难以R0切除者争取根治性手术机会。术后辅助治疗可在一定程度上提高患者生存率，因此术后恢复期宜尽早开始，建议治疗6个周期。术后化疗方案推荐氟尿嘧啶类药物或吉西他滨单药。体能状态良好者也可考虑联合化疗。单一放化疗对PAC效果均不理想，放疗和化疗联合治疗是目前的主流方案。目前已有不少医院将术前、术后联合放化疗作为常规。

对于失去手术机会的局部进展期和转移性PAC，有证据表明积极放化疗仍可延长生存时间，减轻临床症状。根据患者体能状态，可选择的化疗方案包括：吉西他滨单药、氟尿嘧啶单药、吉西他滨+氟尿嘧啶类药物、吉西他滨+白蛋白结合型紫杉醇、FOLFIRINOX方案等。吉西他滨联合分子靶向治疗也是一种选择。肿瘤进展者尚可应用奥沙利铂等替代药物。研究还发现，进行同步放化疗或化疗诱导后放疗，可以提高局部晚期 PAC 的中位生存期，缓解疼痛，提高生活质量，故成为局部晚期 PCA 的标准治疗手段。

4. **内镜或介入治疗** 对于合并梗阻性黄疸的可手术切除的 PAC，目前无证据表明术前胆管引流有益，因此除非合并发热、胆管感染，否则不建议常规胆管引流。对于合并胆管梗阻但需要术前新辅助治疗，或评估为不可切除但需要化疗的 PAC 患者，应考虑 ERCP、EUS 置入胆管支架或经皮经肝胆道引流（PTCD），以便为化疗创造条件，同时改善患者生活质量。对于失去手术机会的 PAC 患者，通过 EUS 还可实施射频消融、冷冻、放射性粒子植入等治疗，但尚无明确证据表明可延长 PAC 生存期。

（吴　东　钱家鸣）

参 考 文 献

1. Ryan D，Hong TS，Bardeesy N. Pancreatic adenocarcinoma. New Engl J Med，2014，371（11）：1039-1049.
2. 中华医学会外科学分会胰腺外科学组. 胰腺癌诊治指南（2014 版）. 中华消化外科杂志，2014，13（11）：831-837.
3. 陈峰，韦军民，赵玉沛. 以腹泻为主要表现的胰腺癌一例. 中华普通外科杂志，2009，24（3）：264.
4. Jafri SF，Pabla M，Freilich BL，et al. Decrease in CA19-9 after neoadjuvant chemoradiation therapy to predict survival in locally advanced pancreatic cancer. J Clin Oncol，2012，30（30_suppl）：12.
5. 于航，杨爱明，姚方，等. 内镜超声检查术的阴性预测值对排除胰腺癌的临床应用价值. 中华消化内镜杂志，2016，33（2）：77-79.
6. Sud A，Wham D，Catalano M，et al. Promising outcomes of screening for pancreatic cancer by genetic testing and endoscopic ultrasound. Pancreas，2014，43（3）：458-461.
7. Puleo F，Demetter P，Eisendrath P，et al. Feasibility of immunohistochemistry on endoscopic ultrasound fine-needle aspiration samples for evaluating predictive biomarkers in pancreatic cancer management. Pancreas，2016，45（9）：e50-e52.
8. DeWitt J，Devereaux B，Chriswell M，et al. Comparison of endoscopic ultrasonography and multidetector computed tomography for detecting and staging pancreatic cancer. Ann Intern Med，2004，141（6）：753-763.
9. From Hezel AF，Kimmelman AC，Stanger BZ，et al. Genetics and biology of pancreatic ductal adenocarcinoma. Genes Dev，2006，20（10）：1218-1249.
10. 李晓青，钱家鸣.《2015 年美国国立综合癌症网络胰腺癌临床实践指南（V2 版）》更新要点及临床路径. 临床肝胆病杂志，2015，31（5）：649-653.
11. Kamisawa T，Wood LD，Itoi T，et al. Pancreatic cancer. Lancet，2016，388（10039）：73-85.
12. Walter FM，Mills K，Mendonca SA，et al. Symptoms and patient factors associated with diagnostic intervals for pancreatic cancer（SYMPTOM pancreatic study）：a prospective cohort study. Lancet Gastroenterol Hepatol，2016，1（4）：298-306.
13. 曹喆，张太平，赵玉沛. "可能切除的胰腺癌"诊治进展. 中华肝胆外科杂志，2015，21（6）：361-364.
14. Bckhorn M，Uzunoglu FG，Adham M，et al. Borderline resectable pancreatic cancer：a consensus statement by the International Study Group of Pancreatic Surgery（ISGPS）. Surgery，2014，155（6）：977-988.
15. Christians KK，Heimler JW，George B，et al. Survival of patients with resectable pancreatic cancer who

received neoadjuvant therapy. Surgery，2016，159（3）：893-900.
16. Suker M，Beumer BR，Sadot E，et al. FOLFIRINOX for locally advanced pancreatic cancer：a systematic review and patient-level meta-analysis. Lancet Oncol，2016，17（6）：801-810.
17. 郭俊超，李建，胡亚，等. 胰腺癌围手术期肠内外营养支持治疗的多中心、前瞻性随机对照研究. 中华外科杂志，2013，51（11）：987-990.

第3节 胃肠胰神经内分泌肿瘤总论

知识要点

1. 胃肠胰神经内分泌肿瘤（GEP-NEN）是起源于胚胎神经内分泌细胞，具有相似病理特征和生物标志物的一大类异质性肿瘤。
2. 由于诊断水平和临床重视程度的提高，GEP-NEN的检出率正在升高。
3. GEP-NEN种类较多，临床表现取决于肿瘤占位效应以及是否分泌激素，因此变异较大。
4. 能够引起慢性腹泻的GEP-NEN包括胃泌素瘤、血管活性肠肽瘤、胰高血糖素瘤、胆囊收缩素瘤、生长抑素瘤和类癌综合症等，其造成腹泻的机制各有不同。
5. GEP-NEN的诊断步骤包括三个方面：定性诊断、定位诊断和组织学诊断，其中组织学诊断应根据分化程度和细胞增殖活性对NEN进行分级（G1、G2和G3）。
6. GEP-NEN生长相对缓慢，其治疗原则有别于其他消化道癌症，即使晚期患者积极治疗也可存活较长时间。

神经内分泌肿瘤（neuroendocrine neoplasm，NEN）是起源于胚胎神经内分泌细胞，具有相似组织学表现和肿瘤标志物的一大类异质性肿瘤。其中，胃肠胰神经内分泌肿瘤（gastroenteropancreatic NEN，GEP-NEN）好发于胰腺、胃、小肠和结直肠，占全身NEN的55%～70%。可引起慢性腹泻的NEN包括胃泌素瘤、血管活性肠肽瘤、胰高血糖素瘤、胆囊收缩素瘤、生长抑素瘤和类癌综合征等。

由于生化、影像及内镜诊断技术的进步，近年来NEN的检出率迅速增高。西方国家GEP-NEN的发病率从1973年的1.09/10万升至2004年的5.25/10万，在美国甚至成为排名第2位的消化道肿瘤，仅次于结直肠癌。我国尚缺乏全国范围的流行病学资料，但汇总文献发现1954—2011年间我国共报道11 671例GEP-NEN，其中胰腺NEN（pNEN）最常见（5807例，49.8%）。pNEN中以胰岛素瘤最多，胃泌素瘤次之。研究还发现，无功能的GEP-NEN的尸检发现率高达0.4%～1.5%，提示GEP-NEN的实际发病率可能更高，只是多数患者在生前未被发现。

【病因与发病机制】

GEP-NEN的胚胎起源来自胺前体摄取及脱羧细胞（APUD细胞），具有很多相似的生物学标志物，例如嗜铬粒蛋白A（chromogranin A，CgA）、合成突触泡蛋白（synaptophysin，Syn）和神经元特异性烯醇酶（neuron-specific enolase，NSE）等，可用于GEP-NEN的诊断。部分GEP-NEN伴发多发性内分泌腺瘤病1型（MEN-1），以年轻患者多见，具有家族遗传性，表现为多个内分泌腺体同时或相继发生肿瘤或呈现功能亢进。例如，多发性内分泌腺瘤病1型

（MEN-1）可有甲状旁腺功能亢进、垂体腺病、胰腺肿瘤等。MEN-2A 包括甲状腺髓样癌、嗜铬细胞瘤 / 髓质增生、甲旁亢等。Von Hippel-Lindau 综合征可表现为视网膜血管母细胞瘤、胰腺肿瘤、肾细胞癌或囊肿、肾上腺嗜铬细胞瘤等。因此，对年轻的 NEN 患者，尤其有 NEN 家族史者，要考虑有无多发 NEN，必要时应检查多个腺体。如果一级亲属患有 GEP-NEN，则家庭其他成员的患病风险为普通人群的 4 倍；若有 2 位一级亲属患病，则患病风险超过一般人群的 12 倍。

GEP-NEN 可通过多种机制引起腹泻。例如，胃泌素瘤大量分泌胃酸，超出小肠吸收能力，同时影响小肠吸收营养物质，兼有分泌性腹泻和渗透性腹泻的特点。血管活性肠肽瘤可刺激肠道上皮大量分泌水和电解质，表现为大量水样泻，属分泌性腹泻。胰高血糖素瘤和生长抑素瘤可抑制胃酸分泌和小肠吸收，从而造成吸收不良性腹泻（脂肪泻）。胆囊收缩素瘤可大量分泌胆囊收缩素（CCK），CCK 结构与胃泌素相似，可激活胃泌素 /CCK-B 受体，刺激胃酸过度分泌，因此其腹泻机制可能与胃泌素瘤相似。类癌综合征所致腹泻可以是水样泻或脂肪泻，因其分泌的大量 5- 羟色胺可刺激肠道分泌、抑制肠道吸收并促进肠蠕动。

【临床表现】

按照病变部位可将 GEP-NEN 分为三大类：胃 NEN、胰腺 NEN 和肠道 NEN，其生物学行为和临床表现有一定的区别。

1. **胃** NEN　胃 NEN 可分为 4 型，大多无分泌功能。Ⅰ型最为常见，好发于萎缩性胃炎患者。Ⅱ型和卓 - 艾综合征和多发性内分泌腺瘤病 1 型（MEN-1）相关。Ⅰ型和Ⅱ型的共同点包括均与高胃泌素血症相关，肿瘤通常较小（数毫米），多发，很少发生转移。Ⅲ型是孤立性 NEN，与高胃泌素血症无关，肿瘤体积较大，有恶性倾向。Ⅳ型为散发性神经内分泌癌。

2. **胰腺** NEN　胰腺 NEN 可分为功能性和无功能性，后者占大多数，往往在肿瘤体积较大或造成压迫症状（如梗阻性黄疸）时才被发现，或由于其他原因检查时无意中检出。功能性胰腺 NEN 详见第 12 章相关各节。

3. **肠道** NEN　十二指肠 NEN 好发于球部及降部，往往体积较小，位于黏膜层或黏膜下层，散发性或与 MEN-1 型相关。空回肠 NEN 形态大多为息肉样或隆起性病变，约 30% 为多灶性。约 20% 的空回肠 NEN 可分泌 5- 羟色胺，表现为类癌综合征，发现时常常已有肝转移。结直肠 NEN 往往无内分泌功能，通过结肠镜检查而发现。结肠 NEN 通常体积较大，诊断时大多已有肠系膜、肝脏或腹膜转移。直肠 NEN 往往体积很小，很少发生转移。阑尾 NEN 常在急性阑尾炎手术标本中发现，肿瘤分期大多为Ⅰ期。

除病变部位外，按照有无内分泌功能相关的临床表现，可将 GEP-NEN 分为两类：① 15%～36% 的 GEP-NEN 为功能性肿瘤，可分泌多肽激素或 5- 羟色胺代谢产物，并引起相应临床表现，例如胃泌素瘤、血管活性肠肽瘤、胰高血糖素瘤等，具体内容详见第 12 章相关各节和第 13 章第 1 节。功能性 GEP-NEN 也可发生恶变和转移，患者预后主要取决于肿瘤生长速度和生物学行为，而与激素分泌水平无直接关系。② 64%～85% 的 GEP-NEN 不产生激素、产生的激素不能分泌入血或仅产生激素前体及无功能片段，因此不能引起内分泌紊乱的临床症状，称无功能性肿瘤。是否定名为功能性，主要是依据临床症状而非生化检测结果。这类患者往往在瘤体增大引起器官压迫，或发生转移后才得以发现。其临床表现主要取决于肿瘤本身的占位效应。按照发病率的高低，与慢性腹泻相关的功能性 GEP-NEN 总结见表 12-3-1。需要指出的是，功能性 GEP-NEN 可同时分泌多种生物活性物质，造成腹泻等症状。北京协和医院陈元方等于1986年报道国内首例功能性胰腺NEN，并发表于首期*Pancreas*杂志。该患者为27岁男性，临床表现为腹泻、乏力、消瘦，影像学检查发现胰头肿大和肝脏多发占位。通过测定血清激素水平和手术病理，证实该患者为胰腺NEN合并肝转移，肿瘤可同时分泌生长抑素、血管活性肠肽、5-羟色胺、前列腺素E等多种活性物质。

表12-3-1 与慢性腹泻相关的胃肠胰神经内分泌肿瘤

肿瘤名称	分泌物质	引起腹泻机制	恶性比例	发病率（/10万）
类癌	5-羟色胺、速激肽	分泌性腹泻和吸收不良	10%	2～3
胃泌素瘤	胃泌素	大量胃酸引起分泌性腹泻和吸收不良	60%～90%	0.5～1
VIP瘤	血管活性肠肽	分泌性腹泻	40%～80%	0.05～0.1
胰高血糖素瘤	胰高血糖素	吸收不良	50%～80%	0.01～0.05
生长抑素瘤	生长抑素	吸收不良	>70%	<0.01
胆囊收缩素瘤	胆囊收缩素	胃酸分泌过多和吸收不良	100%	<0.01

【诊断与鉴别诊断】

GEP-NEN的症状和体征多不典型，易与常见病或功能性疾病混淆，容易延误诊断。多数GEP-NEN发现较晚，确诊时已发生局部扩散或远处转移，失去了最佳治疗时机。因此，临床保持警惕有利于早期发现GEP-NEN，否则容易遗漏诊断线索，例如胃泌素瘤早期可能与普通的消化性溃疡无异，VIP瘤仅有轻微的间断腹泻，胰高血糖素瘤长期被误诊为皮肤病等。

GEP-NEN诊断包括3个步骤：定性诊断、定位诊断和组织学诊断。

1. **定性诊断** 血嗜铬粒蛋白A（chromogranin A，CgA）是目前公认的最有价值GEP-NEN通用血清标志物，其敏感性和特异性分别为80%和96.7%。CgA还可用于GEP-NEN治疗效果监测、随访及预后判断，其水平的动态变化更有意义。CgA对于神经内分泌癌（NEC）的敏感性较低，可通过测定神经烯醇化酶（NSE）进行诊断和随访。NSE对于NEC的治疗后监测尤其重要。胰多肽（pancreatic polypeptide，PP）是正常胰腺的产物，但在许多NEN中也会升高，可作为CgA的补充。联合检测CgA和PP，可将胰腺NEN的诊断敏感性由74%提高至90%。

对于功能性GEP-NEN，应根据其临床表现测定各种激素或生物活性物质，以助诊断。有些患者血浆激素浓度仅轻度或中度升高，尚未达到肿瘤的诊断标准，可能需要进行激发试验以明确诊断，如胃泌素瘤的胰泌素激发试验等。

2. **定位诊断** 定位诊断是判断能否行根治性手术的前提。GEP-NEN瘤体常常较小，原发部位和转移灶常常较为隐匿，因此影像和内镜检查十分必要。检查方法包括体表超声、CT、MRI、生长抑素受体显像（somatostatin-receptor imaging，SRI）、正电子发射断层（positron emission tomography，PET）、胃镜、结肠镜、胶囊内镜、小肠镜、超声内镜（EUS）等。体表超声对于体积较小的GEP-NEN敏感性受限，对超过2cm的肿瘤检出率较高。CT是胰腺NEN的首选检查，对原发灶和转移灶的检出率超过80%，对于评估肿瘤与邻近器官和血管的关系、预测肿瘤可切除性、评价疾病分期、估计预后等有重要的意义。多层螺旋CT小肠重建对小肠NEN（如类癌）检测的敏感性和特异性分别为85%和97%。MRI对肝转移灶的诊断价值优于CT，对小肠NEN的诊断价值与CT相仿。

SRI是GEP-NEN的推荐定位方法，其理论基础在于55%～95%的NEN表达生长抑素受体（特别是SSTR2和SSTR5），可以与放射性核素标记的奥曲肽特异性结合，从而定位肿瘤病灶。国内报道，SRI对胰腺NEN（G1和G2）的灵敏度和特异度分别达到90%和80%，但对于直径不足1cm的NEN漏诊率高达50%。分化程度较差的NEC表达SSTR较少，因此对SRI亦不敏感。SRI还可用于预测肿瘤对生长抑素或核素治疗的敏感性。PET作为一种新的功能影像技术，在GEP-NEN诊断中的作用日益重要。镓-68（^{68}Ga）PET-CT对分化良好的GEP-NEN的诊断敏感性优于普通SRI，有助于发现隐匿的原发灶和转移灶，但某些恶性程度较高的NEC可能摄取不高，可出现假阴性。

为提高对GEP-NEN的检出率，推荐联合多种影像学检查，较常用的方法包括CT联合SRI（最常用）、CT联合MRI、CT联合PET等。应参考患者经济状况和所在医疗机构设备条件等因素，加以合理选择。北京协和医院比较了多层螺旋CT与SRI（应用^{99m}Tc-HYNIC-TOC显像剂）对胰腺NEN（pNEN）的诊断价值，结果发现CT整体敏感性优于SRI，对于G1级和G2级患者以及瘤体直径在2cm以下的患者，CT优势更为明显（表12-3-2）。传统SRI空间分辨率不足（1cm以上），但随着^{68}Ga-生长抑素类似物等新型显像剂投入使用以及PET与CT技术相结合，核医学检查的空间分辨率已提高至0.5cm，接近多层螺旋CT的水平，可明显提升pNEN的诊断敏感性。

表12-3-2 多层螺旋CT和生长抑素受体显像对于28例胰腺神经内分泌肿瘤的敏感性

	多层螺旋CT的敏感性	生长抑素受体显像的敏感性
全部pNEN	92.8%（26/28）	71.4%（20/28）
功能性pNEN	94.1%（16/17）	58.8%（10/17）
无功能性pNEN	90.9%（10/11）	90.9%（10/11）
合并转移的pNEN	100%（7/7）	100%（7/7）
无转移的pNEN	90.4%（19/21）	61.9%（13/21）
G1级pNEN	84.6%（11/13）	53.8%（7/13）
G2级pNEN	100%（12/12）	83.3%（10/12）
G3 G3级pNEN	100%（3/3）	100%（3/3）
pNEN直径＞2cm	92.8%（13/14）	100%（14/14）
pNEN直径≤2cm	94.7%（18/19）	52.6%（10/19）

对胃、十二指肠以及结直肠NEN，推荐行内镜检查。普通内镜发现病灶后，EUS有助于判断浸润深度。EUS对胰腺NEN的诊断敏感性达80%～90%，甚至可以检出直径＜1cm的病灶，但对操作者的经验技术要求较高。

3. **组织学诊断** GEP-NEN的确诊有赖于病理。临床上应尽可能采集足够组织材料送检，以确定肿瘤性质。

GEP-NEN在大体上表现为均质、粉红或淡黄色，有完整包膜，可有囊性坏死。光镜下呈团块型、花带型或腺泡型，瘤细胞呈小圆形，核与胞质较均一，血供丰富。CgA、Syn免疫组化阳性，有利于GEP-NEN的诊断。图12-3-1是北京协和医院的一例神经内分泌癌患者组织学资料。

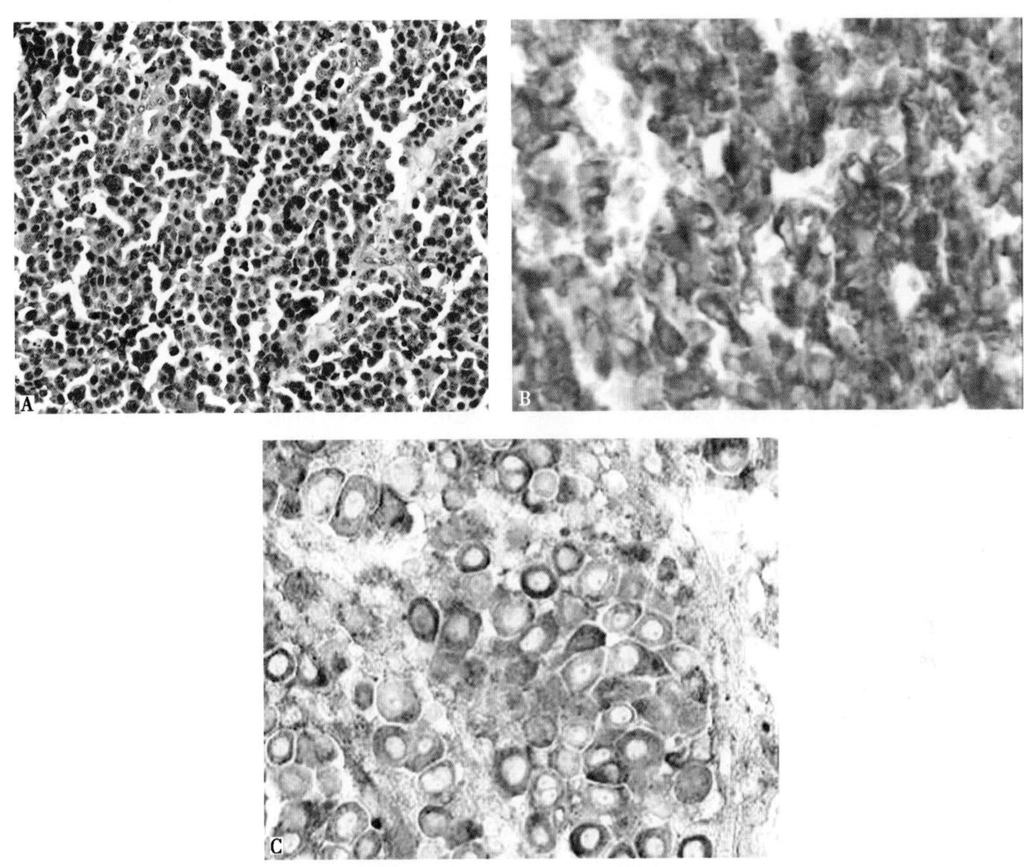

图 12-3-1 胰腺神经内分泌癌

A. 细胞体积较小，密集排列，细胞核深染，核分裂易见，可见局灶坏死（HE 染色，中倍）；B. CgA 免疫组化阳性；C. Syn 免疫组化染色阳性

判断 GEP-NEN 良恶性的主要依据是肿瘤的病理形态、细胞增殖活性以及生物学行为（有无肝脏或淋巴结的转移）。按照 2010 年 WHO 分型，应根据肿瘤分化程度和细胞增殖活性对 NEN 进行分级，并根据肿瘤部位、浸润情况和有无转移进行分期。NEN 的分期一般采用欧洲神经内分泌肿瘤协会的标准，0～Ⅲa 期为无转移，Ⅲb 期伴有淋巴结转移，Ⅳ期为广泛转移。

（1）NEN 的分化程度：根据肿瘤病理形态，可将高分化的 NEN 称为神经内分泌瘤（neuroendocrine tumor，NET），而将低分化的 NEN 称为神经内分泌癌（neuroendocrine carcinoma，NEC）。NET 的分级为 G1 和 G2，其生长缓慢，恶变潜能较低；NEC 分级为 G3，其恶变潜能高，早期易发生转移。

（2）NEN 的分级：根据肿瘤的增殖活性（高倍镜下核分裂象和 Ki-67 指数）确定分级，分为 G1（低级别）、G2（中级别）和 G3（高级别）。其中，G1 期核分裂象为 1/HPF，Ki-67 指数≤2%；G2 期核分裂象为 2～20/HPF，Ki-67 指数为 3%～20%；G3 期核分裂象＞20/HPF，Ki-67 指数＞20%。

【治疗】

GEP-NEN 的治疗是在个体化基础上的多学科综合治疗，其治疗手段包括手术、介入、生物治疗、肽受体介导的放射性核素治疗（peptide receptor radionuclide therapy，PRRT）、化疗、分子靶向治疗等。治疗方式的选择取决于肿瘤的大小、组织学分级、病变部位、转移情况和激素分泌的特性。

（一）手术治疗

对于瘤体局限、尚未发生转移的NEN，内镜或手术切除是唯一可以治愈的措施。切除后应密切随诊，复查CgA、激素水平和影像学变化。CgA与肿瘤负荷呈正相关。除外检测干扰因素后，治疗前CgA明显升高或手术后一过性降低又迅速升高者，往往预后不佳。对于肝转移瘤无法切除的患者，介入治疗（例如射频消融、动脉栓塞等）可作为二线方案。

肿瘤的组织学分级对治疗策略有一定影响。G1/G2级的GEP-NEN（GEP-NET）预后较好，总体生存率优于消化道其他实体癌，因此应尽可能R0切除（瘤细胞距切缘1cm以上），R1切除（瘤细胞距切缘1cm以内）也可考虑。对晚期GEP-NET，原发灶及转移灶可完全切除或切除>90%时，可首选手术切除。手术目的是减小瘤负荷、改善症状、提高生活质量。G3级的GEP-NEN（GEP-NEC）患者预后差，手术原则与胃肠其他癌症相似。确诊NEC且Ki-67指数≥50%以上的患者，在R0切除后建议给予辅助化疗。不能R0切除者，建议首选化疗而非手术治疗。

此外，功能性和无功能性NEN的手术原则也有一定差异。功能性NEN应积极手术治疗，而对于肿瘤体积较小的无功能性NEN，若外科切除损伤较大，需结合患者身体状况、治疗意愿、病变部位、手术难易程度等因素综合考虑，部分患者也可选择观察或药物治疗，必要时再手术切除。为避免围术期类癌危象，可给予生长抑素类似物奥曲肽或兰瑞肽加以预防。

（二）生物治疗和PRRT

对于广泛转移或无法切除的病例，可选择长效生长抑素类似物（SSA）及干扰素（有效率60%）的生物治疗，二者联用具有协同作用。SSA治疗胰腺NEN仅10%左右的患者瘤体可缩小，但症状改善率可达50%～60%，且长期使用不良反应较少，可用于进展缓慢的G1和G2级NEN，以及表达生长抑素受体的G3级NEN。失去手术机会的NEN，若表达生长抑素受体，也可选择PRRT治疗。PRRT治疗的原理在于放射性核素标记的奥曲肽与细胞表面的生长抑素受体结合后可进入细胞内，被称为内化。进入细胞后的核素在溶酶体内降解成最终的放射性代谢产物。此种代谢产物不能穿过溶酶体或细胞的胞膜，因此能长时间滞留于细胞内，以达到治疗的目的。这一内化过程对于肿瘤PRRT治疗十分关键，因为部分应用于治疗的放射性核素射程很短，仅为几微米至毫米水平。PPRT总体比较安全，主要不良反应是骨髓抑制和肾毒性，治疗期间应注意监测。

（三）化疗

化疗对于失去手术机会的NEC可作为一线治疗。分化良好的G1级和部分G2级NEN生长缓慢，对常规化疗不敏感，故很少采用。常用化疗药物包括阿霉素、5-氟尿嘧啶、链佐星、达卡巴嗪、顺铂、紫杉醇、替莫唑胺、培美曲塞等。联合治疗效果优于单药。其中，链佐星联合5-氟尿嘧啶和（或）表柔比星治疗G1级和G2级胰腺NEN的证据较为充分，有效率为35%～40%。顺铂联合依托泊苷有效率在53%～67%，但疗效不持久，总生存时间小于16个月。回顾性研究提示，替莫唑胺单药或联合卡培他滨对转移性胰腺NEN也有一定疗效，联合治疗的有效率达70%。

（四）分子靶向治疗

分子靶向药物是近年GEP-NEN治疗研究的热点，并显示出良好的前景。目前，最受关注的是针对 mTOR 受体信号通路的靶向药物依维莫司（everolimus），以及作用于 VEGF 受体、PDGF 受体等多个靶点的酪氨酸激酶抑制剂舒尼替尼（sunitinib），已证实能延长晚期胰腺 NEN 患者的无进展生存期。北京协和医院的经验表明，舒尼替尼治疗晚期胰腺 NEN 的总有效率（ORR）和疾病控制率（DCR）分别为 27.8% 和 83.3%，中位无进展生存期（mPFS）为 12 个月。

GEP-NEN 的预后受肿瘤部位、病变范围、组织学分级和肿瘤分期等因素影响。其中，组织学分级是一个关键因素，胰腺 G1、G2 和 G3 级 NEN 的 5 年生存率分别为 75%、62% 和 7%。整体来看，因 GEP-NEN 生长缓慢，早期发现往往疗效较好，即使晚期病例，积极治疗也能改善预后。

（吴 东 朱朝晖 钱家鸣）

参考文献

1. Kloppel G，Anlauf M. Epidemiology，tumour biology and histopathological classification of neuroendocrine tumours of the gastrointestinal tract. Best Pract Res Clin Gastroenterol，2005，19（4）：507-517.
2. ASGE Standards of Practice Committee，Eloubeidi MA，Decker GA，et al. The role of endoscopy in the evaluation and management of patients with solid pancreatic neoplasia. Gastrointest Endosc，2016，83（1）：17-28.
3. Fraenkel M，Kim MK，Faggiano A，et al. Epidemiology of gastroenteropancreatic neuroendocrine tumours. Best Pract Res Clin Gastroenterol，2012，26（6）：691-703.
4. Kunz PL，Reidy-Lagunes D，Anthony LB，et al. Consensus guidelines for the management and treatment of neuroendocrine tumors. Pancreas，2013，42（4）：557-577.
5. CSCO 神经内分泌肿瘤专家委员会. 中国胃肠胰神经内分泌肿瘤专家共识. 临床肿瘤学杂志，2013，18（9）：815-832.
6. 中华医学会外科学分会胰腺外科学组. 胰腺神经内分泌肿瘤治疗指南（2014）. 中华普通外科杂志，2015，30（1）：80-82.
7. 李晓青，钱家鸣. 胃肠神经内分泌肿瘤和胰腺神经内分泌肿瘤的区别. 临床肝胆病杂志，2013，29（7）：492-495.
8. 李景南，张红杰，陈洁，等. 胃肠胰神经内分泌肿瘤内科诊治若干建议. 中华消化杂志，2014，34（6）：361-367.
9. 郭林杰，唐承薇. 中国胃肠胰神经内分泌肿瘤临床研究现状分析. 胃肠病学，2012，17（5）：276-278.
10. Chen YF，Liu TH，Chen SP，et al. Watery diarrhea syndrome caused by multihormonal malignant pancreatic islet cell tumor secreting somatostatin，vasoactive intestinal peptide，serotonin，and prostaglandin E--a clinicopathological，biochemical，immunohistochemical，and ultrastructural study. Pancreas，1986，1（1）：80-89.
11. Anderson CW，Bennett JJ. Clinical presentation and diagnosis of pancreatic neuroendocrine tumors. Surg Oncol Clin N Am，2016，25（2）：363-374.
12. 王辉，李平，潘卫东，等. 多层螺旋 CT 双期扫描与生长抑素受体显像在胰腺内分泌肿瘤诊断中的比较. 中国医学科学院学报，2016，38（3）：312-317.
13. Maxwell JE，O'Dorisio TM，Howe JR. Biochemical diagnosis and preoperative imaging of gastroenteropancreatic neuroendocrine tumors. Surg Oncol Clin N Am，2016，25（1）：171-194.

12

14. Baumann T，Rottenburger C，Nicolas G，et al. Gastroenteropancreatic neuroendocrine tumours（GEP-NET）-imaging and staging. Best Pract Res Clin Endocrinol Metab，2016，30（1）：45-57.

15. 舒慧君，杨爱明，钱家鸣，等. 内镜超声在非胰岛素瘤胃肠胰腺神经内分泌肿瘤定位诊断中的作用. 胃肠病学，2008，13（4）：213-216.

16. Pokuri VK，Fong MK，Iyer R. Octreotide and lanreotide in gastroenteropancreatic neuroendocrine tumors. Curr Oncol Rep，2016，18（1）：7.

17. Bodei L，Kwekkeboom DJ，Kidd M，et al. Radiolabeled somatostatin analogue therapy of gastroenteropancreatic cancer. Semin Nucl Med，2016，46（3）：225-238.

18. Raymond E，Dahan L，Raoul JL，et al. Sunitinib malate for the treatment of pancreatic neuroendocrine tumors. New Engl J Med，2011，364（6）：501-513.

19. Yao JC，Shah MH，Ito T，et al. Everolimus for advanced pancreatic neuroendocrine tumors. New Engl J Med，2011，364（6）：514-523.

20. Pavel ME，Hainsworth JD，Baudin E，et al. Everolimus plus octreotide long-acting repeatable for the treatment of advanced neuroendocrine tumours associated with carcinoid syndrome（RADIANT-2）：a randomised，placebo-controlled，phase 3 study. Lancet，2011，378（9808）：2005-2012.

21. 高鹤丽，应红艳，程月鹏，等. 舒尼替尼治疗晚期进展胰腺神经内分泌瘤临床疗效. 中国医学科学院学报，2016，38（3）：300-304.

22. Tamburrino D，Spoletini G，Partelli S，et al. Surgical management of neuroendocrine tumors. Best Pract Res Clin Endocrinol Metab，2016，30（1）：93-102.

第4节 胃泌素瘤

知识要点

1. 胃泌素瘤是一种胃肠胰神经内分泌肿瘤，好发于胰头、十二指肠降段和肝十二指肠韧带所构成的“胃泌素瘤三角区”内。
2. 临床症状与高胃泌素血症导致的高酸分泌相关，主要表现为腹泻、烧心、反酸、腹痛等。腹泻多呈水样泻。腹痛与高胃酸继发的消化性溃疡有关，其溃疡位置不典型，易复发。
3. 血清胃泌素显著升高对胃泌素瘤的诊断具有决定意义。患者基础胃酸分泌和基础胃液分泌量均明显升高。
4. 约 20% 的胃泌素瘤属于多发性内分泌腺瘤病 1 型（MEN1），其临床表现与散发型胃泌素瘤有一定区别。建议对 MEN1 患者及其一级亲属进行基因检测。
5. 控制高胃酸分泌状态首选静脉使用质子泵抑制剂，手术切除病灶是治疗胃泌素瘤的根本方法。对于无法行根治性手术的患者，根据情况可选择生长抑素类似物治疗、肽受体放疗、化疗及介入治疗。
6. 胃泌素瘤生长缓慢，恶性程度相对较低，即使瘤体较大或发生转移，患者仍能长期存活，故应当积极治疗。

胃泌素瘤是一种少见的神经内分泌肿瘤，以胃高酸分泌导致的腹泻和不典型消化性溃疡为临床特征，发病率为0.5/10万～1/10万。本病最早由Zollinger和Ellison于1955年报道，又称为卓-艾综合征（Zollinger-Ellison syndrome）。当时他们预见到这种肿瘤含有并分泌一种刺激胃酸分泌的物质。1960年，Gregory由肿瘤中成功地分离出胃泌素样物质，证实了二人的预见，至此卓-艾综合征也被称为胃泌素瘤。

【病因与发病机制】

胃泌素瘤的临床表现主要与胃酸过度分泌有关，这也是该病引起腹泻的根本原因。胃泌素瘤患者腹泻的发病机制较为复杂，包括以下几个方面：①肿瘤细胞分泌过量胃泌素，从而造成大量的酸性胃液进入肠腔，超过了小肠的吸收能力；②酸性胃液造成小肠上皮细胞损伤，从而影响水和电解质的吸收；③大量胃酸还会使脂肪酶不可逆失活，引起小肠脂肪吸收不良；④胃泌素本身也促进肠道分泌水和电解质，并抑制其吸收。在上述因素的综合作用下，患者往往出现严重腹泻和消化性溃疡。因此，胃泌素瘤造成的腹泻既有分泌性腹泻的特点，也有吸收不良因素的参与，表现为禁食试验后腹泻量可明显减少，但腹泻不一定完全消失。

少数胃泌素瘤属于多发性内分泌腺瘤病1型（MEN-1）。这是一组在同一个体先后或同时发生、以多个内分泌腺体功能亢进为主要表现的遗传疾病。MEN-1型最常见的临床表现是甲状旁腺腺瘤，占75%～95%；30%～50%的患者合并胰岛细胞肿瘤，包括胰岛素瘤、胃泌素瘤、胰高血糖素瘤、胰多肽瘤等；另有30%～40%合并垂体腺瘤，包括泌乳素瘤、ACTH瘤、生长激素瘤、无功能腺瘤等。已知生殖细胞水平的*MEN-1*基因突变是导致本病的主要原因。*MEN1*基因位于染色体11q13，全长为9kb，共有10个外显子，编码含有610个氨基酸的蛋白menin。该蛋白是一种肿瘤抑制因子，广泛参与调控基因转录及细胞增殖和分化，并维持基因组稳定性。目前已报道的*MEN1*致病突变超过400种。携带*MEN-1*基因突变的人群中，约58%有相应临床表现，13%仅有生化异常，而29%的携带者既无临床表现也无生化异常。因此，建议MEN-1型患者的一级亲属（即使无症状）接受基因筛查。

【临床表现】

胃泌素瘤的发病年龄为7～90岁，大多在30～50岁。男女比例为2∶1～3∶1。北京协和医院的资料表明，腹泻可为胃泌素瘤的首发症状，其发生率可高达78%。约20%的患者腹泻是唯一的症状。大部分（89%）腹泻呈水样泻，症状严重程度可随溃疡症状的轻重而变化，严重时可引起脱水、酸碱及电解质紊乱。约半数患者可有脂肪泻和吸收不良。胃泌素瘤的腹泻有以下特点：①腹泻程度轻重不等，一般为水样泻；②粪便肉眼无黏液、脓血，镜下无白细胞和红细胞；③抑制胃酸可缓解腹泻，应用抑酸剂后腹泻缓解率达94.4%，停药后迅速复发，提示腹泻与胃酸过度分泌有关，这也是本病重要的诊断线索。

除了腹泻，胃泌素瘤患者最常见的临床症状为腹痛、烧心、反酸等，常与高胃酸分泌继发的消化性溃疡有关。90%的患者有消化性溃疡病史。胃泌素瘤的溃疡不同于普通消化性溃疡，约半数为多发性、复合性溃疡，对常规剂量的抗溃疡药物反应较差，且容易复发。出血、穿孔等并发症在本病较一般溃疡病多见，当按溃疡病行胃大部切除时，可在术后早期迅速出现吻合口溃疡、出血和穿孔，这是本病的临床特征之一。另外，溃疡的分布也不同于一般消化性溃疡，约75%胃泌素瘤的溃疡分布于十二指肠球部，14%分布于降部和水平部，11%分布于空肠。图12-4-1是北京协和医院的一例胃泌素瘤患者，在十二指肠降部形成多发溃疡。

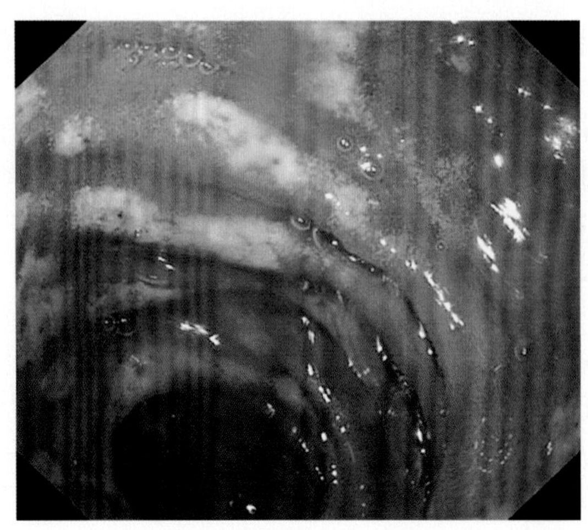

图 12-4-1 一位胃泌素瘤患者在十二指肠降部出现多发溃疡

Weber 等分析了 150 例胃泌素瘤的临床和病理结果，发现胃泌素瘤的生物学行为受肿瘤部位的影响。例如，胰腺胃泌素瘤平均大小为（3.8±0.3）cm，其中仅 6% 小于 1.0cm；而十二指肠胃泌素瘤平均大小为（0.93±0.14）cm。前者瘤体较大且恶性潜能较高，发现时常已有肝转移；后者瘤体较小，易多发，恶性潜能较低，但淋巴结转移率也高达 40%～70%。原因可能是由于正常胰腺缺少 G 细胞，而是由一种异质性的、有分化潜力的内分泌干细胞合成并分泌胃泌素，这种细胞分化不完全，恶变倾向较高；而十二指肠的胃泌素瘤多来源于 G 细胞，分化程度较高。

约 20% 胃泌素瘤属于多发性内分泌肿瘤病 1 型（MEN-1），可合并甲状旁腺、垂体等多种内分泌腺体病表现。属于 MEN-1 型的胃泌素瘤临床表现有一定特点，包括：① MEN-1 型胃泌素瘤多有明确家族史，染色体 11q13 存在基因突变；②瘤体多位于十二指肠，瘤体较小且多发，手术不易完整切除；③ MEN-1 型胃泌素瘤恶性潜能较低，生长缓慢；④切除甲状旁腺腺瘤之后，部分 MEN-1 型胃泌素瘤的临床症状也有所减轻，可能与去除了高钙血症刺激胃酸分泌有关。两类胃泌素瘤的差异总结见表 12-4-1。

表 12-4-1 散发型和合并 MEN-1 型胃泌素瘤的差异

	散发型	MEN-1 型
占所有胃泌素瘤的比例	80%	20%
家族史	无	有
其他内分泌腺肿瘤	无	有
胃泌素瘤直径	大多 > 2cm	大多 < 2cm
胃泌素瘤的好发部位	胰腺	十二指肠
病灶数量	多孤立病灶	常多发病灶
恶性潜能	高	低
根治性切除率	60%	极少

12

【诊断与鉴别诊断】

胃泌素瘤早期诊断较为困难，原因在于该病发病率低，且早期临床表现与一般消化性溃疡相似，缺乏特异性。诊断在一定程度上有赖于临床医师对本病的认识和警惕，其确诊则需要确定高胃酸分泌状态和高胃泌素血症。北京协和医院总结的23例胃泌素瘤病例中，从症状出现到确诊平均需5.5年，确诊时合并肝转移者占60.9%。出现以下情况时需警惕本病：①巨大或多发性溃疡；②溃疡出现在十二指肠降部或空肠；③溃疡伴严重的反流性食管炎；④对正规抑酸治疗有反应，但停药后迅速复发；⑤胃大部切除术后迅速复发或出现并发症；⑥溃疡伴垂体瘤或甲状旁腺瘤；⑦溃疡伴大量水样泻或脂肪泻。

诊断胃泌素瘤首先需确定高胃酸分泌状态，可以通过胃液分析来确定胃酸分泌量。在北京协和医院的资料中，76.9%的患者基础胃酸分泌增高（≥15mEq/h）。血清胃泌素升高对胃泌素瘤的诊断具有决定意义。胃泌素瘤患者的血清胃泌素水平明显升高，超过99%的患者血清胃泌素高于200ng/L，约半数超过1000ng/L。需要注意的是，多种因素会影响胃泌素水平，如萎缩性胃炎、恶性贫血或应用质子泵抑制剂患者的胃泌素水平均可明显升高。因此，诊断胃泌素瘤需同时满足高胃酸分泌和高胃泌素血症这两个条件。除了血清胃泌素，胃泌素瘤的血浆嗜铬粒蛋白A（CgA）水平亦显著升高，诊断敏感性高达92.3%。

对于满足上述条件的患者，还需进一步行定位诊断。80%～90%的胃泌素瘤好发于胰头、十二指肠降段和肝十二指肠韧带所构成的“胃泌素瘤三角区”内（图12-4-2）。CT、MRI、血管造影、生长抑素受体显像和PET-CT等均可用于肿瘤定位（图12-4-3）。北京协和医院统计CT诊断本病的阳性率约为50%，生长抑素受体显像的阳性率约为90%（国外报道为60%～90%）。超声内镜（EUS）对胰腺胃泌素瘤定位诊断的敏感性优于其他影像学检查，且结合细针穿刺活检可获得组织学诊断，因此近年来应用越来越广泛。但对十二指肠的胃泌素瘤，由于其瘤体较小且多位于十二指肠第2、3段，EUS诊断有一定技术难度。

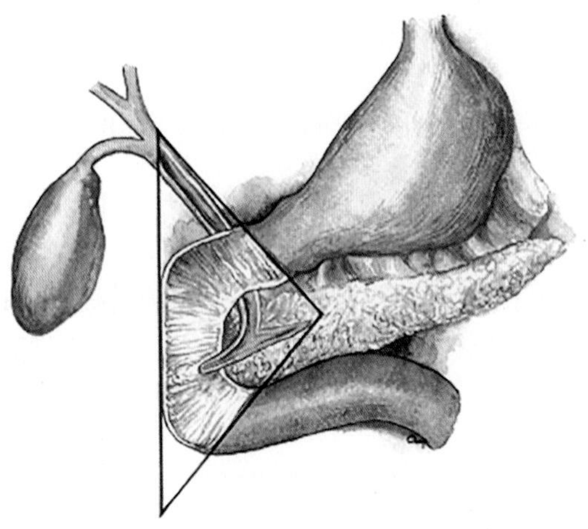

图12-4-2 胃泌素瘤的好发部位“胃泌素瘤三角区”

胃泌素瘤属于少见病，临床上看到的绝大多数消化性溃疡并非胃泌素瘤所致。普通消化性溃疡患者由于治疗依从性差，未根除幽门螺杆菌、生活习惯不佳等原因，也可能造成溃疡迁延不愈。因此，并非所有疗效欠佳的溃疡病患者都需要筛查胃泌素瘤。但若排除治疗及患者依从性因素后，对于顽固性、多发性、不典型部位消化性溃疡需怀疑本病，消化性溃疡合并腹泻时本病可能性大为增加。约1/5的胃泌素瘤属于多发性内分泌肿瘤病1型（MEN-1）。因此，对胃泌素瘤患者应常规询问肿瘤家族史，检测血钙和碱性磷酸酶水平，必

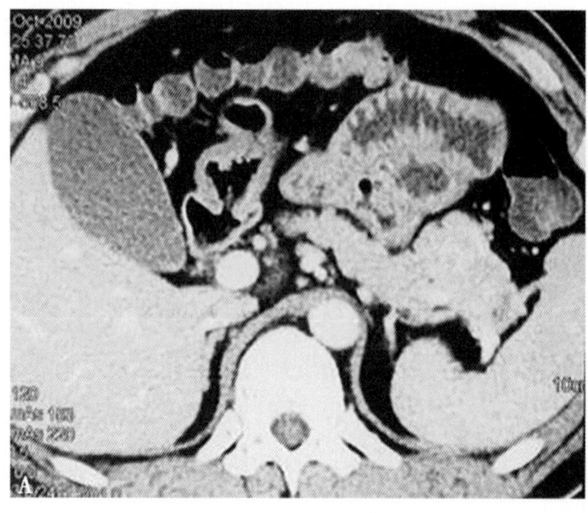
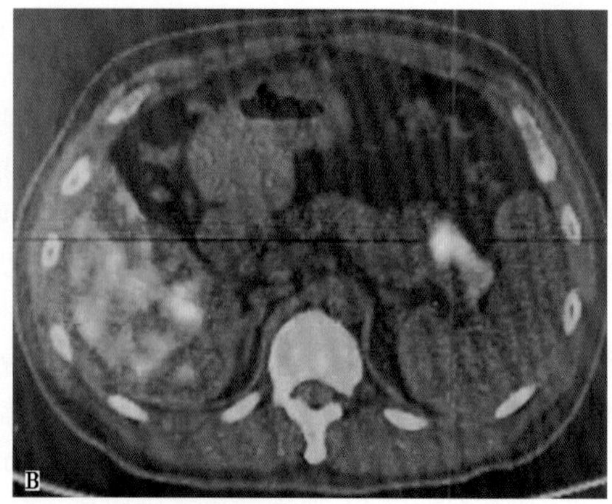
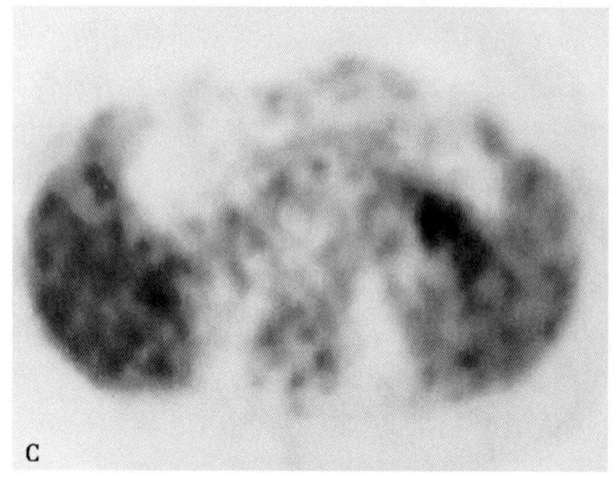

图 12-4-3 胃泌素瘤的定位诊断

中年男性，多发性消化溃疡伴水样泻，血清胃泌素水平明显增高。A. CT 提示胰尾部占位；B. PET-CT 发现胰尾部代谢活性明显增高，伴肝脏多发代谢活性增高病灶，考虑肝转移；C. 胰尾部及肝脏生长抑素受体显像阳性，符合神经内分泌肿瘤伴肝转移。行姑息性胰体尾切除术，术后病理示高分化神经内分泌肿瘤，免疫组化：胃泌素（++），胰高血糖素（-），生长抑素（+），胰岛素（-），AE1/AE3（-），Syn（++）

要时行甲状旁腺及垂体影像学检查。有条件者应完善基因检测。Pieterman 等曾报道 74 例 MEN-1 型患者，其中 30 例经基因检测发现致病突变而无临床表现，结果在随访过程中有 11 例陆续发病，但无一例死亡。由此证明，基因诊断可早期发现 MEN-1 型患者，且有助于改善预后。

【治疗】

12

胃泌素瘤的治疗目标为控制高胃酸分泌及相关的腹泻、溃疡，以及针对肿瘤病灶的治疗。对于高胃酸分泌状态，首选质子泵抑制剂（PPI），腹泻明显和溃疡合并局部并发症的患者，需静脉使用 PPI 强化治疗。使用 PPI 可极大地缓解腹泻症状，有效率近 95%。

由于 60%～90% 的胃泌素瘤是恶性的，因此对于确诊该病的患者，手术切除病灶是治疗的根本方法。根治性手术后的胃泌素瘤肝转移风险可降低至 3%。以下患者应考虑行根治性 Whipple 手术：①瘤体位于胰头且无肝转移；②十二指肠肿瘤多发，无法逐一剔除；③多发性肿瘤同时存在于胰腺和十二指肠；④十二指肠肿瘤浸润达浆膜、侵犯壶腹或伴淋巴结转移者。原发灶位置明确的体积较大的胃泌素瘤，虽然有肝转移，但仍应争取行部分肝脏切除或肿瘤细胞减灭术（cytoreductive approach），以减轻瘤负荷，改善症状，亦有助于延长生存时间。对于肝转移瘤无法切除者，可给予肝动脉栓塞治疗或射频消融治疗。胃泌素瘤表达生长抑素受体阳性率较高，对于不具备手术切除条件的患者，可应用长效生长抑素类似物以及肽受体放疗（peptide receptor radioligand therapy，PRRT）。对于广泛转移的胃泌素瘤患者，全身化疗有助于缩小肿瘤体积，改善生活质量。靶向药物如舒尼替尼（sunitinib）、贝伐珠单抗（bevacizumab）及依维莫司（everolimus）等初步显示出较好的疗效。

胃泌素瘤的恶性程度较低，生长缓慢，即使瘤体较大或有肝转移，患者仍能存活多年，因此必须积极治疗。肝转移是不良预后的危险因素。Yu 等对 212 例胃泌素瘤患者进行了长期随访，发现无肝转移的胃泌素患者 15 年生存率为 93%（95%CI 84%～97%），伴有肝转移的胃泌素瘤患者 15 年存活率降至 68%（95%CI 41%～87%）。出现广泛骨转移或异位 Cushing 综合征者预后最差，10 年存活率低于 10%。

（蒋青伟　吴　东　伍东升）

参考文献

1. Ellison EC，Johnson JA. The Zollinger-Ellison syndrome：a comprehensive review of historical，scientific，and clinical considerations. Curr Probl Surg，2009，46（1）：13-106.
2. 石益海，李景南，钱家鸣. 胃泌素瘤的临床特点分析和诊断方法比较. 胃肠病学，2008，13（4）：220-222.
3. 杨晓鸥，李景南，钱家鸣，等. 血浆嗜铬粒蛋白 A 对多种神经内分泌肿瘤的诊断价值. 中华内科杂志，2011，50（2）：124-127.
4. 吴东，朱峰. 胃泌素瘤一例. 中华医学杂志，2010，90（28）：2011-2012.
5. Berna MJ，Hoffmann KM，Serrano J，et al. Serum gastrin in Zollinger-Ellison syndrome：I. Prospective study of fasting serum gastrin in 309 patients from the National Institutes of Health and comparison with 2229 cases from the literature. Medicine（Baltimore），2006，85（6）：295-330.
6. Weber HC，Venzon DJ，Lin JT，et al. Determinants of metastatic rate and survival in patients with Zollinger-Ellison syndrome：a prospective long-term study. Gastroenterology，1995，108（6）：1637-1649.
7. Tamm EP，Bhosale P，Lee JH，et al. State-of-the-art imaging of pancreatic neuroendocrine tumors. Surg Oncol Clin N Am，2016，25（2）：375-400.
8. Gincul R，Lepilliez V，Walter T，et al. Diagnosis and preoperative tagging of duodenal gastrinoma by endoscopic ultrasound. Endoscopy，2015，47 Suppl 1 UCTN：E504-E505.
9. 李融融，吴东，杨红，等. 腹痛 - 反酸 - 呕吐. 中华全科医师杂志，2010，9（10）：707-708.
10. 朱预，赵玉沛，刘彤华. 胃泌素瘤 - 北京协和医院 22 例经验. 中华肝胆外科杂志，2004，10（4）：217-218.
11. Singh Ospina N，Donegan D，Rodriguez-Gutierrez R，et al. Assessing for multiple endocrine neoplasia type 1 in patients evaluated for Zollinger-Ellison syndrome - clues to a safer diagnostic process. Am J Med，2017，130（5）：603-605.
12. Pieterman CR，Schreinemakers JM，Koppeschaar HP，et al. Multiple endocrine neoplasia type 1（MEN1）：its manifestations and effect of genetic screening on clinical outcome. Clin Endocrinol（Oxf），2009，70（4）：575-581.
13. Chiruvella A，Kooby DA. Surgical management of pancreatic neuroendocrine tumors. Surg Oncol Clin N Am，2016，25（2）：401-421.

14. Grozinsky-Glasberg S, Barak D, Fraenkel M, et al. Peptide receptor radioligand therapy is an effective treatment for the long-term stabilization of malignant gastrinomas. Cancer, 2011, 117(7): 1377-1385.

15. Yu F, Venzon DJ, Serrano J, et al. Prospective study of the clinical course, prognostic factors, causes of death, and survival in patients with long-standing Zollinger-Ellison syndrome. J Clin Oncology, 1999, 17(2): 615-630.

第5节 血管活性肠肽瘤

知识要点

1. 血管活性肠肽瘤是一种罕见的神经内分泌肿瘤，好发于胰腺，分泌血管活性肠肽为主的多种内分泌激素。
2. 临床主要表现为顽固性的水样泻、严重低血钾、低胃酸和代谢性酸中毒。
3. 分泌性腹泻伴血浆VIP水平升高有助于定性诊断，CT、生长抑素受体显像和超声内镜等常用于定位诊断。
4. 手术是首选治疗手段，对于不适合手术的患者，长效生长抑素可用于控制症状，化疗效果不肯定。

血管活性肠肽瘤(vasoactive intestinal peptide secreting neuroendocrine tumor)又称VIP瘤(VIPoma)，是以分泌性腹泻、严重低血钾、无或低胃酸为主要临床特征的一种罕见胰岛细胞瘤。本病于1958年由Verner和Morrison首次报道。因其顽固性腹泻与霍乱弧菌引起的腹泻相似，又称为“胰性霍乱”。有学者总结该病临床表现为“WDHA综合征”，包括水样泻(watery diarrhea)、低钾血症(hypokalemia)和无胃酸(achlorhydria)。实际上，VIP瘤患者只是胃酸分泌减少，并非完全无胃酸，因此用“WDHHA综合征”这一术语可能更合适，包括水样泻(watery diarrhea)、低钾血症(hypokalemia)、低胃酸(hypochlorhydria)和酸中毒(acidosis)。1970年，Said和Mutt首次从猪的小肠组织中分离出VIP，从而证实了该病系VIP瘤所致。

【病因与发病机制】

VIP瘤细胞合成VIP前体，经过蛋白翻译后修饰，分泌含28氨基酸的VIP多肽以及其他多肽。VIP作用于肠上皮细胞的离子通道和载体，可刺激小肠、结肠大量分泌钾、钠、碳酸氢盐等电解质。水分伴随电解质的分泌而分泌，以维持肠内容物与血浆等渗。由此造成大量水样泻以及电解质、酸碱紊乱。VIP瘤患者大便中含有大量钾、钠、氯、碳酸氢盐等电解质，粪便渗透压几乎均由电解质提供，故粪渗透压差(fecal osmotic gap, FOG)在50mOsm/kg以下。FOG的计算公式为：FOG = 290 −(粪[Na^+]+粪[K^+])× 2(详见第4章第4节)。

VIP除了刺激肠上皮细胞大量分泌水和电解质，还抑制胃酸分泌，可影响营养物质(尤其是蛋白质和脂肪)的消化和吸收。

【临床表现】

VIP瘤患者腹泻呈水样，且排便量很大，这也是本病的特征性症状，见于100%的患者。病程2个月至8年不等，疾病早期阶段腹泻可间断发作，病程后期腹泻加重。典型的腹泻呈持续水泻，禁食48小时后仍不停止，符合分泌性腹泻特征。每日排便量1～20L，80%的患者大于 3L/d。有人认为若腹泻量在 1000ml/d 以下，基本可以排除 VIP 瘤。由于腹泻量大，如不及时治疗，可造成严重脱水、休克、肾衰竭而死亡。

大量的钾离子经肠道丢失导致血钾明显下降，见于 100% 的患者。血钾最低可达 1.2mmol/L。严重低钾血症可造起低钾性肾病，表现为肾小管浓缩功能障碍和肾性尿崩，并引起手足搐搦、肌无力、周期性麻痹、假性肠梗阻等。因此，水样泻患者若不伴低钾血症，则 VIP 瘤可能性极小，检测血 VIP 水平无临床意义。肠道大量碳酸氢盐丢失可造成严重代谢性酸中毒。除了腹泻，低胃酸是本病的另一个特征表现，和 VIP 抑制胃酸分泌有关，这一点不同于胃泌素瘤，两者之间的鉴别要点见表 12-5-1。

表 12-5-1 VIP 瘤与胃泌素瘤的鉴别

特点	VIP 瘤	胃泌素瘤
胃酸	低或无	高
腹痛	轻或无	明显
胃肠动力	明显增加	轻度增加
大便中钾含量	高	低
代谢性酸中毒	是	否
病变部位	胰腺、交感神经节	胰腺、十二指肠
作用介质	VIP	胃泌素

【诊断与鉴别诊断】

VIP 瘤的诊断基于以下 3 个条件：①存在分泌性腹泻；②血浆 VIP 水平升高（定性诊断）；③确定肿瘤病灶（定位诊断）。

首先是明确腹泻性质。VIP 瘤是典型的分泌性腹泻，具有以下特点：①每日大便量至少大于 1L 或≥20ml/kg 体重；②由于腹泻的基本原因是肠道分泌增加，与食物无关，因而禁食 48～72 小时后大便量仍在 500ml/d 以上；③大便为水样，无脓血；④大便含有大量 K^+、Na^+、HCO_3^- 等电解质，其渗透压主要由电解质提供，粪便渗透压差［290－2×（粪便［Na^+］+ 粪便［K^+］）］< 50mmol/L；⑤粪便 pH 或偏碱性或中性（与胃泌素瘤相鉴别）。

血浆 VIP 水平测定有助于确立 VIP 瘤诊断，放射免疫法测定血浆 VIP 有很高的敏感性和特异性。绝大多数患者血浆 VIP 浓度明显增高，一组报道患者平均值为 675ng/L，最低值为 225ng/L，而正常人最高值一般为 50～170ng/L。值得注意的是，由于 VIP 呈间断释放，如临床表现典型患者检测 VIP 水平不高，需考虑假阴性可能。必要时应多次测定，尤其在水样泻发作时测定，可提高阳性率。

肿瘤的定位诊断非常重要，大部分（84%）VIP 瘤位于胰腺，75% 位于胰尾部，50%～70% 为恶性。肿瘤体积一般较大，直径 2～7cm。除了胰腺，文献报道交感神经节也是 VIP 瘤容易发生的部位，多见于儿童患者。临床上用于定位诊断的影像血检查方法包括生长抑素受体显像、CT、MRI、PET-CT 等，对于原发病灶较小的病例，超声内镜（EUS）具有更好的敏感性，结合细针穿刺活检（FNA）有望获得组织学诊断。图 12-5-1 是北京协和医院收治的一例临床表现疑诊 VIP 瘤的患者，通过 PET-CT 发现病灶位于胰尾，应用 EUS-FNA 取得组织学诊断，最终通过手术切除而获痊愈。

VIP 瘤需要和引起大量水样泻的其他疾病相鉴别，例如胃泌素瘤、甲状腺髓样癌、嗜铬

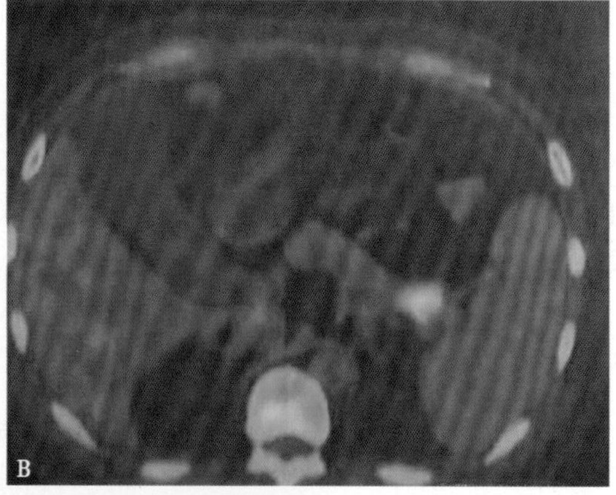

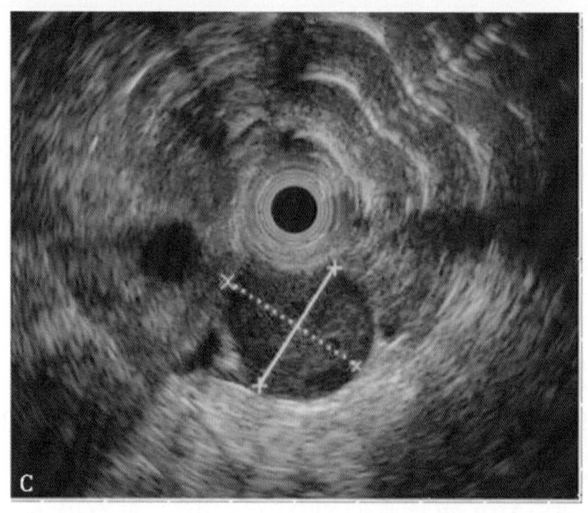

图 12-5-1 患者中年男性，分泌性腹泻伴低钾血症、代谢性酸中毒

A、B. PET-CT 检查示胰尾部肿大，局部 SUV 值明显升高；C. EUS 示胰尾部类圆形低回声占位，直径约 2cm，边界清楚，内部回声均匀。细针穿刺病理提示神经内分泌肿瘤，免疫组化 Syn（++），CgA（+/−），somatostatin（+/−），PP（+），insulin（−），gastrin（−），glucagon（++），Ki-67 指数 15%，结合血生化指标诊断为血管活性肠肽瘤

细胞瘤、类癌、系统性肥大细胞增多症等。这类患者的腹泻和低钾血症通常不如本病严重，且多伴有各自的特征性临床表现，分别引起血浆胃泌素、降钙素、去甲肾上腺素、5- 羟色胺、组胺等增高，而血浆 VIP 则不增高。其中与胃泌素瘤的区别具体见表 12-5-1。显微镜下结肠炎（microscopic colitis，MC）也表现为水样泻，但腹泻量一般不大，偶尔严重者可达 3L/d，但一般不超过 5L/d，原因在于肠道内的水分大部分在小肠吸收，达到回盲部的液体量一般不超过 2～3L/d。MC 影像学检查阴性，血清 VIP 水平不高，且很少因腹泻造成酸碱平衡和电解质紊乱，这些也是与 VIP 瘤的不同之处。霍乱为急性起病，可通过粪便病原学检测确诊。此外，分泌性结直肠绒毛状腺瘤（McKittrick-Wheelock 综合征）也可导致大量水样泻和低钾血症，因此需要与本病鉴别，结肠镜检查可确诊该病（详见第 11 章第 8 节）。

【治疗】

VIP 瘤的治疗首要环节是对症支持治疗，积极静脉输液补充血容量，预防脱水、休克，输液首选晶体液。同时密切监测并积极纠正电解质、酸碱平衡紊乱。针对原发病治疗，手术是第一选择，凡是能够切除的病灶都建议手术完全切除。对于预计不能手术切净的病灶或者已经发生转移的病灶，手术减瘤和剔除转移灶也有助于减轻症状。化疗对 VIP 瘤的效果不肯定，不作为常规推荐。针对原发病的药物治疗首选长效生长抑素，临床研究发现其不仅能控制临床症状，还可能抑制肿瘤生长，改善患者预后。晚期 VIP 瘤可尝试联合或单独应用一些新的生物制剂，如酪氨酸激酶抑制剂舒尼替尼（sunitinib）和 mTOR 抑制剂依维莫司（everolimus）等。

（蒋青伟 吴 东 吴 晰）

参考文献

1. Verner JV，Morrison AB. Islet cell tumor and a syndrome of refractory watery diarrhea and hypokalemia. Am J Med，1958，25（3）：374-380.
2. Said SI，Mutt V. Potent peripheral and splanchnic vasodilator peptide from normal gut. Nature，1970，225（5235）：863-834.
3. Long RG，Bryant MG，Mitchell SJ，et al. Clinicopathological study of pancreatic and ganglioneuroblastoma tumours secreting vasoactive intestinal polypeptide（vipomas）. Br Med J（Clin Res Ed），1981，282（6278）：1767-1771.
4. MatonPN，O'DorisioTM，HoweBA，et al. Effect of a long-acting somatostatin analogue（SMS201-995）in a patient with pancreatic cholera. N Engl J Med，1985，312（1）：17-21.
5. Shen C，Shih YC，Xu Y，et al. Octreotide long-acting repeatable use among elderly patients with carcinoid syndrome and survival outcomes：A population-based analysis. Cancer，2014，120（13）：2039-2049.
6. Raymond E，Dahan L，Raoul JL，et al. Sunitinib malate for the treatment of pancreatic neuroendocrine tumors. N Engl J Med，2011，364（6）：501-513.
7. Yao JC，Shah MH，Ito T，et al. Everolimus for advanced pancreatic neuroendocrine tumors. N Engl J Med，2011，364（6）：514-523.

第6节 胆囊收缩素瘤

知识要点

1. 胆囊收缩素瘤（CCKoma）是一种罕见的胃肠胰神经内分泌肿瘤（GEP-NEN），全世界仅有数例报道。
2. 由于 CCK 和胃泌素的 C 末端结构相同，且胃泌素受体和胆囊收缩素受体 -B 是同一受体，因此 CCKoma 的临床表现与胃泌素瘤有一定的重叠。
3. CCKoma 的临床表现包括胰腺占位（易发生肝转移）、慢性腹泻、消化性溃疡、消瘦等。
4. 因 CCK 和胃泌素结构有一定的同源性，因此检测 CCK 需用特异性较高的方法，避免胃泌素的干扰，同时需要检测所有形式的 CCK 分子。
5. 尽管 CCKoma 目前属于罕见病，但随着基础和临床研究的深入，其检出率将来有可能会不断增高。

12

1928 年，美国生理学家 Andrew Ivy 和 Eric Oldberg 从小肠提取物中分离出一种可促进胆囊收缩的胃肠激素，将其命名为胆囊收缩素（cholecystokinin，CCK）。1943 年，英国生化学家 Alexander Harper 和 Henry Raper 也在小肠中发现了一种可以促进胰腺分泌消化酶的物质，并称其为“促胰酶素”（pancreozymin）。此后，消化生理学界一直认为这是两种不同的胃肠激素。直到 1963 年，瑞典生化学家 Eric Jorpes 和 Victor Mutt 证明这“两种”胃肠激素其实是同一种物质，并统一将其称为 CCK。

分泌 CCK 的胆囊收缩素瘤（CCKoma）极其罕见。美国学者 Debas 等曾报道一例疑似 CCKoma，该患者为老年女性，因十二指肠溃疡穿孔行手术修补。术后出现严重水样泻，排便量达 10L/d，最终因全身衰竭而死亡。尸检证实该患者存在胰腺神经内分泌肿瘤，并且其血清在体外有强烈的促淀粉酶分泌作用。遗憾的是，该患者生前未能检测血浆 CCK 水平，因此只能根据临床表现推测其病因可能为 CCKoma。从现有文献来看，目前世界上能够确诊为 CCKoma 的患者仅有 2 例，第一例来自北京协和医院，第二例来自丹麦哥本哈哥大学医院。值得一提的是，丹麦学者 Jens Rehfeld 先后参与了这两例患者的诊治和研究工作，在其所在中心报道的 284 例神经内分泌肿瘤中，CCKoma 也仅有 1 例（0.3%）。

【病因与发病机制】

消化道的 CCK 主要由产生于近端小肠的 I 细胞。CCK 在中枢神经系统也有分布。有生物活性的 CCK 包括 CCK-83、CCK-58、CCK-33、CCK-22、CCK-8 等不同分子形式。所有 CCK 分子的 C 末端均含有一个硫酸化的酪氨酸残基，其具体结构是硫酸化的酪氨酸（Tyr-SO_3）- 蛋氨酸（Met）- 甘氨酸（Gly）- 色氨酸（Trp）- 蛋氨酸（Met）- 天冬氨酸（Asp）- 苯丙氨酸（Phe）-NH_2。该硫酸化基团是 CCK 原产物（proCCK）具备生物活性的必要条件。进食后，食糜中蛋白质和脂肪消化产物可刺激近端小肠分泌 CCK。CCK 的受体分为 CCK-A 和 CCK-B 两个亚型，其中 CCK-B 受体主要存在于中枢神经系统，其结构与胃泌素受体相同。CCK-A 受体存在于消化道，是实现 CCK 生理功能的主要受体，这些功能包括：①促进胰腺分泌消化酶；②促进胆囊收缩，松弛 Oddis 括约肌，以利于胆汁和胰液排泌；③抑制胃排空，诱发进食后饱感。因此，CCK 是促进蛋白质和脂肪消化，并控制进食量的重要生理介质。

CCKoma 引起腹泻的具体机制尚未阐明。已知 CCK 和胃泌素的 C 末端结构相同，区别在于 CCK 的第 7 位酪氨酸被充分硫酸化，而胃泌素仅部分硫酸化（图 12-6-1）。CCK-B 受体和胃泌素受体系同一受体，因此 CCKoma 致腹泻的机制可能与胃泌素瘤相近。一方面可能是 CCK 刺激胃酸产生，过量的胃酸不能为小肠所吸收；另一方面近端小肠低 pH 造成消化酶灭活，引起营养素吸收不良。根据现有资料，CCKoma 的原发灶分泌活性 CCK 水平较低，而在肝脏转移瘤分泌 CCK 能力明显增强，且反映细胞分裂活性的 Ki-67 指数明显增高，但这一现象的具体原因还不清楚。

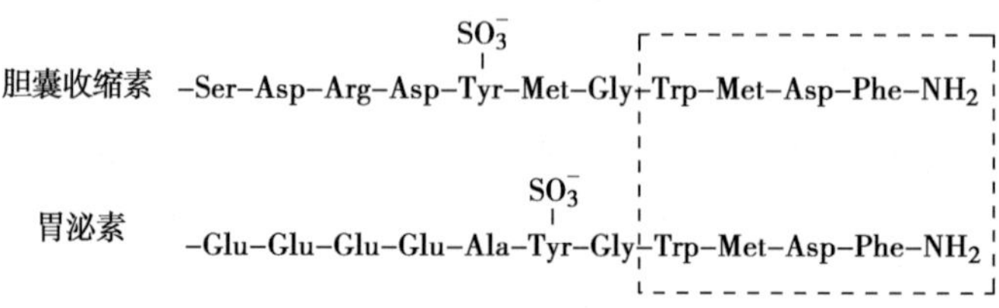

图 12-6-1 胆囊收缩素和胃泌素的 C 末端结构相同

【临床表现】

如上文所述，CCK 的分子形式和胃泌素有较高的同源性。但在生理情况下，CCK 并不增加胃酸分泌，反而是强有力的胃酸抑制因子。其机制在于活性 CCK 主要受 CCK-A 受体调节，CCK 与胃底 D 细胞该受体结合后，可刺激 D 细胞分泌生长抑素，从而抑制胃酸产生。但在 CCKoma 患者，由于肿瘤大量分泌未加工或加工不全的 CCK，这些 C 末端未硫酸化的 CCK 分子无生理活性，不能与 CCK-A 受体结合，仅能与 CCK-B 受体结合发挥类胃泌素样作用。因此，CCKoma 的临床表现与胃泌素瘤较为接近，包括水样泻、过量胃酸分泌和消化性溃疡等。由于 CCKoma 目前仅报道 2 例，临床资料积累尚少，故将这两例相关表现一并总结于表 12-6-1，供读者参考。北京协和医院的这一例 CCKoma 还同时分泌血管活性肠肽（VIP），因此腹泻更为严重。

表 12-6-1 2 例胆囊收缩素瘤的临床表现

		北京协和医院（1999 年）	哥本哈根大学医院（2013 年）
一般资料	性别 / 年龄	男 /58 岁	女 /58 岁
	自然病程	5 年	8 年
临床症状	症状	水样泻，十二指肠溃疡，消化道出血，体重减轻	水样泻，十二指肠溃疡，消化道出血，体重减轻
	腹泻量（L/d）	9	不详
血浆胃肠激素水平	CCK（pmol/L）	17（正常＜5）	460（正常＜5）
	总 CCK 原产物（pmol/L）	＞200（正常＜20）	1480（正常＜20）
	胃泌素	正常	正常
	VIP（pmol/L）	154（正常＜60）	正常
组织病理学	肿瘤部位	胰头，右肝转移	胰尾，右肝转移
	肿瘤免疫组化	CCK（+），VIP（++），胰多肽（++），AE1/AE3（++），CgA（+），促胰液素（−），胰高血糖素（−），胃泌素（−），生长抑素（−），胰岛素（−）	CCK（+），CgA（+），Syn（+），促胰液素（−），胰高血糖素（−），胃泌素（−），生长抑素（−），胰岛素（−），NSE（−）
治疗情况	药物	奥曲肽控制腹泻有效	奥曲肽控制腹泻有效
	手术	Whipple 术＋肝转移瘤切除	胰体尾切除＋肝转移瘤切除

【诊断与鉴别诊断】

CCKoma 的诊断需根据临床表现（水样泻和消化性溃疡）、血激素水平（定性）及影像学检查（定位）综合考虑。临床上出现 CCK 分泌相关症状之后，CCKoma 的瘤体常常已较大，且发生了肝转移，通常腹部超声、CT、MRI 及 PET 均可检出肿瘤病灶。CCKoma 表达生长抑素受体，因此生长抑素受体显像（SSR）亦有助于诊断。超声内镜对胰腺 CCKoma 应具有较高的敏感性。

放射免疫法测定血浆 CCK 浓度是关键步骤，也是诊断 CCKoma 的主要依据之一。检测时有 2 个问题需要考虑：①要避免胃泌素的干扰，就需要抗体对 CCK 有较高的特异性，不仅识别 C 末端，还要识别其他部分（如 N 末端）。②要检测所有 CCK 产物，而非仅检测活性成分。这是因为 CCK 分子的 C 末端硫酸化后方能结合 CCK-A 受体，而与 CCK-B 受体结合则不需要，只要具备 C 末端短肽即可。肿瘤细胞产生的 CCK 常常是未加工或加工不全的，但这并不影响 CCKoma 通过激活 CCK-B 受体而模拟胃泌素瘤的症状。传统上 CCK 检测方法所用抗体均针对活性 CCK 硫酸化的 C 末端，故容易造成假阴性。这或许是 CCKoma 以往较少被诊断的原因之一。因此，推荐用加工非依赖性分析法（processing-independent analysis，PIA）来检测所有的 CCK 原产物，如此可提高检测敏感性。从现有资料来看，CCKoma 的血浆 CCK 水平有间歇性升高的特点，因此在病程不同阶段重复检测似乎是必要的。

CCKoma 需要和容易造成慢性腹泻的其他胃肠胰神经内分泌肿瘤（GEP-NEN）相鉴别，尤其需要和胃泌素瘤鉴别。血管活性肠肽瘤可表现为胰腺占位和水样泻，生长抑素瘤以脂肪泻为主，但也可同时分泌降钙素而引起水样泻，但此二者通常不会有消化性溃疡，且血浆 CCK 水平不会增高。胰高血糖素瘤有特征性皮肤损害和血糖升高，故不难鉴别。CCKoma 和胃泌素瘤的鉴别主要依靠血浆激素浓度测定和瘤细胞免疫组化染色，CCKoma 的胃泌素水平不高。考虑到这两类 GEP-NEN 临床表现如此相近，以往报道的胃泌素水平正常的胃泌素瘤有无可能其实是 CCKoma 所致？探究这一问题是十分必要的。在认识 GEP-NEN 的道路上，几乎每个肿瘤最初被发现时都曾被认为是“罕见”病。然而随着研究不断走向深入，检测手段得以提高，发现的病例数逐渐增多，最终改变了人们的印象。CCKoma 是否也会经历这一认识上的转变，值得期待。

【治疗】

CCKoma 的治疗原则和其他功能性 GEP-NEN 一样，首先应争取手术治疗。由于发现时患者往往已有肝转移，若原发灶和转移灶可全部切除或切除 90% 以上，仍首选手术。若无法手术，可考虑长效生长抑素类似物治疗以控制症状。针对肝脏转移灶，可考虑介入治疗和放射性核素靶向治疗（peptide receptor radionuclide therapy，PRRT）。化疗和分子靶向治疗理论上也可以选择，但还缺乏应用的经验。

（吴 东 钱家鸣）

参考文献

1. Verner JV，Morrison AB. Islet cell tumor and a syndrome of refractory watery diarrhea and hypokalemia. Am J Med，1958，25（3）：374-380.
2. Ivy AC，Oldberg E. A hormone mechanism for gallbladder contraction and evacuation. Am J Physiol，1928，86：599-613.
3. Harper AA，Raper HS. Pancreozymin，a stimulant of the secretion of pancreatic enzymes in extracts of the small intestine. J Physiol，1943，102（1）：115-125.
4. Jorpes E，Mutt V. Cholecystokinin and pancreozymin，one single hormone. Acta Physiol Scand，1966，66（1）：196-202.
5. Mutt V，Jorpes JE. Structure of porcine cholecystokinin-pancreozymin. 1. Cleavage with thrombin and with trypsin. Eur J Biochem，1968，6（1）：156-162.
6. Debas HT，Mulvihill SJ. Neuroendocrine gut neoplasms. Important lessons from uncommon tumors. Arch Surg，1994，129（9）：965-971.
7. 刘晓红，陈元方，赵平，等. 分泌 VIP 和 CCK 的胰腺内分泌肿瘤一例. 中华消化杂志，1999，19（3）：215-216.

8. 郭向阳，罗爱伦，任洪智，等. 分泌 VIP 和 CCK 的内分泌肿瘤合并多发性肝转移切除术的麻醉. 中华麻醉学杂志，2002，22(7)：440-441.
9. Rehfeld JF，Federspiel B，Bardram L. A neuroendocrine tumor syndrome from cholecystokinin secretion. N Engl J Med，2013，368(12)：1165-1166.
10. Rehfeld JF，Federspiel B，Agersnap M，et al. The uncovering and characterization of a CCKoma syndrome in enteropancreatic neuroendocrine tumor patients. Scand J Gastroenterol，2016，51(10)：1172-1178.
11. Rehfeld JF，Friis-Hansen L，Goetze JP，et al. The biology of cholecystokinin and gastrin peptides. Curr Top Med Chem，2007，7(12)：1154-1165.

第7节 胰高血糖素瘤

知识要点

1. 胰高血糖素瘤可分泌一系列多肽激素，其分子形式的多样性很可能与患者临床表现的复杂性有关。
2. 坏死松解性游走性红斑是本病最具特征性的临床表现，也是重要的诊断线索。
3. 少数患者可有腹泻，以脂肪泻为主，具体机制尚未完全阐明。
4. 诊断本病的依据包括临床表现、胰高血糖素水平升高以及肿瘤定位，胰高血糖素瘤多位于胰体、尾，瘤体较大，发现时常常已有肝转移。
5. 治疗方法包括手术、生长抑素类似物、化疗及放疗等。胰高血糖素瘤生长较为缓慢，即使晚期病例仍能存活较长时间。

胰高血糖素瘤(glucagonoma)是一种主要起源于胰岛细胞的神经内分泌肿瘤，分泌大量胰高血糖素(glucagon)及其同源性多肽，临床特征包括皮肤损害、血糖升高、消瘦、贫血、痛性舌炎、低胃酸等。本病皮肤损害最早于 1942 年由 Becker 等描述。1966 年 McGavran 等首次明确其病因与胰高血糖素有关。1973 年 Wilkinson 等首先提出以坏死松解性游走性红斑(necrolytic migratory erythema，NME)来描述胰高血糖素瘤的皮肤病变。1974 年 Mallinson 等将 NME、糖尿病、贫血和舌炎等症状统称为胰高血糖素瘤综合征。胰高血糖素瘤是少见病，据报道其发病率仅为 0.01/10 万～0.05/10 万，占神经内分泌肿瘤的比例不足 1%。截至 2012 年我国仅报道 61 例。然而尸检资料却发现，表达胰高血糖素的胰岛细胞腺瘤发生率达 0.8%～1.4%，提示多数本病患者生前可能未获诊断或仅有亚临床异常而未就诊。本病 80% 为散发病例，20% 与多发性内分泌腺瘤病 1 型(MEN-1)有关。关于 MEN-1 型的发病机制详见第 12 章第 4 节。

【病因与发病机制】

胰高血糖素瘤主要起源于胰岛 α_2 细胞，少数来自胃或十二指肠的胺前体和脱羧细胞。目前认为其源头很可能是来自胰腺导管上皮的多能性干细胞。一般认为，本病是由胰高血糖素过量分泌所致。但实际上，胰高血糖素的产生和代谢途径颇为复杂，造成本病临床表现多样。已知胰高血糖素前体(proglucagon)通过蛋白酶分解可产生一系列多肽，被称为胰高血糖素源性肽(glucagon-derived peptide，GDP)。GDP 不仅来自胰岛，还可由小肠产生(主要是内分泌性 L 细胞)。不同分子形式的 GDP 结构有同源性，但生理功能有所区别，在一定程度上可以解释胰高血糖素瘤临床表现的变异。例如，胰高血糖素的主要生理功能是对抗胰岛素以升高血糖，并促进机体分解代谢；肠升血糖素(glicentin)主要作用是抑制胃酸和促进肠黏膜生长；1 型胰高血糖素样肽(glucagon-like peptide，GLP-1)可促进胰岛素释放，起降低餐后血糖的作用；而胃泌酸调节素(oxytonmodulin，OXM)则负反馈调控下丘脑进食中枢，抑制食欲。因此，虽然胰高血糖素瘤可引起糖尿病，但同时胰岛素也过量分泌，因此并非所有患者血糖均升高，部分还可能出现反应性低血糖。关于本病的发病机制见图 12-7-1。

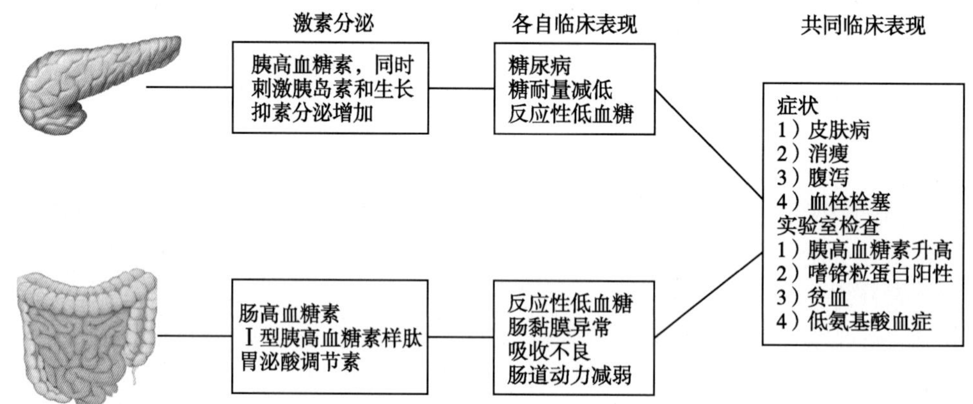

图 12-7-1 不同分子形式的胰高血糖素源性多肽造成的临床表现差异

【临床表现】

胰高糖素瘤多在中年发病，40 以下者仅占 16%。女性略多见，占 55%～58%。胰高糖素瘤一般较大，文献报道肿瘤直径多在 5～10cm(范围为 1.5～35.0cm)；瘤体分布以胰腺尾部为主，占 50%～90%；大多数患者肿瘤为单发，多发者占 10%～12%。胰高糖素瘤大部分为恶性，50%～80% 于诊断时已有转移。北京协和医院曾报道 11 例胰高血糖素瘤，肿瘤均位于胰体和胰尾，其中 1 例同时合并胰头肿瘤。肿瘤平均大小为 3.9cm(2.5～6.3cm)，发现时 9 例已有肝转移，2 例有淋巴结转移，1 例合并 MEN-1 型。

通过数个大宗病例报道，总结胰高血糖素瘤的临床和实验室表现如表 12-7-1 所示。

表 12-7-1 胰高糖素瘤的临床表现及发生率

临床表现	发生率(%)
症状	
• 坏死松解性游走性红斑	64～90
• 糖尿病或糖耐量减低	83～90
• 体重减轻	56～96
• 腹泻(多为脂肪泻)	10～20
• 血栓栓塞	12～35
实验室检查	
• 贫血	44～85
• 低氨基酸血症	26～100
• 低胆固醇血症	70～90

12

1. 坏死松解性游走性红斑（NME） NME是胰高血糖素瘤最具特征性的表现，也是诊断本病的主要依据。几乎所有患者在病程中都会出现，但仅有67%的患者以NME就诊。可被长期误诊为皮科疾病如湿疹、银屑病、大疱病等，平均误诊期6～8年，最长误诊18年。典型皮疹开始表现为红斑，多发生于孔周或摩擦部位如腹股沟、臀部、大腿或会阴部等，逐渐向两侧扩展，继之表面隆起，中心起疱破溃，遗留糜烂区。病变多在中央部愈合，周围继续向外扩展，并逐渐结痂而形成境界清楚的边缘。病变愈合后有色素沉着。整个过程1～2周，在旧病变愈合的同时新病变又不断产生，此起彼伏，形成了正常皮肤、红斑、大疱、剥脱、结痂、色素沉着同时并存的现象。从早期活动性皮损的内侧缘取样，有望获得特征性病理改变，即表皮上1/3突然坏死，而下2/3显示正常，坏死与正常表皮间界限清晰。本病的病理改变因取材部位和时间不同可有很大差异（图12-7-2）。经手术或药物治疗胰高血糖素瘤有效的患者，NME可消退或减轻。

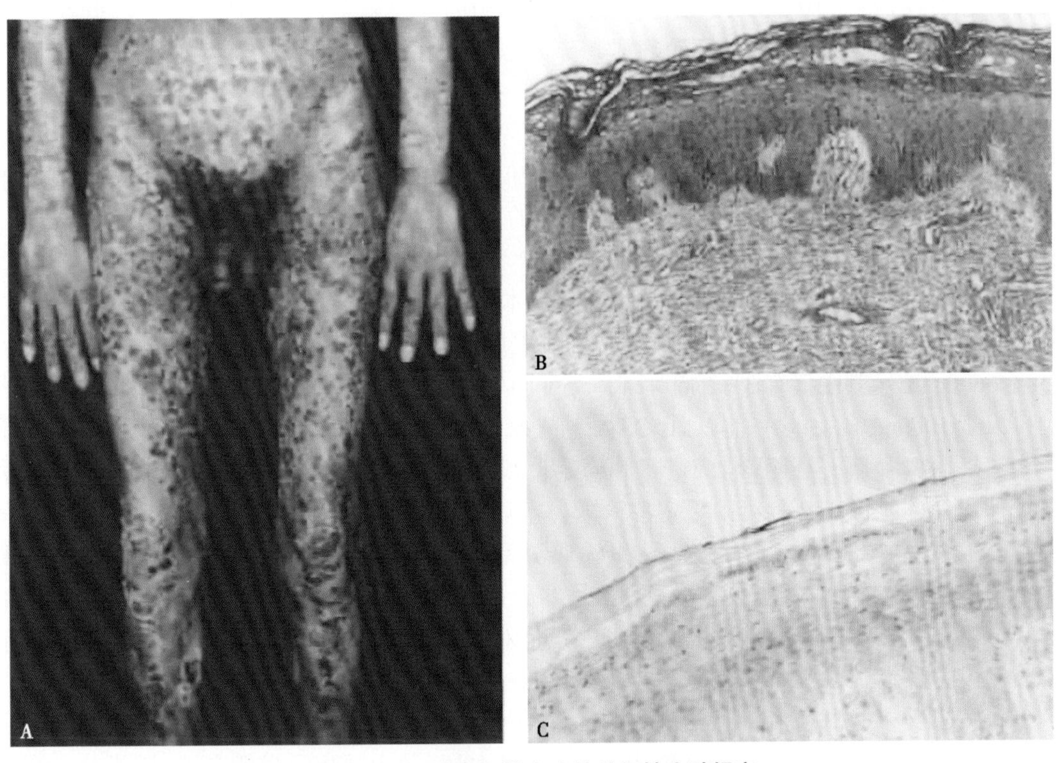

图12-7-2 胰高血糖素瘤的特征性皮肤损害

A. 坏死松解性游走性红斑；B. 皮肤表层坏死；C. 表皮胰高血糖素免疫组化染色阳性

2. 糖尿病或糖耐量降低 这是本病最常见的生化异常，发生率达76%～94%，但易被忽视。北京协和医院统计11例胰高血糖素瘤患者，其中5例为糖尿病，2例糖耐量减低，2例未作该检查，1例在糖耐量检查中出现低血糖，仅1例糖耐量试验结果正常。文献报道，胰高血糖素瘤平均在糖尿病发生后5～10年才得以确诊。胰高血糖素可促进糖原分解、酮体生成和脂肪分解，这是本病发生糖尿病或糖耐量降低的主要原因。并非所有患者均出现糖尿病，主要取决于患者的胰岛素储备情况。如果胰岛素储备正常，则可增加胰岛素释放来补偿高胰高糖素所引起的肝糖原输出增加，甚至可能由于胰岛素过度分泌而引起低血糖。

3. **腹泻** 文献报道，10%～20% 的胰高血糖素瘤患者发生腹泻，以脂肪泻为主。北京协和医院报道的 11 例患者中，2 例存在腹泻。本病引起腹泻的机制比较复杂，至今尚未完全阐明。动物实验曾发现，胰高血糖素可促进肠上皮细胞分泌水分和电解质，但给健康人静脉注射胰高血糖素并不会造成腹泻，而当胰高血糖素和胃泌素同时注射时，可引发受试者严重水样泻。推测腹泻可能的原因包括：①胰高血糖素及其多肽均抑制胃酸分泌和肠蠕动，破坏小肠的消化环境，引起小肠细菌过度生长；②胰高血糖素可刺激生长抑素分泌，而生长抑素可抑制消化道外分泌功能，造成脂肪泻；③部分胰高血糖素瘤同时分泌其他可能导致腹泻的激素，例如胃泌素等；④当瘤体较大时，可破坏胰腺实质、阻塞胰管，致使胰酶分泌减少；⑤糖尿病引起肠道动力障碍。

4. **其他异常** 消瘦是本病的突出症状，发生率超过半数。患者体重平均下降达 20kg，与糖尿病、脂肪泻、食欲下降以及胰高血糖素的分解代谢等多种因素有关。约 1/4 的患者存在深静脉血栓，约 1/10 出现肺栓塞，因此原因不明的肺栓塞患者建议筛查本病。患者可有口角炎和舌炎，常伴有不同程度的疼痛。部分患者可有精神心理异常。其他少见临床表现还包括心肌病、心脏衰竭和视力改变等。

本症常合并轻中度正色素正细胞性贫血，贫血与胰高血糖素抑制红细胞生成有关。血红蛋白平均 94g/L。本病的血氨基酸浓度一般仅为正常人的 25%，其中生糖氨基酸受影响最著，分支氨基酸受累不明显。低氨基酸血症的程度与病情的严重程度相平行。

【诊断与鉴别诊断】

特征性皮炎是最重要的临床诊断线索，但本病的确诊则还有赖于血浆胰高血糖素测定（定性）和影像学检查（定位）。本病的平均血浆胰高糖素含量为（2110±234）ng/L（范围为 550～6600ng/L），其中仅有 3% 的患者低于 500ng/L，7%～30% 患者在 500～1000ng/L，70%～90% 大于 1000ng/L，因此目前以血浆胰高糖素水平 >1000ng/L 作为诊断标准。

胰高血糖素瘤一旦确诊，应进行肿瘤定位以并确定有无转移。腹部超声、CT、MRI 及生长抑素受体显像（SRS）可用于定位诊断。本病瘤体通常较大，因此发现病灶通常难度不大。由于绝大多数胰高血糖素瘤表达生长抑素受体 2、生长抑素受体 5 亚型，因此 SRS 的阳性率超过 90%，且有助于发现转移病灶，是本病首选的影像学检查手段。PET-CT 阳性率和诊断价值与 SRS 相仿，但较昂贵。超声内镜是对胰腺占位最敏感的检查，且结合细针穿刺（FNA）技术有望获取组织学诊断，因此应用日益增多（图 12-7-3）。

本病需要和能引起胰高糖素升高的其他疾病相鉴别，包括长期饥饿、急性胰腺炎、肝硬化、慢性肾功能不全、糖尿病酮症酸中毒、肢端肥大症、肾上腺皮质功能亢进、脓毒症、严重烧伤、严重应激等。这些患者有各自的临床表现，且血胰高血糖素水平通常不超过 500ng/L，因此大多不难判断。坏死松解性游走性红斑（NME）需要和其他类似表现的皮肤病相鉴别，包括湿疹、银屑病、糙皮病、恶性营养不良（kwashiorkor 病）、锌缺乏综合征、天疱疮、脂溢性皮炎、药疹等。其中，锌缺乏综合征引起的肠源性肢端皮炎（acrodermatitis enteropathica）皮疹特点和病理改变与 NME 很相似，且补充锌剂后部分患者 NME 也有好转，提示微量元素缺乏很可能也参与发病。文献还曾报道一例罕见的胰高血糖素受体纯合突变的病例，该患者受体突变后对胰岛 α 细胞增生的负反馈调节作用消失，导致胰岛 α 细胞弥漫性增生并继发微腺瘤，患者血浆胰高血糖素水平明显升高（达 5942ng/L），但缺少相应的胰高血糖素瘤综合征的临床表现。

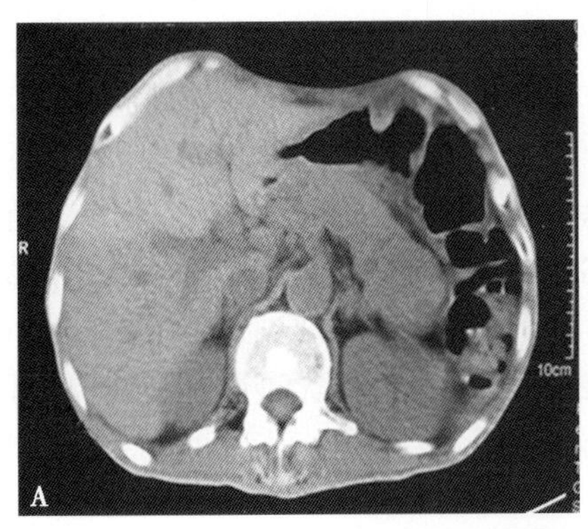
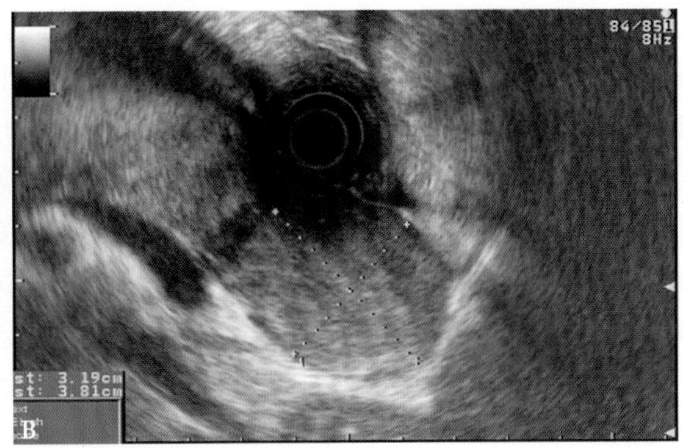
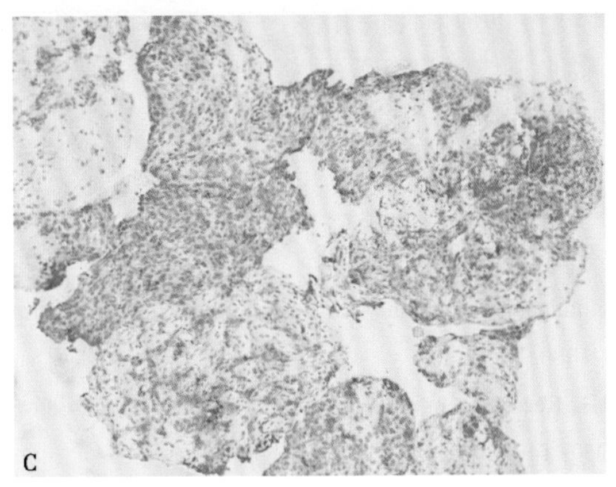

图 12-7-3 胰高血糖素瘤的诊断

A. 腹部 CT 提示胰尾占位；B. 超声内镜下见胰尾中高回声，边界清楚，予 FNA 活检；C. 活检组织 SyA 免疫组化阳性，提示神经内分泌肿瘤。根据手术病理最终确诊为胰高血糖素瘤

【治疗】

整体而言，胰高血糖素瘤的生长较为缓慢，诊断后平均生存时间为 3～7 年，转移性晚期病例的中位生存时间仍有 2.5～3 年。因此，需积极治疗，并努力提高患者的生活质量。

1. **营养治疗** 营养治疗对本病意义很大。由于胰高血糖素瘤患者往往存在严重的消瘦和营养不良，应注意营养支持，努力恢复正氮平衡。另外，及时补充氨基酸、脂肪酸和锌剂本身即有治疗意义，可显著改善症状，特别是皮肤损害。

2. **手术治疗** 对于病灶局限的胰高血糖素瘤患者，根治性手术切除是最佳治疗方案。由于大多数患者瘤体位于胰腺体部或尾部，胰体尾切除是应用较多的术式。多发性胰岛细胞瘤为手术遗漏的主要原因，尤其是位于胰头钩突部和近脾门和胰尾部的肿瘤，应详细探查以免肿瘤残留。对于肝转移患者，若转移灶相对局限且肝外原发病灶可同时切除，部分学者推荐联合手术以同时切除原发灶和肝脏转移灶，前提是患者可耐受大手术，且残余肝脏足够代偿。有报道称肝转移的胰高血糖素瘤患者经积极手术治疗，5 年生存率仍有 73%～85%。再次手术切除肿瘤是治疗复发的主要手段，可维持多数患者病情长期缓解。对于肝脏转移灶无法手术的患者，可以考虑栓塞及射频治疗。由于本病具有一定的特殊性，术前应注意营养支持，围术期应注意控制血糖及预防深静脉血栓。

3. **药物治疗** 对于肿瘤广泛转移失去手术机会的患者，可选择长效生长抑素类似物（SSA）

治疗，有助于控制症状并减缓肿瘤生长。由于本病发病率较低，目前尚缺乏大样本的多中心临床试验，故最佳化疗方案尚不肯定。原则上 G1 和 G2 级胃肠胰神经内分泌肿瘤（GEP-NEN）推荐使用链佐星联合多柔比星或 5-FU 的化疗方案，G3 级肿瘤则推荐使用依托泊苷联合顺铂方案。但由于胰高血糖素瘤生长较为缓慢，对传统化疗方案常常反应欠佳。近期有报道称酪氨酸激酶抑制剂舒尼替尼（sunitinib）对 GEP-NEN 效果较好，临床研究发现该药可将 GEP-NEN 无进展生存期由 5.5 个月延长至 11.4 个月。在一项Ⅲ期临床试验中，mTOR 抑制剂伊维莫斯（everolimus）也展示出较好的效果，结果显示对照组无进展生存期为 5.5 个月，而治疗组可延长至 11 个月，当与长效 SSA 联合治疗时，无进展生存期可进一步延长至 16.4 个月。

4. **放射治疗** 肽受体介导的放射性核素治疗（PRRT）适用于广泛转移或复发病例。PRRT 对胃肠胰神经内分泌肿瘤的整体治疗有效率为 75%～80%，平均延长无病生存期至 23 个月，但在胰高血糖素瘤的应用经验还不多。

（吴 东 钱家鸣）

参考文献

1. Becker SW, Kahn D, Rothman S. Cutaneous manifestations of internal malignant tumors. Arch Dermatol Syphilol, 1942, 45: 1069-1080.
2. McGavran MH, Unger RH, Recant L, et al. A glucagon-secreting alpha-cell carcinoma of the pancreas. N EngI J Med, 1966, 274(25): 1408-1413.
3. Wilkinson DS. Necrolytic migratory erythema with carcinoma of the pancreas. Trans St Johns Hosp Dermatol Soc, 1973, 59(2): 244-250.
4. Mallinson CN, Blomn SR, Warin AP, et al. A glucagonoma syndrome. Lancet, 1974, 2(7871): 1-5.
5. Wewer Albrechtsen NJ, Challis BG, Damjanov I, et al. Do glucagonomas always produce glucagon?. Bosn J Basic Med Sci, 2016, 16(1): 1-7.
6. John AM, Schwartz RA. Glucagonoma syndrome: a review and update on treatment. J Eur Acad Dermatol Venereol, 2016, 30(12): 2016-2022.
7. Eldor R, Glaser B, Fraenkel M, et al. Glucagonoma and the glucagonoma syndrome-cumulative experience with an elusive endocrine tumour. Clin Endocrinol (Oxf), 2011, 74(5): 593-598.
8. Metz DC, Jensen RT. Gastrointestinal neuroendocrine tumors: pancreatic endocrine tumors. Gastroenterology, 2008, 135(5): 1469-1492.
9. 马东来，曾建英，王宝玺，等. 胰高血糖素瘤综合征临床分析（附 4 例报告）. 中国医学科学院学报，2003，25(2): 210-213.
10. 王伟林，郑树森. 胰高血糖素瘤的诊断和治疗. 中国实用外科杂志，2010，30(9): 798-801.
11. 朱丽明，肖雨，陈原稼. 胰高血糖素受体突变所致 α 细胞增生、高胰高血糖素血症和胰腺内分泌肿瘤. 中华病理学杂志，2011，40(12): 862-863.
12. Yu R, Nissen NN, Dhall D, et al. Nesidioblastosis and hyperplasia of alpha cells, microglucagonoma, and nonfunctioning islet cell tumor of the pancreas. Pancreas, 2008, 36(4): 428-431.
13. 刘雯静，赵玉沛，张太平，等. 胰高血糖素瘤的临床诊治经验. 中华外科杂志，2009，47(5): 333-336.
14. van Beek AP, de Haas ER, van Vloten WA, et al. The glucagonoma syndrome and necrolytic migratory

12

erythema: a clinical review. Eur J Endocrinol, 2004, 151(5): 531-537.
15. 刘亳，吴诚义，朱之坤，等. 胰高血糖素瘤的诊治现状. 中华内分泌外科杂志，2014，8(3): 243-245.

第8节 生长抑素瘤

知识要点

1. 生长抑素瘤是一种罕见的胃肠胰神经内分泌肿瘤。
2. 生长抑素瘤的经典临床表现包括脂肪泻、血糖升高、胆石症、胃酸分泌减少和体重减轻，但仅见于10%的病例。
3. 起源于胰腺和肠道的生长抑素瘤分泌生长抑素的能力差异较大，临床表现也有明显的区别。
4. 肠道生长抑素瘤与一系列全身性疾病和其他内分泌腺疾病相关。
5. 本病恶性度较高，预后相对较差，积极治疗可减轻症状，延长生存时间。

生长抑素瘤(somatostatinoma，SSoma)是一种少见的胃肠胰神经内分泌肿瘤(GEP-NEN)，其病例数占胰腺NEN的4%和十二指肠NEN的26%。本病最早于1977年由Ganda等报道。根据目前掌握的资料统计，60%的SSoma来源于胰腺，其中约半数位于胰头；另有20%来源于十二指肠，20%来源于空肠，其中十二指肠的SSoma约半数位于壶腹。上段小肠是SSoma的好发部位，可能与这一段小肠D细胞数量较多有关。最初报道的SSoma经典表现为五联征，包括：①糖尿病；②腹泻/脂肪泻；③胆囊疾病；④胃酸减少；⑤体重减轻。深入研究发现，SSoma的临床表现与肿瘤部位、大小及是否分泌SS有关，不同患者之间差异很大，具备上述典型表现的病例数仅有10%。

【病因与发病机制】

生长抑素(somatostatin，SS)对于胃肠道的内分泌和外分泌功能有广泛的抑制作用，目前已知的胃肠激素几乎均受SS的负调控，包括胃泌素、促胰液素、胰岛素、胰高血糖素等。SS还可以不依赖其他胃肠激素的方式，直接抑制靶腺体的功能。例如，SS可显著降低空腹和餐后的胃酸分泌。此外，SS还抑制胆囊排空、延长消化道通过时间、减少小肠吸收等。因此，临床上SS常用来治疗各类GEP-NEN和分泌性腹泻。SSoma过量分泌的SS阻碍肠道吸收营养物质，对脂肪吸收影响最为明显，可引起脂肪泻。其机制可能包括以下几个方面：①胃酸过少；②胰腺分泌的消化酶、碳酸氢盐和水分均减低；③胆囊动力低下，排泌胆汁减少；④SS直接抑制小肠吸收脂肪。SS还可下调胰岛素分泌、抑制胆囊排空，因此糖尿病和胆石症也很常见。SSoma是GEP-NEN中唯一与胆石症相关的疾病，长期接受SS类似物治疗的患者胆石症发病风险也有增高。上述现象充分说明了SS对胆囊动力的抑制作用。

胰腺和肠道来源的SSoma生物学行为和临床表现差异较大。胰腺SSoma的瘤体相对较大(直径4～5cm)，分泌SS的能力较强，患者血浆SS多有显著升高，与SS相关的临床症状较为突出。肠道生长抑素瘤体积相对较小(直径1.5～2cm)，其表达和分泌SS较弱，多以肿瘤本身压迫、出血、转移等症状为首发表现，或在检查时无意中发现。

【临床表现】

多数患者年龄在 40～60 岁，男女比例为 1∶2。SSoma 的临床表现主要包括两个方面：①过量分泌生长抑素所致，包括腹泻 / 脂肪泻、糖尿病、胆囊疾病、低胃酸、消瘦等，多见于胰腺来源的 SSoma；②肿瘤占位效应所致，例如腹痛（50%）、梗阻性黄疸（23%）、消化道出血（22%）等，多见于肠道来源的 SSoma。

1. **腹泻 / 脂肪泻** 营养物质（尤其是脂肪）吸收不良是胰腺 SSoma 较为突出的症状。多数患者呈典型脂肪泻，排便次数为每日 3～10 次，每日经肠道丢失脂肪 20～76g，粪便有油滴和恶臭。少数 SSoma 可同时分泌降钙素，降钙素增加肠上皮分泌水分和电解质，因此腹泻也可表现为水样泻，特别是患者摄入脂肪减少时。脂肪泻的严重程度和胰腺 SSoma 的病情平行，当患者出现吸收不良症状时，通常瘤体已较大或发生肝转移。肠道来源的 SSoma 很少出现腹泻，但可有腹痛、腹胀、消化道出血等表现。

2. **糖尿病和低血糖** 糖尿病见于 75% 的胰腺 SSoma 和 11% 的肠道 SSoma。SS 直接抑制胰岛素产生，胰腺 SSoma 瘤体较大时还可破坏其他胰岛细胞，造成胰岛素分泌量减少，患者血糖升高。SSoma 所致糖尿病通常较轻，很少出现酮症酸中毒等并发症。值得一提的是，SSoma 偶尔也可以出现低血糖，容易和胰岛素瘤相混淆，其具体机制不清，可能是由于 SS 对胰高血糖素等升血糖激素的抑制作用更明显。

3. **胆囊疾病** 59% 的胰腺 SSoma 和 27% 的肠道 SSoma 患者存在胆囊异常，表现为胆囊增大、慢性胆囊炎、胆囊结石等，主要与 SS 抑制胆囊排空有关。位于胰头或十二指肠乳头的 SSoma 还可压迫胆总管，造成胆总管扩张、梗阻性黄疸、化脓性胆管炎。

4. **胃酸过少** SS 可减少胃泌素释放，对壁细胞也有直接的抑制作用，因此胃酸过少也是 SSoma 的常见表现，见于 87% 的胰腺 SSoma 和 12% 的肠道 SSoma 患者。

5. **体重减轻** 1/5～1/3 的 SSoma 有明显的体重减轻，患者可在数月内消瘦 9～21kg。消瘦原因包括吸收不良、腹痛、食欲下降等。

约 50% 的肠道 SSoma 还并发其他全身性疾病和内分泌腺体病，包括多发性神经纤维瘤（neurofibromatosis）、胃肠道间质瘤、结节性硬化（tuberous sclerosis）、von Hippel-Lindau 病和多发性内分泌腺瘤病 1 型（MEN-1）等。这些疾病本身发病率不高，见于 SSoma 患者很可能与共同的基因变异有关，但具体机制尚未完全阐明，是近年来的研究热点问题。例如，Zhuang 等在年轻女性中发现一种罕见的综合征，表现为十二指肠 SSoma、多发副神经节瘤和真性红细胞增多症，系 *HIF2α* 基因突变所致。因此，对于肠道 SSoma 患者，不能仅满足于本病的诊断，应考虑与其他疾病共病的可能性，必要时应完善相关检查以排除之。

12

【诊断与鉴别诊断】

与其他 GEP-NEN 一样，SSoma 的诊断有赖于临床表现、血浆 SS 水平升高以及肿瘤定位。胰腺 SSoma 的血浆 SS 水平较正常值平均升高 50 倍，而肠道 SSoma 的血浆 SS 仅有轻度升高或正常。对于疑诊 SSoma 而血浆 SS 不高的患者，可考虑行继发试验。精氨酸是强有力的 D 细胞刺激因子，以往曾用其作为激发试验的底物。但后来发现，精氨酸对 D 细胞的刺激缺乏肿瘤特异性，正常人注射精氨酸后血浆 SS 也有明显升高，因此被弃用。目前推荐使用的激发药物是甲苯磺丁脲（tolbutamine），小样本研究发现其不增加正常人血浆 SS 水平，但其有效性还需要进一步验证。

SSoma 与胰高血糖素瘤相似，瘤体通常较大，因此肿瘤定位多无特殊困难。CT、MRI、生长抑素受体显像及 PET 等均可用于定位诊断。随着影像检查的普及，越来越多的无症状 SSoma 被“无意”中发现。对于无功能性 SSoma，需依靠组织学表现结合 SS 免疫组化染色方能确诊。十二指肠 SSoma 镜下可见砂粒体（psammoma body）样结构，这在其他 GEP-NEN 很少看到，是该部位 SSoma 的组织学特征之一。

SSoma 需要和引起慢性腹泻的其他 GEP-NEN，以及能够分泌 SS 的其他类型的肿瘤相鉴别。SSoma 以脂肪泻为主，且胃酸分泌减少，因此不难和胃泌素瘤、VIP 瘤及 CCK 瘤相区分。胰高血糖素瘤也可出现脂肪泻，但有特征性的皮肤损害，通常不会和 SSoma 混淆。少数 SSoma 可表现为低血糖，临床表现与胰岛素瘤相似，需检测血浆 SS、胰岛素、C 肽等标志物加以区分。另一个鉴别要点是胰岛素瘤通常较小，80% 的胰岛素瘤直径 < 2cm，一般不引起胰腺轮廓改变，而胰腺 SSoma 的瘤体相对更大。国内学者陈泓磊等曾报道一例胰腺占位合并严重低血糖患者，肿瘤位于勾突，直径 3cm，低血糖症状发作时血糖 0.17mmol/L，胰岛素 9.5pmol/L，C 肽 0.2nmol/L，切除肿瘤后病理确诊为 SSoma。除了 SSoma 以外，还有一系列胃肠外肿瘤可分泌 SS，包括甲状腺髓样癌、肺癌、嗜铬细胞瘤、肾上腺外副神经节瘤等。因此，血浆 SS 水平明显升高不一定就是 SSoma 所致，对于消化系统检查无阳性发现的患者，还需要考虑其他部位的肿瘤。

【治疗】

SSoma 的恶性度较高，诊断时 50%～80% 的患者已发生转移，这一点与胃泌素瘤和胰高血糖素瘤相似。SSoma 的自然病程较短，1 年存活率仅有 60%，因此需要积极治疗。GEP-NEN 的治疗原则也适用于 SSoma。外科完整切除肿瘤是 SSoma 取得根治的唯一机会，因此首先应争取手术治疗，尤其是病灶局限的患者。对于肝转移的患者，若评估后认为能同时切除原发灶和转移灶，仍首选手术。即使不能全部切除，大部切除肿瘤后也有益于症状控制。对于无法切除的肝脏转移瘤，可考虑行动脉栓塞治疗。

生长抑素类似物（奥曲肽）控制症状有效。有报道 3 例 SSoma 患者接受 500μg/d 的奥曲肽，其中 2 例患者腹泻、糖尿病和消瘦等症状缓解，血浆 SS 水平下降 40%～80%。奥曲肽和干扰素（IFN-α）联用或可进一步提高疗效。酪氨酸激酶抑制剂舒尼替尼和 mTOR 抑制剂依维莫司有治疗有效的报道。尚不清楚传统化疗方案是否有益。

（吴　东　钱家鸣）

参考文献

1. Ganda OP，Weir GC，Soeldner JS，et al. “Somatostatinoma”：a somatostatin-containing tumor of the endocrine pancreas. N Engl J Med，1977，296（17）：963-967.
2. Larsson LI，Hirsch MA，Holst JJ，et al. Pancreatic somatostatinoma. Clinical features and physiological implications. Lancet，1977，1（8013）：666-668.
3. Krejs GJ，Orci L，Conlon JM，et al. Somatostatinoma syndrome. Biochemical，morphologic and clinical features. N Engl J Med，1979，301（6）：285-292.
4. Do Cao C，Mekinian A，Ladsous M，et al. Hypercalcitonemia revealing a somatostatinoma. Ann Endocrinol（Paris），2010，71（6）：553-557.
5. Garbrecht N，Anlauf M，Schmitt A，et al. Somatostatin-producing neuroendocrine tumors of the duodenum and pancreas：incidence，types，biological behavior，association with inherited syndromes，and functional

12

activity. Endocr Relat Cancer, 2008, 15(1): 229-241.

6. Chetty R, Vajpeyi R. Vasculopathic changes, a somatostatin-producing neuroendocrine carcinoma and a jejunal gastrointestinal stromal tumor in a patient with type 1 neurofibromatosis. Endocr Pathol, 2009, 20(3): 177-181.
7. Sreenarasimhaiah J, Armstrong LA, Tang SJ, et al. Pancreatic somatostatinoma and tuberous sclerosis: case report of an exceedingly rare association. Gastrointest Endosc, 2009, 69(2): 379-381.
8. Levy-Bohbot N, Merle C, Goudet P, et al. Prevalence, characteristics and prognosis of MEN 1-associated glucagonomas, VIPomas, and somatostatinomas: study from the GTE(Groupe des Tumeurs Endocrines) registry. Gastroenterol Clin Biol, 2004, 28(11): 1075-1081.
9. Zhuang Z, Yang C, Lorenzo F, et al. Somatic HIF2A gain-of-function mutations in paraganglioma with polycythemia. N Engl J Med, 2012, 367(10): 922-930.
10. 陈泓磊，陈创奇，马晋平，等. 生长抑素瘤的临床病理特征与诊治分析. 消化肿瘤杂志（电子版），2012，4(2)：112-115.
11. Pipeleers D, Couturier E, Gepts W, et al. Five cases of somatostatinoma: clinical heterogeneity and diagnostic usefulness of basal and tolbutamide-induced hypersomatostatinemia. J Clin Endocrinol Metab, 1983, 56(6): 1236-1242.
12. Anderson CW, Bennett JJ. Clinical Presentation and Diagnosis of Pancreatic Neuroendocrine Tumors. Surg Oncol Clin N Am, 2016, 25(2): 363-374.

第9节 胆汁酸性腹泻

知识要点

1. 胆汁酸性腹泻的病因是胆汁酸的肠肝循环障碍，过量胆汁酸进入结肠，从而刺激结肠过量分泌水分。
2. 该病以往未受足够重视，但真实患病率可能很高。
3. 胆汁酸性腹泻可分为 3 类：回肠功能障碍，其他消化道疾病，特发性。成纤维细胞生长因子 19(FGF19)的负反馈调节失灵是特发性胆汁酸性腹泻的病因。
4. 放射性核素标记的硒-75-同型胆酸牛磺酸（^{75}SeHCAT）试验是诊断该病的金标准。
5. 胆汁酸螯合剂（如考来烯胺、考来维仑）治疗有效，同时也是诊断依据。

12

胆汁酸性腹泻（bile acid diarrhea，BAD）近年来日益受到关注，成为慢性腹泻的研究热点之一。该病以往未引起临床足够重视，但其真实患病率很高。据估计，西方人群中 BAD 的患病率约为 1%。多项研究发现，以往诊断为腹泻型肠易激综合征（IBS-D）的患者中，30%～60% 存在不同程度的胆汁酸吸收不良，提示相当一部分 IBS-D 患者其病因系 BAD 所致。我国虽然还没有大规模流行病学调查数据，但有理由相信，患者数量也很庞大。BAD 的典型临床表现为慢性水样泻，病情轻重差异较大。轻症者临床表现类似 IBS-D，严重者腹泻量大，明显降低患者生活质量。

【病因与发病机制】

胆汁酸由肝脏产生，其主要生理功能是维持脂肪分解产物（脂肪酸、甘油一酯等）在肠道内的水溶性，促进脂肪和脂溶性维生素吸收。1887 年，Tappeiner 等发现绝大多数的胆汁酸在回肠被重吸收，再通过门静脉回到肝脏，被称为胆汁酸的肠肝循环。少量胆汁酸进入结肠后被肠道细菌分解。

然而，胆汁酸性腹泻的确切机制直到近年来才逐渐得以阐明。如图 12-9-1 所示，肠肝循环是一个负反馈调节的过程，包括以下步骤：

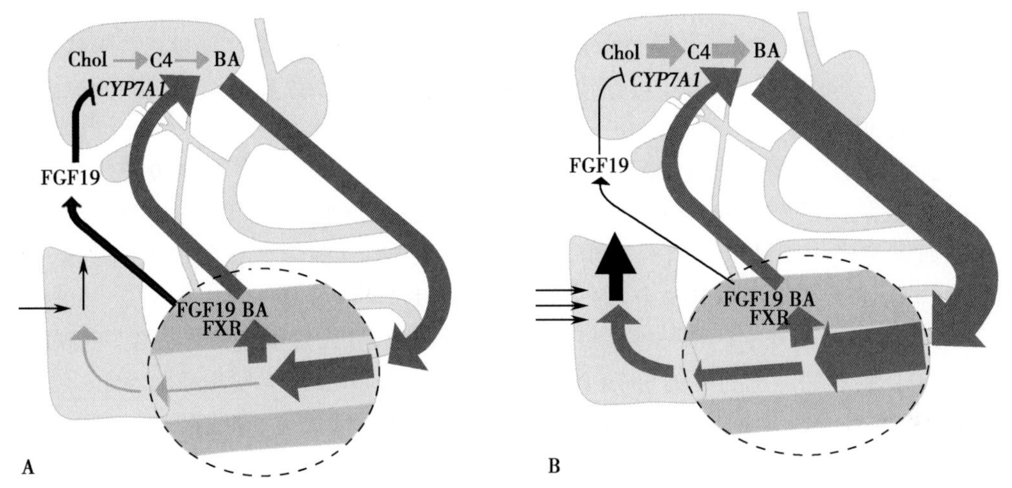

图 12-9-1 肠肝循环及特发性胆汁酸性腹泻的发病机制

A. 正常肠肝循环；B. 当 FGF19 产生过少时，对胆汁酸合成酶 CYP7A1 的负反馈抑制减少，C4 和胆汁酸的产生量明显增加，一旦超出了回肠对胆汁酸的最大重吸收能力，过量胆汁酸进入结肠，即造成腹泻。图中线条的粗细代表胆汁酸和 FGF19 产生的量。BA：胆汁酸；FGF19：成纤维细胞生长因子 19；Chol：胆固醇；CYPA1：胆固醇 7α 羟化酶［引自：Mottacki N，Simrén M，Bajor A. Review article：bile acid diarrhea - pathogenesis，diagnosis and management. Aliment Pharmacol Ther，2016，43（8）：884-898.］

1. **胆汁酸的合成** 胆固醇 7α 羟化酶（CYP7A1）是胆汁酸合成的关键步骤，在 CYP7A1 的作用下先生成 7- 羟基 -4- 胆甾烯 -3- 酮（即补体 C4），然后由 C4 形成胆汁酸。

2. **回肠对胆汁酸吸收的调控** 在重吸收胆汁酸时，末端回肠上皮同时产生成纤维细胞生长因子 19（FGF19）。FGF19 是一种回肠激素，对 CYP7A1 有抑制作用。

3. **FGF19 的作用** FGF19 的生理功能是负反馈调节胆汁酸的合成。当较多量的胆汁酸到达末端回肠时，回肠上皮相应分泌较多的 FGF19。FGF19 抑制 CYP7A1 以减少肝脏合成胆汁酸。

因此，当回肠切除或功能障碍（如克罗恩病累及回肠）时重吸收胆汁酸减少，FGF19 的产生也相应减少，对 CYP7A1 的负反馈作用减弱，CYP7A1 活性增加，肝脏胆汁酸合成增多，这是产生 BAD 一种比较常见的原因。另一种情况属于“特发性 BAD”，尽管回肠重吸收胆汁酸的功能正常，但分泌 FGF19 减少或 FGF19 作用减弱，同样造成 CYP7A1 活性增加和胆汁酸产生过多。正常情况下，肝脏产生的胆汁酸在到达盲肠之前，约 95% 被回肠重吸收，仅有 5% 左右进入结肠。当胆汁酸的分泌量超出回肠最大吸收能力时，过量的胆汁酸会进入结肠。引起 BAD 的必要条件是结肠中胆汁酸的浓度超过 1.5mmol/L。浓度过高的胆汁酸在结肠中以多种形式存在，不但抑制水和电解质的吸收，还可刺激结肠黏膜分泌电解质和水分，从而造成腹泻。其中，鹅脱氧胆酸和脱氧胆酸浓度在 1～2mmol/L 时抑制结肠吸收水和电解质，在 3～5mmol/L 时则刺激结肠分泌；三羟胆酸浓度在 5mmol/L 时抑制水和电解质吸收，但无刺激结肠分泌的作用；双羟胆酸刺激结肠上皮的机制与霍乱弧菌和 VIP 瘤相似，均由 cAMP 途径介导。

根据上述发病机制，可将 BAD 分为 3 类：

（1）1 型 BAD：回肠重吸收胆汁酸功能障碍，例如回肠切除、回肠疾病（如克罗恩病、放射性肠炎）以及肠道旁路手术等。需要注意的是，BAD 在回肠病变 / 切除范围＜100cm 时即可发生。若回肠病变 / 切除范围＞100cm，胆汁酸从粪便中丢失的速度可超出肝脏代偿合成胆汁酸的能力，引起胆汁酸缺乏，可导致脂肪吸收不良和脂肪泻，此时造成腹泻的原因是脂肪酸而非胆汁酸。

（2）2 型 BAD：又称特发性 BAD，即消化道解剖结构无异常，但在 FGF19 产生和转运的过程中存在缺陷，致使 FGF19 产生减少或活性降低，造成肝脏合成胆汁酸的负反馈调节被打断，从而过量产生胆汁酸。研究表明，在因不明原因慢性腹泻而住院检查的患者中，约 50% 为 2 型 BAD。在腹泻型 IBS 中，约 1/3 系 2 型 BAD。

（3）3 型 BAD：其他疾病相关性 BAD，包括胆囊切除术后、显微镜下结肠炎、糖尿病、慢性胰腺炎等。胆囊切除术后腹泻（post cholecystectomy diarrhea）的发生率为 5%～12%，多发生在术后 2～6 个月。其发生机制是由于胆囊切除后，胆汁失去了贮存器官，从而持续不断进入小肠，超出了回肠的最大吸收能力。当然，若胆汁酸丢失过多、患者摄入脂肪含量较高的食物时，小肠内胆汁酸浓度不够，可导致脂肪消化和吸收障碍，从而引起脂肪泻。多数患者经过一段时间适应后腹泻症状会逐渐减轻，可能是由于胆囊切除后胆总管代偿性扩张，从而代替了部分胆囊的功能。显微镜下结肠炎（microscopic colitis，MC）可以与 BAD 合并发生。约 35% 的 MC 患者胆汁酸吸收试验阳性，提示存在 BAD。不排除因为胆汁酸的慢性刺激，造成结肠黏膜发生类似 MC 的病理改变。某些药物（例如二甲双胍）还可增加胆汁酸的生成，从而引起 BAD。

【临床表现】

从病理生理机制可以看出，胆汁酸性腹泻（BAD）属于分泌性腹泻的范畴，但也有动力因素的参与。BAD 患者通常为水样泻，排便次数增多。病情严重程度差异很大，轻症者仅有大便不成形，对生活影响较小；严重者排便量达到 10 000ml/d 甚至更多。

由于胆汁酸刺激结肠上皮，造成结肠动力增强，BAD 患者排便前可有下腹隐痛伴有急迫感（urgency），排便后减轻或消失，其症状特点与腹泻型肠易激综合征（IBS-D）相近。英国一项研究发现，在完全符合罗马Ⅲ标准且排除其他危险因素（如胆囊切除术后），胆汁酸吸收不良的比例在 IBS 人群中仍高达 25%。上述提示在以往诊断为 IBS 的群体中，相当比例的患者可能与 BAD 有关。值得注意的是，BAD 可与其他消化道疾病合并发生，包括炎症性肠病、AIDS 病、显微镜下结肠炎、小肠细菌过度生长、慢性胰腺炎等。

BAD 的主要并发症是泌尿系统结石和胆石症。胆汁酸刺激结肠上皮重吸收草酸，因此肾脏排出草酸盐增加，易导致泌尿系统草酸钙结石。胆汁酸还是胆固醇的溶剂，BAD 患者大量丢失胆汁酸可造成胆汁内胆汁酸浓度下降，胆固醇过饱和析出，从而形成胆石。

【诊断与鉴别诊断】

不明原因的慢性水样泻和经验性治疗无效的 IBS-D 患者需考虑本病，具有危险因素如回肠切除、克罗恩病、胆囊切除等进一步增加本病的可能性。但 2 型 BAD（特发性 BAD）无明显高危因素。放射性核素标记的硒-75-同型胆酸牛磺酸（selenium-75-homocholic acid taurine，^{75}SeHCAT）试验是最常用的检测方法，其敏感性和特异性较高，被认为是目前诊断BAD的金标准。该试验的机制在于当BAD发生时，体内丢失胆汁酸（连同^{75}SeHCAT）的速度明显加快，1周后若^{75}SeHCAT的体内剩余量不足10%，即有诊断意义（详见第5章第6节）。

除^{75}SeHCAT试验之外，可用于BAD诊断的辅助检查还包括检测补体C4水平、血FGF19及粪便胆汁酸含量。补体C4是胆汁酸的生成前体，胆汁酸合成增加时血清C4水平相应升高，BAD由于胆汁酸经肠道丢失，因此肝脏合成胆汁酸增加明显，故C4可作为本病的初筛试验。C4水平正常有助于排除BAD（阴性预测值超过95%）。但C4测定的影响因素较多，其日间水平有波动现象，临床解释结果时需加以注意。血清FGF19下降和粪便中胆汁酸含量升高均有利于BAD的诊断，可作为标志物。若将血清FGF19的cut-off值定在145ng/L，其诊断BAD的敏感性和特异性分别为74%和72%。粪便胆汁酸含量受食物等因素影响，至少需要收集48小时的粪便并离心取上清液，采用酶法或色谱法检测。由于操作较为复杂，临床应用不便。以往碳14标记的肝胆酸呼气试验（^{14}C-glycocholate breath test）曾用于诊断BAD，其优势在于可同时检测有无小肠细菌过度生长，但由于该试验过于烦琐，目前已很少应用。

对于无法开展上述检查的医疗机构，胆汁酸螯合剂试验性治疗也不失为一种有效的BAD诊断工具。

主要和慢性腹泻的其他病因相鉴别，包括炎症性肠病、乳糖不耐受、食物不耐受、乳糜泻、显微镜下结肠炎和小肠细菌过度生长等。这些疾病表现与BAD接近，临床需注意避免混淆，但其中有些疾病如显微镜下结肠炎等可以和BAD合并存在（表12-9-1）。

表12-9-1 需要和BAD鉴别的疾病

疾病名称	发病机制	鉴别诊断依据
炎症性肠病	肠道抗原在遗传易感者诱发了黏膜过度炎症反应	结肠镜、病理活检
乳糖不耐受	因缺乏乳糖酶而引起的渗透性腹泻	病史、氢呼气试验
食物不耐受	与遗传易感性和免疫反应有关	病史、去除易感食物后病情好转
乳糜泻	麦胶蛋白诱发小肠黏膜炎症	血清抗体、HLA-DQ2/8、黏膜活检
显微镜下结肠炎	发病机制尚未完全明确	结肠黏膜活检
小肠细菌过度生长	小肠细菌滋生造成营养物质吸收障碍	基础疾病、呼气试验、小肠液细菌培养

【治疗】

洛哌丁胺等止泻剂可作为对症治疗。胆汁酸螯合剂是最常用的针对性药物。考来烯胺（colestyramine）推荐起始剂量为每次4g，每日3～4次，起效后可减量至8g/d维持，有效率达70%；但该药不良反应相对较多，包括恶心、呕吐、烧心、腹胀、便秘等，少数患者还可诱发胆石症和急性胰腺炎，因此耐受性欠佳。考来替泊（colestipol）和考来维仑（colesevelam）也有一定疗效，其胃肠道不良反应与考来烯胺相似，但程度相对较轻。2016年，功能性胃肠病的罗马Ⅳ指南推荐这两个药物用于治疗合并胆汁酸吸收不良的腹泻型肠易激综合征（IBS-Ⅳ），其中考来替泊剂量为每次2g，每日1～2次；考来维仑剂量为每次625mg，每日

1～2 次。需要注意的是，长期应用胆汁酸螯合剂可造成脂肪吸收不良和脂溶性维生素缺乏，应注意补充。初步研究结果显示，半合成的胆汁酸类似物奥贝胆汁酸（obeticholic acid）具有疗效高、耐受性好的特点。

胆汁酸螯合剂不仅是 BAD 的治疗手段，同时也可用于诊断该病。我国尚未广泛开展 ^{75}SeHCAT 等检测方法，因此难以通过辅助检查确诊 BAD。因此，对于有 BAD 危险因素（胆囊切除、回肠切除、回肠疾病等），临床表现符合该病特点，筛查补体 C4 水平升高，同时除外其他病因的慢性腹泻患者，可以给予胆汁酸螯合剂试验性治疗。若诊断无误，患者往往在用药 1～3 天内症状减轻，则支持本病诊断。缺点在于药物有一定的不良反应，患者可能无法坚持服药，另外考来烯胺有非特异性抗腹泻作用，对其他类型的腹泻（例如伪膜性肠炎）也有一定的疗效，临床容易造成混淆。因此，最好还是争取确诊后再开始治疗。

（吴 东 钱家鸣）

参考文献

1. Walters JR，Tasleem AM，Omer OS，et al. Chronic diarrhea due to excessive bile acid synthesis and not defective ileal transport：a new syndrome of defective fibroblast growth factor 19 release. Clin Gastroenterol Hepatol，2009，7（11）：1189-1194.
2. Mottacki N，Simrén M，Bajor A. Review article：bile acid diarrhea - pathogenesis，diagnosis and management. Aliment Pharmacol Ther，2016，43（8）：884-898.
3. Camilleri M. Advances in understanding of bile acid diarrhea. Expert Rev Gastroenterol Hepatol，2014，8（1）：49-61.
4. Hearing SD，Thomas LA，Heaton KW，et al. Effect of cholecystectomy on bowel function：a prospective，controlled study. Gut，1999，45（6）：889-894.
5. Walters JR. Bile acid diarrhoea and FGF19：new views on diagnosis，pathogenesis and therapy. Nat Rev Gastroenterol Hepatol，2014，11（7）：426-434.
6. Pattni SS，Brydon WG，Dew T，et al. Fibroblast growth factor 19 in patients with bile acid diarrhoea：a prospective comparison of FGF19 serum assay and SeHCAT retention. Aliment Pharmacol Ther，2013，38（8）：967-976.
7. Johnston IM，Nolan JD，Pattni SS，et al. Characterizing factors associated with differences in FGF19 blood levels and synthesis in patients with primary bile acid diarrhea. Am J Gastroenterol，2016，111（3）：423-432.
8. Eusufzai S，Axelson M，Angelin B，et al. Serum 7 alpha-hydroxy-4- cholesten-3-one concentrations in the evaluation of bile acid malabsorption in patients with diarrhoea：correlation to SeHCAT test. Gut，1993，34（5）：698-701.
9. Brydon WG，Nyhlin H，Eastwood MA，et al. Serum 7 alpha-hydroxy-4- cholesten-3-one and selenohomocholyltaurine（SeHCAT）whole body retention in the assessment of bile acid induced diarrhoea. Eur J Gastroenterol Hepatol，1996，8（2）：117-123.
10. Aziz I，Mumtaz S，Bholah H，et al. High prevalence of idiopathic bile acid diarrhea among patients with diarrhea-predominant irritable bowel syndrome based on Rome Ⅲ criteria. Clin Gastroenterol Hepatol，2015，13（9）：1650-1655.
11. Camilleri M，Busciglio I，Acosta A，et al. Effect of increased bile acid synthesis or fecal excretion in irritable

bowel syndrome-diarrhea. Am J Gastroenterol，2014，109（10）：1621-1630.

12. Lin S，Sanders DS，Gleeson JT，et al. Long-term outcomes in patients diagnosed with bile-acid diarrhoea. Eur J Gastroenterol Hepatol，2016，28（2）：240-245.

13. 林芳婷. 考来烯胺治疗胆汁酸性腹泻研究进展. 现代医药研究，2015，5（34）：11-13.

14. Nee J，Zakari M，Lembo AJ. Current and emerging drug options in the treatment of diarrhea predominant irritable bowel syndrome. Expert Opin Pharmacother，2015，16（18）：2781-2792.

15. Fernández-Bañares F，Rosinach M，Piqueras M，et al. Randomised clinical trial：colestyramine vs. hydroxypropyl cellulose in patients with functional chronic watery diarrhoea. Aliment Pharmacol Ther，2015，41（11）：1132-1140.

第13章 系统性疾病

第1节 类癌和类癌综合征

知识要点

1. 类癌是神经内分泌肿瘤的一种，发生于胃肠道或全身其他器官。
2. 合成并分泌5-羟色胺、激肽、组胺及前列腺素等生物活性物质的类癌可引起类癌综合征；其他无内分泌活性者被称为无功能性类癌。
3. 类癌综合征常起源于胚胎期的中肠（空肠、回肠、阑尾和近端结肠），起源于前肠或后肠的类癌大多无内分泌功能。
4. 皮肤潮红和腹泻是类癌综合征的典型表现，出现临床症状时往往已有肝转移。
5. 测定24小时尿的5-羟吲哚乙酸（5-HIAA）水平，是类癌综合征定性诊断最常用的检查手段。
6. 对症治疗可选择5-羟色胺受体拮抗剂或生长抑素类似物，其中生长抑素类似物可用于治疗手术、麻醉剂、化疗等各类诱因所引发的类癌危象。
7. 根治性切除是类癌和类癌综合征的首选治疗，失去手术机会者可选择生长抑素类似物、干扰素-α、化疗、介入治疗及放疗。

类癌（carcinoid）这个术语由德国病理学家Siegfried Oberndorfer于1907年最早使用。2010年，WHO分类将类癌归类于神经内分泌肿瘤（neuroendocrine neoplasm，NEN）。按照是否有内分泌功能，类癌可分为功能性和无功能性两大类。类癌综合征（carcinoid syndrome）见于功能性类癌，由于肿瘤分泌5-羟色胺和其他生物活性物质，可引起消化、皮肤、呼吸、循环等多个系统异常表现。类癌综合征的肿瘤灶大多来源于胚胎期中肠（空肠、回肠、阑尾和近端结肠），而无功能性类癌通常来源于胚胎期前肠（胃、十二指肠、支气管）和后肠（横结肠、降结肠、乙状结肠、直肠、泌尿生殖器）。无功能性类癌的肿瘤细胞无嗜银性，不出现类癌综合征样表现，多以肿块、出血等为首发症状；或无明显不适，在检查时无意中发现。

消化道是大多数类癌的原发部位，但也有肿瘤源自其他器官（如肺部、卵巢）的报道。加之本病临床表现易累及全身多个系统，与其他类型的神经内分泌肿瘤有一定的区别，故将本节置于“系统性疾病”一章加以论述。

【病因与发病机制】

产生类癌综合征的主要生物活性物质是NEN细胞释放的5-羟色胺（5-HT）、速激肽、组胺及前列腺素等。5-HT具有多种生理功能，包括促进肠蠕动、刺激肠道分泌、抑制肠道吸收、增加成纤维细胞合成纤维组织等。90%～100% 的类癌综合征患者 5-HT 分泌过多，5-HT 也是导致该病患者腹泻的主要原因。在部分患者，前列腺素 E_2（PGE_2）和速激肽可能也是造成腹泻的重要介质，其机制与 5-HT 相似。血浆速激肽水平与皮肤潮红严重性相关，皮肤潮红与 5-HT 无关，因此 5-HT 受体拮抗剂不能缓解皮肤症状。类癌综合征出现伴瘙痒的特征性斑片状潮红，可能与组胺释放相关，H_1 和 H_2 受体拮抗剂可阻止该症状。组胺和 5-HT 可能参与介导哮喘样症状和心脏纤维化反应。

类癌细胞释放的 5-HT 中 65% 经肝灭活，35% 经肺灭活。若 5-HT 的分泌量超过肝、肺的灭活能力或类癌转移至肝，5-HT 可通过肝静脉进入体循环，即可引起类癌综合征。以上解释了为何出现类癌综合征临床表现的患者，其肿瘤大多已有肝转移。如果肿瘤有腹膜后受累，伴肝旁路静脉回流，即使没有肝转移也可以出现类癌综合征表现。

仅有约 10% 的类癌出现类癌综合征，多位于空肠和回肠，其他部位大部分类癌无生物活性。其原因在于来源于胚胎期前肠（胃十二指肠、支气管）和后肠（横结肠、降结肠、乙状结肠、直肠、泌尿生殖器）的类癌由于缺乏芳香族氨基酸脱羧酶（多巴脱羧酶），不能将 5- 羟基色氨酸（5-HTP）转化为 5-HT。因此，这些部位的类癌较少分泌 5-HT，很少引起类癌综合征样症状，常因肿瘤产生压迫症状而就诊或在影像、内镜检查时偶然发现。例如，胃的类癌就发生率而言在消化道最常见，但仅有 3.5%～5.5% 合并类癌综合征。直肠是小肠以外无功能性类癌第 2 位好发部位。北京协和医院总结 112 例直肠类癌病例，均无类癌综合征表现。随着内镜检查的不断普及，这类无功能性类癌的检出率不断增高。无功能性类癌虽然不会引起类癌综合征，但体积较大的病灶恶变率和转移率较高，内镜或手术切除有重要的临床意义，故本节一并讨论。

【临床表现】

类癌综合征通常是功能性类癌晚期的表现，出现症状时往往已有肝转移，原发灶多位于阑尾或回肠，因肿瘤生长引起肠梗阻和消化道出血也并不少见。阑尾类癌常表现为右下腹痛，有时酷似急性阑尾炎，而在阑尾切除标本中发现。皮肤潮红和腹泻是类癌综合征最常见的全身症状。皮肤潮红发生率超过 90%，常突然发生，表现为上半身（特别是面部及颈部）深红或紫红色红斑，皮肤毛细血管扩张常见，常自觉发热，可伴有流泪、腹泻或面部水肿。类癌综合征的皮肤病变较少出现瘙痒，这是和其他疾病进行鉴别的线索之一。潮红可能由心理压力、酒精、锻炼、某些食物（如奶酪）、某些物质（如儿茶酚胺、5 肽胃泌素及 5- 羟色胺再摄取抑制剂）诱发而加重（图 13-1-1）。

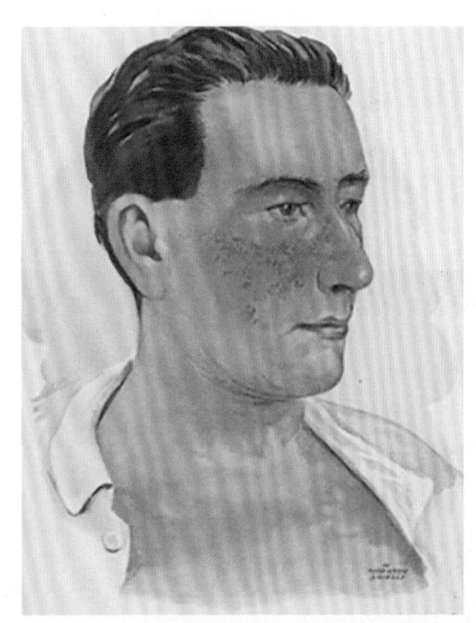

图 13-1-1　典型的类癌综合征患者面容

表现为皮肤潮红，常伴有毛细血管扩张和发绀（继发于右心衰竭）［引自：de Herder WW，Rehfeld JF，Kidd M，et al. A short history of neuroendocrine tumours and their peptide hormones. Best Pract Res Clin Endocrinol Metab，2016，30（1）：3-17.］

类癌综合征患者腹泻时常伴有潮红（85%），大多为水样泻，60% 的患者排便量小于 1L/d，与肿瘤分泌的活性物质刺激肠道运动和肠上皮分泌有关。脂肪泻的发生率约为 67%，原因可能是 5- 羟色胺抑制肠道吸收营养物质。46% 的患者粪便脂肪定量超过 15g/d（正常小于 7g/d）。腹痛可伴随腹泻出现，也可单独存在（10%～34%）。因此，类癌综合征的腹泻系多种病理生理机制共同导致。

约 50% 的类癌综合征患者合并心脏疾病，由心内膜形成纤维性斑块所致，其主要发生在右侧心内膜，致密的纤维性沉积物最常见于三尖瓣瓣膜的心室侧，引起限制性心肌病。约 11% 存在左侧瓣膜病变。总体来说，心脏病变患者 97% 存在三尖瓣关闭不全，59% 存在三尖瓣狭窄，50% 存在肺动脉瓣关闭不全，25% 存在肺动脉瓣狭窄。80% 心脏病变患者进展成心力衰竭，心脏病变常为类癌综合征的致死原因。其他临床表现包括发作性喘鸣或哮喘样症状（8%～18%）和糙皮病样皮肤病变（2%～25%）。

类癌危象是由于肿瘤短时间内释放大量生物活性物质所致，可危及生命，主要见于瘤体较大的患者，症状严重或尿 5-HIAA 水平明显升高（即 >200mg/24h）的患者中更易发生。类癌危象可自发出现，也可因对肿瘤的操作（活检、触诊、手术）或麻醉而诱发。术前无类癌综合征表现，无肿瘤肝转移的患者也可在术中发生类癌危象。临床表现包括血压下降、皮肤潮红、腹泻、心律失常、支气管痉挛及神志改变等。

北京协和医院曾总结 36 例胃肠类癌的临床表现，占同期胃肠肿瘤总数的 0.35%，占同期胃肠胰神经内分泌肿瘤的 10.2%。其中，20 例（55.6%）为恶性，16 例（44.4%）为良性。34 例（94.4%）为无功能性类癌，仅 2 例（5.6%）出现类癌综合征，均为恶性类癌。20 例恶性类癌原发灶分布包括胃（7 例）、小肠（1 例）、结肠（5 例）和直肠（7 例）；16 例良性类癌主要来自直肠（10 例），其次包括阑尾（4 例）、结肠（1 例）和胆囊（1 例）。直肠类癌缺乏特异性症状，一般不出现类癌综合征表现，可有排便习惯改变、腹泻、便不尽感、便血等直肠占位相关症状。约半数直肠类癌患者无自觉不适，由内镜检查发现，其内镜下大多表现为表面发黄的光滑隆起。图 13-1-2 是北京协和医院一例直肠类癌的临床和病理资料。直肠类癌另一特点是可能存在多个神经内分泌肿瘤病灶或合并其他恶性肿瘤，常见的是合并结直肠癌，也有合并胃、食管肿瘤及泌尿系统肿瘤的报道，故有必要对胃肠道和其他部位完善相关检查。

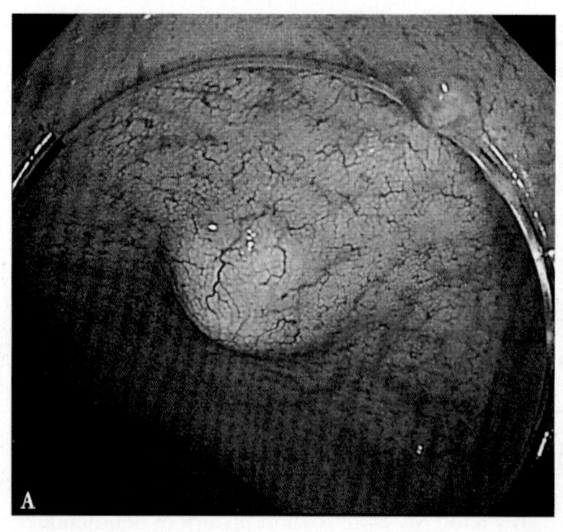

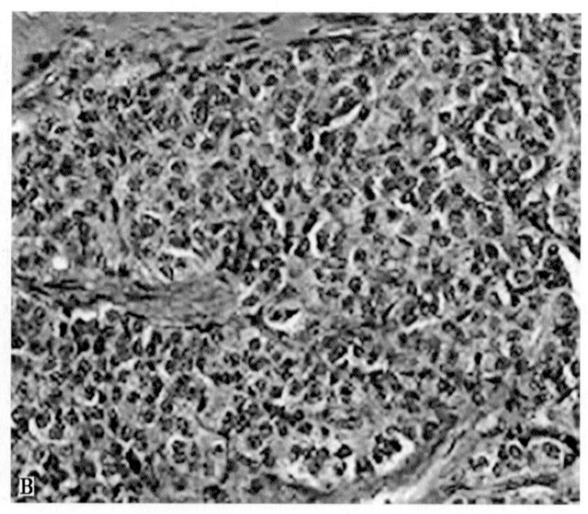

图 13-1-2 患者男性，51 岁，直肠类癌

A. 常规体检行结肠镜发现直肠黏膜下占位，直径约 1cm；B. 内镜切除后病理为“类癌”（HE 染色，高倍）

【诊断与鉴别诊断】

5-羟吲哚乙酸(5-hydroxyindoleacetic acid，5-HIAA)是5-羟色胺的代谢最终产物，测量5-HIAA的24小时尿排泄量(>30mg/24h)是诊断类癌综合征的重要依据，其敏感性和特异性约为90%。为避免假阳性结果，在收集尿液前3日起严格避免摄入某些药物(含愈创甘油醚的止咳糖浆、对乙酰氨基酚、水杨酸盐、5-羟色胺再摄取抑制剂、左旋多巴等)以及含5-羟色胺和色氨酸的食物(如香蕉、菠萝、胡桃、山核桃、鳄梨、山胡桃果等)。

血小板5-羟色胺水平较尿5-HIAA更敏感，但不能普遍开展。血清5-羟色胺和血清嗜铬粒蛋白A对类癌综合征的特异性较低，因此不推荐用于本病的诊断。

通过临床表现和检测5-HIAA确诊类癌综合征后，必须对肿瘤进行定位。腹部CT和生长抑素受体显像(SRS)这两种技术在肿瘤定位方面有互补作用，小肠来源的类癌可行多层螺旋CT小肠重建。对于出现类癌综合征临床表现的患者，SRS检出原发病灶的敏感性为89%。PET-CT对于类癌的定位诊断有重要价值，尤其有助于发现转移病灶。^{68}Ga-DOTA-奥曲肽标记的PET-CT敏感性和空间分辨率优于传统SRS，适合发现隐匿的原发和转移病灶，并对神经内分泌肿瘤进行准确分期。经胸心脏彩超是诊断类癌综合征心脏并发症、进行分型及判断严重程度的主要手段。

内镜下直肠类癌多表现为黄色或灰白色黏膜下结节状隆起，表面黏膜光滑，可推动；若肿瘤较大或侵及肌层时，则固定不能推动。由于其表面有正常黏膜覆盖，常需深部取材或多次活检才能确诊。超声内镜、经直肠超声和直肠MRI可提供肿瘤起源于肠壁的层次、大小、血供等信息，是决定治疗策略的重要依据。

需要和类癌综合征鉴别的疾病包括系统性肥大细胞增生症(systematic mastocytosis，SM)、遗传性血管性水肿(hereditary angioedema，HAE)、嗜铬细胞瘤、支气管哮喘、惊恐障碍(panic disorder，PD)等。这些疾病都有间歇发作的特点，但均有各自的临床特点。

1. **系统性肥大细胞增生症**　SM因肥大细胞释放组胺而引起皮肤潮红、荨麻疹，可有腹痛、腹泻、恶心、呕吐等胃肠道症状，抗组胺药物对症治疗有效，与类癌综合征很相似。但皮疹易瘙痒是SM的一个特点，类癌综合征却很少出现皮损瘙痒。骨髓或组织活检发现肥大细胞浸润，有助于确诊本病(详见第13章第5节)。肥大细胞在常规HE染色上并不明显，需要用免疫组化技术或特殊染色(如甲苯胺蓝)方能显示。

2. **遗传性血管性水肿**　HAE是一种常染色体显性遗传病，由C1酯酶抑制物(*C1INH*)基因突变引起，以发作性皮下和黏膜下组织水肿为特征，可累及皮肤、呼吸道、胃肠道等。HAE腹部表现以腹痛和腹水较为突出，较少引起腹泻，筛查血清C4水平升高而C1酯酶抑制物降低有助于诊断。

3. **嗜铬细胞瘤**　本病因周期性释放儿茶酚胺，可造成皮肤出汗、心悸、腹痛等，腹泻发生率较低，且一般不引起皮肤潮红。本病发作时血压明显升高，是其主要临床特征；而类癌因5-羟色胺舒张血管，发作时血压不变或降低。筛查血儿茶酚胺水平并辅以影像学检查不难确诊。

4. **支气管哮喘**　发作时气管痉挛为主要表现的类癌综合征需要和支气管哮喘相鉴别。支气管哮喘无皮肤、胃肠道和其他系统损害。

5. **惊恐障碍**　惊恐障碍(panic disorder)是广泛型焦虑的一个特殊类型。患者可有多种发作性的躯体症状，包括心悸、出汗、濒死感等。但客观检查无器质性疾病的线索。仔细询问病史并做心理评估是诊断本病的主要依据。

【治疗】

本病治疗包括两个方面：针对类癌肿瘤病灶的治疗；对类癌综合征的处理。

（一）治疗肿瘤病灶

主要包括手术切除类癌原发灶。对于类癌肝脏转移灶无法切除者，可选择介入栓塞等其他手段。针对发生于直肠的无功能性类癌，治疗以内镜或手术切除为主。手术方法的选择取决于肿瘤的大小、部位、浸润深度、有无淋巴结转移等特征。其中，肿瘤大小及肌层浸润是判断类癌良、恶性的重要指标，也是选择治疗方式的主要依据。肿瘤直径 1cm 以下的直肠类癌，多局限于黏膜下层，转移率在 5% 以下，通过内镜或经肛门内镜微创手术（TEM）局部切除通常即可治愈。直径在 2cm 以上的直肠类癌，大多已侵犯肌层，淋巴结转移率高达 60%～80%，应进行根治性外科手术。对于 1～2cm 的直肠类癌，具有中等转移可能（10%～15%），但较少侵及肌层，最佳治疗方案尚有一定争议。北京协和医院的资料表明，对这类病灶进行详细的术前评估非常重要。术前判断为局限于黏膜下层、无淋巴结转移者可行内镜或 TEM 局部切除即可，对于浸润肌层者应行根治性外科手术为妥。

（二）类癌综合征的处理

包括避免诱因、治疗心力衰竭或哮喘等。可用止泻剂（如洛哌丁胺、地芬诺酯）控制腹泻，如果患者仍有症状，可选择 5- 羟色胺受体拮抗剂或生长抑素类似物。5-HT_1 和 5-HT_2 受体拮抗剂（如麦角、赛庚啶、酮舍林）可减轻腹泻，但通常对潮红无效。由于麦角能够导致或加重腹膜后纤维化，因而使用受限。酮舍林能够缓解 30%～100% 患者的腹泻症状。5-HT_3 受体拮抗剂（如昂丹司琼、托烷司琼、阿洛司琼）能控制腹泻和恶心症状，有效率接近 100%。5- 氟色氨酸可通过抑制色氨酸羟化酶活性进而减少 5-HT 的合成，可以缓解腹泻症状，并可减轻皮肤潮红。

生长抑素合成类似物（如奥曲肽、兰瑞肽）是类癌综合征最常用的药物。这些药物能够缓解症状，降低尿 5-HIAA 水平。生长抑素类似物效果不佳时，可以考虑使用干扰素 -α，或二者联合治疗。肝动脉栓塞或联合化疗（5- 氟尿嘧啶、阿霉素、顺铂、丝裂霉素化疗栓塞）及肽受体介导的放射性核素治疗（peptide receptor radionuclide therapy，PRRT）也用于控制类癌综合征的症状。生长抑素类似物可有效治疗手术、麻醉剂、化疗及压力等因素诱发的类癌危象。以往曾认为这类药物还可预防类癌危象发生，因此对手术患者建议麻醉前 24～48 小时开始使用奥曲肽，并且在围术期继续使用。但近期有数项研究对奥曲肽预防类癌危象的有效性提出质疑。Pommier 等对类癌手术患者的大宗病例分析表明，无论奥曲肽单次或持续给药，均不能预防术中类癌危象的发生。

类癌综合征累及心脏的患者平均生存期仅有 3.8 年，利尿剂和生长抑素类似物有助于减轻心力衰竭症状，但不清楚能否减缓心脏疾病的进展。部分患者需接受球囊瓣膜成形术和心脏瓣膜手术治疗瓣膜狭窄。

13

（郭 涛 李景南）

参 考 文 献

1. Modlin IM，Kidd M，Latich I，et al. Current status of gastrointestinal carcinoids. Gastroenterology，2005，128（6）：1717-1751.

2. Cassidy MA. Abdominal carcinomatosis，with probable adrenal involvement. Proc R Soc Med，1930，24（2）：139-141.
3. 胡益群，钱家鸣，周旭东. 不同类型胃肠类癌的临床表现分析与比较. 中华内科杂志，2004，43（12）：900-902.
4. de Herder WW，Rehfeld JF，Kidd M，et al. A short history of neuroendocrine tumours and their peptide hormones. Best Pract Res Clin Endocrinol Metab，2016，30（1）：3-17.
5. Lesurtel M，Soll C，Graf R，et al. Role of serotonin in the hepato- gastrointestinal tract：an old molecule for new perspectives. Cell Mol Life Sci，2008，65（6）：940-952.
6. Strosberg JR，Benson AB，Huynh L，et al. Clinical benefits of above-standard dose of octreotide LAR in patients with neuroendocrine tumors for control of carcinoid syndrome symptoms：a multicenter retrospective chart review study. Oncologist，2014，19（9）：930-936.
7. Boudreaux JP，Klimstra DS，Hassan MM，et al. The NANETS consensus guideline for the diagnosis and management of neuroendocrine tumors：well-differentiated neuroendocrine tumors of the Jejunum，Ileum，Appendix，and Cecum. Pancreas，2010，39（6）：753-766.
8. Narayanan S，Kunz PL. Role of somatostatin analogues in the treatment of neuroendocrine tumors. Hematol Oncol Clin North Am，2016，30（1）：163-177.
9. 林国乐，邱辉忠，肖毅，等. 直肠类癌手术方式的探讨. 癌症进展杂志，2009，7（3）：258-262.
10. 杨晓，吴斌，肖毅，等. 31 例直径 1-2cm 直肠类癌的手术治疗. 协和医学杂志，2014，5（4）：429-431.
11. Condron ME，Pommier SJ，Pommier RF. Continuous infusion of octreotide combined with perioperative octreotide bolus does not prevent intraoperative carcinoid crisis. Surgery，2016，159（1）：358-365.
12. Massimino K，Harrskog O，Pommier S，et al. Octreotide LAR and bolus octreotide are insufficient for preventing intraoperative complications in carcinoid patients. J Surg Oncol，2013，107（8）：842-846.

第2节　内分泌疾病相关性腹泻

知识要点

1. 腹泻在某些内分泌疾病诊断中占有重要地位，可以是疾病的首发表现，部分患者为此而首诊消化科，故诊治慢性腹泻时不应遗漏内分泌疾病。
2. 多种内分泌疾病可导致腹泻，其发病机制常常是多方面的，与肠道动力改变、自主神经异常、消化吸收能力减弱等因素有关。
3. 肠道动力改变引起腹泻的机制包括两个方面：肠道运动加快可造成动力性腹泻；肠道运动减慢可诱发小肠细菌过度生长，从而导致“低动力性腹泻”。
4. 某些内分泌疾病（例如甲状腺功能亢进症）还可合并其他慢性腹泻病，例如乳糜泻、慢性胰腺炎、溃疡性结肠炎等。
5. 内分泌疾病所致腹泻的性质多为分泌性、吸收不良性或动力性腹泻；大便为水样便或糊状便，通常无脓血；原发病控制后腹泻减轻或消失。

胃肠道的消化和吸收功能受到复杂的神经内分泌网络调控，调控机制发生障碍时易出现腹泻，因此腹泻症状在内分泌疾病患者中相对常见。据估计，内分泌疾病所致腹泻的患者数量仅占慢性腹泻的1%，但腹泻症状对患者生活质量影响较大。部分患者可以腹泻为首发表现，因此而就诊消化科。若不熟悉其临床特点，容易造成误诊、漏诊。受自身免疫异常等机制的影响，一些内分泌疾病还可并发其他疾病（例如乳糜泻、慢性胰腺炎、溃疡性结肠炎等），从而导致腹泻发生。因此，临床诊治慢性腹泻患者时要想到内分泌疾病可能。通过详细的病史询问、仔细的体格检查以及必要的实验室检查，多数患者不难明确诊断。下面就较常见的内分泌疾病引起的腹泻分述如下。

一、甲状腺功能亢进症

由于血循环中甲状腺激素过多，引起神经、循环、消化等系统兴奋性增高和代谢亢进为主要表现的一组临床综合征被称为甲状腺毒症（thyrotoxicosis）。其中由于甲状腺腺体本身功能亢进，合成和分泌甲状腺激素增加所导致的甲状腺毒症被称为甲状腺功能亢进症（hyperthyroidism，简称甲亢）。而由于甲状腺滤泡被炎症破坏（例如亚急性甲状腺炎、产后甲状腺炎等），滤泡内储存的甲状腺激素过量进入循环所引起的异常，则被称为破坏性甲状腺毒症（destructive thyrotoxicosis）。此种情形下甲状腺功能并不亢进，但循环甲状腺激素水平增高仍可见于某一阶段，因此该阶段也存在高代谢的临床表现，也有可能出现腹泻症状，但通常相对较轻，且随着该阶段的结束腹泻亦将自行缓解。

甲亢的病因较多，包括Graves病（约占85%）、多结节性甲状腺肿伴甲亢（毒性多结节性甲状腺肿）、甲状腺自主性高功能腺瘤、碘甲亢、垂体性甲亢、人绒毛膜促性腺激素（human chorionic gonadotropin，hCG）相关性甲亢等。

甲亢是最常见的内分泌疾病之一，往往累及多器官系统，其中胃肠道表现包括食欲亢进、大便次数增加、腹泻等，也可出现恶心、呕吐、腹痛。约1/4的甲亢患者有轻中度的腹泻，主要是水样泻，少数为脂肪泻，个别合并溃疡性结肠炎的甲亢患者可出现炎症性腹泻。此外，甲亢患者如食欲极差而频繁恶心、呕吐伴腹痛、腹泻，需警惕甲亢危象的可能。

甲亢引起腹泻的原因包括以下几个方面：

1. 肠道动力异常 甲状腺素可使胃肠运动加快，食物通过肠道的时间缩短。研究表明，甲亢患者胃肠通过时间平均为1～3小时，而正常人为8～10小时。约90%的甲亢患者肠动力增加，但仅有少数患者出现腹泻，说明腹泻可能还与其他机制有关。

2. 肠上皮分泌增加 甲状腺素刺激肠上皮细胞合成cAMP，使肠上皮细胞分泌类似霍乱毒素样物质及血管活性肠肽（VIP），导致肠道水和电解质分泌增多。

3. 脂肪吸收不良 甲亢患者食欲增加常伴有高脂肪摄入，而食物在肠道内存留时间短，势必影响脂肪吸收。检测甲亢患者的粪便脂肪含量发现，其脂肪排出量可达20g/d以上，最高可达35g/d，而正常人应小于7g/d。

4. 其他因素 Graves病易合并其他自身免疫病，部分可引起慢性腹泻。例如，文献报道Graves病患者发生乳糜泻的风险是普通人群的5倍，而乳糜泻会加重腹泻及吸收不良。另外，约1%的甲亢患者可合并溃疡性结肠炎（UC），UC患者中甲亢患病率为0.8%～3.7%，而正常人群的甲亢患病率为0.8%。甲亢可加重UC病情，治疗难度相对较大，即使甲亢控制后患者可能仍有腹泻和脓血便。甲亢合并克罗恩病亦有个案报道。

甲亢是常见病，因腹泻等胃肠道症状而就诊消化科并不少见，消化医师应对此保持警惕。其诊断线索包括：不明原因的慢性水样泻，体重明显减轻而与腹泻不平行，伴有其他甲亢临床表现等（易激动、烦躁失眠、怕热多汗、心率加快、甲状腺肿大等）。少数患者（尤其老年人）缺乏典型甲亢症状，而以心悸、厌食、抑郁、嗜睡、消瘦等为主要表现，被称为淡漠型甲亢（apathetic hyperthyroidism）。检测血清甲状腺激素（T_3、T_4）和促甲状腺素（TSH）水平可确诊本病。

甲亢的治疗主要包括三种方法：抗甲状腺药物、^{131}I放射性核素治疗、甲状腺次全切除手术。三种疗法各有利弊，应根据病情及患者意愿进行个体化选择。其中抗甲状腺药物治疗可保留甲状腺合成和分泌激素的功能，但疗程较长，复发率较高，且药物有一定的不良反应。^{131}I和手术都是通过破坏甲状腺组织而达到治疗目的，其疗程短，治愈率较高，但甲减的发生率显著增高。甲亢相关性腹泻一般不需要特别处理，原发病控制后腹泻一般自动缓解。对于腹泻较为严重的甲亢患者，普萘洛尔（心得安）有助于在短时间内控制腹泻症状，间接证明腹泻与β肾上腺素能受体兴奋相关。

二、甲状腺功能减退症

甲状腺功能减退症（hypothyroidism，简称甲减）是各种原因导致的甲状腺激素合成、分泌减少或组织利用不足而引起的全身性低代谢综合征。根据甲状腺功能减低的程度，可将本病分为两类：临床甲减（overt hypothyroidism）和亚临床甲减（subclinical hypothyroidism）。临床甲减的人群患病率约为1%，女性较男性多见，患病率随年龄增加而上升。亚临床甲减的患病率为4%～8.5%，我国报道的数据为0.91%～6.05%。根据病变部位，一般将甲减分为以下三类：

1. **原发性甲减（primary hypothyroidism）** 由于甲状腺本身病变所引起，占全部甲减患者的95%以上。这类甲减多系自身免疫异常、甲状腺手术和甲亢放射性核素（^{131}I）治疗所导致（90%以上）。桥本甲状腺炎是甲减的常见原因。该病常合并其他自身免疫性疾病如炎症性肠病、乳糜泻等，这些疾病也可引起腹泻。

2. **继发性甲减（secondary hypothymidism）或中枢性甲减（central hypothymidism）** 由于下丘脑或垂体病变，导致促甲状腺激素释放激素（TRH）或促甲状腺素（TSH）产生和分泌减少而引起的甲减。其中，由下丘脑病变引起TRH缺乏所致的甲减又称为三发性甲减（tertiary hypothyroidism）。垂体大腺瘤、垂体外照射、颅咽管瘤、产后大出血等是继发性甲减的常见病因。

3. **甲状腺激素抵抗（resistance to thyroid hormones）** 较为少见，是由于甲状腺激素在外周组织实现生物效应障碍而引起的甲减。

甲减起病隐匿，病程较长，不少患者缺乏特异性临床表现，容易漏诊。典型病例主要表现为代谢率减低和交感神经兴奋性下降，包括畏寒、乏力、手足肿胀感、体重增加、嗜睡、记忆力减退、少汗、关节痛、便秘、月经紊乱等。典型患者经体格检查可发现表情呆滞、反应迟钝、声音嘶哑、颜面和（或）眼睑水肿、唇厚舌大，患者皮肤干燥、脱屑、皮温减低、毛发稀疏干燥，跟腱反射时间延长，心率缓慢等。少数病例出现全身黏液性水肿、心包积液、心力衰竭、腹水、肾功能减退等。重症患者可以发生黏液性水肿昏迷。

甲减患者常见的胃肠道表现包括便秘、厌食、腹胀等，严重时可表现为麻痹性肠梗阻和黏液性巨结肠。少数甲减患者可出现慢性腹泻，其发病机制主要是肠道动力减低所引起的小肠细菌过度增长（SIBO，详见第 11 章第 17 节）。

SIBO 是甲减患者出现腹泻的主要原因。Lauritano 等研究发现，50 例因自身免疫性甲状腺炎所致甲减患者中，27 例（54%）葡萄糖氢呼气试验阳性，提示 SIBO 存在，而对照组 SIBO 的发生率仅为 5%。在 27 例合并 SIBO 的甲减患者中，3 例（11%）合并腹泻症状；而非 SIBO 的 23 例患者中，仅有 1 例（4%）存在腹泻。SIBO 组中应用利福昔明治疗后腹泻、腹胀、腹痛等症状均明显减轻，而非 SIBO 组治疗前后腹部症状无明显变化。

检测血清 TSH、总 T_4（TT_4）及游离 T_4（FT_4）是诊断本病的主要依据。原发性甲减血清 TSH 增高，TT_4 和 FT_4 均降低。TSH 增高以及 TT_4、FT_4 降低的程度与病情严重程度相关。血清总 T_3（TT_3）、游离 T_3（FT_3）在病程早期可正常，晚期减低。由于 T_3 主要来源于外周组织 T_4 的转换，所以不作为诊断原发性甲减的必备指标。亚临床甲减仅有 TSH 增高，TT_4 和 FT_4 正常。血清甲状腺过氧化物酶抗体（TPO-Ab）、甲状腺球蛋白抗体（Tg-Ab）是诊断自身免疫甲状腺炎（包括桥本甲状腺炎、萎缩性甲状腺炎）的主要依据。一般认为 TPO-Ab 的意义较为肯定。左甲状腺素（L-T_4）是本病的主要治疗药物，多数患者需要终身替代。经替代治疗甲状腺激素水平恢复后，腹泻症状通常可以缓解。

三、糖尿病

近年来糖尿病的（diabetes mellitus）发病率在我国和其他国家均迅速增高，已成为对人类健康威胁最严重的疾病之一。根据国际糖尿病联盟（IDF）的统计，2011 年全世界糖尿病患病人数已达 3.7 亿人，其中 80% 来自发展中国家。2007—2008 年我国 14 个省市区进行的糖尿病流调工作表明，我国 20 岁以上人群的糖尿病患病率约为 9.7%，其中仅 40% 获得诊断。

约 50% 的糖尿病患者出现胃肠道症状，包括便秘、腹泻、大便失禁等，在老年、病程较长、血糖控制不理想的患者更为常见。糖尿病性腹泻（diabetic diarrhea）最早由 Bargen 于 1936 年提出，最初曾被认为是糖尿病的少见并发症，但最近研究显示其发生率为 8%～30%，其中约 1/3 的患者伴有脂肪泻。糖尿病患者腹泻的特征是顽固性、间断性腹泻，多为深色水样便，量较多，少者每日 3～5 次，多者可达每日 20～30 次。腹泻可发生在一天中的任何时间，但以夜间和清晨明显。腹泻可与便秘交替，也可持续存在。实验室检查方面，粪便常规和隐血往往阴性；消化道钡剂造影显示小肠形态正常，蠕动可增强或减弱；结肠镜检查见肠黏膜正常或有轻度充血、水肿。糖尿病腹泻虽不致命，但可进一步加重代谢紊乱，严重影响患者的血糖控制和生活质量，临床需认真对待。

糖尿病性腹泻的诊断标准包括：①糖尿病患者出现明显的腹泻症状，大便次数增多，为稀糊便或水样便，无明显腹痛，粪便常规无异常，对症治疗效果欠佳；②糖尿病病史较长；③经控制血糖可减轻腹泻症状；④除外引起腹泻的其他病因。

糖尿病性腹泻的病理生理机制较为复杂，至今尚未完全阐明，一般认为包括以下几个方面：

1. 肠道动力异常 与胃肠道自主神经功能紊乱以及糖尿病微血管病相关，Cajal 细胞减少可能也是原因之一。糖尿病自主神经病变的患者其小肠通过时间可缩短或延长，前者可因小肠推进式蠕动增强而出现动力性腹泻；后者则表现为胃肠道运动功能障碍，加上胃酸减少等原因，易引起小肠细菌过度生长。过度生长的细菌可分解胆盐，并干扰脂肪微粒的形成而引起吸收不良性腹泻。研究发现，5-羟色胺3（$5\text{-}HT_3$）受体拮抗剂可通过延长肠道通过时间而治疗糖尿病性腹泻。

2. **胃肠激素变化**　研究表明，胃动素（motilin）、胆囊收缩素（CCK）、血管活性肠肽（VIP）、生长抑素等胃肠激素的变化与糖尿病腹泻关系密切。其中，胃动素的生理作用包括增加胃蛋白酶和胰液分泌、促进消化道平滑肌运动等。病程较长、血糖控制不佳的糖尿病患者血清胃动素水平常有显著升高，造成胃肠运动加快，导致腹泻。糖尿病时CCK亦常有升高，可抑制肠道吸收营养物质而加重腹泻。高血糖时生长抑素分泌减少，其对消化道分泌和运动的负性调节作用减弱，也是糖尿病腹泻的重要机制。临床试验证实生长抑素类似物可有效治疗糖尿病腹泻，从侧面证明了这一点。

3. **小肠细菌过度生长**　糖尿病患者常合并小肠细菌过度生长，并且菌群失调与肥胖、胰岛素抵抗及代谢综合征的关系极为密切。肠道菌群所合成的短链脂肪酸，是调节葡萄糖代谢和胰岛素敏感性的重要因子。研究还发现，2型糖尿病患者肠道双歧杆菌数量较正常人明显降低，而粪肠球菌数量明显增加；补充双歧杆菌有助于降低机体炎性反应状态，增加胰岛素分泌并改善糖耐量。

4. **其他因素**　高血糖可抑制肠上皮细胞的α肾上腺受体，干扰肠上皮吸收水和电解质，从而加重腹泻。糖尿病患者合并胆囊排空障碍、胆石症的风险较高，可合并胆汁酸性腹泻。少数糖尿病患者伴有胰腺外分泌功能不全，可导致脂肪泻。很多糖尿病的治疗药物（二甲双胍、GLP-1受体激动剂、DPP-4抑制剂等）也可引起腹泻，因此诊断糖尿病腹泻之前需要排除药物因素。1%～7.8%的1型糖尿病患者合并乳糜泻。另外，糖尿病患者发生肠道感染、显微镜下结肠炎等疾病的风险增加，必要时应完善相关检查以除外。某些神经内分泌肿瘤（如胰高血糖素瘤、血管活性肠肽瘤、生长抑素瘤）可同时导致血糖升高和腹泻，与糖尿病腹泻的鉴别点在于前者病程较短且有肿瘤的其他临床表现，而后者通常经历了较长的糖尿病病程。

糖尿病腹泻的治疗较为棘手，应采取控制血糖、营养神经、止泻药物、微生态制剂等综合治疗手段。发现腹泻特异性病因（如胆汁酸吸收不良）并给予针对性处理，有助于提高疗效。首先，积极治疗和控制糖尿病是预防腹泻发生的关键。建议患者加强血糖监测，饮食以低糖、低脂、高纤维素饮食为主，避免刺激性食物，少量多餐、控制体重，戒烟、酒。研究发现，胰岛素有助于延缓胃肠病变的进展，甚至部分逆转胃肠道自主神经病变，增加β肾上腺素能受体数量。因此，对于合并糖尿病神经病变者，应适当放宽胰岛素应用的指征。维生素B_1、维生素B_{12}等可用于治疗胃肠道自主神经异常。对于合并小肠细菌过度生长的患者，应给予口服抗生素（利福昔明等）治疗。胃肠动力药物如西沙比利、多潘立酮、甲氧氯普胺等可加强近端胃肠运动，减少小肠细菌过度生长，从而改善腹泻症状。常用止泻剂如洛哌丁胺、十六角蒙脱石（思密达）等对本病效果有限，但肾上腺素能受体激动剂如可乐定有一定疗效。最近发现，$5\text{-}HT_3$受体拮抗剂（如莫雷司琼）和生长抑素类似物治疗糖尿病腹泻效果较为显著。肠道微生态制剂广泛用于治疗慢性腹泻，但对于糖尿病腹泻的确切疗效，尚待进一步研究。对于腹泻症状顽固的患者，中医药制剂辨证施治有一定的疗效。

四、肾上腺皮质功能减退症

肾上腺皮质功能减退症（adrenal insufficiency）可分为原发性肾上腺皮质功能减退症和

继发性肾上腺皮质功能减退症两大类。继发性肾上腺皮质功能减退症是由于下丘脑分泌促肾上腺皮质激素释放激素（CRH）或垂体分泌促肾上腺皮质激素（ACTH）不足所致；但多数情况下均合并其他垂体前叶激素异常，单纯下丘脑 - 垂体 - 肾上腺轴的功能减退即孤立性 ACTH 缺乏症极为罕见。因此，本节主要讨论原发性肾上腺皮质功能减退症，即功能减退由肾上腺病变本身所致。

原发性肾上腺皮质功能减退症又被称为艾迪生病（Addison's disease，AD），最早由 Thomas Addison 于 1855 年首先报道。该病系由于双侧肾上腺因自身免疫性肾上腺炎、感染（如结核病、HIV、真菌等）、肿瘤或遗传等因素导致腺体严重破坏，或双侧大部分或全部切除所致。长期服用糖皮质激素的患者若突然停药，容易发生肾上腺皮质功能相对不足，应予避免。据估计，AD 的人群患病率为 9.3/10 万～14.4/10 万。以往结核病曾是 AD 最常见的原发病，但近年来自身免疫病（AID）逐渐成为主要病因，占 80% 以上。自身免疫性肾上腺炎可单独存在，也可与其他 AID 合并发生。北京协和医院曾报道 10 例 AID 合并 AD 的患者，其 AID 病因包括强直性脊柱炎（3 例）、系统性红斑狼疮（2 例），以及类风湿关节炎、混合性结缔组织病、大动脉炎、系统性硬化症和原发性抗磷脂综合征各 1 例。

统计表明，约 56% 的艾迪生病患者有胃肠道症状，包括食欲缺乏、恶心、呕吐等，其中腹泻的发生率约为 20%。部分患者可以胃肠道症状为主要表现而首诊消化科，诊断线索包括皮肤黏膜色素沉着、低血压、低血糖、低钠血症、毛发脱落、明显乏力、消瘦等。及时检测血、尿皮质醇和血 ACTH 水平，可确诊本病。AD 严重时可发生肾上腺皮质危象，表现为恶心、呕吐、腹泻、腹痛、高热、休克等，严重时可危及生命，早期识别极为关键。本病腹泻为水样泻或脂肪泻，予糖皮质激素替代治疗后腹泻往往很快消失。北京协和医院曾报道一例肾上腺危象，以腹泻起病，短时间内出现高热、意识障碍及顽固性休克，经补充糖皮质激素后临床戏剧性好转。最终查明病因，系无功能性垂体大腺瘤造成的垂体前叶功能减低（继发性肾上腺皮质功能减低）。

原发性或继发性皮质肾上腺功能减低引起腹泻的确切机制尚不明确，部分原因可能是糖皮质激素不足引起胃蛋白酶及胃酸分泌减少，从而影响营养物质消化和吸收。由于肾上腺皮质激素对于儿茶酚胺发挥活性具有"允许作用"（permissive effect），因此当体内缺乏肾上腺皮质激素时，消化道广泛分布的肾上腺素能受体功能也可能受到影响。在西方国家，8%～12% 的艾迪生病患者合并乳糜泻，可能与 *HLA-DQ2* 基因型有关。因此，对于确诊艾迪生病而腹泻较为突出的患者，应注意排除乳糜泻。我国也有艾迪生病合并溃疡性结肠炎的报道。

五、原发性甲状旁腺功能亢进症

原发性甲状旁腺功能亢进症（hyperparathyroidism）是由于甲状旁腺瘤、增生或腺癌所引起的甲状旁腺激素合成及分泌过多。高钙血症是本病的特征性表现。血钙浓度升高使神经肌肉兴奋性减低，胃肠道动力减低，引起的消化系统表现多为便秘、恶心、呕吐、厌食等。甲旁亢引起腹泻十分少见，考虑可能与高钙刺激胃泌素产生和胃酸过度分泌相关，另外高钙血症可造成胰腺炎，致胰腺内、外分泌功能受损，病程后期可能出现脂肪泻或糖尿病腹泻。原发性甲状旁腺功能亢进症可见于多发性内分泌腺瘤病（multiple endocrine neoplasia，MEN），因此需评估其他内分泌腺体（垂体、肾上腺、胰腺等）功能，必要时患者及其一级亲属应完善基因检测。

治疗原则为处理原发病（切除甲状旁腺腺瘤），腹泻症状严重者可对症止泻。

六、甲状旁腺功能减退症

甲状旁腺功能减退症（hypoparathyroidism）极少出现腹泻，被认为是腹泻的罕见病因。确切的病理生理机制仍有待阐明。已知低钙患者胰腺外分泌功能受损、肠上皮细胞渗透性增高，可引起脂肪吸收不良。这类患者腹泻多为脂肪泻，常伴有血磷升高；而其他病因的脂肪泻往往引起低钙、低磷和继发性甲旁亢，此为两者的不同之处。治疗原则为补充中链脂肪酸，高钙、低磷饮食，口服钙盐和维生素 D 以促进钙吸收。

特发性甲状旁腺功能减退症多系自身免疫性疾病，可同时合并乳糜泻、自身免疫性甲状腺疾病等，从而加重腹泻症状。

七、肢端肥大症

本病系腺垂体生长激素细胞腺瘤或增生，分泌生长激素过多，引起软组织、骨骼和内脏的增生肥大及内分泌代谢紊乱。生长激素导致机体蛋白质合成增加，促进脂肪动员及分解作用，降低胰岛素受体的敏感性，可引起血糖升高，病程较长者理论上可出现糖尿病腹泻。另据文献报道，肢端肥大症（acromegaly）患者肠道传输时间延长，可引起小肠细菌过度生长和脂肪吸收不良。另外，使用生长抑素治疗肢端肥大症，生长抑素抑制胰酶、胆囊收缩素分泌，也会引起脂肪泻。这种情况下，可通过补充外源性胰酶制剂而改善肠道吸收功能，减轻腹泻症状。研究发现，肢端肥大症患者出现结肠癌和结肠腺瘤的风险为正常人的 3～8 倍，考虑与生长激素引起 *c-myc* 原癌基因表达增加相关，故肢端肥大症患者无论有无腹泻等症状，均要注意结肠镜筛查。

八、甲状腺髓样癌

甲状腺髓样癌（medullary thyroid cancer，MTC）是源于甲状腺滤泡旁细胞（C 细胞）的一种神经内分泌肿瘤。MTC 占甲状腺癌的 8%～10%，80% 的 MTC 为散发，20% 为家族性。MTC 可出现在多发性内分泌腺瘤病 2 型（multiple endocrine neoplasia type 2，MEN-2）中。C 细胞来源于胚胎时期的神经嵴。因此，本病常常有其他神经内分泌肿瘤（如类癌及胰岛细胞瘤）的临床及组织学特征。

MCT 的典型特征是产生降钙素。约 30% 的 MCT 患者有水样泻，主要见于肿瘤广泛转移的病例，往往提示预后不良。腹泻的病理生理机制尚不明确，多为分泌性或动力性腹泻。已知 MCT 分泌多种活性物质，包括降钙素、前列腺素 $E_2/F_{2\alpha}$、血清素、P 物质、VIP、胰多肽、5- 羟色胺等，可刺激肠道运动和分泌，引起腹泻。治疗应针对原发病，行甲状腺切除、放疗等；有远处转移者，可行化疗或生长抑素类似物治疗。

九、嗜铬细胞瘤和副神经节瘤

嗜铬细胞瘤和副神经节瘤（pheochromocytoma and paraganglioma，PPGL）是分别起源于肾上腺髓质或肾上腺外交感神经链的肿瘤，主要合成和分泌大量的儿茶酚胺（CA），包括去甲肾上腺素、肾上腺素及多巴胺等，可引起血压升高等一系列临床症候群，并造成心、脑、肾等严重并发症。肿瘤位于肾上腺者称为嗜铬细胞瘤（PCC），位于肾上腺外则称为副神经节瘤（PGL），二者合称 PPGL。PCC 占 PPGL 的 80%～85%，PGL 占 15%～20%。PGL 可起源于胸、腹部和盆腔的脊椎旁交感神经链，也可来源于沿颈部和颅底分布的舌咽、迷走神经的副交感神经节。

RPGL 最主要的临床表现是大量分泌 CA 所造成的高血压及其并发症。头痛、心悸、多汗是 RPGL 出现高血压时常见的三联征，对诊断有重要价值。CA 可引起胃肠小血管壁增厚及闭塞，继发肠缺血，因此腹痛较为常见（20%～50%）。CA 还可引起肠蠕动及张力减弱，故可导致便秘（18%～50%）、恶心呕吐（23%～43%）等症状。腹泻在本病相对较少见，但亦有个案报道，考虑与肿瘤分泌 VIP、胃动素等其他胃肠激素有关。文献报道，少数嗜铬细胞瘤因分泌 VIP，表现为 WDHA 综合征（水样泻、低钾、胃酸缺乏），此类患者对生长抑素反应不佳，可能是由于瘤细胞不表达生长抑素受体，而切除肿瘤后腹泻停止。

十、多发性内分泌腺瘤病

多发性内分泌腺瘤病（multiple endocrine neoplasia，MEN）是一种罕见的遗传性疾病。MEN-1 型表现为甲状旁腺肿瘤、垂体前叶肿瘤和胰岛细胞肿瘤；MEN-2a 型表现为嗜铬细胞瘤、甲状腺髓样癌和甲状旁腺功能亢进症；MEN-2b 型表现为是嗜铬细胞瘤、甲状腺髓样癌、黏膜神经瘤、肠道神经节瘤、马方综合征和骨骼畸形。MEN 是引起腹泻的罕见病因，由受累内分泌腺功能亢进而引起。

简要总结，内分泌疾病所致腹泻多为分泌性、吸收不良性或动力性腹泻；大便为水样便或糊状便，通常无脓血，部分患者可有脂肪泻；多伴肠鸣音亢进，无腹痛或轻度腹痛；原发病控制后腹泻大多可缓解或减轻。腹泻仅仅是内分泌疾病的一个症状，但却可能是重要的诊断线索。消化医师应加深对内分泌疾病所致腹泻的认识，并拓宽临床思维，以减少漏诊和误诊。

（郑威扬　吴　东　李乃适）

参考文献

1. Ebert EC. The thyroid and the gut. J Clin Gastroenterol，2010，44（6）：402-406.
2. 白耀．甲状腺功能亢进症 // 史轶蘩．协和内分泌代谢学．北京：科学出版社，1999.
3. Kyriacou A，McLaughlin J，Syed AA. Thyroid disorders and gastrointestinal and liver dysfunction：a state of the art review. Eur J Intern Med，2015，26（8）：563-571.
4. Nishimura M，Yamamoto T，Iijima H，et al. Basedow's disease and chronic ulcerative colitis：a case report and review of the Japanese literature. Intern Med，2001，40（1）：44-47.
5. 中华医学会内分泌学分会《中国甲状腺疾病诊治指南》编写组．中国甲状腺疾病诊治指南——甲状腺功能亢进症．中华内科杂志，2007，46（10）：876-882.
6. 中华医学会内分泌学分会《中国甲状腺疾病诊治指南》编写组．中国甲状腺疾病诊治指南——甲状腺功能减退症．中华内科杂志，2007，46（11）：967-971.
7. Goldin E，Wengrower D. Diarrhea in hypothyroidism：bacterial overgrowth as a possible etiology. J Clin Gastroenterol，1990，12（1）：98-99.
8. Lauritano EC，Bilotta AL，Gabrielli M，et al. Association between hypothyroidism and small intestinal

bacterial overgrowth. J Clin Endocrinol Metab，2007，92（11）：4180-4184.
9. 中华医学会糖尿病学分会. 中国 2 型糖尿病防治指南（2013 版）. 中华内分泌代谢杂志，2014，30（10）：893-942.
10. Maisey A. A practical approach to gastrointestinal complications of diabetes. Diabetes Ther，2016，7（3）：379-386.
11. Boland BS，Edelman SV，Wolosin JD. Gastrointestinal complications of diabetes. Endocrinol Metab Clin North Am，2013，42（4）：809-832.
12. 向旭，朱海航. 糖尿病腹泻的发病机制及治疗. 国际内分泌代谢杂志，2013，33（2）：92-95.
13. 边塞男，吴婵媛，王迁，等. 自身免疫病合并艾迪生病临床分析. 中华风湿病学杂志，2016，20（11）：773-776.
14. Charmandari E，Nicolaides NC，Chrousos GP. Adrenal insufficiency. Lancet，2014，383（9935）：2152-2167.
15. 吴东，赵静，张化冰，等. 疑难病例析评第 161 例：发热 - 腹泻 - 昏迷. 中华医学杂志，2008，88（31）：2226-2227.
16. Ebert EC. The parathyroids and the gut. J Clin Gastroenterol，2010，44（7）：479-482.
17. Landauer N，Gärtner R，Folwaczny C. A rare but endocrine cause of chronic diarrhea. Am J Gastroenterol，2003，98（1）：227-228.
18. Ciobanu L，Dumitrascu DL. Gastrointestinal motility disorders in endocrine diseases. Pol Arch Med Wewn，2011，121（4）：129-136.
19. Grasso LF，Auriemma RS，Pivonello R，et al. Adverse events associated with somatostatin analogs in acromegaly. Expert Opin Drug Saf，2015，14（8）：1213-1226.
20. Sharma S，Longo WE，Baniadam B，et al. Colorectal manifestations of endocrine disease. Dis Colon Rectum，1995，38（3）：318-323.
21. Perry I，Stewart PM，Kane K. Colorectal screening guidelines in acromegaly. Gut，2003，52（9）：1387.
22. 中华医学会内分泌学分会肾上腺学组. 嗜铬细胞瘤和副神经节瘤诊断治疗的专家共识. 中华内分泌代谢杂志，2016，32（3）：181-187.
23. Ikuta S，Yasui C，Kawanaka M，et al. Watery diarrhea，hypokalemia and achlorhydria syndrome due to an adrenal pheochromocytoma. World J Gastroenterol，2007，13（34）：4649-4652.
24. 戴为信. 腹泻与内分泌疾病. 中国实用内科杂志，2003，23（10）：586-587.

第 3 节　免疫缺陷病相关性腹泻

知识要点

1. 腹泻是艾滋病的常见症状之一，其病因多样，主要由机会性感染、恶性肿瘤和药物所引起。
2. 按照病变部位，HIV 感染相关腹泻可分为小肠性腹泻、大肠性腹泻和肛门直肠病变。
3. HIV 患者的感染性腹泻应针对病原体治疗，若无法明确病原体可考虑喹诺酮和甲硝唑经验性治疗。

13

4. 抗反转录病毒药物相关性腹泻建议更换其他抗病毒药物，必要时应用抗动力药物和Crofelemer。
5. 普通变异型免疫缺陷病（CVID）是B细胞分化障碍伴免疫球蛋白生成缺陷的原发性免疫缺陷病，好发于儿童和青少年。表现为血清IgG浓度低以及IgA和（或）IgM浓度低，对免疫接种无应答/低应答。10%～20%患者存在胃肠道疾病，腹泻是最常见症状，可由机会性感染和其他非感染性疾病所引起。
6. Good's综合征表现为胸腺瘤、低免疫球蛋白血症、B淋巴细胞减少或缺如以及T细胞联合免疫缺陷，多见于中老年人群。腹泻是该病的主要临床表现之一，与肠道感染和自身免疫异常相关。静脉输注免疫球蛋白对本病部分有效，但整体预后欠佳。

一、HIV感染相关性腹泻

人类免疫缺陷病毒（human immunodeficiency virus，HIV）感染者中腹泻是常见的临床表现之一，并可引起营养不良、水电解质平衡紊乱等严重并发症。部分获得性免疫缺陷综合征（acquired immunodeficiency syndrome，AIDS）患者以慢性腹泻为首发症状。北京协和医院的资料表明，首次确诊HIV感染者中12.2%合并消化道症状，AIDS患者中消化系统异常占14.8%，其中主要症状就是腹泻。腹泻不仅严重影响HIV/AIDS患者的生活质量，甚至可以致命，临床须高度重视。

（一）病因与发病机制

HIV感染者腹泻的发病机制较为复杂，主要包括机会性感染、恶性肿瘤或药物所致，其中感染是首要病因，但也可由淋巴瘤、Kaposi肉瘤等非感染性疾病所引起（表13-3-1）。高效抗反转录病毒治疗（highly active antiretroviral therapy，HAART）药物也可能导致腹泻，常见药物包括奈非那韦、利托那韦以及其他蛋白酶抑制剂。因此，对于HIV/AIDS相关性腹泻患者应认真分析其临床资料，进行细致全面的鉴别诊断。

表13-3-1 AIDS患者的腹泻病因

寄生虫	病毒	真菌	细菌	感染性胰腺炎	药物性胰腺炎	肿瘤
• 微孢子虫 • 隐孢子虫 • 贝氏等孢子球虫 • 蓝氏贾第鞭毛虫 • 溶组织内阿米巴 • 杜氏利什曼原虫 • 人芽囊原虫	• 巨细胞病毒 • 单纯疱疹病毒 • 腺病毒 • 轮状病毒 • 诺沃克病毒 • 人免疫缺陷病毒	• 组织胞浆菌 • 球孢子菌 • 白色念珠菌	• 沙门菌 • 空肠弯曲菌 • 鸟分枝杆菌复合群 • 结核分枝杆菌 • 艰难梭菌 • 志贺菌 • 耶尔森菌 • 弧菌 • 淋病奈瑟菌 • 苍白密螺旋体 • 衣原体 • 小肠细菌过度生长	• 巨细胞病毒 • 鸟分枝杆菌复合群	• 双脱氧肌苷类药物 • 喷他脒	• 淋巴瘤 • Kaposi肉瘤

13

（二）临床表现

AIDS 病可累及消化道全长，根据腹泻症状特点有助于判断病变部位：

1. **小肠型腹泻**　小肠吸收营养物质和大部分电解质、水分，因此 HIV 相关性小肠性腹泻通常为水样泻，腹泻量大，可伴有腹胀、营养不良、体重下降等，但腹痛一般不严重。累及末段回肠者可合并胆汁酸或维生素 B_{12} 吸收不良。

2. **结肠型腹泻**　结肠主要生理功能是重吸收水分，易罹患感染性炎症，故结肠性腹泻表现为频繁少量排便，伴下腹疼痛，仅结肠受累者一般不影响营养物质吸收。

3. **直肠型腹泻**　肛门直肠受累的 AIDS 患者出现里急后重、下坠感、排便困难，尤其是有肛交史的患者。可有便中带血。

在一定程度上，还可通过临床表现推测 HIV 相关性腹泻的病原体。例如，上腹或中腹痉挛性疼痛、腹胀伴恶心，提示胃或小肠受累，多见于鸟分枝杆菌复合群（*Mycobacterium avium complex*）、隐孢子虫（*Cryptosporidium*）、蓝氏贾第鞭毛虫（*Giardia lamblia*）等感染。严重水样泻引起脱水、电解质紊乱等，常见于隐孢子虫（*Cryptosporidium*）感染。便血、里急后重、下腹痉挛性痛多见于巨细胞病毒（*Cytomegalovirus*）、沙门菌（*Salmonella*）、耶尔森菌（*Yersinia*）、志贺菌（*Shigella*）、弯曲杆菌（*Campylobacter*）等所致结肠炎。因肛交行为而引起直肠炎者，病原体主要包括淋病奈瑟菌（*Neisseria gonorrhoeae*）、苍白密螺旋体（*Treponema pallidum*）、衣原体（*Chlamydia*）等。

（三）诊断与鉴别诊断

机会性感染是 AIDS 相关性腹泻的首要病因，需完善粪便培养、粪便艰难梭菌毒素测定、粪便寄生虫和虫卵检查、粪便抗酸染色、粪便 Masson 三色染色等病原学检测。尽管接受系统检查，但 AIDS 腹泻患者中仅 50% 可最终明确病原体。因此，相当部分的患者需接受经验性治疗。在非感染性疾病中，怀疑小肠受累者建议上消化道内镜检查和活检，怀疑结直肠受累者行结肠镜检查和活检。若停药后腹泻症状迅速好转，支持抗 HIV 药物所致腹泻。

（四）治疗

明确病原学诊断后可给予针对性抗感染治疗。如病原学和内镜检查未能明确诊断，但不能排除小肠细菌过度生长、培养阴性的弯曲杆菌或贾第鞭毛虫感染时，可考虑喹诺酮和甲硝唑进行经验性治疗。考虑到抗生素具有不良反应及诱导耐药等问题，治疗前应尽可能获得病原学资料。

若怀疑抗反转录病毒药物相关性腹泻，应尽可能采用其他抗病毒药物，必要时可应用洛哌丁胺、地芬诺酯等抗动力药对症治疗，但这方面高质量的研究证据较为欠缺。Crofelemer 是一种从植物中提取的制剂，可抑制肠上皮细胞分泌氯离子和水分，从而减轻腹泻症状，被批准用于治疗 HIV 患者 HAART 相关性非感染性腹泻。

二、普通变异型免疫缺陷病相关性腹泻

普通变异型免疫缺陷病（common variable immunodeficiency，CVID）是一种以 B 细胞分化障碍伴免疫球蛋白生成缺陷为特征的原发性免疫缺陷病，源于多种遗传缺陷造成的低丙种球蛋白血症，是最常见的严重抗体缺乏症。

（一）病因与发病机制

CVID 患者中 10%～20% 的患者存在胃肠道受累。胃肠道症状可能是 CVID 的首发表

现，其中最常见的症状是腹泻和吸收不良。CVID 患者发生腹泻的机制尚未完全阐明，但研究提示很可能与免疫缺陷造成肠道屏障功能下降有关。正常情况下，虽然肠道内含有大量菌群，但肠上皮细胞可通过分泌黏液和抑菌物质（IgA、抑菌肽等），防止微生物的侵袭（图 13-3-1）。故在健康个体，虽有少量细菌附着于肠黏膜表面，但大多数位于肠上皮分泌的黏液层之外层，黏液层内层很少有细菌，肠上皮隐窝则完全无菌。而 CVID 患者由于体液免疫功能障碍引起黏膜屏障受损、肠道菌群紊乱和小肠细菌过度生长，并且细菌可附着并损伤肠上皮细胞，抑制肠黏膜吸收电解质、营养物质及水分，从而造成慢性腹泻。此外，CVID 患者还可合并自身免疫异常和肠道淋巴组织增生，也可损伤肠上皮吸收功能，引起腹泻。

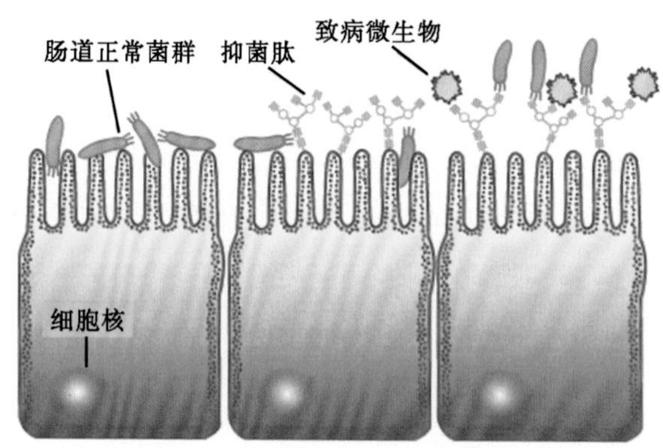

图 13-3-1 肠黏膜屏障功能示意图

（二）临床表现

CVID 好发于儿童和青少年，其腹泻病因较为复杂，可分为感染和非感染两大类。在感染性疾病方面，急性腹泻病因包括诺如病毒、空肠弯曲菌或沙门菌感染；慢性腹泻则多见于巨细胞病毒、隐孢子虫或诺如病毒感染。CVID 患者若合并蓝氏贾第鞭毛虫感染，常引起难治性腹泻、吸收不良和体重下降。北京协和医院曾报道 12 例 CVID，其中 5 例以腹泻为主要临床表现，均为严重水样泻，合并不同程度的营养不良，静脉输注丙种球蛋白（IVIG）治疗有效。

除机会性感染之外，CVID 患者因体液免疫功能严重受损，还可发生细胞免疫异常激活并导致肠黏膜慢性炎症，从而引起多种非感染性腹泻病，包括炎症性肠病、乳糜泻、结节性淋巴组织样增生、小肠细菌过度生长、蛋白丢失性肠病、非特异性吸收不良、肠道淋巴瘤等。这些疾病更多见于成人 CVID，而儿童患者多以反复机会性感染为主要表现。

（三）诊断与鉴别诊断

目前，CVID 的诊断多采用欧洲免疫缺陷病协会（ESID）的标准，即血清 IgG 浓度明显降低（低于同年龄平均水平 2 个标准差以下）且合并低水平 IgA 和（或）IgM，并具备以下所有特征：

1. 免疫缺陷相关临床表现见于 2 岁之后（以除外婴幼儿一过性抗体缺乏）。
2. 同种血清凝集素（isohemagglutinin）缺乏和（或）对免疫接种无应答或低应答。
3. 除外其他免疫缺陷所致低丙种球蛋白血症。

（四）治疗

CVID 的基本治疗手段是补充 IVIG（主要含有 IgG）。以往认为输注外源性 IgG 的治疗机制是恢复体液免疫，从而抵御外界病原体侵袭，但近年来逐渐发现，补充缺失的丙种球蛋白还可恢复机体免疫平衡，减轻黏膜炎症反应，从而缓解腹泻、吸收不良等胃肠道症状。

三、Good's 综合征相关性腹泻

Good's 综合征是一种胸腺瘤合并 B 淋巴细胞、T 淋巴细胞联合缺陷的免疫缺陷病，造成低免疫球蛋白血症，B 淋巴细胞减少或缺如，T 细胞功能障碍。本病好发于中老年人，以反复呼吸道感染和腹泻是最主要的临床表现。1954 年该病由 Robert Good 首次报道。

（一）病因与发病机制

胸腺瘤患者中 6%～11% 合并 Good's 综合征，并且以良性胸腺瘤为主，恶性比例在 10% 以下。B 淋巴细胞、T 淋巴细胞联合免疫缺陷与胸腺瘤同时存在是本病主要特征。胸腺瘤可与免疫缺陷或机会性感染同时诊断，也可提早或推迟多年（最长 18 年）才被发现。二者之间的关联机制尚不清楚。

Good's 综合征有别于其他免疫缺陷病如普通变异型免疫缺陷病（CVID）、X 连锁无丙种球蛋白血症（XLA）及重症联合免疫缺陷病（SCID）等。差异主要在以下几个方面：①在发病年龄方面，Good's 综合征的患者主要集中于中老年人，极少出现于婴幼儿和青少年人群，说明本病与某些后天致病因素相关，基因缺陷可能不是主要的发病机制；② Good's 综合征患者均合并胸腺瘤，而其他免疫缺陷病无此特征；③与 CVID 和 XLA 相比，Good's 综合征发生机会性感染的风险明显增加，原因可能是其体液免疫和细胞免疫均缺陷，因此抵御病原体的能力更差。

（二）临床表现

本病发病隐匿，症状缺乏特异性，就诊时多数患者已有明显的免疫缺陷表现。Good's 综合征易合并机会性感染，主要表现为反复呼吸道感染和慢性腹泻，常见病原体为革兰阴性杆菌、巨细胞病毒（CMV）和蓝氏贾第鞭毛虫感染，但大多数患者不易找到明确病原学证据，也有研究发现结肠镜活检炎症轻微，但隐窝上皮有大量凋亡病变，可能与自身免疫异常相关。由于 Good's 综合征合并细胞免疫缺陷，因此可发生肺孢子菌肺炎（*Pneumocystis carinii* pneumonia，PCP）等少见机会性感染。

容易发生多系统受累是 Good's 综合征的另一特点，往往与自身免疫异常有关。文献报道该病常累及免疫、血液、神经等多个系统，导致系统性红斑狼疮、肌炎、关节炎、纯红细胞再生障碍性贫血、听力受损、脑病等。因此，当胸腺瘤患者出现机会性感染和多系统病变时，应怀疑本病。反之，当免疫缺陷症患者病因不明时，应注意除外胸腺瘤。

2011 年北京协和医院曾报道，138 例胸腺瘤患者中 10 例确诊 Good's 综合征。10 例患者均存在低免疫球蛋白血症和淋巴细胞亚群异常，其中 4 例患者出现腹泻，主要表现为水样泻，无明显诱因，不伴有恶心、呕吐和腹痛等，胸腺瘤切除术可阻止肿瘤侵犯和转移，但通常不能逆转免疫缺陷状态，静脉输注丙种球蛋白治疗有效。2014 年，我院报道 1 例 Good's 综合征患者为 60 岁老年男性，5 年前发现前纵隔占位并行手术切除，确诊为胸腺瘤；术后 3 年出现腹泻，进行性加重至每日 10～20 次（>3000ml/d）水样泻，血 IgG 1.80g/L（正常值 7.00～17.00g/L），IgA<0.26g/L（正常值 0.70～4.00g/L），IgM<0.17g/L（正常值 0.40～2.30g/L），结肠镜示末端回肠、全结直肠黏膜水肿，未见溃疡和糜烂（图 13-3-2）。

13

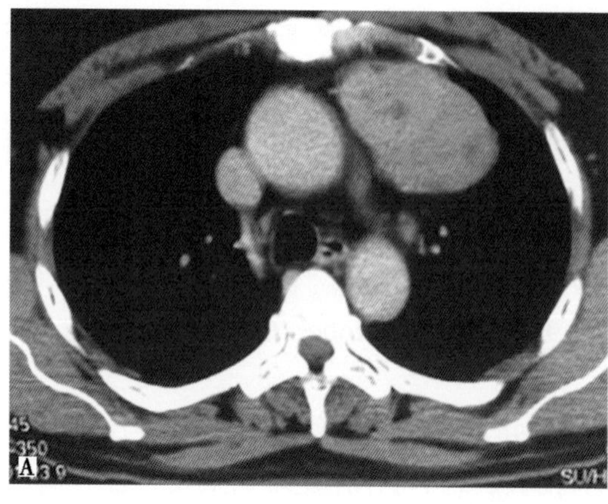
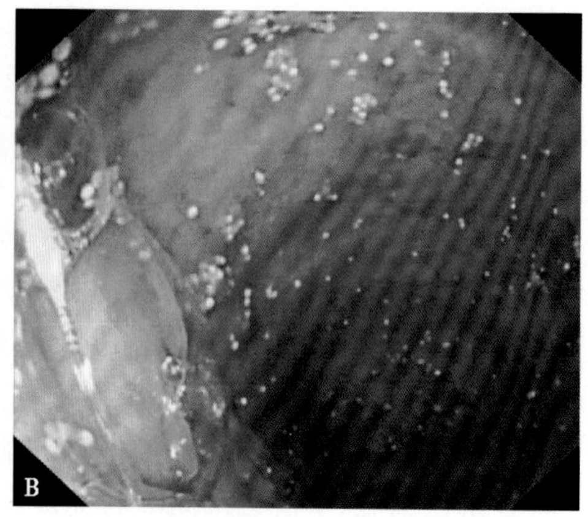

图 13-3-2 一例 Good's 综合征的影像和内镜资料

A. CT 示前纵隔占位，术后病理为胸腺瘤；B. 入院后结肠镜见结肠黏膜广泛水肿

于结肠黏膜随机多点活检，病理检查 HE 染色见结肠上皮细胞脱落，表面附有较多细菌，革兰染色为革兰阴性杆菌，并且在肠上皮细胞内发现巨细胞病毒包涵体（图 13-3-3）。经静脉输注免疫球蛋白、抗细菌和病毒治疗后好转。

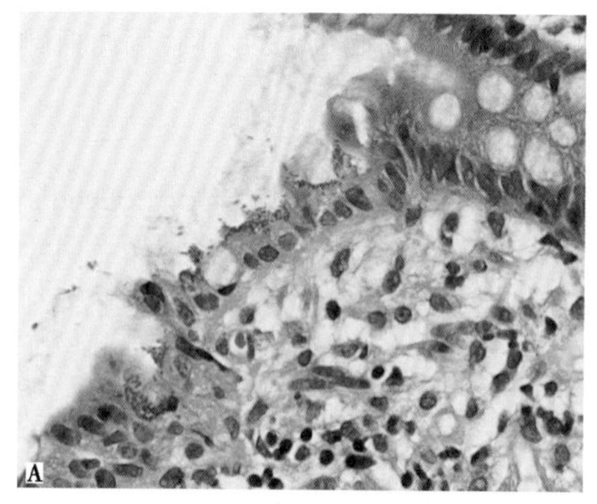
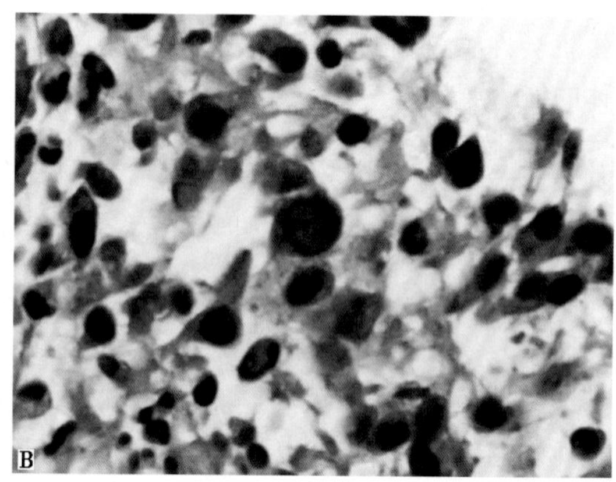

图 13-3-3 该例 Good's 综合征的病理资料

A. 结肠上皮细胞脱落、凋亡，表面有较多细菌病原体附着（HE 染色，中高倍）；B. 结肠黏膜内可见 CMV 包涵体（HE 染色，高倍）

（三）诊断与鉴别诊断

目前 Good's 综合征还缺少公认的诊断标准，临床大多采用 Kelesidis 等提出的定义，即胸腺瘤合并 B 淋巴细胞、T 淋巴细胞联合免疫缺陷，包括低免疫球蛋白血症（IgG、IgA、IgM 均降低）、外周血 B 淋巴细胞减少或缺如、$CD4^+$ T 淋巴细胞减少、$CD4^+/CD8^+$ T 细胞比例倒置等。其中，胸腺瘤的诊断依据是胸部影像学检查或手术（活检）病理；免疫缺陷的诊断依据是血 IgG、IgA、IgM 水平检测以及淋巴细胞亚群分析（流式细胞仪）。

（四）治疗

Good's 综合征的最佳治疗方案尚不明确，已知胸腺瘤切除不一定能改善免疫缺陷症状。

北京协和医院的随访资料显示，定期行丙种球蛋白替代治疗是改善临床症状、降低病死率最有效的方法，但只能改善由于 B 细胞缺陷所致的体液免疫缺陷，对细胞免疫缺陷引起的机会性感染疗效仍欠佳。

CVID 患者多死于机会性感染或中枢神经系统受累，通过补充丙种球蛋白将血 IgG 最低水平维持在 5g/L，有助于避免前者。国外研究显示，Good's 综合征患者 5 年生存率 70%，10 年生存率仅为 33%，与自身免疫和感染严重程度相关，而与胸腺瘤本身生物学行为无关。

（谭　蓓　吴　东　侍效春）

参考文献

1. 曹玮，刘晓清，李太生，等. 297 例首次确诊的中国 HIV/AIDS 患者临床特征分析. 中华内科杂志，2014，53（7）：537-541.
2. 王慧珠，焦炳欣，田敬华，等. 北京、河南、新疆地区 HIV/AIDS 相关慢性腹泻患者隐孢子虫感染检测分析. 中华流行病学杂志，2011，32（9）：927-929.
3. Weber R，Ledergerber B，Zbinden R，et al. Enteric infections and diarrhea in human immunodeficiency virus-infected persons：prospective community-based cohort study. Swiss HIV Cohort Study. Arch Intern Med，1999，159（13）：1473-1480.
4. Reijers MH，Weigel HM，Hart AA，et al. Toxicity and drug exposure in a quadruple drug regimen in HIV-1 infected patients participating in the ADAM study. AIDS，2000，14（1）：59-67.
5. Nwachukwu CE，Okebe JU. Antimotility agents for chronic diarrhoea in people with HIV/AIDS. Cochrane Database Syst Rev，2008，（4）：CD005644.
6. Dikman AE，Schonfeld E，Srisarajivakul NC，et al. Human immunodeficiency virus-associated diarrhea：still an issue in the era of antiretroviral therapy. Dig Dis Sci，2015，60（8）：2236-2245.
7. Clay PG，Crutchley RD. Noninfectious diarrhea in HIV seropositive individuals：a review of prevalence rates，etiology，and management in the era of combination antiretroviral therapy. Infect Dis Ther，2014，3（2）：103-122.
8. Gathmann B，Mahlaoui N，CEREDIH，et al. Clinical picture and treatment of 2212 patients with common variable immunodeficiency. J Allergy Clin Immunol. 2014，134（1）：116-126.
9. Washington K，Stenzel TT，Buckley RH，et al. Gastrointestinal pathology in patients with common variable immunodeficiency and X-linked agammaglobulinemia. Am J Surg Pathol，1996，20（10）：1240-1252.
10. 吕玮，刘正印，李太生，等. 普通变异型免疫缺陷病 12 例临床分析并文献复习. 中华内科杂志，2008，47（5）：378-381.
11. Good RA. Agammaglobulinemia：a provocative experiment of nature. Bulletin of the University of Minnesota，1954，26：1-19.
12. Kelesidis T，Yang O. Good's syndrome remains a mystery after 55 years：a systematic review of the scientific evidence. Clin Immunol，2010，135（3）：347-363.
13. 费贵军，朱峰，方秀才，等. 胸腺瘤伴随的消化系统异常. 临床消化病杂志，2005，17（6）：270-272.
14. 王艳侠，田新平，张烜，等. Good 综合征 10 例临床分析. 中华医学杂志，2011，91（21）：1490-1492.
15. 艾三喜，吴东，李景南，等. 慢性腹泻、消瘦、胸腺瘤. 中华消化杂志，2014，34（2）：133-135.

第4节 结缔组织病相关性腹泻

知识要点

1. 结缔组织病可有多种形式的消化系统受累，如胃肠动力异常、血管炎、胰腺炎、蛋白丢失性肠病、原发性胆汁性胆管炎等，这些疾病均可合并慢性腹泻。
2. 结缔组织病患者合并慢性腹泻的病理生理机制较为多样，主要包括蛋白丢失性肠病、小肠细菌过度生长、假性肠梗阻、肠系膜血管炎等。
3. 结缔组织病患者出现慢性腹泻并非都与原发病相关，治疗用药的不良反应及合并机会性感染等亦可致慢性腹泻。
4. 与其他器官系统相比，累及消化道的结缔组织病临床表现有一定的特殊性，误诊率较高，熟悉其临床特点有助于早期发现。
5. 对于由结缔组织病本身导致的腹泻，关键是早期发现并积极治疗原发病，合理应用糖皮质激素及免疫抑制剂。少数患者可能需要手术治疗。营养支持等对症治疗也十分重要。

多系统受累是结缔组织病（connective tissue disease，CTD）的重要特点。不同类型的CTD可有多种形式的消化系统并发症，其发生率较高，甚至可以是部分患者的首发表现。与不累及消化系统的CTD患者相比，胃肠受累的CTD临床表现往往更复杂，治疗难度更高，处理不当容易对预后产生不良影响。以系统性红斑狼疮（systemic lupus erythematosus，SLE）为例，半数以上的SLE患者病程中可出现消化系统症状，包括厌食、恶心、呕吐、吞咽困难、腹痛、腹泻和消化道出血等。造成这些症状的原因是多方面的，包括SLE原发病所致、治疗药物的不良反应（如环磷酰胺）、机会性感染（如巨细胞病毒肠炎）等，其中由原发病本身导致的胃肠道并发症见于1.3%～27.5%的SLE患者。北京协和医院曾总结220例SLE住院患者，发现37.2%（82例）存在胃肠道症状，其中17.7%（39例）证实为SLE累及胃肠道。39例SLE胃肠受累的患者中，30.8%（12例）以消化道症状为首发表现。多因素分析表明，雷诺现象、低补体血症和ANCA阳性是SLE累及消化道的独立危险因素。

CTD患者可因胃肠道不适而首诊消化科，不熟悉其特点易造成误诊、漏诊。消化系统并发症也可能影响CTD患者进食，造成营养不良并增加感染风险。少数CTD患者还可能出现肠坏死、消化道大出血等严重并发症，需要多学科协作诊治方能改善预后。因此，消化医师应了解CTD的胃肠道表现，以改善患者预后（表13-4-1）。

在CTD胃肠道并发症中，慢性腹泻的发生率较高，见于蛋白丢失性肠病、小肠细菌过度生长、假性肠梗阻、肠系膜血管炎等，本节将加以介绍。另外，有学者认为干燥综合征患者乳糜泻（celiac disease）的发生率高于普通人群，亦有个案报道指出混合性CTD患者可合并不明原因分泌性腹泻，但发生率很低。CTD治疗过程中常应用大剂量糖皮质激素、免疫抑制剂和生物制剂，药物相关性腹泻并不少见。部分CTD患者由于免疫抑制状态而合并机会性感染，亦可出现腹泻。限于篇幅，本节对这些内容不做重点讨论，读者可参阅CTD的相关专著。以下以几种代表性消化系统并发症为例，介绍CTD相关性腹泻。

表 13-4-1　结缔组织病累及胃肠道的发病机制和临床表现

疾病	发病机制	临床表现
系统性红斑狼疮	• 胃肠动力异常 • 肠系膜血管炎 • 蛋白丢失性肠病	• 吞咽困难、胃食管反流、假性肠梗阻、小肠细菌过度生长 • 肠道溃疡、肠梗死、胰腺炎 • 水肿、低蛋白血症
系统性硬化症	• 胃肠动力异常 • 肠道血管病变	• 吞咽困难、胃食管反流、胃潴留、便秘、假性肠梗阻、小肠细菌过度生长 • 肠道缺血、消化道出血
类风湿关节炎	• 胃肠动力异常 • 肠系膜血管炎 • 淀粉样变 • 门静脉高压（Felty 综合征）	• 吞咽困难、胃食管反流、小肠细菌过度生长 • 肠道溃疡或梗死、缺血性胆囊炎 • 假性肠梗阻、吸收不良、失蛋白肠病 • 食管胃底静脉曲张、上消化道出血
干燥综合征	• 黏膜干燥、动力异常 • 胰腺炎 • 胆汁淤积性肝病	• 吞咽困难、小肠细菌过度生长 • 腹痛、胰腺外分泌功能不全 • 黄疸、肝硬化、门静脉高压
多发性肌炎 / 皮肌炎	• 胃肠动力异常 • 肠系膜血管炎	• 吞咽困难、胃食管反流、胃轻瘫 • 肠溃疡、梗死、穿孔、出血
混合性结缔组织病	• 胃肠动力异常	• 吞咽困难、胃食管反流、胃轻瘫、假性肠梗阻、小肠细菌过度生长
结节性多动脉炎	• 肠系膜血管炎	• 肠溃疡、梗死、胰腺炎、胆囊炎
嗜酸性肉芽肿性血管炎	• 肠系膜血管炎 • 嗜酸性粒细胞胃肠炎	• 肠溃疡、梗死、穿孔、出血 • 腹痛、腹泻、腹水、腹部肿物、
肉芽肿性多血管炎	• 肠系膜血管炎	• 梗死、胆囊炎、阑尾炎
白塞病	• 黏膜溃疡 • 肠系膜血管炎	• 腹痛、出血、穿孔、肠瘘、狭窄 • 腹痛、穿孔、肠瘘
血清阴性脊柱关节病	• 炎症性肠病 • 显微镜下结肠炎	• 腹泻、腹痛、梗阻、肠瘘、出血等 • 慢性水样泻

一、蛋白丢失性肠病

蛋白丢失性肠病（protein-losing enteropathy，PLE）是 CTD 的一种胃肠道表现，尤其多见于青年女性 SLE。部分 SLE 患者可以 PLE 为首发症状，表现为严重水肿和低白蛋白血症。文献报道 SLE 患者合并 PLE 的比例为 1.8%～7.5%，约半数 SLE-PLE 出现腹泻，通常为水样泻，一般没有脂肪泻。SLE 相关性 PLE 的诊断有赖于蛋白经肠道丢失的相关证据，并除外导致低蛋白血症的其他原因，如肾病综合征、终末期肝病、蛋白质摄入减少、感染或肿瘤等消耗性疾病等。合并 PLE 的 SLE 较少出现其他系统的活动表现，这一点与 SLE 合并假性肠梗阻不同。

SLE-PLE 的发病机制尚不明确，很可能是多因素共同导致，包括黏膜活动性炎症，补体在血管内激活导致黏膜毛细血管通透性增加，补体或细胞因子（如肿瘤坏死因子 α 和白介素 6）介导的血管或淋巴管损伤，以及淋巴管内皮破损等。82.9% 的 SLE-PLE 患者病变部位在小肠，可以累及多个肠段，亦有胃部受累的报道。

北京协和医院曾总结2000—2012年的44例SLE相关性PLE，其病例数占同时期SLE患者总数的0.9%。这些患者的腹部症状主要包括腹泻（50%）、恶心呕吐（15.9%）、腹痛（15.9%）等。其中88.6%出现下肢凹陷性水肿，合并腹水、胸腔积液和心包积液的比例分别为88.6%、75%和50%。与不合并PLE的SLE对照组相比，SLE-PLE患者更易出现多浆膜腔积液（77.3%）、低补体血症（88.6%）和抗SSA抗体阳性（65.9%），而较少出现口腔溃疡（2.3%）、滑膜炎（13.6%）及抗dsDNA阳性（22.7%）。SLE-PLE组的血白蛋白水平较对照组明显降低［(16.8±0.79) g/L vs (30.5±0.91) g/L，$P<0.001$］，但血胆固醇水平却明显升高［(7.12±0.46) mmol/L vs (5.97±0.30) mmol/L，$P=0.039$］。SLE-PLE组的SLEDAI评分较对照组明显降低［(8.0±0.75)分 vs (10.4±0.59)分，$P=0.015$］，原因可能是SLEDAI评分中不包含胃肠道受累。56.8%的SLE-PLE患者合并肾脏受累，但仅有7例（15.9%）24小时尿蛋白>0.5g。以血白蛋白<22g/L和尿蛋白<0.8g/24h为临界值，诊断SLE-PLE的敏感性为81.8%，特异性为98.9%。值得一提的是，以往有学者认为由于大量蛋白经肠道丢失，故合并PLE的SLE患者ANA可为阴性。但根据北京协和医院的资料，44例SLE-PLE患者ANA均为阳性，因此上述说法恐难以成立。总之，对于水肿明显、血白蛋白严重减低又无明显蛋白尿，且ANA和抗SSA抗体阳性的患者，临床应高度怀疑SLE-PLE的可能。

^{99m}Tc标记的白蛋白示踪显像无创、快速、方便，是PLE最常用的诊断方法，可显示血浆蛋白在肠腔的丢失，并初步定位蛋白丢失的部位，亦可用于监测治疗效果。诊断SLE-PLE的敏感性达96%，特异性接近100%。粪便α_1抗胰蛋白酶试验亦可用于诊断PLE，其原理在于α_1抗胰蛋白酶很少被肠道消化酶分解，主要以原型从粪便中排出，因此可以间接反映经胃肠道丢失的蛋白总量。该试验的缺点是不能区分蛋白丢失的部位是胃还是肠道。SLE-PLE的患者内镜及活检病理可见肠黏膜水肿、炎症细胞浸润、淋巴管扩张、黏膜萎缩或血管炎，也有部分患者无明显异常表现。SLE-PLE患者外周血淋巴细胞计数可正常，血胆固醇水平常有升高，且有自身抗体阳性，这些特点有助于和单纯淋巴管扩张所致PLE相鉴别（详见第11章第5节）。

治疗原则包括原发病的治疗及营养支持。大部分SLE-PLE患者对糖皮质激素的反应较好，病情较重者可应用甲泼尼龙1g/d冲击。在激素治疗的基础上，应联合使用免疫抑制剂（以环磷酰胺为主）。北京协和医院使用激素联合免疫抑制剂治疗SLE-PLE，2个月时完全缓解率为44.4%，6个月时完全缓解率为88.9%。

二、小肠细菌过度生长

小肠细菌过度生长（small intestinal bacterial overgrowth，SIBO）可导致吸收不良综合征，表现为腹泻、营养物质缺乏、体重减轻等，亦可引起腹胀、腹痛等非特异性肠道症状。在CTD中，SIBO常见于系统性硬化症（systemic sclerosis，SSc）患者，亦可见于SLE、干燥综合征、类风湿关节炎、混合性结缔组织病等。有报道指出，SSc患者中约50%合并SIBO。

CTD-SIBO的发病主要是由于胃肠道的生理性防御机制遭到破坏，包括胃酸分泌减少、胰液和胆汁的抑菌作用下降、肠道蠕动减慢、回盲瓣结构和功能受损、消化道黏膜分泌IgA抗体减少等。研究指出，SSc患者存在肠道神经元功能改变、平滑肌进行性纤维化以及抗肠神经元的循环抗体等致病因素，可造成肠道动力障碍，蠕动反射失调，肠道推进和清除作用减弱，进而导致肠内容物淤滞，小肠细菌的繁殖能力增强，最终引起 SIBO。另外，为治疗 SSc 相关性胃食管反流而使用质子泵抑制剂可进一步抑制胃酸分泌，类风湿关节炎等疾病本身即可导致胃酸分泌减少，CTD 合并慢性胰腺炎、肝硬化等并发症，均增加 SIBO 的发病风险。

SIBO 相关性腹泻的病理生理机制较为复杂（详见第 11 章第 17 节）。已知 SIBO 患者肠道细菌在肠腔中降解糖类，产生短链脂肪酸、二氧化碳、氢和甲烷，可导致渗透性腹泻（酸性大便）。由于小肠内滋生的厌氧菌分解胆盐，破坏胆盐的肝肠循环，进而影响长链脂肪酸消化和吸收，还可引起脂肪泻。细菌分解胆盐产生的羟化脂肪酸和游离胆汁酸会进入结肠，刺激结肠上皮细胞分泌大量水和电解质，缩短肠道通过时间，又会导致胆汁酸性腹泻。重度的 SIBO 造成腹泻、体重减轻、各类维生素和微量元素缺乏、巨幼细胞贫血、低白蛋白血症等，这些均是 SSc-SIBO 患者的常见表现。

吸取空肠液体行细菌定量培养，是诊断小肠细菌过度生长的金标准。可在内镜检查时通过活检孔道置入无菌导管采集，或在 X 线透视引导下插入导管采集。定量培养若菌落形成单位（colony forming unit，CFU）$>10^3$/ml 提示 SIBO 可能，CFU $>10^5$/ml 可确诊。但小肠液标本不易获取，受取材方法影响较大，且体外仅能培养约 40% 的肠道细菌，因此本试验存在一定的局限性。氢呼气试验为无创检查，其原理是碳水化合物底物（乳果糖、葡萄糖或 D- 木糖）可被肠道菌群分解而产生被检测物（氢气、甲烷或放射性二氧化碳），后者被肠道吸收并随呼气排出，SIBO 患者呼气氢含量升高，由于其为非侵入性检查，且易于实施，故广泛用于诊断 SIBO。研究表明，以空肠细菌定量培养作为金标准，乳果糖氢呼气试验诊断 SIBO 的敏感性为 52%，特异性为 86%，诊断正确率为 55%。葡萄糖氢呼气试验的敏感性为 63%，特异性为 82%，诊断正确率为 72%。轻度 SIBO 患者小肠黏膜可无明显异常，而重度 SIBO 患者内镜下小肠可表现为黏膜水肿、变脆、充血，正常黏膜血管消失、糜烂，甚至出现溃疡。

SIBO 的治疗首先应针对基础疾病，但引起 SIBO 的 SSc 常对药物反应欠佳，故 SSc-SIBO 的治疗目标主要为减轻胃肠道症状、预防并发症以及纠正营养物质缺乏。治疗方法主要包括应用抗生素、补充益生菌、试用促动力剂及营养治疗等。抗生素治疗的目的是减少而非根除过量生长的细菌，应针对 SIBO 相关的优势菌群并覆盖厌氧和需氧菌，可能需间歇重复给药。利福昔明是一种不能被肠道吸收的抗生素，为治疗 SIBO 的首选药物，疗程需 7～10 日，部分患者可能需延长至 3～4 周以上。长期应用抗生素应警惕细菌耐药及抗生素相关性腹泻。在 Tauber 等进行的一项研究中，合并 SIBO 的 SSc 患者先后接受阿莫西林（500mg，每日 3 次，疗程 4 周）、环丙沙星（500mg，每日 2 次，疗程 4 周）和甲硝唑（500mg，每日 3 次，疗程 4 周）的交替治疗，但仅有 43% 的患者氢呼气试验转阴，说明 SSc 合并 SIBO 的治疗具有相当的困难和复杂性。

益生菌目前还不是 SIBO 的常规治疗方案，但为一个潜在的治疗方法，尤其是长期抗感染治疗引起抗生素耐药时，可以尝试使用。CTD 所致的 SIBO 可使用促动力药物，如甲氧氯普胺、莫沙必利、红霉素和替加色罗等，但这类药物整体疗效有限。在 Soudah 等进行的小样本研究中，奥曲肽能刺激伴有 SIBO 的 SSc 患者和正常对照人群的肠道蠕动，并抑制前者的小肠细菌过度繁殖，改善腹部症状。营养支持方面，应增加易于吸收的食物，减少碳水化合物摄入以减少细菌的营养来源，特别是难以吸收的多糖和纤维。当肠内营养不能满足机体需求时，应联合肠外营养。同时注意补充维生素和微量元素，特别是脂溶性维生素和维生素 B_{12}。

三、假性肠梗阻

假性肠梗阻（intestinal pseudo-obstruction，IPO）是指在没有可阻塞肠内容物流动的解剖结构病变的情况下，小肠或大肠出现类似机械性梗阻的症状和体征，其主要发病机制是肠道动力障碍。在 CTD 患者中 IPO 最常见于 SSc，亦可见于 SLE 等其他疾病，但发生率较低。研究发现，SSc 可累及肠道神经元或平滑肌细胞，还可导致 Cajal 间质细胞异常，这是造成 IPO 的病理生理基础。20%～60% 的 SSc 患者存在小肠功能异常，这类患者肠壁全层活检可显示黏膜下层及浆膜层胶原和弹力蛋白显著增多，平滑肌层萎缩，肠壁纤维化。电镜下观察可显示外肌层平滑肌细胞数量减少，以及肌细胞间连接复合体明显缺乏。此外，还有神经元周围胶原袖套征、无胶原袖套征的神经元变性、血管周围纤维化等异常表现。SLE 导致 IPO 的可能机制包括免疫复合物在平滑肌细胞沉积，血管炎引起慢性肠缺血，以及肠道自主神经受累导致动力异常等。

根据北京协和医院消化科的报道，23 例 IPO 中有 15 例（65%）存在腹泻症状。其中有 5 例确诊为 CTD，包括 3 例 SLE、1 例 SSc、1 例未分化结缔组织病。所有患者均有肠梗阻的症状、体征和影像学证据，但临床上多数却表现为腹泻（65%），并且尽管腹泻症状突出，腹胀却无明显缓解。这一类型腹泻被称为低动力性腹泻（hypomotility associated diarrhea），系肠道运动功能障碍导致小肠细菌过度生长，继发营养物质吸收不良所致。

在 SLE 患者中，IPO 往往提示 SLE 的病情活动，亦可为 SLE 的首发表现。2003—2014 年北京协和医院共收治 SLE 共 4416 例，其中 85 例（1.96%）合并 IPO。85 例 SLE-IPO 患者中，49 例（57.6%）以 IPO 为首发症状。从出现 IPO 至确诊平均历时 1.83 个月（0.1～122.7 个月），误诊率为 54.1%。在以 IPO 为首发症状的 SLE 患者中，误诊率更是高达 77.6%，说明临床对 SLE-IPO 的认识水平有待提高。总结 SLE-IPO 患者有以下特点：①常合并肾盂输尿管扩张（58.8%）；②患者易出现脱发（49.4%）和多浆膜腔积液（80.0%），而较少出现肾病综合征（16.5%）；③易出现低补体（90.6%）和低蛋白血症（74.1%），可能与肠道丢失蛋白有关；④抗 SSA 抗体（58.8%）和抗 SSB 抗体（18.8%）阳性率相对较高；⑤合并 IPO 的 SLE 的病情活动度更高，其 SLEDAI 评分高于无 IPO 的 SLE 对照患者［(12.1±0.8) 分 vs (10.4±0.4) 分，$P=0.017$］。

腹泻量较大的 IPO 患者生化检查可提示低钾血症和代谢性酸中毒，若呕吐明显，还可出现代谢性碱中毒。合并小肠细菌过度生长的 IPO 患者，由于肠道细菌分解胆盐并与宿主争夺维生素等营养物质，可引起维生素（尤其是维生素 B_{12}）缺乏。影像学方面，IPO 的腹部 X 线片常表现为小肠气液平和（或）肠襻扩张。CT 或 MRI 可见肠襻扩张，少见情况下可显示肠憩室，但无论影像或内镜检查均无机械性梗阻的证据。

SLE 相关性 IPO 强调应积极治疗原发病，包括静脉应用足量糖皮质激素，往往需要联合免疫抑制剂如环磷酰胺或硫唑嘌呤。然而，SSc 相关性 IPO 多数对糖皮质激素和免疫抑制剂反应不好，应以对症治疗为主。与其他原因所致 IPO 一样，支持治疗十分重要，包括促胃肠动力剂、营养支持、补充维生素（尤其是维生素 B_{12}）和微量元素等。对于反复呕吐或经口摄食困难的患者，液体或匀浆食物比固体食物的耐受性更好，可酌情给予肠内营养。严重动力障碍的患者可能需要肠外营养。为缓解 IPO 患者的腹胀，可使用促动力药物对症处理。急性加重时，可用红霉素，其疗效部分通过刺激胃动素（motilin）受体起作用。慢性症状使用西沙必利或普芦卡必利更好。此外，可联合应用异丙嗪、甲氧氯普胺或昂丹司琼等止吐药。对于合并小肠细菌过度生长的患者，可使用抗生素治疗（详见第 11 章第 17 节）。

四、肠系膜血管炎

肠系膜血管炎（mesenteric vasculitis）是 CTD 一种罕见但可危及生命的并发症，其发病机制是 CTD 血管炎导致的慢性肠系膜缺血。肠系膜血管炎最突出的临床症状是腹痛，也是 SLE 患者出现急腹症的主要原因，可伴有厌食、体重下降、恶心、呕吐和腹泻等其他表现。肠系膜血管炎患者在病程早期出现腹泻，可能与肠道缺血引起反射性运动增强有关，属于动力性腹泻；而后期出现肠黏膜坏死后，可有炎症性腹泻。国内陈珊宇等报道 30 例 SLE 肠系膜血管炎的患者，其临床症状包括腹痛（76.7%）、腹泻（70.0%）、恶心呕吐（66.7%），少数患者以顽固性腹泻为首发症状，腹痛并不明显。

肠系膜血管炎好发于 SLE 和皮肌炎，也见于系统性血管炎。血管受累既包括中等血管（如结节性多动脉炎），也包括小血管（如嗜酸性肉芽肿性血管、肉芽肿性多血管炎等）。文献报道亚洲 SLE 患者合并肠系膜血管炎的比例为 2.2%～9.7%，美国为 0.9%。发病机制包括免疫复合物在血管壁沉积导致慢性缺血，伴特征性黏膜下及浆膜血管增生，此外还可继发于抗磷脂抗体的肠血管血栓形成。

病程的早期阶段，腹部 X 线片可发现非特异性的节段性肠管扩张、气液平、“指痕征”（thumbprinting sign）、肠腔狭窄及假性肠梗阻。腹部 CT 或 MRI 可见扩张肠襻、局灶或弥漫性肠壁水肿增厚、肠壁异常增厚强化（靶形征）、肠系膜水肿、血管狭窄、腹水等。肠系膜血管高度增生的病例可出现梳齿征（comb sign）或栅栏征（palisade pattern）。本病肠壁受累多为多节段性，且与肠系膜血管分支相应供血区域不一致。十二指肠至直肠均可受累，空肠及回肠受累最为常见。但以上影像征象亦可见于克罗恩病、胰腺炎、机械性肠梗阻、腹膜炎或肠系膜血栓等，故本身并不特异，需结合患者进行综合分析。

诊断 SLE 相关性肠系膜血管炎的主要依据包括：

1．确诊 SLE 原发病。

2．具备相应临床症状（腹痛、腹泻等）。

3．影像学（CT、MRI）表现，包括：①肠壁增厚 > 3mm（靶形征），节段性肠扩张；②肠系膜血管充血（梳齿征）；③肠系膜脂肪密度减低。图 13-4-1 是北京协和医院一例 SLE 患者和另一例血管炎患者累及肠道的影像表现。仅有 6% 的患者可经组织学证实为血管炎，内镜下活检仅能获取表浅黏膜组织，阳性率很低，故阴性不能除外本病。目前认为肠系膜血管炎提示 SLE 病情活动，其 SLEDAI 评分更高。

肠系膜血管炎提示 SLE 病情活动，改善预后的关键在于早期诊断和治疗。治疗方面除肠道休息等对症支持外，应积极治疗原发病。大多数 SLE 肠系膜血管炎患者对激素治疗反应良好，应尽早并足量使用。病情较轻的患者可予泼尼松 0.5～1mg/(kg•d) 口服；对于重症患者，应予静脉甲泼尼龙 0.5～1g/d 冲击治疗。在激素治疗的基础上，应联合使用静脉环磷酰胺、环孢素、霉酚酸酯等免疫抑制剂。未经治疗的肠系膜血管炎可发展为肠坏死和穿孔，一旦出现，则预后较差。对于肠缺血继发肠穿孔、坏死等严重并发症的患者，以及药物治疗

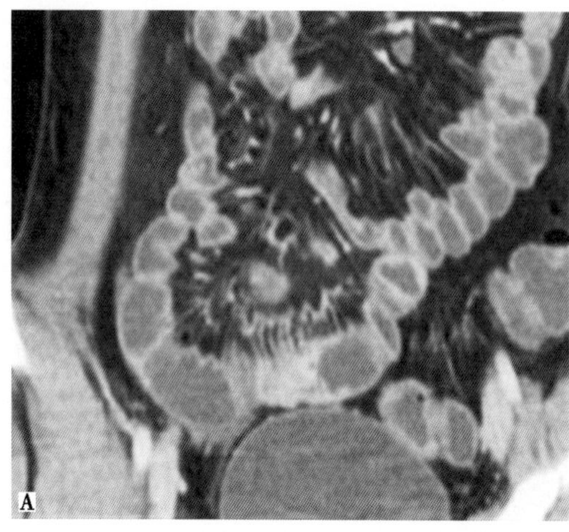

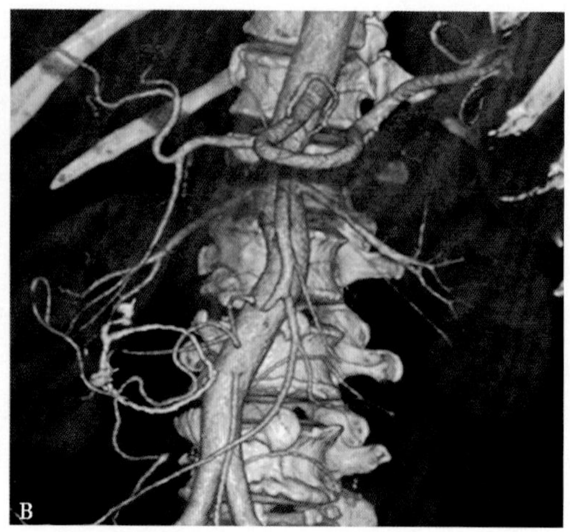

图 13-4-1 一例 SLE 患者和另一例血管炎患者累及肠道的影像表现

A. SLE 相关性缺血性肠病的"梳齿征"; B. 系统性血管炎造成肠系膜上动脉闭塞、中断，该患者出现大面积肠坏死，因此接受了手术治疗

无效者，应尽早考虑外科手术。这类患者围术期风险高、处理难度大，建议组成多学科协作团队给予诊治。初步资料表明，早期腹腔镜探查（起病 24～48 小时内）可改善预后，其原因可能是提早发现了肠坏死。

（徐 蕙 吴 东 徐 东）

参考文献

1. Tian XP, Zhang X. Gastrointestinal involvement in systemic lupus erythematosus: insight into pathogenesis, diagnosis and treatment. World J Gastroenterol, 2010, 16(24): 2971-2977.
2. Szodoray P, Barta Z, Lakos G, et al. Coeliac disease in Sjogren's syndrome--a study of 111 Hungarian patients. Rheumatol Int, 2004, 24(5): 278-282.
3. Thiele DL, Krejs GJ. Secretory diarrhea in mixed connective tissue disease. Am J Gastroenterol, 1985, 80(2): 107-110.
4. Xu D, Yang H, Lai CC, et al. Clinical analysis of systemic lupus erythematosus with gastrointestinal manifestations. Lupus, 2010, 19(7): 866-869.
5. Chen Z, Li MT, Xu D, et al. Protein-losing enteropathy in systemic lupus erythematosus: 12 years experience from a Chinese academic center. PLoS One, 2014, 9(12): e114684.
6. Gornisiewicz M, Rodriguez M, Smith JK, et al. Protein-losing enteropathy in a young African-American woman with abdominal pain, diarrhea and hydronephrosis. Lupus, 2001, 10(12): 835-840.
7. 朱丽明，孙钢，钱家鸣，等. 蛋白丢失性肠病 61 例临床分析. 中华内科杂志，2011，50(3)：209-211.
8. Al-Mogairen SM. Lupus protein-losing enteropathy(LUPLE): a systematic review. Rheumatol Int, 2011, 31(8): 995-1001.
9. 方秀才，柯美云，刘晓红，等. 慢性假性肠梗阻的临床特征和诊断. 中华内科杂志，2001，40(10)：666-669.
10. Mok MY, Wong RW, Lau CS. Intestinal pseudo-obstruction in systemic lupus erythematosus: an uncommon but important clinical manifestation. Lupus, 2000, 9(1): 11-18.

11. D'Angelo WA，Fries JF，Masi AT，et al. Pathologic observations in systemic sclerosis（scleroderma）. A study of fifty-eight autopsy cases and fifty-eight matched controls. Am J Med，1969，46（3）：428-440.
12. Zhang L，Xu D，Yang H，et al. Clinical features，morbidity，and risk factors of intestinal pseudo-obstruction in systemic lupus erythematosus：a retrospective case-control study. J Rheumatol，2016，43（3）：559-564.
13. Janssens P，Arnaud L，Galicier L，et al. Lupus enteritis：from clinical findings to therapeutic management. Orphanet J Rare Dis，2013，8：67.
14. 金梦，徐东，杨红．系统性硬化症的消化系统表现及其机制．胃肠病学和肝病学杂志，2015，24（9）：1137-1140.
15. 徐东，李梦涛，侯勇，等．系统性硬化病病患者临床表现分析：来自中国欧洲抗风湿病联盟硬皮病试验研究组数据库资料．中华风湿病学杂志，2011，15（7）：455-459.
16. Tauber M，Avouac J，Benahmed A，et al. Prevalence and predictors of small intestinal bacterial overgrowth in systemic sclerosis patients with gastrointestinal symptoms. Clin Exp Rheumatol，2014，32（6 Suppl 86）：82-87.
17. Soudah HC，Hasler WL，Owyang C. Effect of octreotide on intestinal motility and bacterial overgrowth in scleroderma. N Engl J Med，1991，325（21）：1461-1467.
18. 陈珊宇，徐建华，帅宗文，等．狼疮肠系膜血管炎30例临床分析．中华内科杂志，2009，48（2）：136-139.

第5节　血液病相关性腹泻

知识要点

1. 血液病患者出现腹泻可能是原发病累及消化道，也可能是治疗相关性并发症或不良反应。
2. 肠道淋巴瘤确诊往往需要活检或手术病理，多层小肠CT重建是临床疑诊该病时最重要的评价方法，特征性CT影像表现对诊断有提示意义。确诊有赖活检或手术病理检查。
3. 淀粉样变性患者慢性腹泻较为常见，其机制较为复杂，与疾病分型有关。
4. 移植物抗宿主病（GVHD）累及胃肠道属于排除性诊断，对于急性GVHD，内镜检查辅以直肠活检有诊断价值。
5. 过敏性紫癜是一种自身免疫异常导致的出血性疾病，其中腹型紫癜可有腹痛、便血，少数可有炎症性腹泻。
6. 系统性肥大细胞增生症是一种少见的克隆性髓系细胞增殖性疾病，可通过肥大细胞侵袭胃肠道及释放活性物质，造成吸收不良性腹泻。目前尚无根治性治疗手段。

血液系统疾病导致的慢性腹泻并不少见，从病因上可分为两大类，一类为原发病直接浸润，累及胃肠道导致肠道功能异常，如肠道淋巴瘤、淀粉样变性、过敏性紫癜、系统性肥大细胞增生症等；另一类为血液病治疗所引起的消化系统功能异常，如移植物抗宿主病、化疗药物不良反应等。以下具体介绍各类疾病及其造成的腹泻表现，化疗药物所致腹泻详见第14章第3节。

一、肠道淋巴瘤

胃肠道是淋巴瘤结外受累的最常见部位，引起慢性腹泻的淋巴瘤包括小肠淋巴瘤和结直肠淋巴瘤。由淋巴瘤本身导致的腹泻可能是水样泻，也可能是炎症性腹泻。前者与肿瘤细胞浸润破坏黏膜下层的肠道神经丛，导致动力异常有关，可继发小肠细菌过度生长。后者与病变侵袭肠道上皮，造成肠黏膜屏障功能破坏和炎症渗出有关。少数情况下，当肠道淋巴瘤继发肠瘘或病变范围弥漫时，也会因消化吸收不良而引起脂肪泻。

1. **小肠淋巴瘤** 小肠淋巴瘤为第二常见的原发性胃肠道淋巴瘤，约占全部病例的 30%。小肠淋巴瘤大致分为 3 类：①免疫增生性小肠病（immunoproliferative small intestinal disease，IPSID）；②肠病相关性 T 细胞淋巴瘤（enteropathy-associated T cell lymphoma，EATL）；③非 IPSID 淋巴瘤。小肠淋巴瘤患者在腹泻同时，往往伴有明显的消耗症状，且容易发生穿孔、出血、梗阻等。有手术指征的患者可通过切除病变肠段，依靠手术病理确诊。对于暂时无手术指征的患者，多层螺旋小肠 CT 三维重建是最重要的评估手段，可以发现占位性病变、肠腔狭窄和继发扩张、肠系膜淋巴结肿大等征象。特别是小肠肠壁的节段性均匀增厚，长度 > 2cm，同时肠腔正常或扩张，上述表现都提示肠道淋巴瘤可能性大，需要进一步评估。可通过小肠镜等方法在可疑部位取得组织标本，再通过病理检查得以确诊。

免疫增生性小肠病（IPSID）过去也称为 α 重链病，为 B 细胞来源。该病 B 细胞分泌的 α 重链主要为 IgA，属于黏膜相关淋巴组织淋巴瘤（MALT），即结外边缘区淋巴瘤的一种变异型。有学者认为，本病与慢性空肠弯曲菌感染有关。在中东地区，IPSID 占原发性小肠淋巴瘤的比例高达 75%。男性多于女性，就诊中位年龄为 25 岁。患者通常表现为腹痛、慢性腹泻、吸收不良、消瘦，也可出现肠瘘、腹水、发热、低钙血症。图 13-5-1 是北京协和医院收治的一例 IPSD 患者的影像资料，患者女性，61 岁，因“腹痛，轻度腹泻”就诊。一般情况良好，临床症状较轻，类似肠易激综合征。胃镜和结肠镜均未见异常，腹部超声无意中发现右下腹肠壁明显增厚，行小肠 CT 重建发现病灶，后经手术病理确诊。

IPSID 的治疗方案尚缺乏共识。处于疾病早期的患者，针对空肠弯曲菌的抗生素治疗可能会使疾病缓解。针对幽门螺杆菌的持续免疫反应引起黏膜淋巴细胞大量增殖，最终导致

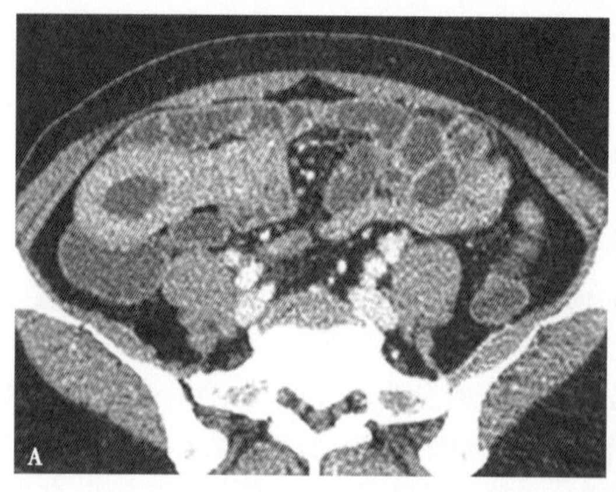

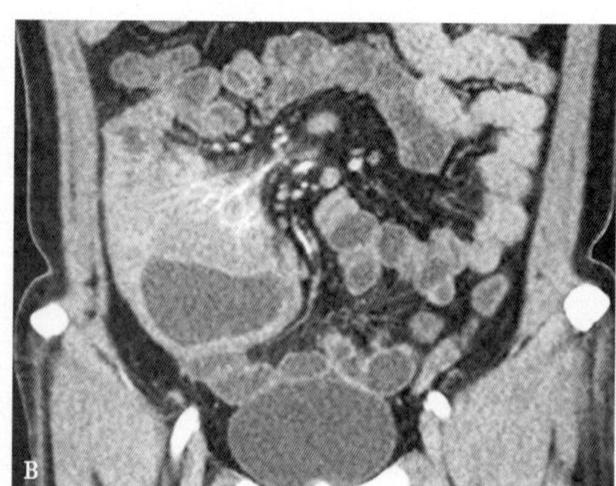

图 13-5-1 一例小肠淋巴瘤患者

A. 增强 CT；B. 三维重建。患者女性，61 岁，回肠肠壁节段性均匀增厚，肠腔狭窄。手术病理提示黏膜相关组织淋巴瘤（MALT），结合临床符合免疫增生性小肠病

克隆性增生，胃 MALT 淋巴瘤这一发病机制已获公认。根除幽门螺杆菌对胃 MALT 淋巴瘤的疗效也比较肯定。IPSID 的病灶虽然位于肠道，但也与幽门螺杆菌毒素相关。Fischbach 和 Dutta 等均发表个案报道指出，IPSID 患者在根除幽门螺杆菌后肠道病变也会消退，确切机制尚不清楚，推测原因可能是肠黏膜免受幽门螺杆菌细胞毒素相关蛋白 A（CagA）的慢性刺激，而 CagA 是引起该病的主要毒素之一。对复发且进展至侵袭性病变的 IPSID 病例，放疗和（或）联合化疗是主要的治疗手段，所采用的药物基于侵袭性淋巴瘤的化疗方案。病变局限或有外科手术指征的患者，应采取手术切除病变肠段，术后根据病理特点和病变分期，必要时追加放化疗。

肠病相关性 T 细胞淋巴瘤（EATL）较为少见，病例数不到非霍奇金淋巴瘤（NHL）的 1%，在爱尔兰西部和北欧人群报道较多。麦胶性肠病（乳糜泻）患者发生 T 细胞淋巴瘤的风险显著高于普通个体，于 1986 年被正式归类于本病。EATL 患者应检查是否存在乳糜泻的基础病，但也可发生于没有肠病基础的患者。患者多为成年男性，诊断中位年龄为 50 岁。患者常在慢性腹泻的基础上出现急性出血、梗阻或穿孔。因此，当乳糜泻患者临床症状恶化，对去麦胶饮食无反应时，应怀疑本病。图 13-5-2 是北京协和医院一例小肠 EATL 患者的大体标本和镜下改变。患者男性，65 岁，以慢性腹泻为首发症状。在消化科门诊就医期间突发肠穿孔，紧急手术后经病理检查确诊。

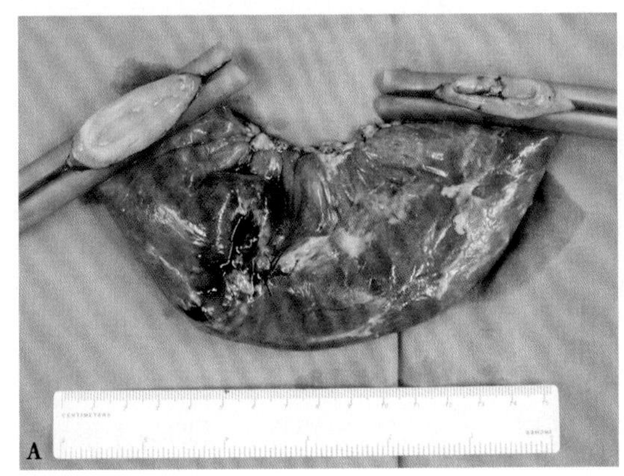

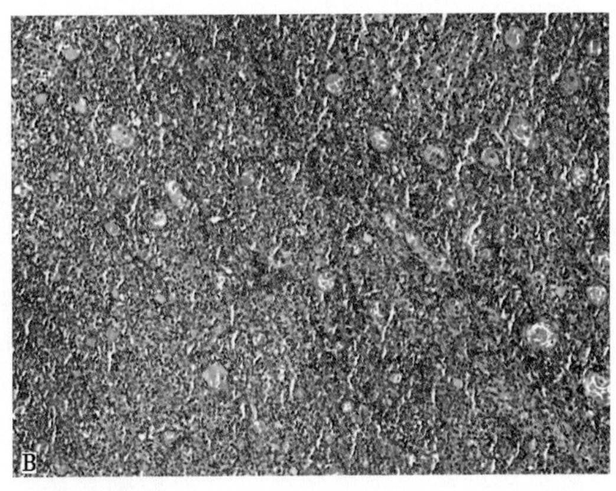

图 13-5-2　一例肠道淋巴瘤患者

患者男性，65 岁，因肠穿孔行肠切除。A. 大体标本；B. 手术病理：肠病相关性 T 细胞淋巴瘤，肠壁见大量淋巴细胞浸润（HE 染色，中倍）

非 IPSID 淋巴瘤为其他 B 细胞来源，包括弥漫大 B 细胞淋巴瘤、套细胞淋巴瘤、滤泡淋巴瘤、Burkitt 淋巴瘤。患者临床表现缺乏特异性，包括腹痛、消化道出血、肠梗阻、穿孔、梗阻性黄疸或腹部包块等，腹泻相对少见。可供选择的治疗方案包括手术、放疗、化疗、免疫治疗及上述方案的联合治疗。目前，多数肠道淋巴瘤患者接受的是化疗联合免疫治疗（如利妥昔单抗）。手术适用于合并穿孔、梗阻或难治性出血的患者。

2. 结直肠淋巴瘤　原发性结直肠淋巴瘤较小肠更少见，在胃肠道淋巴瘤中仅占 3%。男性多于女性。患者可表现腹痛、腹泻、消化道出血、肠套叠和肠梗阻。其腹泻系淋巴瘤侵犯黏膜造成炎症、溃疡所致，因此腹泻类型多为炎症性。结肠镜检查结合活检是诊断结直肠淋巴瘤的主要方法，肠镜下可表现为黏膜弥漫病变、结节、肿块。最常见的病理类型包括弥漫大B细胞淋巴瘤、套细胞淋巴瘤和Burkitt淋巴瘤。

无论小肠或结肠淋巴瘤，由于病例数较少，目前尚无足够的证据说明何种治疗策略最优。北京协和医院曾总结53例原发性肠道淋巴瘤的治疗及转归，发现患者预后与病变部位、Lugano分期、Ann Arbor分期、国际预后指数（IPI）、乳酸脱氢酶（LDH）水平等因素无关，影响预后的主要是细胞表型和治疗方案。B细胞肠道淋巴瘤的总体生存期[（96.7±7.4）个月]明显好于T细胞肠道淋巴瘤[（31.0±7.4）个月]；手术+化疗组的总体生存期[（84.7±10.7）个月]也好于单纯化疗组[（33.4±6.9）个月]。上述提示对于病变局限的肠道淋巴瘤，手术联合化疗可能是较好的治疗策略（详见第11章第7节）。

二、淀粉样变性

淀粉样变性（amyloidosis）是指细胞外β片层样结构“淀粉样”物质沉积的一类疾病，常累及舌、心脏、肾脏、消化道和神经系统。这些淀粉样物质由多种正常血清蛋白质的低分子量亚基构成，这些亚基发生错误折叠从而导致本病。淀粉样变性可分为以下6种亚型：①原发性（AL型）：系统性淀粉样变性，其淀粉样物质由单克隆免疫球蛋白轻链构成，其中75%为λ轻链；②继发性（AA型）：也称淀粉样蛋白A型，由急性期反应物血清淀粉样蛋白A的片段所构成，多见于自身免疫病、结核、炎症性肠病等；③透析相关性：其纤维由β_2微球蛋白所构成，好发于关节，少数也可累及胃肠道，表现为腹痛、慢性腹泻、假性肠梗阻、肠穿孔等；④老年性（SSA）：源于甲状腺素运载蛋白的病理性沉积；⑤遗传性；⑥局限性。其中AL好发于中老年人，发病率约为4.5/10万，患病率约为1/1000，多以不明原因脏器肿大、心脏受累、蛋白尿及肺部异常起病，其预后较差，自然病程约14.5个月。

AL型淀粉样变性属于浆细胞病（PCDs）范畴。原发性AL型淀粉样变性极少转化为多发性骨髓瘤（MM），一般由病程不等的意义未明单克隆免疫球蛋白血症（MGUS）进展而来。MM、巨球蛋白血症/淋巴浆细胞淋巴瘤（LPL）或少数惰性B细胞淋巴瘤患者可继发轻链型淀粉样变，此时按照原发病进行治疗，除肿瘤疗效评估外，尚需考虑淀粉样变受累器官的功能评价。

AL以轻链沉积为主，是最常见的淀粉样变性类型。光镜下的淀粉样物质均匀无形，HE染色为粉红色。刚果红染色可观察到其最特异的表现，即正常光下为红色而双折光下为苹果绿色。硫黄素T染色也可用于识别淀粉样物质。电镜下淀粉样物质为不分支的纤维丝样物质。免疫荧光或免疫组化检查（用抗AA蛋白和抗轻链蛋白抗体）可用于区分淀粉样物质是AL型还是AA型，另外二者对高锰酸钾氧化抵抗性不同，AL蛋白经氧化后刚果红染色呈阳性，而AA蛋白为阴性。AA型淀粉样变性相对容易明确诊断，部分AL由于不能染色而难以确诊。

淀粉样变性大多起病隐匿，缺少特异性临床表现，早期诊断难度较大，多数患者在疾病晚期才被发现。消化系统是该病的常见受累部位。据报道，70%的AL和56%的AA型患者可出现胃肠道症状，表现为腹痛、腹泻、消化不良、假性肠梗阻、消化道出血等。最常见的受累部位是十二指肠降部和结直肠。内镜下表现包括黏膜水肿、细颗粒状外观、息肉样隆起、糜烂及溃疡。淀粉样变性造成腹泻的原因比较复杂，以下几种机制均可能参与。

1. **吸收不良** 淀粉样变性可累及小肠黏膜，造成绒毛萎缩和营养物质吸收不良，多见于AA型患者，因其淀粉样物质沉积主要发生于黏膜层。

2. **动力障碍**　可累及肠壁神经丛和神经节，引起肠道自主神经功能障碍，肠传输加快，多见于 AL 型患者，其淀粉样物质沉积主要发生于黏膜肌层、黏膜下层和固有肌层。

3. **小肠细菌过度生长**　因肠道动力障碍，部分淀粉样变性患者可继发小肠细菌过度生长，引起脂肪泻和胆汁酸性腹泻。

4. **影响肠道血供**　部分淀粉样变性患者具有高凝倾向。北京协和医院曾报道一例淀粉样变性合并肠系膜血栓的患者，表现为顽固性腹痛、腹泻。

5. **胰腺外分泌功能障碍**　少数患者淀粉样物质可浸润、损伤胰腺实质或影响胰腺血供，造成胰腺外分泌功能障碍。

淀粉样变性所致胃肠道受累以治疗原发病为主，兼顾支持治疗，包括恢复水电解质平衡、营养干预、抑制细菌过度生长、应用促动力药等。但临床经验表明，这类患者发生腹泻后常规治疗措施往往很难奏效。若可控制原发病不再进展，则 AA 型淀粉样变性患者的腹泻可能会逐渐改善。文献报道，有患者用英夫利息单抗治疗后腹泻改善。研究表明，马法兰联合泼尼松治疗可提高原发性淀粉样变性（AL 型）的生存率，而硼替佐米或来那度胺联合地塞米松对难治性 AL 型淀粉样变性有效。自体造血干细胞移植也是有效的治疗手段。

三、POEMS 综合征

POEMS 综合征是一种病因不明的多系统受累的浆细胞疾病，以多发性神经病变（polyneuropathy）、脏器肿大（organomegaly）、内分泌异常（endocrinopathy）、M 蛋白（M protein）和皮肤改变（skin changes）为主要临床特征，该病也由上述 5 个英文单词的首字母而得名。但是，并非所有患者均具备上述所有特征。

2007 年 Dispenzieri 等提出 POEMS 综合征诊断标准：

1. **强制性标准（必须具备）**

（1）多发性神经病变。

（2）单克隆浆细胞异常增殖。

2. **主要标准**

（1）Castleman 病。

（2）硬化性骨病。

（3）血管内皮生长因子（VEGF）血浆水平升高。

3. **次要标准**

（1）脏器肿大（肝、脾或淋巴结肿大）。

（2）水肿（肢体水肿、胸腔积液、腹水）。

（3）内分泌病变（肾上腺、甲状腺、垂体、性腺、甲状旁腺、胰腺）。

（4）皮肤改变（色素沉着、肾小球样血管瘤、多毛症、多血症、肢端发绀、皮肤潮红、白甲）。

（5）视盘水肿。

（6）血小板增多症或红细胞增多症。

诊断 POEMS 综合征需具备 2 条强制性标准、2 条主要标准和至少 1 条次要标准。但该病往往呈动态发展，在病程不同阶段，患者可能不一定完全满足上述诊断要求，因此密切的随访观察十分必要。

文献报道，约 1/3 的 POEMS 患者出现慢性腹泻。内镜检查可见结肠黏膜充血水肿，黏膜层和黏膜下层有较多炎细胞浸润。POEMS 综合征造成腹泻的发病机制尚不清楚，可能主要与炎症激活有关。已知该病可引起 VEGF、IL-1β、IL-6、TNF-α 等炎症因子水平显著升高，这些介质进而诱发肠黏膜炎性反应，导致上皮细胞凋亡并促进纤维胶原在上皮下生成，其病理生理过程和腹泻机制可能类似于显微镜下结肠炎。Kihara 等报道一例 POEMS 综合征患者小肠黏膜存在淀粉样物质沉积，尤其沉积在黏膜血管壁上较为显著，可造成局部血管通透性异常以及小肠黏膜吸收不良。此外，POEMS 综合征累及消化道自主神经系统，也可能造成肠道通过加快。因此，本病导致腹泻的机制较为复杂，慢性炎症、吸收不良及动力障碍可能均有参与。

在治疗方面，除对症支持之外，对于有自体造血干细胞移植（auto-HSCT）条件的 POEMS 综合征患者，应首选移植治疗。对于无移植条件者，首选马法兰联合地塞米松（MD 方案）或来那度胺联合地塞米松（LD 方案）化疗。文献报道，LD 方案治疗本病的血液学完全缓解率为 18.6%，非常好的部分缓解率达 39.5%，部分缓解率达 37.2%；全部患者血浆 VEGF 水平降低，神经病变好转比例达 92.0%，稳定比例达 8%。

四、过敏性紫癜

过敏性紫癜（Henoch-Schonlein purpura，HSP）是一种 IgA 为主的免疫复合物沉积导致的小血管炎，常见受累部位为皮肤、胃肠道、关节和肾脏。本病好发于儿童，但任何年龄段均可发病。儿童发病率约 1/10 万，成人发病率约 0.5/10 万。HSP 的病因尚不清楚，可能与前驱病毒或细菌感染、药物、预防接种等致敏因素有关。1990 年提出的 HSP 诊断标准为满足下列 4 项中的至少 2 项：①发病年龄 <20 岁；②可触及的皮肤紫癜；③急性腹痛，常伴有便血；④活检提示小动脉或小静脉壁粒细胞浸润。2012 年发表的 HSP 国际共识中将其更名为 IgA 血管炎，其分类标准为患者同时存在下肢紫癜和以下 4 项中的 1 项：①腹痛；②组织病理 IgA 阳性；③关节炎；④肾脏受累。传统上 HSP 被划分为出血性疾病，故在本节一并讨论。

胃肠道受累者突出表现为腹部绞痛，还可有恶心呕吐、黑便或便血。当肠道缺血、水肿较重时，也可出现炎症性腹泻。十二指肠降段和末段回肠受累最常见，内镜下可呈现黏膜弥漫充血、水肿、糜烂、溃疡等。少数 HSP 患者病程迁延，因肠道炎症持续不消退而影响上皮吸收功能，可出现慢性腹泻。图 13-5-3 是北京协和医院一例 HSP 患者的临床、内镜和病理免疫荧光表现。

腹型紫癜需要和冷球蛋白血症、结缔组织病、缺血性肠病、外科急腹症等鉴别。

1. **冷球蛋白血症** 该病也可造成皮肤紫癜和胃肠道血管炎。鉴别点包括冷球蛋白血症好发于丙型肝炎患者，血补体 C4 水平下降，免疫球蛋白 M（IgM）升高，检测血冷球蛋白阳性等。

13

2. **结缔组织病** 这类疾病易累及胃肠道，并引起腹痛、腹泻、黏膜溃疡 / 出血等改变，多见于系统性红斑狼疮、结节性多动脉炎、干燥综合征、Churg-Strauss 血管炎等。但这些疾病一般缺少 HSP 样皮肤紫癜，且有各自特征性临床表现，辅以 ANA、ANCA、ENA 等血清标记物可资鉴别。

3. **缺血性肠病** 本病急性腹痛症状与 HSP 相似，但好发于有心脑血管疾病的老年人，以左半结肠受累为主。结合病史通常不难判断。

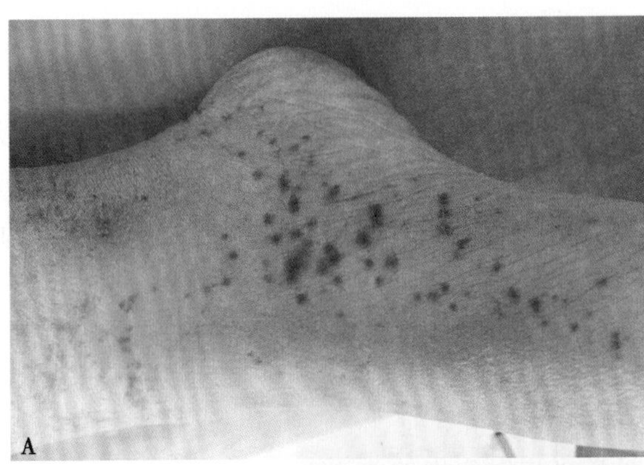

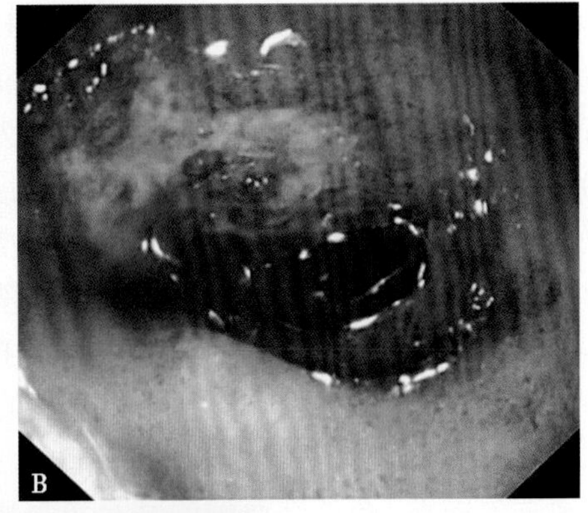

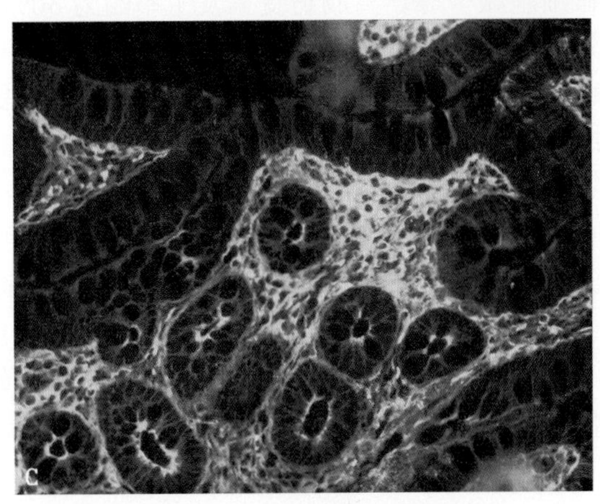

图 13-5-3　一例过敏性紫癜患者

A. 典型的下肢紫癜；B. 末段回肠受累而出现黏膜充血、溃疡；C. 活检组织免疫荧光染色见小肠黏膜大量 IgA 沉积，结合临床符合腹型紫癜表现

4. 各类外科急腹症　由于腹型紫癜多起病急骤，腹痛剧烈，被误认为外科急腹症（肠坏死、胃肠穿孔、阑尾炎等）而剖腹探查者屡有报道。术中可见肠道节段性水肿、增粗，浆膜面有纤维素渗出，切除肠段后病理检查多有血管炎改变。避免误诊的关键是仔细询问病史并查体。腹型紫癜患者发作时虽腹痛严重，血白细胞明显升高（常大于 $20 \times 10^9/L$），但无肌紧张、反跳痛等体征，无房颤、动脉粥样硬化、高凝状态等易合并缺血性肠坏死的危险因素，辅助检查不支持胃肠穿孔。体检发现典型的皮肤紫癜可以确诊。北京协和医院曾报道一例 HSP 患者确诊前病程长达 12 年，多次发作急性腹痛，两次于外院接受肠切除术。

由于该病临床经过往往呈自限性，因此仅有皮肤或关节改变的患者以对症治疗为主。当消化道症状较重、24 小时尿蛋白 $>1g$ 或出现肾功能损害时，应加用糖皮质激素及免疫抑制剂治疗。

五、移植物抗宿主病

移植物抗宿主病（graft-versus-host，GVHD）是异基因造血干细胞移植的常见并发症。本病是由于移植物将宿主识别为外界抗原，在移植受者中启动免疫反应，从而导致疾病发生。根据起病时间和发病机制，将 GVHD 分为急性和慢性。

移植后 100 天内出现的为急性 GVHD，其主要靶器官为胃肠道、皮肤和肝脏。消化道各段均可受累，患者常表现为腹泻和腹痛，严重者可便血或出现肠梗阻。急性 GVHD 的腹泻属于分泌性腹泻，与肠道吸收水分能力受损有关，腹泻量为 500～2000ml/d，严重者可达 10L/d。内镜下黏膜表现为点状充血、阿弗他样溃疡和黏膜剥脱。随着胃肠上皮损害加重，腹泻性状可能转变成炎症性腹泻。直肠黏膜活检有助于诊断。该病需要与感染性腹泻、药物相关性腹泻和原发血液病累及胃肠道等情况相鉴别。

慢性 GVHD 可出现在异基因造血干细胞移植后的任何时间，其发生率可高达 30%～70%，是移植患者生活质量下降和死亡的主要原因。慢性 GVHD 的主要靶器官是皮肤、肝脏、胃肠道和肺脏，表现为皮肤苔藓、色素脱失、干燥综合征、硬皮病、胆汁性肝硬化、闭塞性细支气管炎、免疫性血细胞减少等。胃肠道受累发生率约为 30%，其表现类似系统性硬化症，表现为消化系统分泌及运动障碍，常合并小肠细菌过度生长，可出现水样泻或脂肪泻（详见第 11 章第 17 节）。患者常见症状包括厌食、恶心呕吐、慢性腹泻、吸收不良、体重减轻等。GVHD 内镜下缺乏特异性表现，其诊断是排除性的，需除外其他可能导致慢性腹泻的疾病。

慢性 GVHD 患者出现以下指标异常时，出现相关并发症的风险和病死率均有增加，应开始全身治疗：① 3 个或以上器官受累；②任何一个器官受累严重程度的评分大于 2 分（具体评分标准见参考文献 17）；③持续性血小板减少（血小板计数 $<100\times10^9$/L）；④由急性 GVHD 转变而来的慢性 GVHD。治疗首选单用糖皮质激素，通常泼尼松的起始剂量为 1mg/（kg•d）。泼尼松治疗 2 周后病情进展或治疗 4～6 周仍无缓解的患者，建议加用钙调磷酸酶抑制剂（如环孢素、他克莫司）治疗。

六、系统性肥大细胞增生症

肥大细胞增生症主要分为皮肤肥大细胞增生症（cutaneous mastocytosis，CM）和系统性肥大细胞增生症（systemic mastocytosis，SM）两类。CM 多见于儿童，病变局限于皮肤，有自发缓解倾向。SM 则是一种病因不明的克隆性髓系细胞增殖性疾病，多见于成人，累及皮肤以外的其他器官，无自发缓解趋势。SM 为少见病，1980 年复旦大学附属华山医院冯耀庭等在国内首次报道该病，迄今中国人群仅有 30 余例个案报道。据报道，SM 的发病与编码肥大细胞表面干细胞因子（stem cell factor，SCF）的配体——酪氨酸激酶受体（c-KIT 受体，即 CD117）的 *KIT* 基因突变有关。*KIT* 基因突变可导致肥大细胞不受 SCF 调控而发生克隆性增殖。

肥大细胞起源于多能性骨髓前体细胞，成熟后分布在结缔组织内，尤其在皮肤和消化道数量较为丰富。其功能包括防御寄生虫、调节免疫反应、促进结缔组织修复和维持脉管系统，同时也是变态反应性疾病的重要调节细胞。肥大细胞的形态学特点是细胞相对较大，直径 20～30μm，为圆形或椭圆形。其胞核为圆形，胞质内含有较多异染性圆形颗粒，其中含有组胺、肝素、嗜酸性粒细胞趋化因子等活性成分。在常规苏木精 - 伊红（HE）染色下，这些颗粒和胞质一起被染成红色而难以显示，需要免疫组化技术（如 CD117）或特殊染色（如甲苯胺蓝）方能发现。因此，当临床怀疑疾病与肥大细胞浸润相关并取活检时，应当提前与病理科医生沟通，采用适当染色方法提高肥大细胞检出率。

肥大细胞可合成并释放多种活性介质，包括脂质衍化来的各种细胞因子（前列腺素、血小板活化因子和白三烯等)、肝素、组胺、胰蛋白酶和胃促胰酶等。已知肥大细胞是很多消化道疾病发病机制中的关键一环，其中以肠易激综合征（IBS）为代表。有学者甚至将 IBS 称为“肥大细胞小肠结肠炎”(mastocytic enterocolitis)。抗组胺药物治疗 IBS 有效，很可能与此有关。故 SM 虽然属于罕见病，但深入研究其发病机制和临床表现，有助于认识很多消化道疾病，包括 IBS、食物不耐受、炎症性肠病等。

SM 的临床表现主要由肥大细胞释放的活性介质和（或）肿瘤性肥大细胞在组织、器官的浸润引起，部分患者无骨髓和肝脾浸润，亦无脏器损害，被称为惰性 SM（ISM）。本病引起腹泻的机制与类癌综合征相似，多为水样泻，可伴有营养物质吸收不良。SM 的诊断标准见表 13-5-1。满足 1 条主要标准和 1 条次要标准，或满足 3 条次要标准可诊断 SM。

表 13-5-1　系统性肥大细胞增生症的诊断标准

主要诊断标准	次要诊断标准
经类胰蛋白酶检测、免疫组化染色等特异性方法确认，骨髓或其他组织切片中存在多灶性致密的肥大细胞浸润（15 个以上）	• 组织或骨髓切片中存在 > 25% 的梭形或不典型肥大细胞浸润 • 证实有 *KIT* 基因 D816V 突变 • $CD117^+$ 的肥大细胞表面有 CD2 和（或）CD25 表达 • 血清类胰蛋白酶水平持续 > 20μg/L

2008 年，世界卫生组织（WHO）明确了 SM 的分类。建议临床根据有无 B 型表现、C 型表现（表 13-5-2）以及是否合并非肥大细胞系克隆性血液病（associated clonal hematological non-mast cell lineage disease，AHNMD)，将 SM 近一步分为以下几个亚型：①惰性 SM（ISM）；②冒烟型 SM（SSM）；③侵袭性 SM（ASM）；④肥大细胞白血病（MCL）；⑤ AHNMD 合并 SM。从表 13-5-2 可以看出，腹泻属于 SM 的 C 型表现，提示肥大细胞侵袭胃肠道。

表 13-5-2　系统性肥大细胞增生症的 B 型、C 型表现及分型

B 型表现	C 型表现
• 骨髓中肥大细胞比例超过 30%，血清类胰蛋白酶水平持续 > 200μg/L • 骨髓造血组织增多，脂肪组织减少，但不够骨髓增生异常综合征或骨髓增殖性疾病的诊断标准，血常规大致正常 • 脏器肿大：肝、脾、淋巴结（直径 2cm 以上），但无器官功能损害	• 血细胞减少，中性粒细胞 < 1×10^9/L，Hb < 100g/L，PLT < 100×10^9/L，但无其他恶性血液病 • 肝脏肿大，伴肝功能损害、腹水和（或）门静脉高压 • 骨损害：较大的溶骨性病变和（或）病理性骨折 • 脾大伴脾功能亢进 • 胃肠道受累：腹泻、吸收不良，伴体重下降和（或）低白蛋白血症
• 惰性系统性肥大细胞增生症（ISM）：无 B 及 C 型表现 • 冒烟型系统性肥大细胞增生症（SSM）：具备 2 条 B 型表现，但无 C 型表现 • 侵袭性系统性肥大细胞增生症（ASM）：具备 C 型表现，但骨髓涂片肥大细胞 < 20%，不伴其他恶性血液病 • 肥大细胞白血病（MCL）：具备 C 型表现，骨髓涂片肥大细胞≥20%，不伴其他恶性血液病 • 伴非肥大细胞系克隆性血液病的系统性肥大细胞增生症（AHNMD-SM）：同时满足 SM 和 AHNMD 的诊断标准	

SM目前尚无根治性手段，治疗以改善症状、延缓疾病进展为主要目的。SM的临床表现异质性很大，应根据疾病分型并结合患者个体情况制定治疗策略。例如，ISM的预期寿命与正常人接近，临床以对症治疗为主，可应用 H_1 或 H_2 受体拮抗剂（西替利嗪、雷尼替丁、酮替芬等）控制介质释放造成的皮肤潮红、瘙痒、腹痛等。白三烯抑制剂扎鲁司特和肥大细胞稳定剂色苷酸钠可用于控制胃肠道症状。介质引起的严重过敏反应如休克、晕厥、喉头水肿等，可能需要应用肾上腺素治疗。

对于ASM及MCL患者，应给予化疗，但最佳治疗方案尚无定论。与AHNMD合并发生的ASM或MCL治疗应参照其伴发的血液病。对于无AHNMD的患者，干扰素-α单用或联合糖皮质激素是SM减瘤治疗（cytoreductive therapy）的一线用药。该方案对各亚型SM均有一定的疗效，有助于控制SM的多系统损害症状，但治疗期间复发率高，不能延长患者的生存期。克拉屈滨（cladribine）是另一种广谱的抗SM药物，可用于干扰素-α无效或复发的患者，主要不良反应是骨髓抑制。伊马替尼（imatinib）对于*KIT* D816突变的SM无效，但可以用于其他类型突变（如F522C、V560G等）。有异基因造血肝细胞移植治疗SM的个案报道，但是否能提高生存率尚不肯定。

（冯云路　吴　东　庄俊玲）

参考文献

1. Myung SJ，Joo KR，Yang SK，et al. Clinicopathologic features of ileocolonic malignant lymphoma：analysis according to colonoscopic classification. Gastrointest Endosc，2003，57（3）：343-347.
2. Lecuit M，Abachin E，Martin A，et al. Immunoproliferative small intestinal disease associated with Campylobacter jejuni. N Engl J Med，2004，350（3）：239-248.
3. Al-Saleem T，Al-Mondhiry H. Immunoproliferative small intestinal disease（IPSID）：a model for mature B-cell neoplasms. Blood，2005，105（6）：2274-2280.
4. Fischbach W，Tacke W，Greiner A，et al. Regression of immunoproliferative small intestinal disease after eradication of Helicobacter pylori. Lancet，1997，349（9044）：31-32.
5. Dutta U，Udawat H，Noor MT，et al. Regression of immunoproliferative small intestinal disease after eradication of Helicobacter pylori. J Gastrointest Cancer，2010，41（3）：212-215.
6. 黄月华，周道斌，段明辉，等. 104例原发胃肠道非霍奇金淋巴瘤患者临床特征及治疗转归. 中华血液学杂志，2014，35（9）：791-795.
7. Guirl MJ，Högenauer C，Santa Ana CA，et al. Rapid intestinal transit as a primary cause of severe chronic diarrhea in patients with amyloidosis. Am J Gastroenterol，2003，98（10）：2219-2225.
8. 万璐，李玥，麦毓麟，等. 以腹泻为首发表现的原发性系统性淀粉样变性并多发性骨髓瘤一例. 中华内科杂志，2016，55（2）：143-144.
9. Syed U，Ching Companioni RA，Alkhawam H，et al. Amyloidosis of the gastrointestinal tract and the liver：clinical context，diagnosis and management. Eur J Gastroenterol Hepatol，2016，28（10）：1109-1121.
10. 夏鹏，谭蓓，吴东，等. 腹痛、体位性低血压，焦虑状态. 中华消化杂志，2014，53（2）：159-160.
11. 刘琳，吴东，庄俊玲. 腹水，肾损害，心肌病变，免疫球蛋白减少. 基础医学与临床，2012，32（7）：853-856.
12. Li J，Zhou DB. New advances in the diagnosis and treatment of POEMS syndrome. Br J Haematol，2013，161（3）：303-315.

13. 刘永宏，季杰，徐严明，等. POEMS 综合征的 I 临床特征及诊断. 四川大学学报（医学版），2007，38（2）：353-354.
14. 汪邵婷，辛玉，李剑，等. 疑难病例析评第 371 例：皮肤变黑 - 腹泻 - 腹围增大 -POEMS 综合征. 中华医学杂志，2016，96（28）：2264-2266.
15. Kihara Y，Hori H，Murakami H，et al. A case of POEMS syndrome associated with reactive amyloidosis and Waldenström's macroglobulinaemial. J Intern Med，2002，252（3）：255-258.
16. Audemard-Verger A，Pillebout E，Guillevin L，et al. IgA vasculitis（Henoch-Shönlein purpura）in adults：Diagnostic and therapeutic aspects. Autoimmun Rev，2015，14（7）：579-585.
17. 董军乐，胡文迪，吴东，等. 过敏性紫癜的消化内镜表现. 中华消化内镜杂志，2014，31（8）：488-491.
18. 王瑞峰，吴晰，李晓青，等. 反复上腹痛 12 年. 中华全科医师杂志，2011，10（2）：108-110.
19. Jagasia MH，Greinix HT，Arora M，et al. National Institutes of Health consensus development project on criteria for clinical trials in chronic graft-versus-host disease：Ⅰ. The 2014 Diagnosis and Staging Working Group report. Biol Blood Marrow Transplant，2015，21（3）：389-401. e1.
20. Ross WA，Ghosh S，Dekovich AA，et al. Endoscopic biopsy diagnosis of acute gastrointestinal graft-versus-host disease：rectosigmoid biopsies are more sensitive than upper gastrointestinal biopsies. Am J Gastroenterol，2008，103（4）：982-989.
21. Pardanani A. Systemic mastocytosis in adults：2015 update on diagnosis，risk stratification，and management. Am J Hematol，2015，90（3）：250-262.
22. 彭琳一，侍效春，王书杰. 系统性肥大细胞增生症三例及文献复习. 中华全科医师杂志，2013，12（3）：189-193.

第14章 医源性腹泻

第1节 抗生素相关性腹泻

知识要点

1. 抗生素相关性腹泻是住院患者腹泻的最常见病因。
2. 几乎所有抗生素均有引起抗生素相关性腹泻的可能；临床表现从轻度腹泻到重度伪膜性肠炎甚至中毒性巨结肠不等。
3. 大部分抗生素相关性腹泻在停用抗生素和进行支持治疗后缓解。临床表现为结肠炎的抗生素相关腹泻患者中，艰难梭菌是最重要的病原体。
4. 艰难梭菌感染需要特定的抗生素治疗，并且复发率高；少数患者可发展为具有致死性的中毒性巨结肠，需要手术治疗。

抗生素相关性腹泻（antibiotic-associated diarrhea，AAD）是指与抗生素应用相关的腹泻。临床经过大多为良性、自限性，与抗生素所致肠道菌群紊乱相关，抗生素停用及采取对症治疗后病情通常可缓解。据统计，10%～15% 应用抗生素的住院患者发生 AAD；除抗生素使用外，AAD 的典型危险因素包括免疫缺陷状态、高龄（≥65 岁）、接受腹部手术、使用抑酸药物以及长时间住院等。

临床上，很大一部分 AAD 不能找到明确致病菌。但在临床表现为结肠炎的患者中，艰难梭菌感染（*C. difficile* infection，CDI）是最主要的病因。美国医院的调查研究显示，CDI 的发生率在住院 2 周后可高达 8%～10%。2000 年以来，全世界 CDI 的发病率和病情严重程度均有不断增高的趋势，值得临床高度重视。

【病因与发病机制】

理论上，所有抗生素均可引起 AAD。长时间的使用抗生素，特别是使用经肠道吸收差或经胆道分泌高的抗生素，易引起肠道菌群组成和功能的改变，从而导致 AAD。广谱抗生素，尤其是头孢菌素、氟喹诺酮类、克林霉素最易引发 AAD。结肠厌氧菌群的减少可干扰碳水化合物和胆汁酸代谢，产生渗透性和（或）分泌性腹泻。在肠道微生态和代谢改变的环境下，机会致病菌会发生过度生长。

临床上，15%～25% 的 AAD 是由艰难梭菌（CD）引起的。在临床表现为结肠炎的 AAD 患者中，CDI 发生率较高。据统计，50%～75% 的抗菌药物相关性结肠炎和 95%～100% 的伪膜性肠炎与 CDI 相关。CD 是一种产芽孢的专性厌氧革兰阳性杆菌，其芽孢具有极强的生存能力，具有热耐受性、干燥耐受性，以及无法被含酒精类消毒剂杀灭等特点。同时，CD

容易定植于医院的环境中，进而导致院内播散性感染。美国疾病预防与控制中心 2013 年发布的《抗菌药物耐药性威胁报告》中，艰难梭菌被列为最高威胁等级（urgent level）中的第一位。

CD 的主要毒力因子是毒素 A 和毒素 B。毒素 A 是一种肠毒素，可导致肠道炎性反应和肠黏膜损伤，能趋化中性粒细胞在肠壁浸润并释放细胞因子，导致液体大量分泌和出血性坏死。毒素 B 是一种细胞毒素，可刺激单核细胞释放炎性细胞因子，直接损伤肠壁细胞。在毒素 A 和毒素 B 的协同作用下，肠道黏膜屏障被破坏并引发一系列的炎性反应。在无症状或轻症感染的患者血浆和粪便中可检测到毒素 A 的抗体，而重度患者中缺乏，提示宿主的免疫反应对临床结局非常重要。

2002 年以来，一种高产毒 CD 型别 RT027/NAP1/BI（PCR- 核糖体分型 027 型，脉冲场凝胶电泳分型 NAP1 型，限制性内切酶分型 BI 型）在北美和欧洲暴发流行，该型菌株引起的临床症状更加严重且传播性更强，易复发，预后差，导致 CDI 发病率快速增加，并迅速成为美国、比利时、北爱尔兰、苏格兰和西班牙等国家的优势流行菌株。除毒素 A、毒素 B 表达量明显升高以外，该型别菌株会额外产生一种二元毒素 CDT。根据细胞及动物研究显示，产二元毒素 CD 菌株致死率较一般菌株更强。

病理表现上，CDI 所致结肠炎可分为 3 个阶段：①第一阶段：表现为局灶上皮坏死，以及纤维素渗出和中性粒细胞浸润；②第二阶段：出现典型的火山口改变，即黏膜溃疡形成并显著的渗出；③第三阶段：特点是弥漫的、进一步加重的黏膜溃疡和坏死，常出现由纤维素、白细胞和破碎细胞组成的伪膜。

【临床表现】

多数 AAD 发生于应用抗生素 2～7 天后，少数可发生于停药后 2～8 周内。AAD 的临床表现差异较大，可以是轻度腹泻，也可以是暴发性乃至致死性的结肠炎。AAD 通常出现于抗生素使用过程中，但也有滞后 8 周出现的病例，常不伴有全身症状。

在 CDI 相关性 AAD 中，临床严重程度往往与患者自身的感染高危因素有关，同时也取决于 CD 菌株的基因型。CDI 相关性 AAD 典型表现除腹泻外，腹部症状还包括黏液便或蛋花汤样便、腹痛、里急后重等。典型 CDI 属于炎症性腹泻，少数患者为水样泻。便血较为少见，但粪便隐血和白细胞常为阳性。体格检查通常腹部触软，肠鸣音活跃，左下腹可存在轻度压痛。全身症状常见，包括恶心、呕吐、脱水和低度发热等。血白细胞常轻度升高。如结肠炎局限于右半结肠，典型的表现是腹痛、白细胞升高和发热，而腹泻不突出。重度患者可出现中毒性巨结肠。特别是当出现“腹泻好转”的假象，而全身症状如发热、心率增快、腹膜炎体征加重，实验室提示白细胞升高、乳酸酸中毒时应加倍警惕。腹部 X 线片可见明显的结肠扩张，伴或不伴肠壁积气。图 14-1-1 是北京协和医院收治的一例广谱抗生素造成伪膜性肠炎和中毒性巨结肠的患者，最终接受了结肠切除手术方才控制病情。

CDI 病情的严重程度分级：

（1）轻度 CDI：仅有腹泻表现。

（2）中度 CDI：指患者存在腹泻症状，但不伴有重度或复杂 CDI。

（3）重度 CDI：指存在低白蛋白血症（血白蛋白低于 30g/L）和下述任意一项：①血白细胞计数 $>15\times10^9$/L；②存在腹部压痛。

（4）复杂性 CDI：如符合下述任意一项则诊断复杂性 CDI：①因 CDI 而收入重症监护病

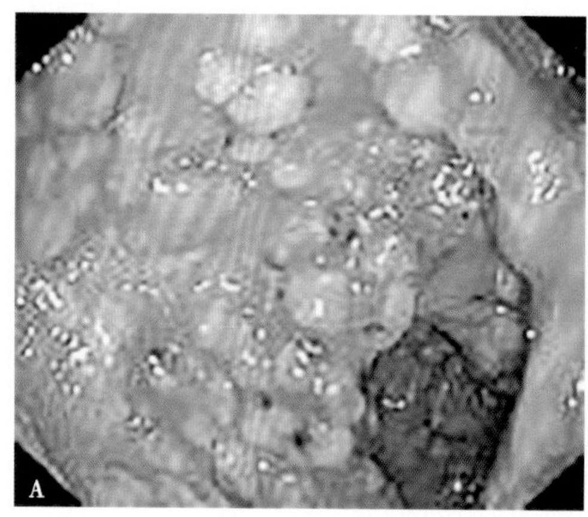

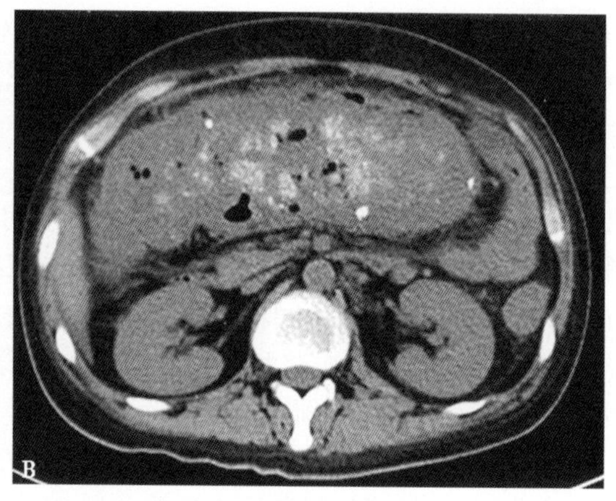

图 14-1-1 因长期应用广谱抗生素导致伪膜性肠炎和中毒性巨结肠

A. 内镜下见结肠黏膜多发黄色隆起结节；B. 腹部 CT 见结肠高度扩张，肠壁内可见积气，大量肠内容物潴留

房；②低血压，需要或不需要应用血管活性药物；③体温≥38.5℃；④肠梗阻；⑤显著的腹部膨隆；⑥意识改变；⑦血白细胞计数≥35×10^9/L 或≤2×10^9/L；⑧血乳酸＞2.2mmol/L；⑨全身任何器官衰竭表现。

【诊断与鉴别诊断】

近期应用抗生素治疗并出现腹泻症状的患者均应考虑 AAD 的诊断，切忌将腹泻盲目归因于“肠道感染”而继续应用抗生素治疗，导致病情不断恶化。病史是诊断的关键，询问病史应追溯至腹泻症状前 8 周内的抗生素用药情况，包括抗真菌药物。病史、实验室检查、影像学和结肠镜检查均有助于诊断。血白细胞升高、粪白细胞、粪隐血阳性支持诊断，但正常也不能除外诊断。影像学检查如腹部 X 线片、腹盆 CT 有助于及时发现并发症（如中毒性巨结肠）。

CDI 多见于应用抗生素治疗的住院患者，需要和导致该人群腹泻的其他疾病相鉴别，包括原发病累及肠道（例如移植物抗宿主病）、抗生素以外的其他药物不良反应、肠内营养不耐受、炎症性肠病等。CDI 的实验室诊断方法包括粪便培养、CD 毒素检测、菌体抗原检测和核酸扩增试验等。

1. **粪便培养** 常采用选择性培养基，如 CCFA 培养基（cefoxitin-cycloserine-fructose agar，CCFA）或艰难梭菌显色培养基对标本进行至少 24～48 小时厌氧培养。对粪便标本通过加热或乙醇预处理可以减少粪便正常菌群，并在培养前筛选细菌芽孢。艰难梭菌在 CCFA 上具有典型的“马粪”气味，在紫外光下显示黄绿色荧光；在艰难梭菌显色培养基上的菌落具有灰黑色至黑色、扁平、粗糙、边缘不整齐的特点（图 14-1-2）。典型的菌落可进一步使用实验室仪器（生化鉴定仪、质谱等）进行鉴定。

厌氧培养敏感性较高，获得菌株可以做进一步分子分型等。但要求实验室有厌氧培养的条件，同时操作较为复杂，周期较长，亦不能区分菌株是否产生毒素，是否需进一步进行该方面检测。因此临床应用受限，多用于流行病学研究或者 CDI 暴发流行调查。

2. **谷氨酸脱氢酶（glutamate dehydrogenase，GDH）检测** GDH 是所有 CD 高水平表达的代谢酶，可用于筛查疑似 CDI 患者粪便样本中是否存在艰难梭菌。通常使用酶免疫方

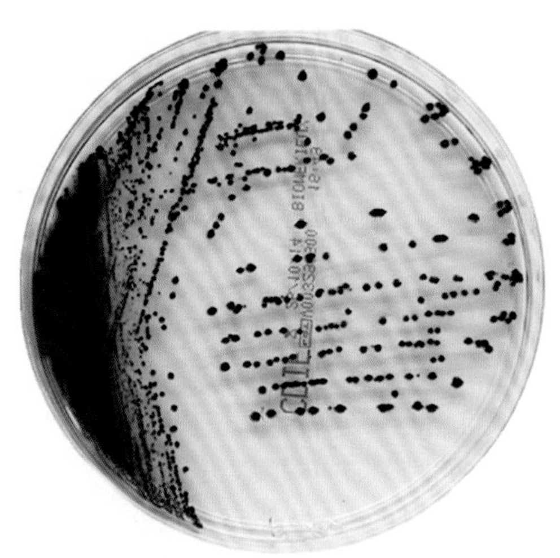

图 14-1-2　显色培养基上艰难梭菌的典型菌落特征

黑色、扁平菌落，较干燥而粗糙，边缘不整齐

法（enzyme immunoassay，EIA）直接检测粪便标本中的 GDH 抗原。检测时间 1～2 小时，操作简便，且成本较低。系统综述显示该试验具有较高的敏感性（>90%）、特异性（>90%）和阴性预测值（95%～100%），但同艰难梭菌培养一样，不能区分菌株是否产生毒素（即是否有致病力）。该方法可作为一种高度敏感的初筛试验，GDH 试验阴性，可直接通知临床用于排除 CDI；GDH 试验阳性，则需要进一步检测毒素或毒素基因进行确证。

3. **酶免疫方法（EIA）检测 CD 毒素**　目前常用酶免疫方法直接检测腹泻粪便标本中的 CD 毒素。其原理是运用单克隆抗体特异性结合 CD 毒素蛋白 A/B。EIA 检测 CD 毒素的优点是特异性高（>90%），能区分产毒株和不产毒株，并且检测周期短，数小时即可出结果，操作简便，应用广泛。缺点是灵敏度较低（39%～76%），不能单独用于艰难梭菌感染的实验室诊断。CD 毒素在室温条件下不稳定，数小时后即可降解，因此留取新鲜粪便标本并快速送检，有助于提高检测阳性率。目前，推荐联合应用 EIA 和 GDH 检测或核酸扩增技术，用于艰难梭菌感染实验室两步法或三步法诊断。

4. **核酸扩增试验**　核酸扩增试验（nucleic acid amplification technology，NAAT）有多种技术方法，包括聚合酶链反应（PCR）、环介导等温扩增（LAMP）、依赖解螺旋酶恒温扩增技术（HDA）等，大部分是针对 CD 毒素 B 和毒素 A 基因的扩增检测，敏感性可达 90%～100%，特异性达 94%～100%。近年一些商品化的检测系统，将样品提取、纯化、核酸扩增、产物自动化检测整合，通常可在 2 小时内完成检测，同时可检测毒素 A、毒素 B 负调控基因 *tcdC* 基因的突变和缺失，以及二元毒素 CDT 编码基因，以预测高产毒菌株 RT027 型 CD。然而目前由于价格、试剂注册及应用推广等问题，该方法在国内并不常用。

5. **推荐实验室诊断流程**　由于不同的诊断方法各有优缺点，综合考虑不同方法的敏感性、特异性、耗时、费用等因素，推荐使用两步法或三步法进行 CDI 诊断。三步法即首先使用 GDH 试验初筛，GDH 阳性检测毒素 EIA，二者结果不一致时用 NAAT 确证。两步法即同步联合检测 GDH 和毒素 EIA，二者结果不一致时用 NAAT 确证。目前美国 SHEA 和 IDSA 针对 CDI 的联合指南以及欧洲 ESCMID 的 CDI 指南均推荐使用两步法或三步法，进行 CDI 的准确诊断。

6. **内镜检查** 内镜属有创检查，且通常AAD的表现并不特异，如充血、水肿、红斑、血管纹理模糊等，故诊断意义有限，不作为常规推荐。但对于伪膜性肠炎，内镜具有诊断意义，典型的内镜下表现为在正常或轻度红肿黏膜表面多发的隆起的黄色结节（见图14-1-1）。由于内镜检查可能加重结肠炎，因此需谨慎掌握适应证，通常仅在病因不清、需要和其他疾病（如炎症性肠病）鉴别的情况下进行。

【预防与治疗】

目前尚无明确证据支持药物预防CDI，而加强手卫生防护是最重要的预防手段。再次特别强调，CD芽孢不能被酒精等含醇类消毒剂杀灭；因此，特别在医护人员接触疑似CD感染患者后，必须使用肥皂或抗菌皂，遵循洗手法流水洗手。如果发现有确诊或疑似CDI的患者，建议进行有效隔离，以防止感染院内扩散。

大部分AAD症状较轻，经停用抗生素、补充水电解质和对症治疗后好转。有症状的CDI均需要治疗，对于高度怀疑CDI的重度患者可以在诊断前经验性给予治疗。控制腹泻症状的解痉药物可能诱发中毒性巨结肠，因此需慎用。

CDI的治疗包括：①一般治疗；②抗生素治疗；③粪菌移植治疗（FMT）；④手术治疗。

1. **一般治疗** 停用可能造成CDI的抗生素；给予积极的对症支持治疗，如纠正水电解质紊乱、低蛋白血症等。荟萃分析指出，肠道微生态制剂有助于预防CDI，但其对于CDI的治疗作用证据尚不充分，还需要进一步大样本量的研究。

2. **抗生素治疗** 甲硝唑和万古霉素是目前治疗的首选药物。轻中度患者首选甲硝唑口服，200mg，每6小时一次；或500mg，每8小时一次，疗程10～14天。如甲硝唑治疗5～7天仍无效果，需转换为口服万古霉素治疗。重度患者首选口服万古霉素，125mg，每6小时一次，疗程10～14天。重度和复杂CDI患者应接受口服万古霉素联合静脉甲硝唑治疗，同时应请外科会诊，评估手术指征。对于腹胀明显、疑有中毒性巨结肠的患者，予口服万古霉素（250～500mg，每6小时一次）加上万古霉素灌肠（500mg入500ml水，每6小时一次）联合静脉甲硝唑（500mg，每8小时一次），同时外科评估手术指征。CDI感染复发率高，对于初次复发的轻中度患者，可再次应用初次治疗的药物。对于重度或复杂CDI的复发患者，首选万古霉素口服（125mg，每6小时一次）。

3. **粪菌移植治疗（FMT）** 美国胃肠病学会（ACG）指南明确提出，对于复发2次以上的CDI可考虑FMT治疗，治疗前需注意粪菌供体的筛选和检测。随着肠道微生态研究的不断深入，发现粪菌移植治疗该病疗效比较肯定，临床应用正在普及。

4. **其他药物** 近年来一些新药已用于临床治疗CDI，其中Tolevamer是一种聚苯乙烯吸附剂，在肠道内不被吸收，可吸附艰难梭菌毒素A和艰难梭菌毒素B。初步研究证实，口服Tolevamer 6g/d的疗效与常规剂量的万古霉素相当。

5. **外科治疗** 重度CDI患者出现中毒性巨结肠且内科药物治疗无效时，需考虑尽早手术。手术方式推荐结肠次全切除加回肠造口术，结肠局部切除效果不佳。

【预后】

14 大多数AAD患者病情轻且自限，在诱因去除和对症治疗后完全恢复。然而，CDI患者需要接受抗生素治疗。虽然大多数患者治疗反应好，但复发率高。仅有少数暴发性结肠炎病例需及时外科手术干预。

（李 玥 肖 盟 刘晓清）

参考文献

1. McFarland LV. Epidemiology, risk factors and treatments for antibiotic- associated diarrhea. Dig Dis, 1998, 16(5): 292-307.
2. Wistrom J, Norrby SR, Myhre E, et al. Frequency of antibiotic-associated diarrhoea in 2462 antibiotic-treated hospitalized patients: a prospective study. J Antimicrob Chemother, 2001, 47(1): 43-50.
3. Deshpande A, Pant C, Pasupuleti V, et al. Association between proton pump inhibitor therapy and Clostridium difficile infection in a meta-analysis. Clin Gastroenterol Hepatol, 2012, 10(3): 225-233.
4. Fekety R, Kim KH, Brown D, et al. Epidemiology of antibiotic-associated colitis: isolation of Clostridium difficile from the hospital environment. Am J Med, 1981, 70(4): 906-908.
5. McFarland LV, Mulligan ME, Kwok RYY, et al. Nosocomial acquisition of Clostridium difficile infection. N Engl J Med, 1989, 320(4): 204-210.
6. Walker SA, Eyre DW, Wyllie DH, et al. Relationship between bacterial strain type, host biomarkers and mortality in Clostridium difficile infection. Clin Infect Dis, 2013, 56(11): 1589-1600.
7. 李世荣. 益生菌在预防抗菌药物相关性腹泻中的作用. 中华内科杂志, 2015, 54(9): 805-807.
8. 郭凤玲, 温世宝, 胡旻, 等. 5 种手卫生方法对艰难梭菌清除效果比较. 中国消毒学杂志, 2015, 32(7): 737-738.
9. Johnston BC, Ma SS, Goldenberg JZ, et al. Probiotics for the prevention of Clostridium difficile-associated diarrhea: a systematic review and meta-analysis. Ann Intern Med, 2012, 157(12): 878-888.
10. Goldenberg JZ, Ma SS, Saxton JD, et al. Probiotics for the prevention of Clostridium difficile-associated diarrhea in adults and children. Cochrane Database Syst Rev, 2013, (5): CD006095.
11. Surawicz CM, Brandt LJ, Binion DG, et al. Guidelines for diagnosis, treatment, and prevention of Clostridium difficile infections. Am J Gastroenterol, 2013, 108(4): 478-498.
12. Cohen SH, Gerding DN, Johnson S, et al. Clinical practice guidelines for Clostridium difficile infection in adults: 2010 update by the society for healthcare epidemiology of America(SHEA) and the infectious diseases society of America(IDSA). Infect Control Hosp Epidemiol, 2010, 31(5): 431-455.
13. Crobach MJ, Dekkers OM, Wilcox MH, et al. European Society of ClinicalMicrobiology and Infectious Diseases(ESCMID): data review and recommendations for diagnosing Clostridium difficile-infection(CDI). Clin Microbiol Infect, 2009, 15(12): 1053-1066.
14. Bartlett JG. Clinical practice. Antibiotic-associated diarrhea. N Engl J Med, 2002, 346(5): 334-339.
15. 中国医师协会检验医师分会感染性疾病检验医学专家委员会. 中国成人艰难梭菌感染诊断和治疗专家共识. 协和医学杂志, 2017, 8(2): 131-138.

第 2 节　放射性肠炎

知识要点

1. 放射性肠炎是辐射引起的肠上皮损伤，分为急性和慢性。急性发生在放疗期间或放疗后的短期内；慢性通常发生于放疗后数月或数年。

2. 急性放射性肠炎由放射暴露引起的直接黏膜损伤所致。慢性放射性肠炎是由闭塞性动脉炎引起肠缺血所致。
3. 急性放射性肠炎的特征是腹泻和腹痛。慢性放射性肠炎可导致多种临床后果，如腹泻、腹痛、肠道出血、肠梗阻和穿孔。放射性直肠炎急慢性均可表现为腹泻、排黏液便、排便紧迫感、里急后重和出血。
4. 依据患者的既往放射暴露史、相应临床表现、影像和内镜检查可建立诊断。
5. 放射性肠炎缺少特异性治疗手段，以对症治疗为主。今后应积极探索预防该病发生的有效方法。

放射性肠炎（radiation enteritis，RE）是对腹腔、盆腔和直肠的癌症放疗而发生肠道的损伤，小肠和大肠均可受累，可表现为急性和慢性。急性 RE 的特征是腹泻和腹痛，发生于放疗期间或放疗后的短期内，并且大部分会在完成治疗后 2～6 周内消退。慢性 RE 通常发生于放疗后数月或数年，临床表现包括腹泻、腹痛、营养不良、肠道出血、梗阻甚至穿孔。5%～15% 的腹盆腔放疗患者将发展为慢性 RE。

【病因与发病机制】

肠道上皮细胞的增生和更新速度很快，因此容易受到照射和化疗的伤害。放疗主要作用于利氏肠腺窝内的黏膜干细胞。干细胞损伤可由照射的直接结果而急性出现，也可由微脉管损伤而随后出现，导致肠绒毛细胞储备减少，黏膜剥落，伴肠道炎症、水肿、绒毛缩短和吸收面积减少。在照射后几小时内就可发现最初的组织学损伤证据。随后 2～4 周内出现白细胞浸润伴隐窝脓肿形成，也可能出现溃疡。

随后的变化包括进行性闭塞性血管炎、小动脉壁增厚，以及胶原沉积和纤维化。小动脉管壁闭塞，造成缺血。淋巴管损伤导致淋巴管道收缩，促发黏膜水肿和炎症。黏膜萎缩，伴有腺体非典型增生和肠壁纤维化。可能存在毛细血管扩张，且可导致出血。可能存在黏膜溃疡形成，并可进展为穿孔、瘘管或脓肿形成。随着溃疡愈合，可出现纤维化使肠腔变窄、梗阻。

RE 的危险因素可分为患者相关和治疗相关两大类。患者相关的危险因素包括既往腹部或盆腔手术史、低体重指数（BMI）、合并症（糖尿病、高血压、动脉硬化、炎症性肠病）、老年、女性、吸烟。治疗相关的危险因素包括总放疗剂量、分次剂量和治疗持续时间，放疗照射野内的肠道体积，放射线照射方式，同时联合化疗。

【临床表现】

急性 RE 发生于放疗期间或放疗后的短期内。恶心呕吐是早期出现的症状，可发生在放疗的前两周内。放疗诱导的腹泻和腹部绞痛常出现于治疗第 2～3 周，报道的发生率为 20%～70%。18～22Gy 常规分割放疗后可发生腹泻，大多数接受 40Gy 照射的患者将出现腹泻。腹泻症状与 RE 病变部位相关，小肠损伤常造成大量水样腹泻，而大肠病变可造成腹泻、便急和里急后重。急性放射性直肠炎的症状包括腹泻、排黏液便、排便紧迫感、里急后重，以及不常见的出血。随着急性病理效应的消退，症状也得到缓解，通常在放疗完成后的 2～6 周消失。

慢性 RE 发生时间可跨越放疗后的 3 个月至 30 年，多发生在放疗后 8～12 个月。由闭塞性动脉炎引起肠缺血所致，会导致肠道狭窄、溃疡、纤维化，偶尔会导致瘘形成。临床表现包括腹泻、腹痛、营养不良、恶病质、肠道出血、梗阻甚至穿孔。引起放疗后慢性腹泻的病理生理过程可包括胆盐吸收不良、细菌过度生长、脂肪吸收不良、肠道运输时间加快或乳糖不耐受。其中，慢性放射性直肠炎的症状与急性期相似，且出血往往更严重；患者可能会因狭窄而有梗阻性排便的症状，如便秘、直肠疼痛、排便紧迫感和便失禁。

【诊断与鉴别诊断】

依据患者的既往放射暴露史、相符的临床表现、影像学检查以及内镜检查结果可建立诊断。应回顾患者既往的放疗记录，以确定放射总剂量和放射野的分布。有助于确定可能受到放射暴露的具体肠段；还可以与影像学、内镜发现和临床表现相关联。

疑似小肠病变的患者，通常进行 CT 扫描或小肠造影检查（图 14-2-1）。对于强烈怀疑有 RE 的患者，尽量避免胶囊内镜检查，因胶囊可能会嵌顿于狭窄肠段。对于疑似大肠受累的患者，如果情况允许，行结肠镜检查及内镜下结肠活检，来排除其他结肠炎的病因。符合放射性损伤的黏膜特点包括黏膜苍白、黏膜脆弱和毛细血管扩张，病灶可为多发性、范围大以及匐行性；病变往往是连续性的（图 14-2-2）。

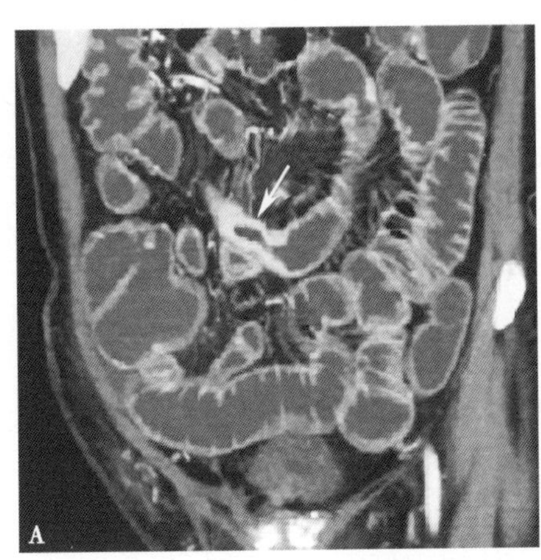

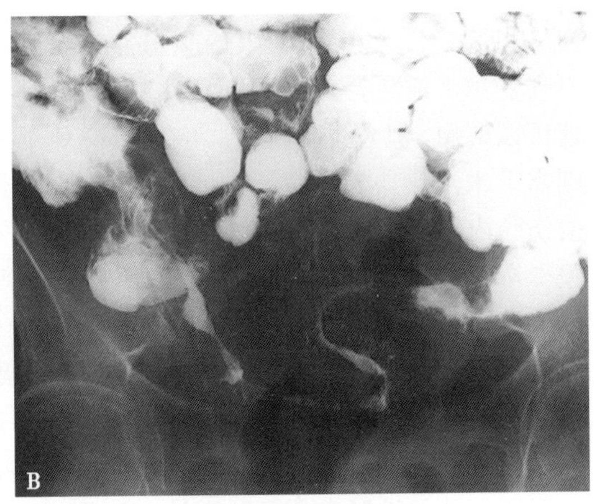

图 14-2-1 对疑似小肠病变的患者行 CT 扫描或小肠造影检查

A. 宫颈癌进行盆腔放疗的 RE 患者，小肠 CT 重建示回肠肠腔狭窄和肠壁增厚强化；B. 直肠癌术后放疗的 RE 患者，小肠造影示小肠狭窄

RE 需要和缺血性肠炎、肠道恶性肿瘤、炎症性肠病、乳糜泻、结缔组织病累及肠道等其他疾病相鉴别，既往放疗病史是诊断本病的关键。

【治疗】

急性 RE 主要为对症治疗。昂丹司琼可减轻放疗诱导的恶心和呕吐。腹泻患者可应用止泻剂，洛哌丁胺作为首选，其可增加肠道运输时间。对于洛哌丁胺难治性腹泻，地芬诺酯 - 阿托品、阿片酊和奥曲肽可能有效。对于急性放射性直肠炎患者的治疗，除补液和止泻剂外，丁酸盐灌肠剂或许能加快康复。虽然急性 RE 为自限性，但仍有部分患者可能需要短期暂停放疗以缓解症状。

慢性 RE 的治疗缺少特异性手段，以缓解症状为主。腹泻的患者正确使用止泻剂（如洛哌丁胺）可帮助改善腹泻，但不应用于疑似肠梗阻的患者。同时需要针对腹泻的病因给予

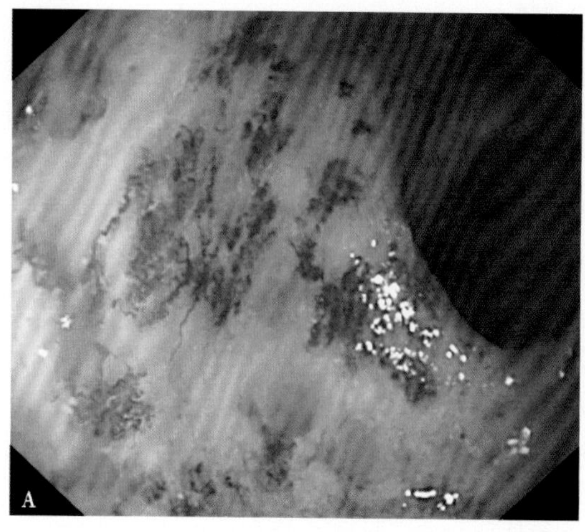

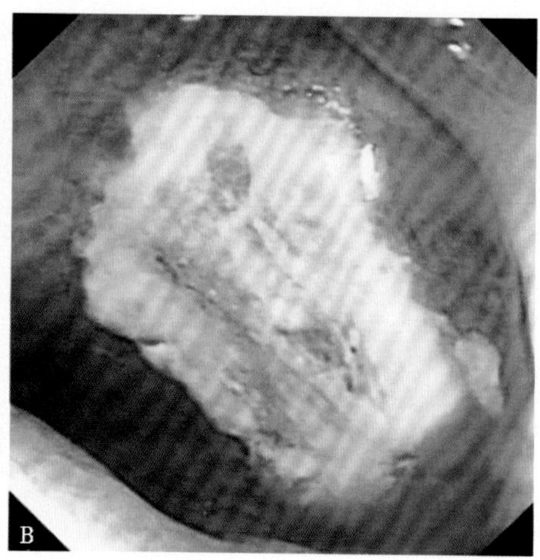

图 14-2-2 放射性损伤的结肠黏膜特点

A. 患者女性，47 岁，宫颈癌放疗后稀糊便，便中带血，结肠镜示直肠多发毛细血管扩张；B. 患者男性，29 岁，直肠癌术后放疗，腹泻、黏液便，结肠镜示结肠大面积溃疡

治疗，胆盐吸收不良患者，考来烯胺可能有帮助；细菌过度生长患者，抗生素可减轻症状；乳糖不耐受患者避免摄入乳糖。抗感染治疗如柳氮磺吡啶 /5- 对氨水杨酸（5-ASA）和糖皮质激素可以应用，但效果不肯定。应尽量避免手术，但持续性肠梗阻、肠瘘形成以及重度粘连时则需手术治疗。加强营养支持治疗（肠内联合肠外）不仅有助于逆转营养不良，对于肠黏膜损伤肠内营养本身就有一定治疗作用。

关于慢性放射性直肠炎的治疗，对于持续或严重出血的患者，可采用硫糖铝灌肠；硫糖铝治疗失败者，可尝试内镜下氩气刀（APC）治疗。有里急后重或直肠疼痛的患者，可使用硫糖铝或糖皮质激素灌肠。因狭窄而有梗阻症状的患者，可用粪便软化剂、球囊扩张以及手术治疗。

由于本病缺乏特异性治疗，一旦发生后往往疗效欠佳，对患者生活质量影响较大，因此须加强研究放射性肠炎的预防方法。近期有随机对照研究证实，益生元（如菊粉、低聚果糖）及谷氨酰胺对放射性肠炎有预防作用。日本学者报道，在放疗期间应用生长激素有助于预防放射线对肠道的损伤，同时不影响放疗效果。但由于这些研究数量较少，还需要今后进一步探索。

（芦 波 吴 东）

参 考 文 献

1. Harb AH，Abou Fadel C，Sharara AI. Radiation enteritis. Curr Gastroenterol Rep，2014，16（5）：383.
2. Wedlake L，Thomas K，McGough C，et al. Small bowel bacterial overgrowth and lactose intolerance during radical pelvic radiotherapy：an observational study. Eur J Cancer，2008，44（15）：2212-2217.
3. Shadad AK，Sullivan FJ，Martin JD，et al. Gastrointestinal radiation injury：symptoms，risk factors and mechanisms. World J Gastroenterol，2013，19（2）：185-198.
4. Yamashina T，Takada R，Uedo N，et al. Prospective small bowel mucosal assessment immediately after chemoradiotherapy of unresectable locally advanced pancreatic cancer using capsule endoscopy：a case

series. Ann Gastroenterol，2016，29（3）：386-388.
5. Theis VS，Sripadam R，Ramani V，et al. Chronic radiation enteritis. Clin Oncol，2010，22（1）：70-83.
6. 张亮，龚剑峰，倪玲，等. 术前营养支持对慢性放射性肠炎并肠梗阻患者手术治疗效果的影响. 中华胃肠外科杂志，2013，16（4）：430-434.
7. 闫鼎鼎，楼寒梅. 放射性肠炎的内科防治新进展. 中国现代医生，2016，54（10）：164-168.
8. Caz V，Elvira M，Tabernero M，et al. Growth hormone protects the intestine preserving radiotherapy efficacy on tumors：a short-term study. PLoS One，2015，10（12）：e0144537.
9. Webb GJ，Brooke R，De Silva AN. Chronic radiation enteritis and malnutrition. J Dig Dis，2013，14（7）：350-357.
10. Garcia-Peris P，Velasco C，Hernandez M，et al. Effect of inulin and fructo-oligosaccharide on the prevention of acute radiation enteritis in patients with gynecological cancer and impact on quality-of-life：a randomized，double-blind，placebo-controlled trial. Eur J Clin Nutr，2016，70（2）：170-174.
11. Vidal-Casariego A，Calleja-Fernández A，de Urbina-González JJ，et al. Efficacy of glutamine in the prevention of acute radiation enteritis：a randomized controlled trial. JPEN J Parenter Enteral Nutr，2014，38（2）：205-213.

第 3 节 药物相关性腹泻

知识要点

1. 药物相关性腹泻是指因药物直接或间接引起肠道的器质性损害或功能性改变，从而导致的腹泻。可引起腹泻不良反应的药物种类众多。
2. 药物可作用于免疫、神经、内分泌及旁分泌系统，影响肠道黏膜和平滑肌功能，改变黏膜通透性、肠道传输以及肠黏膜代谢，通过不同的机制导致腹泻。
3. 用药和临床症状出现的时间先后关系，以及医生对药物不良反应的掌握，是作出诊断的基础，但应注意与其他原因的腹泻相鉴别。
4. 遇有不明原因的慢性腹泻，优先排除药物因素是明智的。
5. 老年人是药物相关性腹泻的高危人群。老年患者新发腹泻症状时，首先应核查其用药情况，而不是继续处方新的药物。
6. 相关药物停用或减量后腹泻多可缓解，可酌情予以对症治疗。但也有少数药物相关性腹泻停药后病情不能恢复，需要相应的治疗。

几乎所有的药物理论上都有致腹泻的可能。目前明确可引起腹泻的药物多达 700 余种，其中很多是临床经常处方的药品。药物相关性腹泻又称药源性腹泻（drug-induced diarrhea，DID），是指因药物直接或间接引起肠道器质性损害或功能改变，从而导致的腹泻，可伴有腹痛、腹胀、恶心、呕吐等其他消化道症状。DID 是药物常见的不良反应之一，约占所有药物不良反应的 7% 和全部慢性腹泻的 4%。DID 的诊断有赖于确定用药与腹泻的时间关系，以及医生对药物不良反应的掌握。一种药物可通过多种机制造成不同类型的腹泻，但很多药物导致腹泻的具体原因仍未阐明。

我国已开始步入老龄化社会，必须重视老年人的用药问题，以避免医源性损害。老年人是DID的高危人群，一方面，老年人胃肠道功能多有不同程度的减退，对外界致病因素的抵御能力较弱；另一方面，老年人基础疾病较多，往往同时服用多种药物，药物间相互作用及不良反应的风险较高。个体患者同一时间服用药物≥5种，被称为"多重用药"(polypharmacy)。多重用药是常见的老年问题，同时也大大增加了包括DID在内各类不良反应的风险。因此，当老年人出现腹泻等新发症状时，临床医生应争取先做"减法"而不是"加法"。首先应该核查用药并尽量停用可能引起腹泻的药物，因为这是可逆的因素，而不是急于处方新的药品对症止泻，以防止形成"处方瀑布"(prescribing cascade)。

【病因与发病机制】

作为药物不良反应，DID仅发生于部分患者，可能与人体药物代谢的基因多样性有关，也可能是药物干扰肠道吸收营养物质和水分或诱发了肠道的免疫反应。多重用药时的药物相互作用，是诱发DID的重要原因之一。

1. **水样泻** 水样泻的发生机制可能与电解质转运异常、肠道传输时间缩短以及肠上皮细胞分泌增加有关，病因可分为渗透性、动力性和分泌性三种，轻度脂肪泻有时也表现为水样大便。某些药物会增加肠内容物渗透压，从而使肠道内水分留存增多，导致渗透性腹泻。常见有镁盐、磷酸盐、长链聚乙二醇、乳果糖、部分醇类（甘露醇、山梨醇、木糖醇）、α-葡萄糖苷酶抑制剂（阿卡波糖、米格列醇）以及肠内营养制剂等。分泌性腹泻的量很大，多由于药物抑制 Na^{+} 离子吸收或刺激 Cl^{-}/HCO^{3-} 离子分泌导致。还有些药物可通过促进肠道蠕动、缩短肠道通过时间而导致动力性腹泻，如胆碱能药、乙酰胆碱酯酶抑制剂、选择性5-羟色胺再摄取抑制剂(SSRI)、左甲状腺素、大环内酯类（红霉素）、止吐药、刺激性泻药等。可导致分泌性腹泻的药物包括抗心律失常药（奎尼丁、地高辛）、抗生素、化疗药物、磷酸二酯酶抑制剂（茶碱、咖啡因）、二甲双胍、降钙素、秋水仙碱等。质子泵抑制剂和非甾体类抗炎药等还可诱发显微镜下结肠炎，从而造成分泌性腹泻（详见第11章第15节）。

2. **炎症性腹泻** 最常见的为长期应用广谱抗生素后出现的艰难梭菌感染（伪膜性肠炎）。其他还包括：非甾体类抗炎药(NSAIDs)可导致肠道黏膜损伤造成腹泻；免疫抑制剂和一些化疗药物可诱导肠黏膜上皮凋亡，从而破坏肠道黏膜屏障，导致腹泻；麦角胺、可卡因以及血管活性药可引起肠道血管收缩、肠道缺血而导致腹泻。

3. **脂肪泻** 有些药物可通过影响肠道的消化和吸收功能而引起脂肪泻，其表现类似于吸收不良综合征。这类药物包括抗反转录病毒药、血管紧张素受体抑制剂、脂肪酶抑制剂、考来烯胺、依折麦布、奥曲肽、氨基糖苷类抗生素以及双胍类药物等。某些药物（如奥美沙坦）可诱发类似乳糜泻和自身免疫性肠病样改变，患者小肠绒毛萎缩，出现顽固性脂肪泻，停药后部分患者仍不能恢复。

4. **混合性腹泻** 药物导致的腹泻通常是多因素综合作用的结果。药物可作用于免疫、神经、内分泌及旁分泌系统，影响肠道黏膜和平滑肌功能，调节黏膜通透性、肠道传输以及肠道代谢，通过不同的途径导致腹泻。常见药物相关性腹泻的发生率及腹泻类型见表14-3-1。

【临床表现】

多数DID为水样泻，少数为脂肪泻或炎症性腹泻。不同类型的药物引起腹泻的机制不同，相应的临床表现也有区别。熟悉药物的不良反应和DID的临床特点，有助于诊断。

1. **缓泻剂** 缓泻剂主要用于治疗便秘或进行肠道准备，主要分为渗透性泻剂、刺激性

表 14-3-1　常见药物相关性腹泻的发生率和腹泻类型

药物类型	发生率	炎症性腹泻	非炎症性腹泻
抗生素（尤其β内酰胺类、克林霉素和喹诺酮类）	5%～25%	√	√
抗反转录病毒药物（奈非那韦、去羟肌苷）	≥20%	√	
抗肿瘤药（依利替康、5-FU、卡培他滨）	30%～80%	√	√
免疫抑制剂（霉酚酸酯、他克莫司）	30%～60%	√	
消化系统药物			
质子泵抑制剂	<1%	√	√
甲氧氯普胺	>10%		√
奥曲肽	5%～13%		√
心血管系统药物			
抗心律失常药（地高辛中毒、奎尼丁）	≤10%		√
β受体阻滞剂（卡为地洛）	≤12%		√
血管紧张素受体抑制剂（奥美沙坦）	<1%		
糖尿病药物			
二甲双胍	≥20%		√
阿卡波糖	≥20%		√
精神心理药物			
5-羟色胺再摄取抑制剂（舍曲林）	≥20%	√	√
抗胆碱能药物（多奈哌齐、吡斯的明）	10%～20%		√
秋水仙碱	20%～80%		√
前列腺素类似物（米索前列醇）	≥20%		√

泻剂、润滑性泻剂和容积性泻剂。这类药物剂量过大时可造成腹泻，停药后短时间内消失。渗透性泻剂口服后在肠内形成高渗状态，使肠内水分增加，促进肠蠕动和排便，包括糖类渗透性泻剂（如乳果糖）和盐类渗透性泻剂（如硫酸镁）。刺激性泻剂主要包括含蒽醌类泻药（大黄、番泻叶、芦荟等）和多酚化合物（酚酞等），可刺激结肠黏膜、肌间神经丛、平滑肌而增加肠蠕动和黏液分泌。润滑类泻剂包括液状石蜡、多库酯钠、甘油等，可软化粪便、润滑肠道。

2. **神经调节类药物**　调节神经传递的药物对肠道平滑肌的功能和动力均有影响，包括拟胆碱药物、5-羟色胺再摄取抑制剂（SSRI）等。拟胆碱药物包括胆碱受体激动剂和胆碱酯酶抑制剂，可通过促进胃肠道及胰腺分泌、刺激肠道蠕动而导致腹泻。常用的药物包括新斯的明、氯贝胆碱、多奈哌齐等，腹泻发生率可达 14% 左右。伊立替康也通过抑制胆碱酯酶而引起腹泻。SSRI 导致腹泻的发生率高达 16%，包括帕罗西汀、舍曲林等。前列腺素类似物同样可以改变胃肠动力导致腹泻，米索前列醇导致腹泻的概率为 13%。

3. **消化系统药物**　胃肠促动力药可促进肠道蠕动，减少食物与肠道的接触时间，影响吸收从而导致腹泻，常用的药物包括莫沙必利、伊托必利、普芦卡必利、多潘立酮等。长期使用质子泵抑制剂（PPI）可增加小肠细菌过度生长和伪膜性肠炎的发病风险。另外，多项研究指出 PPI 增加显微镜下结肠炎（MC）的发病风险，其导致 MC 的风险比值比（OR）为 3.37（95%CI 2.77～4.09）。因此 2016 年美国胃肠病学会（AGA）在 MC 临床指南中指出，对于慢性不明原因的水样泻，应询问PPI用药史。

用于治疗炎症性肠病的美沙拉秦、柳氮黄吡啶、奥沙拉秦等药物均可导致腹泻，其中奥沙拉秦发生腹泻的概率为12%～25%，可能与药物直接影响了肠道的阴离子转运有关。熊去氧胆酸用于治疗胆石症时，腹泻的发生率为2%～9%，而用于治疗原发性胆汁性肝硬化（PBC）或原发性硬化性胆管炎（PSC）时，则很少有发生腹泻的报道。生长抑素类似物（奥曲肽）通常被认为有抑制腹泻的作用，但在大剂量使用时，则可明显抑制胆汁和胰酶分泌，导致脂肪泻，发生率为5%～13%。

4. **糖尿病药物** 糖尿病患者出现腹泻比较常见，除与原发病相关外，一部分腹泻可能系药物所致。例如，二甲双胍可影响小肠刷状缘，降低双糖酶活性，导致吸收不良性腹泻，发生率可达10%～53%。二甲双胍还可增加胆汁酸合成，当胆汁酸的量超出末端回肠的最大吸收能力时，可引起胆汁酸性腹泻（详见第12章第9节）。阿卡波糖和米格列醇可抑制糖类降解而导致渗透性腹泻，发生率可高达27%，如果降低用药的初始剂量并缓慢加量，随着用药时间的延长，腹泻的发生率会逐渐减低。新一代糖尿病治疗药物如GLP-1受体激动剂和DPP-4抑制剂等，也均有致腹泻的不良反应。

5. **内分泌药物** 大剂量降钙素可导致分泌性腹泻，发生率为1%～3%，但鲑鱼降钙素用于治疗骨质疏松的常规剂量几乎不会导致腹泻。甲状腺功能减退患者补充左甲状腺素过量，可刺激肠道蠕动并导致腹泻。硫脲类抗甲状腺药物包括甲巯咪唑（methimazole，MMI）、卡比马唑（carbimazole）、甲硫氧嘧啶（methylthiouracil）和丙硫氧嘧啶（propylthiouracil，PTU），主要通过抑制甲状腺过氧化物酶活性，减少甲状腺激素的合成。这类药物广泛用来治疗甲状腺功能亢进，临床应用已有70余年的历史。少数患者用药后可引起腹泻等胃肠道反应，个别会有严重肝功能损伤和胰腺炎。此外，抗甲状腺药物还可能诱发ANCA相关性血管炎、系统性红斑狼疮、抗磷脂综合征等自身免疫病，若累及消化道可导致腹泻。

6. **化疗药物和免疫调节剂** 接受抗肿瘤或抗排异药物治疗的患者中，腹泻是常见的不良反应，发生率在半数以上。该类药物可直接影响肠上皮功能而导致水样泻或炎症性腹泻，严重时可造成坏死性小肠炎。伊立替康（irinotecan）的腹泻不良反应最为常见，其引起急性或延迟性腹泻的概率可达55%～88%，有研究发现，口服新霉素或环孢素可以减少腹泻的发生。联合用药时（如奥沙利铂联合氟尿嘧啶及伊立替康），会进一步增加腹泻的发生率。腹泻也是他克莫司的常见不良反应，甚至该药外用治疗白癜风时也可引起腹泻。化疗引起的严重水样泻对症处理（洛哌丁胺）无效者，可应用生长抑素类似物（如奥曲肽）治疗。

新型的分子靶向药物，如厄洛替尼、索拉非尼、伊马替尼、吉非替尼等表皮生长因子受体（EGFR）抑制剂，可通过影响EGF的抑制作用而导致分泌性腹泻，发生率可达48%～67%。腹泻发生时可加用洛哌丁胺对症治疗，必要时应减量或停止治疗。凡德他尼（vandertanib）是血管内皮生长因子受体（VEGFR）和EGFR酪氨酸激酶抑制剂，北京协和医院曾报道一例凡德他尼造成的炎症性腹泻，患者回肠黏膜糜烂，结肠多发溃疡，其临床和内镜表现类似炎症性肠病。经及时停药后溃疡愈合，腹泻消失。这类靶向药物引起腹泻的具体原因尚不清楚，可能的机制包括：① VEGFR拮抗剂损害胃肠道血管的结构和功能，可导致小肠绒毛内毛细血管退化，损害肠道黏膜屏障功能；② VEGFR受抑后一氧化氮释放减少，引起血管收缩，导致肠管缺血；③ VEGFR被抑制后，不利于胃肠道受损黏膜的愈合。图14-3-1是该患者治疗前后的内镜表现。

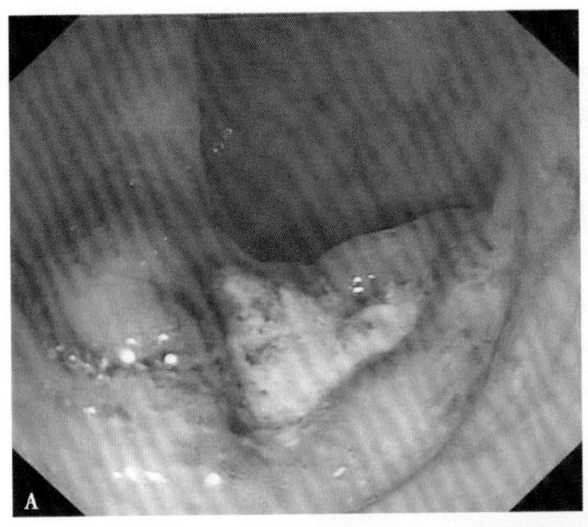

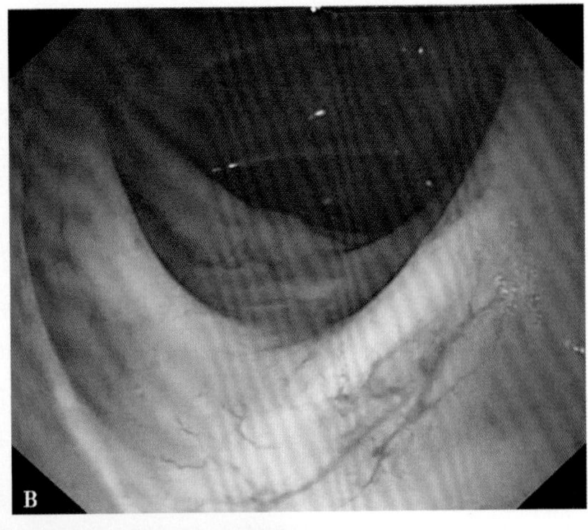

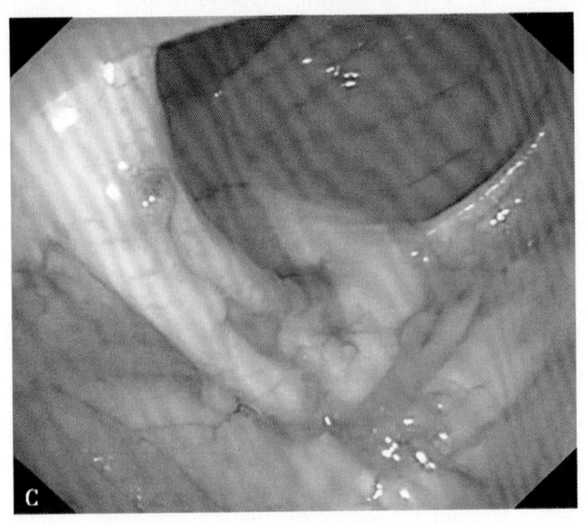

图 14-3-1　凡德他尼相关性肠病

A. 患者应用凡德他尼后出现结肠深溃疡，周边黏膜水肿、隆起；B. 停药 6 周后复查结肠镜，见溃疡已经愈合，遗留瘢痕；C. 其他肠段溃疡也已愈合，出现炎性假息肉

7. 非甾体类抗炎药和阿司匹林　非甾体类抗炎药（NSAIDs）可造成肠道损伤，被称为 NSAIDs 肠病（NSAIDs-induced enteropathy），表现为腹痛、腹泻、消化道出血等。严重者可出现肠狭窄和肠穿孔，停药后仍不能恢复。自从胶囊内镜用于临床以来，临床报道 NSAIDs 肠病的病例数大为增加。据统计，规律应用 NSAIDs 的患者约 2/3 存在不同程度的小肠黏膜改变，包括充血、糜烂、绒毛缺失、溃疡、狭窄等，其发生率远远超过 NSAIDs 胃病。长期服用 NSAIDs 的患者中，慢性腹泻的发生率为 3%～9%。

NSAIDs 肠病的发病机制包括两方面：①环氧化酶（COX）依赖性途径：NSAIDs 可抑制 COX 活性，其中 COX-1 活性下调后会引起前列腺素合成减少，降低肠黏膜血流量，从而引起炎症损伤；②非 COX 依赖性途径：可能与肠道菌群改变有关，已知革兰阴性菌和胆汁酸是其中重要的致病因子，其可增加 NSAIDs 对肠上皮细胞的毒性。对于 COX 依赖性途径介导的损伤，应用选择性 COX-2 抑制剂（如塞来昔布）可降低 NSAIDs 肠病的发生率和严重程度，但不能完全避免。而且研究发现，选择性 COX-2 抑制剂应用 3 个月以上，其肠道保护作用即趋于消失。对于非 COX 依赖性途径所致肠病，目前还没有成熟的预防和治疗方案。质子泵抑制剂(PPI)对 NSAIDs 胃病有预防作用，但对 NSAIDs 肠病无效。为克服胃肠道不良反应，现开发出一些新型 NSAIDs，其服用后在体内可释放具有肠道保护作用的小分子物质，其代表药物为一氧化氮(NO)-NSAIDs 和硫化氢(H_2S)-NSAIDs。NO 和 H_2S 可增加消化道黏膜血流量，并抑制中性粒细胞对血管内皮的黏附，因此理论上有助于预防 NSAIDs 肠病。尽管这类药物的初步研究结果令人鼓舞，但其确切效果尚有待进一步研究。

NSAIDs 还增加显微镜下结肠炎(MC)的发病风险，引起顽固性水样泻(详见第 11 章第 15 节)。病例对照研究发现，NSAIDs 致 MC 的风险比值比(OR)为 1.86(95%CI 1.32～2.49)，若 NSIADs 与 PPI 联用，则风险增高至普通人群的 5 倍。应用 NSAIDs 的 MC 患者停药后腹泻常停止或减轻，而再次用药可迅速诱发腹泻。少数患者停药后病情仍不能缓解，需要糖皮质激素治疗。

8. **心血管系统药物** 地高辛的作用靶点是心脏的 Na^+-K^+-ATP 酶，但可能会通过抑制肠道的 Na^+-K^+-ATP 酶活性减少 Na^+ 和水分的吸收而导致腹泻，这种情况在老年人尤为常见。Ⅰ类抗心律失常药物如奎尼丁和普罗帕酮，可阻滞 Na^+ 通道而导致腹泻，发生率为 8%～30%。血小板聚集抑制剂噻氯匹定可影响肠道动力而导致腹泻。辛伐他汀、洛伐他汀、普伐他汀等 HMG-CoA 还原酶抑制剂可导致炎症性腹泻，发生率一般不超过 5%。另外，呋塞米和 β 受体阻滞剂可降低内脏血流，有诱发缺血性肠炎的报道。血管紧张素转换酶抑制剂(ACEI)和 β 受体阻滞剂可增加显微镜下结肠炎的发病风险。阿司匹林造成的肠道损伤与 NSAIDs 肠病相似。

近年来，血管紧张素Ⅱ受体拮抗剂奥美沙坦、厄贝沙坦、缬沙坦引起慢性腹泻屡有报道，已引起心脏科和消化科医生的关注。其中对奥美沙坦的这一不良反应研究较多，故将其称为“奥美沙坦相关性肠病”(olmesartan-associated enteropathy)。这类患者多为中老年白人，体重指数较高，用药时间 1～2 年以上。其临床和组织学表现为类似乳糜泻(麦胶性肠病)和自身免疫性肠病，腹泻系小肠吸收不良所致，常常较为严重，排便量大时甚至可引起急性肾功能衰竭。内镜于十二指肠活检可见小肠绒毛萎缩，黏膜固有层较多 CD8 阳性淋巴细胞浸润。停药后腹泻可有改善，但仍有部分患者需要糖皮质激素和免疫抑制剂治疗。

9. **抗生素** 抗生素相关性腹泻占药源性腹泻的 25%。其发病机制较复杂，常常与肠道菌群改变有关，严重者可造成伪膜性肠炎、中毒性巨结肠，甚至死亡(详见第 14 章第 1 节)。

除上述药物外，金诺芬、秋水仙碱、高活性抗反转录病毒治疗用药的腹泻发生率也可达 20% 以上。另外，肠内营养(EN)应用过程中患者常出现腹胀、腹泻等不适。鉴于 EN 对于原发病治疗常有重要意义，因此应尽量避免不恰当地停止 EN，可通过加温、持续泵输注、调低泵速、更改剂型、应用止泻剂等方式反复尝试。低蛋白血症患者可给予白蛋白，减轻肠道水肿后再给予 EN。

【诊断与鉴别诊断】

临床保持足够的警惕是诊断 DAD 的关键。随着人口老龄化及慢性疾病日益增多，DAD 的发生率也有增高的趋势，其严重性和危害性不容低估。DAD 多见于老年人、基础疾病较多者以及长期住院的患者，但也可见于以往体健者。在新用药物的 6～8 周内出现腹泻，均应考虑到药物相关性腹泻的可能，但应注意与原发病以及其他原因的腹泻相鉴别。以往用药未出现腹泻，并不能排除此次用药导致 DAD 的可能。鉴于目前临床药物用量明显增加，患者获取药物的途径较多，临床上遇有不明原因的慢性腹泻应优先排除药物因素，因为一旦怀疑并停药，病情通常可在短时间内好转，代价最小且获益明确。但在某些情况下，停药后病情不一定自动恢复，可能还需要相应的治疗，例如血管紧张素受体拮抗剂（奥美沙坦等）引起的肠病，NSAIDs药物引起肠道出血、狭窄、梗阻等。

仔细了解用药史对判断是否存在DAD尤为重要，特别是药物过敏史和药物不耐受史，包括中药、成药、营养品等都要仔细询问，因其造成腹泻并不鲜见。很多患者误认为中药无不良反应，因此将其视为某种“保健品”而非药品，若泛泛地询问用“药”情况，患者不一定能够提供相关信息。少数患者长期服药已成习惯，甚至不再将其视为“药物”，连医生主动询问都不能提供该病史。笔者曾收治一例顽固性水样泻患者，拟诊“显微镜下结肠炎”。经过反复追问，患者才回想起自己因为胃食管反流病而长期服用某药，距今已有10年，说完后从床头柜里拿出该药，发现正是奥美拉唑。停用奥美拉唑后次日腹泻减轻，72小时后腹泻完全消失。

【治疗】

尽量避免应用既往曾导致腹泻的药物。绝大多数DAD在停药或药物减量后数天内缓解。若腹泻症状较重，需注意口服或静脉补液，维持水、电解质平衡。对于有必要继续用药的患者，可根据情况减少药物用量或分次服用，可能会减轻症状。必要时可考虑加用阿片类衍生物（洛哌丁胺、地芬诺酯等）、蒙脱石散、次水杨酸铋以及吸附剂等对症治疗，以减轻腹泻严重度，也可尝试使用肠道益生菌和益生元。

某些DAD系肠道免疫反应所致，停药后症状不一定消失，可能需要糖皮质激素、免疫抑制剂等相应治疗。另有一些DAD（例如NSAIDs相关性肠病）可引起肠溃疡、狭窄、穿孔等解剖结构改变，需要手术治疗。

（王　强　吴　东）

参考文献

1. Ratnaike RN，Jones TE. Mechanisms of drug-induced diarrhoea in the elderly. Drugs Aging，1998，13（3）：245-253.
2. 康琳，刘晓红，张波. 1例老年患者多重用药致腹泻、震颤. 临床药物治疗杂志，2013，11（2）：30-31.
3. Parfitt JR，Driman DK. Pathological effects of drugs on the gastrointestinal tract：a review. Hum Pathol，2007，38（4）：527-536.
4. Abraham B，Sellin JH. Drug-induced diarrhea. Curr Gastroenterol Rep，2007，9（5）：365-372.
5. Chassany O，Michaux A，Bergmann JF. Drug-induced diarrhoea. Drug Saf，2000，22（1）：53-72.
6. Verhaegh BP，de Vries F，Masclee AA，et al. High risk of drug-induced microscopic colitis with concomitant use of NSAIDs and proton pump inhibitors. Aliment Pharmacol Ther，2016，43（9）：1004-1013.
7. Masclee GM，Coloma PM，Kuipers EJ，et al. Increased risk of microscopic colitis with use of proton pump inhibitors and non-steroidal anti-inflammatory drugs. Am J Gastroenterol，2015，110（5）：749-759.
8. Grabenbauer GG，Holger G. Management of radiation and chemotherapy related acute toxicity in gastrointestinal cancer. Best Pract Res Clin Gastroenterol，2016，30（4）：655-664.
9. Sharma R，Tobin P，Clarke SJ. Management of chemotherapy-induced nausea，vomiting，oral mucositis，and diarrhoea. Lancet Oncol，2005，6（2）：93-102.
10. Lim YJ，Chun HJ. Recent advances in NSAIDs-induced enteropathy therapeutics：new options，new

challenges. Gastroenterol Res Pract，2013，2013：761060.

11. Higuchi K，Umegaki E，Watanabe T. Present status and strategy of NSAIDs-induced small bowel injury. J Gastroenterol，2009，44（9）：879-888
12. Scialom S，Malamut G，Meresse B，et al. Gastrointestinal disorder associated with olmesartan mimics autoimmune enteropathy. PLoS One，2015，10（6）：e0125024.
13. 连小兰. 抗甲状腺药物治疗的利和弊. 药品评价，2014，11（3）：22-25.
14. 金梦，郭涛，李景南. 酪氨酸激酶抑制剂凡德他尼所致药物相关性肠病一例. 协和医学杂志，2015，6（2）：156-157.

索　引

A

B

C

D

F

G

H

J

K

L

M

N

P

Q

R

S

T

W

X

Y

Z

55检